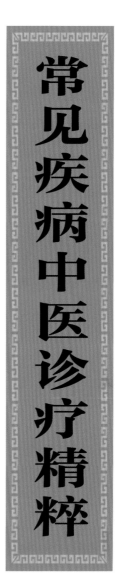

常见疾病中医诊疗精粹

主编 朱春梅 吕梁川 徐嵘 张丽霞

仇莉莉 宋玮 张琴 孙黎明

U0257243

中国海洋大学出版社

·青岛·

图书在版编目（CIP）数据

常见疾病中医诊疗精粹 / 朱春梅等主编. 青岛：
中国海洋大学出版社，2024.6. -- ISBN 978-7-5670
-3895-0

Ⅰ．R24

中国国家版本馆CIP数据核字第2024GF8440号

Essence of Traditional Chinese Medicine Diagnosis and Treatment of Common Diseases

出版发行	中国海洋大学出版社
社 址	青岛市香港东路23号　　　　　　邮政编码　266071
出 版 人	刘文菁
网 址	http://pub.ouc.edu.cn
电子信箱	369839221@qq.com
订购电话	0532-82032573（传真）
责任编辑	韩玉堂　　　　　　　　　　　　电　话　0532-85902349
印 制	日照报业印刷有限公司
版 次	2024年6月第1版
印 次	2024年6月第1次印刷
成品尺寸	185 mm×260 mm
印 张	36.5
字 数	925千
印 数	1～1000
定 价	198.00元

发现印装质量问题，请致电0633-8221365，由印刷厂负责调换。

前　言

　　中医学是一门以中医药理论与实践经验为主体,研究人类生命活动中健康与疾病转化规律及预防、诊断、治疗、康复和保健的综合性科学。中医学以阴阳五行理论为基础,将人体看成是气、形、神的统一体,通过望、闻、问、切等方法,探求病因、病性,分析病机及人体内五脏六腑、经络关节、气血津液的变化,进而得出病名,归纳出证型,制定相关治法。同时使用中药、艾灸、针灸、推拿等多种治疗手段,使人体达到阴阳调和而康复。中医学发展的脚步从未停止,这也意味着这一学科需要更多的中医学人才积极投身到中医学发展事业当中。基于此,我们特组织多位中医临床专家共同编写了《常见疾病中医诊疗精粹》一书,旨在为中医学的发展增添一份力量。

　　本书不仅介绍了中医学相关基础知识及中医常用治疗技术,还对临床中常见疾病的中医治疗方法做出了详尽阐述。本书内容严谨,各章节安排合理,具有较好的科普性,可以使读者更加全面地了解中医学相关疾病知识。此外,本书更加注重读者的阅读体验,配图较为丰富,可以方便读者在阅读时得到更加立体的知识模型。总起来看,本书是一本兼备理论与实践的实用型中医类医学书。希望本书可以为广大中医临床医师和在校学生提供更具指导性的工作思路及学习方向。

　　在本书编写过程中,各位专家都背负着较为重要的科室工作任务,加之编写经验有限,因此,书中不足之处在所难免,诚望广大读者给予批评指正,以便再版时修正完善。

《常见疾病中医诊疗精粹》编委会

2024 年 4 月

目 录

第一章 中医学基础理论

第一节 中医学哲学基础

一、中国古代哲学

(一)中国古代哲学的基本理论

中国哲学是世界历史上绝无仅有的真正哲学,它既是时代精神的精华,也是民族精神的精华。中国古代哲学浓缩地反映出中华民族特有的民族性格、社会心理、风俗习惯、价值观念、思维方式、认知结构等,简而言之,它浓缩地反映出中华民族的特有传统。中国古代哲学是全部中国文化的理论基础,在中国传统文化中处于核心地位,对于科学、技术、政治、经济、历史、文学、艺术等各学科具有重要的指导作用。

气一元论、阴阳学说和五行学说是中国古代哲学的基本理论。

1.气一元论

在中国古代哲学中,气是表示现代汉语中所谓物质存在的基本观念,通常指一种极细微的物质,是构成天地万物的本原。《庄子·知北游》提出"通天下一气"的命题,认为人之生为气之聚散,万物都是气的运动变化。这是中国古代最早的气一元论。气一元论,对中国传统文化具有极其深刻的影响,也成为中国古人认识世界的自然观。

2.阴阳学说

阴阳学说是在气一元论基础上建立起来的,是中国古代关于对立统一规律的认识,气是阴阳对立的统一体,物质世界在阴阳二气的相互作用下,不断地运动变化。

3.五行学说

五行学说是中国古代朴素的普通系统论,和阴阳学说一样,着眼于事物的矛盾作用,着眼于事物的运动和变化,从事物的结构关系及其行为方式,探索自然界物质运动动态平衡的规律。

气是天地万物统一的物质基础,是世界的本原。宇宙是动态的、有机的、气化流行的,宇宙的演化过程为气-阴阳-五行-万物。中国古代哲学以气为最高哲学范畴,按照气-阴阳-五行的系统论,揭示了世界万物包括生命的本质,阐明了世界一切事物的运动变化。

(二)中国古代哲学的特点和精神

中国古代哲学与西方哲学相比,具有有机整体、系统和谐、以人为本、辩证思维的特征。

1.有机整体

气一元论在中国古代哲学中最具代表性,最能体现中国哲学的特点。宇宙本原于气,天地细缊,气化流行,万物化生。宇宙是一个气－阴阳－五行－万物的生生不息的无限过程。万物因相互联系而存在,相互交通而变化,而其本身不重实体而重在关系,永恒变易是宇宙的根本规律。这是一种有机的、整体的、动态的宇宙生成论。

2.系统和谐

阴阳学说和五行学说相结合,阴阳的相互作用是五行结构系统运动的内在动力,从而使五行结构系统具有了自我运动、自我调节的功能。阴阳五行系统构成了中国古代系统论。在这种系统论中,从事物的性质、功能的序列联系,即从事物之间的关系来把握复杂的整体。阴阳交感变易,五行生克制化,无过无不及,中道和谐,从而实现系统整体的稳定与协调。

3.以人为本

天地人三才一体,以人为贵。中国古代哲学着重对人生哲理,即人生之道的探讨,突显出以人为本的思想,诸如人生理想、人生价值、人生目的、人生态度、人性善恶、人格高下等,提倡尊重他人、尊重民意、与人为善、利群利他、忧国忧民、严于律己、宽以待人、崇尚高尚人格等,形成以修身为本,以伦理为中心的人生哲学,强调格物、致知、诚意、正心、修身、齐家、治国、平天下。

4.辨证思维

中国古代的辨证法思想极为丰富,关于对立统一、相反相成、物极必反、整体联系、生化日新等问题的精彩论述,凝结着中华民族的聪明睿智。阴阳是中国古代辨证思想的基本范畴,以阴阳范畴为核心,中国古代哲学建立了气本为一,一分为二,合二而一,中和之道的一两分合的辨证思维系统。

中国古代哲学的特点体现出中华民族自强不息、厚德载物的民族精神。

二、中医学的哲学思想

(一)中医学气一元论和阴阳五行学说的特点

中医学是以中医药理论和思维方法为指导,研究人类生命、健康、疾病及其预防、诊断、治疗、康复和保健的学科。

中医学要探索生命的奥秘和健康与疾病的运动规律,就必须以先进的哲学思想来建构自己理论体系的世界观和方法论。中医学以中国古代的唯物论和辨证法思想,即气一元论、阴阳学说和五行学说为哲学基础,来建构理论体系,并使其成为中医学理论体系的重要组成部分。

中医学继承和发展了中国古代哲学的气一元论、阴阳学说和五行学说,并以气一元论和阴阳五行学说作为世界观和方法论,用以阐明人类生命活动和外界环境的关系,疾病发生、发展与其防治规律,以及增进健康,延年益寿、提高劳动能力的措施等,建立了中医学的气一元论、阴阳学说和五行学说。

中医学的气一元论、阴阳学说和五行学说,从中国古代自然科学、社会科学特别是生命科学所取得的科学成果中汲取丰富的营养,用哲学思辨的方式概括和总结医学科学的基本问题,论述了生命、健康和疾病的运动规律。因此,中医学的气一元论、阴阳学说和五行学说既有哲学上的高度,又有科学上的深度。

(二)中医基础理论科学术语的特点

术语是"在特定专业领域中一般概念的词语指称"。科学术语是通过语音或文字来表达或限定专业概念的一种约定性符号。气、气化、阴阳、五行、形神、体用、天人合一等为中国古代哲学中气一元论和阴阳五行学说的基本范畴。中医学不仅以中国古代哲学气一元论和阴阳五行学说作为构建理论体系的世界观和方法论,而且直接引用这些哲学术语来表述中医基础理论的科学概念,使之成为中医学概念体系中的有机组成部分。在中医学理论中,这些术语所表述的概念既有哲学意蕴又有医学内涵,使中医基础理论具有明显的哲理性特征,这是中医学的气一元论和阴阳五行学说的特点在中医科学术语的具体体现。因此,我们在学习中医学理论时,必须用明确语境的方法,明确其哲学含义和医学含义,使概念明确清晰。

中医学是中国古代的一门比较系统的学科,在探索人体生命运动规律时,把当时先进的哲学理论和医学理论熔铸成为一个不可分的整体,它以气一元论、阴阳学说和五行学说为自己的哲学基础,运用整体辨证的思维方式,分析和解决医学理论和医疗实践问题,构建了独具特色的中医学理论体系,建立起中医学的整体医学模式,并以其科学成就丰富和发展了中国古代哲学,体现出中国古代哲学的特点和精神。现代科学哲学研究表明,中医学的医学观、方法论和理论特征,更适合于现代特别是未来医学科学的发展。因此,要学习和研究中医学,就必须弄懂中医学理论中所包含的哲学内容,做到这一点,才能深刻理解中医学理论体系的本质和特点。

(刘清果)

第二节 阴阳学说

阴阳学说是在气一元论的基础上建立起来的中国古代的朴素的对立统一理论,属于中国古代唯物论和辨证法范畴,体现出中华民族辨证思维的特殊精神,其哲理玄奥,反映着宇宙的图式。

阴阳学说认为,世界是物质性的整体,宇宙间一切事物不仅其内部存在着阴阳的对立统一,而且其发生、发展和变化都是阴阳二气对立统一的结果。

中医学把阴阳学说应用于医学,形成了中医学的阴阳学说,促进了中医学理论体系的形成和发展。中医学的阴阳学说是中医学理论体系的哲学基础之一和重要组成部分,是理解和掌握中医学理论体系的一把钥匙。

中医学用阴阳学说建立了本门学科的科学观和方法论,阐明生命的起源和本质,人体的生理功能、病理变化、疾病的诊断和防治的根本规律。阴阳学说贯穿于中医的理、法、方、药之中,指导着中医学的科学实践。

一、阴阳的基本概念

(一)阴阳的哲学含义

1.阴阳的矛盾观念

阴阳是中国古代哲学的一对基本范畴。阴阳作为一概念,本为向日和背日的意思,向日为阳,背日为阴。阴阳二字连用,首见于《诗经·大雅·公刘》,谓"既景乃岗,相其阴阳"。其后《左传》《国语》中"阴阳"多见,其义有"阴阳二气"和"两种对待势力"之谓。老子提出"万物负阴而抱阳"(《老子·四十二章》)的命题,把阴阳作为表示矛盾的一对哲学范畴,以揭示天地万物内在的一种本质属性。《易传》的"一阴一阳之谓道"(《系辞上》)以阴阳为对立统一的最高哲学概念,建立了以阴阳为核心的完整的哲学体系。阴阳是中国古代哲学表示矛盾观的基本范畴。

2.阴阳的哲学意蕴

在中国古代哲学中,阴阳的含义如下。

(1)客体存在的物质要素:阴阳本指阴阳之气,即阴气、阳气。气是构成宇宙的物质本原。气为一物,分之为二,而为两体,即是阴阳二气。

(2)运动变化的功能实体:就阴阳对峙而言,自然、社会和人体都具有阴阳相互对立、相互依赖的现象。天为阳,地为阴;暑为阳,寒为阴;男为阳,女为阴;夫为阳,妻为阴;尊为阳,卑为阴;顺为阳,逆为阴等。

(3)客观事物的固有属性:如刚柔、动静、屈伸、升降、寒热、开合等为阴阳的自然属性。其中,刚、动、伸、升、热、开为阳的象征,而柔、静、屈、降、寒、合为阴的象征。贵贱、穷富、尊卑等为阴阳的等级属性。其中,贵、富、尊为阳,贱、穷、卑为阴。善恶、仁戾、爱欲等为阴阳的道德属性。其中,善、仁、爱为阳,恶、戾、欲为阴。一言以蔽之,阴阳指一切相互对立的两个方面,即相互对峙的两端。

汉代董仲舒对阴阳这对范畴进行了明确的界说,谓:"阴与阳,相反之物也。"(《春秋繁露·卷十二·大道无二》)规定阴阳为事物相反的两个方面。这是对阴阳范畴性质最一般的规定,阴阳即矛盾之谓。

概言之,中国古代哲学用阴阳范畴来概括自然现象和社会现象各种相反相成的关系,并以自己的规定性来规定各种对峙范畴的性质及其相互关系。阴阳两端,相反相成为阴阳范畴的基本含义。

3.气与阴阳的关系

就气与阴阳的关系而言,气是物质实体,是构成宇宙天体及天地万物的最基本元素,是世界的本原。气范畴肯定了物质世界的统一性,气-物两体,分为阴阳,阴阳是气的两种固有属性。阴气和阳气又各具阴阳对立要素,相互渗透,相互作用,构成了气的矛盾统一体。一气分为阴阳,阴阳统一于气。气是一,万物本原为一气,但一气分阴阳,气有阴阳为两,两存在于一之中,表现为对立的两个方面。换言之,作为宇宙本原的气,是阴阳对立的统一物,物质世界在阴阳二气的相互作用下,不断地运动变化。"两不立则一不可见,一不可见则两之用息"。虚实、动静、聚散、清浊等是对立两方面的具体表现,也是一气之阴阳的具体内涵。这种阴阳对立的双方,共同组成气的同一体,它们是一切运动变化的根源。

综上所述,阴阳作为中国古代哲学范畴,它所代表、指称的对象有"存在""实体""属性"之别。哲学范畴是体现整个世界最普遍、最一般的本质联系的基本概念。因此,通过对阴阳所指称的"存在""实体"和"属性",可以揭示出它所体现的事物的最普遍、最一般的本质联系,即阴阳是气的固有特性。其基本含义为,相对相关、相反相成。阴阳是中国古代哲学表示朴素矛盾观念的一对范畴,是中国古代辨证法的一对范畴。

4.阴阳与矛盾的区别

阴阳虽然含有对立统一的意思,但是它与唯物辨证法的矛盾范畴有着根本的区别。这种区别表现如下。

(1)阴阳范畴的局限性:唯物辨证法认为,一切事物内部所包含的对立都是矛盾。矛盾范畴,对于各对立面的性质,除了指出其对立统一外,不加任何其他限定。对立统一是宇宙中最普遍的现象。因此,对立统一范畴适用于一切领域,是事物和现象最抽象、最一般的概括。而阴阳范畴不仅具有对立统一的属性,而且有另外一些特殊的规定,属于一类具体的矛盾,即阴阳是标志事物一定的趋向和性态特征的关系范畴。如明亮的、上升的等为阳,晦黯的、下降的等为阴。对阴阳的具体规定限制了概念的包容性。所以,尽管阴阳包罗万象,具有普遍性,但在无限的宇宙中,它毕竟是一种有限的具体的矛盾形式,其内涵和外延比矛盾范围小很多,其适用范围有一定的限度,仅能对宇宙的事物和现象做一定程度的说明和概括,不能用以说明社会现象。

(2)阴阳关系的确定性:对于唯物辨证法来说,具体矛盾的双方,如果有主有从,何者为主,何者为从,则视具体情况而定。但阴阳学说认为,在相互依存的阴阳矛盾中,一般情况下阳为主导而阴为从属,即阳主阴从。在阴与阳这对矛盾中,阴处于依从的次要的地位,依顺于阳而存在、发展,这种观点反映在医学领域,在人体内部阴阳之中,强调以阳为本,阳气既固,阴必从之。"凡阴阳之要,阳密乃固……阳强不能密,阴气乃绝""阳气者,若天与日,失其所则折寿而不彰,故天运当以日光明。"(《素问·生气通天论》)阳气是生命的主导,若失常不固,人就折寿夭亡。因此,在治疗疾病时,主张"血气俱要,而补气在补血之先;阴阳并需,而养阳在滋阴之上。"(《医宗必读·水火阴阳论》)总之,阴阳学说对矛盾双方的性质做了具体限定:一方属阴,一方属阳;阳为主,阴为从。一般来说,这种主从关系是固定的,这也表现出阴阳学说的特殊性和局限性。

(3)阴阳范畴的直观性:唯物辨证法是科学的唯物论和辨证法,其矛盾范畴是建筑在高度科学抽象的基础之上的,是宇宙的根本规律。而阴阳学说属朴素的唯物论和辨证法,由于受当时的科学发展水平的限制,对阴阳范畴的认识还不可能超出直观的观察的广度和深度。

(二)阴阳的医学含义

1.阴阳的哲学与医学

阴阳既是中国古代哲学阴阳学说的范畴,又是中医学中的基本概念。如前所述,阴阳作为哲学范畴,旨在说明宇宙的生成和变化的规律,揭示世界万物最普遍、最一般的本质属性,属于最高层次的抽象和概括。而中医学的阴阳属于具体科学的基本概念,它所指称的是生命、健康和疾病等具体医学问题。哲学的阴阳与医学的阴阳相比较而言,前者最一般、最抽象,后者较为特殊、具体。

2.阴阳的医学意蕴

中医学的阴阳概念所涉及的内容大体上包括物质、实质、属性3个方面。

(1)宇宙的本原物质:气是构成天地万物的本原物质,气一物两体,分之为二,合之为一。二分之为阴气和阳气,阴气和阳气是宇宙的本原。故曰:"阴阳者,万物之能始也。"(《素问·至真要大论》)"万物之生,皆阴阳之气也。"(《类经·运气类》)"天地合气,命之曰人。"(《素问·宝命全形论》)人也是由阴气和阳气所化生的,所以说"人生有形,不离阴阳。"(《素问·宝命全形论》)阴阳即指阴气和阳气。

(2)天地万物的实质:如自然阴阳,天为阳,地为阴;日为阳,月为阴;火为阳,水为阴。人体之阴阳,腑为阳,脏为阴;背为阳,腹为阴;四肢外侧为阳,四肢内侧为阴等。

(3)事物对立统一的属性:凡是明亮、温暖、运动、外在、上升、清晰等属性为阳;凡是黑暗、寒冷、静止、内在、下降、浑浊等属性为阴。

综上所述,中医学的阴阳概念是气、实体、属性的三位一体,哲学概念和医学概念的统一。片面地强调一个方面,而忽视了另一方面,难以对中医阴阳学说做出全面、合理的解释。

3.阴阳的医学定义

《黄帝内经》确立了中医阴阳学说,但没有给阴阳下一个明确的定义。明代的张景岳为阴阳下了明确定义:"道者,阴阳之理也。阴阳者,一分为二也。"(《类经·阴阳类》)这一阴阳定义的被定义项为"阴阳",其定义项为"一分为二",既明确又严格,达到了揭示概念内涵的目的。但是,阴阳是中医学的基本概念,与一般的科学概念不同,具有哲学性质,属于具体科学概念体系的范畴层次。其外延广泛,其上面没有属概念,不能用"属加种差"方法下定义。"一分为二",高度抽象、概括地揭示了阴阳最一般的规定性。

阴阳是一事物内部或两种事物之间相互对立的两种基本属性。凡是一分为二,相反相成规定的概念,或物质、或实体、或性质,均可用阴阳称之。

阴阳既可标示两种对立特定的属性,如明与暗,表与里,寒与热等,又可标示两种对立的特定的运动趋向或状态,如动与静,上与下,迟与数等。阴阳是宇宙的根本规律。

总之,阴阳是抽象的属性概念而不是具体事物的实体概念,也是一对关系范畴,它表示各种物质特性之间的对立统一关系,所以说,"阴阳者,有名而无形。"(《灵枢·阴阳系日月》)

中医阴阳学说的阴阳概念也具有哲学与医学的双重意义,在学习中,应根据阴阳的具体所指,判定其属哲学范畴,还是医学概念。

(三)阴阳的特性

1.阴阳的普遍性

普遍性即共同性。阴阳是天地万物共同具有的性质。阴阳的对立统一是天地万物运动变化的总规律,"阴阳者,天地之道也,万物之纲纪,变化之父母,生杀之本始。"(《素问·阴阳应象大论》)不论是空间还是时间,从宇宙间天地的回旋到万物的产生和消失,都是阴阳作用的结果。凡属相互关联的事物或现象,或同一事物的内部,都可以用阴阳来概括,分析其各自的属性。如天与地,动与静,水与火,出与入等。

2.阴阳的相对性

在哲学上,相对与绝对对称,组成辩证法的一对范畴。相对是指有条件的、暂时的、有限的、特殊的。具体事物的阴阳属性,并不是绝对的,而是相对的。也就是说,随着时间的推移或所运用范围的不同,事物的性质或对立面改变了,则其相对属性也就随之而改变。所以说"阴阳二字,固以对待而言,所指无定在。"(《局方发挥》)阴阳这种相对性表现如下。

(1)相互转化性:矛盾双方经过斗争,在一定的条件下,各自向着和自己相反的方面转变称之为转化。在一定条件下,阴和阳之间可以发生相互转化,阴可以转化为阳,阳也可以转化为阴。如寒证和热证的转化,病变的寒热性质,其阴阳属性也随之改变。在人体气化运动过程中,生命物质和生理功能之间,物质属阴,功能属阳。二者在生理条件下,是可以互相转化的,物质可以转化为功能,功能也可以转化为物质。如果没有这种物质和功能之间的相互转化,生命活动就不能正常进行。

(2)无限可分性:无限,与有限相对,没有穷尽,没有限量之谓。自然界任何相互关联的事物都可以概括为阴和阳两类,任何一种事物内部又可分为阴和阳两个方面,而每一事物中的阴或阳的任何一方,还可以再分为阴阳。即阴中有阳,阳中有阴,阴阳之中复有阴阳,不断地一分为二,以至无穷。事物这种相互对立又相互联系的现象,在自然界中是无穷无尽的。所以:"阴阳者,数之可十,推之可百,数之可千,推之可万,万之大不可胜数,然其要一也。"(《素问·阴阳离合论》)这种阴阳属性的相对性,不但说明了事物或现象阴阳属性的规律性、复杂性,而且说明了阴阳概括事物或现象的广泛性,即每一事物或现象都包含着阴阳,都是一分为二的。如,昼为阳,夜为阴。而上午为阳中之阳,下午则为阳中之阴;前半夜为阴中之阴,后半夜则为阴中之阳。阴阳之中又可以再分阴阳。

3.阴阳的相关性

彼此关联称之为相关。阴阳之间相互渗透、贯通、交感,彼此关联,称之为阴阳的相关性。阴阳所分析的事物或现象,应是在同一范畴,同一层次,即相关的基础之上的。只有相互关联的一对事物,或一个事物的两个方面,才能构成一对矛盾,才能用阴阳来说明。如天与地,昼与夜,寒与热,水与火,气与血等。如果不具有这种相互关联性的事物或现象,并不是统一体的对立双方,不能构成一对矛盾,就不能用阴阳来说明。如水与火可以分阴阳,因为二者是对立的统一体,而火与血就不能分阴阳,因为两者不是一对相互关联的事物。

二、阴阳学说的基本内容

阴阳学说是中国古代的矛盾论,具有对立统一的属性,是中国古代的对立统一理论。阴阳的对立统一理论,一般用“相反相成”(《汉书·艺文志》)概括之。“相反”就是说两个矛盾方面的互相排斥,或互相斗争。“相成就是在一定条件之下两个矛盾方面互相联结起来,获得统一性。”(《毛泽东选集·第一卷》)《黄帝内经》用“阴阳离合”(《素问·阴阳离合论》)说明之。“离合”,分合、聚散之谓。

(一)阴阳对立

1.阴阳对立的含义

对立是辨证法的范畴,指对立面,亦即矛盾的双方,又指矛盾的斗争性,即对立面的互相排斥和否定,任何事物都是对立的统一。对立是指处于一个统一体的矛盾双方的互相排斥、互相斗争。阴阳对立是阴阳双方的互相排斥、互相斗争。阴阳双方的对立是绝对的,如天与地、上与下、内与外、动与静、升与降、出与入、昼与夜、明与暗、寒与热、虚与实、散与聚等,天地万物无不如此。

事物统一体内部的阴阳对立,即阴阳矛盾的两个方面,并非是截然分离,毫无关联的,而是相互感应,密切联系的。“天地交而万物通”(《易·泰》)天地气交而生养万物,阴阳交感是事物生成变化的内在根据,它推动着宇宙万物的新陈代谢,生生不息。阴阳双方这种相互克服、相推、相感的关系,说明阴阳对立不是静止、凝固的,而是有联系的,即所谓阴阳制约。用现代哲学术语来说,就是阴阳的对立斗争。没有斗争就没有事物的发生和变化。如昼夜、寒暑的更迭,日往则月来,月往则日来,日月相推而明生。寒往则暑来,暑往则寒来,寒暑相推而岁成。春、夏、秋、冬四季的温、热、凉、寒的气候变化,就是自然阴阳对立斗争的结果。

2.阴阳对立的意义

(1)自然四时:在一年四季中,春、夏、秋、冬四季有温、热、凉、寒气候的变化。春、夏为阳,秋、冬为阴,春、夏之阳与秋、冬之阴相对,但它们又是相互制约的。夏季本来是阳热盛,但夏至以后阴气却渐次以生,用以制约火热的阳气;而冬季本来是阴寒盛,但冬至以后阳气却随之而复,用以制约严寒的阴。春夏之所以温热是因为春夏阳气上升抑制了秋冬的寒凉之气,秋冬之所以寒冷是因为秋冬阴气上升抑制了春夏的温热之气的缘故。这是自然界阴阳相互制约,相互斗争的结果。

(2)人体生命:生命现象的主要矛盾,是生命运动的动力,贯穿于生命过程的始终。“人生有形,不离阴阳。”(《素问·宝命全形论》)用阴阳对立来说明人的生命运动,生命就是人体的气化运动。气化运动的本质就是人体阴气与阳气、化气与成形的矛盾运动,即阴阳的对立统一。阴阳在对立斗争中,取得了统一,维持阴与阳之间的动态平衡,即所谓“阴平阳秘”,机体才能进行正常的生命活动。在斗争就有胜负,如果阴阳的对立斗争激化,打破了动态平衡,出现阴阳胜负,阴阳失调,就会导致疾病的发生。

阴阳对立包容了天地人各种事物的对立。学习阴阳对立这一原理,就是要学会用一分为二的辩证思维去分析事物的运动变化,去分析健康与疾病的问题。阴阳的对立是用阴阳说明事物或现象相互对立的两个方面及其相互制约的关系。

(二)阴阳互根

1.阴阳互根的含义

互根指互为根据之谓。在哲学上,根据与条件对称,组成辩证法一对范畴。根据是决定事物存在、发展的内部原因,是事物内部固有的根本矛盾,是事物运动的根源。互根是相互对立的事物之间互为存在、发展、运动的根源,是表示相互对立的事物之间相互依存、相互联结关系的概念。阴阳互根是指阴阳之间的相互依存、相互为用的关系。阴阳对立的双方,任何一方都不能脱离另一方而单独存在,双方共处于一个统一体中。有阳必有阴,有阴必有阳,有阴无阳不行,有阳无阴也不行。阴阳彼此相须,缺一不可。故执著于某一方面,见阳不见阴,见阴不见阳,是不符合宇宙的根本规律的。阴阳互根深刻地揭示了阴阳对立双方的不可分离性,阴阳双方均以对方的存在为自身存在的根据。阴阳所代表的性质或状态,如天与地,上与下,动与静,寒与热,虚与实,散与聚等,不仅互相排斥,而且互相依存。阳根于阴,阴根于阳,无阳则阴无以生,无阴则阳无以化。阳蕴含于阴之中,阴蕴含于阳之中。阴阳分一为二,又合二为一,对立又统一。故曰:"阴阳之理,原自互根,彼此相须,缺一不可。"(《景岳全书·传忠录》)"阴阳互根……阴以吸阳……阳以煦阴……阳盛之处而一阴已生,阴盛之处而一阳已化。"(《素灵微蕴》)阴阳互根深刻地揭示了阴阳对立双方的不可分离性。

2.阴阳互根的意义

中医学用阴阳互根原理来阐述人体脏与腑、气与血、结构与功能等之间的关系,用唯物辩证法的矛盾观点来看阴阳,阴阳对立属矛盾的斗争性,而阴阳互根则属矛盾的统一性。阴阳,一分为二,又合二而一,对立又统一,这是中国古代哲学中辩证思维的显著特点,也是中医学的科学思维的显著特征。

(1)确定事物属性的依据:分析事物的阴阳属性,不仅要注意其差异性,还要注意其统一性,即相互关联性,从差异中寻找同一。双方共处于一个统一体中,才能运用阴阳来分析说明。如上属阳,下属阴,没有上之阳,也就无所谓下之阴;没有下之阴,也就无所谓上之阳。昼属阳,夜属阴,没有昼之阳,就无所谓夜之阴;没有夜之阴,也就没有昼之阳。热属阳,寒属阴,没有热之阳,也就无所谓寒之阴;没有寒之阴,也就没有热之阳。所以,阳依赖于阴,阴依赖于阳,每一方都以其对立的另一方为自己存在的前提和条件。如果事物不具有相互依存的关联性,并不是统一体的对立双方,就无法分析其阴阳属性,也就不能用阴阳来说明。

(2)事物发生变化的根源:因为阳根于阴,阴根于阳,阴与阳相互依赖,缺少任何一方,则另一方也就不复存在,所以事物的发展变化,阴阳二者是缺一不可的。就个体的生理活动而言,在物质与功能之间,物质与物质之间,功能与功能之间,均存在着阴阳互根的关系。物质属阴,功能属阳,物质是生命的物质基础,功能是生命的主要标志。物质是功能的基础,功能则是物质的反映。脏腑功能活动健全,就会不断地促进营养物质的化生,而营养物质的充足,才能保护脏腑活动功能的和谐平衡。和谐平衡是中国古代整体思维形态之一,平衡、又称中和、中道,和谐平衡思维的基本特征是注重事物的均衡性、适度性。和谐平衡思维在中医学中作为科学思维形态,用以论述生命运动的规律,无过无不及谓之平衡,过与不及谓之失衡。阴阳的运动变化(消长)稳定在一定范围内,人体及人体与环境之间,才能保持正常的和谐平衡状态。如阴阳运动变化(消长)超越了一定的限度(指平衡的限度,即条件),则平衡被打破,在自然界则引起灾害,在人体则引起疾病。

如果双方失去了互为存在的条件,有阳无阴谓之"孤阳",有阴无阳谓之"孤阴"。孤阴不生,独阳不长,一切生物也就不能存在,不能生化和滋长了。在生命活动过程中,如果正常的阴阳互根关系遭到破坏,就会导致疾病的发生,乃至危及生命。所谓"阴阳离决,精气乃绝"。

(3)阴阳相互转化的内在根据:因为阴阳代表着相互关联的事物的双方或一个事物内部对立的两个方面,所以阴和阳在一定条件下,可以各向自己相反的方面转化。阴阳在一定条件下的相互转化,也是以它们的相互依存、相互为根的关系为基础的。因为阴阳对立的双方没有相互联结、相互依存的关系,也就不可能各自向着和自己相反的方向转化。

(三)阴阳消长

1.阴阳消长的含义

消长,增减、盛衰之谓。阴阳消长,是阴阳之间互为增减盛衰的运动,即阴阳对立双方的增减、盛衰、进退的运动。阴阳对立双方不是处于静止不变的状态,而是始终处于此盛彼衰、此增彼减、此进彼退的运动变化之中。其消长规律为阳消阴长,阴消阳长。从阴阳矛盾运动的量变和质变而言,则阴阳消长为量变过程。

2.阴阳消长的意义

(1)自然四时:人与自然相统一。自然界的四季和昼夜的阴阳消长,呈现出周期性的、节律性的变化。以四季为例,"冬至四十五日,阳气微上,阴气微下;夏至四十五日,阴气微上,阳气微下。"(《素问·脉要精微论》)天地阴阳二气以二至(冬至、夏至)两个节气为转折点,呈现出增长、减少的规律。"春、夏则阳气多而阴气少,秋、冬则阴气盛而阳气衰。"(《素问·厥论》)这是一年四季的阴阳消长变化,即阴阳量的多少。"人亦应之",人体阴阳消长节律与自然界阴阳消长节律是一致的。人体阴阳消长的周期性节律变化,是人类长期适应环境的结果。

(2)人体生命:阴阳双方在彼此消长的动态过程中保持相对的平衡,人体才可以保持正常的运动规律。平衡是维持生命的手段,阴阳匀平(平衡)是健康的标志。"阴阳之在人,均则宁,偏则病。无过不及之谓均,过与不及之谓偏。盛则过矣,虚则不足矣。"(《医经溯洄集》)阴阳双方在一定范围内的消长,体现了人体动态平衡的生理活动过程。如果这种消长关系超过了生理限度(常阈),便会出现阴阳某一方面的偏盛或偏衰,于是人体生理动态平衡失调,疾病就由此而生。在疾病过程中,同样也存在着阴阳消长的过程。一方太过,必然导致另一方不及;反之,一方不及,也必然导致另一方太过。阴阳偏盛,是属于阴阳消长中某一方"长"的太过的病变,而阴阳偏衰,是属于阴阳某一方面"消"的太过的病变。阴阳偏盛偏衰就是阴阳异常消长病变规律的高度概括。一般来说,阴阳消长有常有变,正常的阴阳消长是言其常,异常的阴阳消长是言其变。总之,自然界和人体一切发展变化都包含着阴阳消长的过程,是阴阳双方对立斗争、依存互根的必然结果。

(四)阴阳转化

1.阴阳转化的含义

转化即转换、变化,指矛盾的双方经过斗争,在一定条件下走向自己的反面。阴阳转化是阴阳之间在"极""重"的条件下,向相反方面变化。阴阳对立的双方,在一定条件下的相互转移、变化,即阴可以转化为阳,阳可以转化为阴。

阴阳的变化过程包括量变和质变过程。事物的发展变化,表现为由量变到质变,又由质变到量变的互变过程。如果说"阴阳消长"是一个量变过程,那么"阴阳转化"便是一个质变过程。

阴阳转化是事物运动变化的基本规律。在阴阳消长过程中,事物由"化"至"极",即发展到一定程度,超越了阴阳正常消长的阈值,事物必然向着相反的方面转化。但必须指出的是,阴阳的相互转化是有条件的,不具备一定的条件,二者就不能各自向相反的方向转化,这种条件中医学称之为"重"或"极"。故曰:"重阴必阳,重阳必阴""寒极生热,热极生寒。"(《素问·阴阳应象大论》)阴阳之理,极则生变。阴阳的消长(量变)和转化(质变)是事物发展变化全过程的密不可分的两个阶段,阴阳消长是阴阳转化的前提,而阴阳转化则是阴阳消长的必然结果。

2.阴阳转化的意义

(1)自然四时:以季节气候变化为例,一年四季,春来冬去,夏往秋至。春夏属阳,秋冬属阴,春夏秋冬四季运转不已,就具体体现了阴阳的互相转化。当寒冷的冬季结束转而进入温暖的春季,便是阴转化为阳;当炎热的夏季结束转而进入凉爽的秋季,则是由阳转化为阴。

(2)人体生命:在人体生命活动过程中,生理上,物质与功能之间的气化过程,如营养物质(阴)不断地转化为功能活动(阳),功能活动(阳)又不断地转化为营养物质(阴)就是阴阳转化的表现。实际上,在生命活动中,物质与功能之间的气化过程,是阴阳消长和转化的统一,即量变和质变的统一。在疾病的发展过程中,阴阳转化常常表现为在一定条件下表证与里证、寒证与热证、虚证与实证、阴证与阳证的互相转化。如邪热壅肺的患者,表现为高热、面红、烦躁、脉数有力等,这是机体反应功能旺盛的表现,称为阳证、热证、实证。但当疾病发展到严重阶段,由于热毒极重,大量耗伤人体正气,在持续高热、面赤、烦躁、脉数有力的情况下,可突然出现面色苍白、四肢厥冷、精神萎靡、脉微欲绝等阴寒危象。这是机体反应能力衰竭的表现,称为阴证、寒证、虚证。这种病证性质的变化属于由阳转阴。又如咳喘患者,当出现咳嗽喘促,痰液稀白,口不渴,舌淡苔白,脉弦等脉症时,其证属寒(阴证)。常因重感外邪,寒邪外束,阳气闭郁而化热,反而出现咳喘息粗,咳痰黄稠,口渴,舌红苔黄,脉数之候,其证又属于热(阳证)。这种病证性质的变化,是由寒证转化为热证,即由阴转为阳。明确这些转化,不仅有助于认识病证演变的规律,而且对于确定相应的治疗原则,也有着极为重要的指导意义。

总之,阴阳是中国古代哲学的基本范畴之一。中国古代哲学中的一些重要概念、范畴和命题,都是以阴阳这一范畴为基础而展开讨论和阐释的,把阴阳当成事物的性质及其变化的根本法则,将许多具体事物都赋予了阴阳的含义。事物的对立面就是阴阳,对立着的事物不是静止不动的,而是运动变化的,阴阳是在相互作用过程中而运动变化的。阴阳的相互作用称之为"阴阳交感",又名阴阳相推、阴阳相感。交感,交,互相接触;感,交感相应。互相感应,交感相应,谓之交感。阴阳交感表现为阴阳的对立、互根、消长和转化。

阴阳的对立、互根、消长、转化,是阴阳学说的基本内容,了解了这些内容,进而理解中医学对阴阳学说的运用,就比较容易了。

三、阴阳学说在中医学中的应用

阴阳学说是中国古代关于对立统一规律的理论。中医学继承和发展了中国古代的阴阳学说,把朴素的唯物论和辩证法推向了一个新的水平,用于阐明生命运动的规律,指导医疗实践,成为中医学的世界观和方法论。

中医阴阳学说以普遍联系的、运动变化的辩证观点,论述医学科学的具体科学问题,其基本概念、基本原理和基本理论揭示了人体正常和异常的生命活动规律,以指导疾病的诊断、防治和养生康复等。

（一）确立中医学科学观

1.普遍联系观

联系是事物内部矛盾双方或事物之间相互依赖、相互制约、相互渗透和相互转化的关系，是事物存在和发展的条件。天地万物是普遍联系的统一整体，气是构成天地万物的本原，天地万物统一于气，气-物两体，分为阴气和阳气，阴气和阳气的矛盾运动是推动一切事物运动变化的根本原因，是宇宙的总规律，天地万物通过阴阳二气的相互交感而相互联系。"阴阳之道，同气相求。"（《类经·阴阳类》）天地万物的阴阳二气，以"同气相求"的方式相互联系。"同声相应，同气相求，水流湿，火就燥……本乎天者亲上，本乎地者亲下，则各从其类也。"（《易·乾·文言》）孔颖达疏："同气相求者……言天地之间，共相感应，各从其气类。"同气相求谓阴阳二气交感相应。交感相应是阴阳的普遍联系原则，体现了整体观念的普遍联系观点，天地人的复杂系统通过阴阳的交感相应而联系成为一个有机整体。换言之，天地万物是以联系的方式而存在的，人与自然及人体内部各系统之间不是孤立存在的，而且相互联系。就阴阳学说言，天地万物相互联系的方式和作用机制为阴阳的交感相应，阴阳之道，同气相求，阴阳交感，三才一体。

2.运动变化观

物质的存在形式及其固有属性称为运动，包括宇宙中所发生的一切变化和过程。物质之间的相互作用，物质由一种状态向另一种状态的过渡和转变，称为变化。运动和变化是同一序列的概念。事物变化的源泉和动力是其自身内部的矛盾性。运动有升降、出入、进退之分，变化有量变和质变之别。"成败倚伏生乎动，动而不已，则变作矣。"（《素问·六微旨大论》）"阴阳四时者，万物之终始也，死生之本也。"（《素问·四气调神大论》）"阴阳相推而生变化"（《易·系辞上》），阴阳的矛盾运动是事物发生、发展、消亡的根源，存在于一切事物的过程始终。事物运动的基本形式为升降出入。"升降出入，无器不有，故器者生化之宇。器散则分之，生化息矣。故无不出入，无不升降。"（《素问·六微旨大论》）化为"物之生"属量变，变为"物之极"，属质变。"物生谓之化，物极谓之变。"（《素问·天元纪大论》）"物之生，从于化，物之极，由乎变。变化之相薄，成败之所由也。故气有往复，用有迟速，四者之有，而化而变。"（《素问·六微旨大论》）总之，阴阳相错，动静相召，上下相临，升降相因，而变由生。

（二）确立中医学方法论

1.朴素辨证思维方式

辨证思维是以运动的、变化的、联系的观点认识事物的思维形式，是从对象的内在矛盾运动变化，从各个方面的相互联系中进行考察，以便从整体上、本质上完整的认识对象。阴阳学说是中国古代的辨证法，它确立了中医学的普遍联系和运动变化的科学观。这种辨证法的科学观将辨证思维方式定为中医学的科学思维方式。其主要表现形式如下。

（1）联系思维：阴阳交感相应反映天地万物统一于气而互相联系的机制，体现了从普遍联系、相互制约观点认识事物的整体思维方式。

（2）变易思维：阴阳消长和阴阳转化，体现了从运动变化的观点来认识事物的变易思维形式。

（3）和谐思维：和，适合、恰当、恰到好处之谓，配合得匀称、适当、协调谓之和谐。阴阳学说用"阴阳得和"（《灵枢·邪客》）与"阴阳不和"（《灵枢·通天》）来说明阴阳之间在运动变化中的和谐与否。"谨察阴阳所在而调之，以平为期。"（《素问·至真要大论》）和则平，不和则不平。阴阳和谐就是阴阳在消长运动变化过程中，维持着最佳的平衡状态。"阴阳和平""阴阳匀平""阴阳和调"，谓事物的阴阳矛盾双方在变易过程中，无过无不及，而保持"中道"之变，天地万物并育而不相害，并行而不相悖，处于完美的和谐状态，生生不息。天地以和顺为命，万物以和谐为顺。

（4）相成思维：又称相反相成思维，以相互联系，相互依赖，相互补济的观点认识对立两个方面或对立两种事物的思维方式，称为相成思维。阴阳对立言阴阳矛盾双方之反，阴阳互根言阴阳矛盾双方之成。阴阳既对立又互根，相反又相成。事物分阴阳，阴中有阳，阳中有阴，阴阳之中复有阴阳。天地万物非阴即阳，亦阴亦阳。

2.一分为二分类方法

阴阳分类法属于逻辑学上的两分法，两分法是一种特殊的划分。把一个母项划分为两个外延上互相否定的子项，其中一个子项具有某种属性，另一个子项不具有某种性质。阴阳分类是一种普遍划分方法。

3.阴阳分类的根据

在自然界中，相互关联的事物或现象中对立着的两个方面，具有截然相反的两种属性，并可以用阴阳概括，这就是事物或现象的阴阳属性。然而，事物或现象中对立着的双方所具有的属性，既不能任意规定，也不能随便颠倒，而是有一定规律的。"水火者，阴阳之征兆也。"（《素问·阴阳应象大论》）中医学以水火作为阴阳的征象，水为阴，火为阳，反映了阴阳的基本特性。如，水性寒而就下，火性热而炎上。其运动状态，水比火相对要静，火较水相对要动。寒热、上下、动静是水与火所表现出来的两种不同的性质和运动趋向或状态，以之抽象出阴阳的一般属性，即阳具有积极、进取、刚强等特性，阴具有消极、退守、柔弱等特性。凡具有积极、进取、刚强等特性的事物或现象，就可规定其为阳；凡具有消极、退守、柔弱等特性的事物或现象，就可规定其为阴。如此推演下去，即可以用来说明事物的阴阳属性。

（1）划分事物或现象阴阳属性的标准：凡属于运动的、外向的、上升的、温热的、明亮的、功能的……属于阳的范畴；静止的、内在的、下降的、寒凉的、晦黯的、物质的……属于阴的范畴。由此可见，阴阳的基本特性，是划分事物和现象阴阳属性的依据。基于这种划分标准，中医学对于自然之天地日月、四季昼夜、地理方位、天干地支、数之奇偶、人的性别、体质、形体，以及病因、证候、药物等无不分为阴阳两类。

（2）阴阳分类法的应用：中医学用阴阳属性作为划分标准，对自然和人的生命的复杂现象划分为阴和阳两大类。①人体部位：人体的上半身为阳，下半身属阴；体表属阳，体内属阴；体表的背部属阳，腹部属阴；四肢外侧为阳，内侧为阴。②脏腑：心肺脾肝肾五脏为阴，胆胃大肠小肠膀胱三焦六腑为阳。五脏之中，心肺为阳，肝脾肾为阴；心肺之中，心为阳，肺为阴；肝脾肾之间，肝为阳，脾肾为阴。而且每一脏之中又有阴阳之分，如心有心阴、心阳，肾有肾阴、肾阳，胃有胃阴、胃阳等。③经络：经属阴，络属阳，而经之中有阴经与阳经，络之中又有阴络与阳络。就十二经脉而言，就有手三阳经与手三阴经之分，足三阳经与足三阴经之别。④气血：血为阴，气为阳。在气之中，营气在内为阴，卫气在外为阳等。⑤四时：春夏为阳，秋冬为阴。⑥干支：在甲、乙、丙、丁、戊、己、庚、辛、壬、癸十天干中，甲、丙、戊、庚、壬五干为阳，乙、丁、己、辛、癸五干为阴。在子、丑、寅、卯、辰、巳、午、未、申、酉、戌、亥十二地支中，子、寅、辰、午、申、戌六支为阳，丑、卯、巳、未、酉、亥六支为阴。

总之，阴阳为"万物之纲纪"，阴阳两分法是对世界万物和生命运动的复杂现象纲领性分类法。纲举而目张，它体现了中医学科学思维的程序性和逻辑性。

中医阴阳学说在两分法的基础上又创造了一种"三阴三阳"的分类方法。首先用两分法将母项分为阴阳两个子项,然后分别对阴、阳两个子项进行再划分,则阴、阳各分为三个子项,即太阴、少阴、厥阴为三阴,太阳、阳明、少阳为三阳。

"阴阳两字,固以对待而言,所指无定在。"(《局方发挥》)阴阳划分的标准不是固定不变的,体现出阴阳分类法的辨证性、灵活性。

(三)论述医学的基本问题

1.生命观

气是构成人体和维持人体生命活动的最基本物质。气-物两体,分阴分阳。"人生有形,不离阴阳""人以天地之气生,四时之法成""天地合气,命之曰人"。人体是阴、阳二气的对立统一体。人体的阴阳二气和哲学上的阴气、阳气有渊源关系,但也有区别。人体阴、阳二气是对人体最基本的生命物质之气的一分为二,是关于人体的具体概念,是医学意义的概念。人体的阴阳二气,阴静阳躁,各司其职,"阴在内,阳之守也;阳在外,阴之使也。"(《素问·阴阳应象大论》)"阴者,藏精而起亟也;阳者,卫外而为固也。"(《素问·生气通天论》)阴气是阳气的后盾,阳气是阴气的屏障。人体的阴气与阳气相比较而言,阳气主要为四肢、肌肉提供营养,阴气主要为内在脏腑提供营养。所谓"清阳发腠理,浊阴走五脏;清阳实四肢,浊阴归六腑。"(《素问·阴阳应象大论》)

人体是一个不断进行形气相互转化的气化作用的机体,阴气和阳气的升降出入是人体生命本质的标志。以其特性而言,阳主升,阴主降。阴阳之中复有阴阳,所以阳虽主升,但阳中之阴则降;阴虽主降,但阴中之阳又上升。人体阴精与阳气的矛盾运动过程,就是气化活动的过程,也是阴阳的升降出入过程。死生之机,升降而已。气化正常,则升降出入正常,就表现为正常的生命活动。否则,气化失常,则升降出入失常,就表现为生命活动的异常。升降出入,正确地把握了生命现象的一般性质,即生命机体的整体性;形象地说明了人体是生命运动不止的有机整体,是一个开放的、复杂的巨系统;反映了人体生命活动生、长、壮、老、已的规律。由于阴阳双方是对立统一的,所以两者之间的升与降,出与入也是相反相成的。这是从阴阳运动形式的角度,以阴阳升降出入的理论来说明人体生理功能的。

2.健康观

阴阳匀平,形肉血气相称,是谓"平人",即健康人。这里的阴阳匀平,是指脏腑经络功能正常,气血运行和谐,形肉血气相协调。阴阳匀平,阴平阳秘,是人体阴阳二气无过、无不及、高度和谐的最佳状态。因此,阴阳匀平,阴平阳秘,意味着健康。机体阴阳平衡标志着健康。健康包括机体内部,以及机体与环境之间的阴阳平衡,人体的正常生命活动,是阴阳两个方面保持着对立统一的协调关系,使阴阳处于动态平衡状态的结果。人体生理活动的基本规律可概括为阴精(物质)与阳气(功能)的矛盾运动,属阴的物质与属阳的功能之间的关系,就是这种对立统一关系的体现。营养物质(阴)是产生功能活动(阳)的物质基础,而功能活动又是营养物质的功能表现。人体的生理活动(阳)是以物质(阴)为基础的,没有阴精就无以化生阳气,而生理活动的结果,又不断地化生阴精。没有物质(阴)不能产生功能(阳),没有功能也不能化生物质。这样,物质与功能,阴与阳共处于相互对立、依存、消长和转化的统一体中,维持着物质与功能,阴与阳的相对动态平衡,保证了生命活动的正常进行。

不论是物质与功能的矛盾运动,还是生命活动的基本形式,都说明在正常生理情况下,阴与阳是相互对立又相互依存,处于一个有利于生命活动的相对平衡的协调状态的。如果阴阳不能相互为用而分离,阴精与阳气的矛盾运动消失,升降出入停止,人的生命活动也就终结了。

3.疾病观

人与外界环境的统一和机体内在环境的和谐平衡,是人赖以生存的基础。机体阴阳平衡是健康的标志,平衡的破坏意味着生病。疾病的发生,就是这种平衡协调遭到破坏的结果。阴阳的和谐平衡关系一旦受到破坏,失去和谐平衡,便会产生疾病。因此,阴阳失调是疾病发生的基础。

(魏　静)

第三节　五行学说

五行学说属于中国古代唯物论和辨证法范畴,属元素论的宇宙观,是一种朴素的系统论。五行学说认为,宇宙间的一切事物,都是由木、火、土、金、水五种物质所构成的,自然界各种事物和现象的发展变化,都是这五种物质不断运动和相互作用的结果,天地万物的运动秩序都要受五行生克制化法则的统一支配。五行学说用木、火、土、金、水五种物质来说明世界万物的起源和多样性的统一,自然界的一切事物和现象都可按照木、火、土、金、水的性质和特点归纳为五个系统,五个系统乃至每个系统之中的事物和现象都存在一定的内在关系,从而形成了一种复杂的网络。五行学说以"五"为数,把自然、社会、人事、生命、健康、疾病等大千世界的各种事物和现象,统统纳入一个整齐的五行图式之中,形成了五行系统宇宙图式结构,它是中国古代朴素的系统论。

五行学说一方面认为,世界万物是由木、火、土、金、水五种基本物质所构成,对世界的本原做出了正确的回答;另一方面又认为,任何事物都不是孤立的、静止的,而是在不断的相生、相克的运动之中维持着协调平衡。所以,五行学说不仅具有唯物观,而且含有丰富的辨证法思想和系统论思想,是中国古代用以认识宇宙,解释宇宙事物在发生发展过程中相联系法则的一种理论。

中医学把五行学说应用于医学领域,以系统论观点来观察人体,阐述人体局部与局部,局部与整体之间的有机联系,以及人体与外界环境的统一,加强了中医学整体观念的论证,使中医学所采用的整体系统方法进一步系统化,对中医学特有的理论体系的形成,起了巨大的推动作用,成为中医学理论体系的哲学基础之一和重要组成部分。随着中医学的发展,中医学的五行学说与哲学上的五行学说日趋分离,中医学着重用五行互藏理论说明自然界多维、多层次无限可分的物质结构和属性,以及脏腑的相互关系,特别是人体五脏之中各兼五脏,即五脏互藏规律,揭示机体内部与外界环境的动态平衡的调节机制,阐明健康和疾病、疾病诊断与防治的规律。

一、五行的基本概念

(一)五行的哲学含义

1.五行的哲学意蕴

五行是中国古代哲学的基本范畴。在中国古代哲学史上,五行有两层含义:其一,指五种物质元素。五行是指构成万物的木、火、土、金、水五种物质,中国古代思想家把木、火、土、金、水五种物质作为构成万物的基本元素,以说明世界万物的起源和多样性的统一。其二,指五种道德行为。五行指仁、义、礼、智、信或仁、义、礼、圣、智,是五种伦理道德规范,在这个意义上的五行称作五常。

2.五行与气、阴阳的关系

(1)五行与气:气、阴阳、五行都是中国古代哲学的重要范畴。气是世界的本原,一气分五行,五行同一气,如《云笈七籖》吸收了阴阳五行思想,根据"元气本一,化生有万"的理论,阐述了气与五行的关系,谓"一含五气,为水、为火、为木、为金、为土",一气分而为五行,五行归于一气。意即金、木、水、火、土五种物质元素是由气的运动变化而成,如是,将五行多元物质结构概念统一于气一元论的单一的物质概念之中。

(2)五行与阴阳:"天降阳,地出阴,阴阳合而生五行。"(《删定易图序论一》)即五行本原于阴阳之气,阴、阳二气相互作用而产生五行。"阴变阳合而生水、火、木、金、土。五气顺布,四时行焉""五行一阴阳也,阴阳一太极也,太极本无极也。"(《御纂性理精义·卷一》)世界本原一气,气之动静而为阴阳,气为阴阳之体,阴阳为气之用,阴阳合和化生五行,所谓"有太极则一动一静而两仪分,有阴阳则一变一合而五行具。"(《御纂性理精义·卷一》)总之,"本是一气,分而言之曰阴阳,又就阴阳中细分之则为五行。五行即二气,二气即一气。"(吴澄《答人问性理》)一气分阴阳,阴变阳合,化生五行,阴阳五行均为气之消息变化。

五行寓阴阳,阴阳的矛盾对立统一使五行结构具有了自我运动和自我调节的功能。阴阳的对立互根和消长转化,维持着五行系统结构的动态平衡。"金木水火土,各奉其主,以从阴阳,相与一力而并功,其实非独阴阳也,然而阴阳因之以起,助其所主。"(《春秋繁露·天辩人在》)阴阳不是五行之外的独立力量,而是五行系统结构运动的内在原因和原动力,故称阴阳与五行"相与一力而并功"。

总之,天地万物本原一气,气-物两体分为阴阳,阴变阳合,化生五行。"在气化,分言之曰阴阳,又合之曰五行,又分之,则阴阳五行杂糅万变,是以及其流行,不特品类不同,而一类之中又复不同。"(《戴震集·绪言》)气-阴阳-五行-万物的宇宙演化模式,揭示了气的结构的整体性、系统性和层次性,同时也揭示了宇宙物质结构的整体性、系统性和层次性。

五行从属于气、阴阳。五行不仅是物质和运动,而且不再是物质和运动,不即不离,亦即亦离,是五种物、五种性、五种能力。故"与其说中国五行所注重的是五种物质因素、材料或实体,就不如说更是五种作用、功能、力量、序列和效果。"(李泽厚《中国古代思想史论·阴阳五行的系统论》)五行的概念,不是表示五种特殊的物质形态,而是代表五种功能属性,是自然界客观事物内部阴阳运动变化过程中五种状态的抽象,属于抽象的概念,也是中国古代朴素唯物主义哲学的重要范畴。阴阳与五行相合,形成了阴阳五行系统论,它是中国古代的系统论,中医学理论是这种系统论的最高成就和典型形态。

(二)五行的医学含义

1.五行的哲学与医学

中医学的五行,是中国古代哲学五行范畴与中医学相结合的产物,是中医学认识世界和生命运动的世界观和方法论。其内涵内容如下。

(1)五行是对五种物质的抽象概括,是从属于气、阴气和阳气的构成万物的物质元素。如自然界的五行之气称为"苍天之气""五常之气""五气"等。

(2)五行是事物的属性,包括自然的属性,人体的属性,以及疾病、脉症的属性等。中医学,以五行属性把自然和人所表现出的正常和异常的现象均置于五行的框架内,这是中国古代以五为基数的分类方法。

(3)五行是宇宙的普遍规律,五行生克和五行胜复是世界的根本规律,也是生命活动的基本规律,是中国古代朴素的系统论。

中医学对五行概念赋予了阴阳的含义,认为木、火、土、金、水乃至自然界的各种事物都是阴阳的矛盾运动所产生,阴阳的运动变化可以通过在天之风、热、湿、燥、寒等六气和在地之木、火、土、金、水五行反映出来。中医学的五行不仅仅是指五类事物及其属性,更重要的是它包含了五类事物内部的阴阳矛盾运动。

2.五行的医学定义

五行是木、火、土、金、水五种基本物质及其运动变化,是说明人与自然,以及人体脏腑之间相互关系的思想方法。其含义如下。

(1)五行指木、火、土、金、水五种构成天地万物的基本物质及其运动变化,标示着物质世界,不论自然还是生命都是物质形态的多样性统一。

(2)五行是中国古代的朴素的系统思维形态,属多元结构联系的系统整体思维形态。这种系统思维在中医学中获得了更典型、最充分的表现。

二、五行学说的基本内容

(一)五行的生克制化

五行的生克制化规律是五行结构系统在正常情况下的自动调节机制。

1.五行相生规律

(1)五行相生的含义:相生即递相资生、助长、促进之意。五行之间递相资生助长和促进的关系称之为五行相生。

(2)五行相生的次序:木生火,火生土,土生金,金生水,水生木。依次资生,循环无尽。

在相生关系中,任何一行都有"生我""我生"两方面的关系。《难经》把它比喻为"母"与"子"的关系。"生我"者为母,"我生"者为"子"。所以五行相生关系,又称"母子关系"。以火为例,"生我"者木,木能生火,则木为火之母。"我生"者土,火能生土,则土为火之子。余可类推。

2.五行相克规律

(1)五行相克的含义:相克即相互制约、克制、抑制之意。五行之间递相制胜关系称之为五行相克。

(2)五行相克的次序:木克土,土克水,水克火,火克金,金克木。这种克制关系也是往复无穷的,木得金敛,则木不过散;火得水伏,则火不过炎;土得木疏,则土不过湿;金得火温,则金不过收;水得土渗,则水不过润。皆气化自然之妙用。

在相克的关系中,任何一行都有"克我""我克"两方面的关系,《黄帝内经》称之为"所胜"与"所不胜"的关系。"克我"者为"所不胜""我克"者为"所胜",所以,五行相克的关系,又叫"所胜"与"所不胜"的关系。以土为例,"克我"者木,则木为土之"所不胜""我克"者水,则水为土之"所胜"。余可类推。

在上述生克关系中,任何一行皆有"生我"和"我生""克我"和"我克"4个方面的关系。以木为例,"生我"者水,"我生"者火,"克我"者金,"我克"者土。

3.五行制化规律

(1)五行制化的规律:五行制化的规律是木克土,土生金,金克木;火克金,金生水,水克火;土克水,水生木,木克土;金克木,木生火,火克金;水克火,火生土,土克水。以木为例,就相生言之,木能生火,是"母来顾子"之意,但是木之本身又受水之所生。这种"生我""我生"的关系是平衡的。如果只有"我生"而无"生则会打破这一平衡,在自然界表现为异常的变化,在人体则表现为疾病状态。

(2)五行制化的含义:制化,掌握事物的变化之意,在五行学说中指五行的生克互用。五行相生与相克是不可分割的两个方面,没有生,就没有事物的发生,那么对木来说,会形成太过,宛如收入与支出必须平衡一样。另一方面,水与火之间,又是相克的关系,水生木,木生火,而水又克火,生中有制,才能维持三者之间的协调平衡。所以相生之中,又寓有相克的关系,而不是绝对的相生,这样就保证了生克之间的动态平衡。以木为例,就相克言之,木能克土,金又能克木(我克、克我),而土与金之间,又是相生的关系,所以就形成了木克土,土生金,金又克木(子复母仇)。金克木,木克土,而土又生金,制中有生,才能维持三者间的协调平衡。这说明五行相克不是绝对的,相克之中,必须寓有相生,才能维持平衡。换句话说,被克者本身有反制作用,所以当发生相克太过而产生贼害的时候,才能够保持正常的平衡协调关系。

(二)五行的乘侮胜复

五行结构系统在异常情况下的自动调节机制为子母相及和乘侮胜复。

1.五行相乘规律

(1)五行相乘的含义:乘,即乘虚侵袭之意。相乘即相克太过,超过正常制约的程度,使事物之间失去了正常的协调关系。在五行相克中,一行对其所胜的一行的过度制约称之为五行相乘。

(2)五行相乘的规律:五行之间相乘的顺序与五行相克相同,但被克者更加虚弱。

相乘现象的发生可分为两个方面:其一,五行中任何一行本身不足(衰弱),使原来克它的一行乘虚侵袭(乘),而使它更加不足,即乘其虚而袭之。如以木克土为例:在正常情况下,木克土,木为克者,土为被克者,由于它们之间相互制约而维持着相对平衡状态。异常情况下,木仍然处于正常水平,但土本身不足(衰弱),因此,两者之间失去了原来的平衡状态,则木乘土之虚而克它。这样的相克,超过了正常的制约关系,使土更虚。其二,五行中任何一行本身过度亢盛,而原来受它克制的那一行仍处于正常水平,在这种情况下,虽然"被克"一方正常,但由于"克"的一方超过了正常水平,所以也同样会打破两者之间的正常制约关系,出现过度相克的现象。以木克土为例:在正常情况下,木能制约土,维持正常的相对平衡,若土本身仍然处于正常水平,但由于木过度亢进,从而使两者之间失去了原来的平衡状态,出现了"木亢乘土"的现象。

"相克"和"相乘"是有区别的,前者是正常情况下的制约关系,后者是正常制约关系遭到破坏时的异常相克现象。在人体,前者为生理现象,而后者为病理表现。但是近人习惯将相克与反常的相乘混同,病理的木乘土,也称木克土。

2.五行相侮规律

(1)五行相侮的含义:侮,即欺侮,有恃强凌弱之意。相侮是指五行中的任何一行本身太过,使原来克它的一行,不仅不能去制约它,反而被它所克制,即反克,又称反侮。在五行相克中,一行对其所不胜一行的反向克制称之为五行相侮。

(2)五行相侮的规律:五行相侮的顺序与五行相克反向,即木侮金,金侮火,火侮水,水侮土,土侮木。相侮现象的发生也表现为两个方面。以木为例:其一,当木过度亢盛时,金原是克木的,但由于木过度亢盛,则金不仅不能去克木,反而被木所克制,使金受损,这叫木反侮金。其二,当木过度衰弱时,金原克木,木又克土,但由于木过度衰弱,则不仅金来乘木,而且土亦乘木之衰而反侮之。习惯上把土反侮木称之为"土壅木郁"。

相乘相侮均为破坏相对协调统一的异常表现。乘侮,都凭其太过而乘袭或欺侮。"乘"为相克之有余,而危害于被克者,也就是某一行对其"所胜"过度克制。"侮"为被克者有余,而反侮其克者,也就是某一行对其"所不胜"的反克。

3.五行胜复规律

(1)五行胜复的含义:五行相胜相制中的克制与反克制称之为五行胜复。胜复指胜气和复气的关系。五行学说把由于太过或不及引起的对"己所胜"的过度克制,称之为"胜气",而这种胜气在五行系统内必然招一种相反的力量(报复之气),将其压抑下去,这种能报复"胜气"之气,称为"复气",总称"胜复之气"。"有胜之气,其必来复也。"这是五行结构系统本身作为系统整体对于太过或不及的自行调节机制,旨在使之恢复正常制化调节状态。如木气太过,作为胜气则过度克土,而使土气偏衰,土衰不能制水,则水气偏胜而加剧克火,火气受制而减弱克金之力,于是金气旺盛起来,把太过的木气克伐下去,使其恢复正常。反之,若木气不足,则将受到金的过度克制,同时又因木衰不能制土而引起土气偏亢,土气偏亢则加强抑水而水气偏衰,水衰无以制火而火偏亢,火偏亢则导致金偏衰而不能制木,从而使不及的木气复归于平,以维持其正常调节状态。故曰:"形有胜衰,谓五行之治,各有太过不及也。故其始也,有余而往,不足随之,不足而往,有余从之。"(《素问·天元纪大论》)

(2)五行胜复的规律:胜复的调节规律是凡先有胜,后必有复,以报其胜。"胜气"重,"复气"也重;"胜气"轻,"复气"也轻。在五行具有相克关系的各行之间有多少太过,便会招致多少不及;有多少不及,就会招致多少太过。由于五行之单数,所以对于任何一行,有"胜气"必有"复气",而且数量上相等。故曰"有重则复,无胜同否"。"微者复微,甚则复甚"。这是五行系统运动的法则。

(三)五行的互藏网络

1.五行互藏的含义

五行系统之间的关系,除五行生克制化、乘侮胜复外,尚有一种"互藏"的关系。五行互藏又称"五行体杂"。以五行关系言之,一行含藏其余四行,称之为五行体杂。"凡五行均布,遍在万有,不可定守一途,今先五行体杂,但其气周流,随事而用……既有体,故一行当体,即有五义。"(《五行大义·卷二》)明代张景岳则称之为五行互藏。五行互藏,即在五行之中,任何一行又复藏五行。"五行者,木火土金水也……知五之为五,而不知五者之中,五五二十五,而复有互藏之妙焉。"(《类经图翼·五行统论》)

2.五行互藏的规律

五行之中,任一行均含藏其余四行。如木行之中含有火、土、金、水四行,余可类推。换言之,任何一行都寓生克制化乘侮胜复之理。五行之理,交互无穷。五行互藏理论说明五行系统之间的关系,不是一种线性关系,而是一种非线性的、复杂的、网络的关系。换言之,五行系统是一种复杂的网络系统,它充分体现了中医学具有复杂性科学的特性,体现了中医学的科学思维属于复杂性思维。

三、五行学说在中医学中的应用

五行学说的主要观点是唯物的、变化的和相互联系的观点,体现了朴素的唯物论和辨证法思想。五行学说在中医学领域中的应用,主要是运用五行的特性,来分析和归纳人体的形体结构及其功能,以及外界环境各种要素的五行属性;运用五行的生克制化规律,来阐述人体五脏系统之间的局部与局部、局部与整体,以及人与外界环境的相互关系;用五行乘侮胜复规律来说明疾病发生发展的规律和自然界五行六气的变化规律,不仅具有理论意义,而且有指导临床诊断、治疗和养生康复的实际意义。五行学说的应用,加强了中医学关于人体,以及人与外界环境是一个统一整体的论证,使中医学所采用的整体系统方法更进一步系统化。

(一)确立中医学的科学观

1.系统整体观

五行学说认为任何事物无不包含木、火、土、金、水五种功能属性的成分或因素,一切事物之间无不存在着普遍的逻辑上的相似性,基于这种相似性,把不同事物安排组织在一个系统形式之中,形成了一个统一的五行结构模型,以便于从整体上把握事物的运动变化。以五行为纲,把时间、空间、人体乃至天地万物视为一个有机的系统整体,从而确立了中医学天地人三才一体的系统整体观。

2.发展变化观

五行生克制化乘侮胜复不是静止不变,而是始终处于运动变化之中,通过五行系统内部的阴阳矛盾运动,实现五行系统运动变化的自我调节,从而使五行系统在运动变化中保持和谐稳定。五行系统运动变化,如环无端,循环往复,稳定持久,生生不息。总之,五行系统是动态变化,和谐稳定的系统。

3.联系作用观

五行系统之间的生克制化,乘侮胜复规律是维持系统协调平衡的关系。而五行之中复有五行,即五行互藏,每一行之中亦寓生克制化、乘侮胜复机制。生克制化、乘侮往复使五行系统之间不是简单的线性关系,而是非线性关系,即五行属于复杂系统。

(二)确立中医学的方法论

1.系统复杂的思维方式

五行系统的一个重要特征就是五行整体系统之中含有五个系统单元,而每一系统中又寓有五个系统单元,即五行互藏。系统之间并非是线性关系,而是生克制化、乘侮胜复、亢害承制的非线性关系,属于复杂性系统。这种思维方式为复杂性思维,对五行系统整体的把握是从对整体进行整合研究而不是就某一系统单元的个体进行还原式的研究。

2.一分为五的分类方法

(1)五行分类的依据:五行学说以五行的特性为分类依据对事物进行分类。

(2)五行分类的方法:五行学说根据五行特性,运用归类和推演的方法,阐述了事物的五行属性。五行学说的推理方法为援物比类。援物比类属中医学的逻辑方法,是一种援引自然物中一些与人体生理相似的规律性道理,推论人体生理病理变化及其施治方法的逻辑方法。比类,为《吕氏春秋》《黄帝内经》的逻辑方法,是辨别不同情况(或症状),注意相同情况的比较。比类的具体方法有别异比类、以我知彼和援物比类。援物比类的思维过程是取象(援物取象)-比类(别异比类)-推演。其具体方法如下。①归类法:五行学说运用归类方法,对事物进行"取象比类",以得知事物的五行属性。取象,即采取事物的形象(指事物的性质、作用、形态)。比类,即运用别异比类的方法找出事物或现象的某些相同的属性或特征,进行由此及彼的推论。例如,方位配五行,旭日东升,与木之升发特性相类,故东方归属于木;南方炎热,与火之炎上特性相类,故南方归属于火。又如五脏配五行,脾主运化而类于土之化物,故脾归属于土,肺主肃降而类于金之肃杀,故肺归属于金。②推演法:即根据已知的某些事物的属性,推演至其他相关的事物,以得知这些事物的五行属性。例如,已知肝属于木,而肝合胆,主筋,开窍于目,故胆、筋、目皆属于木;已知肾属于水,而肾合膀胱,主骨、开窍于耳及二阴,故膀胱、骨、耳、二阴皆属于水。

总之,五行学说以天人相应为指导思想,以五行为中心,以空间结构的五方,时间结构的五季,人体结构的五脏为基本框架,将自然界的各种事物和现象,以及人体的生理病理现象,按其属性进行归纳,即凡具有生发、柔和特性者统属于木;具有阳热、上炎特性者统属于火;具有长养、化育特性者统属于土;具有清静、肃杀特性者统属于金;具有寒冷、滋润、就下、闭藏特性者统属于水。从而将人的生命活动与自然界的事物或现象联系起来,形成了联系人体内外环境的五行结构系统,用以说明人体内部各系统及人与自然环境的统一性。

(3)事物属性的五行分类:属性,在哲学上一般指实体的本性,即属于实体的本质的特性。换言之,属性是事物本身所固有的性质,如运动是物质的根本属性。在逻辑学上,是指对象的性质(事物所具有的本质特点)和对象间的关系,包括状态、动作等。具有不同属性的对象,可分为不同的类。属性可分为特有属性和共有属性。五行的特性是指木、火、土、金、水五种物质所具有的特有属性的统称,包含哲学层次与逻辑学层次的双重含义。五行的特性,是古人在长期生活和生产实践中,对木、火、土、金、水五种物质的朴素认识基础之上进行抽象而逐渐形成的理性认识。五行的特性如下。①"木曰曲直":曲,屈也;直,伸也。曲直,即能屈能伸之义。木具有生长,能屈能伸,升发的特性。因而引申为凡具有生长、升发、条达舒畅等作用或性质的事物,都可归属于"木"。②"火曰炎上":炎,热也;上,向上。火具有发热、温暖、向上的特性。火代表生发力量的升华、光辉、热力的性能。凡具有温热、升腾、茂盛性能的事物或现象,均可归属于"火"。③"土爱稼穑":春种曰稼,秋收曰穑,指农作物的播种和收获。土具有载物、生化的特性,故称土载四行,为万物之母。土具生生之义,为世界万物和人类生存之本,"四象五行皆藉土",五行以土为贵。凡具有生化、承载、受纳性能的事物或现象,皆归属于"土"。④"金曰从革":从,顺从,服从;革,革除、改革,变革。金具有能柔能刚、变革、肃杀的特性。金代表固体的性能,凡物生长之后,必会达到凝固状态,用金以示其坚固性。引申为肃杀、潜降、收敛、清洁之意,凡具有这类性能的事物或现象,均可归属于"金"。⑤"水曰润下":润,湿润;下,向下。水代表冻结闭藏之意,水具有滋润、就下、闭藏的特性。凡具有寒凉、滋润、就下、闭藏性能的事物或现象都可归属于"水"。

由此可以看出,医学上所说的五行,不是指木、火、土、金、水这五个具体物质本身,而是五种物质不同属性的抽象概括。

中国古代的科学方法具有勤于观察、善于推类、精于运数、重于应用和长于辨证的特点。推类,即善于用举一反三,引而伸之的推类方法去研究自然界的未知事物。在"仰观天象,俯察地理""近取诸身,远取诸物"的"观物取象"的基础上,以"类族辨物",并进一步"引而伸之,触类而长之",即触类旁通,由已知事物推广到其他未知的事物。五行学说的归类和推演的思维方法是:观物-取象-比类-运数(五行)-求道(规律),即立象以尽意,触类可为其象,合意可为其征。立象类比是手段,尽意求道是目的。这是一种以直接观察为基础的综合类比的思维方法,虽然具有类比的推理特点。但其可贵之处在于,将宇宙万事万物各以类相从并相互作用,构成五个结构系统图式,组成一幅有序平衡、生机盎然的生存形态图,揭示了天人合一的宇宙之道,建立了以五行为纲,把时间、空间、天地人、万事万物视为一个有机整体的宇宙观。

(三)论述医学的基本问题

1.生命观

中医学根据五行学说论述了生命体的复杂性。其一,人与自然的关系。生命体的复杂性首先表现在人与环境的关系,五行学说以五行为纲,将自然界的五季、五方、五气、五化等与人体五脏系统安排组织在五行系统结构之中,论述了人与天地相应,人与自然气化相通的规律,以及环境因素与人体生命活动的相互作用。其二,生命体的整体性。五行学说不仅论述了人与自然环境是一个有机整体,而且论述了人体自身的整体性。人体是一个以五为基数,按木、火、土、金、水五行框架,构成以五脏为中心的系统结构,通过五行生克制化,乘侮胜复调节,使之成为一个有机的、动态的、和谐的有机整体。其三,生命体的层次性。在人体五行系统整体结构之中,含有木、火、土、金、水五个子系统,而五行之中每一个行又复含五行,即含有五个子系统。人体是按五行系统层次、生克制化、乘侮胜复规律建立起来的复杂系统。这一复杂系统,并不是木、火、土、金、水五个系统的简单叠加。

2.健康观

气得其和则为正气,气正即物和。气一元论称健康为气之"和",阴阳匀平,命曰平人。阴阳学说称健康为阴阳之"平",五行学说则认为"亢则害,承乃制,制则生化,外列盛衰,害则败乱,生化大病。"(《素问·六微旨大论》)五行系统相生又相克,生中有克,克中有生,制化和谐,生化不已。在人体,则意味着健康。若亢而为害,制化乖乱,则生息化育失常而为病。"制则生化",谓五行系统处于动态的和谐状态,人体的气化正常,康健无恙。气一元论和阴阳五行学说均认为"和"是生命运动的最佳状态,即健康状态。五行学说基于五行系统运动和谐的健康观,具体论述了人体的结构和功能及其相互关系,具体内容如下。

(1)建立人体结构模型:结构与功能相对,结构物质系统存在的方式和基本属性,是系统具有整体性、层次性和功能性的基础与前提,是物质系统内部各组成要素之间的相互联系、相互作用的方式,是物质系统组织化、有序化的重要标志。脏象学说是中医学的人体结构学理论,中医学的五行学说以五脏为中心,将人体结构划分为五个系统,即在五行配五脏的基础上,以类比联系的方法,根据脏腑组织的性能、特点,将人体的组织结构分属于五行,以五脏(肝心脾肺肾)为中心,以六腑(实际上是五脏:胃、小肠、大肠、膀胱、胆)为配合,支配五体(筋、脉、肉、皮毛、骨),开窍于五官(目、舌、口、鼻、耳),外荣于体表组织(爪、面、唇、毛、发)等,形成了以五脏为中心的脏腑组织的结构系统,建立了人体结构理论模型,从而为脏象学说奠定了理论基础。

(2)说明脏腑生理功能:五行学说,将人体的内在脏腑分别归属于五行,以五行的特性来说明五脏的部分生理功能。例如:木性可曲可直,条顺畅达,有生发的特性,故肝喜条达而恶抑郁,有疏泄的功能;火性温热,其性炎上,心属火,故心阳有温煦之功;土性敦厚,有生化万物的特性,脾属土,脾有消化水谷,运送精微,营养五脏、六腑、四肢百骸之功,为气血生化之源;金性清肃,收敛,肺属金,故肺具清肃之性,肺气有肃降之能;水性润下,有寒润、下行、闭藏的特性,肾属水,故肾主闭藏,有藏精、主水等功能。

(3)说明脏腑相互关系:中医五行学说对五脏五行的分属,不仅阐明了五脏的功能特性,而且运用五行生克制化的理论,来说明脏腑生理功能的内在联系。五脏之间既有相互滋生的关系,又有相互制约的关系。①五脏之间的资生关系:如木生火,即肝木济心火,肝藏血,心主血脉,肝藏血功能正常有助于心主血脉功能的正常发挥。火生土,即心火温脾土,心主血脉、主神志,脾主运化、主生血统血,心主血脉功能正常,血能营脾,脾才能发挥主运化、生血、统血的功能。土生金,即脾土助肺金,脾能益气,化生气血,转输精微以充肺,促进肺主气的功能,使之宣肃正常。金生水,即肺金养肾水,肺主清肃,肾主藏精,肺气肃降有助于肾藏精、纳气、主水之功。水生木,即肾水滋肝木,肾藏精,肝藏血,肾精可化肝血,以助肝功能的正常发挥。这种五脏相互滋生的关系,就是用五行相生理论来阐明的。②五脏之间的制约关系:如心属火,肾属水,水克火;肺属金,心属火,火克金;肝属木,肺属金,金克木;脾属土,肝属木,木克土;肾属水,脾属土,土克水。这种五脏之间的相互制约关系,就是用五行相克理论来说明的。③五脏之间的制化关系:五脏中每一脏都具有生我、我生、克我、我克的关系。五脏之间的生克制化,说明每一脏在功能上因有他脏的资助而不至于虚损;又能克制另外的脏器,使其不致过亢;本脏之气太盛,则有他脏之气制约;他脏之气虚损,则又可由他脏之气补之,如脾(土)之气,其虚,有心(火)生之;其亢,则有肝木克之;肺(金)气不足,土可生之;肾(水)气过亢,土可克之。这种制化关系把五脏紧紧地联系成为一个有机整体,从而保证了人体内环境的统一性。

(4)人体与内外环境的统一:事物属性的五行归类,除了将人体的脏腑组织结构分别归属于五行外,同时也将自然的有关事物和现象进行了归属,如人体的五脏、六腑、五体、五官等,反映自然界的五方、五季、五气、五化、五味、五色等。这样就把人与自然环境统一起来。这种归类方法,不仅说明了人体内在脏腑的整体统一,而且反映出人体与外界的协调统一。如春应东方,风气主令,故气候温和,气主生发,万物滋生,人体肝气与之相应,肝气旺于春。这样就将人体肝系统和自然春木之气统一起来,从而论述人体内外环境相统一的整体观念。

(刘清果)

第四节　中医学的科学思维方式

气一元论和阴阳学说为中国古代的唯物论和辩证法,以此为世界观和方法论,从而形成了中国传统文化特有的思维方式。中国传统文化的思维方式,从整体而言,属于辩证思维系统。虽然还有形象思维、逻辑思维、象数思维等,但辩证思维居主导地位。在这种科学思维的引导下,中国传统文化,在世界文化上独树一帜。中国传统文化特有的科学思维风格,在中医学中体现得淋漓尽致,使中医学的科学观和方法论,具有复杂性科学和复杂性科学思维的特征。中医学的科学思维方式,内容十分丰富,本节只就其具有特征性的意象思维和辩证思维,概要地加以介绍。

一、思维的概念

思维是指理性认识或理性认识的过程,是人脑对客观事物能动的、间接的和概括的反映。

(一)认识

认识是人脑在实践基础上对客观存在的能动反应,为意识的表现形式之一。认识包括感性认识和理性认识两个阶段,感性认识为认识的初级阶段,理性认识为认识的高级阶段。在中医临床认识过程中,就四诊与辨证而言,则四诊属于感性认识阶段,而辨证属于理性认识阶段。

(二)理性认识

理性认识属于概念、判断和推理的认识,属于认识的高级阶段。理性认识反映事物的本质和内部联系,它与感性认识不同,具有抽象性、间接性和普遍性的特点。认识的真正任务是经过感性认识而达到理性认识。中医在临床实践中,从四诊到辨证,从感性认识上升到理性认识,四诊与辨证在临床实践基础上统一起来,辨证论治是中医学对疾病进行理性认识的成果。就科学认识而言,获取科学事实属于感性认识阶段,如"四诊",而科学抽象则属于理性认识阶段,如"辨证"。

二、思维的类型和工具

(一)思维的类型

对思维类型的分类,因分类依据不同而有不同的称谓。一般从思维的思想载体而言,可分为逻辑思维和形象思维两类,通常称思维为逻辑思维,就科学创造而言,逻辑思维和形象思维缺一不可。

(二)思维的工具

语言是思维的工具,它同思维有密切的联系,是人类形成和表达思想的手段,也是人类社会最基本的载体。中医科学思维所使用的语言是汉语,属汉藏语系汉语族。

三、思维的形式和方法

(一)思维的形式

1.抽象思维

(1)抽象思维的含义。抽象思维是以概念作为思想载体的思维,即以概念判断、推理等形式来认识世界的思维活动。

(2)抽象思维的形式。①概念:概念是反映事物属性或本质属性的思维形式,是理性思维的一种基本形式。概念是组成判断,从而组成推理与论证的基本要素。概念和语词有密切联系,语词是概念的语言形式,概念是语词的内容(含义、意义)。但是,概念和语词又有区别。其一,概念是一种思维形式,语词则是一种语言形式。概念是对客观事物的本质属性的反映,而语词只是表达概念,标志事物的声音和符号。其二,概念固然需要语词来表达,但并非所有的词语都能表达概念。一般说来,实词(名词、形容词、动词、代词、数量词等)表达概念,而虚词不能表达概念。其三,同一概念可以用不同的语词来表达,如真热假寒的病理变化,既可用"阳盛格阴",又可用"阳极似阴"。其四,同一语词在不同语境中可以表达的概念不同。如气化一词,在哲学范畴,指由气化生物,与形化对称。在中医学中,泛指气的运动所产生的各种变化。而在水液代谢中言气化,则专指肾与膀胱调节水液代谢的功能。②判断:判断是对思维对象有所断定的思维形式,是人们通过对思维对象的性质、关系等的肯定或否定来反映对象情况的真或假的思想。判断的基本特征有二:一是对事物的断定有肯定和否定之分;二是对事物的断定有真和假之别。判断的表达是通过语句来实现的。如"脾胃为气血生化之源""肾主水液",它们分别肯定脾胃或肾所具有的真实的生理功能,均属真实而肯定的判断。③推理:由一个或一组命题(前提)推出另一个命题(结论)的思维形式。通过肯定或否定对事物做出某种陈述的语句,即含有真假的语句,称之为命题。在普通逻辑中,泛指表达判断的语句。

推理包含着前提和结论两个组成部分。推理所根据的命题称之为前提,由前提推出的命题称之为结论。在前提和结论之间的联系方式为推理的形式,任何推理都是由一定的前提通过一定的推理形式而推出结论的过程。推理是从已知进入未知的一种逻辑方法,在科学研究中具有重要的作用。推理的有效性,即得出正确的结论,必须满足两个基本条件:其一,前提真实;其二,形式正确。如:脾胃主运化水谷精微,水谷精微是化生气血的物质之源,所以,脾胃为气血生化之源。这一推理,其前提是真实的,其推理形式为三段论的推理形式,符合推理规则,因此,其结论是必然而真实的。

2.形象思维

(1)形象思维的含义:伴随、凭借着感性形象并融合着联想、想象、情感的思维活动,称之为形象思维。形象思维以意象为基本思维单元,故形象思维又可称为意象思维。

(2)形象思维的形式:联想、想象、意象。①联想:由一事物想到另一事物的心理过程,称之为联想,为意识能动性表现形式之一。联想是想象的初级形态,是由此及彼的回忆和触类旁通的想象,它是完整的思维活动过程的一个中间环节,为科学创造提供了可能性。②想象:在原有经验基础上创造新形象的思维活动,按其是否受意志控制而分为随意想象和不随意想象。随意想象是受自觉控制、有目的、经过意志努力能够实现的。而不随意想象则是各种印象离奇地、突然地、有时无意义地组合在一起,如梦幻、空想等。想象在科学研究中具有巨大作用,通过想象提出各种科学假说、模型,从而帮助科学家正确地探索自然的微妙,预测社会活动的过程。③意象:意象本属中国美学史的范畴,这一术语由"圣人立象以尽意"(《易·系辞上》)衍生而来。由南朝梁刘勰明确提出:"独照之匠,窥意象而运斤。"(《文心雕龙·神思》)意指审美观照和创作构思时的感受、情志和意趣,象指出现于想象中的外物形象,两者融合构成审美孕于胸中的审美意象和呈现于作品中的艺术意象,为主观情意和外物形象的融合。意象是联想和想象的前提和基础,没有意象也就没有联想和想象。

(二)思维的方法

1.分析

(1)分析的含义:在思维活动中对把对象的整体分解为各个部分(或各个方面、各种特征、各种关系、各种因素)而分别加以考察的一种思维方法,称之为分析。分析的类型有定量分析、定性分析、因果分析、结构分析、历史分析、矛盾分析、数学分析和系统分析等。

(2)中医学的分析方法:包括阴阳分析法、五行分析法、六经分析法、八纲分析法、卫气营血分析法、三焦分析法及方药之四气分析、五味分析、升降浮沉分析和七方十二剂分析等。在中医诊断学中,揆度奇恒从本质上讲也是一种具有中医特色的分析方法。

2.综合

(1)综合的含义:在思维活动中,在分析的基础上把对象的各个部分(或各个方面、各种特征、各种关系、各种因素)联结起来加以考察,以把握整体的思维方法,称之为综合。

(2)综合的类型:诸如整体与部分,运动与静止,连续与间断,宏观与微观,定性与定量等综合方法。在中医学中,"参合""杂合"就是一种综合方法。"善调尺者,不待于寸,善调脉者,不待于色,能参合而行之者,可以为上工。"(《灵枢·邪气脏腑病形》)"圣人杂合以治,各得其所宜,故治所以异而病皆愈者,得病之情,知治之大体也。"(《素问·异法方宜论》)前者言诊断之综合,后者言治法之综合。

分析与综合相统一是辨证思维的重要方法之一,分析之中有综合,综合之中有分析,分析与综合相统一的方法在科学研究中得到了广泛的运用,在分析基础上的综合集成本身就是科学创新。

中医学将揆度奇恒与参合而行两种方法交互运用形成了揆度与参合相统一,即分析与综合相统一的辨证思维方式。

3.归纳

(1)归纳的含义:归纳推理的简称,是从个别、特殊知识概括或推导出一般知识的推理方法。

(2)归纳的类型:归纳推理分为不完全归纳推理和完全归纳推理。不完全归纳推理分为简单枚举归纳推理和科学归纳推理。完全归纳法的结论是可靠的,但其应用有限,不能应用于一个具有无穷分子的类。不完全归纳法(或称简单枚举法)的结论是或然的,科学归纳以蕴含关系的科学分析为前提,结论是必然的。此外,尚有概率归纳和统计归纳等。归纳法主要用于科学发现,故有发现的逻辑的美誉。如六淫的性质及其致病特征的发现就是科学归纳的结果。《素问·风论》在列举和分析了风邪可以导致寒热、热中、寒中、厉风、偏枯、偏风、脑风、脏腑之风、肠风飧泄等病证之后,得出"风者,百病之长也"的结论。

4.演绎

(1)演绎的含义:又称演绎推理,是从一般原理推出个别结论的思维方法。

(2)演绎推理的形式:在形式逻辑中,演绎推理的主要形式是以大前提、小前提和结论 3 个判断构成的所谓三段论。

在科学认识中,演绎法是科学证明、科学预见和构建科学理论体系的重要思维方法。从特殊到一般,又由一般到特殊,是科学认识的基本秩序,归纳与演绎相统一是辨证思维的重要方法之一。在中医学中,阴阳五行是最典型的演绎推理模型。阴阳模式以阴阳的属性和对立统一关系,从自然界四时昼夜之阴阳,推论出人体脏腑组织的阴阳,这种推论便蕴含着演绎推理的三段论形式。五行生克制化推理模式,实质上是一种类演绎推理。在中医临床实践中,从望闻问切到辨证论治,就是归纳与演绎相统一的辨证思维过程。

5.科学抽象

(1)科学抽象的含义:科学抽象是形成概念和理论的一种正确的辨证思维过程和方法。

(2)科学抽象的完整过程:从"感性的具体-抽象的规定-思维的具体"。其中,感性的具体指科学事实,抽象的规定指未经展开的科学概念,思维的具体概念和理论展开的过程。科学抽象的成果一般表现为科学概念、科学符号、思想模型和科学理论等。中医学理论体系的建构就是科学抽象的结果。

四、中医学的主要思维形式

(一)形象思维

1.形象思维的含义

形象思维是把感官所获得的并储存于大脑中的客观事物的形象信息,运用比较、分析、抽象等思维方法,加工成为反映事物典型特征或本质属性的意象,以意象为思维基本单元,通过联想、类比、想象等形式,形象地反映客观事物的内在本质或规律。因其以意象为思维的基本单元,故又可称之为意象思维。

在中国传统思维方式中,意为人的主观意见,意由心而发;象为外在的物象,形象。意象是意与象的结合,为主观情意和外在物象相融合的心象。换言之,意象是主观心神与客观形物的结合。"立象尽意""得意忘象",思维的逻辑是由象而意,即由直观到抽象。因此,意象思维是以直观为基础,直观观察与理性认识有机结合的思维方式,意象思维是中国传统思维中的一种特殊的方式,其思维结果由意象导向抽象,形成一种抽象的、理性的认识。中医在临床上,根据四诊所取得的资料(四诊之象),建立病证的诊断(意),就是意象思维过程。

2.形象思维的特点

形象思维与抽象思维相比较,具有意象性,具体性和非逻辑性的特点。

(1)意象性:指形象思维以意象为思维的基本单元,意象贯穿于形象思维的始终。观物取象,客观事物的物象系统是通过意象系统来反映的。

（2）具体性：指形象思维的意象所反映出具有整体性、多样性特征的客观事物的具体形象。

（3）非逻辑性：指形象思维不严格遵守形式逻辑的规则，是一种非线性的、跳跃性的思维活动。

在中医临床实践中，一位高明的医师在诊断和辨证过程中，必须熟练地运用形象思维。在运用形象思维时，医师的直觉是至关重要的。直觉实质上是对熟悉事物的再认，没有知识就没有再认，没有再认也就没有直觉。只有精通中医学理论和临床经验丰富的人，才能根据直觉做出正确的判断，直觉具有直接性、快速性和或然性的特点。所谓直接性是指它由现象直接达到本质，没有经过严密的逻辑推理而具有一定跳跃性。所谓快速性是经历的时间很短，甚至是瞬间完成的。所谓或然性是指结论有一定的不可靠的成分，既不必然真，也不必然假。"辨证"的过程既体现出形象思维的直接性、快速性，也体现出其或然性，辨证结论的准确或精确程度，尚须通过施治来检验。形象思维是人脑对客观世界及其关系的一种非常迅速的识别和猜想，是基于直接领悟而进行的思维，它不是分析性的、按部就班的逻辑推理，而是跳过了许多中间步骤，做出了许多省略，从整体做出直接把握，顿悟概括了它的特点。顿悟，忽然领悟之谓，习称直觉领悟或直觉顿悟。顿悟是在对研究对象深刻地直观感受的基础上，获得某种灵感，突然领悟到某种普遍形式的客观规律性，在一定程度上，是逻辑思维的凝聚和简缩，属创造性思维方式。"慧然独悟，若风吹云，突然而来，顿然领悟"。对学问潜心研究，沉思力索以造诣于精微之域，方能心如明镜，恍然有悟，笔下生花。总之，意象思维是运用具有直观特征的意象进行思维的思维方式，是中医学的重要科学思维方式之一。

3.中医形象思维的主要形式

（1）观物取象：观物取象，简称观象，是中国传统思维中一种独特的观察方法。观察是中国传统思维的起点，中国古代的主要知识门类和思维形态都是在观察基础上发展起来的。观察是想象的基础，观察愈丰富，表象愈丰富，想象也愈丰富。如果没有观察及其表象，思维的想象是不可能的。观察也是抽象的基础，抽象的概念是在大量具体观察的基础上形成的，有了具体观察，才有具体表象，有了具体表象，才可能有抽象的概念。

物生而后有象，有物便有象。事物及其性质总是有固定的"象"相伴随，因此，通过观察进而把握事物及其性质的象，就有可能揭示由象所反映的事物及其本质。

中医学对观象方法运用得最为成熟，它对于人体和人类生活环境的观察，着眼于事物的动态之象，侧重于从象的角度去观察和理解事物。如，"水火者，阴阳之征兆也"，以水与火的动态之象，作为划分事物阴阳属性的标准，把阴阳范畴应用于医学领域，大大扩展了阴阳的内涵和外延。凡显露于外的、热的、实的、明亮的、伸张的、开放的、发展的、功能的、向上升的、活跃主动的……为阳性特征；凡收藏于内的、寒的、虚的、晦黯的、屈缩的、闭合的、凝聚的、形体的、向下降的、稳定主静的……为阴性特征。这是从事物的行为功能所表现出来的动态之象，从而建立起来的抽象概念。望、闻、问、切四诊是医疗活动中的最为典型的观象，其中，尤以望诊和切脉为最。"能合脉色，可以万全"，通过察色和按脉来确定病情是中医学十分独特的、有效的方法，反映中医学本质特征的辨证论治，也可称作"辨象论治"。

（2）据象归类：归类，归纳分类之谓。分类是寻找事物之间的规律性的联系。方以类聚，物以群分；同声相应，同气相求；本乎天者亲上，本乎地者亲下，各从其类。以事物的功能和行为方式作为类概念的着眼点，即依据事物之象，按上述准则对万事万物进行分类，表现了据象归类的特征。如中医学运用五行归类模式,形成以五脏为核心的人体内外环境相统一的五行系统,体现了时间与空间的统一。其他如经络的三阴三阳类,中药药性的四气、五味、升降浮沉与药物归经等,均是据象归类的体现。

(3)据象定脏:脏象学说是中医学关于人体结构的理论。脏是藏在人体内部的脏器,称之为脏腑,脏腑本为人体的脏器实体。象是表现在人体外部可以观察的体征和宏观现象,人体所有表现于外的生命现象,均属于象的范围。中医学研究人体的结构,建立脏腑的概念,虽然有解剖学基础,但不是分析脏器实体结构的方法,而是在大量观察生命现象的基础之上,以象推脏或以象定脏,从总体上把握脏腑的内涵,这种方法称之为脏象方法。脏象方法的指导思想是"内外相袭",人体内部的脏器与外部征象互相因袭,互相呼应。象与脏如"影之似形",形影不离,在内外相袭思想指导下,运用"司外揣内"和"司内揣外"两种方法,"合而察之"。"司外揣内"用于生前,在人的活体上"见而得之""切而验之";"司内揣外"用于死后,在尸体上"解剖而视之"。"司外揣内"比"司内揣外"更为重要,它是建立脏腑概念的主要方法。"切而验之""见而得之"属于感性认识,而"合而察之"属于理性认识,实际上是一种综合方法。中医学研究脏腑,主要是在人的活体上,从生命现象入手,即人的生理功能表现出来的神色形态,广为收集信息,把丰富的感性材料,进行由表及里、由里及表,去粗取精,去伪存真地加工整理,总结出各种现象与脏腑气血阴阳的关系,完成认识上的飞跃,建立比较完整的理论形态。因此,中医学用综合方法所获得的脏腑概念不是人体脏器实体的简单映象,而是一种思维创造物。脏腑概念具有模型性质,是一种思维模型,这就是五脏六腑中某一脏的生理功能与西医解剖学某一脏腑器官的生理功能不是完全对应的根本原因。

中医学的脏象方法,不仅是认识人体结构的方法,也是临床诊断方法。脏象方法的建立、脏腑概念的建立与中医临床医学的建立是一个统一的过程。"欲知其内者,当以观乎外;诊于外者,斯以知其内。"(《丹溪心法·卷一》)例如,因"肝开窍于目,其华在爪",故欲了解肝的生理病理情况,可以考察眼睛和指甲的状态。若两眼干涩,指甲淡白、粗糙,甚则反甲,则是肝血不足的表现。可见,中医临床诊断主要是一个以象推脏或以象揣脏或以象定脏的过程。

(二)抽象思维

1.抽象思维的含义

抽象思维又称逻辑思维或概念思维,它是人们在认识过程中,借助于概念、判断、推理反映现实的过程,以抽象出反映事物的特征、本质而形成概念为其特征,它是人类特有的一种高级认识活动的能力,是人类最高级的思维形态。

2.抽象思维的特点

概念性、抽象性、逻辑性和语言符号性为抽象思维的基本特点。

(1)概念性:概念是抽象思维的基本单元、基本形式,判断以概念为基本构成成分,推理以判断为构成成分。任何科学理论都是以概念为基本元素,通过一系列判断、推理建立起来的。如中医学气的概念的形成就是抽象思维的结晶。气的概念是由空气、呼吸之气(气息)、蒸气、天气、地气等具体的常识性的气之中提炼出来而成的,从种类繁多的具体之气中,透过表面现象、外部联系,概括出它们的整体的、内部的联系,揭示出其共同的本质属性,即气是一种细微的物质,是构成世界万物的本原。对气的认识进一步深入,深入到人体,则认识到"天地合气,命之曰人""气者,人之根本也",从而形成了人体之气的概念。在人体,气是构成人体和维持人体生命活动的最基本物质。气概念的形成过程,体现了对气的认识从具体-抽象-具体的思维过程,即由具体的常识之气,抽象出哲学之气,形成哲学层次气的概念,再在哲学气概念的指导下去认识人体,从而形成了人体之气的概念,建立医学科学的气概念。因此,中医学气概念的建立是人类认识水平不断提高的标志。

(2)抽象性:抽象性是抽象思维的核心,抽象通常是指"看不见,摸不着"的东西。在哲学上,抽象与具体相对应;在科学上,抽象与形象相对应。抽象作为一种思维活动或过程,是对已获得的大量感性材料、经验事实,经过比较、分类、分析、综合,将一类事物同其他事物区别开来,排除个别的、偶然的、外部的表面现象,抽出普遍的、内在的本质或规律,这是贯穿于抽象思维过程的基本思维活动,是认识事物本质与规律的基本方法,是概念形成的基本方法。例如,人体之气概念的建立就是从水谷之气、呼吸之气、清浊之气、阴阳之气、脏腑之气、营卫之气等气的具体表现形态中,抽出其具有普遍意义的、本质的属性的结果。

(3)逻辑性:逻辑学是研究抽象思维形式与规律的学问。抽象必须遵守逻辑规律,任何科学结论都是运用概念、判断,按着逻辑规律进行推理而得出的,推理是抽象思维的中心环节。

(4)语言符号性:语言是思维的工具,是人类所使用的最成功、最有效的符号系统。在人类所使用的语言中,除自然语言外,还有许多种类的人工语言。人工语言,又称科学语言,学科领域不同,其所用的人工语言也各不相同,每一个学科都有自己专门的人工语言,称之为专业术语。气血、阴阳、五行、脏腑、经络、六淫、七情、阴阳失调、正治反治等,都是中医学的专门术语,是中医学进行科学抽象,构建理论体系所使用的基本的语言符号。

3.中医抽象思维的主要形式

中医学的抽象思维是整体的辨证的思维,是中华民族特有的抽象思维方式。

(1)整体思维:是中国古代所特有的思维形式,也是中医学的独特的思维方式。中医学的整体思维主要有联系思维、中和思维、综合思维等方式,具体如下。

联系思维:事物内部矛盾双方或事物之间的相互依赖、相互制约、相互渗透和相互转化的关系,称之为联系。世界是普遍联系的统一整体,孤立的事物是不存在的。因此,人们的思维活动必须以联系的方式进行,而不是以孤立的方式存在,当分析某一事物时必须分析与之相关的事物,既包括该事物对其他事物的影响,也包括其他事物对该事物的影响。故联系思维是整体思维一种具体形式,这种思维方式在中医学中获得了最典型、最充分的表达。例如,中医学总是从整体观念出发,去认识人的生命活动,既考虑人与环境之间的联系,又注重人体内部脏腑组织之间的联系。这种联系思维是以五行学说为依据的,其基本特征是将思考对象置于一个多元结构的互相联系的网络之中,其内在具有巨大价值,在现代思维中已得到了可靠的印证。

中和思维:为不偏不倚、无过无不及。和,为和谐、协调。中和,又称中庸,中行、中道,也即是平衡。中和思维的基本特征是注重事物的和谐性,也就是行为的适度性,中医学的这种平衡思维是以阴阳五行学说为依据的。人生有形,不离阴阳,一般而言,在正常情况下,人体的阴阳相对平衡意味着健康。所谓"阴阳匀平,以充其形,九候若一,命曰平人"。人体的阴阳是处于相互消长的动态变化之中的,在致病因素作用下,原有的平衡被打破,即阴阳失衡,人体便会生病。阴阳失调的具体表现形式为偏盛和偏衰,盛与衰,又称有余与不足、实与虚,用盛衰、有余、不足、实虚的概念来形象、具体地表达阴阳失调的状况。"谨察阴阳之所在而调之,以平为期""损其有余,补其不足",是纠正人体阴阳偏盛偏衰,恢复人体阴阳平衡的基本原则和方法。当然,这种平衡是阴阳相互消长的动态过程的平衡,而不是静止的平衡,五行系统生克制化、无过无不及而适度维持着系统运动的和谐、协调。

综合思维:综合思维的特点是在对事物或研究对象进行具体分析的基础之上,对分析的结果进行综合,从而得出一个概括性或归纳性的判断与结论。中医学称综合为"杂合""参合""杂合以治""参合而行",方为上工。故曰:"切阴不得阳,诊消亡;得阳不得阴,守学不湛。知左不知右,知右不知左,知上不知下,知先不知后,故治不久。知丑知善,知病知不病,知高知下,知坐知起,知行知止,用之有纪,诊道乃具,万世不殆。"(《素问·方盛衰论》)中医学将人的生理、病理和疾病的诊治,乃至于养生防病等,置于天、地、人的整体结构中加以综合考察,其综合思维方法是合之又合,层出不穷,层层推进,达到了极高的水平,这也正是中医学科学思维的一个重要价值所在。

(2)辨证思维:辨证思维也是中医学独特的思维形态。这种思维方式要求人们在观察和思考问题时,采取完整而非独立、变化而非静止、相对而非绝对的态度。其基本特征是从事物的对立统一关系去认识事物的运动变化。阴阳的观念与概念为中医学运用辨证思维提供了一个共同的至关重要的概念或语言系统,对立思维和适宜思维是中医辨证思维的基本特,具体如下。

对立思维:对立概念是对立思维的标志。在中医学中,大量地运用了对立概念,诸如:阴阳、天地、男女、上下、左右、顺逆、坚脆、清浊、动静、本末、徐疾、标本、厚薄、来去、前后、寒热、水火、燥湿、温凉、生死、盛衰、缓解、虚实、升降、出入、大小、多少、彼此、补泻、成败、正邪、始终、喜怒、表里、深浅、粗细、迎随、吉凶、偏正、奇恒等。阴阳学说从阴阳的对立、互根、消长和转化,来认识事物的运动,认识人体正常的生命活动和异常的生命过程。强调揆度奇恒,异中求同,同中求异,认为阴阳矛盾双方,不仅存在"非此即彼",也存在"亦此亦彼"。如阴阳失调的病理变化中,不仅有单纯阴或阳的盛或衰,而且也有阴阳盛衰并存,而表现为阴阳、寒热、虚实、错杂的病理变化。寻找同中之异,异中之同是对立思维的真谛,同病异治,异病同治便是对立思维在治疗学上的具体运用。

适宜思维:和谐中正是中医学处理复杂系统之间关系的基本原则,事物运动变化适度,事物之间保持不平衡态和平衡态的统一,事物便能生生不息,顺利发展,即所谓万物各得其宜。宜,适宜、和顺之谓,中医学强调处理问题时,当使各得其所宜。这种思维方式可称之为适宜思维,就是根据思维对象的差异性或具体规定性而制定相应的对策和方法。作为一种科学思维方法,其具体形式主要包括宜地、宜时、宜人。中医学强调医疗活动必须根据具体情况加以确定,即医疗对象及情况不同,医疗方式也应有不同,所谓"勿失其宜""各以任其所宜",用现代术语讲就是强调医疗行为或方式的个体化。中医学这种适宜思维方法,主要表现为因地制宜、因时制宜、因人制宜,疾病可因地、时、人之不同,而表现各异,其治疗的方法与程序也因之而不同。适宜思维蕴含了多样性的变化性的思考,体现了一种辨证思维的性质,对指导养生和医疗实践具有十分重要的意义。

总之,中医学以气一元论和阴阳五行学说为方法论所形成的系统整体辨证的科学思维方式,体现了现代科学思维系统论方法的基本原则,因此,中医学的科学思维是一种复杂的非线性的科学思维。

(张　琴)

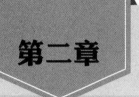

第二章　脑系病证

第一节　头　痛

头痛是指由于外感或内伤而引起,导致脉络不畅或失养,清窍不利,以患者自觉头部疼痛为特征的一种常见病证。本病可单独出现,也可见于多种急、慢性疾病过程中,有时亦是某些相关疾病加重或恶化的先兆。若头痛属某一疾病过程中所出现的兼症,则不属本节讨论范围。

头痛之记载源于《黄帝内经》,在《素问·风论》中称之为"脑风""首风",提出外感内伤均可导致本病发生,如《素问·风论》曰:"新沐中风,则为首风";《素问·五藏生成》云:"是以头痛巅疾,下虚上实。"并指出六经病变皆可导致头痛。

汉代张仲景在《伤寒论》中指出了太阳病、阳明病、少阳病、厥阴病头痛的见证,创立了不同头痛的治疗方药。李东垣在《东垣十书》中将头痛分为外感与内伤两类,根据病因和症状不同,指出头痛有湿热头痛、偏头痛、真头痛、气虚头痛、血虚头痛、厥逆头痛等,还在《黄帝内经》和《伤寒论》的基础上,补充了太阴头痛和少阴头痛,为头痛分经用药奠定了基础。

《丹溪心法·头痛》中又提出了痰厥头痛和气滞头痛,并指出头痛"如不愈各加引经药,太阳川芎,阳明白芷,少阳柴胡,太阴细辛,厥阴吴茱萸",至今对临床仍有指导意义。

部分医著中还有"头风"的记载,实际上仍属于头痛。如《证治准绳·头痛》载:"医书多分头痛、头风为二门,然一病也,但有新久去留之分耳。浅而近者名头痛,其痛卒然而至,易于解散速安也;深而远者为头风,其痛作止不常,愈后遇触复发也。皆当验其邪所从来而治之。"

清代医家王清任在《医林改错·头痛》中论述血府逐瘀汤证时说:"头痛无表证,无里证,无气虚、痰饮等症,忽犯忽好,百方不效,用此方一剂而愈。"提出了瘀血导致头痛的学说。至此,对头痛的辨证施治理论已基本完备。

头痛见于西医学之内、外、精神、神经、五官等各科疾病中。本节主要讨论内科范畴的头痛,如血管性头痛、紧张性头痛、三叉神经痛、外伤后头痛、神经官能症等。其他各科头痛也可参考本节内容辨证论治。

一、病因病机

头痛的发生是因外感或内伤导致邪扰清窍,或脉络失养而为病。外感者以风邪为主,内伤者与肝、脾、肾关系密切。

(一)感受外邪

多由起居不慎,感受风寒湿热之邪,邪壅经络,气血受阻而发为头痛。因风为百病之长,"伤于风者,上先受之""巅高之上,惟风可到",故六淫之中以风邪为主要病因。

若夹寒邪,寒凝血滞,脉络不畅,不通则痛;若夹热邪,风热上炎,侵扰清窍而为头痛;若夹湿邪,风伤于巅,湿困清阳,蒙蔽清空而为头痛。若感湿较重,湿邪困脾,尚可致痰湿内生,清窍蒙蔽,形成外感与内伤并存。

(二)情志内伤

情志不遂,忧郁恼怒,肝失疏泄,郁而化火,上扰清窍,可发为头痛;若火郁日久,火盛伤阴,肝失濡养,肾精被伐,肝肾精血不能上承,也可引发头痛。

(三)先天不足或房事不节

先天禀赋不足,或纵欲过度,可使肾精亏虚。肾主骨生髓,脑为髓海,肾精亏损日久,可致髓海空虚而为头痛。少数肾虚头痛与阴损及阳、清阳不升有关。

(四)饮食劳倦或久病体虚

饮食不节或劳倦过度可使中焦脾胃受伤,脾为气血生化之源,脾虚气血生化乏源,气血不能上荣脑髓脉络,则发为头痛。

久病、产后、失血等也可形成营血亏损,脑髓失充,脉络失荣而头痛。若脾失健运,痰湿内生,痰浊闭阻清窍,清阳不升,又可形成痰浊头痛。

(五)头部外伤或久病入络

跌仆闪挫,头部外伤,或久痛不解,均可导致气滞血瘀,脑络痹阻,不通则痛;久病瘀血不去,新血不生,常在瘀血之中夹有血虚,形成虚实错杂之证。

总之,头痛的病位虽在头,但病变涉及脾、肝、肾等脏腑,风、火、痰、瘀、虚为致病之主要因素,脉络阻闭、清窍失养为其主要病机。

二、诊断

(一)诊断要点

1.病史

患者常有感受外邪、情志不遂、劳倦过度、头部外伤等诱因,或有反复发作病史。疼痛持续时间、发作频率、疼痛轻重等常与病程有关。病程长者多发作频繁、持续时间长、疼痛重;病程短者多偶尔发作、持续时间短、疼痛轻。

2.临床特征

患者常突然发病或反复发作,以前额、额颞、巅顶、顶枕部或全头部疼痛为主症,多表现为跳痛、胀痛、昏痛、刺痛、隐痛等。有突然而作,痛无休止者;也有反复发作,时痛时止;头痛发作可持续数分钟、数小时、数天或数周不等。

(二)辅助检查

外感头痛可伴有血常规异常,内伤头痛常有血压改变,必要时作脑脊液、脑电图检查,有条件者可作经颅多普勒、颅脑 CT 和 MRI 等检查,以排除器质性疾病。

(三)类证鉴别

本病应与下列头痛症状突出的疾病鉴别。

1.真头痛

真头痛表现为突然剧烈头痛，或持续痛而阵发加重，甚至呈喷射状呕吐不已，以致肢厥、抽搐，是临床急重症之一。

2.眩晕

眩晕与头痛可单独出现。也可同时出现。眩晕以头晕眼花，站立不稳，甚则天旋地转为主要特征，多为虚证，以内伤为主要病因；头痛以头部疼痛为主，多为实证，其病因有外感和内伤之分。

三、辨证要点

（一）辨疼痛轻重

一般来说，以外感者疼痛较重，内伤者疼痛较轻；寒厥头痛、偏头痛较重，气虚、血虚、肝肾阴虚头痛较轻；气虚头痛早晨加重；血虚头痛午后加重。

（二）辨疼痛性质

痰湿头痛多重坠或胀；肝火头痛多跳痛；寒厥头痛刺痛伴有寒冷感；阳亢者头痛而胀；气血、肝肾阴虚者隐痛绵绵或空痛。

（三）辨部位

前额为阳明头痛，后部为太阳头痛，两侧为少阳头痛，巅顶为厥阴头痛。一般气血亏虚、肝肾阴虚以全头作痛为多；阳亢者痛在枕部，多连颈肌；寒厥者痛在巅顶；肝火者痛在两颞。

（四）辨影响因素

气虚头痛与过劳有关；肝火头痛因情志波动而加重；寒湿头痛常随天气变化而变化；肝阳上亢头痛常因饮酒或暴食而加重；肝肾阴虚者每随失眠加重而加重；偏头痛者常遇风寒则痛发。

（五）辨外感内伤

外感头痛起病急，一般疼痛较重，多表现为跳痛、灼痛、重痛、掣痛、胀痛，痛无休止，多有感邪病史，属实证；内伤头痛起病缓，一般疼痛较轻，多表现为隐痛、昏痛、空痛，痛势悠悠，时作时止，遇劳或情志刺激加重，属虚证或虚实错杂证。

四、中药治疗

本病的发生是因脉络痹阻或清窍失养而成，因此治疗时须以缓急止痛为基本原则。外感者宜祛邪活络，内伤者宜调理脏腑气血阴阳；实证者攻邪为主，虚证者补虚为要。

（一）外感头痛

1.风寒头痛

(1)证候：起病较急，头痛剧烈，连及项背，恶风畏寒，遇风尤剧，口淡不渴；舌淡苔薄白，脉多浮紧。

(2)证候分析：本证以风寒侵袭，脉络痹阻为主要病机。寒性收引凝滞，风寒袭表，脉络痹阻较甚，故头痛剧烈；风寒首犯太阳，太阳主一身之表，故见恶风畏寒、脉浮紧等表证；太阳经脉布于项背，故痛连项背；口淡不渴、脉浮紧均为风寒外袭之征。本证以头痛剧烈，连及项背，遇风尤剧，脉浮紧为辨证要点。

(3)治法：疏风散寒。

(4)方药：川芎茶调散加减。若风寒表证明显，重用川芎，加紫苏叶、生姜，减薄荷；鼻塞者加苍耳子、辛夷；素体阳虚，恶寒较重者，加制川乌、麻黄、桂枝。

若巅顶头痛,干呕,吐涎沫,甚则四肢厥冷,苔白,脉弦,为寒犯厥阴,治当温散厥阴寒邪,宜用吴茱萸汤加半夏、藁本、川芎。

若头痛、背冷、脉沉细或弦紧,为寒邪客于少阴,治当温散少阴寒邪,宜用麻黄附子细辛汤加白芷、川芎。

2.风热头痛

(1)证候:头胀痛,甚则头痛如裂,发热或恶风,口渴喜饮,面红目赤,便秘溲黄;舌红苔黄,脉浮数。

(2)证候分析:本证以风热上扰清窍,脑络失和为主要病机。风热上扰,故见头胀痛,甚则头痛如裂;风热袭表,故见发热或恶风,口渴喜饮;热伤津液,故见便秘溲黄;面红目赤、舌红苔黄、脉浮数均为风热袭表之象。本证以头胀痛,甚则头痛如裂,发热或恶风,舌红苔黄,脉浮数为辨证要点。

(3)治法:疏风清热。

(4)方药:芎芷石膏汤加减。热盛者去藁本,改用黄芩、薄荷、蔓荆子、栀子辛凉清热;若热盛伤津,症见舌红少津,加知母、麦冬、石斛、天花粉清热生津;若大便秘结,口舌生疮,腑气不通者,合用黄连上清丸,以苦寒通腑泄热。

3.风湿头痛

(1)证候:头痛如裹,肢体困重,胸闷纳呆,腹胀,或大便稀溏;苔白腻,脉濡滑。

(2)证候分析:本证以风湿上蒙清窍,阻遏清阳为主要病机。湿性黏滞,易阻遏阳气,而头又为诸阳之会,故风湿最易致清阳不升而出现头痛如裹,肢体困重;湿邪最易困阻脾胃,故见胸闷纳呆,腹胀,便溏;苔白腻,脉濡滑均为湿象。本证以头痛如裹,肢体困重,苔白腻,脉濡滑为辨证要点。

(3)治法:祛风胜湿。

(4)方药:羌活胜湿汤加减。若症见胸闷纳呆、便溏,证属湿浊中阻,加苍术、厚朴、陈皮等燥湿宽中;若恶心呕吐者,加生姜、半夏、藿香等化浊降逆止呕;若身热汗出不畅,胸闷口渴,为暑湿所致,宜用黄连香薷饮加藿香、佩兰等清暑化湿。

(二)内伤头痛

1.肝阳头痛

(1)证候:头胀痛,眩晕,心烦易怒,或兼胁痛,夜寐不宁,口干口苦;舌红苔薄黄,脉沉弦有力。

(2)证候分析:本证的病机主要是肝阳上亢,风阳上扰。虚阳亢于上,气血并走于头面,故见头胀痛;阳亢生风,故见眩晕;阳热有余,故见心烦易怒,夜寐不宁,口干口苦;舌红苔薄黄、脉沉弦有力均属肝阳上亢之征。本证以头胀痛,眩晕,舌红苔薄黄,脉沉弦有力为辨证要点。

(3)治法:平肝潜阳。

(4)方药:天麻钩藤饮加减。眩晕重者加生龙牡以加强重镇潜阳之力;若头痛朝轻暮重,或遇劳加剧,脉弦细,舌红苔薄少津,属肝肾阴虚,酌加生地黄、何首乌、女贞子、枸杞子、墨旱莲滋养肝肾;失眠重者,加枣仁、柏子仁,配合琥珀粉冲服。

2.痰浊头痛

(1)证候:头痛昏蒙,胸脘痞闷,呕恶痰涎;苔白腻,脉沉弦或沉滑。

(2)证候分析:本证的病机主要是痰浊中阻,上蒙清窍。痰为阴邪,易阻滞气机,并可随气升降,若痰浊内盛,既可阻滞清阳上升,又可占据阳位而上蒙清窍,故可引起头痛昏蒙;痰湿中阻脾胃,脾失健运,升降失和,故见胸脘痞闷,呕恶痰涎;苔白腻、脉滑均为痰浊内盛之征。本证以头痛昏蒙,胸脘痞闷,呕恶,苔白腻为辨证要点。

(3)治法:健脾化痰,降逆止痛。

(4)方药:半夏白术天麻汤加减。若痰郁化热显著,症见舌苔黄腻、口干苦,加竹茹、枳实、黄芩清热燥湿化痰;胸脘痞闷重,加厚朴、枳壳、瓜蒌;呕恶痰涎,加生姜、砂仁。

3.瘀血头痛

(1)证候:头痛如刺,固定不移,经久不愈,或头部有外伤史;舌紫或有瘀斑、瘀点,苔薄白,脉沉细或细涩。

(2)证候分析:本证的病机主要是瘀血阻窍,络脉不通,不通则痛。瘀血为有形之邪,阻滞经络较甚,故见头痛固定,痛如锥刺;瘀血化解较难,故多病势缠绵,经久不愈;舌紫脉涩均为瘀血之征。本证以头痛如刺,固定不移,舌紫或有瘀斑、瘀点,苔薄白,脉沉细或细涩为辨证要点。

(3)治法:活血化瘀通窍。

(4)方药:通窍活血汤加减。头痛日久酌加全蝎、蜈蚣等虫类药搜逐风邪、活络止痛;病久多伴气血两虚,可加四君子汤健脾益气,另加当归养血活血,以助活络化瘀之力;若因受风寒而头痛加重,可加细辛、桂枝,待痛缓再予调理。

4.血虚头痛

(1)证候:头痛而晕,心悸不宁,失眠多梦,面色萎黄;舌淡苔薄白,脉沉细而弱。

(2)证候分析:本证的病机主要是营血不足,脑络失养。"血主濡之",血对各脏腑组织具有营养作用,血虚头目失养则头痛而晕;心失所养则心悸失眠多梦;肌肤失养则面色萎黄;舌淡苔薄白、脉沉细而弱也是血虚之征。本证以头痛眩晕,心悸失眠多梦,舌淡苔薄白,脉沉细而弱为辨证要点。

(3)治法:养血疏风止痛。

(4)方药:加味四物汤加减。方以四物汤加菊花、蔓荆子组成,具有养血疏风之功,临证可酌加阿胶、龟板胶、鸡子黄等血肉有情之品;若心悸失眠,加龙眼肉、酸枣仁、远志、茯神;兼气虚者,加党参、黄芪,或以八珍汤加减;本证常有食少纳呆等脾虚见症,可酌加山楂、麦芽、神曲等助运化,以促气血化生。

5.气虚头痛

(1)证候:头痛绵绵,遇劳则重,神疲乏力,面色㿠白、自汗、气短、畏风、食欲缺乏;舌淡苔薄,脉细无力。

(2)证候分析:本证病机主要是气虚清阳不升,清窍失养。头为诸阳之会,清阳不升,头目失养,故头痛绵绵,面色㿠白;劳则气耗,故遇劳则重;气虚运化无力,故食欲缺乏;气虚鼓动无力,故神疲乏力,气短;气虚卫外不固,故自汗,畏风;舌淡苔薄、脉细无力亦气虚之象。本证以头痛绵绵,遇劳加重,神疲乏力,舌淡苔薄,脉细无力为辨证要点。

(3)治法:益气升清。

(4)方药:顺气和中汤加减。以补中益气汤加细辛、蔓荆子、川芎组成,有益气升清止痛之功,为气虚头痛的有效方剂。自汗、气短、畏风者加五味子、煅牡蛎,或配合玉屏风散常服;若心悸失眠,属气血两虚,可加龙眼肉、枣仁、茯神,待痛减以归脾丸善后。

6.肾虚头痛

(1)证候:头空痛,眩晕,耳鸣少寐,腰痛酸软,遗精,带下,神疲乏力;舌红少苔,脉沉细无力。

（2）证候分析：本证的病机主要是肾精亏虚，髓海不足，脑失所养。脑为髓海，肾主骨生髓，肾虚髓海空虚，故头空痛，眩晕；肾虚腰府失养，故腰痛酸软，耳鸣少寐；肾气亏虚，精关、带脉不固，故遗精、带下；舌红少苔、脉沉细无力均为肾虚之象。本证以头空痛，眩晕，耳鸣少寐，舌红少苔，脉沉细无力为辨证要点。

（3）治法：补肾养阴。

（4）方药：大补元煎加减。眩晕重者加菊花、枸杞子、钩藤；遗精或带下者加芡实、煅牡蛎、益智仁；耳鸣重者加磁石、生龙骨、珍珠母；待病情好转，可常服杞菊地黄丸或六味地黄丸补肾阴、潜肝阳以巩固疗效。

若肾虚头痛属肾阳不足者，多伴畏寒肢冷，小便清长，舌淡胖，脉沉细，可用右归丸加减以温补肾阳、填精补髓。若兼见外感寒邪者，可予麻黄附子细辛汤。

上述各证的治疗应根据头痛部位而选用不同的引经药，如太阳头痛选羌活、防风；少阳头痛选用川芎、柴胡；阳明头痛选白芷、葛根；太阴头痛选用苍术；少阴头痛选用细辛；厥阴头痛选用吴茱萸、藁本等。

此外，临床可见头痛如雷鸣，头面起核或憎寒壮热，名曰"雷头风"，多为湿热夹痰所致，宜用清震汤加味以清宣升散、除湿化痰。

另外还有偏头风，其病暴发，痛势甚剧，或左或右，或连及眼、齿，痛止如常人，又称偏头痛。此多为肝经风火所致，治宜平肝息风为主，可予天麻钩藤饮或羚角钩藤汤。

五、其他疗法

（1）风热头痛用银翘解毒片（丸）、羚翘解毒片、桑菊感冒冲剂、维C银翘片等。

（2）风湿头痛用藿香正气丸（水、液、软胶囊）等。

（3）气虚头痛用补中益气丸等。

（4）肾虚头痛用六味地黄丸、肾气丸、左归丸、右归丸等。

（5）血虚头痛用归脾丸等。

六、预防与调护

（1）头痛在急性发作期应适当休息，保证睡眠，不宜食用烧烤辛辣等厚味生热助火食物，同时限制烟酒。

（2）若患者精神紧张，情绪不稳，宜疏导劝慰以稳定情绪。

（3）在头痛缓解后应注意情志、饮食及寒温等的调护，以防复发。

（4）可根据中医辨证运用食疗、气功等辅助治疗。

（仇莉莉）

第二节 眩 晕

眩晕是以目眩与头晕为主要表现的病证。目眩即眼花或眼前发黑，视物模糊；头晕即感觉自身或外界景物摇晃、旋转，站立不稳。两者常同时并见，故统称为"眩晕"。

一、历史沿革

眩晕最早见于《黄帝内经》，称为"眩冒""眩"。《黄帝内经》对本病病因病机的论述主要包括：外邪致病。如《灵枢·大惑论》说："故邪中于项，因逢其身之虚……入于脑则脑转。脑转则引目系急，目系急则目眩以转矣。"因虚致病，如《灵枢·海论》说："髓海不足，则脑转耳鸣，胫酸眩冒。"《灵枢·卫气》说"上虚则眩"。与肝有关，如《素问·至真要大论篇》云："诸风掉眩，皆属于肝。"与运气有关，如《素问·六元正纪大论篇》云："木郁之发……甚则耳鸣眩转。"

汉代张仲景对眩晕一病未有专论，仅有"眩""目眩""头眩""身为振振摇""振振欲擗地"等描述，散见于《伤寒论》和《金匮要略》中。其病因，或邪袭太阳，阳气郁而不得伸展；或邪郁少阳，上干空窍；或肠中有燥屎，浊气攻冲于上；或胃阳虚，清阳不升；或阳虚水泛，上犯清阳；或阴液已竭，阳亡于上；或痰饮停积胃中（心下），清阳不升等多个方面，并拟订出相应的治法方药。例如，小柴胡汤治少阳眩晕；刺大椎、肺俞、肝俞治太少并病之眩晕；大承气汤治阳明腑实之眩晕；真武汤治少阴阳虚水泛之眩晕；苓桂术甘汤、小半夏加茯苓汤、泽泻汤等治痰饮眩晕等，为后世论治眩晕奠定了基础。

隋、唐、宋代医家对眩晕的认识，基本上继承了《黄帝内经》的观点。如隋代巢元方《诸病源候论·风头眩候》说："风头眩者，由血气虚，风邪入脑，而引目系故也……逢身之虚则为风邪所伤，入脑则脑转而目系急，目系急故成眩也。"唐代王焘《外台秘要》及宋代《圣济总录》亦从风邪立论。唐代孙思邈的《备急千金要方》则提出风、热、痰致眩的论点。在治疗方面，诸家方书在仲景方药的基础上，又有发展，如《外台秘要》载有治风头眩方9首，治头风旋方7首；《圣济总录》载有治风头眩方24首。

金元时期，对眩晕从概念、病因病机到治法方药等各个方面都有所发展。金代成无己在《伤寒明理论》中提出了眩晕的概念，还指出了眩晕与昏迷的鉴别："伤寒头眩，何以明之？眊非毛而见其毛，眩非元（玄）而见其元（玄，黑色）。眊为眼花，眩为眼黑。眩也、运也、冒也，三者形俱相近。有谓之眩者，有谓之眩冒者；运为运转之运，世谓之头旋者是也矣；冒为蒙冒之冒，世谓之昏迷者是矣。"金代刘完素在《素问玄机原病式·五运主病》中给眩晕下的定义是："掉，摇也；眩，昏乱旋运也。"并主张眩晕的病因病机应从"火"立论："所谓风气甚而头目眩晕者，由风木旺，必是金衰，不能制木，而木复生火，风火皆属阳，多为兼化，阳主乎动，两动相搏，则为之旋转。"张子和则从"痰"立论，提出吐法为主的治疗方法，他在《儒门事亲》中说："夫头风眩晕……在上为之停饮，可用独圣散吐之，吐讫后，服清下辛凉之药。凡眩晕多年不已，胸膈痰涎壅塞，气血颇实，吐之甚效。"李杲《兰室秘藏·头痛》所论恶心呕吐，不食，痰唾稠黏，眼黑头旋，目不能开，如在风云中，即是脾胃气虚、浊痰上逆之眩晕，主以半夏白术天麻汤。李杲认为："足太阴痰厥头痛，非半夏不能疗；眼黑头眩，风虚内作，非天麻不能除。"元代朱丹溪更力倡"无痰不作眩"之说，如《丹溪心法·头眩》说："头眩，痰挟气虚并火，治痰为主，挟补气药及降火药。无痰则不作眩，痰因火动，又有湿痰者。"

明、清两代对眩晕的论述日臻完善。对眩晕病因病机的分析颇为详尽。如明代徐春甫的《古今医统大全·眩晕门》以虚实分论，提出虚有气虚、血虚、阳虚之分；实有风、寒、暑、湿之别。并着重指出"四气乘虚""七情郁而生痰动火""淫欲过度，肾家不能纳气归元""吐血或崩漏，肝家不能收摄营气"是眩晕发病之常见原因。刘宗厚《玉机微义》、李梴《医学入门》等书，对《黄帝内经》"上盛下虚"而致眩晕之论，作了进一步的阐述，认为"下虚者乃气血也，上盛者乃痰涎风火也"。张景岳则特别强调因虚致眩,认为:"无虚不能作眩""眩晕一证,虚者居其八九,而兼火兼痰者,不过十中一二耳"(《景岳全书·眩晕》)。陈修园则在风、痰、虚之外,再加上火,从而把眩晕的病因病机概括为"风""火""痰""虚"四字。此外,明代虞抟提出"血瘀致眩"的论点,值得重视。虞抟在《医学正传·眩晕》中说:"外有因呕血而眩冒者,胸中有死血迷闭心窍而然。"对跌仆伤致眩晕已有所认识。

关于眩晕的治疗,此期许多著作,集前人经验之大成,颇为详尽。如《医学六要·头眩》即分湿痰、痰火、风痰、阴虚、阳虚、气虚、血虚、亡血、风热、风寒、死血等证候立方。《证治汇补》亦分湿痰、肝火、肾虚、血虚、脾虚、气郁、停饮、阴虚、阳虚。程国彭除总结了肝火、湿痰、气虚、肾水不足、命门火衰等眩晕的治疗大法外,并着重介绍了以重剂参、附、芪治疗虚证眩晕的经验。叶天士《临证指南医案·眩晕》华岫云按,认为眩晕乃"肝胆之风阳上冒",其证有夹痰、夹火、中虚、下虚之别,治法亦有治胃、治肝之分。"火盛者先生用羚羊、栀子、连翘、天花粉、玄参、鲜生地黄、牡丹皮、桑叶以清泄上焦窍络之热,此先从胆治也;痰多者必理阳明,消痰如竹沥、姜汁、菖蒲、橘红、二陈汤之类;中虚则兼用人参,外台茯苓饮是也;下虚者必从肝治,补肾滋肝,育阴潜阳,镇摄之治是也"。

此外,元、明、清部分医家还认识到某些眩晕与头痛、头风、肝风、中风诸证之间有一定的内在联系,如朱丹溪云:"眩晕乃中风之渐。"张景岳亦谓:"头眩有大小之异,总头眩也……至于中年之外,多见眩仆猝倒等症,亦人所常有之事。但忽运忽止者,人皆谓之头晕眼花;猝倒而不醒者,人必谓之中风中痰。"华岫云在《临证指南医案·眩晕门》按语中更明确地指出:"此证之原,本之肝风;当与肝风、中风、头风门合而参之。"这些论述也是值得注意的。

总之,继《黄帝内经》之后,经过历代医家的不断总结,使眩晕的证治内容更加丰富、充实。近代学者对前人的经验与理论进行了全面的整理,并在实践的基础上加以提高,在本病的辨证论治、理法方药等方面都有进一步的发展。

二、范围

眩晕作为临床常见症状之一,可见于西医学的多种病症。如椎-基底动脉供血不足、颈椎病、梅尼埃病、高血压、低血压、阵发性心动过速、房室传导阻滞、贫血、前庭神经元炎、脑外伤后综合征等。临床以眩晕为主要表现的疾病,或某些疾病过程中出现眩晕症状者,均可参考本节有关内容辨证论治。

三、病因病机

眩晕,以内伤为主,尤以肝阳上亢、气血虚损,以及痰浊中阻为常见。眩晕多系本虚标实,实为风、火、痰、瘀,虚则为气血阴阳之虚。其病变脏腑以肝、脾、肾为重点,三者之中,又以肝为主。

(一)肝阳上亢

肝为风木之脏,体阴而用阳,其性刚劲,主动主升,如《黄帝内经》所说:"诸风掉眩,皆属于肝。"阳盛体质之人,阴阳平衡失其常度,阴亏于下,阳亢于上,则见眩晕;或忧郁、恼怒太过,肝失条达,肝气郁结,气郁化火,肝阴耗伤,风阳易动,上扰头目,发为眩晕;或肾阴素亏不能养肝,阴不维阳,肝阳上亢,肝风内动,发为眩晕。正如《临证指南医案·眩晕门》华岫云按:"经云诸风掉眩,皆属于肝,头为六阳之首,耳目口鼻皆系清空之窍,所患眩晕者,非外来之邪,乃肝胆之风阳上冒耳。"

（二）肾精不足

脑为髓之海，髓海有余则轻劲多力，髓海不足则脑转耳鸣，胫酸眩晕。而肾为先天之本，主藏精生髓。若年老肾精亏虚；或因房事不节，阴精亏耗过甚；或先天不足；或劳役过度，伤骨损髓；或阴虚火旺，扰动精室，遗精频仍；或肾气亏虚，精关不固，滑泄无度，均使肾精不足而致眩晕。

（三）气血亏虚

脾胃为后天之本，气血生化之源，如忧思劳倦或饮食失节，损伤脾胃，或先天禀赋不足，或年老阳气虚衰，而致脾胃虚弱，不能运化水谷，生化气血；或久病不愈，耗伤气血；或失血之后，气随血耗。气虚则清阳不振，清气不升；血虚则肝失所养，虚风内动；皆能发生眩晕。如《景岳全书·眩晕》所说："原病之由有气虚者，乃清气不能上升，或汗多亡阳而致，当升阳补气；有血虚者，乃因亡血过多，阳无所附而然，当益阴补血，此皆不足之证也。"

（四）痰浊中阻

饮食不节、肥甘厚味太过损伤脾胃，或忧思、劳倦伤脾，以致脾阳不振，健运失职，水湿内停，积聚成痰；或肺气不足，宣降失司，水津不得通调输布，留聚而生痰；或肾虚不能化气行水，水泛而为痰；或肝气郁结，气郁湿滞而生痰。痰阻经络，清阳不升，清空之窍失其所养，则头目眩晕。若痰浊中阻更兼内生之风火作祟，则痰夹风火，眩晕更甚；若痰湿中阻，更兼内寒，则有眩晕昏仆之虑。

（五）瘀血内阻

跌仆坠损，头脑外伤，瘀血停留，阻滞经脉，而致气血不能荣于头目；或瘀停胸中，迷闭心窍，心神飘摇不定；或妇人产时感寒，恶露不下，血瘀气逆，并走于上，迫乱心神，干扰清空，皆可发为眩晕。如《医学正传·眩晕》说："外有因坠损而眩晕者，胸中有死血迷闭心窍而然。"

总之，眩晕反复发作，病程较长，多为本虚标实，并常见虚实之间相互转化。如发病初期，病程较短时多表现为实证，即痰浊中阻、瘀血内阻，或阴阳失调之肝阳上亢，若日久不愈，可转化为气血亏虚、肾精不足之虚证；也有气血亏虚、肾精不足所致眩晕者，反复发作，气血津液运行不畅，痰浊、瘀血内生，而转化为虚实夹杂证。痰浊中阻者，由于痰郁化火，煽动肝阳，则可转化为肝阳上亢或风挟痰浊上扰；由于痰浊内蕴，阻遏气血运行，日久可致痰瘀互结。

四、诊断与鉴别诊断

（一）诊断

1.发病特点

眩晕可见于任何年龄，但多见于40岁以上的中老年人。起病较急，常反复发作，或渐进加重。可以是某些病证的主要临床表现或起始症状。

2.临床表现

本证以目眩、头晕为主要临床表现，患者眼花或眼前发黑，视外界景物旋转动摇不定，或自觉头身动摇，如坐舟车，同时或兼见恶心、呕吐、汗出、耳鸣、耳聋、怠惰、肢体震颤等症状。

（二）鉴别诊断

1.厥证

厥证以突然昏倒，不省人事，或伴有四肢逆冷，一般常在短时内苏醒，醒后无偏瘫、失语、口舌歪斜等后遗症。眩晕发作严重者，有欲仆或晕旋仆倒的现象与厥证相似，但神志清醒。

2.中风

中风以猝然昏仆，不省人事，伴有口舌歪斜，半身不遂，言语謇涩为主症，或不经昏仆而仅以喎僻不遂为特征。而眩晕仅以头晕、目眩为主要症状,不伴有神昏和半身不遂等症。但有部分中风患者以眩晕为起始症状或主要症状,需密切观察病情变化,结合病史及其他症状与单纯的眩晕进行鉴别。

3.痫病

痫病以突然仆倒,昏不知人,口吐涎沫,两目上视,四肢抽搐,或口中如做猪羊叫声,移时苏醒,醒后一如常人为特点。而眩晕无昏不知人,四肢抽搐等症状。痫病昏仆与眩晕之甚者似,且其发作前常有眩晕、乏力、胸闷等先兆,痫病发作日久之人,常有神疲乏力,眩晕时作等症状出现,故亦应与眩晕进行鉴别。

五、辨证

(一)辨证要点

1.辨虚实

眩晕辨虚实,首先要注意舌象和脉象,再结合病史和伴随症状。如气血虚者多见舌质淡嫩,脉细弱;肾精不足偏阴虚者,多见舌嫩红少苔,脉弦细数;偏阳虚者,多见舌质胖嫩淡暗,脉沉细、尺弱;痰湿重者,多见舌苔厚滑或浊腻,脉滑;内有瘀血者,可见舌质紫黯或舌有瘀斑瘀点,唇黯,脉涩。起病突然,病程短者多属实证;反复发作,缠绵不愈,或劳则诱发者多属虚证,或虚实夹杂证。

2.辨标本缓急

眩晕多属本虚标实之证,肝肾阴亏,气血不足,为病之本;痰、瘀、风、火为病之标。痰、瘀、风、火,其临床特征不同。如风性主动,火性上炎,痰性黏滞,瘀性留折等,都需加以辨识。其中尤以肝风、肝火为病最急,风升火动,两阳相搏,上干清空,症见眩晕,面赤,烦躁,口苦,脉弦数有力,舌红,苔黄等,亟应注意,以免缓不济急,酿成严重后果。

(二)证候

1.肝阳上亢

症状:眩晕,耳鸣,头胀痛,易怒,失眠多梦,脉弦。或兼面红,目赤,口苦,便秘尿赤,舌红苔黄,脉弦数或兼腰膝酸软,健忘,遗精,舌红少苔,脉弦细数;或眩晕欲仆,泛泛欲呕,头痛如掣,肢麻震颤,语言不利,步履不正。

病机分析:肝阳上亢,上冒巅顶,故眩晕、耳鸣、头痛且胀,脉见弦象;肝阳升发太过,故易怒;阳扰心神,故失眠多梦;若肝火偏盛,循经上炎,则兼见面红,目赤,口苦,脉弦且数;火热灼津,故便秘尿赤,舌红苔黄;若属肝肾阴亏,水不涵木,肝阳上亢者,则兼见腰膝酸软,健忘遗精,舌红少苔,脉弦细数。若肝阳亢极化风,则可出现眩晕欲仆,泛泛欲呕,头痛如掣,肢麻震颤,语言不利,步履不正等风动之象。此乃中风之先兆,宜加防范。

2.气血亏虚

症状:眩晕,动则加剧,劳累即发,神疲懒言,气短声低,面白少华,或萎黄,或面有垢色,心悸失眠,纳减体倦,舌色淡,质胖嫩,边有齿印,苔薄白,脉细或虚大。或兼食后腹胀,大便溏薄,或兼畏寒肢冷,唇甲淡白;或兼诸失血证。

病机分析:气血不足,脑失所养,故头晕目眩,活动劳累后眩晕加剧,或劳累即发;气血不足,故神疲懒言,面白少华或萎黄;脾肺气虚,故气短声低;营血不足,心神失养,故心悸失眠;气虚脾失健运,故纳减体倦。舌色淡,质胖嫩,边有齿印,苔薄白,脉细或虚大,均是气虚血少之象。若偏于脾虚气陷,则兼见食后腹胀,大便稀溏。若脾阳虚衰,气血生化不足,则兼见畏寒肢冷,唇甲淡白。

3.肾精不足

症状:眩晕,精神萎靡,腰膝酸软,或遗精,滑泄,耳鸣,发落,齿摇,舌瘦嫩或嫩红,少苔或无苔,脉弦细或弱或细数。或兼见头痛颧红,咽干,形瘦,五心烦热,舌嫩红,苔少或光剥,脉细数;或兼见面色㿠白或黧黑,形寒肢冷,舌淡嫩,苔白或根部有浊苔,脉弱尺甚。

病机分析:肾精不足,无以生髓,脑髓失充,故眩晕,精神萎靡;肾主骨,腰为肾之府,齿为骨之余,精虚骨骼失养,故腰膝酸软,牙齿动摇;肾虚封藏固摄失职,故遗精滑泄;肾开窍于耳,肾精虚少,故时时耳鸣;肾其华在发,肾精亏虚故发易脱落。肾精不足,阴不维阳,虚热内生,故颧红,咽干,形瘦,五心烦热,舌嫩红、苔少或光剥,脉细数。精虚无以化气,肾气不足,日久真阳亦衰,故面色㿠白或黧黑,形寒肢冷,舌淡嫩,苔白或根部有浊苔,脉弱尺甚。

4.痰浊内蕴

症状:眩晕,倦怠或头重如蒙,胸闷或时吐痰涎,少食多寐,舌胖,苔浊腻或白厚而润,脉滑或弦滑,或兼结代。或兼见心下逆满,心悸怔忡,或兼头目胀痛,心烦而悸,口苦尿赤,舌苔黄腻,脉弦滑而数,或兼头痛耳鸣,面赤易怒,胁痛,脉弦滑。

病机分析:痰浊中阻,上蒙清窍,故眩晕;痰为湿聚,湿性重浊,阻遏清阳,故倦怠,头重如蒙;痰浊中阻,气机不利,故胸闷;胃气上逆,故时吐痰涎;脾阳为痰浊阻遏而不振,故少食多寐;舌胖、苔浊腻或白厚而润,脉滑、弦滑、兼结代,均为痰浊内蕴之征。若为阳虚不化水,寒饮内停,上逆凌心,则兼见心下逆满,心悸怔忡。若痰浊久郁化火,痰火上扰则头目胀痛,口苦;痰火扰心,故心烦而悸;痰火劫津,故尿赤;苔黄腻,脉弦滑而数,均为痰火内蕴之象。若痰浊夹肝阳上扰,则兼头痛耳鸣,面赤易怒,胁痛,脉弦滑。

5.瘀血阻络

症状:眩晕,头痛,或兼见健忘,失眠,心悸,精神不振,面或唇色紫黯。舌有紫斑或瘀点,脉弦涩或细涩。

病机分析:瘀血阻络,气血不得正常流布,脑失所养,故眩晕时作;头痛,面唇紫黯,舌有紫斑瘀点,脉弦涩或细涩均为瘀血内阻之征。瘀血不去,新血不生,心神失养,故可兼见健忘、失眠、心悸、精神不振。

六、治疗

(一)治疗原则

1.标本兼顾

眩晕多属本虚标实之证,一般在眩晕发作时以治标为主,眩晕减轻或缓解后,常须标本兼顾,如日久不愈,则当针对本虚辨治。

2.治病求本

眩晕的治疗应注意治疗原发病,如因跌仆外伤,鼻衄,妇女血崩、漏下等失血而致的眩晕,应重点治疗失血;脾胃不健,中气虚弱者,应重在治疗脾胃。一般原发病得愈,眩晕亦随之而愈。辨证论治中应注意审证求因,治病求本。

(二)治法方药

1.肝阳上亢

治法:平肝潜阳,清火熄风。

方药：天麻钩藤饮加减。本方以天麻、钩藤平肝风治风晕为主药，配以石决明潜阳，牛膝、益母草下行，使偏亢之阳气复为平衡；加黄芩、栀子以清肝火；再加杜仲、桑寄生养肝肾；夜交藤、茯神以养心神、固根本。

若肝火偏盛，可加龙胆草、牡丹皮以清肝泄热；或改用龙胆泻肝汤加石决明、钩藤等以清泻肝火。若兼腑热便秘者，可加大黄、芒硝以通腑泄热。

若肝阳亢极化风，宜加羚羊角（或羚羊角骨）、牡蛎、代赭石之属以镇肝熄风，或用羚羊角汤加减（羚羊角、钩藤、石决明、龟甲、夏枯草、生地黄、黄芩、牛膝、白芍、牡丹皮）以防中风变证的出现。

若肝阳亢而偏阴虚者，加滋养肝肾之药，如牡蛎、龟甲、鳖甲、何首乌、生地黄、淡菜之属。若肝肾阴亏严重者，应参考肾精不足证结合上述化裁治之。

2.气血亏虚

治法：补益气血，健运脾胃。

方药：八珍汤、十全大补汤、人参营养汤等加减。

若偏于脾虚气陷者，用补中益气汤；若为脾阳虚衰，可用理中汤加何首乌、当归、川芎、肉桂等以温运中阳。

若以心悸、失眠、健忘为主要表现者，则以归脾汤为首选。血虚甚者，用当归补血汤，本方以黄芪五倍于当归，在补气的基础上补血，亦可加入枸杞子、山药之属，兼顾脾肾。

若眩晕由失血引起者，应针对失血原因而治之。如属气不摄血者，可用四君子汤加黄芪、阿胶、白及、三七之属；若暴失血而突然晕倒者，可急用针灸法促其复苏，内服方可用六味回阳饮，重用人参，以取益气回阳固脱之意。

3.肾精不足

治法：补益肾精，充养脑髓。

方药：河车大造丸加减。本方以党参、茯苓、熟地黄、天冬、麦冬大补气血而益真元，紫河车、龟甲、杜仲、牛膝以补肾益精血；黄柏以清妄动之相火。可选加菟丝子、山茱萸、鹿角胶、女贞子、莲子等以增强填精补髓之力。

若眩晕较甚者，可选加龙骨、牡蛎、鳖甲、磁石、珍珠母之类以潜浮阳。若遗精频频者，可选加莲须、芡实、桑螵蛸、沙苑子、覆盆子等以固肾涩精。

偏于阴虚者，宜补肾滋阴清热，可用左归丸加知母、黄柏、丹参。方中熟地黄、山茱萸、菟丝子、牛膝、龟甲补益肾阴；鹿角胶填精补髓；加丹参、知母、黄柏以清内生之虚热。

偏于阳虚者，宜补肾助阳，可用右归丸。方中熟地黄、山茱萸、菟丝子、杜仲为补肾主药；山药、枸杞子、当归补肝脾以助肾；附子、肉桂、鹿角胶益火助阳。可酌加巴戟天、淫羊藿、仙茅、肉苁蓉等以增强温补肾阳之力。

在症状改善后，可辨证选用六味地黄丸或《金匮要略》肾气丸，较长时间服用，以固其根本。

4.痰浊内蕴

治法：燥湿祛痰，健脾和胃。

方药：半夏白术天麻汤加减。方中半夏燥湿化痰，白术健脾去湿，天麻熄风止头眩为主药；茯苓、甘草、生姜、大枣俱是健脾和胃之药，再加橘红以理气化痰，使脾胃健运，痰湿不留，眩晕乃止。

若眩晕较甚，呕吐频作者，可加代赭石、旋覆花、胆南星之类以除痰降逆，或改用旋覆代赭汤；若舌苔厚腻水湿盛重者，可合五苓散；若脘闷不食，加白蔻仁、砂仁化湿醒胃；若兼耳鸣重听，加青葱、石菖蒲通阳开窍；若脾虚生痰者可用六君子汤加黄芪、竹茹、胆南星、白芥子之属；若为寒饮内停者,可用苓桂术甘汤加干姜、附子、白芥子之属以温阳化寒饮,或用黑锡丹。

若为痰郁化火,宜用温胆汤加黄连、黄芩、天竺黄等以化痰泄热或合滚痰丸以降火逐痰。

若动怒郁勃,痰、火、风交炽者,用二陈汤下当归龙荟丸,并可随症酌加天麻、钩藤、石决明等熄风之药。

若兼肝阳上扰者,可参用上述肝阳上亢之法治之。

5.瘀血阻络

治法:祛瘀生新,活血通络。

方药:血府逐瘀汤加减。方中当归、生地黄、桃仁、红花、赤芍、川芎等为活血消瘀主药;枳壳、柴胡、桔梗、牛膝以行气通络,疏理气机。若兼气虚,身倦乏力,少气自汗,宜加黄芪,且应重用(30 g以上),以补气行血。

若兼寒凝,畏寒肢冷,可加附子、桂枝以温经活血。

若兼骨蒸劳热,肌肤甲错,可加牡丹皮、黄柏、知母,重用生地黄,去柴胡、枳壳、桔梗,以清热养阴,祛瘀生新。

若为产后血瘀血晕,可用清魂散,加当归、延胡索、血竭、没药、童便,本方以人参、甘草益气活血;泽兰、川芎活血祛瘀;荆芥理血祛风,合当归、延胡索、血竭、没药、童便等活血化瘀药,全方具有益气活血,祛瘀止晕的作用。

(三)其他治法

1.单方验方

(1)五月艾生用45 g,黑豆30 g,煲鸡蛋服食;或川芎10 g,鸡蛋1个,煲水服食;或桑葚子15 g,黑豆12 g水煎服。治血虚眩晕。

(2)羊头1个(包括羊脑),黄芪15 g,水煮服食,或胡桃肉3个,鲜荷蒂1枚捣烂,水煎服;或桑寄生120 g水煎服。治肾精不足眩晕。

(3)生地30 g,钩藤30 g,益母草60 g,小蓟30 g,白茅根30 g,夏枯草60 g,山楂30 g,红花9 g,地龙30 g,决明子30 g,浓煎成160 mL,每次服40 mL,每天服2次。治瘀血眩晕。

(4)生明矾、绿豆粉各等分研末,用饭和丸如梧桐子大,每天早晚各服5丸,常服;或明矾7粒(如米粒大),晨起空腹开水送下。治痰饮眩晕。

(5)假辣椒根(罗芙木根)30~90 g,或生芭蕉根60~120 g,或臭梧桐叶30 g,或棕树嫩叶15 g,或向日葵叶30 g(鲜60 g),或地骨皮30 g,或牡丹皮45 g,或芥菜花30~60 g,或杉树枝30 g,或鲜车前草90 g,或鲜小蓟根30 g,或鲜马兜铃30 g,任选一种,水煎服,每天1剂。治肝阳眩晕。

(6)芹菜根10株,红枣10枚,水煎服,每天1剂,连服2星期;或新鲜柳树叶每天250 g,浓煎成100 mL,分2次服,6 d为1个疗程;紫金龙粉每次服1 g,开水冲服;或决明子30 g,海带50 g,水煎服;或野菊花15 g,钩藤6 g,益母草15 g,桑枝15 g,苍耳草15 g,水煎服;或猪笼草60 g,糯稻根15 g,土牛膝15 g,钩藤15 g,水煎服;或茺蔚子30 g,玉兰花12 g,榕树寄生15 g,山楂子、叶各15 g,水煎服;或夏枯草、万年青根各15 g,水煎服;或小蓟草30 g,车前草30 g,豨莶草15 g,水煎服;或香瓜藤、黄藤、西瓜藤各15 g,水煎服;或桑寄生、苦丁茶、钩藤、荷叶、菊花各6 g,开水泡代茶。上述均为每天1剂,治肝阳眩晕。

2.针灸

艾灸百会穴,可治各种虚证眩晕急性发作;针刺太冲穴,泻法,可治肝阳眩晕急性发作。

气血亏虚眩晕,可选脾俞、肾俞、关元、足三里等穴,取补法或灸之;肝阳上亢者,可选风池、行间、侠溪等穴,取泻法;兼肝肾阴亏者,加刺肝俞、肾俞用补法,痰浊中阻者,可选内关、丰隆、解溪等穴,用泻法。

七、转归及预后

眩晕的转归,既包括病证虚实之间的变化,又涉及变证的出现。眩晕反复发作,日久不愈,常出现虚实转化。如气血亏虚者,日久可致气血津液运行不畅,痰瘀内生,而成虚实夹杂证;肝阳上亢者,木克脾土,脾失健运,痰湿内生,而转化为痰浊中阻证。

眩晕的预后,一般来说,与病情轻重和病程长短有关。若病情较轻,治疗护理得当,则预后多属良好。反之,若病久不愈,发作频繁,发作时间长,症状重笃,则难于获得根治。尤其是肝阳上亢者,阳愈亢而阴愈亏,阴亏则更不能涵木潜阳,阳化风动,血随气逆,夹痰夹火,横窜经隧,蒙蔽清窍,即成中风危证,预后不良。如突发眩晕,伴有呕吐或视一为二、站立不稳者,当及时治疗,防止中风的发生。少数内伤眩晕患者,还可因肝血、肾精耗竭,耳目失其荣养,而发为耳聋或失明之病证。

八、预防与护理

增强人体正气,避免和消除能导致眩晕发病的各种内、外致病因素。例如,坚持适当的体育锻炼,其中太极拳、八段锦及其他医疗气功等对预防和治疗眩晕均有良好的作用;保持心情舒畅、乐观,防止七情内伤;注意劳逸结合,避免体力和脑力的过度劳累;节制房事,切忌纵欲过度;饮食尽可能定时定量,忌暴饮暴食及过食肥甘厚味,或过咸伤肾之品;尽可能戒除烟酒。这些都是预防眩晕发病及发作的重要措施。注意产后的护理与卫生,对防止产后血晕的发生有重要意义。避免突然、剧烈的主动或被动的头部运动,可减少某些眩晕证的发生。

眩晕发病后要及时治疗,注意适当休息,症状严重者一定要卧床休息及有人陪伴或住院治疗,以免发生意外,并应特别注意生活及饮食上的调理。这些措施对患者早日康复是极为必要的。

(仇莉莉)

第三节 中 风

中风又称卒中,是在气血内虚的基础上,遇有劳倦内伤、忧思恼怒、嗜食厚味、烟酒等诱因,进而引起脏腑阴阳失调,气血逆乱,直冲犯脑,脑脉闭阻或血溢脉外所致。临床以突然昏仆、半身不遂、口舌㖞斜、言语謇涩或不语、偏身麻木为主症,并具有起病急、变化快如风邪善行数变的特点,好发于中老年人的一种常见病。

中风急性期标实证候突出,急则治其标,当以祛邪为主。常用醒神开窍、平肝息风、清化痰热、化痰通腑、活血通络等治疗方法。闭证当以祛邪开窍醒神法治疗;脱证则以扶正固脱为法;内闭外脱者,醒神开窍与扶正固脱可以兼用。恢复期与后遗症期多为虚实夹杂,治宜扶正祛邪,常用育阴息风、益气活血等法。

中风病所涉及内容与西医学脑血管病基本相似,脑血管病可以分为缺血性和出血性两大类,由于病变性质、部位和范围的不同,可以表现出不同的症状和体征。不论是缺血性还是出血性的,均可以参照本节进行辨证论治。

脑血管病是严重危害人类健康的重大疾病。据中国卫健委统计中心发布的人群监测资料显示,无论是城市或农村,脑血管病近年在全死因顺位中都呈现明显前移的趋势。城市居民脑血管病死亡已上升至第一、二位,农村地区在20世纪90年代初脑血管病死亡列第3位,20世纪90年代后期升至第2位。从国家"七五"攻关计划以来,作为重大疾病,脑血管病是国家攻关课题和各类重大研究项目的重点研究内容。随着人口老龄化的进程加速,脑血管病的临床和基础研究,将作为医学研究的重大课题持续进行下去并不断向前发展。

中医预防与治疗中风病有悠久的历史,积累了较为丰富的经验,具有鲜明的特色,具有一定的优势。中医防治脑血管病的研究,从临床治疗经验的汇总、发掘,到循证医学理论指导下的大样本证候学特点的系统化研究,再到中医综合治疗方案的规范化临床试验在基础理论和临床实践的研究方面均取得较大的进展。已经完成的国家"十五"攻关课题结果显示,治疗脑梗死和脑出血的中医综合治疗方案已经建立,并在初步的临床实践中得到验证。中医治疗中风病的研究,已经形成相对较为成熟的,可以相对独立的研究体系。

从所造成损伤范围的角度看,脑血管病的病损涉及意识、运动、语言、智能、情绪、感觉等多系统,研究对象不仅仅局限在运动障碍。随着研究的不断深化,越来越多的学者趋向于将脑血管病定义为一个"综合征"。而随着这一认识的不断强化,研究方向越分越细,研究内容更趋向复杂。脑血管病后的智能和情绪改变引起更多的重视,血管性痴呆、卒中后抑郁已经成为独立的研究对象,相应的中医药诊断、治疗研究已经展开,部分研究已经取得初步成果。

从疾病病程角度看,脑血管病的临床和基础研究的重点一直在病变发生之后,即脑梗死或脑出血的急性期和恢复早期。随着研究的不断深化,对脑血管病认识水平的不断提高,研究重心发生位移,同时出现前移和后移的趋势。重心前移是指预防,出现短暂脑缺血发作的积极治疗,关注脑血管病高危因素的有效控制,以致高危人群早年生活习惯的改善。重心后移是指康复,脑血管病发生后复杂的病理机制,难以逆转的级联反应过程,直接导致治疗的难度,多数患者的功能损害不可避免,所以病变的损坏过程停止后,病情稳定后的功能重建不可回避,成为这一阶段的重点问题。

中风病康复涉及功能、能力和社会障碍等多层次,主症、兼症及并发症等多方面的问题,是中医药发挥特色和优势的重要位点。针灸促进偏瘫康复的疗效已经获得较为充分的临床证据。中药内服、外用,以及推拿等中医方法与康复训练相结合,可以从多角度、多方面解决偏瘫康复的问题,提高偏瘫康复的疗效。进一步规范化的临床研究,进一步深化的中医药作用机制探讨,更为广泛的国际合作研究,将更加明确中医药在中风病偏瘫康复中的特色和优势。

一、诊断标准

(一)中医诊断标准

1.疾病诊断

(1)主症:偏瘫、神志昏蒙、言语謇涩或不语、偏身感觉异常、口舌㖞斜。

(2)次症:头痛、眩晕、瞳神变化、饮水呛咳、目偏不瞬、共济失调。

(3)急性起病,发病前多有诱因,常有先兆症状。

(4)发病年龄多在40岁以上。

(5)具备两个主症以上,或一个主症两个次症,结合起病、诱因、先兆症状、年龄即可确诊;不具备上述条件,结合影像学检查结果也可确诊。

(6)根据中风病的病理特点,中风分为缺血性中风和出血性中风,前者主要指缺血性脑血管病;后者主要指出血性脑血管病。

2.分期标准

(1)急性期:发病4周以内。

(2)恢复期:发病4周以上。

(3)后遗症期:发病1年以上。

(二)西医诊断标准

1.短暂性脑缺血发作

(1)为短暂的、可逆的、局部的脑血液循环障碍,可反复发作,少者1～2次,多至数十次。多与动脉粥样硬化有关,也可以是脑梗死的前驱症状。

(2)可表现为颈内动脉系统和(或)椎-基底动脉系统的症状和体征。

(3)每次发作持续时间通常在数分钟至1h,症状和体征应该在24h以内完全消失。

2.蛛网膜下腔出血

其主要由动脉瘤、脑血管畸形或颅内异常血管网症等出血引起。

(1)发病急骤。

(2)常伴剧烈头痛、呕吐。

(3)一般意识清楚或有意识障碍,可伴有精神症状。

(4)多有脑膜刺激征,少数可伴有脑神经及轻偏瘫等局灶体征。

(5)腰穿脑脊液呈血性。

(6)CT扫描应作为首选检查。

(7)全脑血管造影检查可帮助明确病因。

3.脑出血

(1)常于体力活动或情绪激动时发病。

(2)发作时常有反复呕吐、头痛和血压升高。

(3)病情进展迅速,常出现意识障碍、偏瘫和其他神经系统局灶症状。

(4)多有高血压病史。

(5)CT扫描应作为首选检查。

(6)腰穿脑脊液多含血和压力增高(其中20%可不含血)。

4.动脉粥样硬化性血栓性脑梗死

(1)常于安静状态下发病。

(2)大多数患者发病时无明显头痛和呕吐。

(3)发病较缓慢,多逐渐进展,或呈阶段性进行,多与脑动脉粥样硬化有关,也可见于动脉炎、血液病等。

(4)一般发病后1～2d意识清楚或轻度障碍。

(5)有颈内动脉系统和(或)椎-基底动脉系统症状和体征。

(6)应做CT或MRI检查。

(7)腰穿脑脊液一般不应含血。

5.脑栓塞

(1)多为急骤发病。

(2)多数无前驱症状。

(3)一般意识清楚或有短暂性意识障碍。

(4)有颈动脉系统和(或)椎-基底动脉系统症状和体征。

(5)腰穿脑脊液一般不含血,若有红细胞可考虑出血性脑梗死。

(6)栓子的来源可为心源性或非心源性,也可同时伴有其他脏器、皮肤、黏膜等栓塞症状。

6.腔隙性梗死

(1)发病多由高血压动脉硬化引起,呈急性或亚急性起病。

(2)多无意识障碍。

(3)应进行 CT 或 MRI 检查,以明确诊断。

(4)临床表现均不严重,较常见的为纯感觉性卒中、纯运动性轻偏瘫、共济失调性轻偏瘫、构音不全-手笨拙综合征或感觉运动性卒中等。

(5)腰穿脑脊液无红细胞。

7.无症状性脑梗死

无症状性脑梗死为无任何脑及视网膜症状的血管疾病,仅为影像学所证实,可视具体情况决定是否作为临床诊断。

二、鉴别诊断

(一)口僻

口僻又称吊线风。口僻以口眼㖞斜、目不能闭、口角流涎为主要临床表现,起病突然,一年四季均可发生,以春秋两季多见,发病年龄以青壮年居多,发病前多有明显的局部受凉、风吹等诱因。与中风的临床表现、起病原因、发病年龄等明显有别。中风也有以口眼㖞斜为主要表现者,但多以中老年人为主,且多伴有言语謇涩或不语、偏身麻木或神昏等症。

(二)痫病

痫病患者虽起病急骤,突然昏仆倒地,但神昏多为时短暂,移时自行苏醒,醒后如常人。中风患者昏仆倒地,其神昏症状重,持续时间长,多难以自行苏醒,多遗留明显后遗症。痫病患者多伴有肢体抽搐、口吐白沫、四肢僵直、两手握拳、双目上视、小便失禁,一般无半身不遂、口舌㖞斜等症,发病者以儿童、青少年居多,且有多次相似发作的病史可寻。应当注意的是,少数中风先兆发作的患者,与部分痫病的发作相似。如果年龄在 40 岁以上,首次发作者,应注意观察,并进行必要的检查,以资鉴别。

(三)厥病

厥病的突然昏仆、不省人事,需与中风相鉴别。但厥病神昏时间短暂,同时常伴四肢逆冷,一般延迟苏醒,醒后无半身不遂、口舌㖞斜等中风特有的症状。而中风多遗留明显后遗症。

(四)痉病

痉病以四肢抽搐、项背强直,甚至角弓反张为主症,病发中也可伴有神昏,应与中风阳闭相鉴别。痉病神昏多出现于抽搐之后,而中风者多病起即有神昏,而后出现抽搐。痉病者抽搐时间长,中风者抽搐时间短。痉病者无半身不遂、口舌㖞斜等中风后遗症。

(五)痿病

痿病有肢体瘫痪、活动无力,但多起病缓慢,以双下肢瘫或四肢瘫为多见,或有患肢肌肉萎缩,或见筋惕肉瞤。中风的肢体瘫痪多起病急骤,且以瘫痪不遂多见。痿病者起病时无神昏,中风者常有不同程度的神昏,据此多可鉴别。

三、证候诊断

(一)风痰火亢证

(1)主症:半身不遂,口舌㖞斜,言语謇涩或不语,感觉减退或消失,发病突然。

(2)次症:头晕目眩,心烦易怒,肢体强急,痰多而黏,舌红,苔黄腻,脉弦滑。

(二)风火上扰证

(1)主症:半身不遂,口舌㖞斜,言语謇涩或不语,感觉减退或消失,病势突变,神志昏蒙。

(2)次症:颈项强急,呼吸气粗,便干便秘,尿短赤,舌质红绛,舌苔黄腻而干,脉弦数。

(三)痰热腑实证

(1)主症:半身不遂,口舌㖞斜,言语謇涩或不语,感觉减退或消失。

(2)次症:头痛目眩,咳痰或痰多,腹胀便干便秘,舌质黯红,苔黄腻,脉弦滑或偏瘫侧弦滑而大。

(四)风痰瘀阻证

(1)主症:半身不遂,口舌㖞斜,言语謇涩或不语,感觉减退或消失。

(2)次症:头晕目眩,痰多而黏,舌质黯淡,舌苔薄白或白腻,脉弦滑。

(五)痰湿蒙神证

(1)主症:半身不遂,口舌㖞斜,言语謇涩或不语,感觉减退或消失,神昏痰鸣。

(2)次症:二便自遗,周身湿冷,舌质紫黯,苔白腻,脉沉缓滑。

(六)气虚血瘀证

(1)主症:半身不遂,口舌㖞斜,言语謇涩或不语,感觉减退或消失。

(2)次症:面色㿠白,气短乏力,自汗出,舌质黯淡,舌苔白腻或有齿痕,脉沉细。

(七)阴虚风动证

(1)主症:半身不遂,口舌㖞斜,言语謇涩或不语,感觉减退或消失。

(2)次症:眩晕耳鸣,手足心热,咽干口燥,舌质红瘦,少苔或无苔,脉弦细数。

四、病因病机

(一)病因

1.正气虚衰

年老体衰,或久病气血亏损,元气耗伤,则脑脉失养。气虚则运血无力,血流不畅,而致脑脉瘀滞不通;阴血亏损,则阴不制阳,阴亏于下,阳亢于上,阳化风动,夹痰浊、瘀血上扰清窍,邪气滞留于虚损之脑脉而形成下虚上实,突发本病。

2.劳倦内伤

烦劳过度,易使阳气升张,引动风阳,造成内风旋动,则气火俱浮,迫血上涌,或兼夹痰浊、瘀血上壅清窍;或血之与气并走于上,壅胀脑脉,终成大厥、昏仆之候;因此而中风者,病情多重。

3.饮食不节

嗜食肥甘厚味,辛香炙烤之物,或饮酒过度,以致脾胃受伤,脾失运化,痰浊内生,郁久化热,痰热互结,壅滞经脉,上蒙清窍。

4.五志所伤,情志过极

七情失调,肝失调达,肝气郁结,气机郁滞,血行不畅,瘀结脑脉;暴怒伤肝,则肝阳上亢,或心火暴盛,风火相煽,血随气逆,上冲犯脑。凡此种种,均易引起气血逆乱,上扰脑窍而中风。

5.痰浊

痰浊多因脾失健运,或肝旺克脾,或肝郁化火,炼液成痰。痰浊日久化热,痰热互结,壅滞血脉,上蒙清窍而成中风。

6.瘀血

瘀血多因正气虚衰,气虚运血无力,血脉瘀滞;或暴怒伤肝,肝阳暴亢,血随气逆,上壅清窍,瘀结于脑脉;或肝气郁结,气滞血瘀,发为本病。

此外,气候骤变、烦劳过度、情志相激、用力不当等均可诱发或加重本病。

(二)病机

1.发病

该病起病多急。在活动状态下发病,尤其是在用力不当或情绪激动时发病。多突然昏仆或无昏仆而突发半身不遂、口舌喎斜、舌强言謇或不语、偏身麻木,多于短期内病情发展至严重程度。而在安静或睡眠状态下发病者,部分可呈渐进性加重,发病前可有头晕、头痛、手足麻木或无力、一时性言语不利、阵阵心悸等先兆症状。

2.病位

病位在脑髓血脉,涉及心、肝、脾、肾等多个脏腑。

3.病性

病性属本虚标实。中风急性期以风、火、痰、瘀等标实证候为主,常由于脑络受损,神机失用,而导致多脏腑功能紊乱,出现清窍闭塞、腑气不通、痰瘀互阻、血脉不畅等诸多证候,如《黄帝内经》中所述的"主不明,则十二官危"。恢复期及后遗症期则表现为虚实夹杂或本虚之证,气虚、阴虚证候逐渐明显,以气虚血瘀、肝肾阴虚为多,也可见气血不足、阳气虚衰之象,而痰瘀互阻往往贯穿中风病的始终。

4.病势

若初起时,仅见半身不遂、口舌喎斜、舌强言謇、神志清醒,则清窍尚未被蒙塞,病情尚轻。如果病情进一步发展,渐至神昏、清窍不开、神昏日重,则病情危笃,甚则合并呕血、便血、厥脱等病证,即难救治。

5.病机转化

在疾病的发展过程中,病机转化迅速是中风病的主要特点。其病机转化决定于内风、邪热、痰浊、瘀血等病邪与人体正气相争及其消长变化的结果。急性期,邪气盛,脑脉痹阻或血溢于脑脉之外,清窍蒙塞,如果正气不衰,经过辨证论治,邪热清,内风息,痰浊化,瘀血祛,神明逐渐恢复,半身不遂诸症也可逐渐减轻。如平素体弱,正气先衰,或邪气过盛,气血逆乱,窍闭不开,脏腑功能紊乱,则正气耗伤,终至元气败脱,阴阳离决。恢复期,虽然病邪大减,但正气亦已大伤,已无神昏窍闭,但由于正气虚衰,其半身不遂诸症仍然存在,尤其是年老体衰、肾精大伤、髓海空虚之人,每见呆痴之症。

中风初起时,内热征象多不明显,但内风煽动,痰浊、瘀血内蕴,阳气郁积,多有化热趋势。内热既盛,一是邪热灼伤正气,二是能炼液为痰,三则化风迫血,从而加重气血逆乱上冲之势。这在中风的病机转化中是一个值得重视的问题。

在中风病的发病和演变过程中,风和火是体现中风病疾病层面的证候要素,其发展变化与疾病的变化密切相关,而痰、瘀是体现证候层面的证候要素。

6.证类病机

(1)风痰火亢证:痰热瘀血夹风火,上犯于脑,以致清窍闭塞,神明失司。故本证患者神昏较重,甚至昏聩无知。正邪交争剧烈,阳热内扰、外犯,内扰则胸腹灼热,外犯则邪闭经脉,阳气不宣,而见四肢厥冷。甚则窍闭不开,脏腑功能紊乱,气机升降失常,浊阴上逆,胃失和降而见呕吐、呃逆、头痛;邪热迫血,可见呕血、便血;严重者气机闭塞不通,可见喘促等症。

(2)风火上扰证:多因平素气恼劳碌,阴阳失调,肝失调达,气机不畅,肝气郁结,久郁化火,复因情志相激,易于肝阳上亢,风火相煽,鼓荡气血,逆乱上冲犯脑,故见眩晕头痛、面红目赤、烦躁易怒。本证邪实,最易扰乱神明,而致清窍闭塞,转化为中脏腑证,素体阳盛、体壮实者多见此证,平素时有风阳旋动之象,复因情志相激,烦劳过度,引动风阳上扰,气逆血乱,上冲清窍,神明扰动而成。临证常见恍惚、迷蒙,甚或神昏、半身不遂、口舌喝斜等;风阳扰动,筋脉失养,故患肢瘫痪而强痉拘急。于急性期本证变化最为迅速。

(3)痰热腑实证:平素饮食不节,嗜好膏粱厚味及烟酒等易生痰浊、内热之物,则脾胃受伤,运化失司,痰浊内生;若阳盛之体,则痰瘀化热,痰热互结,夹风阳之邪上扰清窍,痹阻脑脉而发本病。痰滞中焦,则升降功能失常,腑气不通,脘腹胀满,大便秘结。本证于急性期比较多见,腑气不通是临床的主要表现。如果痰热互结,糟粕存聚不下,不能及时去除,中焦阻塞,清阳不升,浊阴不降,常可导致清窍闭塞,使病情加重。

(4)风痰瘀阻证:由于老年体衰,或劳倦内伤,致使脏腑功能失调,内生痰浊、瘀血,借助肝风上窜之势,留滞于虚损之脑脉,影响神气的出入通达,故见半身不遂、口舌喝斜、舌强言謇、偏身麻木。本证临床最为常见,一般病情稳定。

(5)痰湿蒙神证:素体阳虚,湿痰内蕴,复因烦劳过度,或情志相激,致风阳内旋,湿痰借助风阳上逆之势,蒙塞清窍,阻滞神明出入之路而为本证。湿痰阴邪,易伤阳气,故本证者虽易有神昏不语,但多静而不烦、肢体瘫软、面白唇黯。湿郁痰阻,久郁化热,可转化为阳闭证;若湿浊内盛,阳气衰微,元气败脱,又可化生厥脱之候。

(6)气虚血瘀证:乃因平素体弱,或久病体虚,或正邪相争耗伤正气;气为血之帅,气虚则无力运血,血行不畅瘀滞脑脉发为中风。除有半身不遂、口舌喝斜等中风表现外,还见气短乏力、面色㿠白、困倦、口角流涎、自汗出、手足肿胀,多以心脾气虚为主;若兼有气虚者,可有小便失禁、腰酸腿软。

(7)阴虚风动证:素体肝肾阴虚,阴不制阳,内风煽动。一则由于肝肾阴血不足,脑髓失养而空虚;二则内风旋动,气逆血乱,上犯虚损之脑髓血脉而发为本病,见半身不遂、口舌喝斜、心烦、手足心热等症。本证多见于年老体衰之人。阴虚多生内热,内热灼伤阴精,则阴虚日甚。病久则阴损及阳,终致阴阳俱损。临床上单纯阴虚风动者并不多见,每多夹有气虚、血瘀、痰浊为患,但总以阴虚为主。

中风不伴神志障碍者,其基本病机为正气未衰,风火、痰浊、瘀血、腑实等实邪不甚,以致内外二因交互作用,造成气血逆乱,上犯于脑,邪气滞于脑之经脉,或脑脉损伤,故见偏身麻木、半身不遂、口舌㖞斜、言语謇涩等症。

若病情恶化,可转化为神明受损,其基本病机为风痰、瘀血、邪热等实邪交互作用,鼓荡气血,逆气上冲,血随气涌,上犯于脑,堵塞神明出入之路,造成脑体受损,神气伏匿不出而为患。故临床必有神昏或昏聩等清窍蒙塞、神明失司等症。本证多见于急性期,起病时即现神昏者,邪气炽盛,正气虚衰,病情危笃;一部分由其他病变演化而来者,多因调护失宜,或失治误治,正不胜邪而致病进,每见于病发数天之后。在恢复期或后遗症期,如因复中者,治疗颇难。

中风患者病情危笃临终之时,常由闭证转化而来。发病时即表现为闭证者甚为少见。痰热内闭清窍,日久窍闭不开,耗伤正气,阳气衰微。故临床除见神昏、昏聩等清窍蒙塞的症状外,还见有五脏真阳之耗竭、元气败脱的表现,如冷汗淋漓、目合口开、舌卷囊缩、气息低微、脉微欲绝。本证属中风危候,多难救治。

五、临床治疗

(一)辨证思路

1.辨病性

根据发病年龄,起病形式,临床特点结合影像学检查结果辨病性,以明确是缺血性中风还是出血性中风。

2.辨病位深浅

根据《金匮要略》提出的中络、中经、中腑、中脏的概念,临床可将中风病分为中经络、中脏腑。中经络者病位浅、病情轻,不伴意识障碍;中脏腑者病位深、病情重,伴有意识障碍。一般缺血性中风起病相对较缓,多无意识障碍,以中经络者为主,少数患者可进行性加重而出现意识障碍,移行为中脏腑;出血性中风多发病急骤,重者起病即见神昏,直中脏腑,轻者,仅表现为半身不遂等症而无意识障碍。临床应注意判别病位及病机的转化。如急性期中脏腑者,可因邪盛正衰,而成元气败脱之证,或病情好转,而转化为中经络。起病为中经络者,可渐进加重,发展为中脏腑,出现意识障碍。若患者虽病发时无意识障碍,但表现为饮水发呛,吞咽不能,声音嘶哑,甚或发音不能,也属病入脏腑,可迅速出现意识障碍,危及生命。正如沈金鳌所说,"盖中脏者,病在里,多滞九窍。"

3.辨病势顺逆

临床应注意观察中风患者神志及瞳神的变化,根据"神"的变化以判断病势的顺逆。如起病时神清,而逐渐神识昏蒙者,则病势为逆;如发病即神昏,治疗后意识逐渐转清,则病势为顺;或虽见神昏,而正气未衰,瞳神正常,呼吸均匀,脉象实而有力,则尚有转机之势;若昏聩不知,瞳神异常,出现呃逆、呕血、抽搐、高热等变证,则病势凶险,难以救治。

4.辨闭证、脱证

(1)闭证:为邪气内闭清窍,属实证。症见神昏、牙关紧闭、口噤不开、肢体强痉。阳闭者,伴面赤身热,气粗口臭,躁扰不宁,舌苔黄腻,脉弦滑数;阴闭者,伴面白唇黯,静卧不烦,四肢不温,痰涎壅盛,舌苔白腻,脉沉滑或缓。

(2)脱证:为五脏阳气外脱,属危候。症见昏聩不知,目合口开,四肢松懈瘫软,肢冷汗多,二便自遗。

中风急性期标实证候突出,急则治其标,当以祛邪为主。常用醒神开窍、平肝息风、清化痰热、化痰通腑、活血通络等治疗方法。闭证当以祛邪开窍醒神法治疗;脱证则以扶正固脱为法;

"内闭外脱"者,醒神开窍与扶正固脱可以兼用。恢复期与后遗症期多为虚实夹杂,治宜扶正祛邪,常用育阴息风、益气活血等法。

(二)辨证论治

1.风痰火亢

半身不遂,口舌㖞斜,言语謇涩或不语,感觉减退或消失,头晕目眩,发病突然,心烦易怒,肢体强急,痰多而黏,舌红,苔黄腻,脉弦滑。

(1)病机分析:由于肝肾阴虚,肝阳偏亢,阴阳失衡,上盛下虚,平素出现头晕头痛、耳鸣眼花、少眠多梦、腰腿酸软等症,或表现为面部烘热、心中烦躁、易怒、走路脚步不稳等,若遇诱因触动即可使肝阳上亢,内风动越,风盛化火,风火上扰清窍,横窜经络。因肝属厥阴风木之脏,体阴而用阳;肾藏精,主骨生髓通于脑,若肝肾阴虚,阴不制阳,则肝阳妄亢而生风,风为阳邪,暴躁等情志骤变相激之时,必致肝风旋转动越;另一方面,肝主疏泄,最喜条达,若郁怒忧思,致气郁不畅,郁而化火,风火相煽,上扰清窍,自然可见眩晕头痛、面红耳赤、口苦咽干、心烦易怒等症,如邪热充斥三焦,还可见尿赤便干。风火内窜经络,气血逆乱,可见半身不遂、口舌㖞斜、舌强言謇或不语、偏身麻木等症。舌质红或红绛是阴液不足的表现,舌苔薄黄系风阳化热,脉弦有力则为肝风内盛的象征。

(2)治法:平肝泻火通络。阳亢者,宜平宜降;火热者,当涤当清。

(3)常用方:天麻钩藤饮(《太平惠民和剂局方》)合镇肝息风汤(《医学衷中参西录》)加减。明天麻、钩藤、夏枯草、生石决明、川牛膝、黄芩、栀子。随症加减:头痛头晕者,加菊花、桑叶;心烦易怒者,加牡丹皮、赤芍;便干、便秘者加生大黄。一般可根据病情调整其用量,于急性期可每天1剂,分2次服,或每天2剂,分4次服用。

(4)常用中成药:清开灵注射液,40 mL加入0.9%氯化钠注射液250 mL中,静脉滴注,每天1～2次,10～14 d为1个疗程。清热解毒,活血化瘀,醒脑开窍。用于中风急性期风痰火亢证。

(5)针灸:①治法,平肝潜阳,泻火安神。②配穴,百会、风池、合谷、太冲、三阴交、四神聪(用三棱针点刺出血)。③方义,百会穴系手足三阳经与督脉之会,足厥阴肝经的循行又上出额,与督脉会于巅。正因如此,百会穴对中风半身不遂、口噤不开、昏迷、心烦等,具有明显的主治效用,具有清热开窍、平肝息风之功。合谷为人身四总穴之一,是大肠经原穴,在此与百会、风池、太冲配穴,疏风通经活络,醒神安神,在主方中与肩髃、曲池、手三里配穴,治疗上肢不遂。太冲穴是足厥阴肝经的俞穴,也是肝经原穴,具有疏肝理气、活血降逆、潜镇的功效,凡眩晕、头痛、血压升高等皆属其主治范围。风池是足少阳胆经在头部要穴,系手少阳三焦经、足少阳胆经与阳维脉之会穴,具有疏风醒脑、调气和血的功效。以上百会、风池、合谷、太冲4穴共用,再加三阴交穴,对于肝阳暴亢、风火上扰证的中风,有平肝潜阳、泻火安神的功效。除此,如表现肝阳亢、肝火盛、血压高等明显症状者,可用三棱针点刺经外奇穴四神聪,使少有出血,以增强平肝泻火安神的作用。

(6)临证参考:本证以邪热、痰浊、瘀血等邪实为主,故以祛邪为先。病情重者,多需采用综合措施积极抢救。患者窍闭神昏、口噤不开者,口服汤剂困难,则需用静脉滴注、鼻饲、灌肠等多途径给药,进行救治。临床要合理应用金石、介类等重镇降逆之品。

2.风火上扰

半身不遂,口舌㖞斜,言语謇涩或不语,感觉减退或消失,病势突变,神识迷蒙,颈项强急,呼吸气粗,便干便秘,尿短赤,舌质红绛,舌苔黄腻而干,脉弦数。

(1)病机分析:本证多表现为阳闭轻证。平素所见眩晕、麻木之症是由肝肾阴虚,风火上扰,风痰阻络而成,本证在阴虚阳亢的基础上,遇到激烈的情绪变化,如气恼暴怒则病情于顷刻之间突变,此由五志化火引动肝风,使风火相煽上扰清窍,即见神识恍惚、迷蒙。半身不遂而肢体强痉拘急是因风火炽盛夹痰浊、血瘀窜扰经脉所成。便干便秘乃由风火上攻而清浊升降失常,以致胃肠腑气不畅的症状。舌质红绛是阴虚火旺的表现,舌苔黄腻而干可知风火痰浊亢盛,脉弦滑大数是邪实病重、风火痰瘀猖獗之征象。

(2)治法:清热息风,开窍醒神。

(3)常用方:羚羊角汤合天麻钩藤饮(《太平惠民和剂局方》)加减。羚羊角、明天麻、钩藤、生石决明、黄芩、栀子、天竺黄、川牛膝、丹参、生大黄。随症加减:夹有痰浊者,加石菖蒲、远志、郁金;头痛甚者,加菊花、夏枯草;呕吐者,加半夏、旋覆花、代赭石。

(4)常用中成药:清开灵注射液 40 mL 加入 0.9％氯化钠或 5％的葡萄糖注射液 250 mL 中,静脉滴注,每天 1～2 次,10～14 d 为 1 个疗程。清热解毒,活血化瘀,醒脑开窍。用于中风急性期风火上扰证。牛黄清心丸:每次 1 丸,灌服或鼻饲,每天 1～2 次。益气养血,镇惊安神,化痰息风。用于烦躁不安,舌红苔黄,大便秘结者。

(5)针灸:①治法,清热息风,开窍醒神。②配穴,劳宫、涌泉。③方义,遇中风闭证,见风火上扰清窍时,除主方外,加劳宫、涌泉二穴。劳宫穴为手厥阴心包经的荥穴,具有清心醒神之功效。涌泉穴为足少阴肾经井穴,具有通关、开窍、安神、镇静的作用,与主方中的水沟、十二井穴配合,对肢体强痉拘急能起到缓解作用。

(6)临证参考:风阳火邪上扰神明是本证的基本病机。邪热上扰神明,进一步发展有邪闭心窍之趋势。因此,祛邪以防闭窍是治疗的关键。待病情稳定,神志恢复,治疗重点则当调理气血,以促进半身不遂等症的好转。风火之邪易夹血上逆,每加用凉血降逆之品,以引血下行。

3.风痰瘀阻

半身不遂,口舌㖞斜,言语謇涩或不语,感觉减退或消失,头痛目眩,咯痰或痰多,腹胀便干便秘,舌质黯红,苔黄腻,脉弦滑或偏瘫侧弦滑而大。

(1)病机分析:中年以后,阴虚则内风易动,气虚则痰湿内生,风痰相搏,进而壅滞经脉,致使血行不畅而生血瘀,此属风痰瘀血痹阻脉络发为中风,头晕目眩之症,可于未发之前即有,发病之后加重,但也有不少患者,病发后以半身不遂为主,自觉症状很少。舌质暗淡,是血瘀之象。舌苔如见白腻为内蕴痰湿,脉弦为肝阳亢肝风动的表现,脉弦滑为中风常见的脉象。

(2)治法:活血祛瘀,化痰通络。

(3)常用方:化痰通络汤(《临床中医内科学》)加减。茯苓、半夏、天竺黄、胆南星、明天麻、紫丹参、香附、酒大黄。随症加减:若半身不遂重者可加天仙藤、伸筋草、鸡血藤以增强活血通络之力;或言语謇涩明显者可酌加石菖蒲、玉蝴蝶。痰多质黏加浙贝母、天竺黄、黄芩等;瘀血重,舌质紫暗或有瘀斑者,加桃仁、红花、赤芍以活血祛瘀;舌苔黄腻、烦躁不安等有热象者,加黄芩、栀子以清热泻火;头痛、眩晕者,加菊花、夏枯草以平肝泻火。

(4)常用中成药:醒脑静注射液 20 mL 加入 0.9％氯化钠注射液或 5％葡萄糖注射液 250 mL 中,静脉滴注,每天 1 次,10～14 d 为 1 个疗程。醒神止痉,清热凉血,行气活血,解毒止痛。用于中风病急性期风痰瘀阻证。牛黄清心丸每次 1 丸,灌服或鼻饲,每天 1～2 次。益气养血,镇惊安神,化痰息风。用于烦躁不安,舌红苔黄,大便秘结者。

(5)针灸:①治法,祛风化痰,活血通络。②配穴,百会、风池、中脘、足三里、丰隆、血海。③方义,本方除用百会、风池相配,疏肝息风,通经活络外,重点选择中脘、足三里、丰隆、血海四穴。中脘是胃经的募穴,同时又是八会中的腑之会穴,手太阳小肠、手少阳三焦、足阳明胃及任脉数经的交会穴,位置在腹部,是治疗脾胃疾病的要穴,常与足阳明经合穴足三里相配,以增健脾胃、调气和血。丰隆是胃经的络穴,别走足太阴脾,有化湿降逆、祛痰之功效。血海属脾经,专有调和气血、活血的功效。以上诸穴配合,对于风痰瘀血、痹阻脉络,能起到祛风化痰,活血通络的作用。

(6)临证参考:可根据症、舌、脉,以分辨内风、痰浊、瘀血的轻重程度,决定平肝息风、化痰通络、活血化瘀等药物的使用,一般以化痰、活血化瘀为主。风痰互结,瘀血阻滞,日久易从阳化热,故临证时用药不宜过于燥烈,以免助热生火。如病久体虚者,又当佐以扶正之品。

4.痰热腑实

半身不遂,口舌喎斜,言语謇涩或不语,感觉减退或消失,头痛目眩,咯痰或痰多,腹胀便干便秘,舌质黯红,苔黄腻,脉弦滑或偏瘫侧弦滑而大。

(1)病机分析:本证虽以突然半身不遂为主症,但兼症、舌苔、脉象对判别证候的属性极为重要。根据舌、脉症状进行辨证分析,当属痰热腑实证,推其病因病理,可能有两种情况。一种是素有血瘀又蕴痰湿,气血不足的患者,遇情志劳累等诱因使气机逆乱于心胸,进而痰湿郁积中焦而化热,痰热阻滞,升降失职渐致腑气不通;另一种由于肝阳素盛又兼平时饮食不节,嗜酒过度或劳倦内伤致使脾失健运,聚湿生痰,痰郁化热。此是内蓄痰热的患者,遇到情志火极,内风动越之时,则出现内风夹痰夹火窜扰经脉,痰热阻滞即可使胃肠气机不能顺降而成腑实,进而可以影响气血的运行布达。总之,无论是由血瘀而致气滞痰阻,还是痰热导致气滞血瘀,皆是风夹痰浊、瘀血窜扰经络,而引起半身不遂,偏身麻木,口舌喎斜。又因痰热夹滞阻滞中焦,使传导功能失职,升清降浊受阻,导致腑气不通而便干便秘。再者脾运力薄,清阳不升则可发生头晕、眩晕,并见痰多等症。如风痰阻于舌本,气血行涩,脉络不畅则造成语言謇涩。舌苔黄、黄腻、脉弦滑均属痰热,脉大为病进,偏瘫侧脉弦滑而大,说明偏瘫由痰湿阻络,正邪交争而成。

(2)治法:化痰通腑。

(3)常用方:星蒌承气汤(《临床中医内科学》)加减。胆南星、全瓜蒌、生大黄、芒硝。随症加减:热象明显者,加栀子、黄芩;年老体弱津亏者,加生地黄、麦冬、玄参。

(4)常用中成药:清开灵注射液 40 mL 加入 0.9%氯化钠注射液 250 mL 中,静脉滴注,每天 1~2 次,10~14 d 为 1 个疗程。清热解毒,活血化瘀,醒脑开窍。用于中风急性期痰热腑实证。

(5)复方芦荟胶囊:每粒 0.5 g,每次 1~2 粒,每天 1~2 次。调肝益肾、清热润肠、宁心安神。用于大便秘结不通者。清肝泄热,润肠通便,宁心安神。用于心肝火盛,大便秘结,腹胀腹痛,烦躁失眠。

(6)针灸:①治法,化痰通腑,清热通窍。②配穴,曲池、合谷、中脘、大横、支沟。③方义,曲池、合谷穴泻阳明之热,清热保津。中脘与脾经、阴维之会穴大横相配合,可调大肠腑气而通便。特别是支沟穴的应用。由于三焦之经脉循行于上中下三焦,支沟穴是三焦经的经穴,有调理脏腑气机、行气通便的特殊效用,与风池、合谷、中脘、大横合用,进一步加强了本组处方化痰通腑、清热通窍的作用,以除其痰热,使腑气得通,气血调和,通经活络。

(7)临证参考:正确掌握和运用通下法是治疗本证的关键。针对本证腑气不通而采用化痰通腑法,一可通畅腑气,祛瘀通络,敷布气血,使半身不遂等症进一步好转;二可清除阻滞于胃肠的痰热积滞,使浊邪不得上扰神明,气血逆乱得以纠正,达到防闭入脱之目的;三可急下存阴,以防阴竭于内,阳脱于外。掌握通下的时机,也是很重要的,一般认为,腑气不通即可使用本法治疗,不必等到痰热腑实已成,痞、满、燥、实、坚诸症悉备才用。舌苔黄腻、脉弦滑、便秘是本证的三大主要特征。芒硝、大黄剂量一般以10～15 g为宜,以大便通泻、涤除痰热积滞为度,不宜过量,待腑气得通,再改用其他治疗方法。大便得以通泻之后,痰热证在,并有血络瘀阻,故应清化痰热活络,药用全瓜蒌、胆南星、丹参、赤芍、鸡血藤等。如因痰热阻滞再次出现腑实证者,可再次给予通腑泄热之剂,腑气通后再拟清化痰热活络;见头晕者可加钩藤、菊花、珍珠母。如果舌质转红而烦躁不安,甚至彻夜不眠者,属痰热内蕴而阴液内耗,此时治疗最难,可以适当加入鲜生地黄、沙参、麦冬、玄参等育阴药,但不宜过多,恐有碍于涤除痰热。临床见痰热渐化之后转为气虚血瘀证者最多,然而在痰热刚刚化净的时候,虽有气虚见症,益气药物应以甘平或甘微温之品最适宜,药如太子参、茯苓、生山药、白扁豆等,注意避免过分甘温壅滞气机的药物。至恢复期纯属虚证而无热象者,可以考虑黄芪、党参等药的使用,可选用补阳还五汤加减。再者,本证总以半身不遂为主症,其症必由邪扰脉络,血瘀不行而成,因此本证治疗也应重视活血化瘀治法的应用。在具体运用方面应注意以下几点:一是早期血瘀必兼气滞,或气滞而导致血瘀者,此时应在活血药物中加入香附、郁金等理气行气的药物;二是病久常有气虚兼证,属于气虚血瘀者,应加入黄芪、党参、太子参等补气药,因补气可以推动血行。

5.痰湿蒙神

半身不遂,口舌㖞斜,言语謇涩或不语,感觉减退或消失,神昏痰鸣,二便自遗,周身湿冷,舌质紫黯,苔白腻,脉沉缓滑。

(1)病机分析:本证患者多有阳虚阴盛的素质,在正气不足内蕴湿痰的情况下遇有肝风触动,导致风夹湿痰上壅清窍而成的内闭之证。因湿痰属阴,邪从阴化故成阴闭,所以症见痰涎壅盛、面白唇黯、四肢不温等症,半身不遂而肢体松懈瘫软是气虚、阳虚的表现,舌质黯淡是血瘀滞涩,正气不足的征象。

(2)治法:温阳化痰,醒神开窍。

(3)常用方:涤痰汤(《证治准绳》)加减。制半夏、陈皮、枳实、茯苓、淡竹茹、胆南星、石菖蒲、远志。随症加减:寒象明显者,加桂枝以温阳化痰。

(4)常用中成药:醒脑静注射液20 mL加入0.9%氯化钠注射液或5%葡萄糖注射液250 mL中,静脉滴注,每天1次,10～14 d为1个疗程。醒神止痉,清热凉血,行气活血,解毒止痛。用于中风病急性期痰湿蒙神证。苏合香丸温通开窍、行气止痛,以往用于中风痰厥、突然昏倒、不省人事、牙关紧闭、口舌㖞斜等症。苏合香丸为蜜丸,每丸重3 g,口服或鼻饲每次1丸,每天1～2次。芳香开窍、行气温中。用于痰湿蒙塞心神的阴闭。

(5)针灸:①治法,温阳化湿,豁痰开窍醒神。②配穴,水沟、承浆、劳宫、涌泉、中脘、气海、足三里、丰隆。③方义,本方主治痰湿蒙塞心神,仍属中风闭证,但兼症表现出明显的阳虚之象,因此除主方外,其配穴中突出应用了中脘、气海、足三里,以调中补虚,振奋元阳,合丰隆,共奏降逆利湿、化痰醒神的功效。此时配合灸气海、中脘,加强助阳温化寒湿之力。方中水沟穴与承浆穴合用,加强了水沟穴的回阳、开窍之功,具有较强的镇静作用。

(6)临证参考:痰湿属阴邪,非温阳通达不能除之。治疗多选辛开温化之剂,但不可过用温燥及辛香走窜之品。如有化热倾向者,当佐清泄之剂。

中风若发病急,病情重,或治疗不当,最后表现为元气败脱,神明散乱的脱证,其临床症状:突然神昏、昏聩,肢体瘫软,手撒肢冷汗多,重则周身湿冷,二便自遗,舌痿,舌质紫黯,苔白腻,脉沉缓或沉微。

因元气败脱而神明失养故见神昏,甚则昏聩;肢体瘫软是元阳大衰不能充润所致;手撒肢凉汗多,重则周身湿冷,大便自遗,小便失禁,舌痿甚至不能吞咽,均属元阳耗竭命门火衰的表现;舌质紫黯、苔白腻是阳虚血瘀痰盛之征;脉沉主里,脉微主阳衰,少气、阴阳气血俱虚。治疗当急以益气回阳救逆为法。药用参麦注射液 40 mL 加入 25％葡萄糖注射液 40 mL 中静脉注射,15 min 1 次,直至厥脱恢复。也可同时灌服由人参、附子组成的参附汤。若汗出不止者,加山茱萸、黄芪、龙骨、牡蛎以敛汗固脱;兼有瘀滞者,加丹参。本证属中风危候,当采用综合治疗措施进行抢救。

脱证常由闭证转化而来。若治疗及时,正气渐渐恢复,正邪交争也能使脱证转化为闭证,这是病情向好转的方向转化。在闭、脱转化的过程中,常可见到闭、脱互见的证候。若闭证中出现了汗出、遗尿等脱证症状,是病情有转重的趋势。若脱证经急救出现肢体强痉、脉转弦滑,是正气渐复正邪相争的征象。

6.气虚血瘀

半身不遂,口舌喎斜,言语謇涩或不语,感觉减退或消失,面色㿠白,气短乏力,自汗出,口角流涎,心悸,便溏,手足肿胀,舌质黯淡,舌苔白腻或有齿痕,脉沉细。

(1)病机分析:本证所见气短、乏力、自汗出,通常被称为气虚的三大主症。面色㿠白是中气不足,不能荣华于颜面的表现。口角流涎一症,既因脾虚湿盛,又有气弱唇缓的缘故,即心悸为心气虚,便溏为脾气虚,至于手足肿胀多在中风 2 周以后出现,此因气虚血阻,手足筋脉、肌肤失于气血的温煦、濡养而成。舌质黯淡为气虚血瘀之象,脉沉为阳气不足的征象。

(2)治法:益气活血。

(3)常用方:补阳还五汤(《医林改错》)加减。炙黄芪、红花、川芎、桃仁、当归、赤芍、地龙。随症加减:气虚明显者,加党参、太子参;言语不利者,加远志、石菖蒲、郁金以祛痰利窍;心悸喘息,加桂枝、炙甘草;肢体麻木者,加木瓜、伸筋草、防己以舒筋通络;肢体瘫软无力者,加续断、桑寄生、杜仲、牛膝;小便失禁者,加桑螵蛸、益智仁;血瘀重者,加莪术、水蛭等破血通络之品。

(4)常用中成药:参麦注射液 40 mL 加入 5％葡萄糖注射液 250 mL 中,静脉滴注;参麦注射液补气生津,止渴固脱。用于各种原因所致的气虚、津亏,表现为眩晕、晕厥、自汗、心悸、口渴、脉微等厥证、虚证;丹参注射液活血化瘀,通络止痛,适用于胸痹,肝郁等病;以及冠心病,心绞痛,慢性迁延性肝炎,自主神经功能紊乱等。50 mg 灯盏花素注射液加入 0.9％氯化钠注射液 250 mL中,静脉滴注,每天 1 次,14 d 为 1 个疗程。灯盏花素注射液适用于脑梗死后遗症,冠心病,心绞痛。40 mL 苦碟子注射液加入 0.9％氯化钠注射液 250 mL 中,静脉滴注,每天 1 次,14 d 为 1 个疗程。苦碟子注射液适用于脑梗死急性期,冠心病,心绞痛。

(5)针灸:①治法,益气活血,通经活络。②配穴,中脘、气海、关元、足三里、脾俞、膈俞。③方义,本方要点在于调理气血,气充则瘀血可行。中脘、气海、关元皆属任脉,气海为人身气之海,肓之原,既有补肾之功,又有健脾之效,使元气充溢。关元穴是手太阳小肠之募穴,又是足三阴经与任脉之会穴,三焦元气由此所生,有培肾固本、补益元气的功效。中脘、气海、关元三穴,再与足三里配合,为培元固本、补中益气之要穴。脾俞、膈俞属足太阳膀胱经背俞穴,脾俞为脾气之转输处,气血生化之源,能益气和营,膈俞系全身之血会,共奏益气活血通经活络之功。

(6)临证参考:本证多见于恢复期和后遗症期。根据气虚的程度决定黄芪的用量,一般用量在15～45 g,重者可用至 75 g。如急性期仅有气短乏力之症,而血瘀络阻突出,且有血瘀化热的趋势,则不宜重用黄芪,改用太子参、生山药、茯苓等甘平益气之品。本方尤多用于风痰瘀血、痹阻脉络证患者经调治转化为气虚血瘀证,此类证的治疗除服用益气活血方药外,应配合针灸、推拿疗法和加强肢体功能锻炼,以促进偏瘫恢复。

7.阴虚风动

半身不遂,口舌㖞斜,言语謇涩或不语,感觉减退或消失,眩晕耳鸣,手足心热,咽干口燥,舌质红瘦,少苔或无苔,脉弦细数。

(1)病机分析:本证是由肝肾阴虚,肝阳偏亢形成上实下虚之证,又因情志刺激,化火灼阴,进而内风旋动,夹痰窜扰脉络而致半身不遂诸症。头晕耳鸣一症发病前后可出现此阴虚阳亢之征,失眠烦躁、手足心热是心、肝、肾阴液不足,虚火妄亢所致。舌质红绛少苔、无苔当属阴虚,黯红者属阴虚血虚,脉弦主肝风,脉细主血少,数脉为里热。

(2)治法:育阴息风。

(3)常用方:镇肝息风汤(《医学衷中参西录》)加减。生白芍、玄参、天冬、生龙骨、生牡蛎、代赭石、明天麻、钩藤、白菊花。随症加减:夹有痰热者,加天竺黄、竹沥、川贝母以清化痰热;心烦失眠者,加黄芩、栀子以清心除烦,加夜交藤、珍珠母以镇心安神;头痛重者,加生石决明、夏枯草以清肝息风。若见口角抽动,手足拘挛抽搐,或恢复期有肢体强痉拘急,宜加入全蝎、天麻、僵蚕等息风止痉。

(4)常用中成药:生脉注射液60 mL加入0.9%氯化钠注射液或5%葡萄糖注射液250 mL中,静脉滴注,每天1次,14 d为1个疗程。益气养阴固脱。用于中风急性期气阴亏虚,阴气欲脱之证。

(5)针灸:①治法,育阴潜阳,息风通络。②配穴,四神聪、神门、三阴交、心俞、肾俞、照海、太溪、涌泉。③方义,本证属阴虚阳亢内动。配穴的作用重点在于育阴息风。方中心俞、肾俞属足太阳膀胱经背俞穴。其中心俞疏通经络,调理气血,宁心安神;肾俞滋补肾阴,益智聪耳。照海、太溪、涌泉皆为足少阴肾经俞穴,照海为八脉交会之一,通于阴(跷)脉,具有泻火安神,通调经脉的作用。太溪是肾经的俞穴,也是本经的原穴,有补肾益阴,通利三焦之功。涌泉穴为肾经之井穴,主要起潜镇安神,通关开窍的作用。心俞、肾俞、照海、太溪、涌泉几穴配用,主要在于益阴息风、潜镇安神。这些俞穴,再配以四神聪镇静安神,配心经原穴神门及脾之三阴交,加强健脾以育阴,安神宁心的作用。

(6)临证参考:风动之因在于阴液不足,故急当治其标,待标实一去即当扶正,滋阴敛阳以固其本。还需注意肝为刚脏,性喜条达而恶抑郁,故临床证时宜加麦芽、茵陈以顺应肝胆升发之性。因滋阴潜镇之品易碍胃气,故宜适当选用健脾养胃之品。本证可见于急性期,也可见于恢复期。在急性期若及时给予滋阴息风之剂,迅速平息内风,经1~2周即可进入恢复期,并且预后较好。恢复期见阴虚风动证多由肝阳暴亢,风火上扰证转变而来。也有少数患者由痰热腑实证经治腑气已通,痰浊渐消,而邪热更炽,灼伤阴液,致使内风旋动转化为阴虚风动证。恢复期的阴虚风动证,精神护理最为重要,遇有情志刺激,心肝火旺即可触动内风,发为复中,若反复中风2次以上,预后不佳,致残率高。

(三)按主症辨证论治

临床上,中风患者多表现为某些症状比较突出,针对主症的治疗往往是临床的重点,中风病的主症为:突然昏仆、半身不遂、口舌㖞斜、言语謇涩或不语、偏身麻木。

1.神昏

(1)临床表现:神昏是以神识不清,不省人事,甚则对外界刺激毫无反应为临床特征的常见内科急症,也为中风病常见并发症之一。

(2)治法:闭证宜开窍息风。阳闭者佐以清肝,阴闭者益以祛痰。脱证宜扶正回阳固脱。①闭证:阳闭,羚羊角汤加减。羚羊角、龟甲、生地黄、牡丹皮、白芍、柴胡、薄荷、蝉蜕、菊花、夏枯草、石决明。阴闭,涤痰汤(《奇效良方》)加减。制半夏、制南星、陈皮、枳实、茯苓、人参、石菖蒲、竹茹、甘草、生姜。②脱证:大剂量的参附汤(《正体类要》)合生脉散(《内外伤辨惑论》)加减。人参、炮附子、麦冬、五味子。

(3)随症加减:①闭证,阳闭有抽搐,加全蝎、蜈蚣、僵蚕;痰多加竹沥、天竺黄、胆南星;痰多昏睡者加郁金、石菖蒲。阴闭风证明显者加天麻、钩藤以平肝息风。②脱证,汗出不止者,加黄芪、煅龙骨、煅牡蛎、山茱萸以敛汗固脱。

(4)常用中成药:醒脑静注射液 20 mL 加入 0.9%氯化钠注射液或 5%葡萄糖注射液 250 mL 中,静脉滴注,每天 1 次,10~14 d 为 1 个疗程。醒神止痉,清热凉血,行气活血,解毒止痛。用于中风病急性期神昏闭证患者。清开灵注射液:40 mL 加入 0.9%氯化钠注射液或 5%葡萄糖注射液 250 mL 中,静脉滴注,每天 1 次,10~14 d 为 1 个疗程。清热解毒,活血化瘀,醒脑开窍。用于中风病急性期神昏闭证患者。参附注射液:100 mL 加入 0.9%氯化钠注射液 250~500 mL 中,静脉滴注,每天 1 次,10~14 d 为 1 个疗程。回阳救逆。用于中风中脏腑神昏阳气欲脱者。安宫牛黄丸:清热解毒,醒神开窍。每次 1 丸,灌服或鼻饲,每天 1~2 次。清热开窍,豁痰解毒。用于中风神昏证属邪热内陷心包,痰热内闭清窍的阳闭者。苏合香丸:温通开窍,行气止痛,以往用于中风痰厥、突然昏倒、不省人事、牙关紧闭、口舌㖞斜等症。苏合香丸为蜜丸,每丸重 3 g,口服或鼻饲每次 1 丸,每天 1~2 次。芳香开窍,行气温中。用于中风病神昏痰湿蒙塞心神的阴闭者。

(5)针灸:①闭证,取穴,水沟、内关、合谷、太冲、十二井穴。阳闭加风池、劳宫,阴闭加丰隆、公孙。②脱证,取穴,百会、水沟、风池、内关、合谷、太冲、神阙、关元、足三里穴。

(6)临证参考:神昏一症,最为危急,需积极救治。临床遇到突然神昏的患者,首先要判断是否为中风神昏,其次要辨别是闭证还是脱证,是阴闭还是阳闭,是阴脱还是阳脱。准确辨证是施治的前提。

2.偏身麻木

(1)临床表现:平常头晕眼花,急躁易怒,心烦口苦,因情志刺激突然偏身麻木,甚而一侧手足活动不灵,舌质稍见红色或舌边尖红,舌苔薄黄,脉细弦数。

(2)治法:清肝散风,活血通络。①常用方:清肝息风饮(验方)加减。夏枯草、黄芩、天麻、胆南星、菊花、钩藤、赤芍、草红花、鸡血藤、地龙、乌梢蛇、薄荷、防风。随症加减:伴有气血亏虚者,加丹参。②常用中成药:活血通脉胶囊,每次 4 粒,每天 3 次。活血化瘀。可用于癥瘕痞块、血瘀闭经,跌打损伤见有眩晕、胸闷、心痛、体胖等属于痰瘀凝聚者。现代多用于冠心病、心绞痛、急性心肌梗死、高脂血症、脑血栓、肾动脉粥样硬化、肾病综合征等。③针灸取穴:极泉、肩髃、曲池、外关、合谷、风市、阳陵泉、足三里、解溪、太冲穴。刺法每天针刺 1 次,12 次为 1 个疗程,极泉穴不留针,余穴得气后留针 30 min,每隔 10 min 行针 1 次。(3)临证参考:气虚则麻,血虚则木。临证时辨气虚、血虚,治以补气、补血。

3.口舌㖞斜

(1)临床表现:突然口舌㖞斜,重则口角流涎,咀嚼时食物滞留于患侧齿颊之间,或言语不清,少数患者可见偏身麻木或一侧肢体力弱,舌苔多见薄白而腻,或舌苔薄黄,脉细弦或弦滑者。

(2)治法:祛风化痰通络。①常用方:化痰通络汤(《临床中医内科学》)加减。茯苓、半夏、白术、胆南星、天竺黄、天麻、香附、丹参、大黄。随症加减:瘀血重,舌质紫黯或有瘀斑,加桃仁、红花、赤芍;舌苔黄腻,有热象者,加黄芩、栀子;头晕、头痛,加菊花、夏枯草。痰瘀阻络,易从阳化热,故用药不宜过于温燥,以免助阳生热。②针灸取穴:下关、地仓、颊车、迎香、承浆穴。

(3)临证参考:以口舌㖞斜为主症的中风病要与口僻鉴别。口僻以口眼㖞斜、目不能闭、口角流涎为主要临床表现,起病突然,一年四季均可发生,以春秋两季为多见,发病年龄以青壮年为多,发病前多有明显的局部受凉、风吹等诱因。中风以口眼㖞斜为主要表现者,多为中老年人,且多伴有言语謇涩或不语,偏身麻木或神昏等症。

4.半身不遂

半身不遂,也称偏瘫,指半侧躯干及手足不灵,活动受限。正如金元刘河间所说:"或留一偏,遂使手足不遂,言语謇涩"。

(1)正气不足,脉络瘀阻:以患肢偏废不用,瘫软无力为主,可兼有偏身麻木、口舌㖞斜、言语謇涩等症,也可出现乏力、气短、自汗、心悸、食少、便溏、手足胀、下肢重等气虚的症状。①治法:益气、活血、通络。②常用方:补阳还五汤(《医林改错》)加减。黄芪、桃仁、红花、当归、川芎、地龙、赤芍。随症加减:气虚明显者,加党参、太子参;言语不利,加远志、石菖蒲、郁金;心悸、喘息,加桂枝、炙甘草;肢体麻木,加木瓜、伸筋草;下肢瘫软无力,加续断、桑寄生、杜仲、牛膝;小便失禁者加桑螵蛸、益智仁;血瘀重者,加莪术、水蛭、鬼箭羽、鸡血藤等破血通络之品。③常用中成药:参麦注射液 40 mL 加入 5% 葡萄糖注射液 250 mL 中,静脉滴注;参麦注射液补气生津,止渴固脱。用于各种原因所致的气虚、津亏,表现为眩晕、晕厥、自汗、心悸、口渴、脉微等厥证、虚证;丹参注射液活血化瘀,通络止痛,适用于胸痹,肝郁等病;以及冠心病、心绞痛、慢性迁延性肝炎、自主神经功能紊乱等。灯盏花素注射液 50 mg 加入 0.9% 氯化钠注射液 250 mL 中,静脉滴注,每天 1 次,14 d 为 1 个疗程。灯盏花素注射液适用于脑梗死后遗症、冠心病、心绞痛。苦碟子注射液 40 mL 加入 0.9% 氯化钠注射液 250 mL 中,静脉滴注,每天 1 次,14 d 为 1 个疗程。苦碟子注射液适用于脑梗死急性期、冠心病、心绞痛。④针灸:上肢为肩髃、极泉、曲池、尺泽、少海、手三里、合谷、太渊、内关、外关、腕骨。下肢为环跳、足三里、阳陵泉、昆仑、委中、三阴交。⑤临证参考:半身不遂是中风病的主症之一,其辨证尚需结合伴随的症状进行,单纯的半身不遂症状对于疾病的诊断有意义,对于证候的诊断并没有意义。

(2)血虚风盛,脉络瘀阻:半身不遂,以患肢强痉屈伸不利,甚至僵硬拘挛为主,也可兼有偏身麻木、口舌㖞斜、言语謇涩等症,并可出现头晕耳鸣、两目干涩、腰腿酸痛、心烦失眠、心悸盗汗等血虚阴虚,风阳内盛的症状。①治法:养血平肝,息风活络。②常用方:四物汤(《太平惠民和剂局方》)合天麻钩藤饮(《杂病证治新义》)加减。当归、赤芍、白芍、生地黄、川芎、钩藤、天麻、生石决明、桑寄生、川牛膝、杜仲、菊花、白蒺藜、丹参、鸡血藤。随症加减:头晕头痛加菊花,心烦易怒加牡丹皮、赤芍;便干便秘加生大黄;若出现意识恍惚为风火上扰清窍,可配合服用安宫牛黄丸或牛黄清心丸;若出现呕血,可加用凉血降逆之品以引血下行。③常用中成药:苦碟子注射液 40 mL 加入 0.9% 氯化钠注射液 250 mL 中,静脉滴注,每天 1 次,14 d 为 1 个疗程。苦碟子注射液适用于脑梗死急性期,冠心病,心绞痛。④针灸:上肢为肩髃、极泉、曲池、尺泽、少海、手三里、合谷、太渊、内关、外关、腕骨、肩风穴。下肢为环跳、足三里、阳陵泉、昆仑、委中、三阴交穴。⑤临证参考:本证半身不遂为气血亏虚,感受外风,瘀血阻络所致,治疗总在养血祛风的基础上应用活血通络之品。

5.言语不利

(1)风痰阻络:言语不清或失语。可兼有半身不遂、偏身麻木、口舌㖞斜、喜忘喜笑等症,舌苔白腻,脉弦滑或滑缓。本证以舌强言謇为主症,可以独有此症,也可兼有半身不遂。①治法:祛风降痰,宣窍活络。②常用方:解语丹(《医学心悟》)加减。天麻、全蝎、白附子、制南星、天竺黄、菖蒲、郁金、远志、茯苓、太子参、半夏、陈皮。随症加减:伴有情志不畅,喜忘喜笑者,加疏肝解郁之品。③常用中成药:醒脑静注射液 20 mL 加入 0.9%氯化钠注射液或 5%葡萄糖注射液 250 mL中,静脉滴注,每天 1 次,10~14 d 为 1 个疗程。醒神止痉,清热凉血,行气活血,解毒止痛。用于中风病急性期言语不利患者。④针灸:哑门、金津、王液、神门透通里,上廉泉、前廉泉、列缺、舌面点刺。⑤临证参考:言语不利严重影响患者的生存质量,在药物治疗的同时可以积极配合语言康复训练促进患者语言功能的恢复。

(2)肾精亏虚:音哑甚至不能出声,舌体痿软也可偏歪不正。兼见偏瘫肢体瘫软,腰膝酸软,心悸气短,或便秘或遗尿,舌质黯淡,舌苔薄白,脉细无力,两尺脉弱。①治法:滋阴补肾利尿。②常用方:左归饮(《景岳全书》)加减。熟地黄、枸杞子、山茱萸、茯苓、怀山药、炙甘草、石菖蒲、郁金、丹参、当归尾。随症加减:腰膝酸软者加杜仲、牛膝,心悸气短者加党参。③常用中成药:生脉注射液 60 mL 加入 0.9%氯化钠注射液或 5%葡萄糖注射液 250 mL 中,静脉滴注,每天 1 次,10~14 d 为 1 个疗程。益气养阴固脱。用于中风急性期气阴亏虚,阳气欲脱之证。④针灸:哑门、金津、王液、神门透通里,上廉泉、前廉泉、列缺、舌面点刺。⑤临证参考:言语不利严重影响患者的生存质量,在药物扶正治疗的同时可以积极配合语言康复训练促进患者语言功能的恢复。

(四)西医治疗

1.脑梗死

急性脑梗死病灶由完全性缺血的中心坏死区和仍存在侧支循环的缺血半暗带组成,若迅速恢复血流,缺血半暗带中的大量神经细胞仍可恢复功能。但如果超过有效时间即再灌注时间窗(6 h 之内),脑损伤可继续加剧,产生再灌注损伤。目前认为其损伤机制主要包括:自由基过度形成和自由基"瀑布式"级联反应、神经细胞内钙超载、兴奋性氨基酸细胞毒性作用、炎性因子参与和酸中毒等一系列变化,导致神经损伤。因此,超早期溶栓抢救缺血半暗带、积极采取脑保护措施减轻再灌注损伤是急性脑梗死的治疗关键。

应根据不同的病因、发病机制、临床类型、发病时间等确定针对性强的治疗方案,实施以分型、分期为核心的个体化治疗。在一般内科支持治疗的基础上,可酌情选用改善脑循环、脑保护、抗脑水肿降低颅内压等措施。通常按病程可分为急性期(2 周~1 个月)、恢复期(1~6 个月)和后遗症期(6 个月以后)。

(1)溶栓治疗:缺血性脑卒中发病 3 h 内,无溶栓禁忌证者,应用重组组织型纤溶酶原激活物(rt-PA)的静脉溶栓疗法,不仅显著减少了患者死亡及严重残疾的危险性,而且还大大改善了生存者的生活质量。我国"九五"攻关的随机双盲研究结果表明,对脑 CT 扫描无明显低密度改变、意识清楚的急性缺血性脑卒中患者,在发病 6 h 之内,采用尿激酶静脉溶栓治疗是比较安全、有效的。动脉溶栓较静脉溶栓治疗有较高的血管再通率,但其优点被耽误的时间所抵消。

(2)降纤治疗:在发病早期使用,包括类蛇毒制剂,常用的有巴曲酶、降纤酶,一般隔天 1 次,共 3 次,剂量为 10 U、5 U、5 U,需在用药前后监测纤维蛋白原(FIB)。很多证据显示脑梗死急性期血浆中纤维蛋白原和血液黏滞增高。国内一项多中心、随机、双盲、安慰剂平行对照研究,入组者为发病 72 h 内的颈内动脉系统脑梗死患者,结果显示巴曲酶治疗急性脑梗死有效,可显著降低纤维蛋白原水平,症状改善快且较明显,不良反应少,但亦应注意出血倾向。

(3)抗凝治疗:抗凝治疗的目的主要是防止缺血性卒中的早期复发、血栓的延长及防止堵塞远端的小血管继发血栓形成,促进侧支循环。美国的 TOAST 试验显示类肝素不降低卒中复发率,也不缓解病情的发展。但在卒中亚型分析时发现类肝素可能对大动脉硬化型卒中有效。作为辅助治疗,静脉溶栓后使用肝素,可以增加血管再通率,但是出血并发症也增加。国外多数研究认为溶栓后 24 h 内不主张使用抗凝治疗。使用抗凝治疗时,应该密切监测,使用抗凝剂量要因人而异。

(4)抗血小板制剂:两个大型研究结果(IST、CAST)显示缺血性卒中早期使用阿司匹林对于降低病死率和残疾率有一定效果。多数无禁忌证的不溶栓患者应在卒中后尽早(最好 48 h 内)开始使用阿司匹林;溶栓的患者应在溶栓 24 h 后使用阿司匹林,或阿司匹林与双嘧达莫缓释剂的复合制剂。推荐剂量阿司匹林肠溶片 150~300 mg/d,4 周后改为预防剂量。

(5)扩容:对一般缺血性脑梗死患者而言,对于脑血流低灌注所致的急性脑梗死如分水岭梗死可酌情考虑扩容治疗,但应注意可能加重脑水肿、心功能衰竭等并发症。

(6)神经保护剂:已经进行了许多实验和临床研究,探讨了各种神经保护剂的效果,不少神经保护剂在动物实验时有效,但缺乏有说服力的大样本临床观察资料。目前常用的有胞磷胆碱、吡拉西坦(脑复康)、钙通道阻滞剂等。亚低温可能是有前途的治疗方法,有关研究正在进行,高压氧也可使用。

2.脑出血

脑出血的治疗主要是对有指征者应及时清除血肿、积极降低颅内压、保护血肿周围脑组织。

(1)一般治疗:①卧床休息,一般应卧床休息 2~4 周,避免情绪激动及血压升高。②保持呼吸道通畅,昏迷患者应将头歪向一侧,以利于口腔分泌物及呕吐物流出,并可防止舌根后坠阻塞呼吸道,随时吸出口腔内的分泌物和呕吐物,必要时行气管切开。③吸氧,有意识障碍、血氧饱和度下降或有缺氧现象[PO_2<8.0 kPa(60 mmHg)或 PCO_2>6.7 kPa(50 mmHg)]的患者应给予吸氧。④鼻饲,昏迷或有吞咽困难者在发病第 2~3 天即应鼻饲。⑤对症治疗,过度烦躁不安的患者可适量用镇静药;便秘者可选用缓泻剂。⑥预防感染,加强口腔护理,及时吸痰,保持呼吸道通畅;留置导尿管时应做膀胱冲洗,昏迷患者可酌情用抗生素预防感染。⑦观察病情,严密注意患者的意识、瞳孔大小、血压、呼吸等改变,有条件时应对昏迷患者进行监护。

(2)调控血压:脑出血患者血压的控制应视患者的年龄、既往有无高血压、有无颅内压增高、出血原因、发病时间等情况而定。脑出血患者不要急于降低血压,应先降低颅内压后,再根据血压情况决定是否进行降低血压治疗。血压≥26.7/14.7 kPa(200/110 mmHg)时,在降低颅内压的同时可慎重平稳降低血压治疗,使血压维持在略高于发病前水平或 24.0/14.0 kPa(180/105 mmHg);收缩压在 22.7~26.7 kPa(170~200 mmHg)或舒张压 13.3~14.7 kPa(100~110 mmHg),暂时尚可不必使用降压药,先脱水降低颅内压,并严密观察血压情况,必要时再用降压药。血压降低幅度不宜过大,否则可能造成脑低灌注。收缩压<22.0 kPa(165 mmHg)或舒张压<12.7 kPa(95 mmHg),不需降血压治疗。血压过低者应升压治疗,以保持脑灌注压。

(3)降低颅内压:颅内压升高是脑出血患者死亡的主要原因,因此降低颅内压为治疗脑出血的重要任务。脑出血的降低颅内压治疗首先以高渗脱水药为主,如甘露醇或甘油果糖、甘油氯化钠等,注意尿量、血钾及心肾功能。可酌情选用呋塞米、清蛋白。建议尽量不使用类固醇,因其不良反应大,且降低颅内压效果不如高渗脱水药。应用脱水药时要注意水及电解质平衡。

(4)止血药物:一般不用,若有凝血功能障碍,可应用,时间不超过 1 周。

(5)亚低温治疗:亚低温治疗是辅助治疗脑出血的一种方法,初步的基础与临床研究认为亚低温是一项有前途的治疗措施,而且越早用越好。

(6)康复治疗:早期将患肢置于功能位,如病情允许,危险期过后,应及早进行肢体功能、言语障碍及心理的康复治疗。

(7)手术治疗:自发性脑出血患者哪些需手术治疗、手术方法及手术治疗的时机,目前尚无定论。手术目的主要是尽快清除血肿、降低颅内压、挽救生命,其次是尽可能早期减少血肿对周围脑组织的压迫,降低致残率。主要采用的方法有以下几种:去骨瓣减压术、小骨窗开颅血肿清除术、钻孔穿刺血肿碎吸术、内镜血肿清除术、微创血肿清除术和脑室穿刺引流术等。

(五)其他中医疗法

1.中药熏洗

中药煎汤熏洗,直接作用于患侧肢体,有舒筋活络、缓解疼痛、减轻肿胀等多种作用,对缓解痉挛同样有很好的效果。

(1)适应证及方药:熏洗疗法主要适用于中风偏瘫的恢复期和后遗症期。根据患肢肌张力的不同选用不同的药物。对于肌张力增高手足拘挛者,选用伸筋草、透骨草、豨莶草、白芍、生甘草、木瓜、萆薢、汉防己、桑桂枝、红花、川乌、川椒等;而肌张力低下手足弛缓者,选用生黄芪、小茴香、鸡血藤、紫石英、苍术、红花、透骨草等。

(2)熏洗方法:对于中风偏瘫的患者主要以熏洗患侧局部为主,分上肢熏洗和下肢熏洗。在药液温度较高时,先以蒸气熏患肢,或以药液浸湿毛巾敷于患肢,主要是肩、肘、腕、手及髋、膝、踝关节等处。当药液温度下降到能浸浴时(一般为 37 ℃～44 ℃),再将患侧主要是手足浸浴。浸浴的时间为 20～30 min。一剂药液可反复加热使用 5～6 次。

2.推拿

推拿疗法是中医学中的重要组成部分,它是医师运用各种手法作用于人体体表或做某些特定的肢体活动来防治疾病和恢复功能的治疗方法。具有疏通经络,调和气血,扶正祛邪,滑利关节,促进康复的作用。被动的肌肉按摩和关节牵张活动都可以通过牵张反射不断地向高级中枢输入促通信号,实现功能重组或再塑,从而抑制低级中枢控制的异常活动,实现高级中枢控制的独立运动。

(1)常用推拿手法:按法、摩法、推法、拿法、揉法、滚法、搓法、摇法、拍打法。

(2)常用穴位:上肢穴位有肩髃、肩髎、肩井、臂臑、曲池、尺泽、少海、大陵、阳谷、阳溪、手三里、合谷等穴。下肢穴位有环跳、风市、髀关、阳陵泉、足三里、血海、梁丘、委中、委阳、承山、三阴交、悬中、解溪、太溪、昆仑等穴。其他穴位有风池、风府、缺盆、膈俞、肝俞、肾俞等穴。

(六)急证的处理

1.吐血、呕血

吐血、呕血为中风急危重症之一,常见于临终前患者,由阴阳离决,阳气大衰,失于固摄,血随气逆而成。也有见于肝阳妄亢,风阳内动挟胃气溃逆之时者,此与呃逆并见。

(1)阴阳离决,阳气暴衰,固摄无权:表现为骤然呕吐大量黯咖啡色血液,旋即昏聩,目珠固定或上翻,或斜视,舌卷囊缩,口唇爪甲青紫,四肢厥冷,面色晦暗,脉由洪大滑数转为沉细或沉微欲绝。本证抢救多需参附注射液、参麦注射液等静脉滴注。但病势凶险,常来不及救治,数分钟内患者即呼吸、心跳停止。即使积极争取时间采用中西医综合抢救措施,密切观察病情,全力抢救,目前也极难取得成功。

(2)肝阳上亢协胃气冲逆:表现为吐血黯咖啡色或鲜血,每次数十毫升或 100～200 mL,神识迷蒙或昏迷,面红目赤,烦躁不安,便干尿赤,舌质红苔薄黄,或少苔、无苔,脉细弦数。①治法:凉血止血为先,继而平肝潜阳。②方药:犀角地黄汤加减。水牛角代 30 g,生地黄 30 g,赤芍 15 g,牡丹皮 9 g。水煎取 150 mL,分 2～3 次鼻饲或灌服。还可用血宁冲剂。其处方由大黄、黄连、黄芩等药组成,应急止血。取用 6 g,以白开水调匀,鼻饲或灌服。若吐血已止,可给天麻钩藤饮加减治疗,以平肝潜阳息风,防再次出血。

2.抽搐

部分中风患者在急性期神昏、昏聩时,出现肢体强痉抽搐,此属变证,病势危重,必须积极救治,否则有伤性命之虞。此类抽搐多由风火痰瘀邪盛,肝阳妄亢生风,内风旋动而成。可兼见躁扰不宁,面红目赤,舌质红、红绛或暗红,脉弦滑而大。治疗时,应先用加味止痉散(由全蝎、蜈蚣、珍珠组成),每次 3 g,用白开水调匀鼻饲;再应用清开灵注射液 40 mL,加入 5% 或 10% 葡萄糖注射液 250～500 mL 中,静脉滴注,同时给予灯盏花素注射液 40 mL,加入 5% 或 10% 葡萄糖注射液 250～500 mL 中,静脉滴注,以清热化痰,凉血解痉,宣开清窍。若抽搐可止,则改用天麻钩藤饮或镇肝息风汤加减预防再次发作。对发作时面唇青黯晦滞,脉微欲绝者,应采用中西医综合措施抢救,或许能够转危为安。

(七)变证治疗

1.呃逆

呃逆可见于中风的中脏腑急性期,也可见于中经络之重证向中脏腑转化的过程中,所以此类呃逆患者多处于神识迷蒙或昏迷的状态,呃声急促而不连续,甚至床动身摇,因呃逆不能进饮食,痛苦极大。还可兼见大便秘结或大便自遗。论其病因多在大病之初,血气奔并于上,骤然升降逆乱,风火痰热损伤胃气胃阴。缘胃之气阴受创致逆气上冲而生呃逆。此属重证,随病势恶化还能导致胃气败绝。还有因气机升降失常之后,痰热壅阻胃肠导致腑实,胃气难以顺降则折返上越演致频繁呃逆。另外,中脏腑之痰湿蒙塞心神证与元气败脱、心神散乱证,病必及肾,由肾气失于摄纳,引动冲气上乘,挟胃气动膈而生呃逆之证。综观呃逆轻重差别极为明显,出现于中风中脏腑急性期的呃逆,绝不同于一般,多为病势危笃或向危重转化的一种表现,是属土败胃绝之险象,其病预后较差,若能及时恰当救治,或能转危为安。应该指出,发生于恢复期的呃逆,或虽在急性期,在病情逐步好转时发生的呃逆,其治疗较易而预后较好,两者需要分清。

(1)胃气阴两伤:呃声短促不连续,唇燥舌干,神昏烦躁,大便干结而难,舌质红或红绛,苔黄燥或少苔,脉细弦数。①治法:益气养阴,和胃止呃。②常用方:人参粳米汤。西洋参 6 g,优质粳米 30 g。先煮西洋参取 100 mL,再煮粳米,取米汤 400 mL,兑匀成 500 mL,分 2～4 次鼻饲或灌服,每天 1 剂。

本证多见于中风急性期,是阳闭证的并发证候,应在平肝清肝、息风化痰、凉血开窍治疗阳闭的同时,配以益气养阴,和胃止呕。如胃阴得复,胃气得以顺降,一般呃逆也较易得到控制。

(2)痰热腑实,浊气不降:呃声洪亮有力,口臭烦躁,甚至神昏谵语,便秘尿赤,腹胀,舌红苔黄燥起芒刺,脉滑数或弦数而大。①治法:通腑泄热,和胃止呕。②常用方:大承气汤加味。生大黄、芒硝、厚朴、枳实、沉香粉。

2.戴阳证

戴阳证是中风最危险的变证,属于急性期脱证的临终表现。有学者通过临床总结发现戴阳以元气败脱、心神散乱证最为多见。患者昏迷,无论此脱证是由阳闭或阴闭转变而来,此时已呈现出四肢冰凉、周身湿冷、手撒遗尿、脉微沉细等阳气大衰,阴寒内盛的征象。多出现于上午 9:00

至午后 13:00 之间,发现患者突然颜面潮红可延至头部也潮红,其两颊泛红颜色稍浓,但触摸面颊不热,四肢厥冷如故,脉沉微衰如故。戴阳证的基本病机是邪盛正虚,阴阳格拒。论其治疗原则当为调和阴阳,扶正祛邪,但病势凶险,顷刻之间患者即被夺走生命。

六、疗效评定标准

(一)神经功能评价

1.脑卒中患者临床神经功能缺损程度评分标准

意识(最大刺激、最佳反应)两项提问:①年龄;②现在是几月。(相差 2 岁或 1 个月都算正确)

2.美国国立卫生研究院卒中量表(NIHSS)

具体内容见表 2-1。

表 2-1 美国国立卫生研究院卒中量表

项目	评分标准与分值			
意识	0=清醒	1=嗜睡	2=昏睡	3=昏迷
提问(月份、年龄)	0=均正确	1=1 项正确	2=均不正确	
执行指令(握手、睁闭眼)	0=均正确	1=1 项正确	2=均不正确	
眼球运动	0=正常	1=凝视障碍	2=同向偏斜	
视野	0=正常	1=部分偏盲	2=完全偏盲	
面瘫	0=无	1=轻瘫	2=部分	3=完全
上肢活动	0=上举 90° 10 s	1=上举 90° <10 s	2=上举<90° 10 s	3=不能抗引力
下肢活动	0=抬起 30° 5 s	1=抬起 30° <5 s	2=抬起<30° 5 s	3=不能抗引力
共济运动	0=正常	1=1 肢共济失调	2=2 肢共济失调	
感觉	0=正常	1=部分丧失	2=完全丧失	
忽视	0=无	1=视、听或触觉忽视	2=超过 1 项	
构音障碍	0=无	1=轻视	2=不能被听懂	
语言	0=正常	1=轻度失语	2=重度失语	3=完全失语

(二)运动功能评价

1.Twitchell-Brunnstrom 脑卒中运动恢复阶段

具体内容见表 2-2。

表 2-2 Twitchell-Brunnstrom 脑卒中运动恢复阶段

阶段	肩臂	手	下肢
I	无任何运动	无任何运动	无任何运动
II	仅出现协同运动的模式	仅有极细微的屈曲	仅有极少的随意运动
III	可随意发起协同运动	可作勾状抓握,但不能伸指	在坐和站位上,有髋、膝、踝的协同性屈曲

续表

阶段	肩臂	手	下肢
IV	出现脱离协同运动的活动： 1.肩 0°肘屈 90°角的情况下,前臂可旋前旋后 2.在肘伸直的情况下肩可前屈 90°角 3.手背可触及腰骶部	能侧捏及松开拇指,手指有随意的小范围的伸展	在坐位上可屈膝 90°角以上,可使足后滑倒椅子下方。在足跟不离地的情况下能背屈踝
V	出现相对独立于协同运动的活动： 1.肘伸直时肩可外展 90°角 2.在肘伸直,肩前屈 30°~90°角的情况下,前臂可旋前和旋后 3.肘伸直,前臂中立位,臂可举过头	可作球状和圆柱状抓握,手指可作集团伸展,但不能单独伸展	健腿站,病退可先屈膝后伸髋；在伸直膝的情况下,可背屈踝,可将踵放在向前迈一小步的位置上
VI	运动协调近于正常,手指指鼻无明显辩距不良,但速度比健侧慢(≤5 s)	所有抓握均能完成,但速度和准确性比健侧差	在站立上可使髋外展到超出抬起该侧骨盆所能达到的范围；在坐位上,在伸直膝的情况下可内外旋下肢,合并足的内、外翻

2.修订的 Ashworth 痉挛评定级

具体内容见表 2-3。

表 2-3　修订的 Ashworth 痉挛评定级

分级	表现
0	无肌张力的增加
I	肌张力轻度增加：受累部分被动屈伸时,在关节运动范围(ROM)之末时呈现最小的阻力或出现卡住和释放
II	肌张力较明显地增加：ROM 的大部分时,肌张力较明显地增加,但受累部分仍能较易地被移动
III	肌张力严重增高：被动运动困难
IV	僵直：受累部分被动屈伸时呈现僵直状态而不能动

(三)日常生活能力(ADL)评价

1.BartherlADL 指数

具体内容见表 2-4。

表 2-4　BartherlADL 指数

项目	独立	部分独立	需极大帮助	完全依赖
进食	10	5	0	
洗澡	5	0		
整容	5	0		
穿衣	10	5	0	
大便	10	5	0	
小便	10	5	0	
用厕	10	5	0	

续表

项目	独立	部分独立	需极大帮助	完全依赖
转移	15	10	5	0
步行	15	10	5	0
上下楼梯	10	5	0	

2.修订 Rankin 量表

具体内容见表 2-5。

表 2-5 修订 Rankin 量表

分级	表现
0	完全没有症状
1	除轻微症状,未见明显残障。能完成所有经常从事的职责和活动
2	轻度残障,生活可以自理,但是不能完成所有以前的可以进行的活动
3	中度残障,需要一些协助,但行走不需要协助
4	重度残障:离开他人协助不能行走,不能照顾身体需要
5	严重残障:卧床不起、大小便失禁、须持续护理和照顾

七、护理与调摄

加强护理是提高临床治愈率、减少并发症、降低病死率和病残率的重要环节。急性期患者宜卧床休息,并密切观察病情变化,注意神志、瞳孔、呼吸、脉搏、血压的情况。尤其是中脏腑患者要密切观察病情,重点注意神志、瞳神、气息、脉象等情况,以了解闭、脱的转化。保持呼吸道通畅和肠道的通畅。勤给患者翻身拍背,做好口腔护理,防止肺部、口腔、皮肤及泌尿系统感染。应注意偏瘫急性期患者的良肢位设计,对于抑制肢体痉挛、预防肩关节半脱位、早期诱发分离运动等起重要作用。患者神志转清或病情稳定后,即尽早进行系统、正规的言语及肢体功能的康复训练,可配合针灸、推拿等中医传统方法,语言不利者,宜加强语言训练,以循序渐进为原则。

八、预后与转归

脑卒中的预后不良,复发率高。多数患者遗留有肢体功能障碍、感觉障碍、语言障碍;部分患者遗留智能减退、情感障碍;病情严重者持续昏迷或死亡。为社会和家庭带来了沉重的负担。

脑卒中的复发相当普遍,卒中复发导致患者已有的神经功能障碍加重,并使病死率明显增加。首次卒中后 6 个月内是卒中复发危险性最高的阶段,所以在卒中首次发病后有必要尽早开展二级预防工作。二级预防包括以下方面:正确评估首次卒中发病机制;血压管理;抗血小板聚集;抗凝治疗;其他心脏病的干预;颈动脉狭窄的干预;高半胱氨酸血症的干预;卒中后血压、血脂与血糖的管理等。

中医中风病的预防,在于慎起居、节饮食、远房帏、调情志。慎起居,是生活要有规律,注意劳逸适度,重视进行适宜的体育锻炼。节饮食是指避免过食肥甘厚味、烟酒及辛辣刺激食品。远房帏是指节制性生活。调情志是指经常保持心情舒畅,稳定情绪,避免七情伤害。

（朱春梅）

第四节 神 昏

神昏是以神志丧失且不易逆转为特征的一种病证，又称昏迷、昏不知人，昏谵、昏愦等。

神昏有程度不同，现代医学分为轻、中、重三度。中医学虽未明确分度标准，但从所用术语含义来看，大致有轻重之别。轻者称神识蒙眬，时清时昧，重者昏谵、神昏、昏不识人，不知与人言等，最重者常称昏愦，或其状如尸、尸厥等。

神昏只是一个症，不作为病证名称理解，是很多疾病发展到危重阶段时所出现的一个共同病理反映。

现代医学中的昏迷，是由于大脑皮层和皮下网状结构发生高度抑制，脑功能严重障碍的一种病理状态。由急性传染性疾病、感染性疾病、内分泌及代谢障碍性疾病、水电解质平衡紊乱、中毒、物理性损害等引起的昏迷，可参照中医神昏辨证论治。

一、病因病机

(一)阳明腑实

感受寒邪，或温热、湿热之邪，入里化热，热与糟粕相合，结于胃肠，浊气上熏于心，扰于神明而神昏谵语。《伤寒论》中的神昏谵语，皆因阳明腑实所致。正如陆九芝所说："胃热之甚，神为之昏，从来神昏之病；皆属胃家"。温病中因阳明腑实而致昏迷的记载亦颇多。如《温病条辨·中焦篇》第六条："阳明温病，面目俱赤，肢厥，甚则通体皆厥，不瘛疭，但神昏，不大便七八日以外，小便赤，脉沉伏，或并脉亦厥，胸腹坚满，甚则拒按，喜凉饮者，大承气汤主之"。《温热病篇》第六条："湿热证，发痉，神昏笑妄，脉洪数有力，开泄不效者，湿热蕴结胸膈，宜仿凉膈散，若大便数天不通者，热邪闭结胃肠，宜仿承气急下之例"。阳明腑实是热性病发生昏迷的重要因素，因而通下法在救治昏迷患者中占有重要位置。

(二)热闭心包

热闭心包而产生昏迷的理论，是温病学首创，是温病学的一大贡献。除伤寒阳明腑实所造成的神昏之外，又提出了热闭心包的理论，为救治神昏开辟了新的途径。热闭心包有两个传变途径，一是逆传，由卫分证不经气分，而直陷心营，阻闭心包，使神明失守而昏迷。这种逆传，往往是由于所感受有温热之邪毒力太盛，或素体阴虚，外邪易于内陷，或误治引起内陷，这就是叶天士所说的"逆传心包"。另一个传变途径是顺传，由卫分经气分，再传入心营而出现神昏，这种昏迷虽较逆传者出现较晚，但是由于邪热不解，对阴液的耗伤较重。

(三)湿热酿痰蒙蔽心包

感受湿热之邪，湿热交蒸酿痰，痰浊蒙蔽心包，心明失守而神昏。这是叶天士所说的"湿与温合，蒸郁而蒙蔽于上，清窍为之壅塞，浊邪害清也"。

湿为阴邪，热为阳邪，湿遏则热伏，热蒸则湿横，湿热郁蒸，最易闭窍动风，所以薛生白在《湿热病篇》中说"是证最易耳聋干呕，发痉发厥"，《湿热病篇》全篇中有许多条都记载了昏厥的症状。《温病条辨·上焦篇》第四十四条亦有："湿温邪入心包，神昏肢厥"的记载。至于吸收秽浊之气而昏迷者，亦有称为发痧者，其实质也是湿热秽浊之邪，如《温病条辨·中焦篇》第五十六条"吸受秽湿,三焦分布,热蒸头胀,身痛呕逆,小便不通,神识昏迷,舌白不渴……"。《湿温病篇·十四条》"温热证,初起即胸闷不知人,瞀乱大叫痛,湿热阻闭中上二焦……"。皆是由湿热秽浊之气而致昏迷者。

(四)瘀热交阻

由于湿热之邪入营血,煎熬阴液,则血行凝涩而成瘀血。热瘀交阻于心窍而神昏,或素有瘀血在胸膈,加之热邪内陷,交阻于心窍,亦可发生神昏,正如叶天士所说"再有热传营血,其人素有瘀伤宿血在胸膈中,挟热而搏,其舌必紫而暗,扪之湿,当加入散血之品,如琥珀、丹参、桃仁、牡丹皮等。不尔,瘀血与热为伍,阻遏正气,遂变如狂发狂之证"。何秀山亦说:"热陷包络神昏,非痰迷心窍,即瘀阻心窍"(《重订通俗伤寒论》犀地清络饮,何秀山按)。

"热入血室"及"下焦蓄血"所产生的昏迷谵狂,其机理与瘀血交阻相似,只是交阻的部位不同而已。热入血室在胞宫,下焦蓄血者在膀胱(部位尚有争议),热入血室者,乃妇人于外感热病过程中,经水适来适断,热邪乘虚陷入血室,与血搏结,瘀热冲心,扰于神明,遂发昏狂,正如薛生白于《湿热病篇》第三十二条所说:"湿热证,经水适来,壮热口渴,谵语神昏,胸腹痛,或舌无苔,脉滑数,邪陷营分,宜大剂水牛角代、紫草、茜草、贯众、连翘、鲜菖蒲、银花露等味"。

伤寒下焦蓄血者,是因为太阳表证不解,热邪随经入腑,与血搏结而不行,瘀热冲心,扰乱神明,其人发狂。如《伤寒论》所说:"太阳病六七日,表证仍在,反不结胸,其人发狂者,以热在下焦,少腹当鞕满,小便自利者,下血乃愈,抵当汤主之"。

瘀热交阻的部位,虽然有在心、在胸膈、在下焦、在胞宫之异,但因心主血脉,血分之瘀热,皆可扰于心神而发昏谵或如狂发狂,其病机有共同之处。

(五)气钝血滞

外邪人里化热,病久不解,必伤于阴,络脉凝瘀,阴阳两困,气钝血滞,灵机不运,神识昏迷、呆顿。这种昏迷,薛生白在《湿热病篇》第三十四条中阐述得很清楚。他说:"湿热证,七八日,口不渴,声不出,与饮食也不欲,默默不语,神识昏迷,进辛开凉泄、芳香逐秽,俱不效,此邪入厥阴,主客浑受,宜仿吴又可三甲散,醉地鳖虫、醋炒鳖甲、土炒穿山甲、生僵蚕、柴胡、桃仁泥等味"。薛生白在本条自注中,对气钝血滞的昏迷又做了进一步的解释,他说:"暑热先伤阳分,然病久不解,必及于阴,阴阳两困,气钝血滞而暑湿不得外泄,遂深入厥阴,络脉凝瘀,使一阳不能萌动,生气有降无升,心主阻遏,灵气不通,所以神不清而昏迷默默也。破滞破瘀,斯络脉通而邪得解矣"。这种昏迷,在热病后期的后遗症多见,表现昏迷或呆痴、失语等。

(六)心火暴盛

素体肝肾阴虚,加之五志过极,或嗜酒过度,或劳逸失宜,致肝阳暴涨,阳升风动,心火偏亢,神明被扰,瞀乱而致昏迷。这一病机是由刘河间所倡导,他在《素问玄机原病式·火类》中说:"由于将息失宜,而心火暴甚,肾水虚衰,不能制之,则阴虚阳实,而热气拂郁,心神昏冒,筋骨不用,而猝倒无知也,多因喜怒思悲恐之五志有所过极而卒中者,由五志过极,皆为热甚故也"。

(七)正虚邪实

正气不足,邪气乘之,神无所倚而致昏迷,《灵枢·九宫八风篇》中说:"其有三虚而偏中于邪风,则为击仆偏枯矣"。击仆即猝然昏仆,如物击之速。《金匮要略·中风历节篇》说:"络脉空虚,贼邪不泻……入于腑,即不识人,邪入于脏,舌即难言,口吐涎"。不识人,即昏迷之谓。《东垣十书·中风辨》说:"有中风者,卒然昏愦,不省人事,痰涎壅盛,语言謇涩等症,此非外来风邪,乃本气自病也"。东垣之论,以气虚为主。

（八）痰蔽清窍

脾失健运，聚湿生痰，痰郁化热，蒙蔽清窍，猝然昏仆。

对中风昏仆，朱丹溪以痰立论，他在《丹溪心法·中风篇》说："中风大率主血虚有痰，治痰为先，次养血行血"。

（九）肝阳暴涨，上扰清窍

暴怒伤肝，肝阳暴涨，气血并走于上，或夹痰火，上扰清窍，心神昏冒而猝倒不知。《素问·生气通天论》曰："阳气者，大怒则形气绝，而血菀于上，使人薄厥"。《素问·调经论》曰："血之与气，并走于上，则为大厥，厥则暴死，气复返则生，不返则死"。张山雷根据上述经文加以阐发，著《中风斠诠》，强调镇肝潜阳，摄纳肝肾，故以"镇摄潜阳为先务，缓则培其本"。

二、诊断要点

（一）临床表现

临床神识不清，不省人事，且持续不能苏醒为特征。病者的随意运动丧失，对周围事物如声音、光等的刺激全无反应。

（二）鉴别诊断

（1）与癫痫鉴别：癫痫，猝然仆倒，昏不知人，伴牙关紧闭、四肢抽搐、僵直，发作片刻又自行停止，复如常人，并有反复发作，每次发作症状相似的特点。而昏迷，可伴抽搐，亦可无抽搐僵直，一旦昏迷后，非经治疗则不易逆转，且无反复发作史。

（2）与厥证鉴别：厥证，发作呈突然昏仆，常伴四肢厥冷，少有抽搐，短时间即可复苏，醒后无偏瘫、失语、口眼㖞斜等后遗症。且每次发作都有明显诱因，如食厥之因于食，酒厥之因于酒，暑厥之因于暑，气厥之因于气等。昏迷除外伤外，都是在原发病恶化的基础上发生的，神志复苏以后，原发病仍然存在。

（3）与脏躁鉴别：脏躁往往在精神刺激下突然发病，多发于青壮年妇女，可表现为抽搐、失语、瘫痪、暴喘等多种状态，发作时神志不丧失，可反复发作，发作后常有情感反应，如哭笑不能抑制，或忧郁寡欢等，每次发作大致相似，与昏迷可资鉴别。

三、辨证论治

（一）闭证

1.热陷心包

主证：昏愦不语，灼热肢厥，或伴抽搐、斑疹、出血、便干溲赤、面赤目赤，可因邪气大盛、正气不支而身热骤降、四肢厥冷、大汗淋漓、面色苍白。舌干绛而塞，脉细数而疾，或细数微弱。

治法：清心开窍，泄热护阴。

方药：清营汤加减。

水牛角代 30～50 g（先煎），生地黄、玄参、麦冬、丹参、连翘各 15 g，竹叶心 6 g，黄连 10 g，甘草 6 g。水煎服。

加减：抽搐者加羚羊角 5 g（先煎），钩藤 20 g，地龙 15 g。

2.阳明热盛

主证：身热大汗，烦渴引饮，躁扰不安，渐至谵语神昏，四肢厥冷，面赤目赤。若成阳明腑实证，则大便鞕结，腹部坚满。舌红苔黄，脉洪大。甚则舌苔黄燥或干黑起芒刺，脉沉实或沉小而躁疾。

治法:清气泄热。

方药:大承气汤。

大黄15 g,芒硝、枳实各12 g,厚朴10 g,水煎服。

加减:口渴引饮者,加石膏30 g,知母15 g。

3.湿热酿痰,蒙蔽心窍

主证:神志蒙眬或时清时昧,重者亦可昏愦不语,少有狂躁,身热不扬,午后热甚,胸脘满闷。舌红苔黄腻,脉濡滑或滑数。

治法:宣扬气机,化浊开窍。

方药:菖蒲郁金汤加减。

石菖蒲、郁金各15 g,栀子、连翘、牛蒡子、牡丹皮、菊花各12 g,竹沥适量(冲服),姜汁适量(冲服),玉枢丹1粒(研冲)。水煎服。

4.瘀热交阻

主证:昏谵或狂,胸膈窒塞疼痛拒按,身热夜甚,唇甲青紫。下焦蓄血者,少腹硬满急结,大便鞭,其人如狂。热入血室者,经水适来适断,谵语如狂,寒热如疟。舌绛紫而润、或舌蹇短缩,脉沉伏细数。

治法:清热化瘀,通络开窍。

方药:犀地清络饮。

水牛角代汁20 mL(冲),粉丹皮6 g,青连翘4.5 g(带心),淡竹沥60 mL(和匀),鲜生地黄24 g,生赤芍4.5 g,桃仁9粒(去皮),生姜汁2滴(同冲),鲜茅根30 g,灯心草1.5 g,鲜石菖蒲汁10 mL(冲服)。

5.气钝血滞

主证:大病之后,神情呆痴,昏迷默默,口不渴,声不出,与饮食亦不欲,语言謇涩,肢体酸痛拘急,胁下锥刺,肌肉消灼。舌黯,脉沉涩。

治法:破滞化瘀,通经活络。

方药:通经逐瘀汤。

刺猬皮9 g,薄荷9 g,地龙9 g,皂角刺6 g,赤芍6 g,桃仁6 g,连翘9 g,金银花9 g。

加减:血热,加栀子、生地黄;风冷,加麻黄、桂枝;虚热,加银柴胡、地骨皮;喘咳,加杏仁、苏梗。

6.五志过极,心火暴盛

主证:素有头晕目眩,卒然神识昏迷,不省人事,肢体僵直抽搐,牙关紧闭,两手握固,气粗口臭,喉中痰鸣,大便秘结。舌红苔黄腻,脉弦滑而数。

治法:凉肝熄风,清心开窍。

方药:镇肝熄风汤。

怀牛膝30 g,生赭石30 g,川楝子6 g,生龙骨15 g,生牡蛎15 g,生龟版15 g,生杭芍、玄参、天冬各15 g,生麦芽、茵陈各6 g,甘草4.5 g。

7.痰浊阻闭

主证:神识昏蒙,痰声漉漉,胸腹痞塞,四肢欠温,面白唇暗。舌淡苔白腻,脉沉缓滑。

治法:辛温开窍,豁痰熄风。

方药:涤痰汤送服苏合香丸。

半夏、胆星、橘红、枳实、茯苓、人参、菖蒲、竹茹、甘草、生姜、大枣。

(二)脱证

1.亡阴

主证:神昏舌强,身热汗出,头汗如洗,四肢厥冷,喘促难续,心中憺憺,面红如妆,唇红而艳。舌绛干萎短,脉虚数或细促。

治法:救阴敛阳。

方药:生脉散加味。

人参 12 g(另炖),麦冬 20 g,五味子、山茱萸各 15 g,黄精、龙骨、牡蛎各 30 g。水煎服。

2.阳脱

主证:神志昏迷,目合口开,鼻鼾息微,手撒肢厥,大汗淋漓,面色苍白,二便自遗,唇舌淡润,甚则口唇青紫,脉微欲绝。

治法:回阳救逆。

方药:参附汤。

加减:人参 15 g,制附子 12 g。水煎服。

四、预后预防

(一)预后

(1)昏迷患者,可用红灵丹、通关散等搐鼻取嚏,有嚏者生,无嚏者死,为肺气已绝。

(2)正衰昏迷,寸口脉已无,跗阳脉尚存者,为胃气未败,尚可生;若跗阳脉已无,为胃气已绝,胃气绝者死。

(3)厥而身温汗出,入腑者吉;身冷唇青,入脏者凶,指甲青紫者死。或醒或未醒,或初病或久病;忽吐出紫红色者死。

(4)口干、手撒、目合、鼻鼾、遗溺,为五脏绝,若已见一二症,唯大剂参、附,兼灸气海、丹田,间有活者。

(5)若高热患者,突然出现体温骤降,冷汗淋漓,四肢厥冷,脉微欲绝者,为邪气太盛,正气不支而亡阳,先急予参、附回阳。待阳复后可复热,当转而清热解毒。不可固守原方,继续扶阳。

(二)预防调护

(1)本病预防主要是及时治疗各种可引起神昏的病证,防止其恶化。

(2)神昏不能进食者,可用鼻饲,给予足够的营养,并输液吸氧等。

(3)神昏患者应定期翻身按摩,及时做五官及二便的清洁护理等。

(仇莉莉)

70

第五节 癫 狂

一、定义

癫病以精神抑郁，表情淡漠，沉默痴呆，语无伦次，静而少动为特征；狂病以精神亢奋，狂躁刚暴，喧扰不宁，毁物打骂，动而多怒为特征。癫病与狂病都是精神失常的疾病，二者在临床上可以互相转化，故常并称。

二、历史沿革

癫之病名最早见于马王堆汉墓出土的《足臂十一脉灸经》"数癫疾"。癫狂病名出自《黄帝内经》。该书对于本病的症状、病因病机及治疗均有较详细的记载。

在症状描述方面，如《灵枢·癫狂》篇说："癫疾始生，先不乐，头重痛，视举，目赤，甚作极，已而烦心""狂始发，少卧，不饥，自高贤也，自辨智也，自尊贵也，善骂詈，日夜不休。"

在病因病机方面，《素问·至真要大论篇》说："诸躁狂越，皆属于火。"《素问·脉要精微论篇》说："衣被不敛，言语善恶，不避亲疏者，此神明之乱也。"《素问·脉解篇》又说："阳尽在上，而阴气从下，下虚上实，故狂癫疾也。"指出了火邪扰心和阴阳失调可以发病。《灵枢·癫狂》篇又有"得之忧饥""得之大恐""得之有所大喜"等记载。明确指出情志因素亦可以导致癫狂的发生。《素问·奇病论篇》说："人生而有病癫疾者，此得之在母腹中时。"指出本病具有遗传性。

在治疗方面，《素问·病能论篇》说："帝曰：有病怒狂者，其病安生？岐伯曰：生于阳也。帝曰：治之奈何？岐伯曰：夺其实即已，夫食入于阴，长气于阳，故夺其食则已，使之服以生铁落为饮，夫生铁落者，下气疾也。"至《难经》则明确提出癫与狂的鉴别要点，如《二十难》记有"重阳者狂，重阴者癫"，而《五十九难》对癫狂二证则从症状表现上加以区别，其曰："狂癫之病何以别之？然：狂疾之始发，少卧而不饥，自高贤也，自辩智也，自倨贵也，妄笑好歌乐，妄行不休是也。癫疾始发，意不乐，僵仆直视，其脉三部阴阳俱盛是也。"对两者的鉴别可谓要言不烦。

汉代张仲景《金匮要略·五脏风寒积聚病脉证治》说："邪哭（作"人"解）使魂魄不安者，血气少也，血气少者属于心，心气虚者，其人则畏；合目欲眠，梦远行而精神离散，魂魄妄行。阴气衰者为癫，阳气衰者为狂。"对本病的病因作进一步的探讨，提出因心虚而血气少，邪乘于阴则为癫，邪乘于阳则为狂。

唐宋以后，对癫狂的证候描述更加确切，唐代孙思邈《备急千金要方·风癫》曰："示表癫邪之端，而见其病，或有默默而不声，或复多言而漫说，或歌或哭，或吟或笑，或眠坐沟渠，瞰于粪秽，或裸形露体，或昼夜游走，或嗔骂无度，或是蜚蛊精灵，手乱目急。"对癫狂采用针药并用的治疗方式。

金元时代对癫狂的病因学说有了较大的发展。如金代刘完素《素问玄机原病式·五运主病》说："经注曰多喜为癫，多怒为狂，然喜为心志，故心热甚则多喜而为狂，况五志所发，皆为热，故狂者五志间发。"元代朱丹溪《丹溪心法·癫狂篇》云："癫属阴，狂属阳……大率多因痰结于心胸间。"提出了癫狂的发病与"痰"有关的理论，并提出"痰迷心窍"之说，对于指导临床实践具有重要意义,也为后世许多医家所遵循。此时不仅对病因病机的认识更臻完善,而且从实践中也积累了一些治疗本病的经验。如治癫用养心血、镇心神、开痰结,治狂用大吐下之法。此外,《丹溪心法》还记有精神治疗的方法。

及至明清两代,不少医家对本病证治理法的研究多有心得体会。如明代楼英《医学纲目》卷二十五记有:"狂之为病少卧,少卧则卫独行,阳不行阴,故阳盛阴虚,令昏其神。得睡则卫得入于阴,而阴得卫镇,不虚,阳无卫助,不盛,故阴阳均平而愈矣。"对《黄帝内经》狂病,由阴阳失调而成的理论有所发挥。再如李梴、张景岳等对癫狂二证的区别,分辨甚详。明代李梴《医学入门·癫狂》说:"癫者异常也,平日能言,癫则沉默;平日不言,癫则呻吟,甚则僵卧直视,心常不乐""狂者凶狂也,轻则自高自是,好歌好舞,甚则弃衣而走,逾垣上屋,又甚则披头大叫,不避水火,且好杀人。"明代张介宾《景岳全书·癫狂痴呆》说:"狂病常醒,多怒而暴;癫病常昏,多倦而静。由此观之,则其阴阳寒热,自有冰炭之异。"明代王肯堂《证治准绳》中云:"癫者,俗谓之失心风。多因抑郁不遂……精神恍惚,言语错乱,喜怒不常。"这一时期的医家肯定了癫狂痰迷心窍的病机,治疗多主张治癫宜解郁化痰、宁心安神为主;治狂则先夺其食,或降其火,或下其痰,药用重剂,不可畏首畏尾。明代戴思恭《证治要诀·癫狂》提出:"癫狂由七情所郁,遂生痰涎,迷塞心窍。"明代虞抟《医学正传》以牛黄清心丸治癫狂,取其豁痰清心之意。至王清任又提出了血瘀可病癫狂的论点,并认识到本病与脑有着密切的关系。如王清任《医林改错》癫狂梦醒汤谓:"癫狂一证……乃气血凝滞脑气,与脏腑气不接,如同做梦一样。"清代何梦瑶《医碥·狂癫痫》剖析狂病病机为火气乘心,劫伤心血,神不守舍,痰涎入踞。清代张璐《张氏医通·神志门》集狂病治法之大成:"上焦实者,从高抑之,生铁落饮;阳明实则脉伏,大承气汤去厚朴加当归、铁落饮,以大利为度;在上者,因而越之,来苏膏,或戴人三圣散涌吐,其病立安,后用洗心散、凉膈散调之;形证脉气俱实,当涌吐兼利,胜金丹一服神效……《经》云:喜乐无极则伤魂,魄伤则狂,狂者意不存,当以恐胜之,以凉药补魄之阴,清神汤。"

综上所述,历代医家则对癫狂的病因、病机、临床症状及治疗进行了较多的论述,对后世有较大的影响。

三、范围

癫病与狂病都是精神失常的疾病,其表现类似于西医学的某些精神病,精神分裂症的精神抑郁型,心境障碍中躁狂抑郁症的抑郁型、抑郁发作大致相当于癫病。精神分裂症的紧张性兴奋型及青春型、心境障碍中躁狂抑郁症的躁狂型、躁狂发作、急性反应性精神病的反应兴奋状态大致相当于狂病。凡此诸病出现症状、舌苔、脉象等临床表现与本节所述相同者,均可参考本节进行辨证论治。

四、病因病机

癫狂发生的原因,总与七情内伤密切相关,或以思虑不遂,或以悲喜交加,或以恼怒惊恐,皆能损伤心、脾、肝、胆,导致脏腑功能失调和阴阳失于平秘,进而产生气滞、痰结、火郁、血瘀等,蒙蔽心窍而引起神志失常。狂病属阳,癫病属阴,病因病机有所不同。如清代叶天士《临证指南医案》龚商年按:"狂由大惊大恐,病在肝胆胃经,三阳并而上升,故火炽则痰涌,心窍为之闭塞。癫由积忧积郁,病在心脾包络,三阴蔽而不宣,故气郁则痰迷,神志为之混淆。"

癫狂发生的存在原发病因、继发病因和诱发因素。原发病因有禀赋不足,情志内伤和饮食不节;继发病因有气滞、痰结、火郁、血瘀等;诱发因素有情志失节,人事怫意,突遭变乱及剧烈的情志刺激。癫病起病多缓慢,渐进发展,癫病病位在肝、脾、心、脑,病之初起多表现为实证,后转换为虚实夹杂,病程日久,损伤心、脾、脑、肾,转为虚证。狂病急性发病,狂病病位在肝、胆、胃、心、脑,病之初起为阳证、热证、实证,渐向虚实夹杂转化,终至邪去正伤,渐向癫病过渡。

兹从气、痰、火、瘀 4 个方面对本病的病因病机列述如下。

(一)气机阻滞

《素问·举痛论篇》有"百病皆生于气"之说,平素易怒者,由于郁怒伤肝,肝失疏泄,则气机失调,气郁日久,则进一步形成气滞血瘀,或痰气互结,或气郁化火,阻闭心窍而发为癫狂。正如《证治要诀·癫狂》所说"癫狂由七情所郁,遂生痰涎,迷塞心窍"。

(二)痰浊蕴结

自从金元时代朱丹溪提出癫狂与"痰"有关的论点以后,不少医家均宗其说。如明代张景岳《景岳全书·癫狂痴呆》说:"癫病多由痰气,凡气有所逆,痰有所滞,皆能壅闭经络,格塞心窍。"近代张锡纯《医学衷中参西录·医方》明确指出"癫狂之证,乃痰火上泛,瘀塞其心与脑相连窍络,以致心脑不通,神明皆乱。"由于长期的忧思郁怒造成气机不畅,肝郁犯脾,脾失健运,痰涎内生,以致气血痰结。或因脾气虚弱,升降失常,清浊不分,浊阴蕴结成痰,则为气虚痰结。无论气郁痰结或气虚痰结,总由"痰迷心窍"而病癫病。若因五志之火不得宣泄,炼液成痰,或肝火乘胃,津液被熬,结为痰火;或痰结日久,郁而化火,以致痰火上扰,心窍被蒙,神志遂乱,也可发为狂病。

(三)火郁扰神

《黄帝内经》早就指出狂病与火有关。如《素问·至真要大论篇》指出:"诸躁狂越,皆属于火。"《素问·阳明脉解篇》又说:"帝曰:病甚则弃衣而走,登高而歌,或至不食数天,逾垣上屋,所上之处,皆非其素所能也,病反能者何也?岐伯曰:四肢者,诸阳之本也,阳盛则四肢实,实则能登高也""帝曰:其妄言骂詈不避亲疏而歌者何也?岐伯曰:阳盛则使人妄言骂詈,不避亲疏而不欲食,不欲食故妄走也。"因阳明热盛,上扰心窍,以致心神昏乱而发为狂病。《景岳全书·癫狂痴呆》亦说:"凡狂病多因于火,此或以谋为失志,或以思虑郁结,屈无所伸,怒无所泄,以致肝胆气逆,木火合邪,是诚东方实证也,此其邪盛于心,则为神魂不守,邪乘于胃,则为暴横刚强。"

综上所述,胃、肝、胆三经实火上升扰动心神,皆可发为狂病。

(四)瘀血内阻

由于血瘀使脑气与脏腑之气不相连接而发狂。如清代王清任《医林改错》说:"癫狂一证,哭笑不休,詈骂歌唱,不避亲疏,许多恶态,乃气血凝滞,脑气与脏腑气不接,如同做梦一样。"并自创癫狂梦醒汤治疗本病。另外,王清任还创立脑髓说,其曰:"灵机记性在脑者,因饮食生气血,长肌肉,精汁之清者,化而为髓""小儿无记性者,脑髓未满,高年无记性者,脑髓渐空。"联系本病的发生,如头脑发生血瘀气滞,使脏腑化生的气血不能正常的充养元神之府,或因血瘀阻滞脉络,气血不能上荣脑髓,则可造成灵机混乱,神志失常发为癫狂。

综上所述,气、痰、火、瘀均可造成阴阳的偏盛偏衰,而历代医家多以阴阳失调作为本病的主要病机。如《素问·生气通天论篇》说:"阴不胜其阳,则脉流薄疾,并乃狂。"又《素问·宣明五气论篇》说:"邪入于阳则狂,邪入于阴则痹,搏阳则为癫疾。"《难经·二十难》说:"重阳者狂,重阴者癫。"所谓重阴重阳者,医家论述颇不一致。有说阳邪并于阳者为重阳,阴邪并于阴者为重阴;有说三部阴阳脉皆洪盛而牢为重阳,三部阴阳脉皆沉伏而细为重阴;还有认为气并于阳而阳盛气实者为重阳,血并于阴而阴盛血实者为重阴。概言之,两种属阳的因素重叠相加称为重阳,如平素好动、性情暴躁,又受痰火阳邪,此为重阳而病狂;两种属阴的因素重叠相加,称为重阴,如平素好静,情志抑郁,又受痰郁阴邪,此为重阴而病癫。此后在《诸病源候论》《普济方》及明清许多医家的著述中,也都说明机体阴阳失调,不能互相维系,以致阴虚于下,阳亢于上,心神被扰,神明逆乱而发癫狂。

此外,张仲景《伤寒论》尚有蓄血发狂的记载,应属血瘀一类;由于思虑太过,劳伤心脾,气血两虚,心失所养亦可致病。《医学正传·癫狂痫证》说:"癫为心血不足。"癫狂病的发生还与先天禀赋有关,若禀赋充足,体质强壮,阴平阳秘,虽受七情刺激也只是短暂的情志失畅;反之禀赋素虚,肾气不足,复因惊骇悲恐,意志不遂等七情内伤,则每可引起阴阳失调而发病。禀赋不足而发病者往往具有家族遗传性,其家族可有类似的病史。

五、诊断与鉴别诊断

(一)诊断

1.发病特点

本病发生与内伤七情密切相关,性格暴躁、抑郁、孤僻、易于发怒、胆怯疑虑等,是发病的常见因素;头颅外伤、中毒病史对确定诊断也有帮助。但其主要诊断依据是灵机、情志、行为3方面的失常。所谓灵机即记性、思考、谋虑、决断等方面的功能表现。

2.临床表现

本病的临床症状大致可分为4类,兹分述于后。

(1)躁狂症状:如弃衣而走,登高而歌,数天不食而能逾垣上屋,所上之处,皆非其力所能,妄言骂詈,不避亲疏,妄想丛生,毁物伤人,甚至自杀等,其证属实热,为阳气有余的症状。

(2)抑郁症状:如精神恍惚,表情淡漠,沉默痴呆,喃喃自语或语无伦次,秽洁不知,颠倒错乱,或歌或笑,悲喜无常,其证多偏于虚。为阴气有余的症状,或为痰气交阻。

(3)幻觉症状:幻觉是患者对客观上不存在的事物,却感到和真实的一样,可有幻视、幻听、幻嗅、幻触等症。如早在《灵枢·癫狂》就对幻觉症状有明确的记载:"目妄见,耳妄闻……善见鬼神。"再如明代李梴《医学入门·癫狂》记有:"视听言动俱妄者,谓之邪祟,甚则能言平生未见闻事及五色神鬼。"此处所谓邪祟,即为幻觉症状。

(4)妄想症状:妄想是与客观实际不符合的病态信念,其判断推理缺乏令人信服的根据,但患者坚信其正确而不能被说服。正如《灵枢·癫狂》所说:"自高贤也,自辨智也,自尊贵也。"《中藏经·癫狂》也说:"有自委曲者,有自高贤者。"此外,还可有疑病、自罪、被害、嫉妒等妄想症状。

这些临床症状不是中毒、热病所致,头颅CT及其他辅助检查没有阳性发现。

总之,癫病多见抑郁症状,呆滞好静,其脉多沉伏细弦;狂病多见躁狂症状,多怒好动,其脉多洪盛滑数,这是两者的区别。至于幻觉症状和妄想症状则既可见于癫病,也可见于狂病。

(二)鉴别诊断

1.痫病

痫病是以突然仆倒,昏不知人,四肢抽搐为特征的发作性疾病,与本病不难区分。但自秦汉至金元时期,往往癫、狂、痫同时并称,常常混而不清,尤其是癫病与痫病始终未能明确分清,及至明代王肯堂才明确提出癫狂与痫病的不同。如《证治准绳·癫狂痫总论》说:"癫者或狂或愚,或歌或笑,或悲或泣,如醉如痴,言语有头无尾,秽洁不知,积年累月不愈";"狂者病之发时猖狂刚暴,如伤寒阳明大实发狂,骂詈不避亲疏,甚则登高而歌,弃衣而走,逾垣上屋,非力所能,或与人语所未尝见之事"；"痫病发则昏不知人，眩仆倒地，不省高下，甚而瘛疭抽掣，目上视，或口眼㖞斜，或口作六畜之声。"至此已将癫狂与痫病截然分开，为后世辨证治疗指出了正确方向。

2.谵语、郑声

谵语是因阳明实热或温邪入于营血，热邪扰乱神明，而出现神志不清、胡言乱语的重症。郑声是指疾病晚期心气内损，精神散乱而出现神识不清，不能自主，语言重复，语声低怯，断续重复而语不成句的垂危征象。狂病与谵语、郑声在症状表现上是不同的，如《东垣十书·此事难知集·狂言谵语郑声辨》记有"狂言声大开自与人语，语所未尝见事，即为狂言也。谵语者，合目自语，言所日用常见常行之事，即为谵语也。郑声者，声战无力，不相接续，造字出于喉中，即郑声也"。

3.脏躁

脏躁好发于妇人，其症为悲伤欲哭，数欠伸，像如神灵所作，但可自制，一般不会自伤及伤害他人，与癫狂完全丧失自知力的神志失常不同。

六、辨证

(一)辨证要点

1.癫病审查轻重

精神抑郁，表情淡漠，寡言呆滞是癫病的一般症状，初发病时常兼喜怒无常，喃喃自语，语无伦次，舌苔白腻，此为痰结不深，证情尚轻。若病程迁延日久，则见呆若木鸡，目瞪如愚，灵机混乱，舌苔渐变为白厚而腻，乃痰结日深，病情转重。久则正气日耗，脉由弦滑变为滑缓，终至沉细无力。倘使病情演变为气血两虚，而症见神思恍惚，思维贫乏，意志减退者，则病深难复。

2.狂病明辨虚实

狂病应区分痰火、阴虚的主次先后，狂病初起是以狂暴无知，情感高涨为主要表现，概由痰火实邪扰乱神明而成。病久则火灼阴液，渐变为阴虚火旺之证，可见情绪焦躁，多言不眠，形瘦面赤舌红等症状。这一时期，分辨其主次先后，对于确定治法处方是很重要的。一般说，亢奋症状突出，舌苔黄腻，脉弦滑数者，是痰火为主，而焦虑、烦躁、失眠、精神疲惫，舌质红少苔或无苔，脉细数者，是阴虚为主。至于痰火、阴虚证候出现的先后，则需对上述证候，舌苔、脉象的变化作动态的观察。

(二)证候

1.癫病

(1)痰气郁结。

症状：精神抑郁，表情淡漠，寡言呆滞，或多疑虑，语无伦次，或喃喃自语，喜怒无常，甚则忿不欲生，不思饮食。舌苔白腻，脉弦滑。

病机分析：因思虑太过，所愿不遂，使肝气被郁，脾失健运而生痰浊。痰浊阻蔽神明，故出现抑郁、呆滞、语无伦次等症；痰扰心神，故见喜怒无常，忿不欲生，又因痰浊中阻，故不思饮食。苔腻、脉滑皆为气郁痰结之征。

(2)气虚痰结。

症状：情感淡漠，不动不语，甚则呆若木鸡，目瞪如愚，傻笑自语，生活被动，灵机混乱，甚至目妄见，耳妄闻，自责自罪，面色萎黄，便溏溲清。舌质淡，舌体胖，苔白腻，脉滑或脉弱。

病机分析：癫久正气亏虚，脾运力薄而痰浊益甚。痰结目深，心窍被蒙，故情感淡漠而呆若木鸡,甚至灵机混乱,出现幻觉症状;脾气日衰故见面色萎黄,便溏、溲清诸症。舌淡胖,苔白腻,脉滑或弱皆为气虚痰结之象。

(3)气血两虚。

症状:病程漫长,病势较缓,面色苍白,多有疲惫不堪之象,神思恍惚,心悸易惊,善悲欲哭,思维贫乏,意志减退,言语无序,魂梦颠倒。舌质淡,舌体胖大有齿痕,舌苔薄白,脉细弱无力。

病机分析:癫病日久,中气渐衰,气血生化乏源,故面色苍白,肢体困乏,疲惫不堪;因心血内亏,心失所养,可见神思恍惚,心悸易惊,意志减退诸症。舌胖,脉细是气血俱衰之征。

2.狂病

(1)痰火扰心。

症状:起病急,常先有性情急躁,头痛失眠,两目怒视,面红目赤,突然狂暴无知,情感高涨,言语杂乱,逾垣上屋,气力逾常,骂詈叫号,不避亲疏,或毁物伤人,或哭笑无常,登高而歌,弃衣而走,渴喜冷饮,便秘溲赤,不食不眠。舌质红绛,苔多黄腻,脉弦滑数。

病机分析:五志化火,鼓动阳明痰热,上扰清窍,故见性情急躁,头痛失眠;阳气独盛,扰乱心神,神明昏乱,症见狂暴无知,言语杂乱,骂詈不避亲疏;四肢为诸阳之本,阳盛则四肢实,实则登高、逾垣、上屋,而气力超乎寻常。舌绛苔黄腻,脉弦而滑数,皆属痰火壅盛,且有伤阴之势。以火属阳,阳主动,故起病急骤而狂暴不休。

(2)阴虚火旺。

症状:狂病日久,病势较缓,精神疲惫,时而躁狂,情绪焦虑、紧张,多言善惊,恐惧而不稳,烦躁不眠,形瘦面红,五心烦热。舌质红,少苔或无苔,脉细数。

病机分析:狂乱躁动日久,必致气阴两伤,如气不足则精神疲惫,仅有时躁狂而不能持久。由于阴伤而虚火旺盛,扰乱心神,故症见情绪焦虑,多言善惊,烦躁不眠,形瘦面红等。舌质红,脉细数,也为阴虚内热之象。

(3)气血凝滞。

症状:情绪躁扰不安,恼怒多言,甚则登高而歌,弃衣而走,或目妄见,耳妄闻,或呆滞少语,妄思离奇多端,常兼面色暗滞,胸胁满闷,头痛心悸,或妇人经期腹痛,经血紫黯有块。舌质紫黯有瘀斑,舌苔或薄白或薄黄,脉细弦,或弦数,或沉弦而迟。

病机分析:本证由血气凝滞使脑气与脏腑气不相接续而成,若瘀兼实热,苔黄,脉弦致,多表现为狂病;若瘀兼虚寒,苔白,脉沉弦而迟,多表现为癫病。但是无论属狂属癫,均以血瘀气滞为主因。

七、治疗

(一)治疗原则

1.解郁化痰,宁心安神

癫病多虚,为重阴之病,主于气与痰,治疗宜解郁化痰,宁心安神,补养气血为主要治则。

2.泻火逐痰,活血滋阴

狂病多实,为重阳之病,主于痰火、瘀血,治疗宜降其火,或下其痰,或化其瘀血,后期应予滋养心肝阴液,兼清虚火。

概言之,癫病与狂病总因七情内伤,使阴阳失调,或气并于阳,或血并于阴而发病,故治疗总则以调整阴阳,以平为期,如《素问·生气通天论篇》所说:"阴平阳秘,精神乃治。"

(二)治法方药

1.癫病

(1)痰气郁结。

治法:疏肝解郁,化痰开窍。

方药:逍遥散合涤痰汤加减。药用柴胡配白芍疏肝柔肝,可加香附、郁金以增理气解郁之力,其中茯苓、白术可以健脾化浊。涤痰汤为二陈汤增入胆南星、枳实、人参、石菖蒲、竹茹而成,胆南星、竹茹辅助二陈汤化痰,石菖蒲合郁金可以开窍,枳实配香附可以理气,人参可暂去之。

单用上方恐其效力不达,须配用十香返生丹,每服1丸,日服两次,是借芳香开窍之力,以奏涤痰散结之功;若癫病因痰结气郁而化热者,症见失眠易惊,烦躁不安而神志昏乱,舌苔转为黄腻,舌质渐红,治当清化痰热,清心开窍,可用温胆汤送服至宝丹。

(2)气虚痰结。

治法:益气健脾,涤痰宣窍。

方药:四君子汤合涤痰汤加减。药用人参、茯苓、白术、甘草四君益气健脾以扶正培本。再予半夏、胆南星、橘红、枳实、石菖蒲、竹茹涤除痰涎,可加远志、郁金,既可理气化痰,又能辅助石菖蒲宣开心窍。

若神思迷惘,表情呆钝,症情较重,是痰迷心窍较深,治宜温开,可用苏合香丸,每服1丸,日服两次,以豁痰宣窍。

(3)气血两虚。

治法:益气健脾,养血安神。

方药:养心汤加减。方中人参、黄芪、甘草补脾益气;当归、川芎养心血;茯苓、远志、柏子仁、酸枣仁、五味子宁心神;更有肉桂引药入心,以奏养心安神之功。

若兼见畏寒蜷缩,卧姿如弓,小便清长,下利清谷者,属肾阳不足,应加入温补肾阳之品,如补骨脂、巴戟天、肉苁蓉等。

2.狂病

(1)痰火扰心。

治法:泻火逐痰,镇心安神。

方药:泻心汤合礞石滚痰丸加减。方中大黄、黄连、黄芩苦寒直折心肝胃三经之火,知母滋阴降火而能维护阴液,佐以生铁落镇心安神。礞石滚痰丸方用青礞石、沉香、大黄、黄芩、朴硝,逐痰降火,待痰火渐退,礞石滚痰丸可改为包煎。

胸膈痰浊壅盛,而形体壮实,脉滑大有力者,可采用涌吐痰涎法,三圣散治之,方中瓜蒂、防风、藜芦三味,劫夺痰浊,吐后如形神俱乏,当以饮食调养。阳明热结,躁狂谵语,神志昏乱,面赤腹满,大便燥结,舌苔焦黄起刺或焦黑燥裂,舌质红绛,脉滑实而大者,宜先服大承气汤急下存阴,再投凉膈散加减清以泻实火;病情好转而痰火未尽,心烦失眠,哭笑无常者,可用温胆汤送服朱砂安神丸。

(2)阴虚火旺。

治则:滋阴降火,安神定志。

方药:选用二阴煎加减,送服定志丸。方中生地黄、麦冬、玄参养阴清热;黄连、木通、竹叶、灯心草泻热清心安神;可加用白薇、地骨皮清虚热;茯神、炒酸枣仁、甘草养心安神。定志丸方用人参、茯神、石菖蒲、甘草,其方健脾养心,安神定志,可用汤药送服,也可布包入煎。

若阴虚火旺兼有痰热未清者,仍可用二阴煎适当加入全瓜蒌、胆南星、天竺黄等。

(3)气血凝滞。

治则:活血化瘀,理气解郁。

方药:选用癫狂梦醒汤加减,送服大黄䗪虫丸。方中重用桃仁合赤芍活血化瘀,还可加用丹参、红花、水蛭以助活血之力;柴胡、香附理气解郁;青陈皮、大腹皮、桑白皮、苏子行气降气;半夏和胃,甘草调中。

如蕴热者可用木通加黄芩以清之;兼寒者加干姜、附子助阳温经。大黄䗪虫丸方用大黄、黄芩、甘草、桃仁、杏仁、芍药、干生地黄、干漆、虻虫、水蛭、蛴螬、䗪虫。可祛瘀生新,攻逐蓄血,但需要服用较长时期。

(三)其他治法

1.单方验方

(1)黄芫花:取花蕾及叶,晒干研粉,成人每天服 1.5~6 g,饭前一次服下,10~20 d 为 1 个疗程,主治狂病属痰火扰心者。一般服后有恶心、呕吐、腹泻等反应,故孕妇、体弱、素有胃肠病者忌用。

(2)巴豆霜:1~3 g,分 2 次间隔半小时服完,10 次为 1 个疗程,一般服用 2 个疗程,第 1 个疗程隔天 1 次,第 2 个疗程隔两日 1 次。主治狂病,以痰火扰心为主者。

2.针灸

取穴以任督二脉、心及心包经为主,其配穴总以清心醒脑,豁痰宣窍为原则,其手法多采用三人或五人同时进针法,狂病多用泻法,大幅度捻转,进行强刺激,癫病可用平补平泻的手法。

(1)癫病主方:①中脘、神门、三阴交穴。②心俞、肝俞、脾俞、丰隆穴。两组可以交替使用。

(2)狂病主方:①人中、少商、隐白、大陵、丰隆穴。②风府、大椎、身柱穴。③鸠尾、上脘、中脘、丰隆穴。④人中、风府、劳宫、大陵穴。每次取穴一组,4 组穴位可以轮换使用。狂病发作时,可独取两侧环跳穴,用四寸粗针,行强刺激,可起安神定志作用。

3.灌肠疗法

痰浊蒙窍的癫病:以生铁落、牡蛎、石菖蒲、郁金、胆南星、法半夏、礞石、黄连、竹叶、灯心草、赤芍、桃仁、红花组方,先煎生铁落、礞石 30 min,去渣加其他药物煎 30 min,取汁灌肠。

4.饮食疗法

心脾不足者:黄芪莲子粥,取黄芪,文火煎 10 min,去渣,入莲子、粳米,煮粥。

心肾不交者:百合地黄粥。生地黄切丝,煮 1~2 min,去渣,入百合,粳米煮成粥,加蜂蜜适量。

八、转归及预后

癫病属痰气郁结而病程较短者,及时祛除壅塞胸膈之痰浊,复以理气解郁之法,较易治愈;若病久失治,则痰浊日盛而正气日虚,乃成气虚痰结之证;或痰郁化热,痰火渐盛,转变为狂病。

气虚痰结证如积极调治,使痰浊渐化,正气渐复,则可以向愈,但较痰气郁结证易于复发。若迁延失治或调养不当,正气愈虚而痰愈盛,痰愈盛则症愈重,终因灵机混乱,日久不复成废人。

气血两虚治以扶正固本,补养心脾之法,使气血渐复,尚可向愈,但即使病情好转,也多情感淡漠,灵机迟滞,工作效率不高,且复发机会较多。

狂病骤起先见痰火扰心之证,急投泻火逐痰之法,病情多可迅速缓解;若经治以后,火势渐衰而痰浊留恋,深思迷惘,其状如癫,乃已转变为癫病。如治不得法或不及时,致使真阴耗伤,则心神昏乱日重,其证转化为阴虚火旺,若此时给予正确的治疗,使内热渐清而阴液渐复,则病情可向愈发展。如治疗失当,则火愈旺而阴愈伤,阴愈亏则火愈亢,以致躁狂之症时隐时发,时轻时重。

另外,火邪耗气伤阴,导致气阴两衰,则迁延难愈。狂病日久出现气血凝滞,治疗得法,血瘀征象不断改善,则癫狂症状也可逐渐好转。若病久迁延不愈,可形成气血阴阳俱衰,灵机混乱,预后多不良。

九、预防与护理

癫狂之病多由内伤七情而引起,故应注意精神调摄。

在护理方面,首先应正确对待患者的各种病态表现,不应讥笑、讽刺,要关心患者。

(1)对于尚有一些适应环境能力的轻证患者,应注意调节情志活动,如以喜胜忧,以忧胜怒等。

(2)对其不合理的要求应耐心解释,对其合理的要求应尽量满足。

(3)对重证患者的打人、骂人、自伤、毁物等症状,要采取防护措施,注意安全,防止意外。

(4)对于拒食患者应找出原因,根据其特点进行劝导、督促、喂食或鼻饲,以保证营养。

(5)对有自杀、杀人企图或行为的患者,必须严密注意,专人照顾,并将危险品如刀、剪、绳、药品等严加收藏,注意投河、跳楼、触电等意外行为。

(朱春梅)

第六节 痫 病

痫病是指以短暂的感觉障碍,肢体抽搐,意识丧失,甚则仆倒,口吐涎沫,两目上视或口中怪叫,移时苏醒,醒后如常人为主要临床表现的一种反复发作性神志异常的病证。俗称"羊痫风""痫厥""胎病"。尤以青少年多发,男性多于女性。

痫病的有关论述首见于《黄帝内经》,如《灵枢·癫狂》记有:"癫疾始生,先不乐,头重痛,视举,目赤,甚作极,已而烦心。"此后历代医家对其病因、症状及治疗都有丰富的论述。

《难经·五十九难》云:"癫疾始发,意不乐,僵仆直视,其脉三部阴阳俱盛是也。"巢元方《诸病源候论》中将不同病因引起的痫病,分为风痫、惊痫、食痫、痰痫等,描述其发作特点为"痫病……醒后又复发,有连日发者,有一天三五发者。"陈无择《三因极一病证方论·癫痫方论》指出:"癫痫病皆由惊动,使脏气不平,郁而生涎,闭塞诸经,厥而乃成。或在母胎中受惊,或少小感风寒暑湿,或饮食不节,逆于脏气。"朱丹溪《丹溪心法·痫》:"无非痰涎壅塞,迷乱心窍。"《古今医鉴·五痫》指出:"夫痫者有五等,而类五畜,以应五脏,发则卒然倒仆,口眼相引,手足搐搦,背脊强直,口吐涎沫,声类畜叫,食顷乃苏。"以上论述指出了惊恐、饮食不节、母腹中受惊、偶感风寒、痰涎等是致痫的主要病因。

《证治准绳·痫》指出痫病与卒中、痉病等病证的不同:"痫病仆时口中作声,将醒时吐涎沫,醒后又复发,有连日发者,有一天三五发者。中风、中寒、中暑之类则仆时无声,醒时无涎沫,醒后不再复发。痉病虽亦时发时止,然身强直反张如弓,不如痫之身软,或如猪犬牛羊之鸣也。"

对于本病治疗,《扁鹊心书》记载:"痫,中脘灸五十壮。"《备急千金要方》:"痫之为病,目反、四肢不举,灸风府……又灸项上、鼻人中、下唇承浆,皆随年壮。"《临证指南医案·癫痫》:"痫之实者,用五痫丸以攻风,控涎丸以劫痰,龙荟丸以泻火;虚者,当补助气血,调摄阴阳,养营汤、河车丸之类主之。"王清任则认为痫病的发生与元气虚"不能上转入脑髓"和脑髓瘀血有关,并创龙马自来丹、黄芪赤风汤治之。

现代医学的癫痫病,出现痫病的临床表现时,可参考本节进行辨证论治。

一、病因病机

痫病之发生,多由先天因素,七情所伤,痰迷心窍,脑部外伤或其他疾病之后造成脏腑功能失调,气机逆乱,阴阳失衡,元神失控所致,而尤以痰邪作祟最为重要。心脑神机失用为本,风、痰、火、瘀致病为标,先天遗传与后天所伤是两大致病因素。

(一)先天因素

痫病始于幼年者,与先天因素密切相关。先天因素有两方面:一是如《素问·奇病论》中所说:"因未产前腹内受损……或七情所致伤胎气";二是父母禀赋不足,或父母本身患癫痫,导致胎儿精气不足,影响胎儿发育,出生后,小儿脏气不平,易生痰生风,导致痫病发作。

(二)七情失调

七情失调主要责之于惊恐。由于突受大惊大恐,"惊则气乱""恐则气下",造成气机逆乱,进而损伤肝肾,致使阴不敛阳而生热生风,痫病发作。小儿脏腑娇嫩,元气未充,神气怯弱,或素蕴风痰,更易因惊恐而发生本病。正如《三因极一病证方论·癫痫叙论》指出"癫痫病,皆由惊动,使脏气不平。"

(三)痰迷心窍

过食醇酒厚味,以致脾胃受损,精微不布,湿浊内聚成痰;或劳伤思虑,脏腑失调,气郁化火,火热炼液成痰,一遇诱因,痰浊或随气逆,或随风动,蒙蔽心窍,壅塞经络,从而发生痫证。即如《丹溪心法》指出的"无非痰涎壅塞,迷闷孔窍",故有"无痰不作痫"之说。

(四)脑部外伤

由于跌仆撞击,或出生时难产,均能导致颅脑受伤。外伤之后,气血瘀阻,血流不畅则神明遂失;筋脉失养,则血虚动风而发病。

此外,或因六淫之邪所干,或因饮食失调,或患他病之后,均可致脏腑受损,积痰内伏,一遇劳作过度,生活起居失于调摄,遂致气机逆乱而触动积痰,痰浊上扰,闭塞心窍,壅塞经络,发为痫病。

痫病病位主要责之于心肝,而与五脏均有关联。本病的发生,主要是由于风、火、痰、瘀等病理因素导致心、肝、脾、肾脏气失调,引起一时性阴阳紊乱,气逆痰涌,火炎风动,蒙蔽清窍,心脑神机失用所致。其中,心脑神机失用为本,风、火、痰、瘀致病为标,病理因素又总以痰为主。

二、诊断要点

(一)症状

(1)任何年龄、性别均可发病,但多在儿童期、青春期或青年期发病,多因先天因素或有家族史,每因惊恐、劳累、情志过极、饮食不节、头部外伤等诱发。

(2)痫病大发作,突然昏倒,不省人事,两目上视,四肢抽搐,口吐涎沫,或有异常叫声,移时苏醒,醒后除疲乏无力外,一如常人。

(3)痫病小发作,突然呆木,瞬间意识丧失,面色苍白,动作中断,手中物件落地,或头突然向前下垂,两目上视,多在数秒至数分钟恢复,清醒后对上述症状全然无知等。

(4)局限性发作可见多种形式,如口、眼、手等局部抽搐,而无突然昏倒,或凝视,或无语言障碍,或无意识动作等,多在数秒至数分钟即止。

(5)发作前可有眩晕胸闷等先兆。

(二)检查

脑电图呈阳性反应,必要时做脑 CT、MRI 等相应检查,有助于诊断。

三、鉴别诊断

(一)中风

痫病重证应与中风相鉴别。痫病重证与中风均有突然仆倒,不省人事的主证,但痫证无半身不遂、口眼㖞斜等症,且醒后一如常人;而中风亦无痫证之口吐涎沫、两目上视或口中怪叫等症,醒后遗留偏瘫等后遗症状。

(二)厥证

两者均无后遗症,厥证除见突然仆倒,不省人事主证外,还有面色苍白,四肢厥冷,但无口吐涎沫,两目上视,四肢抽搐和口中怪叫之见症,临床上亦不难区别。

四、辨证

痫病主要辨别发病持续时间和间隔时间的长短,一般持续时间长则病重,时间短则病轻;间隔时间长则病轻,时间短则病重。确定病性属风、痰、热、瘀,辨证施治。

(一)发作期

1.阳痫

证候:病发前多有眩晕,头痛而胀,胸闷乏力,喜欠伸等先兆症状,或无明显症状,旋即仆倒,不省人事,面色潮红或紫红,牙关紧闭,两目上视,项背强直,四肢抽搐,口吐涎沫或喉中痰鸣,或发怪叫,移时苏醒,除感疲乏、头痛外,一如常人,舌质红,苔黄腻,脉弦数或弦滑。

分析:此为癫痫大发作。先天不足或肝火偏旺,郁久化热,火动生风,煎熬津液,结而为痰,痰火阻闭心窍,则发痫病典型症状;舌红、苔黄腻,脉弦滑或弦数,均为痰热壅盛之象。

2.阴痫

证候:发痫则面色晦暗青灰而黄,手足清冷,双眼半开半合,昏聩偃卧,手足拘急,或抽搐时作,口吐涎沫,一般口不啼叫,或声音微小,或仅为呆木无知,不闻不见,不动不语,或动作中断,手中物件落地;头突然向前倾下,又迅速抬起;或二目上吊数秒乃至数分钟即可恢复,病发后对上述症状全然无知,多一天频作十数次或数十次,醒后周身疲乏,或如常人,舌质淡,苔白腻,脉多沉细或沉迟。

分析:此为癫痫发作不典型者或癫痫小发作。饮食劳倦,脾胃受损,精微不布,湿浊内聚成痰;或久病不愈,气血亏虚,脏腑失调,痰湿内结,上蒙清窍,而致痫病诸证,痰湿尚未化热,故无热象;瘛疭频发,耗伤气血,故醒后周身疲乏;舌脉俱为痰湿之象。

(二)休止期

1.痰火扰神

证候:急躁易怒,心烦失眠,气高息粗,痰鸣漉漉,口苦咽干,便秘溲黄,病发后,病情加重,甚则彻夜难眠,目赤,舌红,苔黄腻,脉多沉弦滑而数。

分析:过食醇酒厚味,聚湿成痰,痰浊郁久化热或肝郁化火,炼液为痰,痰火上扰清窍心神,故见急躁易怒,心烦失眠,气高息粗,痰鸣漉漉,口苦,甚则彻夜难眠,目赤;痰热伤津则咽干,便秘溲黄;舌脉俱为痰热之象。

2.风痰闭阻

证候:发病前后多有眩晕、胸闷乏力等先兆症状,发作时猝然仆倒,昏不识人,喉中痰鸣,口吐白沫,手足抽搐,舌质红,苔白腻,脉多弦滑有力。

分析:痰浊上扰,清阳不展,则发作前后常有眩晕、胸闷乏力等症;肝风内动,肝气不畅,则情志不舒;风痰上涌,则痰多;苔白腻,脉滑,均为肝风挟痰浊之象。

3.心脾两虚

证候:反复发痫不愈,神疲乏力,面色无华,身体消瘦,纳呆便溏,舌质淡,苔白腻,脉沉弱。

分析:反复发痫不愈,耗伤气血,不能濡养全身,上充于面,故神疲乏力,面色无华,身体消瘦;后天之本不运,则纳呆便溏;舌脉均为气血耗伤,痰浊留滞之象。

4.肝肾阴虚

证候:痫证频作,神思恍惚,面色晦暗,头晕目眩,两目干涩,耳轮焦枯不泽,健忘失眠,腰膝酸软,大便干燥,舌红苔薄黄,脉沉细而数。

分析:先天不足,或突受惊恐,造成气机逆乱,进而损伤肝肾,或痫证频发而耗伤肝肾,致使阴不敛阳,虚风内动,故痫证频作;肝肾精血不能上充,而脑为髓之海,肝开窍于目,肾开窍于耳,故神思恍惚,面色晦暗,头晕目眩,两目干涩,耳轮焦枯不泽,健忘失眠;肾虚则腰膝酸软;精血不足则阴液亏虚,肠道失濡,故见大便干燥;舌脉均为阴虚有热之象。

5.瘀阻清窍

证候:平素头晕头痛,常伴单侧肢体抽搐,或一侧面部抽动,颜面口角青紫,舌质暗红或有瘀斑,舌苔薄白,脉涩或弦。多继发于颅脑外伤、产伤、颅内感染性疾病或先天脑发育不全。

分析:瘀血阻窍或颅脑外伤等致平素头痛头晕,脑络闭塞,脑神失养,气血失调而肝风内动,痰随风动,常伴单侧肢体抽搐;风痰闭阻,心神被蒙,痰蒙清窍故而发病,舌苔脉象均为瘀血阻络之象。

五、治疗

本病治疗宜分标本虚实。频繁发作,以治标为主,着重清肝泻火,豁痰熄风,开窍定痫;平时则补虚以治其本,宜益气养血,健脾化痰,滋补肝肾,宁心安神。

(一)中药治疗

1.发作期

(1)阳痫。

治法:开窍醒神,清热涤痰熄风。

处方:黄连解毒汤或以此方送服定痫丸。

方中以黄芩、黄连、黄柏、栀子苦寒直折,清泻上、中、下三焦之火。定痫丸源于《医学心悟》,

有豁痰开窍,熄风止痉之功。方中贝母、胆南星苦凉性降,用以清化热痰,其中贝母甘润,使苦燥而不伤阴;半夏燥湿化痰;天麻熄风化痰。可加全蝎、僵蚕以助天麻熄风止痉之功;朱砂、琥珀镇静安神;石菖蒲、远志宁心开窍。

(2)阴痫。

治法:开窍醒神,温化痰涎。

处方:五生饮加减。

方以生南星、生半夏、生白附子辛温燥湿祛痰;半夏降逆散结;川乌大辛大热,散寒除滞;黑豆补肾利湿。可加二陈汤以健脾除痰。

兼气虚者,加党参、黄芪、白术以补气;血虚者,加当归、丹参、夜交藤养血而不滋腻。

2.休止期

(1)痰火扰神。

治法:清肝泻火,化痰开窍。

处方:当归龙荟丸加减。

方中以龙胆草、青黛、芦荟直入肝经而泻肝火;大黄、黄连、黄芩、黄柏、栀子苦寒而通泻上、中、下三焦之火,其中尤以大黄推陈致新,降逆而不留邪,涤痰散结;配木香、麝香辛香走窜,通窍而调气,使清热之力益彰;又恐苦寒之药太过,以当归和血养肝。诸药相合,使痰火得泻,气血宣通,阴阳调顺,神安志宁而病向愈。可加茯苓、姜半夏、橘红,健脾益气化痰,以宏药力。

若大便秘结较重者,可加生大黄;若痰黏者可加竹沥水。

(2)风痰闭阻。

治法:平肝熄风,豁痰开窍。

处方:定痫丸。

方中天麻、全蝎、僵蚕平肝熄风止痉;川贝母、胆南星、姜半夏、竹沥、石菖蒲涤痰开窍而降逆;琥珀、茯神、远志、辰砂镇心安神定痫;茯苓、陈皮健脾益气化痰;丹参理血化瘀通络。

若痰黏不利者,加瓜蒌;痰涎清稀者加干姜、细辛;若纳呆者可加白术、茯苓。

(3)心脾两虚。

治法:补益气血,健脾宁心。

处方:六君子汤合温胆汤加减。

方中以四君子汤健脾益气;陈皮、半夏、竹茹化除留滞之痰;枳实行气散结;姜枣养胃而调诸药。可加远志、枣仁、夜交藤以宁心安神。

若食欲缺乏加神曲、山楂、莱菔子行气消食导滞。若体虚不盛,可酌加僵蚕、蜈蚣熄风化痰,通络止痉;便溏者加焦米仁、炒扁豆、炮姜等健脾止泻。

(4)肝肾阴虚。

治法:滋养肝肾,平肝熄风。

处方:大补元煎加减。

方中以人参、炙甘草、熟地黄、枸杞子、山药、当归、山茱萸、杜仲益气养血,滋养肝肾;可加鹿角胶、龟板胶养阴益髓;牡蛎、鳖甲滋阴潜阳。

若心中烦热者,可加竹叶、灯心草;大便秘结甚者,可加火麻仁、肉苁蓉。

(5)瘀阻清窍。

治法:活血祛瘀,熄风通络。

处方:通窍活血汤加减。

方中赤芍、川芎、桃仁、红花活血祛瘀;麝香、老葱,通阳开窍,活血通络;地龙、僵蚕、全蝎熄风定痫。

若兼痰热,可加竹沥、胆南星;兼肝火上扰,加菊花、石决明;兼阴虚,加麦冬、鳖甲;兼心肾亏虚,加党参、枸杞、熟地黄。

(二)针灸治疗

1.发作期

(1)基本处方:水沟、后溪、合谷、太冲、腰奇。

水沟属督脉,后溪通督脉,二穴合用,通督调神;合谷配太冲,合称"四关",可开关启闭;腰奇是治疗癫痫的经外奇穴。

(2)加减运用:主要有以下几种。

阳痫:加十宣或十二井穴(选3～5穴)点刺出血,以清热泻火、开关启闭。余穴针用泻法。

阴痫:加足三里、关元、三阴交以益气养血、温化痰饮,针用补法。余穴针用平补平泻法。

病在夜间发作:加照海以调阴跷。诸穴针用平补平泻法。

病在白昼发作:加申脉以调阳跷。诸穴针用平补平泻法。

2.休止期

(1)基本处方:百会、大椎、风池、腰奇。

百会、大椎同经相配,通督调神;风池位于头部,为脑之分野,足少阳经别贯心,经脉交会至百会,可疏调心脑神机;腰奇是治疗癫痫的经外奇穴。

(2)加减运用:主要有以下几种。

痰火扰神证:加行间、内关、合谷、丰隆以豁痰开窍、清热泻火,针用泻法。余穴针用平补平泻法。

风痰闭阻证:加本神、太冲、丰隆以平肝熄风、豁痰开窍。诸穴针用泻法。

心脾两虚证:加心俞、脾俞以补益心脾、益气养血。诸穴针用补法。

肝肾阴虚证:加肝俞、肾俞、太溪以补益肝肾、潜阳安神,针用补法。余穴针用平补平泻法。

瘀阻清窍证:加太阳、膈俞以活血化瘀,太阳刺络出血。余穴针用泻法。

(3)其他:有以下两种疗法。

耳针疗法:取脑、神门、心、枕、脑点,每次选2～3穴,毫针强刺激,留针30 min,间歇捻针,隔天1次。或埋揿针,3～4 d换1次。

穴位注射疗法:取足三里、内关、大椎、风池,每次选用2～3穴,用维生素B_1注射液,每穴注射0.5 mL。

(朱春梅)

第七节 健　　忘

健忘是指以记忆力减退,遇事善忘为主要临床表现的一种病证,亦称"喜忘""善忘""多忘"等。

关于本病的记载,《素问·调经论》有载:"血并于下,气并于上,乱而喜忘。"《伤寒论·辨阳明病脉证并治》有载:"阳明证,其人善忘者,必有蓄血,所以然者,本有久瘀血"。自宋代《圣济总录》中称"健忘"后,本病名沿用至今。

历代医家认为本证病位在脑,与心脾肾虚损、气血阴精不足密切相关,亦有因气血逆乱、痰浊上扰所致。

宋·陈无择《三因极一病证方论·健忘证治》曰:"脾主意与思,意者记所往事,思则兼心之所为也……今脾受病,则意舍不清,心神不宁,使人健忘,尽心力思量不来者是也。"

元代《丹溪心法·健忘》认为:"健忘精神短少者多,亦有痰者。"

清·林佩琴《类证治裁·健忘》指出:"人之神宅于心,心之精依于肾,而脑为元神之府,精髓之海,实记性所凭也。"明确指出了记忆与脑的关系。

清·汪昂《医方集解·补养之剂》曰:"人之精与志,皆藏于肾,肾精不足则肾气衰,不能上通于心,故迷惑善忘也。"

清·陈士铎《辨证录·健忘门》亦指出:"人有气郁不舒,忽忽有所失,目前之事,竟不记忆,一如老人之健忘,此乃肝气之滞,非心肾之虚耗也"。

现代医学的神经衰弱、神经官能症、脑动脉硬化等疾病,出现健忘的临床表现时,可参考本节进行辨证论治。

一、病因病机

本病多由心脾不足,肾精虚衰所致。

盖心脾主血,肾主精髓,思虑过度,伤及心脾,则阴血损耗;房事不节,精亏髓减,则脑失所养,皆能令人健忘。高年神衰,亦多因此而健忘。

故本病证以心、脾、肾虚损为主,但肝郁气滞、瘀血阻络、痰浊上扰等实证亦可引起健忘。

二、诊断要点

脑力衰弱,记忆力减退,遇事易忘。现代医学的神经衰弱,脑动脉硬化及部分精神心理性疾病中出现此症状者,亦可作为本病的诊断依据。

三、辨证

健忘可见虚实两大类,虚证多见于思虑过度,劳伤心脾,阴血损耗,生化乏源,脑失濡养,或房劳,久病年迈,损伤气血阴精,肾精亏虚,导致健忘;实证则见于七情所伤,久病入络,致瘀血内停,痰浊上蒙。临床以本虚标实,虚多实少,虚实兼杂者多见。

(一)心脾不足

证候:健忘失眠,心悸气短,神倦纳呆,舌淡,脉细弱。

分析:思虑过度,耗心损脾。心气虚则心悸气短;脾气虚则神倦纳呆;心血不足,血不养神则健忘失眠;舌淡,脉细为心脾两虚之征。

(二)痰浊上扰

证候:善忘嗜卧,头重胸闷,口黏,呕恶,咳吐痰涎,苔腻,脉弦滑。

分析:喜食肥甘,损伤脾胃,脾失健运,痰浊内生,痰湿中阻,则胸闷,咳吐痰涎,呕恶;痰浊重着黏滞,故嗜卧,口黏;痰浊上扰,清阳闭阻,故善忘;苔腻,脉弦滑为内有痰浊之象。

(三)瘀血闭阻

证候:突发健忘,心悸胸闷,伴言语迟缓,神思欠敏,表现呆钝,面唇暗红,舌质紫黯,有瘀点,脉细涩或结代。

分析:肝郁气停,瘀血内滞,脉络被阻,气血不行,血滞心胸,心悸胸闷;神识受攻,则突发健忘,神思不敏;脉络血瘀,气血不达清窍,则表现迟钝;唇暗红,舌紫黯,有瘀点,脉细涩或结代均为瘀血闭阻之象。

(四)肾精亏耗

证候:遇事善忘,精神恍惚,形体疲惫,腰酸腿软,头晕耳鸣,遗精早泄,五心烦热,舌红,脉细数。

分析:年老精衰,或大病,纵欲致肾精暗耗,髓海空虚,则遇事善忘,精神恍惚;精衰则血少,上不达头,则头晕耳鸣;下不荣体,则形体疲惫;肾虚则腰酸腿软;精亏则遗精早泄;五心烦热,舌红,脉细数均为肾之阴精不足之象。

四、治疗

本病以本虚标实,虚多实少,虚实夹杂者多见。治疗当以补虚泻实,以补益为主。

(一)中药治疗

1.心脾不足

治法:补益心脾。

处方:归脾汤加减。

本方具有补益心脾作用,用于心脾不足引起的健忘。方中人参、炙黄芪、白术、生甘草补脾益气;当归身、龙眼肉养血和营;茯神、远志、酸枣仁养心安神;木香调气,使补而不滞。

2.痰浊上扰

治法:降逆化痰,开窍解郁。

处方:温胆汤加减。

方中半夏、苍术、竹茹、枳实化痰泄浊;白术、茯苓、甘草健脾益气;加菖蒲、郁金开窍解郁。

3.瘀血痹阻

治法:活血化瘀。

处方:血府逐瘀汤加减。

方中桃仁、红花、当归、生地黄、赤芍、牛膝、川芎化瘀养血活血;柴胡、枳壳、桔梗行气以助血行;甘草益气扶正。

4.肾精亏耗

治法:补肾益精。

处方:河车大造丸加减。

方中紫河车大补精血;熟地黄、杜仲、龟甲、牛膝益精补髓;天冬、麦冬滋补阴液;人参益气生津;黄柏清相火。加菖蒲开窍醒脑;酸枣仁、五味子养心安神。

(二)针灸治疗

1.基本处方

四神聪透百会、神门、三阴交。

四神聪透百会,穴在巅顶,百会属督脉,督脉入络脑,针用透刺法,补脑益髓,养神开窍;神门为心之原穴,三阴交为足三阴经交会穴,二穴相配,补心安神,以助记忆。

2.加减运用

(1)心脾不足证:加心俞、脾俞、足三里以补脾益心。诸穴针用补法。

(2)痰浊上扰证:加丰隆、阴陵泉以蠲饮化痰,针用平补平泻法。余穴针用补法。

(3)瘀血闭阻证:加合谷、血海以活血化瘀,针用平补平泻法。余穴针用补法。

(4)肾精亏耗证:加心俞、肾俞、太溪、悬钟以填精益髓。诸穴针用补法。

(三)其他针灸疗法

1.耳针疗法

取心、脾、肾、神门、交感、皮质下,每次取 2～3 穴,中等刺激,留针 20～30 min,隔天 1 次,10 次为 1 个疗程,或用王不留行贴压,每隔 3～4 d 更换 1 次,每天按压数次。

2.头针疗法

取顶颞后斜线、顶中线、颞后线、额旁 1 线、额旁 2 线、额旁 3 线、枕上旁线,平刺进针后,快速捻转,120～200 次/分钟,留针 15～30 min,间歇运针 2～3 次,每天 1 次,10～15 次为 1 个疗程。

3.皮肤针疗法

取胸部夹脊穴,用梅花针由上至下叩刺,轻中等度刺激,每天或隔天 1 次,10 次为 1 个疗程。

五、转归预后

针刺和中药治疗本病有较好的疗效,如配合心理治疗则效果更佳。对老年人之健忘,疗效一般。本节所述健忘,是指后天失养,脑力渐至衰弱者,先天不足,生性愚钝的健忘不属于此范围。

(朱春梅)

第八节 痴 呆

痴呆是多由髓减脑消或痰瘀痹阻脑络,神机失用而引起在无意识障碍状态下,以呆傻愚笨、智能低下、善忘等为主要临床表现的一种脑功能减退性疾病。轻者可见神情淡漠,寡言少语,反应迟钝,善忘等;重者为终日不语,或闭门独居,或口中喃喃,言词颠倒,或举动不经,忽笑忽哭,或不欲食,数天不知饥饿等。

《左传》对本病有记载,曰:"成十八年,周子有兄而无慧,不能辨菽麦,不知分家犬""不慧,盖世所谓白痴。"晋代《针灸甲乙经》以"呆痴"命名。唐代孙思邈在《华佗神医密传》中首载"痴呆"病名。明代《景岳全书·杂证谟》有"癫狂痴呆"专篇,指出本病由多种病因渐致而成;临床表现具有"千奇百怪""变易不常"的特点;病位在心及肝胆二经;若以大惊猝恐,一时偶伤心胆而致失神昏乱者,宜七福饮或大补元煎主之;本病"有可愈者,有不可愈者,亦在乎胃气元气之强弱"。陈士铎《辨证录》立有"呆病门",认为"大约其始也,起于肝气之郁;其终也,由于胃气之衰",对呆病症状描述也甚详,且提出"开郁逐痰、健胃通气"为主的治法,用洗心汤、转呆丹、还神至圣汤等。《石室秘录》曰:"治呆无奇法,治痰即治呆也。"王清任《医林改错·脑髓说》曰:"高年无记性者,脑髓渐空。"另外,古人在中风与痴呆的因果关系方面也早有认识,《灵枢·调经论》曰:"血并于上,气并于下,乱而善忘。"《临证指南医案》指出:"中风初起,神呆遗尿,老人厥中显然。"《杂病源流犀烛·中风》进而指出:"有中风后善忘。"是中医较早有关血管性痴呆的记载。

西医学诊断的老年性痴呆、脑血管性痴呆及混合性痴呆、代谢性脑病、中毒性脑病等,可参考本节进行辨证论治。

一、病因病机

痴呆有因老年精气亏虚,渐成呆傻,亦有因情志失调、外伤、中毒等引起者。虚者多因气血不足,肾精亏耗,导致髓减脑消,脑髓失养;实者常见痰浊蒙窍、瘀阻脑络、心肝火旺,终致神机失用而致痴呆。临床多见虚实夹杂证。

(一)脑髓空虚

脑为元神之府,神机之源,一身之主,而肾主骨生髓通于脑。老年肝肾亏损或久病血气虚弱,肾精日亏,则脑髓空虚,心无所虑,精明失聪,神无所依而使灵机记忆衰退,出现迷惑愚钝,反应迟钝,发为痴呆。此类痴呆发病较晚,进展缓慢。

(二)气血亏虚

《素问·灵兰秘典论》:"心者,君主之官,神明出焉。"《灵枢·天年》曰:"六十岁心气始衰,苦忧悲。"年迈久病损伤于中,或情志不遂木郁克土,或思虑过度劳伤心脾,或饮食不节损伤脾胃,皆可致脾胃运化失司,气血生化乏源。心之气血不足,不能上荣于脑,神明失养则神情涣散,呆滞善忘。

(三)痰浊蒙窍

《石室秘录》云:"痰气最盛,呆气最深。"久食肥甘厚味,肥胖痰湿内盛;或七情所伤,肝气久郁克伐脾土;或痫、狂久病积劳,均可使脾失健运,痰湿上扰清窍,脑髓失聪而致痴呆。

(四)瘀阻脑络

七情久伤,肝气郁滞,气滞则血瘀;或中风、脑部外伤后瘀血内阻,均可瘀阻脑络,脑髓失养,神机失用,发为痴呆。

(五)心肝火旺

年老精衰,髓海渐空,复因烦恼过度,情志相激,水不涵木,肝郁化火,肝火上炎;或水不济火,心肾不交,心火独亢,扰乱神明,发为痴呆。

总之,痴呆病位在脑,与肾、心、肝、脾四脏功能失调相关,尤以肾虚关系密切。其基本病机为髓减脑消,痰瘀痹阻,火扰神明,神机失用。其证候特征以肾精、气血亏虚为本,以痰瘀痹阻脑络邪实为标。其病性不外乎虚、痰、瘀、火。

虚,指肾精、气血亏虚,髓减脑消;痰,指痰浊中阻,蒙蔽清窍;瘀,指瘀血阻痹,脑脉不通;火,指心肝火旺,扰乱神明。痰、瘀、火之间相互影响,相互转化,如痰浊、血瘀相兼而致痰瘀互结;肝郁、痰浊、血瘀均可化热,而形成肝火、痰热、瘀热,上扰清窍;若进一步发展耗伤肝肾之阴,水不涵木,阴不制阳,则肝阳上亢,化火生风,风阳上扰清窍,使痴呆加重。虚实之间也常相互转化,如实证的痰浊、瘀血日久,损伤心脾,则气血不足,或伤及肝肾,则阴精不足,均使脑髓失养,实证由此转化为虚证;虚证病久,气血亏乏,脏腑功能受累,气血运行失畅,或积湿为痰,或留滞为瘀,又可因虚致实,虚实兼夹而成难治之候。

二、诊断

(1)痴呆是一种脑功能减退性疾病,临床以呆傻愚笨、智能低下、善忘等为主要表现。本病记忆力障碍是首发症状,先表现为近记忆力减退,进而表现为远记忆力减退。

(2)起病隐匿,发展缓慢,渐进加重,病程一般较长。患者可有中风、头晕、外伤等病史。

三、相关检查

神经心理学检查,颅脑 CT、MRI、脑电图、生化等检查,有助于明确病性。

四、鉴别诊断

(一)郁病

郁病是以情志抑郁不畅,胸闷太息,悲伤欲哭或胸胁、胸背、脘胁胀痛,痛无定处,或咽中如有异物不适为特征的疾病;主要因情志不舒、气机郁滞所致,多见于中青年女性,也可见于老年人,尤其是中风过后常并发郁病,郁病无智能障碍症状。而痴呆可见于任何年龄,虽亦可由情志因素引起,但其以呆傻愚笨为主,常伴有生活能力下降或人格障碍,症状典型者不难鉴别。

部分郁病患者常因不愿与外界沟通而被误认为痴呆,取得患者信赖并与之沟通后,两者亦能鉴别。

(二)癫证

癫证是以沉默寡言、情感淡漠、语无伦次、静而多喜为特征的精神失常疾病,俗称"文痴",可因气、血、痰邪或三者互结为患,以成年人多见。痴呆则属智能活动障碍,是以神情呆滞、愚笨迟钝为主要表现的脑功能障碍性疾病。另一方面,痴呆的部分症状可自制,治疗后有不同程度的恢复;重证痴呆患者与癫证在临床证候上有许多相似之处,临床难以区分,CT、MRI 检查有助于鉴别。

(三)健忘

健忘是指记忆力差,遇事善忘的一种病证,其神识如常,晓其事却易忘,但告知可晓,多见于中老年患者;由于外伤、药物所致健忘,一般经治疗后可以恢复。而痴呆老少皆可发病,以神情呆滞或神志恍惚,不知前事或间事不知、告知不晓为主要表现,虽有善忘但仅为兼伴症,其与健忘之"善忘前事"有根本区别。

健忘可以是痴呆的早期临床表现,这时可不予鉴别,健忘病久也可转为痴呆,CT、MRI 检查有助于两者的鉴别。

五、辨证论治

(一)辨证要点

本病乃本虚标实之证,临床上以虚实夹杂者多见。本虚者不外乎精髓、气血;标实者不外乎痰浊、瘀血、火邪。无论为虚为实,都能导致脏腑功能失调及髓减脑消。因而辨证当以虚实或脏腑失调为纲领,分清虚实,辨明主次。

1.辨虚实

本病病因虽各有不同,但终不出虚实两大类。虚者,以神气不足、面色失荣、形体枯瘦、言行迟弱为特征,并结合舌脉、兼次症,分辨气血、肾精亏虚;实者,智能减退,反应迟钝,兼见痰浊、瘀血、风火等表现。由于病程较长,证情顽固,还需注意虚实夹杂的病机属性。

2.辨脏腑

本病病位主要在脑,但与心、肝、脾、肾相关。若年老体衰、头晕目眩、记忆认知能力减退、神情呆滞、齿枯发焦、腰膝酸软、步履艰难,为病在脑与肾;若兼见双目无神,筋惕肉瞤,毛甲无华,为病在脑与肝肾;若兼见食少纳呆,气短懒言,口涎外溢,四肢不温,五更泻泄,为病在脑与脾肾;若兼见失眠多梦,五心烦热,为病在脑与心肾。

(二)治疗原则

虚者补之,实者泻之。补虚益损,解郁散结是其治疗大法。脾肾不足,髓海空虚之证,宜培补先天、后天,以冀脑髓得充,化源得滋;对于气郁血瘀痰滞者,气郁应开,血瘀应散,痰滞应清,以冀气充血活,窍开神醒。

(三)分证论治

1.髓海不足

主症:耳鸣耳聋,记忆模糊,失认失算,精神呆滞。

兼次症:发枯齿脱,腰脊酸痛,骨痿无力,步履艰难,举动不灵,反应迟钝,静默寡言。

舌脉:舌瘦色淡或色红,少苔或无苔,多裂纹;脉沉细弱。

分析:肾主骨生髓,年高体衰,肾精渐亏,脑髓失充,灵机失运,故见精神呆滞,举动不灵,反应迟钝,记忆模糊,失认失算等痴呆诸症。肾开窍于耳,其华在发,肾精不足,故耳鸣耳聋,发枯易脱。腰为肾府,肾主骨,精亏髓少,骨骼失养,故见腰脊酸痛,骨痿无力,步履艰难;齿为骨之余,故齿牙动摇,甚则早脱。舌瘦色淡或色红,苔少或无苔,多裂纹,脉沉细弱为精亏之象。

治法:补肾益髓,填精养神。

方药:七福饮加减。方中重用熟地黄滋阴补肾,营养先天之本;合当归养血补肝;人参、白术、炙甘草益气健脾,强壮后天之本;远志、杏仁,宣窍化痰。本方填补脑髓之力尚嫌不足,应选加鹿角胶、龟板胶、阿胶、紫河车、猪骨髓等血肉有情之品,还可以本方加减制蜜丸或膏剂以图缓治,或可用参茸地黄丸或河车大造丸补肾益精。

若肝肾阴虚,年老智能减退,腰膝酸软,头晕耳鸣者,可去人参、白术、紫河车、鹿角胶,加怀牛膝、生地黄、枸杞子、女贞子、制首乌;若兼言行不一,心烦溲赤,舌质红,少苔,脉细而弦数,是肾精不足,水不制火而心火妄亢,可用六味地黄丸加丹参、莲子心、菖蒲等清心宣窍;也有舌质红而苔黄腻者,是内蕴痰热,干扰心窍,可加用清心滚痰丸去痰热郁结,俟痰热化净,再投滋补之品;若肾阳亏虚,症见面白无华,形寒肢冷,口中流涎,舌淡者,加热附片、巴戟天、益智仁、淫羊藿、肉苁蓉等。

2.气血亏虚

主症:呆滞善忘,倦怠嗜卧,神思恍惚,失认失算。

兼次症:少气懒言,口齿含糊,词不达意,心悸失眠,多梦易惊,神疲乏力,面唇无华,爪甲苍白,纳呆食少,大便溏薄。

舌脉:舌质淡胖边有齿痕;脉细弱。

分析:心主神明,心之气血亏虚,神明失养,故见呆滞善忘,神思恍惚,失认失算等痴呆症状。心血不足,心神失养,故心悸失眠、多梦易惊;血虚不荣肌肤爪甲,故面唇无华、爪甲苍白。气虚则少气懒言,神疲乏力,倦怠嗜卧;脾气不足,胃气亦弱,故纳呆食少;脾气亏虚,水湿不化,故大便溏薄。气血亏虚,脉道失充,故脉细弱。

治法:益气养血,安神宁志。

方药:归脾汤加减。方中以人参、黄芪、白术、甘草补脾益气;当归养肝血而生心血;茯神、枣仁、龙眼肉养心安神;远志交通心肾而定志宁心;木香理气醒脾,以防益气补血之药滋腻滞气。

纳呆食少,加谷芽、麦芽、鸡内金、山楂等消食;纳呆伴头重如裹,时吐痰涎,头晕时作,舌苔腻,加陈皮、半夏、生薏苡仁、白豆蔻健脾化湿和胃;纳呆伴舌红少苔,加天花粉、玉竹、麦冬、生麦芽养阴生津;失眠多梦,加夜交藤、合欢皮;若舌质偏暗,舌下有青筋者,加入川芎、丹参等以养血活血;若伴情绪不宁,易忧善愁者,可加郁金、合欢皮、绿萼梅、佛手等理气解郁之品。

3.痰浊蒙窍

主症:终日无语,表情呆钝,智力衰退,口多涎沫。

兼次症:头重如裹,纳呆呕恶,脘腹胀痛,痞满不适,哭笑无常,喃喃自语,呆若木鸡。

舌脉:舌质淡胖有齿痕,苔白腻;脉滑。

分析:痰浊壅盛,上蒙清窍,脑髓失聪,神机失运,而致表情呆钝、智力衰退、呆若木鸡等症。痰浊中阻,中焦气机不畅,脾胃受纳运化失司,故脘腹胀痛、痞满不适、纳呆呕恶。痰阻气机,清阳失展,故头重如裹。口多涎沫,舌质淡胖有齿痕,苔腻,脉滑均为痰涎壅盛之象。

治法:健脾化浊,豁痰开窍。

方药:洗心汤加减。方中党参、甘草培补中气;半夏、陈皮健脾化痰;附子助阳化痰;茯神、枣仁宁心安神,神曲和胃。

若纳呆呕恶,脘腹胀痛,痞满不适以脾虚明显者,重用党参、茯苓,可配伍黄芪、白术、山药、麦芽、砂仁等健脾益气之品;若头重如裹,哭笑无常,喃喃自语,口多涎沫以痰湿重者,重用陈皮、半夏,可配伍制南星、莱菔子、佩兰、白豆蔻、全瓜蒌、贝母等理气豁痰之品;痰浊化热,上扰清窍,舌质红,苔黄腻,脉滑数者,将制南星改用胆南星,并加瓜蒌、栀子、黄芩、天竺黄、竹沥;若伴有肝郁化火,灼伤肝血心阴,症见心烦躁动,言语颠倒,歌笑不休,甚至反喜污秽,或喜食炭灰,宜用转呆丹加味,本方在洗心汤基础上,加用当归、白芍柔肝养血,丹参、麦冬、天花粉滋养心胃阴液,用柴胡合白芍疏肝解郁,用柏子仁合茯苓、枣仁加强养心安神之力;属风痰瘀阻,症见眩晕或头痛,失眠或嗜睡,或肢体麻木阵作,肢体无力或肢体僵直,脉弦滑,可用半夏白术天麻汤;脾肾阳虚者,用金匮肾气丸,加干姜、黄芪、白豆蔻等。

4.瘀血内阻

主症:言语不利,善忘,易惊恐,或思维异常,行为古怪。

兼次症:表情迟钝,肌肤甲错,面色黧黑,甚者唇甲紫黯,双目暗晦,口干不欲饮。

舌脉:舌质暗,或有瘀点瘀斑;脉细涩。

分析:瘀阻脑络,脑髓失养,神机失用,故见表情迟钝,言语不利,善忘,思维异常,行为古怪等痴呆症状。瘀血内阻,气血运行不利,肌肤失养,故肌肤甲错,面色黧黑,甚者唇甲紫黯。口干不欲饮,舌质暗或有瘀点瘀斑,脉细涩均为瘀血之象。

治法:活血化瘀,通络开窍。

方药:通窍活血汤加减。方中麝香芳香开窍,活血散结通络;桃仁、红花、赤芍、川芎活血化瘀;葱白、生姜合菖蒲、郁金以通阳宣窍。

如瘀血日久,血虚明显者,重用熟地黄、当归,再配伍鸡血藤、阿胶、鳖甲、蒸首乌、紫河车等以滋阴养血;气血不足,加党参、黄芪、熟地黄、当归益气补血;气虚血瘀为主者,宜补阳还五汤加减;若见肝郁气滞,加柴胡、枳实、香附疏肝理气以行血;久病血瘀化热,致肝胃火逆,症见头痛、呕恶等,应加钩藤、菊花、夏枯草、栀子、竹茹等清肝和胃之品;若痰瘀交阻伴头身困重,口流涎沫,纳呆呕恶,舌紫黯有瘀斑,苔腻,脉滑,可酌加胆南星、半夏、莱菔子、瓜蒌以豁痰开窍;病久入络者,宜加蜈蚣、僵蚕、全蝎、水蛭、地龙等虫类药以疏通经络,同时加用天麻、葛根;兼见肾虚者,可加益智仁、补骨脂、山药。

5.心肝火旺

主症:急躁易怒,善忘,判断错误,言行颠倒。

兼次症:眩晕头痛,面红目赤,心烦不寐,多疑善虑,心悸不安,咽干口燥,口臭口疮,尿赤便干。

舌脉:舌质红,苔黄;脉弦数。

分析:脑髓空虚,复因心肝火旺,上扰神明,故见善忘,判断错误,言行颠倒,多疑善虑等痴呆之象。心肝火旺,上犯巅顶,故头晕头痛;气血随火上冲,则面红目赤。肝主疏泄,肝性失柔,情志失疏,故急躁易怒。心肾不交则心烦不寐、心悸不安。口臭口疮、口干舌燥、尿赤便干为火甚伤津之象,舌质红、苔黄、脉弦数均为心肝火旺之候。

治法:清热泻火,安神定志。

方药:黄连解毒汤加减。方中黄连可泻心火;黄芩、栀子清肝火;黄柏清下焦之火。加用生地黄清热滋阴,菖蒲、远志、合欢皮养心安神,柴胡疏肝。本方大苦大寒,中病即止,不可久服,脾肾虚寒者慎用。

若心火偏旺者用牛黄清心丸;大便干结者加大黄、火麻仁。

六、预后转归

痴呆的病程一般较长。虚证患者,若长期服药,积极接受治疗,部分精神症状可有明显改善,但不易根治;实证患者,及时有效地治疗,待实邪去,方可获愈。虚中夹实者,病情往往缠绵,更需临证调理,方可奏效。

(朱春梅)

第九节　百　合　病

百合病是一种以精神恍惚,欲卧不能卧,欲行不能行和食欲时好时差,以及口苦、尿黄、脉象微数为主要临床表现的疾病。其主要病机为心肺阴虚,常继发于热病之后或由情志不遂而引起。

一、历史沿革

百合病的病名,首见于汉代张仲景《金匮要略·百合狐惑阴阳毒病脉证治》:"百合病者,百脉一宗,悉致其病也""意欲食,复不能食,常默默,欲卧不能卧,欲行不能行,饮食或有美时,或有不用闻食臭时,如寒无寒,如热无热,口苦,小便赤;诸药不能治,得药则剧吐利,如有神灵者,身形如和,其脉微数。"在治疗上,仲景以百合为专药,百合地黄汤为主方。这些论述和治法方药,一直为后世论百合病者所宗。

隋代巢元方《诸病源候论》把本病纳入伤寒范畴,认为是"伤寒虚劳大病之后不平复,变成斯疾",即认为本病由热病后余邪未尽或虚劳大病后体虚未复而引起。自此至明代,大多医家沿袭仲景、巢氏之说,较少发挥。

迨至明清,《金匮要略》一书的注家渐多,不少注家根据自己所得,对百合病提出了新的见解。

如百合病的命名问题,历来争议颇多,魏念庭《金匮要略方论本义》直截了当地说:"即因用百合一味而瘳此疾,因得名也。"至其病机,尤在泾《金匮要略心典》云:"此病多于伤寒热病前后见之。其未病而预见者,热气先动也。其病后四五日,或二十日,或一月见者,遗热不去也。"说明热邪是此病发病的关键,"热邪散漫,未统于经,其气游走无定,故其病亦去来无定。"他还指出,本病见症虽多,皆"不可为凭之象",唯"口苦、小便赤、脉微数,则其常也"。

至其病因病机,《医宗金鉴·订正仲景全书》认为本病除因"伤寒大病之后余热未解,百脉未和"所致外,亦有因"平素多思不断,情志不遂,或偶触惊疑,卒临异遇",而"形神俱病"者,明确指出本病的发生,与情志所伤有关。《医宗金鉴》还引李彬的注文,精辟地指出:心藏神,肺藏魄,由于神魄失守,故有此恍惚错妄之情。明确此病病位在心、肺。张璐《张氏医通》认为本病总属热蓄血脉,"阳火烁阴"之患,病位主要在心,并可累及上中下三焦。

治疗上主张"当随所禀虚实偏胜而调之",对病久气阴两伤者,于仲景治法之外,另立生脉散一方,并谓养心宁神之品,亦可酌加;热盛者不妨兼用左金丸以折之。王孟英《温热经纬》则谓本病多系余热逗留肺经,但不一定皆在疫病之后,"凡温、暑、湿、热诸病之后皆有之";其病理机制,王氏认为"肺主魄,魄不安则如有神灵",主张以平淡之剂清其余热则病自已,亦属经验有得之言。这些论述说明清代医家对百合病的认识比前人更为深入,基本上抓住了百合病的实质。

二、范围

根据发病特点与临床表现,西医学的癔症、神经衰弱,尤其是于感染性疾病或其他疾病病程中出现的神经症与百合病比较相似者,可以参照本节辨证论治。

三、病因病机

本病是由于伤寒温病,热灼阴伤,或虚劳大病,阴精亏虚,或忧思抑郁,阴血暗耗,以致阴虚内热,心神失养,虚火扰动,神志不宁而发病。其病位主要在心,与肺、脾、肝、肾有关,尤其与肺关系密切。

本病的病因病机,大致可分为以下几方面。

(一)伤寒温病,热邪伤阴

在伤寒或温病病程中,由于热邪太盛,或汗、下、吐用之失当,以致病去而阴虚未复;或热邪毒气伤气伤血;或病后余热未尽,熏灼心肺。心主血脉而藏神,肺主气、朝百脉而司治节,心肺阴虚,气血失调,神明无主,百脉失养,而为本病。

(二)大病久病,耗损气血

各种大病重病或久病虚劳,脏腑不调,精元耗伤,生化不足,气血亏虚,百脉失和,心神涣散,肺魄不安,诸症由生。如《张氏医通》所说:"百合病……由大病虚劳之后,脏腑不调所致。"

(三)情志不遂,忧思成疾

平素忧思不断,抑郁寡欢;或境遇不佳,不能自释,以致阴血暗耗,虚热内生,炼液成痰,扰乱心神,神气失于依附,以致行动、语言、饮食失常。

总之,百合病以热病大病之后,心肺阴虚,心神失养而发病者为多,但亦可因气血不足,或痰热内扰所致,百脉失和,心神不宁为病机关键。

四、诊断与鉴别诊断

(一)诊断

1.发病特点

本病多继发于急性热病或大病重病之后,或因在较长时期内情志失畅而发病。

2.临床表现

精神恍惚不安、默默无语、欲卧不能卧、欲行不能行、如寒无寒、如热无热、食欲或差或好等莫可名状的自觉症状,同时多兼有口苦、尿黄、脉细数等症。

(二)鉴别诊断

1.郁证

郁证为情志怫郁,气机郁滞所引起的疾病的总称。两者相似之处在于,在病因方面,百合病亦有因情志所伤而致者;在症状上,郁证之郁郁寡欢,精神不振,不思饮食,神呆不寐等表现与百合病的"常默默""意欲食,复不能食""欲卧不能卧,欲行不能行"也有相近之处。但百合病与郁证无论病机本质,还是主要临床表现均有不同。

百合病多由阴虚内热而致,以精神恍惚,语言、行动、饮食似若不能自主,症象变幻无定为临床特点;郁证则属气机郁滞所生,诸如胁痛、胀满、噫气等气机痹阻之象,症状较为确定。气郁化火,虽然也有口苦、口干、便秘、尿赤等表现,但气郁化火为实火,除上述表现外,还兼见面赤火升,烦躁易怒,胸胁胀痛,嗳气频频,均与百合病不同。

2.不寐

不寐是指经常不能得到正常的睡眠,或不易入睡,或睡而易醒;这与百合病的"欲卧不能卧"等精神恍惚不安显然不同。当然百合病患者也可能出现不寐,但百合病的其他表现,则是不寐所没有的。

3.脏躁

患者主要表现为悲伤欲哭,与百合病之精神恍惚不安,虽同属莫可名状之证,而表现各有不同。而且,百合病以口苦、小便赤等为特征性症状,而脏躁没有这类特征性表现。

4.卑惵

卑惵是因心血虚而致的一种病证,《杂病源流犀烛》谓:"卑惵,心血不足病也,与怔忡病一类。其症胸中痞塞,不能饮食,如痴如醉,心中常有所歉,爱居暗室,或倚门后,见人即惊避无地。"显然与百合病之"常默默""如有神灵者"不同。

五、辨证

(一)辨证要点

1.临变不惑,把握本病特征

百合病的临床表现复杂,诸如"意欲食,复不能食,常默默,欲卧不能卧,欲行不能行,如寒无寒,如热无热"等,皆无可凭据之象,而且上述症状也非同时并见,因此颇难辨识。辨证时,应掌握本病恍惚迷离,不能自主的特点,结合口苦、小便赤、脉微数等征象,于无定中求"一定",始能临变不惑,抓住重点。

2.知常达变,分清阴阳虚实

仲景原著以本病未经汗、下、吐者为常,以误用汗、下、吐或虽未经误治而日久出现口渴、发热者为变。

仲景所论之"常""变",皆属阴虚内热之证;究之实际,本病既有在病中或病后因痰热内扰而为病者,亦有因心肺气虚而为病者。故本节所论之"常""变"。是以仲景所论之心肺阴虚内热证为常,以痰热内扰证、心肺气虚证为变。

(二)证候

1.阴虚内热

症状:精神、饮食、行动有异于常人,如时而厌食不纳,时而又觉饮食甘美,或意欲进食,一旦食至,却又不能食;常沉默寡言,甚或不通问答;或欲卧而不能卧,或欲行而不能步;或自觉发冷或发热,实则无寒无热;口苦、小便短赤。舌红,脉微数。

病机分析:热病之后,余邪不解,或情志不遂,神思过用,心主神明,肺司治节,心伤则神气无所依附,故精神恍惚,迷乱无定;肺虚则治节不行,故行、坐、住、卧、饮食皆若不能自主;口苦、尿赤、脉虚数,均是心肺阴虚内热之象。

2.痰热内扰

症状:精神、行动、饮食皆失常态;头痛而胀,心中懊憹,卧寝不安,面红。舌尖红,苔薄黄微腻,脉滑数。

病机分析:病后阴伤而余热不去,熏灼津液为痰,痰热扰于心肺,故心神不安,治节失常。面红、头胀痛,苔腻脉滑,皆属痰热内蕴之象。

3.心肺气虚

症状:精神、行动、饮食皆若不能自主,自汗,头昏,短气乏力,少寐或多寐而睡不解乏。舌淡,有齿痕,脉弱,两寸脉模糊。

病机分析:心肺气虚,神气不充,治节不行,故恍惚迷乱,语言、行动、饮食、坐卧皆失常态;肺主皮毛,肺虚则皮毛不固而自汗出;心肺气虚,则短气、乏力;舌淡、脉弱,亦皆为气虚之征。

六、治疗

(一)治疗原则

1.攻补兼施

百合病多属正虚邪恋,既不任攻伐,又虚不受补,用药失当,往往吐利皆至。因此选方用药,应以补虚不碍邪,去邪不伤正为基本原则,以甘润、甘平、甘淡为治疗大法。

2.注重主方

百合病以百合为主药,以百合地黄汤为主方。故其治疗,可在专药专方基础上,随证施治,以期不离不泛。

3.分辨阴阳

百合病虽以阴虚内热为多,但仍然有"见于阴"与"见于阳"的不同,临证要知常达变,随证治之。

(二)治法方药

1.阴虚内热

治法:清心润肺。

方药:常用百合地黄汤为主方。本方以百合润肺清心,益气安神,生地黄养阴清热,煎以泉水(或新汲水),取引热下行之意。方中生地黄用量较大,如经久煎至40 min以上,即无泻利之弊。

渴者,加天花粉清热生津,或再加生牡蛎以潜阳固阴;发热,尿赤,加知母、滑石、淡竹叶、鲜芦根,清热利尿;胃气上逆加代赭石;虚烦不安,清而补之,加鸡子黄一枚搅匀,和入煎成之汤药中。

2.痰热内扰

治法:清化痰热。

方药:苇茎汤加减。本方以苇茎清心肺之热而利小便,桃仁、冬瓜子、薏苡仁化痰、泻浊、开积,合为清化痰热郁滞之方。

热盛加知母泻热清金;尿黄加竹叶、滑石;痰多加竹茹、川贝母;头痛加桑叶、菊花。阴虚而挟痰热者,用百合为主药,酌加麦冬、知母、苇茎、冬瓜子、川贝母、竺黄等,养阴清热,兼化痰浊。

3.心肺气虚

治法:益气安神。

方药:甘麦大枣汤加味。本方养心气以宁神,益脾土而生金。临床运用时,常加百合、酸枣仁、玉竹、茯神、龙齿之类,俾神明得守,治节复常,则其病自已。

气阴均不足者,用生脉散加百合、浮小麦、大枣。

七、转归及预后

百合病是精神情志的病变,以心肺阴虚证最为常见,但亦间有痰热羁肺,心神被扰,或心肺气虚、神气不充而致病者。阴虚生内热,熏灼津液成痰;痰热久留不去,亦伤心肺之阴,故百合病在临床上每多虚实兼见。在治疗上,实不任攻,虚不受补,所以古人称本病为难治之证,多迁延难愈。

百合病的病情变化大,病程有长有短,故其愈期颇难预测。但如能得到正确的治疗与护理,预后一般较好。

八、预防与护理

本病之发生,因为与精神因素有关,所以精神愉快,心胸开阔,至关重要。应尽可能地避免外界不良刺激,并合理地安排工作、学习和生活,使脑力劳动与适当的体育锻炼、体力劳动相结合。

此外,如患时令疾病,即使病情不重,也不可轻忽,应积极治疗,以防患于未然。以上这些措施,对预防百合病的发生,具有积极意义。

在护理上应多为患者做思想工作,耐心地说服、开导患者,以消除其疑虑或紧张。医护人员对于患者的态度尤当和蔼可亲。正确的治疗与良好的护理结合起来,往往可以收到事半功倍的效果。

(朱春梅)

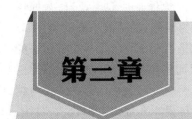

第三章　　心　系　病　证

第一节　心　悸

心悸是指阴阳失调，气血失和，心神失养，出现心中悸动不安，甚则不能自主的一类病证。一般多呈阵发性，每因情绪波动或劳累过度而发。心悸发作时常伴不寐、胸闷、气短，甚则眩晕、喘促、心痛、晕厥。心悸包括惊悸和怔忡。

《黄帝内经》虽无心悸病名，但其中已有关于"悸"的记载。《素问·气交变大论》对心悸的临床表现及脉象的变化亦有了生动的描述，如"心憺憺大动""其动应衣""心怵惕""心下鼓""惕惕然而惊，心欲动""惕惕如人将捕之"。《素问·三部九候论》曰："参伍不调者病……其脉乍疏乍数、乍迟乍疾者，日乘四季死"。最早认识到心悸严重脉律失常与疾病预后的关系。在病因病机方面认识到宗气外泄，突受惊恐，复感外邪，心脉不通，饮邪上犯，皆可引起心悸。如《素问·平人气象论》曰："乳之下，其动应衣，宗气泄也"。《素问·举痛论》曰："惊则心无所倚，神无所归，虑无所定，故气乱矣。"《素问·痹论》曰："脉痹不已，复感于邪，内舍于心……心痹者，脉不通，烦则心下鼓。"《素问·评热病论》曰："诸水病者，故不得卧，卧则惊，惊则咳甚也"。汉代张仲景在《伤寒杂病论》首载心悸病名，并详述了"心悸""惊悸""心动悸""心中悸""喘悸""眩悸"的辨证论治纲领，如《伤寒论·辨太阳病脉证并治》曰："脉浮数者，法当汗出而愈。若下之，身重，心悸者，不可发汗，当自汗出乃解……伤寒二三天，心中悸而烦者，小建中汤主之""伤寒，脉结代，心动悸，炙甘草汤主之。"《金匮要略·血痹虚劳病脉证并治》中提到"卒喘悸，脉浮者，里虚也"；《金匮要略·痰饮咳嗽病脉证并治》提到"凡食少饮多，水停心下，甚者则悸……眩悸者，小半夏加茯苓汤主之"。《金匮要略·惊悸吐衄下血胸满瘀血病脉证并治》中有"寸口脉动而弱，动即为惊，弱则为悸"，认为心悸的病因病机为惊扰、水饮、虚损、汗后受邪等，记载了心悸时结、代、促脉及其区别，所创之炙甘草汤、麻黄附子细辛汤、苓桂甘枣汤、桂甘龙牡汤、小半夏加茯苓汤等仍是目前临床辨证治疗心悸的常用方剂。

汉代以后，诸医家从心悸、惊悸、怔忡等不同方面都有所发挥，并不断补充完善了心悸的病因病机、治法方药。如宋代严用和《济生方·惊悸怔忡健忘门》首先提出怔忡病名，并对惊悸、怔忡的病因病机、病情演变、治法方药做了较详细的论述，其认为惊悸乃"心虚胆怯之所致"，治宜"宁其心以壮其胆气"，选用温胆汤、远志丸作为治疗方剂；怔忡因心血不足所致，亦有因感受外邪及饮邪停聚而致者，惊悸不已可发展为怔忡，治疗"当随其证，施以治法"。朱丹溪认为"悸者怔忡之谓",强调了虚与痰的致病因素,如《丹溪心法·惊悸怔忡》中认为"怔忡者血虚,怔忡无时,血少者多。有思虑便动,属虚。时作时止者,痰因火动"。明代《医学正传·惊悸怔忡健忘证》认为惊悸怔忡尚与肝胆有关,并对惊悸与怔忡加以鉴别,提出"怔忡者,心中惕惕然,动摇而不得安静,无时而作者是也;惊悸者,蓦然而跳跃惊动,而有欲厥之状,有时而作者是也"。明代《景岳全书·怔忡惊恐》中认为怔忡由阴虚劳损所致,指出"盖阴虚于下,则宗气无根而气不归源,所以在上则浮撼于胸臆,在下则振动于脐旁",生动地描述了心悸重证上及喉、下及腹的临床表现。其在治疗与护理上主张"速宜节欲节劳,切戒酒色。凡治此者,速宜养气养精,滋培根本",提出左归饮、右归饮、养心汤、宁志丸等至今临床广为应用的有效方剂。清代王清任、唐容川力倡瘀血致悸理论,开启了活血化瘀治疗心悸的先河。

西医学中的心律失常、心功能不全、神经症等,凡以心悸为主要表现者,均可参照本节辨证论治。

一、病因病机

本病的发生既有体质因素、饮食劳倦或情志所伤,亦有因感受外邪或药物中毒所致。其虚证者,多因气血阴阳亏虚,引起阴阳失调,气血失和,心神失养;实证者常见痰浊、瘀血、水饮、邪毒,而致心脉不畅,心神不宁。

(一)感受外邪

正气内虚,感受温热邪毒,首先犯肺系之咽喉,邪毒侵心,耗气伤阴,气血失和,心神失养,发为心悸;或感受风寒湿邪,痹阻血脉,日久内舍于心,心脉不畅,发为心悸。正如叶天士所说:"温邪上受,首先犯肺,逆传心包"。及《素问·痹论》所云:"脉痹不已,复感于邪,内舍于心"。

(二)情志所伤

思虑过度,劳伤心脾,心血暗耗,化源不足,心失所养,发为心悸;恚怒伤肝,肝气郁结,久之气滞血瘀,心脉不畅,发为心悸,或气郁化火,炼液成痰,痰火上扰,心神不宁,发为心悸;素体心虚胆怯,暴受惊恐,致心失神、肾失志,心气逆乱,发为惊悸,日久则稍惊即悸,或无惊亦悸。正如《素问·举痛论》所云:"惊则心无所倚,神无所归,虑无所定,故气乱矣。"

(三)饮食不节

嗜食肥甘厚味,煎炸炙煿之品,或嗜酒过度,皆可蕴热化火生痰,痰火扰心,心神不宁,发为心悸;或饮食不节,损伤脾胃,脾运呆滞,痰浊内生,心脉不畅,而发心悸。正如唐容川所云:"心中有痰者,痰入心中,阻其心气,是以跳动不安。"

(四)体质虚弱

先天心体禀赋不足,阴阳失调,气血失和,心脉不畅,发为心悸;或素体脾胃虚弱,化源不足,或年老体衰,久病失养,劳欲过度,致气血阴阳亏虚,阴阳失调,气血失和,心失所养,而发为心悸。

(五)药物所伤

用药不当,或药物毒性较剧,损及于心,而致心悸。

综上所述,心悸病因不外外感与内伤,其病机则不外气血阴阳亏虚,心失濡养;或邪毒、痰饮、瘀血阻滞心脉,心脉不畅,心神不宁。其病机关键为阴阳失调,气血失和,心神失养。其病位在心,但与肺、脾、肝、肾密切相关。

本证以虚证居多,或因虚致实,虚实夹杂。虚者以气血亏虚,气阴两虚,心阳不振,心阳虚脱,心神不宁为常见;实者则以邪毒侵心,痰火扰心,心血瘀阻,水饮凌心为常见。虚实可相互转化,如脾失健运,则痰浊内生;脾肾阳虚,则水饮内停;气虚则血瘀;阴虚常兼火旺,或夹痰热;实者日久,可致正气亏耗;久病则阴损及阳,阳损及阴,形成阴阳两虚等复杂证候。

二、诊断

(1)自觉心慌不安,神情紧张,不能自主,心搏或快速,或缓慢,或心跳过重,或忽跳忽止,呈阵发性或持续性。

(2)伴有胸闷不适,易激动,心烦,少寐,乏力,头晕等,中老年发作频繁者,可伴有心胸疼痛,甚则喘促、肢冷汗出,或见晕厥。

(3)脉象对心悸的诊断有重要意义。心悸者常见疾、促、结、代、迟、涩、雀啄等脉象;听诊示心搏或快速,或缓慢,或忽跳忽止,或伴有心音强弱不匀等。

(4)发作常由情志刺激、惊恐、紧张、劳倦过度、饮酒饱食等因素而诱发。

三、相关检查

血液分析、测血压、X线胸片、心电图、动态心电图、心脏彩超检查等,有助于病因及心律失常的诊断。

四、鉴别诊断

(一)心痛

除见心慌不安,脉结代外,必以心痛为主症,多呈心前区或胸骨后压榨样痛、闷痛,常因劳累、感寒、饱餐或情绪波动而诱发,多呈短暂发作。但甚者心痛剧烈不止,唇甲发绀,或手足青至节,呼吸急促,大汗淋漓,甚至晕厥,病情危笃。心痛常可与心悸合并出现。

(二)奔豚

奔豚发作之时,亦觉心胸躁动不安。《难经·五十六难》曰:"发于小腹,上至心下,若豚状,或上或下无时"。称为肾积。《金匮要略·奔豚气病脉证治》曰:"奔豚病从少腹起,上冲咽喉,发作欲死,复还止,皆从惊恐得之"。故本病与心悸的鉴别要点为:心悸为心中剧烈跳动,发自于心;奔豚乃上下冲逆,发自少腹。

(三)卑慄

《证治要诀·怔忡》描述卑慄症状为"痞塞不欲食,心中常有所歉,爱处暗室,或倚门后,见人则惊避,似失志状。"卑慄病因为"心血不足",虽有心慌,一般无促、结、代、疾、迟等脉象出现,是以神志异常为主的疾病,与心悸不难鉴别。

五、辨证论治

(一)辨证要点

1.辨虚实

心悸证候特点多为虚实相兼,故当首辨虚实。虚当审脏腑气、血、阴、阳何者偏虚,实当辨痰、饮、瘀、毒何邪为主。其次,当分清虚实之程度。正虚程度与脏腑虚损情况有关,即一脏虚损者轻,多脏虚损者重。在邪实方面,一般来说,单见一种夹杂者轻,多种合并夹杂者重。

2.辨脉象

脉搏的节律异常为本病的特征性征象,故尚需辨脉象。如脉率快速型心悸,可有一息六至之数脉,一息七至之疾脉,一息八至之极脉,一息九至之脱脉,一息十至以上之浮合脉。脉率过缓型心悸,可见一息四至之缓脉,一息三至之迟脉,一息二至之损脉,一息一至之败脉,两息一至之夺精脉。脉律不整型心悸,脉象可见有数时一止,止无定数之促脉;缓时一止,止无定数之结脉;脉来更代,几至一止,止有定数之代脉,或见脉象乍疏乍数,忽强忽弱之雀啄脉。临床应结合病史、症状,推断脉症从舍。一般认为,阳盛则促,数为阳热。若脉虽数、促而沉细、微细,伴有面浮肢肿,动则气短,形寒肢冷,舌质淡者,为虚寒之象。阴盛则结,迟而无力为虚寒,脉象迟、结、代者,一般多属阴类脉。其中,结脉表示气血凝滞,代脉常表示元气虚衰、脏气衰微。凡久病体虚而脉象弦滑搏指者为逆,病情重笃而脉象散乱模糊者为病危之象。

3.辨病与辨证相结合

对心悸的临床辨证应结合引起心悸原发疾病的诊断,以提高辨证准确性,如功能性心律失常所引起的心悸,常表现为心率快速型心悸,多属心虚胆怯,心神不宁,于活动后反而减轻为特点;冠心病心悸,多为阴虚气滞,气虚气滞,或气阴两虚,肝气郁结,久之痰瘀交阻而致;病毒性心肌炎引起的心悸,初起多为风温先犯肺卫,继之热毒逆犯于心,随后呈气阴两虚、瘀阻络脉证;风湿性心肌炎引起的心悸,多由风湿热邪杂至,合而为痹,痹阻心脉所致;病态窦房结综合征多由心阳不振,心搏无力所致;慢性肺源性心脏病所引起的心悸,则虚实兼夹为患,多心肾阳虚为本,水饮内停为标。

4.辨惊悸怔忡

大凡惊悸发病,多与情志因素有关,可由骤遇惊恐,忧思恼怒,悲哀过极或过度紧张而诱发,多为阵发性,实证居多,但也存在内虚因素。病来虽速,病情较轻,可自行缓解,不发时如常人。怔忡多由久病体虚、心脏受损所致,无精神因素亦可发生,常持续心悸,心中惕惕,不能自控,活动后加重。病来虽渐,病情较重,每属虚证,或虚中夹实,不发时亦可见脏腑虚损症状。惊悸日久不愈,亦可形成怔忡。

(二)治疗原则

心悸由脏腑气血阴阳亏虚、心神失养所致者,治当补益气血,调理阴阳,以求气血调畅,阴平阳秘,配合应用养心安神之品,促进脏腑功能的恢复。心悸因邪毒、痰浊、水饮、瘀血等实邪所致者,治当清热解毒、化痰蠲饮、活血化瘀,配合应用重镇安神之品,以求邪去正安,心神得宁。临床上心悸表现为虚实夹杂时,当根据虚实轻重之多少,灵活应用清热解毒、益气养血、滋阴温阳、化痰蠲饮、行气化瘀、养心安神、重镇安神之法。

(三)分证论治

1.心虚胆怯

主症:心悸不宁,善惊易恐,稍惊即发,劳则加重。

兼次症:胸闷气短,自汗,坐卧不安,恶闻声响,失眠多梦而易惊醒。

舌脉:舌质淡红,苔薄白,脉动数,或细弦。

分析:心为神舍,心气不足易致神浮不敛,心神动摇,失眠多梦;胆气怯弱则善惊易恐,恶闻声响;心胆俱虚则更易为惊恐所伤,稍惊即悸;心位胸中,心气不足,胸中宗气运转无力,故胸闷气短;气虚卫外不固则自汗;劳累耗气,心气益虚,故劳则加重。脉动数或细弦为气血逆乱之象。

治法:镇惊定志,养心安神。

方药:安神定志丸。加琥珀、磁石、朱砂。方中龙齿、琥珀、磁石镇惊宁神,朱砂、茯神、菖蒲、远志安神定惊,人参补益心气。兼见心阳不振,加附子、桂枝;兼心血不足,加熟地黄、阿胶;心悸气短,动则益甚,气虚明显时,加黄芪以增强益气之功;气虚自汗,加麻黄根、浮小麦、瘪桃干、乌梅;气虚夹瘀者,加丹参、桃仁、红花;气虚夹湿,加泽泻,重用白术、茯苓;心气不敛,加五味子、酸枣仁、柏子仁,以收敛心气,养心安神;若心气郁结,心悸烦闷,精神抑郁,胸胁胀痛,加柴胡、郁金、合欢皮、绿萼梅、佛手。

2.心脾两虚

主症:心悸气短,失眠多梦,思虑劳心则甚。

兼次症:神疲乏力,眩晕健忘,面色无华,口唇色淡,纳少腹胀,大便溏薄,或胸胁胀痛,善太息。

舌脉:舌质淡,苔薄白;脉细弱,或弦细。

分析:心脾两虚主要指心血虚、脾气弱之气血两虚证。思虑劳心,暗耗心血,或脾气不足,生化乏源,皆可致心失血养,心神不宁,而见心悸、失眠多梦。思虑过度可劳伤心脾,故思虑劳心则甚。血虚则不能濡养脑髓,故眩晕健忘;不能上荣肌肤,故面色无华,口唇色淡。纳少腹胀,大便溏薄,神疲乏力,均为脾气虚之表现。气血虚弱,脉道失充,则脉细弱。肝气郁结则胸胁胀痛,善太息,脉弦。

治法:补血养心,益气安神。

方药:归脾汤。方中当归、龙眼肉补养心血;黄芪、人参、白术、炙甘草益气以生血;茯神、远志、酸枣仁宁心安神;木香行气,使补而不滞。气虚甚者,重用人参、黄芪、白术、炙甘草,少佐肉桂,取少火生气之意;血虚甚者,加熟地黄、白芍、阿胶。

若心动悸脉结代,气短,神疲乏力,心烦失眠,五心烦热,自汗盗汗,胸闷,面色无华,舌质淡红少津,苔少或无,脉细数,为气阴两虚,治以益气养阴,养心安神,用炙甘草汤加减。本方益气补血,滋阴复脉。若兼肝气郁结,胸胁胀痛,泛酸、善太息,可改用逍遥散合左金丸为煎剂,以补益气血,调达肝郁,佐金以平木。

3.阴虚火旺

主症:心悸少寐,眩晕耳鸣。

兼次症:形体消瘦,五心烦热,潮热盗汗,腰膝酸软,咽干口燥,小便短黄,大便干结,或急躁易怒,胁肋胀痛,善太息。

舌脉:舌红少津,苔少或无;脉细数或促。

分析:肾阴亏虚,水不济火,以致心火亢盛,扰动心神,故心悸少寐;肾主骨生髓,腰为肾之府,肾虚则髓海不足,骨骼失养,故腰膝酸软,眩晕耳鸣;阴虚火旺,虚火内蒸,故形体消瘦,五心烦热,潮热盗汗,口干咽燥,小便短黄,大便干结;舌红少津,少苔或无苔,脉细数或促,为阴虚火旺之征。若肝气郁结,肝火内炽则急躁易怒,胁肋胀痛,善太息。

治法:滋阴清火,养心安神。

方药:天王补心丹或朱砂安神丸。阴虚心火不亢盛者,用天王补心丹。方中生地黄、玄参、麦冬、天冬养阴清热;当归、丹参补血养心;人参补益心气;朱砂、茯苓、远志、枣仁、柏子仁养心安神;五味子收敛心气;桔梗引药上行,以通心气。合而用之有滋阴清热,养心安神之功。汗多,加山茱萸。若阴虚心火亢盛者,用朱砂安神丸。方中朱砂重镇安神;当归、生地黄养血滋阴;黄连清心泻火。合而用之有滋阴清火,养心安神之功。因朱砂有毒,不可过剂。本证亦可选用黄连阿胶汤。

若肾阴亏虚,虚火妄动,梦遗腰酸者,此乃阴虚相火妄动,治当滋阴降火,方选知柏地黄丸加味,方中知母、黄柏清泻相火,六味地黄丸滋补肾阴,合而用之有滋阴降火之功。

若兼肝郁,急躁易怒,胁肋胀痛,善太息,治法为养阴疏肝,可在六味地黄丸基础上加枳壳、青皮,常可获效。

4.心阳不振

主症:心悸不安,动则尤甚,形寒肢冷。

兼次症:胸闷气短,面色㿠白,自汗,畏寒喜温,或伴心痛。

舌脉:舌质淡,苔白;脉虚弱,或沉细无力。

分析:久病体虚,损伤心阳,心失温养,则心悸不安;不能温煦肢体,故面色㿠白,肢冷畏寒。胸中阳气虚衰,宗气运转无力,故胸闷气短。阳气不足,卫外不固,故自汗出。阳虚则无力鼓动血液运行,心脉痹阻,故心痛时作。舌质淡,脉虚弱无力,为心阳不振之征。

治法:温补心阳。

方药:桂枝甘草龙骨牡蛎汤。方中桂枝、炙甘草温补心阳,生龙齿、生牡蛎安神定悸。心阳不足,形寒肢冷者,加黄芪、人参、附子;大汗出者,重用人参、黄芪、浮小麦、山茱萸、麻黄根;或用独参汤煎服;兼见水饮内停者,选加葶苈子、五加皮、大腹皮、车前子、泽泻、猪苓;夹有瘀血者,加丹参、赤芍、桃仁、红花等;兼见阴伤者,加麦冬、玉竹、五味子;若心阳不振,以心动过缓为著者,酌加炙麻黄、补骨脂、附子,重用桂枝。如大汗淋漓,面青唇紫,肢冷脉微,气喘不能平卧,为亡阳征象,当急予独参汤或参附汤,送服黑锡丹,或参附注射液静脉注射或静脉点滴,以回阳救逆。

5.水饮凌心

主症:心悸眩晕,肢面浮肿,下肢为甚,甚者咳喘,不能平卧。

兼次症:胸脘痞满,纳呆食少,渴不欲饮,恶心、呕吐,形寒肢冷,小便不利。

舌脉:舌质淡胖,苔白滑;脉弦滑,或沉细而滑。

分析:阳虚不能化水,水饮内停,上凌于心,故见心悸;饮溢肢体,故见浮肿。饮阻于中,清阳不升,则见眩晕;阻碍中焦,胃失和降,则脘痞,纳呆食少,恶心、呕吐。阳气虚衰,不能温化水湿,膀胱气化失司,故小便不利。舌质淡胖,苔白滑,脉弦滑或沉细而滑,为水饮内停之象。

治法:振奋心阳,化气利水。

方药:苓桂术甘汤。本方通阳利水,为"病痰饮者,当以温药和之"的代表方剂。方中茯苓淡渗利水,桂枝、炙甘草通阳化气,白术健脾祛湿。兼见纳呆食少,加谷芽、麦芽、神曲、山楂、鸡内金;恶心、呕吐,加半夏、陈皮、生姜;尿少肢肿,加泽泻、猪苓、防己、葶苈子、大腹皮、车前子;兼见肺气不宣,水饮射肺者,表现胸闷、咳喘,加杏仁、前胡、桔梗以宣肺,加葶苈子、五加皮、防己以泻肺利水;兼见瘀血者,加当归、川芎、刘寄奴、泽兰叶、益母草;若肾阳虚衰,不能制水,水气凌心,症见心悸,咳喘,不能平卧,尿少浮肿,可用真武汤。

6.心血瘀阻

主症:心悸不安,胸闷不舒,心痛时作。

兼次症:面色晦暗,唇甲青紫。或兼神疲乏力,少气懒言;或兼形寒肢冷;或兼两胁胀痛,善太息。

舌脉:舌质紫暗,或舌边有瘀斑、瘀点;脉涩或结代。

分析:心血瘀阻,心脉不畅,故心悸不安,胸闷不舒,心痛时作;若因气虚致瘀者,则气虚失养,兼见神疲乏力,少气懒言;若因阳气不足致瘀者,则阳虚生外寒而见形寒肢冷;若因肝气郁结,气滞致瘀者,则因肝郁气滞而兼见两胁胀痛,善太息;脉络瘀阻,故见面色晦暗,唇甲青紫;舌紫暗,舌边有瘀斑、瘀点,脉涩或结代,为瘀血内阻之征。

治法：活血化瘀，理气通络。

方药：桃仁红花煎。方中桃仁、红花、丹参、赤芍、川芎活血化瘀；延胡索、香附、青皮理气通络；生地黄、当归养血和血。合而用之有活血化瘀，理气通络之功。若因气滞而血瘀者，酌加柴胡、枳壳、郁金；若因气虚而血瘀者，去理气药，加黄芪、党参、白术；若因阳虚而血瘀者，酌加附子、桂枝、生姜；夹痰浊，症见胸闷不舒，苔浊腻者，酌加瓜蒌、半夏、胆南星；胸痛甚者，酌加乳香、没药、蒲黄、五灵脂、三七等。瘀血心悸亦可选丹参饮或血府逐瘀汤治疗。

7.痰浊阻滞

主症：心悸气短，胸闷胀满。

兼次症：食少腹胀，恶心、呕吐，或伴烦躁失眠，口干口苦，纳呆，小便黄赤，大便秘结。

舌脉：苔白腻或黄腻；脉弦滑。

分析：痰浊阻滞心气，故心悸气短。气机不畅，故见胸闷胀满。痰阻气滞，胃失和降，故食少腹胀，恶心、呕吐。痰郁化火，则见口干口苦，小便黄赤，大便秘结，苔黄腻等热象。痰火上扰，心神不宁，故烦躁失眠。痰多、苔腻、脉弦滑，为内有痰浊之象。

治法：理气化痰，宁心安神。

方药：导痰汤。方中半夏、陈皮、制南星、枳实理气化痰；茯苓健脾祛痰；远志、酸枣仁宁心安神。纳呆腹胀，兼脾虚者，加党参、白术、谷芽、麦芽、鸡内金；心悸伴烦躁口苦，苔黄，脉滑数，为痰火上扰，心神不宁，可加黄芩、苦参、黄连、竹茹，制南星易胆南星，或用黄连温胆汤；痰火伤津，大便秘结，加大黄、瓜蒌；痰火伤阴，口干盗汗，舌质红，少津，加麦冬、天冬、沙参、玉竹、石斛；烦躁不安，惊悸不宁，加生龙骨、生牡蛎、珍珠母、石决明以重镇安神。

8.邪毒侵心

主症：心悸气短，胸闷胸痛。

兼次症：发热，恶风，全身酸痛，神疲乏力，咽喉肿痛，咳嗽，口干渴。

舌脉：舌质红，苔薄黄；脉浮数，或细数，或结代。

分析：感受风热毒邪，侵犯肺卫，邪正相争，故发热恶风，全身酸痛，咽喉肿痛，咳嗽；表证未解，邪毒侵心，心体受损，耗气伤津，故心悸气短，胸闷胸痛，神疲乏力，口干口渴；舌红，苔薄黄，脉浮数，或细数，或结代，为风热毒邪袭表、侵心、气阴受损之征。

治法：辛凉解表，清热解毒。

方药：银翘散加减。方中金银花、连翘辛凉解表，清热解毒；薄荷、荆芥、豆豉疏风解表，透热外出；桔梗、牛蒡子、甘草宣肺止咳，利咽消肿；淡竹叶、芦根甘凉清热，生津止渴。合而用之有辛凉解表，清热解毒之功。若热毒甚，症见高热，咽喉肿痛，加板蓝根、大青叶、野菊花、紫花地丁等清热解毒之品；胸闷胸痛者，加牡丹皮、赤芍、丹参等活血化瘀之品；口干口渴甚者，加生地黄、玄参；若热盛耗气伤阴，症见神疲，气短，脉细数，或结代者，合生脉散益气养阴，敛心气。

若感受湿热之邪，湿热侵心，症见心悸气短，胸闷胸痛，腹泻，腹痛，恶心、呕吐，腹胀纳呆，舌质红，苔黄腻者，治当清热祛湿，芳香化浊，方选甘露消毒丹或葛根芩连汤加减。

若热病后期，邪毒已去，气阴两虚者，治当益气养阴，方选生脉散加味。

六、转归预后

心悸的转归预后与病因、诱因、发展趋势及发作时对血流动力学的影响密切相关。心悸因受惊而起，其病程短，病势浅，全身情况尚好，一般是在病因消除或经过适当治疗或休息之后便能逐渐痊愈;但亦有惊悸日久不愈,逐渐变成怔忡。若因脏腑受损,功能失调,气血阴阳亏虚所致心悸,则病程较长,病势较重,经积极合理治疗亦多能痊愈。如出现下列情况则预后较差:心悸而汗出不止,四肢厥冷,喘促不得卧,下肢浮肿,面青唇紫,脉微欲绝者,属心悸喘脱证,预后严重;心悸而出现各种怪脉(严重心律失常之脉象)者;心悸突然出现昏厥抽搐者;心悸兼有真心痛者。以上情况皆是病情严重之证候,均应及时治疗和监护,密切观察病情变化。

(吕梁川)

第二节 胸 痹

胸痹是指以胸部闷痛,甚则胸痛彻背,短气喘息不得卧为主要临床表现的一种病证。

胸痹临床表现或轻或重,轻者仅偶感胸闷如窒或隐痛,呼吸欠畅,病发短暂轻微;重者则有胸痛,呈压榨样绞痛,严重者心痛彻背,背痛彻心,疼痛剧烈。常伴有心悸、气短、呼吸不畅,甚至喘促、悸恐不安等。多由劳累、饱餐、寒冷及情绪激动而诱发,亦可无明显诱因或安静时发病。

胸痹的临床表现最早见于《黄帝内经》。《灵枢·五邪篇》指出:"邪在心,则病心痛"。《素问·藏气法时论》亦说:"心病者,胸中痛,胁支满,胁下痛,膺背肩胛间痛,两臂内痛。"《素问·缪刺论》又有"卒心痛""厥心痛"之称。《素问·厥论篇》还说:"真心痛,手足青至节,心痛甚,旦发夕死,夕发旦死"。把心痛严重,并迅速造成死亡者,称为"真心痛,"亦即胸痹的重证。汉·张仲景在《金匮要略·胸痹心痛短气病脉证治》篇说:"胸痹之病,喘息咳唾,胸背痛,短气,寸口脉沉而迟,关上小紧数,瓜蒌薤白白酒汤主之。""胸痹不得卧,心痛彻背者,瓜蒌薤白半夏汤主之。"正式提出了"胸痹"的名称,并进行专门的论述,把病因病机归纳为"阳微阴弦",即上焦阳气不足,下焦阴寒气盛,认为乃本虚标实之证。宋金元时期,有关胸痹的论述更多。如《圣济总录·胸痹门》有"胸痹者,胸痹痛之类也……胸脊两乳间刺痛,甚则引背胛,或彻背脊"的症状记载。《太平圣惠方》将心痛、胸痹并列,在"治卒心痛诸方""治久心痛诸方""治胸痹诸方"等篇中,收集治疗本病的方剂较多,组方当中,芳香、辛散、温通之品,常与益气、养血、滋阴、温阳之品相互为用,标本兼顾,丰富了胸痹的治疗内容。到了明清时期,对胸痹的认识有了进一步提高。如《症因脉治·胸痛论》:"歧骨之上作痛,乃为胸痛"。"内伤胸痛之因,七情六欲,动其心火,刑及肺金;或怫郁气逆,伤其肺道,则痰凝气结;或过饮辛热,伤其上焦,则血积于内,而闷闷胸痛矣。"又如《玉机微义·心痛》中揭示胸痹不仅有实证,亦有虚证,尤其是对心痛与胃脘痛进行了明确的鉴别。

在治疗方面,《黄帝内经》提出了针刺治疗的穴位和方法,《灵枢·五味》篇还有"心病宜食薤"的记载;《金匮要略》强调以宣痹通阳为主;《世医得效方·心痛门》提出了用苏合香丸芳香温通的方法"治卒暴心痛"。后世医家总结前人的经验,又提出了活血化瘀的治疗方法,如《证治准绳·诸痛门》提出用大剂桃仁、红花、降香、失笑散等治疗死血心痛;《时方歌括》用丹参饮治心腹诸痛;《医林改错》用血府逐瘀汤治疗胸痹心痛等。这些方法为治疗胸痹开辟了广阔的途径。

现代医学的冠状动脉粥样硬化性心脏病(心绞痛、心肌梗死)、心包炎、二尖瓣脱垂综合征、病毒性心肌炎、心肌病、慢性阻塞性肺气肿等疾病,出现胸痹的临床表现时,可参考本节进行辨证论治。

一、病因病机

胸痹发生多与寒邪内侵、饮食失调、情志失节、劳倦内伤、年迈体虚等因素有关。其病机分虚实两端,实为气滞、寒凝、血瘀、痰浊,痹阻胸阳,阻滞心脉;虚为气虚、阴伤、阳衰,脾、肝、肾亏虚,心脉失养。

(一)寒邪内侵

素体阳虚,胸阳不振,阴寒之邪乘虚而入,寒主收引,寒凝气滞,抑遏阳气,胸阳不展,血行瘀滞不畅,而发本病。如《诸病源候论》曰:"寒气客于五脏六腑,因虚而发,上冲胸间,则胸痹。"《类证治裁·胸痹》曰:"胸痹,胸中阳微不运,久则阴乘阳位,而为痹结也。"阐述了本病由阳虚感寒而发作。

(二)情志失节

郁怒伤肝,肝失疏泄,肝郁气滞,甚则气郁化火,灼津成痰;忧思伤脾,脾失健运,津液不布,遂聚成痰。气滞、痰郁交阻,既可使血行失畅,脉络不利,而致气血瘀滞,又可导致胸中气机不畅,胸阳不运,心脉痹阻,心失所养,不通则痛,而发胸痹。《杂病源流犀烛·心病源流》曰:"总之七情之由作心痛,七情失调可致气血耗逆,心脉失畅,痹阻不通而发心痛。"

(三)饮食失调

饮食不节,嗜酒或过食肥甘生冷,以致脾胃损伤,运化失健,聚湿成痰,上犯心胸,痰阻脉络,胸阳失展,气机不畅,心脉闭阻,而成胸痹。

(四)劳倦内伤

思虑过度,心血暗耗,或肾阴亏虚,不能滋养五脏之阴,水不涵木,不能上济于心,心肝火旺,使心阴内耗,阴液不足,心火燔炽,下汲肾水,脉道失润;或劳倦伤脾,脾虚转输失职,气血生化乏源,无以濡养心脉,拘急而痛;或积劳伤阳,心肾阳微,阴寒痰饮乘于阳位,鼓动无力,胸阳失展,血行涩滞,而发胸痹。

(五)年迈体虚

久病体虚,暴病伤正;或中老年人,肾气不足,精血渐衰,以致心气不足,心阳不振,肾阳虚衰,不能鼓舞五脏之阳,血脉失于温煦,痹阻不畅,心胸失养而酿成本病。

胸痹的病位在心,然其发病多与肝、脾、肾三脏功能失调有关,如肾虚、肝郁、脾失健运等。

胸痹的主要病机为心脉痹阻,病理变化主要表现为本虚标实,虚实夹杂。本虚有气虚、血虚、阳虚、阴虚,又可阴损及阳,阳损及阴,而表现出气阴两虚,气血双亏,阴阳两虚,甚至阳微阴竭,心阳外越;标实为气滞、血瘀、寒凝、痰阻,且又可相兼为病,如气滞血瘀,寒凝气滞,痰瘀交阻等。本病多在中年以后发生,发作期以标实表现为主,并以血瘀为突出特点,缓解期主要见心、脾、肾气血阴阳之亏虚,其中又以心气虚最为常见。

二、诊断要点

(一)症状

(1)以胸部闷痛为主症,多见膻中或心前区憋闷疼痛,甚则痛彻左肩背、咽喉、胃脘部、左上臂内侧等部位;呈反复发作性或持续不解,常伴有心悸、气短、自汗,甚则喘息不得卧。

(2)胸闷胸痛一般持续几秒到几十分钟,休息或服药后大多可迅速缓解;严重者可见突然发病,心跳加快,疼痛剧烈,持续不解,汗出肢冷,面色苍白,唇甲青紫,或心律失常等证候,并可发生猝死。

（3）多见于中年以上，常因情志抑郁恼怒，操劳过度，多饮暴食，气候变化等而诱发。亦有无明显诱因或安静时发病者。

（二）检查

心电图检查可见 ST 段改变等阳性改变，必要时可做动态心电图、心功能测定、运动试验心电图等。周围血白细胞总数、红细胞沉降率、血清酶学检查，有助于进一步明确诊断。

三、鉴别诊断

（一）胃脘痛

心在脘上，脘在心下，故有胃脘当心而痛之称，以其部位相近。尤胸痹之不典型者，其疼痛可在胃脘部，极易混淆。但胸痹以闷痛为主，为时极短，虽与饮食有关，休息、服药常可缓解；胃痛发病部位在上腹部，局部可有压痛，以胀痛为主，持续时间较长，常伴有食少纳呆、恶心、呕吐、泛酸嘈杂等消化系统症状。做 B 超、胃肠造影、胃镜、淀粉酶检查，可以鉴别。

（二）悬饮

悬饮、胸痹均有胸痛。但胸痹为当胸闷痛，可向左肩或左臂内侧等部位放射，常因受寒饱餐、情绪激动、劳累而突然发作，持续时间短暂；悬饮为胸胁胀痛，持续不解，多伴有咳唾，肋间饱满，转侧不能平卧，呼吸时疼痛加重，或有咳嗽、咳痰等肺系证候。

（三）胁痛

疼痛部位在两胁部，以右胁部为主，肋缘下或有压痛点。疼痛特点或刺痛不移，或胀痛不休，或隐隐作痛，很少短暂即逝，可合并厌油腻、发热、黄疸等症。肝胆 B 超、胃镜、肝功能、淀粉酶检查有助区分。

（四）真心痛

真心痛乃胸痹的进一步发展。症见心痛剧烈，甚则持续不解，伴有肢冷汗出，面色苍白，喘促唇紫，手足青至节，脉微欲绝或结代等危重急症。

四、辨证

胸痹首先辨别虚实，分清标本。发作期以标实为主，缓解期以本虚为主。

标实应区别气滞、血瘀、寒凝、痰浊的不同。闷重而痛轻，兼见胸胁胀满，憋气，善太息，苔薄白，脉弦者，多属气滞；胸部窒闷而痛，伴唾吐痰涎，苔腻，脉弦滑或弦数者，多属痰浊；胸痛如绞，遇寒则发，或得冷加剧，伴畏寒肢冷，舌淡苔白，脉细，为寒凝心脉；刺痛固定不移，痛有定处，夜间多发，舌紫暗或有瘀斑，脉结代或涩，由心脉瘀滞所致。

本虚又应区别阴阳气血亏虚的不同。心胸隐痛而闷，因劳累而发，伴心慌、气短、乏力，舌淡胖嫩，边有齿痕，脉沉细或结代者，多属心气不足；若绞痛兼见胸闷气短，四肢厥冷，神倦自汗，脉沉细，则为心阳不振；隐痛时作时止，缠绵不休，动则多发，伴口干，舌淡红而少苔，脉细而数，则属气阴两虚表现。

胸痹的疼痛程度与发作频率及持续时间与病情轻重程度密切相关。疼痛持续时间短暂，瞬息即逝者多轻；持续时间长，反复发作者多重；若持续数小时甚至数天不休者常为重症或危候。

一般疼痛发作次数多少与病情轻重程度呈正比。若疼痛遇劳发作，休息或服药后能缓解者为顺症；服药后难以缓解者常为危候。

(一)寒凝心脉

证候:卒然心痛如绞,心痛彻背,背痛彻心,心悸气短,喘不得卧,形寒肢冷,面色苍白,冷汗自出,多因气候骤冷或骤感风寒而发病或加重,苔薄白,脉沉紧或沉细。

分析:寒邪侵袭,阳气不运,气机阻痹,故见卒然心痛如绞,或心痛彻背,背痛彻心,感寒则痛甚;阳气不足,故形寒肢冷,面色苍白;胸阳不振,气机受阻,故见喘不得卧,心悸气短;苔薄白,脉沉紧或沉细,均为阴寒凝滞,阳气不运之候。

(二)气滞心胸

证候:心胸满闷,隐痛阵发,痛无定处,时欲太息,情绪波动时容易诱发或加重,或兼有脘痞胀满,得嗳气或矢气则舒,苔薄或薄腻,脉细弦。

分析:郁怒伤肝,肝失疏泄,气滞上焦,胸阳失展,心脉不和,故心胸满闷,隐痛阵发,痛无定处;情志不遂则气机郁结加重,故心痛加重,而太息则气机稍畅,心痛稍减;肝郁气结,木失条达,横逆犯脾,脾失健运则脘痞胀满;苔薄或薄腻,脉细弦为肝气郁结之象。

(三)心血瘀阻

证候:心胸剧痛,如刺如绞,痛有定处,甚则心痛彻背,背痛彻心,或痛引肩背,伴有胸闷心悸,日久不愈,可因暴怒、劳累而加重,面色晦暗,舌质黯红或紫黯,或有瘀斑,苔薄脉弦涩或促、结、代。

分析:气机阻滞,瘀血内停,络脉不通,不通则痛,故见心胸剧痛,如刺如绞,痛有定处,甚则心痛彻背,背痛彻心,或痛引肩背,伴有胸闷,日久不愈;瘀血阻塞,心失所养,故心悸不宁,面色晦暗;暴怒伤肝,气机逆乱,气滞血瘀更重,故可因暴怒而加重;舌质暗红或紫暗,或有瘀斑,苔薄,脉弦涩或促、结、代均为瘀血内阻之候。

(四)痰浊闭阻

证候:胸闷重而心痛,痰多气短,倦怠肢重,遇阴雨天易发作或加重,伴有纳呆便溏,口黏恶心,咯吐痰涎,舌体胖大且边有齿痕,苔白腻或白滑,脉滑。

分析:痰浊内阻,胸阳失展,气机痹阻,故胸闷重而疼痛,痰多气短;阴雨天湿气更甚,故遇之易发作或加重;痰浊困脾,脾气不运,故倦怠肢重,纳呆便溏,口黏恶心;咯吐痰涎,舌体胖大,有齿痕,苔白腻或滑,脉滑,均为痰浊闭阻之象。

(五)心肾阴虚

证候:心痛憋闷,灼痛心悸,五心烦热,潮热盗汗,或头晕耳鸣,腰膝酸软,口干便秘,舌红少津,苔薄或剥,脉细数或促代。

分析:心肾不交,虚热内灼,气机不利,血脉不畅,故心痛时作,灼痛或憋闷;久病或热病伤阴,暗耗心血,血虚不足以养心,则心悸;阴虚生内热,则五心烦热,潮热盗汗;肾阴虚,则见头晕耳鸣,腰膝酸软;口干便秘,舌红少苔,脉细数或促代,均为阴虚有热之象。

(六)心肾阳虚

证候:心悸而痛,胸闷气短,自汗,动则更甚,神倦怯寒,面色㿠白,四肢不温或肿胀,舌质淡胖,苔白或腻,脉沉细迟。

分析:阳气虚衰,胸阳不振,气机痹阻,血行瘀滞,血脉失于温煦,故见胸闷心痛,心悸气短,自汗,动则耗气更甚;阳虚不足以温运四肢百骸,则神倦怯寒,面色㿠白,四肢不温;肾阳虚,不能制水,故四肢肿胀;舌质淡胖,苔白或腻,脉沉细迟均为阳气虚衰之候。

(七)气阴两虚

证候:心胸隐痛,时作时休,胸闷气促,心悸自汗,动则喘息益甚,倦怠懒言,面色少华,舌质淡红,苔薄白,脉虚细缓或结代。

分析:思虑伤神,劳心过度,损伤心气,阴血亏耗,血瘀心脉,故见胸闷隐痛,时作时休,心悸气促,倦怠懒言等;心气虚,则自汗;气血不荣于上,则面色少华;淡红舌,脉虚细缓,均为气阴两虚之征。

五、治疗

本病的治疗原则为先治其标,后治其本,先从祛邪入手,然后再予扶正,必要时可根据虚实标本的主次,兼顾同治。标实当泻,针对气滞、血瘀、寒凝、痰浊而疏理气机,活血化瘀,辛温通阳,泄浊豁痰,尤重活血通脉治法;本虚宜补,权衡心脏阴阳气血之不足,有无兼见肺、肝、脾、肾等脏之亏虚,补气温阳,滋阴益肾。

(一)中药治疗

1.寒凝心脉

治法:辛温散寒,宣通心阳。

方药:枳实薤白桂枝汤合当归四逆汤加减。两方皆能辛温散寒,助阳通脉。前方重在通阳理气,用于胸痹阴寒证,心中痞满,胸闷气短者;后方则以温经散寒为主,用于血虚寒厥证,见胸痛如绞,手足不温,冷汗自出,脉沉细者。方中桂枝、细辛温散寒邪,通阳止痛;薤白、瓜蒌化痰通阳,行气止痛;当归、芍药养血活血;芍药与甘草相配,缓急止痛;枳实、厚朴、理气通脉;大枣养脾和营。共成辛温散寒,通阳止痛之功。

若阴寒极盛之胸痹重症,胸痛剧烈,心痛彻背,背痛彻心,痛无休止,当用温通散寒之法,予乌头赤石脂丸加荜茇、高良姜、细辛等治疗。方中以乌头雄烈刚燥,散寒通络止痛;附子、干姜温阳逐寒;蜀椒温经下气开郁;为防药物过于辛散,配赤石脂入心经,而固摄收涩阳气。若痛剧而四肢不温,冷汗自出,可含化苏合香丸或麝香保心丸,以芳香化浊,温通开窍,每获即速止痛效果。

另外,可选用苏冰滴丸,每次2～4粒,每天3次。

2.气滞心胸

治法:疏调气机,活血通络。

方药:柴胡疏肝散加减。本方疏肝理气,适用于肝气郁结、气滞上焦、胸阳失展、血脉失和之胸胁疼痛。方用四逆散去枳实,加香附、枳壳、川芎、陈皮行气疏肝,和血止痛。其中柴胡与枳壳相配可升降气机;白芍与甘草同用可缓急止痛;香附、陈皮以增强理气解郁之功;川芎为血中之气药,既可活血又能调畅气机。全方共奏疏调气机、和血通脉之功效。根据需要,还可选用木香、沉香、降香、檀香、延胡索、砂仁、厚朴等芳香理气及破气之品,但不可久用,以免耗散正气。

若气郁日久化热,出现心烦易怒,口干便秘,舌红苔黄,脉弦数等症者,用丹栀逍遥散疏肝清热;便秘严重者,用当归龙荟丸以泻郁火;如胸闷、心痛明显,为气滞血瘀之象,可合用失笑散,以增强活血行瘀,散结止痛之作用。

另外,可选用冠心苏合丸,每次3 g,每天2次。

3.心血瘀阻

治法:活血化瘀,通脉止痛。

方药:血府逐瘀汤加减。本方祛瘀通脉,行气止痛,用于胸中瘀阻,血行不畅,心胸疼痛,痛有定处,胸闷、心悸之胸痹。方中当归、川芎、桃仁、红花、赤芍活血化瘀,疏通血脉;柴胡、桔梗与枳壳、牛膝配伍,升降结合,调畅气机,开胸通阳,行气活血;生地黄养阴而调血燥。诸药共成祛瘀通脉,行气止痛之剂。

若瘀血痹阻重症,胸痛剧烈,可加乳香、没药、丹参、郁金、降香等加强活血理气之力;若血瘀、气滞并重,胸闷痛甚者,加沉香、檀香、荜茇等辛香理气止痛药物;若寒凝血瘀或阳虚血瘀者,症见畏寒肢冷,脉沉细或沉迟者,加肉桂、细辛、高良姜、薤白等温通散寒之品,或人参、附子等温阳益气之品;若伴有气短乏力、自汗,脉细缓或结代,乃气虚血瘀之象,当益气活血,用人参养营汤合桃红四物汤加减,重用人参、黄芪等益气祛瘀之品。

还可选用三七、苏木、泽兰、鸡血藤、益母草、水蛭、王不留行、牡丹皮等活血化瘀药物,加强祛瘀疗效。但破血之品应慎用,且不可久用、多用,以免耗伤正气。在应用活血、破血类药物时,必须注意有无出血倾向或征象,一旦发现,立即停用,并予以相应处理。

另外,可选用活心丸,每次含服或吞服,1～2丸。

4.痰浊阻闭

治法:通阳化浊,豁痰宣痹。

方药:瓜蒌薤白半夏汤合涤痰汤加减。两方均能温通豁痰,前方通阳行气,用于痰阻气滞,胸阳痹阻者;后方健脾益气,豁痰开窍,用于脾虚失运,痰阻心窍者。方中瓜蒌、薤白化痰通阳,行气止痛;半夏、胆南星、竹茹清热化痰;人参、茯苓、甘草健脾益气;石菖蒲、陈皮、枳实理气宽胸。全方共奏通阳化饮、泄浊化痰、散结止痛之功。

若痰浊郁而化热,证见咳痰黄稠,便干,苔黄腻者,可用黄连温胆汤加郁金清化痰热而理气活血;痰热兼有郁火者,加海浮石、海蛤壳、黑栀子、天竺黄、竹沥化痰火之胶结;大便干结,加生大黄通腑逐痰;痰瘀交阻,症见胸闷如窒,心胸隐痛或绞痛阵发,苔白腻,舌暗紫或有瘀斑,当通阳化痰散结,加血府逐瘀汤;若痰浊闭塞心脉,猝然剧痛,可用苏合香丸。

5.心肾阴虚

治法:滋阴清热,养心和络。

方药:天王补心丹合炙甘草汤。两方均为滋阴养心之剂;前方以养心安神为主,治疗心肾两虚,阴虚血少者;后方以养阴复脉见长,用于气阴两虚,心动悸,脉结代之症。方中以生地黄、玄参、天冬、麦冬滋水养阴以降虚火;人参、炙甘草、茯苓以助心气;桂枝、大枣补气通阳,寓从阳引阴之意;柏子仁、酸枣仁、五味子、远志交通心肾,养心安神,化阴敛汗;丹参、当归身、芍药、阿胶滋养心血而通心脉;桔梗、辰砂为引使之品。本方能使心阴复,虚火平,血脉利,则心胸灼痛得解。

若阴不敛阳,虚火内扰心神,心烦不寐,舌尖红少津者,可用酸枣仁汤清热除烦安神;若不效者,再予黄连阿胶汤,滋阴清火,宁心安神。若兼见风阳上扰,用珍珠母、灵磁石、石决明、琥珀等重镇潜阳之品,或用羚羊钩藤汤加减;心肾阴虚者,兼见头晕耳鸣,腰膝酸软,遗精盗汗,口燥咽干,用左归饮补益肾阴,填精益髓,或河车大造丸滋肾养阴清热。若心肾真阴欲竭,当用大剂西洋参、鲜生地黄、石斛、麦冬、山茱萸等急救真阴,并佐用生牡蛎、乌梅肉、五味子、甘草等酸甘化阴,且敛其阴。

另外,可选滋心阴口服液,每次10 mL,每天2次。

6.心肾阳虚

治法:温振心阳,补益阳气。

方药:参附汤合右归饮加减。两方均能补益阳气,前方大补元气,温补心阳;后方温肾助阳,补益精气。方中人参、姜、枣、炙甘草大补元气,以益心气复脉;附子辛热,温补真阳;肉桂振奋心阳;熟地黄、山茱萸、枸杞子、杜仲、山药为温肾助阳,补益精气之要药。

若兼肾阳虚,可合金匮肾气丸,或用六味地黄丸滋阴固本,从阴引阳,共为温补肾阳之剂;心肾阳衰,不能化气行水,水饮上凌心肺,加用真武汤;若阳虚欲脱厥逆者,用四逆加人参汤,温阳益气,回阳救逆;若阳虚寒凝而兼气滞血瘀者,可选用薤白、沉香、降香、檀香、香附、鸡血藤、泽兰、川芎、桃仁、红花、延胡索、乳香、没药等偏于温性的理气活血药物。

另外,可选用麝香保心丸,每次含服或吞服 1～2 粒。

7.气阴两虚

治法:益气养阴,活血通脉。

方药:生脉散合人参养营汤加减。上方皆能补益心气。生脉散长于益心气,敛心阴,适用于心气不足,心阴亏耗者;人参养营汤补气养血,安神宁心,适用于胸闷气短,头昏神疲。方中人参、黄芪、炙甘草大补元气,通经利脉;肉桂通心阳,散寒气,疗心痛,纳气归肾;麦冬、五味子滋养心阴,收敛心气;熟地黄、当归、白芍养血活血。配茯苓、白术、陈皮、远志,补后天之本,滋气血生化之源,以宁心定志。

若兼见神疲乏力,纳呆,失眠多梦等,可用养心汤加半夏曲、茯苓以健脾和胃,补益心脾,养心安神;若气阴两虚,兼见口燥咽干,心烦失眠,舌红,用生脉散合归脾汤加减;兼有气滞血瘀者,可加川芎、郁金以行气活血;兼见痰浊之象者,可用茯苓、白术、白蔻仁以健脾化痰。

另外,可选用补心气口服液,每天 10 mL,每天 2 次;或滋心阴口服液,每次 10 mL,每天 2 次。

(二)针灸治疗

1.基本处方

心俞、巨阙、膻中、内关、郄门。

心俞、巨阙属俞募相配,膻中、心俞前后相配,通调心气;内关、郄门同经相配,宽胸理气,缓急止痛。

2.加减运用

(1)寒凝心脉证:加厥阴俞、通里、气海以温经散寒、宣通心阳。背俞穴、气海可加灸,余穴针用平补平泻法。

(2)气滞心胸证:加阳陵泉、太冲以疏肝理气、调畅气机,针用泻法。余穴针用平补平泻法。若脘痞胀满甚者,加中脘以健脾和中、疏导中州气机,针用平补平泻法。

(3)心血瘀阻证:加膈俞、血海、阴郄以活血化瘀、通脉止痛。诸穴针用平补平泻法。

(4)痰浊阻闭证:加太渊、丰隆、足三里、阴陵泉以通阳化浊、豁痰宣痹。诸穴针用平补平泻法。

(5)心肾阴虚证:加肾俞、太溪、三阴交、少海以滋阴清热、养心和络,针用补法。余穴针用平补平泻法。

(6)心肾阳虚证:加肾俞、气海、关元、百会、命门以振奋心肾之阳。诸穴针用补法,关元、气海、命门、背俞穴可加灸。

(7)气阴两虚证:加足三里、气海、阴郄、少海以益气养阴、活血通脉。诸穴针用补法。

3.其他

(1)耳针疗法:取胸、神门、心、肺、交感、皮质下,每次选 3～5 穴,用捻转手法强刺激,一般每穴捻1～2 min,留针 15～20 min,可以每隔 5 min 捻转 1 次。

(2)电针疗法:取内关、神门、胸上段夹脊穴,通电刺激 5～15 min,采用密波,达到有麻、电放射感即可。

(3)穴位注射疗法:取内关、郄门、间使、少海、心俞、足三里、三阴交,用复方当归(10%葡萄糖稀释)、维生素 B_{12} 0.25 mg、复方丹参注射液等,每次选 2～3 穴,每穴注射 0.5～1 mL,隔天 1 次。

(4)皮内针疗法:取内关、心俞、厥阴俞、膈俞,每次选 1 对,埋针 1～3 d,冬天可延长到 5～7 d。

(王高峰)

第三节 真 心 痛

真心痛是指以突然发作的剧烈而持久的胸骨下部后方或心前区压榨性、闷胀性或窒息性疼痛为临床表现特点的一种严重病症,是胸痹的进一步发展。疼痛可放射到左肩、左上肢前内侧及无名指和小指,一般持续时间较长,常伴有心悸、水肿、肢冷、喘促、面色苍白、汗出、焦虑和恐惧感等症状,甚至危及生命。多因劳累、情绪激动、饱食、受寒等因素诱发。《灵枢·厥病篇》描述了真心痛的发作和预后,称:"真心痛,手足青至节,心痛甚,旦发夕死,夕发旦死。"

现代医学的冠状动脉粥样硬化性心脏病、心肌梗死、心律失常、心源性休克等,出现真心痛的临床表现时,可参考本节进行辨证论治。

一、病因病机

真心痛病因病机和"胸痹"类同,与年老体衰,阳气不足,七情内伤,气滞血瘀,痰浊化生,寒邪侵袭,血脉凝滞等因素有关。如寒凝气滞,血瘀痰浊,闭阻心脉,心脉不通,可出现心胸疼痛(胸痹),严重者部分心脉突然闭塞,气血运行中断,可见心胸猝然大痛,而发为真心痛。

真心痛之病位在心,其本在肾。总的病机是本虚标实,本虚是发病基础,标实是发病条件,急性发作时以标实为主,总由心之气血失调、心脉痹阻不畅而致。

二、诊断要点

(一)症状

突然发作胸骨后或心前区剧痛,呈压榨性或窒息性疼痛。疼痛常可放射至左肩背和前臂,持续时间可长达数小时或数天,可兼心悸、恶心、呕吐等。

(二)检查

1.心电图检查

根据 ST 段或 T 波的异常变化来判断心肌缺血的部位及程度,同时根据相应导联所出现病理性 Q 波及 ST 段抬高的表现,来确定心肌梗死的部位。

2.影像学检查

冠状动脉 CTA 及冠状动脉造影有助于诊断。

3.血清学检查

血清肌钙蛋白、心肌酶等检查有助于诊断。

三、辨证

本病病位在心,其本在肾,本虚标实是其发病的主要机制,而在急性期则以标实为主。

若心气不足,运血无力,心脉瘀阻,或心血亏虚,气血运行不利,可见心动悸,脉结代(心律失常);若心肾阳虚,水邪泛滥,水饮凌心射肺,可出现心悸、水肿、喘促(心力衰竭),或亡阳厥脱,亡阴厥脱(心源性休克),或阴阳俱脱,最后导致阴阳离决。

(一)气虚血瘀

证候:心胸刺痛,胸部闷窒,动则加重,伴短气乏力,汗出心悸,舌体胖大,边有齿痕,舌质暗淡或瘀点瘀斑,舌苔薄白,脉弦细无力。

分析:元气素虚,无力推动血液运行,血行缓慢而滞涩,闭阻心脉,心脉不通,则心胸刺痛,胸部闷窒;动则耗气更甚,故短气乏力,汗出;气虚,心搏加快,故心悸;舌体胖大,边有齿痕,苔薄白为气虚之象;舌质暗淡,有瘀点瘀斑为血瘀之征。

(二)寒凝心脉

证候:胸痛彻背,胸闷气短,心悸不宁,神疲乏力,形寒肢冷,舌质淡暗,苔白腻,脉沉迟,迟缓或结代。

分析:寒邪内侵,阳气不运,气机阻痹,故见胸痛彻背;胸阳不振,气机不利,故见胸闷气短,心悸不宁;阳气不足,上不荣头面,外不达四肢,故面色苍白,形寒肢冷;舌淡暗,苔白腻,脉沉迟缓或结代,均为寒凝心脉、阳气不运之候。

(三)正虚阳脱

证候:心胸绞痛,胸中憋闷或有窒息感,喘促不宁,心慌,面色苍白,大汗淋漓,烦躁不安或表情淡漠;重则神识昏迷,四肢厥冷,口开目合,手撒尿遗,脉疾数无力或脉微欲绝。

分析:阳气虚衰,胸阳不运,痹阻气机,血行瘀滞,故见胸憋闷、绞痛或有窒息感;少气不续,不能维持正常心搏,故心慌,喘促不宁;大汗淋漓,烦躁不安或表情淡漠,乃为阳脱阴竭;阳气消乏,清阳不升,或失血过多,血虚不能上承,故见神识昏迷;气血不能达四末,则四肢厥冷;营阴内衰,正气不固,故口开目合,手撒遗尿;脉疾数无力或脉微欲绝,乃亡阳伤阴之征。

四、治疗

本病在发作期必须选用有速效止痛作用之药物,以迅速缓解心痛症状。疼痛缓解后予以辨证施治,常以补气活血、温阳通脉为法。

(一)中药治疗

1.气虚血瘀

治法:益气活血,通脉止痛。

处方:保元汤合血府逐瘀汤加减。

方中人参、黄芪补气益心;桃仁、红花、川芎活血祛瘀;赤芍、当归、牛膝养血活血;柴胡、枳壳、桔梗行气豁痰宽胸;生地黄、肉桂敛汗温阳定悸;甘草调和诸药。

另外,可选用速效救心丸,每天 3 次,每天 4~6 粒,急性发作时每次 10~15 粒。

2.寒凝心脉

治法:温补心阳,散寒通脉。

处方:当归四逆汤加减。

方中当归补血活血;芍药养血和营;桂枝温经散寒;细辛祛寒除痹止痛;炙甘草、大枣益气健脾,通行血脉。

本证寒象明显,可加干姜、蜀椒、荜茇、高良姜;气滞,加白檀香;痛剧急,予苏合香丸,每服1~4丸。

3.正虚阳脱

治法:回阳救逆,益气固脱。

处方:四味回阳饮加减。

方中以红参大补元气;附子、炮姜回阳;可加肉桂、山茱萸、龙骨、牡蛎温助心阳,敛汗固脱;加玉竹配炙甘草养阴益气。阴竭亡阳,合生脉散。

另外,可选用丹参滴丸,10~15粒,每天3次。或用参附注射液100 mL加5%葡萄糖注射液250 mL,静脉滴注。

(二)针灸治疗

1.基本处方

内关、郄门、阴郄、膻中。

内关、郄门同经相配,郄门、阴郄二郄相配,更和心包之募膻中,远近相配,共调心气。

2.加减运用

(1)气虚血瘀证:加脾俞、足三里、气海以益气通络。诸穴针用补法。

(2)寒凝心脉证:加心俞、厥阴俞、命门以温经祛寒,通络止痛。诸穴针用补法,或加灸法。

(3)正虚阳脱证:重灸神阙、关元以回阳救逆固脱。余穴针用补法。

3.其他

(1)耳针疗法:取心、神门、交感、皮质下、内分泌,每次选3~4穴,强刺激,留针30~60 min。

(2)电针疗法:取膻中、巨阙、郄门、阴郄,用连续波,快频率刺激20~30 min。

(3)穴位注射疗法:取心俞、厥阴俞、郄门、足三里,每次选2穴,用复方丹参注射液或川芎嗪注射液,每穴注射2 mL,每天1次。

(4)头针疗法:取额旁1线,平刺激,持续捻转2~3 min,留针20~30 min。

(吕梁川)

第四节　心　衰

心衰是由不同病因引起心脉气力衰竭,心体受损,心动无力,血流不畅,逐渐引起诸脏腑功能失调,以心悸、喘促、尿少、水肿等为主要临床表现的危重病证。心衰在临床上有急、慢之分。其急者表现怔忡,气急,不能平卧,呈坐位,面色苍白,汗出如雨,口唇青紫,阵咳,咯出粉色泡沫样痰,脉多疾数;其慢者表现心悸,短气不足以息,夜间尤甚,不能平卧或睡中憋醒,胸中如塞,口唇、爪甲青紫,烦躁,腹胀,右胁下癥块,下肢水肿。

心衰的病位在心,但与肺、脾、肝、肾有关。其发生可源于心脏本身,也可源于其他四脏,其病机关键为心肾阳虚,肺肝血瘀,为本虚标实之疾,其本虚有气虚、阳损、阴伤,或气阴两虚,或阴阳俱损。标实为气滞、血瘀、水结。治疗当标本兼治,急则治标,缓则治本。治本不外益气温阳敛阴,治标为化瘀、利水、逐饮。中医治疗在改善症状、提高生命质量、减少再住院率、降低病死率等方面具有优势。

西医学中称为心功能不全,据国外统计,人群中心衰的患病率为 1.5%~2.0%,65 岁以上可达6.0%~10.0%,且在过去的 40 年中,心衰导致的死亡人数增加了 3~6 倍。我国曾对 35~74 岁城市居民共15 518人随机抽样调查的结果:心衰患病率为 0.9%,按计算有 400 万名心衰患者,其中男性为 0.7%,女性为1.0%,女性高于男性。随着年龄增高,心衰的患病率显著上升,城市高于农村,北方明显高于南方。心功能不全具备上述临床表现者,均可以参考本节辨证论治。

一、诊断标准

(一)中医诊断标准

病史:原有心脏疾病,如心痛,心悸,肺心同病等,多因外感、过劳而复发或加重。

主症:心悸气短,活动后加重,乏力。

次症:咳喘不能平卧,尿少,水肿,下肢肿甚,腹胀纳呆,面色晦暗或颧紫,口唇紫暗,颈静脉怒张,胁下癥块,急者咯吐粉红色泡沫样痰,面色苍白,汗出如雨,四肢厥冷,更甚者昏厥,脉象数疾、雀啄、促、结代、屋漏、虾游。

具备病史,主症,可诊断为心衰之轻症。若在病史,主证的基础上,兼有次症 2 项者,可明确诊断。

(二)西医诊断标准

目前诊断标准尚不统一,也无特异性检查指标,但根据临床表现,呼吸困难和心源性水肿的特点,以及无创性和(或)有创性辅助检查及心功能测定,一般即可做出诊断。临床诊断应包括心脏病的病因、病理解剖、病理生理、心律及心功能分级等诊断。

1.心衰的定性诊断指标

主要标准:①夜间阵发性呼吸困难或端坐呼吸;②劳累时呼吸困难和咳嗽;③颈静脉怒张;④肺部啰音;⑤心脏肥大;⑥急性肺水肿;⑦第三心音奔马律;⑧静脉压升高>1.57 kPa(16 cmH$_2$O);⑨肺循环时间>25 s;⑩肝颈静脉回流征阳性。

次要标准:①踝部水肿;②夜间咳嗽;③活动后呼吸困难;④肝大;⑤胸腔积液;⑥肺活量降低到最大肺活量的 1/3;⑦心动过速(心率>120 次/分)。

主要或次要标准:治疗中 5 d 内体重下降≥4.5 kg。

确诊必须同时具有以上 2 项主要标准,或者具有 1 项主要或 2 项次要标准。

2.心功能的分级标准

(1)心功能Ⅰ级:患有心脏病,但体力活动不受限制,一般体力活动不引起过度的疲乏、心悸、呼吸困难或心绞痛,通常称心功能代偿期。

(2)心功能Ⅱ级:患有心脏病,体力活动轻度限制,静息时无不适,但一般体力活动可出现疲乏、心悸、呼吸困难或心绞痛,也称Ⅰ度或轻度心力衰竭。

(3)心功能Ⅲ级:患有心脏病,体力活动明显受限,休息时尚感舒适,但稍有体力活动就会引起疲乏、心悸、呼吸困难或心绞痛,也称Ⅱ度或中度心力衰竭。

（4）心功能Ⅳ级：患有心脏病，体力活动能力完全丧失，休息状态下也可有心力衰竭或心绞痛症状，任何体力活动后均可加重不适，也称Ⅲ度或重度心力衰竭。

二、鉴别诊断

（一）哮病

急性左心衰者，原有心脏之疾，如心悸（心肌炎）、真心痛等，由某种诱因引发（如过劳、情绪激动、外感等）。临床以猝然心悸，喘急不能平卧，汗出烦躁，常伴咯吐粉红色血沫痰为特征，而哮病患者多无心脏病史，多有过敏史，以反复发作为特征，发作时喉间哮鸣有声，咯出大量痰涎后则喘止。

（二）喘病

慢性心衰在活动后往往见呼吸急促，但多以短气不足以息为特征，休息可减轻或缓解，而喘病患者多有肺病史，多因外感而诱发，多伴咳嗽、咳痰。

（三）肾性水肿

慢性心衰重症阶段出现尿少，水肿，而水肿呈下垂性，卧位时腰骶部水肿，兼有纳呆、腹胀、右下腹胀痛等胃肠道症状。而肾性水肿多与外感风寒、风热有关，起病较急，面目先肿，兼有尿少、腰痛，或兼头胀头痛，借助尿常规检查可发现蛋白尿或血尿，血中尿素氮、肌酐增高。

三、证候诊断

（一）心气（阳）虚证

心悸，气短，乏力，活动后明显，休息后可减轻，纳少，头晕，自汗，畏寒，舌质淡，苔薄白，脉细弱无力。

（二）气阴两虚证

心悸气喘，动则加重，甚则倚息不得卧，疲乏无力，头晕，自汗盗汗，两颧发红，五心烦热，口干咽燥，失眠多梦，舌红，脉细数。

（三）阳虚水泛证

心悸气喘，畏寒肢冷，腰酸，尿少水肿，腹部膨胀，纳少脘闷，恶心欲吐，舌体淡胖有齿痕，脉沉细或结代。

（四）气虚血瘀证

心悸气短，活动后加重，左胸憋闷或疼痛，夜间痛甚，两颧暗红，口唇青紫，胁下癥块，舌紫暗，苔薄白，脉沉涩或结代。

（五）阳衰气脱证

喘悸不休，烦躁不安，汗出如雨或如油，四肢厥冷，尿少水肿，面色苍白，舌淡苔白，脉微细欲绝或疾数无力。

四、病因

（一）原发病因

1.源于心

久患心脏之疾，如心悸、心痹、心痛、克山病、心肌炎及先天性心脏病等，导致心气内虚，日久心体肿胀，若再遇外邪侵袭，或情绪刺激，或因过劳，进一步损伤心体，侵蚀心阳，心阳不振，心力乏竭,不能鼓动血液运行,使瘀血阻滞,心脉不通。一则脏腑、肌腠缺血而失养,二则迫使血中水津外渗,进而出现脏腑功能失调,水饮凌心射肺或停积局部及水湿泛溢肌肤之证候,发为心衰。

2.源于肺

久咳、久喘、久哮等肺系慢性疾病反复发作,迁延或失治,痰浊潴留,伏着于肺,肺气壅塞不畅,痰瘀阻于肺管气道,使肺气胀满不能敛降,导致肺之体用俱损,病变首先在肺,继则影响脾、肾,后期病及于心。因肺朝百脉,肺气辅佐心脏运行血脉,肺伤则不能助心主治节,致使血行不畅,血瘀肺脉,肺气更加壅塞,造成气虚血滞、血滞气郁,由肺及心,心血瘀阻不通,日久心力乏竭,心体受损,发为心衰。

3.源于肝

久患肝脏之疾,或暴怒伤肝,导致肝失疏泄之机和条达之性,肝所藏之血不能施泄于外,血结于内,引起肝气滞心气乏,鼓动无力,血循不畅,瘀阻于心,引发血中水津外渗而致水肿、喘咳等证候,发为心衰。

4.源于肾

肾为精血之源,又为水火既济之脏,肾脉上络于心,久患肾脏之疾,则肾体受损,肾阳受伤,命火不足,相火不发,不能蒸精化液生髓,髓少不能生血,血虚不能上奉于心,心体失养,心阳亏乏,心气内脱,心动无力,则血行不畅,瘀结于心,导致心体胀大,发为心衰。

5.源于脾胃

脾胃之脉络于心,心气之源受之于脾,脾又为统血之脏。食气入胃,浊气归心。因此久患脾胃之疾,或思虑过度,或饮食不节(肥甘滋腻及长期饮酒、咸食),损伤脾胃,致使中气虚衰,中轴升降无力,引起水谷精微不能奉养于心主。元气不能上充于心,则心气内乏,鼓动无力,血瘀在心,日久心体胀大,或津血不足,心体失养,体用俱损,发为心衰。

(二)诱因

1.外感

多由外感六淫之邪,袭卫束表,内迫于肺,肺失宣降,痰浊内蕴,影响辅心以治节功能,使心不主血脉,加重心衰。

2.过劳

劳则气耗,心气受损,发为心衰。

3.药物

某些药物过于苦寒,过于辛温,或输液过速等均导致心气耗散,诱发心衰。

五、病机

(一)发病

心衰多以起病缓慢,逐渐加重为特点。初起见劳累后心悸,气短,疲乏无力,休息后可缓解,逐渐发展为休息时仍觉心悸不宁,喘促难卧,尿少,水肿,口唇爪甲青紫等。少数发病急,突然气急,端坐呼吸,不得卧,面色苍白,汗出如雨,口唇青黑,阵咳,咯吐粉红色泡沫样痰,脉多疾数。

(二)病位

在心,为心之体用俱病,与肺、脾、肝、肾密切相关。

(三)病性

心衰为本虚标实之疾。虚者,以气虚、阳虚为本。病初多为气虚,病久则见阳虚,根据患者体质及原发疾病不同,少数患者可见血虚或阴虚。病变过程中,逐渐形成病理产物,为饮、为痰、为瘀、为浊,阻滞气机,发展为气滞血瘀水结之标实之疾。最终为心肾阳虚,肺肝血瘀,虚实夹杂。

(四)病势

缓慢发病者,初起时症状较轻,仅见劳累后心悸,气短,乏力,休息后症状可减轻或消失。随病情加重,出现休息状态下仍觉心悸不宁,喘促难卧,腹胀尿少,水肿,甚至神昏等。发病急骤者,突然气急呈端坐呼吸,面色苍白,汗出如雨,咯吐血色泡沫痰,唇青肢冷,救治及时,尚可转安,稍有延误,则昏厥死亡。

(五)病机转化

多种原因导致心气虚,心动无力,久之则心力内乏,乏久必竭。心气虚衰而竭,则血行不畅,引起机体内外血虚和血瘀的病理状态。血行不畅则五脏六腑失其濡养,心失所养则心气更虚,瘀阻更甚,日久则心体胀大;子盗母气,心体胀大日久则累及于肝,血瘀在肝,则肝体肿大,失其疏泄之职,气机不畅,影响脾胃升降之机,见腹胀,纳呆,便溏或便秘;瘀血在肾,则水道不通,开阖不利,形成水肿;瘀血在肺,则上焦不宣,肺气郁闭,壅塞不畅,故见咳喘,呼吸困难。

津血同源,血瘀日久导致阴津不足,出现气阴两虚,故患者表现口干,心烦。由于心气不足,血不能行全身以濡养诸脏,肾失所养而导致肾虚,肾阳虚则膀胱失其气化,水渎失司。另外,心肾阳虚,不能温煦脾胃,可使中焦运化无权,湿浊内蕴。同时"血不利则为水",水邪内泛外溢,凌心射肺,则悸喘不宁。心阳根于肾阳,阳气衰竭,心气外脱,心液随气外泄,故见喘促不宁,烦躁不安,汗出如雨如油,四肢厥冷,尿少水肿等症。

总之,心衰是全身性疾病,病初以气虚阳虚为主,偶见阴虚;病变过程中,因气虚无力运血或阴虚脉道不充,则成血瘀;阳气不足,水津失于气化,形成水肿;病延日久者,正气日衰,五脏俱败,正不胜邪,最终可致心气衰微,心阳欲脱之险证。虚和瘀贯穿疾病的始终,虚有气虚、阴虚、阳虚。瘀有因虚致瘀、因实致瘀,虚越甚,瘀越重。水是疾病发展过程中的病理产物,病越重,水越盛。

所以心肾阳虚为病之本,血瘀水停为病之标,本虚标实。又因心衰患者内脏俱病,正气虚衰,每易罹受外邪,新感引动宿疾,使心衰反复而逐年加重。

(六)证类病机

心衰过程是因虚致实,实又可致更虚的恶性循环,以气虚阳虚为本,发展为气阴两虚、气虚血瘀、阴阳两虚、阳虚水泛、阳衰气脱等不同病理过程。

1.心气(阳)虚证

由于年老体弱,久患心脏之疾或他脏之疾累于心,使心气亏耗。心气内乏,无力帅血,心神涣散而不藏,故见心悸不安;动则气耗,故见乏力,气短不足以息,动则益甚。汗为心之液,气不固护,见汗液自出。脉道鼓动无力,则见脉弱或结或代。此候为心衰早期表现。

2.气阴两虚证

心居胸中,为宗气所聚,心气亏虚,气不生津,津随气耗,出现阴虚;或心气亏乏,不能固护,营阴不能内守;或气(阳)虚日久,阳损及阴,出现气阴两虚。也可见于急性或慢性心衰反复发作之人久用温阳利水之剂,耗竭阴津,致心之气阴两虚。由于心气不足,气不布津,津液不能上承,故出现口干;心阴亏虚,虚火内生,蒸津外泄,故见盗汗;扰动心神,则心烦,少寐多梦。舌红少津,脉细弱。

3.气虚血瘀证

心气虚无力推动血液运行,导致血行迟滞而形成瘀;因心肺气血不畅,上焦不宣,引起中焦枢机不转,脾失运化之力,胃失腐熟水谷之能,致使升降功能呆滞,肝之疏泄功能受阻,水渎功能不畅,而致气滞血瘀水泛。此候为心衰发展的中晚期阶段,由心及于肺、脾(胃)、肾、肝、三焦,气血阴阳亏虚,瘀、水、气(滞)、痰互结。血行不利,脉络瘀滞,见口唇爪甲青紫,胁下积块;脾不运化,则纳呆,腹胀;水渎不利,则尿少水肿;水饮凌心则怔忡;射肺则咳喘不宁。本愈虚标愈实,心阳、脾阳、肾阳皆虚,患者表现畏寒肢冷,汗多,易外感;津血不行,阴液枯竭,虚热内生,则见口干不欲饮或欲饮冷,烦躁不安。舌红少津或舌淡胖,脉细涩。

4.阳虚水泛证

由于心阳不振,无力温运水湿,可致湿浊内蕴;随疾病进展,脾阳受损,不能健运,复加肺气亏虚,水道失其通调,水湿内停;后期肾阳虚衰,膀胱气化不利,水饮内泛;心阳根于肾阳,心肾阳虚,肾不纳气,心阳外越,故见心悸气喘,动则益甚;母病及子,脾失阳助,则脾不制水而反侮,中轴不运,见腹部膨胀,纳少脘闷,恶心欲吐;膀胱气化失司,津不化气而为水,见尿少水肿。阳虚不能温于四末,故见四肢厥冷。

5.阳衰气脱证

疾病发展末期,诸脏之阳皆亏,阴盛于内,阳脱于外,虚阳外越,故见喘急而悸;动荡心神,则见烦躁不安;阳虚则寒,见四肢厥冷,且逆而难复;汗为心之液,心阳衰竭,不能固守营阴,真津外泄,故见汗出如珠如油。舌脉均见阴阳离绝之象。

六、分证论治

(一)辨证思路

1.辨急性与慢性

心衰在临床上有急慢之分。急者可见怔忡,气急,不能平卧、呈坐状,面色苍白,汗出如雨,口唇青黑,阵咳,咯吐粉红泡沫样痰,脉多疾数。慢者可见心悸,短气不足以息,夜间尤甚,不能平卧或夜间憋醒,胸中如塞,口唇、爪甲青紫,烦躁,腹胀,右胁下藏块,下肢水肿。

2.辨原发病证

既往有无能引发心衰之病,如胸痹心痛、心痹、肺心同病、心悸、瘿病、肾脏之疾、消渴等。

原有胸痹心痛者,在心衰证候基础上常伴有胸闷,左胸膺部疼痛,向左肩背部放射,疼痛多短暂,但反复发作。多发于年老之人,平素经常胸闷,时有左胸膺部疼痛,持续时间较短,服用芳香开窍药物可缓解,多因过劳、情绪激动、饱食或寒冷刺激而诱发。或伴心悸,逐渐出现喘促不能平卧,尿少水肿,夜间憋醒,舌质青紫、苔腻,脉沉弦。

原有肺胀病者,有长期反复咳喘的病史,心衰加重多与感受外邪有关,颜面、口唇、爪甲青紫暗明显,稍有外感则咳喘发作,痰多,胸满,心悸,尿少水肿,腹胀,纳呆,口唇、颜面及爪甲紫黑,苔厚腻,脉滑数。本病病变早期在肺,继则影响脾、肾。

3.辨诱因

心衰最常见诱因为感受外邪。如出现恶寒发热,咳嗽,咯白痰者,多外感寒邪;如发热重,咯黄痰者,多感受热邪。有些药物可诱发心衰,如抗心律失常药、药物过敏、输液反应、输液速度过快等。另外,过劳及情绪刺激也可诱发心衰。

4.辨标本虚实

本虚有气虚、阳损、阴伤、气阴两虚或阴阳俱损之分。气虚者,多为心衰之初期,症见气短,乏力,活动后心悸加重;阳损者,在气虚的基础上见畏寒,肢冷,面色青灰,下肢水肿,多为心衰中期表现;阴伤者,可见形体消瘦,两颧暗红,口干,手足心热,心烦等;气阴两虚者为气虚证与阴伤证并见,多见于心肌炎之心衰;阴阳俱损为阴伤与阳损并见,为心衰之重证。标实为气滞、血瘀、水结。气滞者,症见胸闷,胁腹胀满,脘胀纳呆;血瘀者,症见面色晦暗,口唇、爪甲及舌质青紫,脉促、结、代,或涩;水结者,症见面浮水肿,呕恶脘痞,喘悸难卧,舌体胖大,边有齿痕。另外,患者反复心衰或经常应用利尿剂,会使阴阳俱损,阳虚水泛,阴虚生热,水热互结,出现尿赤少、水肿、心烦、口渴、喜冷饮等寒热错杂证。

5.辨病位

心衰病位虽然在心,但常见二脏或数脏同病,虚实错杂。不论先为心病而后及于他脏,或先有肺、肾、肝、脾之病而后及心,病至心衰,多见五脏俱病,但仍以心为主,因"心为五脏六腑之大主"。心肺气虚,肾不纳气,则见心悸,咳嗽,气喘,倚息不得卧等症状;心肾阳虚,则见畏寒肢冷,水肿,心悸,短气,喘促,动则更甚等证候;心肺阴虚可见心悸,咳嗽,咯吐血痰,口干,盗汗等证候;心脾两虚可见心悸,乏力,血虚,腹胀,纳呆,不寐,便溏等证候;若肺肝脾肾同病,则形成气滞血瘀水结证候。

6.辨病情

心衰以悸、喘、肿为三大主症,其中以心悸、怔忡贯穿始终,如果单纯表现为心悸、乏力、气短者,病情相对较轻;如有咳嗽、咯白痰者,或外邪引动内饮,或有水邪射肺,如咯粉红泡沫样痰,多为急性左心衰,病情危重;心衰出现喘或喘不能平卧者,源于病久及肺作喘或肾虚不能纳气作喘,属心衰发展至中晚期;如喘与水肿同时出现,多为心衰晚期,三焦同病,五脏受损,病情较重。

7.辨舌脉

舌体胖大或有齿痕者,多为阳虚兼水湿内蕴;舌体瘦小,质干或有裂纹,为阳衰阴竭;舌紫暗或隐青,为阳气虚衰,血行瘀阻;如兼有热象,可见红绛舌;舌苔一般为薄白苔,兼有痰饮者多为白腻苔,肺有痰热者多见黄腻或灰黄腻苔,痰湿重者可见灰腻苔。脉象沉细数或结代,为气阴两虚;脉沉数而疾无力,或涩而沉,或结或促或代,或雀啄、鱼翔,为气(阳)虚血瘀;脉微细而数,或结代、雀啄,为阳衰气脱;脉微欲绝散涩,或浮大无根,为阴竭阳绝危证。

因此治疗当标本兼顾,急则治标,缓则治本。治本不外益气温阳敛阴,治标为化瘀、利水、逐饮。

(二)分证论治

1.心气(阳)虚

症舌脉:心悸,气短,乏力,活动时明显,休息后可减轻,纳少,头晕,自汗,畏寒,舌质淡、苔薄白、脉细弱无力。

病机分析:此证型常见于各种心脏之疾导致心衰之早期,或中重度心衰经过治疗之恢复阶段,相当于心功能Ⅰ、Ⅱ级。本证主要临床表现为心悸、气短,无论是各种心脏病本身,还是他脏之疾,如肺系之疾,饮食伤脾,肝脏或肾脏之疾,首先损伤心气,使心气力不足。心气帅血以动,营运周身,今气虚不能帅血,使周身失其血之濡养,故见乏力、头晕等症。病位主要在心,可及于肺、脾。

治法:补心益气。

常用方:保元汤(《博爱心鉴》)加减。黄芪、人参、肉桂、甘草、淫羊藿、补骨脂、茯苓。加减:出现胸闷胸痛者,多由于气虚血行不畅,心脉不通所致,加丹参、川芎、赤芍或加桃红四物汤(《医宗金鉴》)、黄芪桂枝五物汤(《金匮要略》)、补阳还五汤(《医林改错》)等;形寒肢冷,胸痛者,为心阳不足,加附子、干姜、桂枝、薤白;胸胁胀满者,为气虚气滞,加醋柴胡、醋青皮;患者除心悸、气短,还见有头晕、健忘者,用归脾汤(《济生方》);心悸重,脉结代者,用炙甘草汤(《伤寒论》);动则心悸汗多者,加桂枝甘草龙骨牡蛎汤(《伤寒论》)。

常用中成药:补心气口服液每次 10 mL,每天 3 次。补益心气,活血理气止痛,适用于心气心阳不足又兼血瘀、痰浊之心衰。福王黄芪口服液每次 10~20 mL,每天 2 次。益气固表,利水消肿,补中益气,适用于心气亏虚之心衰。人参片每次 4 片,每天 2 次。大补元气,补益肺脾。适用于以心气不足为主要症状的心衰。黄芪注射液 20 mL 加入 5%葡萄糖注射液或 0.9%氯化钠注射液 250 mL 中,静脉滴注,每天 1 次。补益肺脾,益气升阳。用于症见气短、乏力等气虚之象者。

体针:常取心俞、神门、内关、间使、胆俞、阳陵泉、足三里、曲池等穴,每次取穴 3~5 个,每天 1 次,7 d 为 1 个疗程,以补法为主。

耳针:常取心、定喘、肺、肾、神门、交感、内分泌等穴,可用针刺、按压、埋针等方法,每次 3~4 个穴位。

临证参考:心气虚贯穿于心衰的全过程,因此补益心气是此证型的主要治疗大法,补气药物首推参、芪。《万病回春》言人参"扶元气,健脾胃,进饮食,润肌肤,生精脉,补虚羸,固真气,救危急"。不同品种的人参制品,如红参、西洋参、生晒参均具强心的作用,其中红参的效果最好,一般调理每天可用 3~5 g,病情明显可用 10 g,严重者可用 15~20 g,危重患者可用到 30 g。如气虚血瘀时,黄芪与活血药同用,可起到活血而不伤血,并有养血之功。此外白术不单健脾益气,还可化痰、燥湿、行水,因此在气虚为主的心衰患者中也是常用中药。此证型常见于心衰初期或慢性心衰经治疗病情相对稳定,相当于心功能Ⅰ、Ⅱ级患者,若不伴有反复心动过速或心房纤颤,可不使用洋地黄类药物,以中药益气活血为主,可改善心功能,提高患者生活质量。

2.气阴两虚

症舌脉:心悸气喘,动则加重,甚则倚息不得卧,疲乏无力,头晕,自汗盗汗,两颧发红,五心烦热,口干咽燥,失眠多梦,舌红、少苔,脉细数或沉细。

病机分析:此证型多见于慢性反复发作之心衰患者,长期应用利尿剂或抗生素治疗,利尿剂直伤阴津,抗生素乃苦寒之品。由于阴阳相互依存,心衰日久,由气虚而损及于阴;或久用、过用温燥而伤阴;或水肿患者应用利尿之剂,使阴液亏耗。两颧红,五心烦热为阴亏虚阳上扰之证。有些患者甚则出现口干渴,渴而喜冷饮,此非实热,乃心衰日久,多脏虚损,脾不能为胃行其津液,阴虚燥热所致;津伤肠燥,还可出现大便秘结不行。

治法:益气养阴。

常用方:生脉散(《内外伤辨惑论》)加减。生晒参、麦冬、五味子、黄芪、黄精、玉竹、生地黄、阿胶、白芍。加减:若见阴阳两虚、畏寒、肢冷者,加附子、干姜、桂枝;气虚重者,重用黄芪;水肿者,加泽泻、车前子、白术;腹胀者,加厚朴、大腹皮、莱菔子、砂仁;心烦者,加黄连;脉结代者,用炙甘草汤(《伤寒论》)。

常用中成药:参麦注射液 40~60 mL 加入 5%葡萄糖注射液 250 mL 中,静脉滴注,每天 1 次。益气固脱,滋阴生津,养心复脉。用于气阴两虚之心衰。生脉注射液 40 mL 加入 5%葡萄糖注射液 250 mL 中,静脉滴注,每天 1 次。补气养阴,生津复脉,益气强心。用于气虚津伤,脉微欲绝之心衰。补心气口服液、滋心阴口服液:每次各 10 mL,每天 3 次。两者合用益气养阴,活血通脉。用于气阴两虚之心衰。

体针：常取心俞、神门、内关、间使、厥阴俞、阳陵泉、足三里、三阴交等穴，每次取穴3～5个，每天1次，7d为1个疗程，以补法为主。慢性肺心病，常取肺俞、肾俞、膻中、气海、足三里。心慌加内关。

耳针：常取心、定喘、肺、肾、神门、交感、内分泌等穴，每次3～4个穴位，可用针刺、按压、埋针等方法。慢性肺心病，常取心、神门、交感、肾、肾上腺等穴。

临证参考：益气养阴多用参、麦，所以人参、麦冬是本证型必不可缺的常用药物。《日华子本草》言麦冬"治五劳七伤，安魂定魄"，《本草汇言》言其"主心气不足，惊悸怔忡，健忘恍惚，精神失守"。

本证型虽为气阴两虚，但气虚为始，阴虚为渐，气虚为本，故治疗上，即使阴虚较重，也不能舍其气而单补阴，益气温阳贯彻始终。此外，心阳失敛更易外散，故益气养阴之中应配以酸收，常用麦冬、五味子，一使阳气内守，温运心脉，二可防止温阳化气药物辛温伤阴散气。阴虚生热，患者常见心烦，可加黄连、生地黄。大量或长期应用利尿剂的患者，常出现口干渴而喜冷饮，可用白虎加人参汤以清热益气生津，生石膏用量可加大。大便干结者，可加大黄、玄明粉急下存阴。养阴多以甘寒之品，不可过于滋腻。

3.阳虚水泛

症舌脉：心悸气喘，畏寒肢冷，腰酸，尿少水肿，咳逆倚息不得卧，腹部膨胀，或胁下积块，纳少脘闷，恶心欲吐，颈脉动，口唇爪甲青紫，舌体淡胖有齿痕，脉沉细或结代。

病机分析：本证型属本虚标实，为疾病发展至中晚期之征，相当于临床上心功能Ⅲ、Ⅳ级。心居胸中，为阳中之阳，心气心阳亏虚，出现心悸、怔忡，动则气喘。在此阳虚不单心阳虚，脾阳、肾阳皆虚，土不制水而反克，肾不制水而妄行，水邪泛滥，内蓄外溢，外溢肌肤则面浮肢肿；上凌心肺则加重心悸、喘促，甚则咳逆倚息；聚留胸腹则出现胸腹水。诸脏皆病，三焦气化不利，津聚不行，瘀血内停，瘀于心脉则见胸中隐痛，咳唾血痰，唇甲紫暗，颈部及舌下青筋显露；瘀于肺，则短气喘促、呼吸困难；瘀于肝，则胁下积块。瘀血水饮虽继发于心气亏虚，但一旦形成又可进一步损伤阳气，形成由虚致实、由实致虚的恶性病理循环。

治法：温阳利水。

常用方：五苓散合真武汤（《伤寒论》）加减。桂枝、制附子、茯苓、白术、白芍、生姜、泽泻、猪苓、车前子、丹参、红花、益母草。加减：喘促甚者，加葶苈子、桑白皮、地龙或加葶苈大枣泻肺汤（《金匮要略》）；中阳不足兼痰饮者，可用苓桂术甘汤（《金匮要略》）；腹胀者，加大腹皮、莱菔子、厚朴；恶心、呕吐者，加生姜汁、半夏、旋覆花。

常用中成药：参附注射液10～20 mL加入5％葡萄糖注射液250～500 mL中，静脉滴注，每天1次。回阳救逆，益气固脱。用于心阳不振，症见四肢不温，尿少水肿者。福寿草片每次1片，每天2次。强心，利尿，镇静。用于治疗心衰水肿患者。补益强心片每次4片，每天3次。益气养阴，化瘀利水。用于治疗气阴两虚，血瘀水停所致心衰。强心力胶囊每次4粒，每天3次。温阳益气，化瘀利水。用于治疗阳气虚乏，血瘀水停所致心衰。

针灸：取心俞、神门、内关、间使、通里、少府、足三里、膻中、气海、中脘等穴，每次取穴3～5个，每天1次，7d为1个疗程，以补法为主。水肿者配太溪、三阴交。

临证参考：在此证型中，阳虚是其病机关键，喘促、水肿是其主要的临床表现，温阳是本证的主要治法。温阳药中首推刚燥之附子，因附子性温有小毒，含乌头碱，故应炙用，用时先煎30 min。肺心病心衰时，因为心肌纤维肥大、间质水肿，对乌头碱比较敏感，临床易出现中毒，故用量宜小，但风湿性心脏病患者剂量可加大。附子温阳，大多与干姜配伍，"附子无姜不热"，但如果心动过速，阴虚有热者不用干姜。附子可与桂枝相配，可以宣通阳气，以利于化水气。阳虚不单心阳不振，脾阳、肾阳也衰，但不同患者的病理转归不同，又各有偏倚。阳虚水盛而兼腹胀明显者，偏于脾阳虚，应选苓桂术甘汤（《金匮要略》），桂枝不仅能宣通阳气、利水，还能活血，用量一般10～15 g。水肿且咳逆者，可宣肺利水，加用葶苈子。此证候虽以"水"为标实之象，但利水之法各有不同，根据不同症状表现，可以配合化瘀以利水，可以行气以利水。

此证型多相当于心功能为Ⅲ、Ⅳ级的心衰患者，当水肿较重时，可配合西药强心、利尿之品治疗，当病情减轻后，再逐渐减少利尿剂用量，直至停药。现代药理研究表明很多中药具强心功效，如枳实、葶苈子、万年青、北五加皮、福寿草等，可在辨证的基础上酌情加用，但北五加皮具有强心苷作用，易出现洋地黄中毒，使用时剂量宜小。

4.气虚血瘀

症舌脉：心悸气短，活动后加重，左胸憋闷或疼痛，夜间痛甚，两颧潮红，口唇青紫，胁下癥块，或有小便少，下肢微肿，舌紫暗、苔薄白、脉沉涩或结代。

病机分析：心主血脉，血脉运行全赖心中阳气之推动，诚如《医学入门》所说："血随气行，气行而行，气止则止，气湿则滑，气寒则凝"。气为血之帅，血为气之母，因此心衰患者自出现之始，即也存在着血行不畅，脉道不利，因虚致瘀是心衰出现瘀象的主要病机，但也可由于津液亏虚致瘀或水不行而为瘀或气滞血瘀。随病情进展，心衰反复发作，诸脏失血之濡润，首先肝血不藏，肝体不柔，出现胁下积块；心气亏虚，络脉失充，心脏失养，心脉不通，不通则痛，见胸痛；瘀血阻络，肺失宣降，则可出现胸闷、咳喘。瘀血阻碍气机，进一步加重脏腑之虚，表现为本虚标实。

治法：益气化瘀。

常用方：补阳还五汤（《医林改错》）加减。黄芪、当归、赤芍、地龙、桃仁、川芎、红花、泽兰、益母草。加减：瘀象较重者，可合用桂枝茯苓丸；心痛甚者，加全瓜蒌、薤白、郁金或合用芳香化瘀类药物，如速效救心丸、心可舒、银杏叶片等；胁下癥块，加三棱、莪术。

常用中成药：冠心安口服液每次10 mL，每天2～3次。宽胸散结，活血行气。用于治疗冠心病气滞血瘀型心衰。舒心口服液每次20 mL，每天2次。补益心气，活血化瘀。用于治疗气虚血瘀心衰患者。丹红注射液20 mL加入5％葡萄糖注射液250 mL中，静脉滴注，每天1次。益气化瘀止痛。用于治疗心血瘀阻证型各种心脏病。疏血通注射液6 mL加入5％葡萄糖注射液250 mL中，静脉滴注，每天1次。活血化瘀通络。用于治疗各种血瘀型心脏病。苦碟子注射液40 mL加入5％葡萄糖注射液250 mL中，静脉滴注，每天1次。化瘀止痛，用于治疗血瘀型冠心病。

针灸：取心俞、神门、内关、间使、厥阴俞、膈俞、膻中、太冲等穴，每次取穴3～5个，每天1次，7 d为1个疗程，以泻法为主。

临证参考：心力衰竭的患者均存在微循环改变及红细胞变形、血浆黏稠、血管外周阻力明显增高等现象，而现代研究已证实活血化瘀类中药能改善上述状况，常用药物有丹参、川芎、红花、益母草、赤芍、三七、鸡血藤等。而配伍应用具有活血化瘀功效的注射剂能明显改善心功能，如丹参注射液、川芎嗪注射液、碟脉灵注射液、舒血宁注射液等。但对于血瘀较重，见胁下积块的患者，不宜用大量破瘀之品，以免络破血溢，出现咯血、便血等变证。

5.阳衰气脱

症舌脉：喘悸不休，烦躁不安，汗出如雨或如油，四肢厥冷，尿少水肿，面色苍白，舌淡苔白、脉微细欲绝或疾数无力。

病机分析:此证型多见心衰患者发展至终末阶段,也可见于暴受温邪、心脉闭塞等导致心阳暴脱,如急性感染性心肌炎、急性大面积心肌梗死等。患者不单阳衰,阴亦竭,故常表现躁动不安,乃阴不敛阳,虚阳外越之象。

治法:回阳救逆,益气固脱。

常用方:急救回阳汤(《医林改错》)加减。人参、附子、炮姜、白术、炙甘草、桃仁、红花。加减:阴竭阳绝,兼舌干而萎,口渴者,可改用阴阳两救汤,病情转安后,可用生脉散(《内外伤辨惑论》)调治;肢冷,汗多,喘而脉微欲绝者,选参附龙牡汤(《伤寒论》)或加麻黄根、浮小麦、山茱萸。

常用中成药:参附注射液 20～50 mL 加入 5‰葡萄糖注射液 100 mL 中,静脉滴注,每天 1～2 次,肢冷汗出脉微者,可直接静脉推注。益气回阳固脱。用于治疗阳衰气脱型心衰患者。

针灸:取心俞、神门、内关、三阴交、足三里、膻中、气海、关元等穴,每次取穴 3～5 个,每天 1 次,7 d 为 1 个疗程,以补法并灸为主。

临证参考:此证型多属各种急慢性心衰发展至终末阶段,病情危笃,需立即急救。中西医结合治疗,优于单纯西医治疗。在强心药的应用上,虽然许多中药含有强心苷,如北五加皮等,但此时患者对上述强心药的耐受程度差异很大,不易掌握剂量,容易引起中毒,故强心剂的应用不如西药洋地黄类。在利尿剂的应用上,虽然中药利尿效果不如西药见效快,但此时由于患者心力衰竭,心排血量下降,肾血流量不足,单纯西药利尿已无效,如果配合大剂量通阳利水或化瘀利水之品,则明显增强利尿效果。阳衰气脱,出现汗出肢冷,患者往往进入休克阶段,少尿或无尿,血压下降,单纯应用西药升压药,如多巴胺、间羟胺,大剂量应用使肾血管收缩,出现尿少,四肢厥冷,长期应用还存在药物依赖,此时如配合中药参附注射液,回阳救逆,其升压作用明显增强,可减少西药升压药用量,减轻药物依赖,且增加末梢血循环,使四肢变暖,尿量增加。

七、按主症辨证论治

(一)心悸

心悸是心衰患者始终存在的症状,往往与气短并见,听诊时心率可增快,可闻及奔马律,可有心律不齐。脉诊可见促、结、代、疾、数等脉象。初期多以心气亏虚为主,疾病恢复期多以阴虚、阳浮或痰火、水饮为主。

1.心气(阳)虚

临床表现:心中悸动不安,气短,动则加剧,乏力,自汗,舌质淡或隐青、苔白滑、脉多沉细而结或代或涩。上述表现为心气不足之象,如见形寒不足,面色苍白,脉见沉迟,则为心阳不足之象。心电图多见心律不齐,各种期前收缩或传导阻滞。

辨证要点:心悸,气短,乏力,形寒。

治法:益气温阳止悸。

常用方:桂枝甘草龙骨牡蛎汤(《伤寒论》)。桂枝、炙甘草、生龙骨、生牡蛎。加减:乏力、气短明显者,可加人参、黄芪;心中空虚而悸,脉沉迟,形寒肢冷甚者,可用麻黄附子细辛汤(《伤寒论》);心虚胆怯,神不自主而悸者,可用安神定志丸(《医学心悟》)。

常用中成药:灵宝护心丹每次 3～4 丸,每天 3～4 次。强心益气、通阳复脉、芳香开窍、活血镇痛,用于缓慢型心律失常及心功能不全。

针灸:主穴内关、通里、郄门、三阴交,心神不宁加神门、间使,心阳虚衰灸关元、神阙。

临证参考:心悸是伴随心衰始终之症状,有虚实之分。言其虚,多因心气、心阴、心血之不足。心悸,乏力,气短者,属心气不足,重用参、芪。人参入脾肺二经,有大补元气、固脱生津及安神之功效。现代药理研究证实人参有强心作用,对心脏病患者,人参可通过改善心肌营养代谢而使心功能改善。黄芪入肺、脾二经,不但可以补气固表,还可利水消肿,对于心衰出现自汗、水肿者尤宜。现代药理研究证明黄芪可加强心肌收缩力,增加心排血量,减慢心率,还可直接扩张血管,利尿,减轻心脏负荷,故为救治心衰不可缺少的药物。

2.阴虚火旺

临床表现:心中悸动不安,心烦,少寐多梦,口干,脉多疾数。心电图表现多为快速型心律失常。

辨证要点:心悸,心烦,脉细数。

治法:滋阴清热,宁心安神。

常用方:天王补心丹(《摄生秘剖》)加减。生地黄、五味子、当归、天冬、麦冬、柏子仁、酸枣仁、人参、玄参、丹参、白茯苓、远志、桔梗、朱砂。加减:若热象明显者,可加黄连;心烦重者,加栀子;若阴不敛阳者,可用三甲复脉汤(《温病条辨》)。

常用中成药:稳心颗粒每次1包,每天3次。益气养阴,定悸复脉,活血化瘀。适用于各种快速性心律失常。利心丸每次3 g,每天2次。养心安神。用于快速性心律失常。

针灸:体针取穴内关、迎香、厥阴俞,强刺激。耳针取心、神门、交感,中等至强刺激。

临证参考:心衰患者在疾病发展过程中常伴有心悸不宁,临床查体时发现各种心律不齐,心阴不足患者以室性期前收缩及快速心律失常多见,此时治疗仍以纠正心衰为主,在辨证的基础上佐以安神之品。因心衰患者之阴虚多源于气虚,故治疗时当气阴双补,以生脉散或炙甘草汤为主方。心烦少寐者,加酸枣仁、苦参或黄连之类,可泻心火,除湿热。现代药理研究认为黄连、苦参均有良好的抗期前收缩作用。

3.水饮凌心

临床表现:心悸而喘咳,眩晕,胸脘痞满,尿少或水肿,舌苔白滑,脉多弦滑。听诊双肺可闻及水泡音,心率多快,可闻及奔马律。

辨证要点:心悸,咳喘不得卧,尿少水肿。

治法:振奋心阳,化气行水。

常用方:葶苈大枣泻肺汤(《伤寒论》)。葶苈子、大枣。加减:如水饮上逆,恶心、呕吐者,加半夏、陈皮、生姜以和胃降逆;如肾阳虚衰,不能制水,水气凌心,症见心悸喘咳,不能平卧,四肢不温者,选真武汤(《伤寒论》);头晕,小便不利,水肿甚者,选苓桂术甘汤(《伤寒论》)。

针灸:肺俞、合谷、三焦俞、肾俞、水分、足三里、三阴交、复溜等穴,补泻兼施。

临证参考:此证型多为心衰之重证,心悸乃由于阳虚水邪上犯于心,心阳不振,营阴内虚,水在心下,阳不归根,故头眩身动。可采用苓桂术甘汤纳气宁心的治法。温阳同时不忘利水,可加防己、车前草、木通;宗气无根,则气不归原,故应加龙骨以镇浮阳,牡蛎以抑上逆之水气;阳虚寒水所困,使血凝滞,则加泽兰、芫蔚子化瘀行水,但不宜用化瘀重剂。

(二)喘促

心衰往往伴有气促,甚则短气不足以息,故首先要辨虚实。《素问·调经论》提出:"气有余则喘咳上气,不足则息不利少气。"《景岳全书·杂证谟·喘促》说:"实喘者有邪,邪气实也;虚喘者无邪,元气虚也。实喘者长而有余,虚喘者气短而不续。实喘者胸胀气粗,声高息涌,膨膨然若不能容,唯呼出为快也;虚喘者慌张气怯,声低息短,惶惶然若气欲断,提之若不能升,吞之若不相及,劳动则甚,而惟急促似喘,但得引长一息为快也。"从以上论述看,心衰之气喘当属虚喘,乃责于肺肾,但也有由于水饮凌心射肺使肺实作喘者。

1.痰饮上凌于肺

临床表现:咳喘不能平卧,喉中痰鸣,胸高息粗,咳嗽大量黏痰或涎液,尿少水肿,舌苔多腻,脉滑数。查体双肺可闻及干湿啰音。

辨证要点:咳喘不能平卧,喉中痰鸣,咳嗽大量黏痰或涎液。

治法:祛痰利气化饮。

常用方:二陈汤(《太平惠民和剂局方》)合葶苈大枣泻肺汤(《金匮要略》)加减。半夏、陈皮、茯苓、甘草、葶苈子、瓜蒌、款冬花。加减:若痰黄者,加黄芩、黄连、栀子、川贝;痰有腥味者,加鱼腥草、金荞麦;痰白清稀,形寒肢冷者,可合真武汤(《伤寒论》)。

针灸:定喘、列缺、尺泽、合谷、膻中、中脘、丰隆、肾俞、太溪等穴,可用泻法。

临证参考:本证型多见于慢性心衰合并肺内感染患者或急性左心衰患者,最常见于肺心病心衰患者。外邪犯肺,肺失宣降,痰浊内蓄,或久病脾虚失运,聚湿生痰,上渍于肺,或肾阳虚衰,水无所主,上凌于肺。总之,痰与饮皆为有形之实邪,故治疗当急则治标,治痰治水。

2.肺肾气虚

临床表现:喘促,气不得续,动则益甚,汗多,心悸,形寒肢冷,或尿少水肿,舌质淡、苔薄或滑,脉沉弱。

辨证要点:喘促,气不得续,动则益甚。

治法:补肾纳气。

常用方:金匮肾气丸(《金匮要略》)合生脉饮(《内外伤辨惑论》)。制附子、桂枝、熟地黄、山茱萸、山药、茯苓、牡丹皮、泽泻、人参、麦冬、五味子。加减:若尿少水肿明显者,可加牛膝、车前子;若咳喘者,可加葶苈子、生龙骨、生牡蛎;若腹胀者,加厚朴、枳实。

针灸:肺俞、定喘、膏肓俞、太渊、足三里、肾俞、气海、太溪等穴,多用补法,并灸。

临证参考:此证型多见慢性心衰患者经过治疗,病情相对稳定,但心功能较差,动则喘促,甚则尿量减少,双下肢水肿。从其脉证分析,当属虚喘范畴,治从其肾,可酌用淫羊藿、胡桃肉、补骨脂、紫石英、沉香等温肾纳气,镇摄平喘之品。心肺肾气已亏极,血行多不畅,故本证多兼瘀,可酌加桃仁、红花、川芎、泽兰、丹参等以活血。另外,病情发展至此,多属顽疾,用药宜久,故可根据病情配制成丸散之剂服用。

(三)水肿

临床表现:尿少,水肿,从下而上,多与心悸、喘促并见,形寒肢冷,苔白滑,脉沉滑。

辨证要点:悸、喘、肿,形寒肢冷。

治法:温阳利水。

常用方:五苓散(《伤寒论》)合真武汤(《伤寒论》)。桂枝、制附子、茯苓、白术、泽泻、猪苓、白芍、干姜。加减:腹胀者,加冬瓜皮、大腹皮;水肿较甚,有胸腹水者,可加牵牛子或商陆以攻逐水邪。

针灸:腰以上肿取肺俞、三焦俞、列缺、合谷、阴陵泉,用泻法;腰以下肿取肾俞、脾俞、水分、复溜、足三里、三阴交,用补法。

临证参考:水肿的基本病机是阳气虚衰不能化水,故通阳利水是基本治法,用药宜动不宜静,宜走不宜守,宜辛温不宜阴柔。通阳利水之品首推桂枝,桂枝可宣通全身之阳气,常与茯苓配伍,代表方为五苓散(《伤寒论》)。健脾通阳应选苓桂术甘汤(《金匮要略》),白术不仅能健脾益气,还能化痰、燥湿、行水。如心衰因感受外邪而引发水肿者,应宣通肺卫以利水,选防己茯苓汤(《金匮要略》)。气虚明显而水肿者,可选春泽汤(《医方集解》)。血瘀水结者,可选桂枝茯苓丸(《金匮要略》)化瘀利水。利水药物常选利水而不伤阴之品,如茯苓、泽泻、芍药、白术等。如水邪上犯,凌于心肺者,当泻水逐饮,选葶苈大枣泻肺汤(《金匮要略》)或己椒苈黄丸(《金匮要略》),葶苈子可化痰、平喘、泻肺,防己有显著的利水作用,但近年实验研究发现防己对肾脏有毒性,故应慎用。"血不行则为水",无论气虚还是阳虚,瘀象伴随始终,化瘀可利水,常用药物如益母草、泽兰。

心衰长期应用利水药包括西药利尿剂,导致阴津枯竭,此时水肿与伤阴并见,水热互结,利尿剂已无效,滋阴有助水邪之弊,利水又恐伤阴,治疗当育阴清热利水,可用猪苓汤(《伤寒论》)。心衰后期,五脏功能均受损,水瘀互结,使三焦气机不畅,故配以行气之品,调畅三焦气机,行气以利水,可酌情加厚朴、枳壳等。

(四)多汗

临床表现:心衰患者自汗多见,在活动后如进食、排便等,大汗淋漓;也可见盗汗或冷汗。

辨证要点:汗自出或盗汗。

治法:调和营卫。

常用方。气虚自汗者,可加用玉屏风散(《丹溪心法》):黄芪、白术、防风;心阳虚者,可加用桂枝加附子汤(《伤寒论》):桂枝、附子、芍药、甘草、生姜、大枣;阴虚盗汗者,可加用当归六黄汤(《兰室秘藏》):当归、生地黄、熟地黄、黄芪、黄芩、黄连、黄柏。加减:自汗多者,可加用浮小麦、麻黄根;阳虚明显,大汗淋漓,汗出欲脱者,用大剂参附龙牡汤;阴虚明显者,可重用山茱萸,加五味子、五倍子、乌梅等以酸收。

临证参考:心衰患者汗多,乃由于心气阳虚,汗液不能自敛之故,或心阳暴脱,真津外泄所致。如出现额部冷汗如珠,四肢不温,多为脱证(心源性休克)先兆,应密切监测血压、脉搏变化。

(五)腹胀

临床表现:腹胀,食则加剧,按之较硬或按之柔软,大便干结或无。

辨证要点:腹胀,食则加剧。

治法:实则通利,虚则健运。

常用方。实证用己椒苈黄汤(《金匮要略》):防己、椒目、葶苈子、大黄;或中满分消丸(《兰室秘藏》):厚朴、枳实、黄连、黄芩、知母、半夏、陈皮、茯苓、猪苓、泽泻、砂仁、干姜、姜黄、人参、白术、炙甘草。虚证者用甘草泻心汤(《伤寒论》):甘草、半夏、黄芩、干姜、黄连、大枣。

针灸:膻中、内关、气海、阳陵泉、足三里、太冲等穴,补泻兼施。

临证参考:心衰患者多伴腹胀,当辨虚实。实则多因于中焦气机不畅,痰饮、水湿、瘀血内阻,患者表现"心下痞坚",临诊多见肋下肝大或腹水等;虚则由于中阳不足,脾不健运,自觉腹胀大,但按之柔软,相当于虚痞证。故在治疗时不要一见腹胀,就用大量行气消导之品,以免破气耗气。

八、变证治疗

心衰患者常出现咯血变证,依其临床表现可见下列 3 种证型。

(一)心肾阳虚

症舌脉:咯稀血痰,心悸胸闷,咳喘,肢冷自汗,水肿,舌淡苔白、脉沉细或结代。

病机分析:由于心肾阳虚,阴阳不相为守,卫气虚散,阴血妄行,即"阳虚阴必走"。

治法:温通阳气,收敛止血。

常用方:桂枝甘草龙骨牡蛎汤(《伤寒论》)加白及、仙鹤草、白茅根。

桂枝、甘草、龙骨、牡蛎、白及、白茅根、仙鹤草。

(二)阴虚火旺

症舌脉:咯血鲜红,心悸心烦不得眠,口干咽燥,头晕耳鸣,腰膝酸软,舌红少苔、脉细数。

病机分析:心衰日久,阳虚阴竭,阴虚于下,火亢于上,灼伤血络,故出现咯血。

治法:滋阴降火,凉血止血。

常用方:黄连阿胶汤(《伤寒论》)加侧柏叶、茜草、白茅根。

黄连、阿胶、白芍、鸡子黄、侧柏叶、茜草、白茅根。

(三)瘀血阻络

症舌脉:咯血紫暗或血块,心悸气喘,胸闷胸痛,口干,两颧潮红,唇甲发绀,舌红、脉涩。

病机分析:心衰患者因虚致瘀,瘀血阻塞脉道,血流不通,溢于脉外,则引起咯血。

治法:活血降逆止血。

常用方:血府逐瘀汤(《医林改错》)加三七、花蕊石、藕节、旋覆花。

生地黄、桃仁、红花、枳壳、赤芍、柴胡、川芎、桔梗、牛膝、甘草、三七、花蕊石、藕节、旋覆花。

九、疗效评定标准

(一)心功能疗效判定标准

按 NYHA 分级方法评定心功能疗效。

(1)显效:心功能基本控制或心功能提高 2 级以上者。

(2)有效:心功能提高 1 级,但不足 2 级者。

(3)无效:心功能提高不足 1 级者。

(4)恶化:心功能恶化 1 级或 1 级以上。

(二)心衰计分法疗效判定标准(Lee 计分系统)

(1)显效:治疗后积分减少≥75％者。

(2)有效:治疗后积分减少在 50％～75％者。

(3)无效:治疗后积分减少<50％者。

(4)加重:疗前积分。

(三)中医证候疗效判定标准

疗前评分与疗后评分百分数折算法:(治疗前评分－治疗后评分)/治疗前评分×100％。

(1)显效:主次症基本或完全消失,证候积分为 0 或减少≥70％。

(2)有效:治疗后证候积分减少≥30％。

(3)无效:治疗后证候积分减少不足 30％

(4)加重:治疗后积分超过治疗前的积分。

十、护理与调摄

心衰为各种心脏疾病严重阶段的危重证候,严重危害患者的生活质量和生命安全,做好护理工作可提高临床疗效,降低病死率。

室内空气要新鲜,及时通风,注意保暖,预防感冒。心衰患者正气皆虚,正不胜邪,外邪易乘虚而入,犯于心肺,加重心衰。感染是诱发心衰的常见原因,所以慢性心衰患者无论何种感染,均需早期治疗。有些体弱患者感染时症状不典型,体温不一定很高,仅表现为食欲缺乏、倦怠等,应密切观察病情变化,预防心衰发生。体弱易感之人平素可配合玉屏风散口服。冬春季节是流感高发季节,患者可口服板蓝根冲剂预防感冒。

慢性心衰患者常年卧床,易产生"累赘"感,对生活信心不足,同时又惧怕死亡。因此,医师及家属应多关心体贴,生活上给予必要的帮助,使患者保持良好的情绪。故做好情志护理,多与患者交谈、沟通,使患者摆脱焦虑、烦躁等不良情绪,坚定治病信心。患者自己也应保持平和的心态,不自寻烦恼。各种活动要量力而行,既不逞强,也不过分依赖别人。对自己的疾病不能忽视,也不要过分关注,过分紧张往往更易诱发急性心衰。

对心衰较轻者应嘱其适当休息,合理休息是减轻心脏负担的重要方法,可使机体耗氧明显减少,使肾供血增加,有利于水肿的减退。除午睡外,下午宜卧床休息数小时。急性期和重症心衰时应卧床休息,待心功能好转后下床做一些散步、气功、打太极拳等活动,但要掌握活动量,当出现脉搏大于110次/分,或比休息时加快20次/分,有心慌、气急、心绞痛发作或异搏感等情况时,应停止活动并休息。

合理饮食在心功能不全的康复中占重要地位,其原则为低钠、低热量、清淡易消化,足量维生素、碳水化合物、无机盐,适量脂肪,禁烟、酒。还应少食多餐,避免饱餐诱发或加重心衰。《黄帝内经》记载:"五谷为养,五果为助,五畜为益,五菜为充,气味合而服之。"心衰患者要少食多餐,吃易消化的食物,如流质、半流质食物或软饭。应限制食盐,每天在 3 g 以内为宜,限制水分的摄入,多吃含钾高的水果蔬菜,如苹果、香蕉、橙、橘子、枣、荸荠、玉米须、鱼腥草、马齿苋、干蘑菇、菠菜、苋菜、山楂等,以保护心肌,减轻心脏负荷。心衰患者食物要多样化,营养要均衡,合理搭配谷、菜、果、肉。偏于气虚者,常吃山药等健脾益气,如有轻微水肿,可配合莲子、大枣、百合、茯苓等健脾利水。气阴两虚者,常吃银耳、太子参、百合、玉竹等。脾肾阳虚,水湿内停者,常吃冬瓜、赤小豆、玉米须,健脾益肾,利水祛湿。阳虚明显者,可常吃枸杞子、人参等。心衰患者避免吃坚硬生冷、油炸、油腻及刺激性食物,少吃或不吃容易产生胀气的食物如土豆、南瓜、红薯、豆类及豆制品、含糖糯米食品与其他甜食、啤酒、汽水等。

合理用药:患者应严格按医嘱用药,切忌自作主张更改或停用药物,以免发生严重后果。并应熟悉常用药的毒副作用,这样有利于不良反应的早发现、早就医、早处理。在服药期间及时反馈症状变化情况,也有利于医师调整用药。如患有高血压、糖尿病的患者,一定坚持原发疾病的治疗,如控制血糖、控制血压等。

慢性心衰患者常被迫采取右侧卧位,所以应加强右侧骨隆突处皮肤的护理,预防褥疮。可为患者定时按摩、翻身,护理动作应轻柔,防止皮肤擦伤。对水肿严重者的皮肤更应加强保护。

定期复查:患者应定期抽血复查地高辛浓度和血钾、钠、镁及尿素氮、肌酐等。并定期复查心电图,心功能测定可每3个月检查1次。检查体重及水肿情况,并根据病情由医师决定是否需要调整药物。心衰患者还应学会自我监测,以便对出现的各种症状和所用药物的毒副作用及时发现,如出现气短、乏力、夜间憋醒、咳嗽加重、泡沫状痰、倦怠、嗜睡、烦躁等,可能为心衰的不典型表现,应及时就医。

注意输液速度:补液过多过快,可加重心脏负荷而加重心衰,而过少或过慢输液则可导致血容量不足,诱发休克。

密切观察病情：昏迷者，应建立特护记录，及时准确地观察和记录病情变化。注意心率、心律、呼吸、血压、脉搏变化，做好心电监护及心电图描记，注意有汗无汗、汗液性质及多少，注意四肢温度及体温变化，保持呼吸道通畅，若发现昏迷、呕血时，及时报告医师。对于呼吸困难及发绀者，应给予间断低流量吸氧。

十一、预后与转归

心衰各证候之间可以相互转化，气虚可发展为阳虚或兼阴虚，气阴两虚可加重而转为阴阳俱损或阳衰气脱证。本虚标实常兼见，如气虚血瘀或阳虚水泛。受损脏腑少，相对病情较轻，否则多脏受损，则病情较重。标实（水、瘀、痰）证少，病情相对较轻。

心衰若治疗不当，可转为脱证，甚者导致死亡，预后不良。

十二、古训今释

（一）病名溯源

《黄帝内经》虽没有心衰的病名，但有关心力衰竭时不同阶段的症状表现已有所论述。如《素问·平人气象论》曰："颈脉动，喘疾咳，曰水，……足胫肿曰水。"最早提出了与心衰有关的临床表现，并名之为"水"。汉代张仲景在《金匮要略·水气病脉证并治》中明确提出"心水"之名，症见身体乏力而沉重，下肢水肿，气短，不足以息，甚则喘不得卧，心烦躁扰不安，肝大等一系列表现，在《黄帝内经》的基础上进一步认识到，其心衰是由水气客于心所致。在后世的论述中，多见有心悸、怔忡、心劳、心胀的描述，如宋代陈言在《三因极一病证方论·心小肠经虚实寒热证治》说："心气郁结，忪悸，噎闷，四肢水肿，上气，喘急。"此忪悸也即怔忡。罗芷园《芷园医话·怔忡》曰："此症原因，不外心脏衰弱……治不得法，多取死亡之转归。"明确指出怔忡是由心脏功能衰竭所致，若治疗不当，可导致死亡之危重疾病。清代何梦瑶在《医碥·悸》又说："悸者，心筑筑之惕惕然，动而不安也。俗名心跳……一由于停饮，水停心下，心火为水所逼，不能下达而上浮，故动而不安也。必有气喘之证。肾水上浮凌心，义亦如之。"又根据其症状表现，命之为"心气虚""心气不足"。可见历代对于心水、心悸、怔忡、心劳、心胀等的描述与现代心衰的症状类似。

关于"心衰"一词首见于唐代，孙思邈在《备急千金要方·心脏门》中首次提出"心衰"一词，曰"心衰则伏"。之后，《圣济总录·心脏门》提出"心衰则健忘"，《医述·脏腑》中有"心主脉，爪甲色不华，则心衰矣"的论述。《医方辨难大成》还说："人身主宰者心……心之气尤贵充足……人身运用者心，心之血固贵滋荣……否则，心先受病……即如怔忡之证……而心系悬悬者，即心脏之衰败也。"诸家所提到的"心衰"与今日之心衰是否同病？首先来解读孙思邈所说的"伏"之义，黄蕴兮《脉确》认为："阴盛阳衰，四肢厥逆，六脉俱伏。"朱栋隆《四海回春》认为："心脉无力之中，又带迟伏之脉，是心脉不足而又寒矣，即断以怔忡。"《金匮要略·水气病脉证并治》说："热止相搏，名曰伏；沉伏相搏名曰水。沉则脉络虚，伏则小便难，虚难相搏，水走皮肤，即为水矣"，是指热留于内，与水相搏，阳气不化而小便难少，出现水肿。可见"伏"，一是指心阳虚衰、阴寒内盛所致；二是热水相搏出现水肿，均符合心衰之心阳虚损，鼓动无力，四肢失于温煦，小便难之表现。古人亦认为"伏"是怔忡之候、健忘之义，《圣济总录·健忘》："健忘之本，本于心衰，血气衰少。"陈文治《诸证提纲》指出："怔忡日久则生健忘。"皇甫中《明医指掌·惊悸怔忡健忘证》曰怔忡"日久不已，精神短少，心气空虚，神不清而生痰，痴迷心窍，则遇事多忘。……名曰健忘"，符合心脏病日久不愈，心功能逐渐衰退而发展为心衰的病理转化过程；爪甲不华为心衰患者之爪甲青暗、发绀之表现，是从"心脏外证"之所见，论述心脏之衰。

以上所述对心衰症状的描述，与西医学所述心衰表现类似，但并非所有古人对心衰的论述都等同于西医学所说的心力衰竭，如《圣济总录·心脏门》提出"心衰则健忘，不足则胸腹胁下与腰背引痛，少颜色，舌本强"，并非心衰特征性改变，其他疾病如中风等内科疾病均可见到上述症状，故阅读古书时要仔细辨别。

（二）医论撮要

1.证候

"心衰"的主症为"怔忡"，如《素问·至真要大论》曰："心澹澹大动，胸胁胃脘不安，……病本于心。"《灵枢·经脉》进一步描写为"心惕惕如人将捕之"。上述表现，古医家称为"怔忡"，为心悸之严重者，即在无惊恐、过劳等诱因的情况下，自觉心中跳动不安，作无休止，程度严重。怔忡是患者的自觉症状，从外在表现上可见左乳下搏动应衣，如《素问·平人气象论》曰："胃之大络，名曰虚里，贯膈络肺，出于左乳下，其动应手，脉宗气也。盛喘数绝者，则病在中，结而横，有积矣；绝不至曰死。乳之下，其动应衣，宗气泄也。"虚里在左乳下乳根穴处，为心尖冲动之处，其跳动轻者可以应手，为气血循行如常之证，其跳动剧甚，疾数并伴有中断而应衣者，是气血运行失常，精气外泄之表现，也为怔忡之外在表现。

心衰患者除怔忡外，还可见身重水肿，少气不足以息，甚则喘促不能平卧，右胁下瘕块等。如《素问·水热穴论》说："水病下为胕肿大腹，上为喘呼不得卧。"巢元方在《诸病源候论·水病诸候·二十四水候》中说："夫水之病……令遍体肿满，喘息上气……目裹水肿，颈脉急动……小便不通。"这些症状描述与心衰时出现的喘不得卧，尿少，水肿相同。《金匮要略·水气病脉证并治》中"心下坚，大如盘，边如旋杯"之描述极符合今之心衰引起肝脏淤血肿大。另外，宋《太平圣惠方·治风惊悸诸方》中又补充"心气不足，惊悸汗出，烦闷……咽喉痛，口唇黑"，与现代口唇发绀之体征相符。从上述诸医家的论述可确认：心衰虽以心悸气短为主症，还伴有尿少水肿，喘促不能平卧，口唇发绀，颈脉动，虚里搏动应衣，触及疾数或有不齐，足胫肿，严重者可见腹水，或见烦躁多汗。结合病名的论述，还可伴有咽干、善噫等症。

心衰的脉象变化也各不相同，有"参伍不调者"（《素问·三部九候论》），有"乍数乍疏"者（《灵枢·根结》）。《素问·平人气象论》说："人一呼脉一动，一吸脉一动，曰少气，人一呼脉三动，一吸脉三动而躁，……人一呼脉四动以上曰死，脉绝不至曰死，乍疏乍数曰死。"我们发现心力衰竭患者不但可出现窦性心动过速，还可见各种心律失常，如各种期前收缩，房室或室内传导阻滞等，与上述脉象描述极其吻合。

2.病因

（1）邪痹心脉论：反复外感六淫及温热邪毒，循经入心，寒则伤阳，热则耗散，心气受伤，久伤不复则损，久损不复则衰。《素问·痹论》说："风寒湿三气杂至，合而为痹……脉痹不已，复感于邪，内舍于心。"在六淫中，古人更重视寒邪伤人对心病发生的重要作用，《素问·举痛论》中"寒气客于冲脉，冲脉起于关元，随腹直上，寒气客则脉不通，脉不通则气因之，故喘动应手矣"，为感受外邪，损于心脉而引起心悸、喘促等心衰表现。

（2）情志内伤论：猝受惊恐，或思虑过度，所愿不遂可引发惊悸、怔忡，心气不足，心神涣散，继而发展为心衰。明代虞抟在《医学正传·怔忡惊悸健忘证》中说："夫怔忡惊悸之候，或因怒气伤肝，或因惊气入胆……又或遇事繁冗，思想无穷，则心君亦为之不宁，故神明不安而怔忡悸之证作矣。"在惊恐、忧思的基础上，又提出恼怒可使心君不宁而发为怔忡。

（3）水饮凌心论：心主火，主血脉，血液在脉道内正常循行，必赖于心阳之温煦与鼓动。水火相克，水饮上凌于心，必损心之阳气，上凌于肺，则肺失宣降，故见怔忡、喘促、水肿等。正如《素问·逆调论》说："夫不得卧，卧则喘者，是水气之客也。"《金匮要略·水气病脉证并治》认为："水在心""水停心下"可出现"心下坚筑、短气、恶心不欲饮"及暴喘满……甚者则悸，微则短气等心衰之证候，并由此而提出"心水"之名。后世医家有"心有水气""水气乘心"等相同的论述。

（4）虚损论：衰即虚损衰竭之意。心衰为久患心系疾病，渐积而成。在疾病的慢性演变过程中，必损及正气，心气虚则心动无力，久则心力内乏，乏久必竭。故心衰初期，多见心气不足，如《金匮要略·惊悸吐衄下血胸满瘀血病脉证治》说："寸口脉动而弱，动即为惊，弱则为悸。"《中藏经·虚实大要论》《脉经》中有相同记载，《诸病源候论·五脏六腑病诸候·心病候》中又说："心气不足则胸腹大，胁下与腰背相引痛，惊悸恍惚，少颜色，舌本强，善忧悲，是为心气之虚也。"《圣济总录·心脏门》也云："心虚之状，气血衰少，面黄烦热，多恐悸不乐，心腹痛，难以言，时出清涎，心膈胀满，梦寝不宁，精神恍惚，皆手少阴经虚寒所致。"从上述条文可见，古人认为心气虚是心衰发生的原因之一。

综上，引起心衰的病因较多且错综复杂，感受外邪可致正虚，正虚之人易感外邪；情志不遂使气机不畅，日久亦伤正气，或产生水饮、痰浊、血瘀等病理产物；劳倦过度，损及正气及病后失治、误治等均可单独或合并为病。

3.病机学说

（1）心脉痹阻学说：心主血脉，不论何种病因损及于心，使心不能主持脉道，运血而行，必使心之用受损，心之体受伤，体用俱损，则必见衰竭之象。如《医学衷中参西录·医论》在"论心病治法"条中说："有非心机亢进而若心机亢进者，怔之证是也。心之本体，原长发动以运行血脉，然无病之人初不觉其动也，惟患怔忡者则时觉心中跳动不安。……此其脉象多微细，或脉搏兼数……有因心体肿胀，或有瘀滞，其心房之门户变为窄小，血之出入致有激荡之力。而心遂因之觉动者。此似心机亢进而亦非心机亢进也。其脉恒为涩象，或更兼迟。"此所论怔忡者，心跳动剧烈似心机亢进，而实则脉微细或迟，为气（阳）阴亏损之虚证，并在本虚的基础上出现"瘀滞"之病理，"脉涩曰痹"（《素问·平人气象论》），从其所见脉象也为心脉痹阻。且心衰者多伴水肿，汪昂《医方集解》说："水肿有痰阻、食积、血瘀。何以证明心衰为血脉被阻？"王焘《外台秘要·脉极论》曰："手少阴气绝则脉不通。手少阴者，心脉也，心者，脉之合也，脉不通则血不流，血不流则发色不泽，故面黑如漆紫，则血脉先死。"从中医理论已知，"气"可代表脏腑之功能，绝为衰也。可见"手少阴气绝"即心功能衰竭，其临床见面黑唇暗，为血流不畅之"瘀"象。

（2）阳虚水泛学说：古人认为心衰的病变过程与"水"有关，由"水气乘心"所致。而水之来源，多因阳气亏虚。张介宾在《景岳全书·杂证谟·肿胀》说："若病在水分则多为阴证，何也？盖水之与气，虽为同类，但阳旺则气化而水即为精，阳衰则气不化，而精即为水。故凡水病者，水即身中之血气，但其为邪为正，总在化与不化耳。水不能化，因气之虚，岂非阴中无阳乎？此水肿之病，所以多属阳虚也。……而气竭于上，所以下为肿满，上为喘急，标本俱病，危斯极矣。"水为阴邪，赖气以动，阳气虚损，气化不健，气血不归正化而为水，水气上凌心肺则怔忡、喘急，渗于肌肤则肿满。故见本虚（气阳虚）、标实（水饮内犯外溢）之危证。故成无己《伤寒明理论》说："心悸之由，不越二种：一者，气虚也；两者，停饮也。"

（3）脏腑失常学说：心衰是心系疾病后期，心之体用损伤严重时所表现的证候群。因"心为一身之主"，在心病演变过程中，必累及于他脏，或他脏病变也可累及于心。如陈士铎《辨证玉函·上症下症辨·怔忡》说:"怔忡之症,本是心气之虚,如何分为上下?……肺脉属于心之上,肺气有养则清肃之令下行,足以制肝木之旺,肝木不敢下克脾土,脾土得令,自能运化以分津液而上输于心,而后心君安静无为,何致有怔忡不定之病耶?此所谓上症之源流也。因肺金失令,则肝木寡畏,以克脾土,脾土为肝所制,事肝木之不暇,又安能上奉于心乎?心无脾土之输,而木又旺,自己尊大,不顾心君之子。此心所以摇摇糜定而怔忡之症起矣。但怔忡之病,何以知之,其症必兼咳嗽,而饮食能食而不能消者是也。……其下病奈何?其症吐痰如清水,饮食知味而苦不能多,……此病乃肾水耗竭,不能输于肝木,而肝木自顾不遑,又安能上养于心乎?心血既耗,又安能下通于肾?心肾交困,怔忡时生不止。"由此可见,心衰的病变过程中,除心气内乏外,肺、脾、肝、肾均随之受累。王叔和《脉经·手少阴经病证》曰:"病先发于心者。……一天之肺,喘咳,三天之肝,胁痛之满,五天之脾,闭塞不通,身痛体重。三天不已,死。"肺气失宣,郁闭不畅,津液不布,水道不通,则咳喘,甚则喘急,咳痰,尿少水肿;脾气受损,气机呆滞,运化失常,则食而不消,痰如清水;肝气不疏,藏血而不泄,故胁胀痛,胁下癥块;肾司开阖,主司二便,肾阳不足,蒸化无力,水津不化而为饮,水饮上凌于心则加重心衰,水湿泛于肌肤则水肿,水湿内停则少尿。

(吕梁川)

第五节 多 寐

多寐是指不分昼夜,时时欲睡,呼之能醒,醒后复睡的病证。西医的发作性睡病、神经官能症、精神病的某些患者,其症状与多寐类似者,可参考本证辨证论治。

一、诊断要点

(一)诊断
(1)不论白天黑夜,不分场合地点,随时可以入睡,但呼之能醒,但未几又已入睡。
(2)某些热性或慢性疾病过程中出现嗜睡,每为病程严重的预兆,不属本证范围。
(3)应与昏迷、厥证等相鉴别。昏迷是神志不清,意识丧失;厥证是呼之不应,四肢厥冷等。

(二)辨证分析
多寐主要是由于脾虚湿胜、阳衰、瘀血阻窍所致,其病理主要是由于阴盛阳虚。因阳主动,阴主静,阴盛故多寐。临床辨证主要是区分虚实,脾虚、阳衰为虚证,湿胜、瘀阻者为实证。治疗以健脾、温肾、祛湿、化瘀为主要治法。

二、辨证论治

(一)湿胜
1.证见
多发于雨湿之季,或丰肥之人。胸闷纳少,身重嗜睡,苔白腻,脉濡缓。
2.治法
燥湿健脾。

3.方药

(1)主方:平胃散(陈师文等《太平惠民和剂局方》)加味。

处方:苍术 15 g,厚朴 12 g,陈皮 6 g,藿香 12 g,薏苡仁 18 g,法半夏 12 g,布渣叶 12 g,甘草 6 g。水煎服。

(2)单方验方:藿香佩兰合剂。

处方:藿香、佩兰、苍术、川朴各 10 g,陈皮 6 g,法半夏、茯苓、石菖蒲各 10 g。水煎服。

(二)脾虚型

1.证见

精神倦怠,嗜睡,饭后尤甚,肢怠乏力,面色萎黄,纳少便溏。舌淡胖苔薄白,脉虚弱。

2.治法

健脾益气。

3.方药

(1)主方:六君子汤加减。

处方:党参 15 g,白术 12 g,茯苓 12 g,法半夏 12 g,陈皮 6 g,黄芪 15 g,神曲 10 g,麦芽 20 g,甘草 6 g。水煎服。

(2)中成药:补中益气丸,每次 9 g,每天 3 次。

(3)单方验方:黄芪升蒲汤。

处方:黄芪 30 g,升麻 9 g,茯苓 15 g,白术 12 g,石菖蒲 12 g。水煎服。

(三)阳虚型

1.证见

精神疲惫,整日嗜睡懒言,畏寒肢冷,健忘。舌淡苔薄,脉沉细无力。

2.治法

益气温阳。

3.方药

(1)主方:附子理中丸加减。

处方:熟附子 12 g,干姜 10 g,党参 20 g,黄芪 18 g,巴戟天 12 g,升麻 6 g,淫羊藿 15 g,炙甘草 6 g。水煎服。

(2)中成药:附桂八味丸,每次 9 g,每天 3 次。

(3)单方验方。①附子细辛汤。处方:熟附子 15 g(先煎 1 h),细辛、苍术、厚朴、陈皮各 10 g,麻黄 6 g。加水煎沸 15 min,滤出药液,再加水煎 20 min,去渣,两煎药液兑匀,分服,每天 1 剂。②嗜睡方。处方:红参 6 g(另煎),干姜、补骨脂各 10 g,附子 9 g,桂枝 8 g,吴茱萸 6 g,焦白术、炙甘草各 12 g。水煎服。

(四)瘀阻型

1.证见

头昏头痛,神倦嗜睡,病情较久,或有头部外伤病史。舌质紫暗或有瘀斑,脉涩。

2.治法

活血通络。

3.方药

(1)主方:通窍活血汤加减。

处方:赤芍 15 g,川芎 10 g,桃仁 12 g,红花 10 g,白芷 10 g,丹参 20 g,生姜 10 g,葱白 3 条,大枣 5 枚。水煎服。

兼有气滞者,选加青皮 10 g,陈皮 6 g,枳壳 12 g,香附 10 g。兼有阴虚者,可选加生地黄 15 g,牡丹皮 10 g,麦冬 12 g。兼有气虚者,可选加黄芪 18 g,党参 15 g。兼有阳虚者,选加肉桂 6 g,熟附子 10 g。兼有痰浊者,选加法半夏 12 g,陈皮 6 g,白芥子 12 g。兼有热象者,可加黄芩、栀子各 12 g。

(2)中成药:①盐酸川芎嗪片,每次 2 片,每天 3 次。②复方丹参片,每次 3 片,每天 3 次。

(3)单方验方:当归五灵脂合剂。

处方:当归、五灵脂、芜蔚子各 12 g,黄芪 20 g,蒲黄、赤芍、延胡索、没药各 10 g,干姜 8 g,小茴香、升麻、甘草各 6 g。水煎服。

(吕　超)

第六节　不　寐

一、概说

不寐,即一般所谓"失眠",古代文献中亦有称为"不得卧"或"不得眠"者,是以经常不易入寐为特征的一种病证。不寐的证情不一,有初就寝即难以入寐;有寐而易醒,醒后不能再寐;亦有时寐时醒,寐而不稳,甚至整夜不能入寐等。

不寐的原因很多,如思虑劳倦,内伤心脾,阳不交阴,心肾不交;阴虚火旺,肝阳扰动;心胆气虚;以及胃中不和等,均可影响心神而导致不寐。张景岳将其概括为"有邪"与"无邪"二类。他说:"寐本乎阴,神其主也。神安则寐,神不安则不寐;其所以不安者,一由邪气之扰,一由营气之不足耳。有邪者多实,无邪者皆虚。"张氏所称的"有邪""无邪",主要是指由于机体内在气血、精神、脏腑功能的失调,或痰热的影响而言。因此,不寐的治疗原则,应着重在内脏的调治,如调补心脾、滋阴降火、益气宁神、和胃化痰等。

本病常兼见头晕、头痛、心悸、健忘,以及精神异常等症。凡以不寐为主证的为本节讨论范围,其并见于其他疾病过程中的不寐则从略。

二、病因病机

(1)思虑劳倦,伤及心脾,心伤则阴血暗耗,神不守舍,脾伤则无以生化精微,血虚难复,不能上奉于心,致心神不安,而成不寐。正如张景岳所说:"劳倦思虑太过者,必致血液耗亡,神魂无主,所以不眠。"《类证治裁》也说:"思虑伤脾,脾血亏损,经年不寐。"可见心脾不足而致失眠的,关键在于血虚。所以失血不复、妇人产后、久病虚弱,以及老人的不寐,大都与血虚有关。

(2)禀赋不足,房劳过度,或久病之人,肾阴耗伤,不能上承于心,水不济火,则心阳独亢;或五志过极,心火内炽,不能下交于肾,故肾阴虚则志伤,心火盛则神动,心肾失交而神志不宁,因而不寐。正如徐东皋所说:"有因肾水不足,真阴不升,而心火独亢,不得眠者。"《金匮要略》所举的"虚烦不得眠",当亦属于此类。此外,也有肝肾阴虚,肝阳偏盛,相火上亢,心君受扰,神魂不安于宅而致不寐者。

(3)心胆虚怯,遇事易惊,神魂不安,亦能导致不寐。形成心胆虚怯的原因有二:一为体质柔弱,心胆素虚,善惊易恐,夜寐不安,如《沈氏尊生书》所说,"心胆俱怯,触事易惊,睡梦纷纭,虚烦不寐";二为暴受惊骇,情绪紧张,终日惕惕,渐致胆怯心虚而不寐。二者又每每相互为因。

(4)饮食不节,肠胃受伤,宿食停滞,或积为痰热,壅遏中宫,致胃气不和而卧不得安。这就是《黄帝内经》所说:"胃不和则卧不安。"《张氏医通》更具体指出:"脉滑数有力不眠者,中有宿滞痰火,此为胃不和则卧不安。"

综上所述,导致不寐的原因虽多,总与心脾肝肾诸脏有关。因血之来源,由于水谷精微所化,上奉于心,则心得所养;受藏于肝,则肝体柔和;统摄于脾,则生化不息;调节有度,化而为精,内藏于肾,肾精上承于心,心气下交于肾,则神安志宁。若思虑、忧郁、劳倦等,伤及诸脏,精血内耗,彼此影响,每多形成顽固性的不寐性的不寐。

三、辨证施治

不寐有虚实之分,证候表现也各有不同,当审其邪正虚实而施治。大抵虚证多由于阴血不足,重在心脾肝肾;宜补益气血,壮水制火。实证多因食滞痰浊,责在胃腑;当消导和中,清降痰火。实证病久,则精神委顿,食欲缺乏,亦可转成虚证。

(一)心脾血亏

主证:多梦易醒,心悸健忘,体倦神疲,饮食无味,面色少华,舌淡苔薄,脉象细弱。

证候分析:由于心脾亏损,血少神不守舍,故多梦易醒,健忘心悸。血不上荣,故面色少华而舌质色淡。脾失健运,则饮食无味。生化之源不足,血少气衰,故四肢倦怠,精神委疲而脉见细弱。

治法:补养心脾以生血气。

方药:归脾汤为主,养血以宁心神,健脾以畅化源。不效,可与养心汤同用,方中五味子、柏子仁有助于宁神养心。如兼见脘闷纳呆,舌苔滑腻者,乃脾阳失运,湿痰内生,可选用半夏、陈皮、茯苓、肉桂等(肉桂对脉涩者尤为相宜),温运脾阳而化内湿,然后再用前法调补。

(二)阴亏火旺

主证:心烦不寐,头晕耳鸣,口干津少,五心烦热,舌质红,脉细数。或有梦遗、健忘、心悸、腰酸等症。

证候分析:肾水不足,心火独亢,故心烦不寐,健忘,心悸,腰酸。口干津少,五心烦热,舌红,脉细数,均是阴亏于下,虚火上炎之征。肝肾阴亏,相火易动,故见眩晕、耳鸣、梦遗等症。

治法:壮水制火,滋阴清热。

方药:黄连阿胶汤、朱砂安神丸、天王补心丹等,随证选用。三方同为清热安神之剂,黄连阿胶汤重在滋阴清火,适用于阴虚火旺及热病后之心烦失眠;朱砂安神丸亦以黄连为主,方义相似,作丸便于常服;天王补心丹重在滋阴养血,对阴虚而火不太旺者最宜。如由于肝火偏盛的,可用琥珀多寐丸,方以羚羊角、琥珀为主,有清肝安神之功。

(三)心胆气虚

主证:心悸多梦,时易惊醒,舌色淡,脉象弦细。

证候分析:心虚则神摇不安,胆虚则善惊易恐,故心悸多梦而易醒。舌色淡,脉弦细,亦为气血不足之象。治法:益气镇惊,安神定志。

方药:安神定志丸、酸枣仁汤随证选用。前方以人参益气,龙齿镇惊为主。后者重用枣仁,酸能养肝,肝与胆相为表里,养肝亦所以补胆之不足;知母能清胆而宁神。证情较重者,二方可以同用。

(四)胃中不和

主证:失眠,脘闷嗳气,腹中不舒,苔腻脉滑。或大便不爽,脘腹胀痛。

证候分析:脾胃运化失常,食滞于中,升降之道受阻,故脘闷嗳气,舌苔腻,腹中不舒,因而影响睡眠。宿滞内停,积湿生痰,因痰生热,故脉见滑象。便燥腹胀,亦是热结之征。

治法:消导和胃为主,佐以化痰清热。

方药:先用保和汤以消导积滞。如食滞已化,而胃气不和,不能成寐者,可用半夏秫米汤以和胃安神。如兼见痰多胸闷,目眩口苦,舌苔黄腻,脉滑数者,乃痰热内阻,可用温胆汤以化痰清热;如心烦,舌尖红绛,热象较著者,再加栀子、黄连以清火宁神。

此外,若病后虚烦不寐,形体消瘦,面色㿠白,容易疲劳,舌淡,脉细弱,或老年人除一般衰弱的生理现象外,夜寐早醒而无虚烦之证的,多属气血不足,治宜养血安神,一般可用归脾汤。亦有病后血虚肝热而不寐的,宜用琥珀多寐丸。心肾不交,心火偏旺者,可用交泰丸,方中以黄连清火为主,反佐肉桂之温以入心肾,是引火归元之意。

本证除上述药物治疗外,可配合气功、针灸等疗法,则效果更佳。此外,患者还必须消除顾虑及紧张情绪,心情应该舒畅,寡嗜欲,戒烦恼,临睡前宜少谈话、少思考、避免烟酒浓茶等品,每天应有适当的体力劳动或体育锻炼,这些都是防治不寐的有效方法。单独依靠药物,而不注意精神及生活方面的调摄,往往影响疗效。

（吕　超）

第四章　肺系病证

第一节　感　冒

感冒是感受触冒风邪，邪犯卫表而导致的常见外感疾病，临床表现以鼻塞、流涕、喷嚏、咳嗽、头痛、恶寒、发热、全身不适、脉浮为其特征。本病四季均可发生，尤以春冬两季为多。病情轻者多为感受当令之气，称为伤风、冒风、冒寒；病情重者多为感受非时之邪，称为重伤风。在一个时期内广泛流行、病情类似者，称为时行感冒。

早在《黄帝内经》即已有外感风邪引起感冒的论述，如《素问·骨空论》说："风者百病之始也……风从外入，令人振寒，汗出头痛，身重恶寒。"《素问·风论》也说："风之伤人也，或为寒热。"汉代张仲景《伤寒论·辨太阳病脉证并治》篇论述太阳病时，以桂枝汤治表虚证，以麻黄汤治表实证，提示感冒风寒有轻重的不同，为感冒的辨证治疗奠定了基础。

感冒病名出自北宋《仁斋直指方·诸风》篇。元·朱丹溪《丹溪心法·中寒二》提出："伤风属肺者多，宜辛温或辛凉之剂散之。"明确本病病位在肺，治疗应分辛温、辛凉两大法则。及至明清，多将感冒与伤风互称，并对虚人感冒有进一步的认识，提出扶正达邪的治疗原则。至于时行感冒，隋·巢元方《诸病源候论·时气病诸候》中即已提示其属"时行病"之类，具有较强的传染性。如所述："时行病者，春时应暖而反寒，冬时应寒而反温，非其时而有其气。是以一岁之中，病无长少，率相近似者，此则时行之气也。"即与时行感冒密切相关。至清代，不少医家进一步强化了本病与感受时行之气的关系，林佩琴在《类证治裁·伤风》中明确提出了"时行感冒"之名。徐灵胎《医学源流论·伤风难治论》说："凡人偶感风寒，头痛发热，咳嗽涕出，俗谓之伤风……乃时行之杂感也。"指出感冒乃属触冒时气所致。

凡普通感冒（伤风）、流行性感冒（时行感冒）及其他上呼吸道感染而表现感冒特征者，皆可参照本节内容进行辨证论治。

一、病因病机

（一）病因

感冒是由于六淫、时行病毒侵袭人体而致病。以风邪为主因，因风为六淫之首，流动于四时之中，故外感为病，常以风为先导。

但在不同季节，每与当令之气相合伤人，而表现力不同证候，如秋冬寒冷之季，风与寒合，多为风寒证;春夏温暖之时,风与热合,多见风热证;夏秋之交,暑多夹湿,每又表现为风暑夹湿证候。但一般以风寒、风热为多见,夏令亦常夹暑湿之邪。至于梅雨季节之夹湿,秋季兼燥等,亦常可见之。再有遇时令之季,如旱天其情为火为热为燥,伤阴津,耗五脏之阴气血,其证为干燥竭液证,治多以润、清、凉育之,如冬旱、春旱、夏秋之旱都常出现,应按此调之。

若四时六气失常,非其时而有其气,伤人致病者,一般较感受当令之气为重。而非时之气夹时行疫毒伤人,则病情重而多变,往往相互传染,造成广泛的流行,且不限于季节性。正如《诸病源候论·时气病诸候》所言:"夫时气病者,此皆因岁时不和,温凉失节,人感乖戾之气而生,病者多相染易。"

(二)病机

外邪侵袭人体是否发病,关键在于卫气之强弱,同时与感邪的轻重有关。《灵枢·百病始生》曰:"风雨寒热不得虚,邪不能独伤人"。

若卫外功能减弱,肺卫调节疏解,外邪乘袭卫表,即可致病。如气候突变,冷热失常,六淫时邪猖獗,卫外之气失于调节应变,即每见本病的发生率升高。或因生活起居不当,寒温失调及过度疲劳,以致腠理不密,营卫失和,外邪侵袭为病。

若体质虚弱,卫表不固,稍有不慎,即易见虚体感邪。如肺经素有痰热、痰湿,肺卫调节功能低下,则更易感受外邪,内外相引而发病。加素体阳虚者易受风寒,阴虚者易受风热、燥热,痰湿之体易受外湿。正如清代李用粹《证治汇补·伤风》篇说:"肺家素有痰热,复受风邪束缚,内火不得疏泄,谓之寒暄。此表里两因之实证也。有平昔元气虚弱;表疏腠松;略有不慎,即显风证者。此表里两因之虚证也。"

外邪侵犯肺卫的途径有二,或从口鼻而入,或从皮毛内侵。风性轻扬,为病多犯上焦。故《素问·太阴阳明论》篇说:"伤于风者,上先受之。"肺处胸中,位于上焦,主呼吸,气道为出入升降的通路,喉为其系,开窍于鼻,外合皮毛,职司卫外,为人身之藩篱。故外邪从口鼻、皮毛入侵,肺卫首当其冲,感邪之后,随即出现卫表不和及上焦肺系症状。因病邪在外、在表,故尤以卫表不和为主。

由于四时六气不同,以及体质的差异,临床常见风寒、风热、暑湿三证。若感受风寒湿邪,则皮毛闭塞,邪郁于肺,肺气失宣;感受风热暑燥,则皮毛疏泄不畅,邪热犯肺,肺失清肃。如感受时行病毒则病情多重,甚或变生它病。在病程中亦可见寒与热的转化或错杂。

一般而言,感冒预后良好,病程较短而易愈,少数可因感冒诱发其他宿疾而使病情恶化。对老年、婴幼儿、体弱患者及时感重症者,必须加以重视,防止发生传变,或同时夹杂其他疾病。

二、诊查要点

(一)诊断依据

(1)临证以卫表及鼻咽症状为主,可见鼻塞、流涕、多嚏、咽痒、咽痛、周身酸楚不适、恶风或恶寒,或有发热等。若风邪夹暑、夹湿、夹燥,还可见相关症状。

(2)时行感冒多呈流行性,在同一时期发病人数剧增,且病证相似,多突然起病,恶寒、发热(多为高热)、周身酸痛、疲乏无力,病情一般较普通感冒为重。

(3)病程一般3~7 d,普通感冒一般不传变,时行感冒少数可传变入里,变生它病。

(4)四季皆可发病,而以冬、春两季为多。

(二)病证鉴别

1.感冒与风温

本病与诸多温病早期症状相类似,尤其是风热感冒与风温初起颇为相似,但风温病势急骤,寒战发热甚至高热,汗出后热虽暂降,但脉数不静,身热旋即复起,咳嗽胸痛,头痛较剧,甚至出现神志昏迷、惊厥、谵妄等传变入里的证候。而感冒发热一般不高或不发热,病势轻,不传变,服解表药后,多能汗出热退,脉静身凉,病程短,预后良好。

2.普通感冒与时行感冒

普通感冒病情较轻,全身症状不重,少有传变。在气候变化时发病率可以升高,但无明显流行特点。若感冒1周以上不愈,发热不退或反见加重,应考虑感冒继发它病,传变入里。时行感冒病情较重,发病急,全身症状显著,可以发生传变,化热入里,继发或合并它病,具有广泛的传染性、流行性。

(三)相关检查

本病通常可做血白细胞计数及分类检查,胸部X线检查。部分患者可见白细胞总数及中性粒细胞计数升高或降低。有咳嗽、痰多等呼吸道症状者,胸部X线片可见肺纹理增粗。

三、辨证论治

(一)辨证要点

本病邪在肺卫,辨证属表、属实,但应根据证情,区别风寒、风热和暑湿兼夹之证,还需注意虚体感冒的特殊性。

(二)治疗原则

感冒的病位在卫表肺系,治疗应因势利导,从表而解,遵《素问·阴阳应象大论》"其在皮者,汗而发之"之义,采用解表达邪的治疗原则。风寒证治以辛温发汗;风热证治以辛凉清解;暑湿杂感者,又当清暑祛湿解表。

(三)证治分类

1.风寒束表证

恶寒重,发热轻,无汗,头痛,肢节酸疼,鼻塞声重,或鼻痒喷嚏。时流清涕,咽痒,咳嗽,咳痰稀薄色白,口不渴或渴喜热饮,舌苔薄白而润,脉浮或浮紧。

病机分析:风寒外束,卫阳被郁,腠理闭塞,肺气不宣。

治法:辛温解表。

代表方:荆防达表汤或荆防败毒散加减。两方均为辛温解表剂,前方疏风散寒,用于风寒感冒轻证;后方辛温发汗,疏风祛湿,用于时行感冒,风寒夹湿证。

常用药:荆芥、防风、紫苏叶、豆豉、葱白、生姜等解表散寒;杏仁、前胡、桔梗、甘草、橘红宣通肺气。

若表寒重,头痛身痛,憎寒发热,无汗者,配麻黄、桂枝以增强发表散寒之功用;表湿较重,肢体酸痛,头重头胀,身热不扬者,加羌活、独活祛风除湿,或用羌活胜湿汤加减;湿邪蕴中,脘痞食少,或有便溏,苔白腻者,加藿香、苍术、厚朴、半夏化湿和中;头痛甚,配白芷、川芎散寒止痛;身热较著者,加柴胡、薄荷疏表解肌。

2.风热犯表证

身热较著,微恶风,汗泄不畅,头胀痛,面赤,咳嗽,痰黏或黄,咽燥,或咽喉乳蛾红肿疼痛,鼻塞,流黄浊涕,口干欲饮,舌苔薄白微黄,舌边尖红,脉浮数。

病机分析:风热犯表,热郁肌腠,卫表失和,肺失清肃。

治法:辛凉解表。

代表方:银翘散或葱豉桔梗汤加减。两方均有辛凉解表,轻宣肺气功能,但前者长于清热解毒,适用于风热表证热毒重者,后者重在清宣解表,适用于风热袭表,肺气不宣者。

常用药:金银花、连翘、黑栀子、豆豉、薄荷、荆芥辛凉解表,疏风清热;竹叶、芦根清热生津;牛蒡子、桔梗、甘草宣利肺气,化痰利咽。

若风热上壅,头胀痛较甚,加桑叶、菊花以清利头目;痰阻于肺,咳嗽痰多,加贝母、前胡、杏仁化痰止咳;痰热较盛,咳痰黄稠,加黄芩、知母、瓜蒌皮;气分热盛,身热较著,恶风不显,口渴多饮,尿黄,加石膏、黄芩清肺泄热;热毒壅阻咽喉,乳蛾红肿疼痛,加青黛、玄参清热解毒利咽;时行感冒热毒较盛,壮热恶寒,头痛身痛,咽喉肿痛,咳嗽气粗,配大青叶、蒲公英、鱼腥草等清热解毒;若风寒外束,入里化热,热为寒遏,烦热恶寒,少汗,咳嗽气急,痰稠,声哑,苔黄白相间,可用石膏和麻黄内清肺热,外散表寒;风热化燥伤津,或秋令感受温燥之邪,伴有呛咳痰少,口、咽、唇、鼻干燥,苔薄,舌红少津等燥象者,可酌配南沙参、天花粉、梨皮清肺润燥,禁用伍辛温之品。

3.暑湿伤表证

身热,微恶风,汗少,肢体酸重或疼痛,头昏重胀痛,咳嗽痰黏,鼻流浊涕,心烦口渴,或口中黏腻,渴不多饮,胸闷脘痞,泛恶,腹胀,大便或溏,小便短赤,舌苔薄黄而腻,脉濡数。

病机分析:暑湿遏表,湿热伤中,表卫不和,肺气不清。

治法:清暑祛湿解表。

代表方:新加香薷饮加减。本方功能清暑化湿,用于夏月暑湿感冒,身热心烦,有汗不畅,胸闷等症。

常用药:金银花、连翘、鲜荷叶、鲜芦根清暑解热;香薷发汗解表;厚朴、扁豆化湿和中。

若暑热偏盛,可加黄连、栀子、黄芩、青蒿清暑泄热;湿困卫表,肢体酸重疼痛较甚,加豆卷、藿香、佩兰等芳化宣表;里湿偏盛,口中黏腻,胸闷脘痞,泛恶,腹胀,便溏,加苍术、白蔻仁、半夏、陈皮和中化湿;小便短赤加滑石、甘草、赤茯苓清热利湿。

感冒小结:体虚感冒应选参苏饮、血虚宜不发汗等补血解表。

四、西医治疗

呼吸道病毒感染目前无特异性抗病毒药物,治疗着重在减轻症状,休息,多饮水,戒烟,室内保持一定的温度和湿度,缩短病程,防止继发细菌感染和并发症的发生为主。

(一)对症治疗

发热、头痛可选用阿司匹林、对乙酰氨基酚(扑热息痛)或一些抗感冒制剂,也可选用中成药。咽痛可选用咽漱液或咽含片。声音嘶哑可用雾化吸入。鼻塞流涕可用1%麻黄素滴鼻液等。

(二)抗菌药物治疗

一般患者不必用抗菌药物,如年幼体弱、有慢性呼吸道炎症或细菌感染时,可根据临床情况及病原菌选择抗菌药物,临床常首选青霉素、磺胺类、大环内酯类或第一代头孢菌素。

(三)抗病毒药物治疗

早期应用抗病毒药物有一定效果,并可缩短病程。利巴韦林对流感病毒、副流感病毒和呼吸道合胞病毒有较强的抑制作用。奥司他韦对甲、乙型流感病毒有效。也可选用金刚烷胺、吗啉胍或抗病毒中成药。

五、预防调护

(一)在流行季节须积极防治

(1)生活上应慎起居,适寒温,在冬春之际尤当注意防寒保暖,盛夏亦不可贪凉露宿。

(2)注意锻炼,增强体质,以御外邪。

(3)常易患感冒者,可坚持每天按摩迎香穴,并服用调理防治方药。冬春风寒当令季节,可服贯众汤(贯众、紫苏、荆芥各10 g,柴胡10 g,甘草3 g);夏令暑湿当令季节,可服藿佩汤(藿香、佩兰各10 g,薄荷3 g,鲜者用量加倍);如时邪毒盛,流行广泛,可用贯众、板蓝根、生甘草煎服。

(4)在流行季节,应尽量少去人口密集的公共场所,防止交叉感染,外出要戴口罩。室内可用食醋熏蒸,每立方米空间用食醋5～10 mL,加水1～2倍,加热熏蒸2 h,每天或隔天1次,做空气消毒,以预防传染。

(二)治疗期间应注意护理

(1)发热者须适当休息。

(2)饮食宜清淡。

(3)对时感重症及老年、婴幼儿、体虚者,须加强观察,注意病情变化,如高热动风、邪陷心包、合并或继发其他疾病等。

(4)注意煎药和服药方法。汤剂煮沸后5～10 min即可,过煮则降低药效。趁温热服,服后避风覆被取汗,或进热粥、米汤以助药力。得汗、脉静、身凉为病邪外达之象,无汗是邪尚未祛。出汗后尤应避风,以防复感。

(朱春梅)

第二节 咳 嗽

咳嗽是由六淫之邪侵袭肺系,或脏腑功能失调,内伤及肺,肺气不清,失于宣肃所成,临床以咳嗽、咳痰为主症的疾病。咳指有声无痰,嗽指有痰无声,咳嗽则是有声有痰之症也。

《素问·宣明五气论》:"五气所病……肺为咳。"《素问·咳论》:"五脏六腑皆令人咳,非独肺也。"《河间六书·咳嗽论》:"咳谓无痰而有声,肺气伤而不清也,嗽为无声有痰,脾湿动而为痰也,咳嗽谓有声有痰……"《景岳全书》:"咳嗽之要,止惟二证,何有二证?一天外感,一天内伤,而尽之矣。"

本病证相当于现代医学上的呼吸道感染,肺炎,急、慢性支气管炎,支气管扩张,肺结核,肺气肿等肺部疾病。

一、病因病机

(一)外感咳嗽

六淫外邪,侵袭肺系,多因肺的卫外功能减弱或失调,以致在天气寒暖失常、气温突变的情况下,邪从口鼻或皮毛而入,均可使肺气不宣,肃降失司而引起咳嗽。由于四时主气的不同,因而感受外邪亦有区别。风为六淫之首，其他外邪多随风邪侵袭人体，所以，外感咳嗽有风寒、风热和燥热之分。

（二）内伤咳嗽

内伤致咳的原因甚多，有因肺的自身病变；有因其他脏腑功能失调，内邪干肺所致。他脏及肺的咳嗽，可因嗜好烟酒，过食辛辣，熏灼肺胃；或过食肥甘，脾失健运，痰浊内生，上干于肺致咳；或由情志刺激，肝失条达，气郁化火，火气循经上逆犯肺，引起咳嗽。因肺脏自病者，常因肺系多种疾病迁延不愈，肺脏虚弱，阴伤气耗，肺的主气及宣降功能失常，而致气逆为咳。

外感咳嗽与内伤咳嗽可相互影响。外感咳嗽如迁延失治，邪伤肺气，更易反复感邪，咳嗽屡发，肺气日损，渐转为内伤咳嗽；而内伤咳嗽患者，由于脏腑虚损，肺脏已病，表卫不固，因而易受外邪而使咳嗽加重。

二、诊断与鉴别诊断

（一）诊断

1.病史

患者有肺系病史或有其他脏腑功能失调伤及肺脏病史。

2.临床表现

临床表现以咳嗽为主。

（二）鉴别诊断

1.哮病、喘证

哮病、喘证、咳嗽均有咳嗽的表现。哮病以喉中哮鸣有声，呼吸困难气促，甚则喘息不能平卧为主症，发作与缓解均迅速。喘证以呼吸困难，甚则张口抬肩，不能平卧为主要临床表现。咳嗽则以咳嗽、咳痰为主症。

2.肺胀

肺胀除咳嗽外，还伴有胸部膨满，咳喘上气，烦躁心慌，甚则面目紫暗，肢体水肿，病程反复难愈。

3.肺痨

肺痨以咳嗽、咯血、潮热、盗汗、消瘦为主症的肺脏结核病，具有传染性。X线检查可见斑片状或空洞、实变等表现。

4.肺癌

肺癌以咳嗽、咯血、胸痛、发热、气急为主要表现的恶性疾病，X线检查可见包块，细胞学检查可见癌细胞。

三、辨证

（一）辨证要点

首先辨外感与内伤。外感咳嗽多是新病，发病急，病程短，常伴肺卫表证，属于邪实，治疗当以宣通肺气，疏散外邪为主，根据脉象、舌苔、痰色、痰质及咳痰难易等情况，辨明风寒、风热、燥热之不同，治以发散风寒，疏散风热，清热润燥等法。内伤咳嗽多为久病，常反复发作，病程长，可伴见其他脏腑病证，多属邪实正虚，治疗当以调理脏腑，扶正祛邪，分清虚实主次处理。

(二)治疗要点

外感咳嗽治宜疏散外邪,宣通肺气为主。内伤咳嗽治宜调理脏腑为主,健脾、清肝、养肺补肾,对虚实夹杂者应标本兼治。

四、辨证论治

(一)风寒袭肺

1.临床表现

咽痒咳嗽声重,咳痰稀薄色白;鼻塞流涕、头痛,肢体酸痛,恶寒发热,无汗;舌苔薄白,脉浮或浮紧。

2.治疗原则

疏风散寒,宣肺止咳。

3.代表处方

杏苏散:茯苓 20 g,杏仁、紫苏叶、法半夏、枳壳、桔梗、前胡、生甘草各 10 g,陈皮 5 g,大枣 5 枚,生姜 3 片。

4.加减应用

(1)咳嗽甚者加矮地茶、金沸草各 10 g,祛痰止咳。

(2)咽痒者加葶苈子、蝉蜕各 10 g。

(3)鼻塞声重者加辛夷花、苍耳子各 10 g。

(4)风寒咳嗽兼咽痛,口渴,痰黄稠(寒包火),加天花粉 20 g,黄芩、桑白皮、牛蒡子各 10 g。

(二)风热咳嗽

1.临床表现

咳嗽频剧,咳声粗亢;痰黄稠,咳嗽汗出,咳痰不爽;发热恶风,喉干口渴,舌苔薄黄,脉浮数。

2.治疗原则

疏风清热,宣肺止咳。

3.代表处方

桑菊饮:芦根 20 g,桑叶、菊花、薄荷、杏仁、桔梗、连翘、生甘草各 10 g。

4.加减应用

(1)肺热内盛者加黄芩、知母各 10 g,以清泻肺热。

(2)咽痛、声嘎者配射干、赤芍各 10 g。

(3)口干咽燥,舌质红,加南沙参、天花粉各 20 g。

(三)风燥伤肺

1.临床表现

新起咳嗽,咳声嘶哑,咽喉干痛;干咳无痰或痰少而粘连成丝状,不易咳出或痰中带血丝;或初起伴鼻塞、头痛、微寒、身热等表证,舌质红干而少苔、苔薄白或薄黄,脉浮数或细数。

2.治疗原则

疏风清肺,润燥止咳。

3.代表处方

桑杏汤:沙参、梨皮各 20 g,浙贝母 15 g,桑叶、豆豉、杏仁、栀子各 10 g。

4.加减应用

(1)津伤甚者加麦冬、玉竹各20 g。

(2)热重者加石膏20 g(先煎),知母10 g。

(3)痰中带血丝加白茅根20 g,生地黄10 g。

(4)另有凉燥证乃由燥证加风寒证而成,可用杏苏散加紫菀、冬花、百部各10 g治之,以达温而不燥,润而不凉。

(四)痰湿蕴肺

1.临床表现

咳嗽反复发作,咳声重浊,胸闷气憋,痰色白或带灰色;伴体倦、脘痞、食少,腹胀便溏;苔白腻,脉濡滑。

2.治疗原则

燥湿化痰、理气止咳。

3.代表处方

二陈汤合三子养亲汤。①二陈汤:茯苓20 g,法半夏、陈皮、生甘草各10 g。②三子养亲汤:苏子15 g,白芥子10 g,莱菔子20 g。

4.加减应用

(1)寒痰较重者,痰黏白如泡沫者,加干姜、细辛各10 g,温肺化痰。

(2)脾虚甚者加党参20 g,白术10 g,健脾益气。

(五)痰热郁肺

1.临床表现

咳嗽、气息粗促或喉中有痰声,痰稠黄、咳吐不爽或有腥味或吐血痰;胸胁胀满,咳时引痛,面赤身热,口干引饮,舌红,苔薄黄腻,脉滑数。

2.治疗原则

清热肃肺,化痰止咳。

3.代表处方

清金化痰汤:茯苓20 g,浙贝母15 g,黄芩、栀子、知母、麦冬、桑白皮、瓜蒌、桔梗、生甘草各10 g,橘红6 g。

4.加减应用

(1)痰黄而浓有热腥味者,加鱼腥草、冬瓜子各20 g。

(2)胸满咳逆、痰多、便秘者,加葶苈子、生大黄各10 g(先煎)。

(六)肝火犯肺

1.临床表现

气逆咳嗽,干咳无痰或少痰;咳时引胁作痛,面红喉干;舌边红,苔薄黄,脉弦数。

2.治疗原则

清肝泻火,润肺止咳化痰。

3.代表处方

黛蛤散加黄芩泻白散。①黛蛤散:海蛤壳20 g,青黛10 g(包煎)。②黄芩泻白散:黄芩、桑白皮、地骨皮、粳米、生甘草各10 g。

4.加减应用

(1)火旺者加冬瓜子20 g,栀子、牡丹皮各10 g,以清热豁痰。

(2)胸闷气逆者加葶苈子10 g,瓜蒌皮20 g,以理气降逆。

(3)胸胁痛者加郁金、丝瓜络各10 g,以理气和络。

(4)痰黏难咳加浮海石、浙贝母、冬瓜仁各20 g,以清热豁痰。

(5)火郁伤阴者加北沙参、百合各20 g,麦冬15 g,五味子10 g,以养阴生津敛肺。

(七)肺阴虚损

1.临床表现

干咳少痰或痰中带血或咯血;潮热,午后颧红,盗汗,口干;舌质红、少苔,脉细数。

2.治疗原则

滋阴润肺,化痰止咳。

3.代表处方

沙参麦冬汤:沙参、玉竹、天花粉、扁豆各20 g,桑叶、麦冬、生甘草各10 g。

4.加减应用

(1)咯血者加白及20 g,三七15 g,侧柏叶、仙鹤草、阿胶(烊服)、藕节各10 g,以止血。

(2)午后潮热,颧红者加银柴胡、地骨皮、黄芩各10 g。

(3)肾不纳气,久咳不愈,咳而兼喘者可用参蚧散加熟地黄、五味子各10 g。

五、其他治法

(一)中成药疗法

(1)麻黄止嗽丸、小青龙糖浆适用于风寒袭肺咳嗽。

(2)桑菊感冒片、蛇胆川贝液适用于风热咳嗽。

(3)秋燥感冒冲剂、二母宁嗽丸适用于风燥咳嗽。

(4)半贝丸、陈夏六君丸适用于痰湿蕴肺咳嗽。

(5)琼玉膏、玄参甘桔冲剂适用于肺阴虚损咳嗽。

(6)千金化痰丸、三蛇胆川贝末适用于肝火犯肺咳嗽。

(7)双黄连口服液、清金止嗽丸适用于痰热郁肺咳嗽。

(二)针灸疗法

(1)选肺俞、脾俞、合谷、丰隆等穴,以平补平泻手法,每天1次,适用于脾虚痰湿咳嗽。

(2)选肺俞、足三里、三阴交等穴,针用补法,每天1次,适用于肺阴虚损咳嗽。

(3)选肺俞、列缺、合谷等穴,毫针浅刺用泻法,每天1次,适用于外感咳嗽。

(4)选肺俞、尺泽、太冲、阳陵泉等穴,以平补平泻手法,每天1次,适用于肝火犯肺咳嗽。

(三)饮食疗法

(1)薏苡仁、山药各60 g,百合、柿饼各30 g,同煮米粥,每早晚温热服食,适用于脾虚痰湿咳嗽。

(2)大雪梨1个,蜂蜜适量,去梨核入蜂蜜,放炖盅内蒸熟,每晚睡前服1个,适用于肺阴虚损咳嗽。

(3)新鲜芦根(去节)100 g,粳米50 g同煮粥,每天2次温服,适用于肺热咳嗽。

(4)百合30 g,糯米50 g,冰糖适量,煮粥早晚温服,适用于肺燥咳嗽。

六、预防调摄

(1)平素应注意气候变化,防寒保暖,预防感冒。

(2)易感冒者可服玉屏风散。

(3)加强锻炼,增强抗病能力。

(4)咳嗽患者饮食不宜过于肥甘厚味、辛辣刺激。

(5)内伤久咳者,应戒烟。

(朱春梅)

第三节　失　音

失音是一个症状,凡是语声嘶哑,甚则不能发声者,统谓之失音。主要由于感受外邪,肺气壅遏,声道失于宣畅;或精气耗损,肺肾阴虚,声道失于滋润所致。古代将失音称为瘖或喑。

一、历史沿革

早在《黄帝内经》就已经对人体的发音器官有了认识。如《灵枢·忧恚无言》提到:"喉咙者,气之所以上下者也。会厌者,音声之户也。口唇者,音声之扇也。舌者,音声之机也。悬雍垂者,音声之关也。颃颡者,分气之所泄也。横骨者,神气所使,主发舌者也。"说明喉咙、会厌、唇舌、悬雍垂、颃颡、横骨均与发音有关。

关于失音,《黄帝内经》中指出有两种不同的情况。一是感受外邪。如《灵枢·忧恚无言》中提到"人卒然无音者,寒气客于厌,则厌不能发,发不能下,至其开阖不致,故无音",《素问·气交变大论篇》有"岁火不及,寒乃大行……民病……暴瘖",说明了在感受外邪的情况下,声门的开阖作用受到影响而病失音。二是脏气内伤。如《素问·宣明五气篇》中有"五邪所乱……搏阴则为瘖"。所谓阴者,五脏之阴也,手少阴心脉上走喉咙系舌本,手太阴肺脉循喉咙,足太阴脾脉上行结于咽、连舌本、散舌下,足厥阴肝脉循喉咙之后,上入颃颡而络于舌本,足少阴肾脉循喉咙系舌本,故皆主病瘖。五脏为邪所扰而失音,《灵枢·邪气脏腑病形》有"心脉……涩甚为瘖"。《素问·脉解篇》提出"内夺而厥,则为瘖痱,此肾虚也;少阴不至者;厥也",《素问·大奇论篇》有"肝脉骛暴,有所惊骇,脉不至若瘖,不治自己",《灵枢·忧恚无言》也有"人之卒然忧恚,而言无音"的记载。这些说明心气不足、肾精亏耗、突受惊扰等因素,皆可使心、肾、肝受损而失音;但是因情志变化而失音者,多可自愈。由此可见,《黄帝内经》所论述的两类失音,感受外邪者与肺有关,五脏内伤者,主要涉及心肝肾。

妇女因妊娠而失音者,称为"子瘖"。如《素问·奇病论篇》说:"人有重身,九月而瘖……胞之络脉绝也……胞络者系于肾,少阴之脉贯肾系舌本,故不能言……无治也,当十月复。"

隋代巢元方《诸病源候论·卷二·风冷失声候》指出:"声气通发,事因关户,会厌是音声之户,悬雍是音声之关。"宋代杨士瀛《仁斋直指方》指出:"心为声音之主,肺为声音之门,肾为声音之根。"说明发声虽然与会厌、悬雍等有关,但从脏腑经络整体观点来看,实与心肺肾三脏有关。

宋代钱乙《小儿药证直诀·肾怯失音相似》提到："病吐泻及大病后，虽有声而不能言，又能咽药，此非失音，乃肾怯不能上接于阳故也，当补肾地黄丸主之，失音乃猝病耳。"将失音与重病大病之后无力发声的情况作了鉴别。

明代楼英《医学纲目》明确地将失音分为喉瘖及舌瘖两类，指出"瘖者，邪入阴部也。《经》云：邪搏于阴则为瘖""邪入于阴，搏则为瘖，然有二证：一曰舌瘖，乃中风舌不转运之类，但舌本不能转运言语，而喉咽音声则如故也。二曰喉瘖，乃劳嗽失音之类，但喉中声嘶，而舌本则能转运言语也。"这种分法，对失音的鉴别具有重要的指导意义。舌瘖主要见于中风，而喉瘖则是本篇讨论的重点。

明代徐春甫《古今医统·卷四十六·声音候》对本症的认识较为深入，如说："舌为心之苗，心痛舌不能转，则不能语言，暴病者尚可医治，久病者不可治也，故心为声音之主者此也。肺者属金，主清肃，外司皮膜，风寒外感者，热郁于内，则肺金不清，咳嗽而声哑，故肺为声音之门者此也。肾者人身之根本，元气发生之主也，肾气一亏，则元气寝弱而语言瘖者有之。"并指出病分三因："有内热痰郁，窒塞肺金，而声哑及不出者，及有咳嗽久远，伤气而散者，此内因也。有外受风寒，腠理闭塞，嗽而口声哑……此外因也。又有忽暴吸风，卒然声不出者，亦外因也。有因争竞，大声号叫，以致失声，或因歌唱伤气而声不出，此不内外因也，养息自愈。"这3类原因引起的失音，均属喉瘖的范畴。明代李梴《医学入门·卷四·痨瘵》说"咽疮失音者死"，指出了痨瘵出现喉头生疮而失音者，预后较差，难于治愈。

明代张景岳《景岳全书·声瘖》论述失音的辨证提到："实者其病在标，因窍闭而瘖也；虚者其病在本，因内夺而瘖也。窍闭者，有风寒之闭，外感证也；有火邪之闭，热乘肺也；有气逆之闭，肝滞强也……此皆实邪之易治者也。至若痰涎之闭，虽曰有虚有实，然非治节不行，何致痰邪若此？此其虚者多而实者少，当察邪正分缓急而治之可也。内夺者，有色欲之夺，伤其肾也；忧思之夺，伤其心也；大惊大恐之夺，伤其胆也；饥馁疲劳之夺，伤其脾也；此非各求其属，而大补元气，安望其嘶败者复原，而残损者复振乎？此皆虚邪之难治也。"说明了，五脏皆可以为瘖，而以心、肺、肾三脏为主。失音的辨证要分虚实，实邪易治，虚邪难治。实邪为窍闭，可因风寒、火邪、气逆、痰涎所致；虚邪则有伤肾、伤心、伤胆、伤脾之分。并认为："此外复有号叫、歌唱、悲哭，反因热极暴饮水，或暴吹风寒而致瘖者……但知养息，则弗药可愈，是皆所当辨者。"指出有些情况是饮食、起居、生活不慎所造成的一时性失音，养息可愈。另外还有些喉科疾病的恢复期，也可自愈，如说："凡患风毒或病喉痛病既愈，而声则瘖者，此其悬雍已损，虽瘖无害也，不必治之。"张景岳对失音的辨证，亦将中风的舌强不语与之分开论治。

清代张璐《张氏医通·诸气门·瘖》指出："失音，大都不越于肺，然须以暴病得之为邪郁气逆，久病得之为津枯血槁；盖暴瘖总是寒包热邪，或本内热而后受寒，或先外感而食寒物……若咽破声嘶而痛是火邪遏闭伤肺……肥人痰湿壅滞气道不通而声瘖……至若久病失音，必是气虚挟痰之故。""更有舌瘖不能言者，亦当分别新久，新病舌瘖不能言，必是风痰为患……若久病或大失血后，舌萎不能言。"说明了失音与舌瘖有别，两者皆各有新病与久病之分，这对于辨证、治疗及预后的判断，均有一定意义。

清代还出现了不少喉科专著，如《重楼玉钥》《咽喉脉证通论》《咽喉经验秘传》《尤氏喉科秘书》《包氏喉证家宝》《焦氏喉科枕秘》等，均认识到失音在多种喉科病证中都可出现，如有喉中呼吸不通、言语不出的喉痹，风痰所致的哑瘴喉风，喉癣久则喉哑的失音，虚损劳瘵咳伤咽痛的声哑等。各书均未单独将失音列出，亦说明至清代已逐渐认识到失音仅是一个症状，可见于多种咽喉病证。

总之,对于失音一证,古代医家从脏腑经络的整体观点来看,以心、肺、肾三脏病变为主。其中属于中风的舌强不语(舌瘖),主要与心有关;属于喉瘖者,则与肺、肾有关。

二、范围

本节内容以"喉瘖"为主。主要见于各种原因引起的急性喉炎、慢性喉炎、喉头结核、声带创伤、声带小结、声带息肉等,也见于癔症性失音。若其他疾病而兼有失音的,也可参照本节辨证治疗。

三、病因病机

失音的致病因素多端,主要与感受外邪、久病体虚、情志刺激和用声过度有关,导致肺、肾、肝等脏腑功能失调,声道不利。

(一)外邪犯肺

由于风寒外袭,邪郁于肺,肺气失于宣畅,会厌开合不利,音不能出,以致猝然声嘎。如感受风热燥邪,或寒郁化热,肺受热灼,清肃之令不行,燥火灼津,声道燥涩,均可导致发音不利。或因热邪灼津为痰,痰热交阻,壅塞肺气,而使声音不扬。此外也有因肺有蕴(痰)热、复感风寒、寒包热邪、肺气壅闭、失于宣肃而致失音者。

(二)肺肾阴虚

慢性疾病,久咳劳嗽,迁延伤正;或酒色过度,素质不强,以致体虚积损成劳,阴虚肺燥,津液被灼;或肺肾阴虚,虚火上炎,肺失濡润,而致声瘖。亦有因阴伤气耗、气阴两虚、无力鼓动声道而致失音者。如《古今医统》指出:"凡患者久嗽声哑,乃是元气不足,肺气不滋。"

(三)气机郁闭

此因忧思郁怒,或突受惊恐,而致气机郁闭,声暗不出。情志因素致瘖与内脏功能失调密切有关。

(四)声道受损

用声过多、过强,损伤声道,津气被耗,也可导致失音。

综上所述,失音可归纳为外感和内伤所致两大类。外感属实,为"金实无声";因感受外邪,阻塞肺窍,肺气壅遏,失于宣畅,会厌开合不利,而致声音嘶嘎。内伤属虚,为"金碎不鸣";多系久病体虚、肺燥津伤,或肺肾阴虚、精气耗损,咽喉、声道失于滋润,而致发音不利。《临证指南医案·失音》亦有"金实则无声,金破碎亦无声"之说。一般说来,内伤失音临床表现多以阴虚为主,但因"声由气而发",因此常可同时有气虚的一面。如属情志致病,郁怒伤肝,肝气侮肺,或悲忧伤肺,肺气郁闭,不能发音者,又属内伤中的实证。其他如高声号叫引起的一时性失音,由于声道受损,亦常有津气耗伤之候。

就病位而言,失音虽属喉咙和声道的局部疾病,病变脏器主要在肺系,但同时与肾密切相关。因喉属肺系,肺脉通于会厌,肾脉上系于舌,络于横骨,终于会厌。肺主气,声由气而发,肾藏精,精足则能化气,精气充足,自可上承于会厌,鼓动声道而发音。若客邪闭肺,或肺肾阴气耗损,会厌受病,声道不利,皆可导致失音。

四、诊断与鉴别诊断

（一）诊断

1.发病特点

失音发病有急有缓,急者突然而起,常伴外感表证;缓者逐渐形成,持续加重,多有慢性病史可询,表现正虚之候,另外亦有呈发作性者。病情轻者,语声嘶哑,重者声哑不出;若慢性虚劳久病,全身衰竭而伴有失音者,为病情严重的征兆。

2.临床表现

本病以声音嘶哑或声哑不出为特征。

3.相关专科检查

如耳鼻咽喉科喉镜检查,神经科检查可协助诊断。

（二）鉴别诊断

失音一证,应当分喉瘖和舌瘖。本节论述的为喉瘖,当与舌瘖相鉴别。喉瘖为喉中声嘶,或声哑不出,而舌本运转自如;舌瘖为舌本不能运转言语,而喉咽音声如故,每有眩晕、肢麻病史,或同时伴有口眼㖞斜及偏瘫等症。

五、辨证

（一）辨证要点

1.辨外感内伤

对失音的辨证,当从发病缓急、病程长短,区别外感内伤。凡急性发病,病程短者,多属外感引起;病起缓慢,病程长者,多因内伤疾病所致。

2.辨虚证实证

一般可分为暴瘖、久瘖2类。暴瘖为卒然起病,多因邪气壅遏,窍闭而失音,其病属实;久瘖系逐渐形成,多因肺肾阴虚,声道燥涩而失音,或兼肺肾气虚,鼓动无力所致,其病属虚。但内伤气郁致瘖者也可属实,外感燥热表现为肺燥津伤者也可属虚。

（二）证候

1.实证

（1）风寒:猝然声音不扬,甚则嘶哑;或兼咽痒,咳嗽不爽,胸闷,鼻塞声重,寒热,头痛等症,口不渴,舌苔薄白,脉浮。或兼见口渴,咽痛,烦热,形寒,气粗,舌苔薄黄,脉浮数者。或见猝然声喑,咽痛欲咳而咳不出,恶寒身困,苔白质淡,脉沉迟或弦紧。

病机分析:风寒袭肺,会厌开合不利,故猝然声音不扬,甚至嘶哑,肺被邪遏,气失宣畅,则咳嗽咽痒、胸闷、鼻塞声重;风寒束表,则见寒热头痛、舌苔薄白、脉浮。若邪热内郁,风寒外束,又可见口渴、咽痛、气粗、烦热、形寒等"寒包热"证。若肾虚受寒,太阳少阴两感,可见恶寒身困、苔白舌淡、脉沉迟或弦紧。

（2）痰热:语声嘎哑,重浊不扬,咳痰稠黄,咽喉干痛,口干苦,或有身热。舌苔黄腻,脉滑数。

病机分析:风热犯肺,蒸液成痰,肺失清肃,故语声嘎哑,重浊不扬;痰热壅肺,则咳痰稠黄;邪热灼津,故见咽喉干痛、口苦;若风热在表,可见身热;舌苔黄腻、脉滑数乃痰热郁肺之征象。

（3）气郁:突然声哑不出,或呈发作性。常因情志郁怒悲忧引发。心烦易怒,胸闷气窒,或觉咽喉梗塞不舒。舌苔薄,脉小弦或涩滞不畅。

病机分析：郁怒伤肝，肝气侮肺，悲忧伤肺，肺气郁闭，而致突然声哑不出；肝郁化火则心烦易怒；肝气上逆，肺气不降，则胸闷气窒，咽喉如物梗阻；脉小弦、涩滞不畅，是属肝郁之候。

2.虚证

(1)肺燥津伤：声嘶，音哑，咽痛，喉燥，口干；或兼咳呛气逆，痰少而黏。舌质红少津、苔薄，脉小数。

病机分析：燥火伤肺，声道燥涩而致声嘶、音哑；燥伤肺津，咽喉失于滋润，故咽喉干燥疼痛、口干；肺失清润，燥邪灼津为痰，则咳呛气逆、痰少质黏；舌红少滓，脉象小数，乃属燥热蕴肺之象。

(2)肺肾阴虚：声音嘶哑逐渐加重、日久不愈，兼见干咳少痰，甚则潮热、盗汗、耳鸣、目眩、腰酸膝软、形体日瘦。舌质红，苔少，脉细数。

病机分析：肺阴不足，病损及肾，阴精不能上承，以致声音嘶哑日渐加重，久延不愈，肺失滋润，清肃无权，则干咳少痰；阴虚内热，阴不内守，故见潮热、盗汗；肾虚肝旺，而致耳鸣、目眩；肾虚，阴精不能充养腰脊，外荣形体，故腰膝酸软、形体日瘦；舌质红、苔少、脉细数为阴虚之象。

六、治疗原则

凡属暴瘖因邪气壅遏而致窍闭者，治当宣散清疏；久瘖因精气内夺所致者，治当清润滋养，或气阴并补。具体言之，实证则辨别风寒、痰热的不同，分别予以宣、清；久瘖应区分肺燥津伤与肺肾阴虚的轻重，或润或养。病缘气郁者，气郁化火，日久也可灼伤津液，导致肺肾阴虚，因此又当注意本虚与标实之间的关系，权衡施治。

凡失音日久，经治疗效果差者，可在辨证的基础上酌配活血化瘀之品，也可径以活血化瘀为主进行治疗，如《张氏医通》论失音中即有"若膈内作痛，化瘀为先，代抵当丸最妥"的记载。

七、治法方药

(一)实证

1.风寒

(1)治法：疏风散寒，宣肺利窍。

(2)方药：三拗汤、杏苏散加减。麻黄、紫苏叶、生姜功能疏风散寒；前胡、杏仁宣肺止咳；桔梗、甘草利咽化痰。

"寒包热"者，当疏风散寒，兼清里热，方用大青龙汤，或在疏风散寒的药物上配以石膏、黄芩、知母，并合蝉蜕、木蝴蝶以利咽喉、开声音。太阳少阴两感证，可用麻黄附子细辛汤。

2.痰热

(1)治法：清肺泻热，化痰利咽。

(2)方药：清咽宁肺汤加减。方中桔梗、甘草清利咽喉，桑白皮、黄芩、栀子清泻肺热；前胡、知母、贝母清宣肺气、化痰止咳。并可酌情选用蝉蜕、胖大海、牛蒡子、枇杷叶等清肺泻热、利咽开音之品。

若觉痰阻咽喉，哽痛不适，加僵蚕、射干消痰利咽；内热心烦，加石膏清热除烦；痰热伤阴，口渴、咽喉肿痛，加玄参、天花粉养阴清咽。

3.气郁

(1)治法：疏肝理气，开郁利肺。

(2)方药：小降气汤、柴胡清肝汤加减。前方中紫苏、乌药、陈皮理气，白芍、甘草柔肝，用于肝郁暴逆、气闭为瘖;后方中柴胡疏肝,黄芩、栀子、连翘清肝泻肺,桔梗、甘草清利咽喉,用于气郁化火,有清肝散郁之功,并可兼清肺热。

对于气郁失音,尚可酌情选用百合、丹参养心解郁闷;厚朴花、绿梅花、白蒺藜、合欢花疏肝解郁,川楝子泻肝降气,木蝴蝶解郁通音。肺气郁闭,胸闷气逆,配苏子、瓜蒌皮降气化痰。忧思劳心,精神恍惚,失眠多梦者,酌配党参、远志、茯神、石菖蒲、龙齿、酸枣仁以安神定志。气郁所致的失音,虽应理气解郁,但忌过用辛香之品,若病久气郁化火伤津,当酌配润燥生津之品。

(二)虚证

1.肺燥伤津

(1)治法:清肺生津,润燥利咽。

(2)方药:桑杏汤、清燥救肺汤加减。方中沙参、麦冬、梨皮有生津润燥之功;桑叶、枇杷叶、栀子皮清宣肺热;杏仁、贝母化痰止咳;桔梗、甘草清利咽喉。可加蝉蜕、木蝴蝶利咽喉、开声音。

若兼微寒、身热、鼻塞、头痛等表证,可酌配荆芥、薄荷以疏风透表;燥火上逆、咳呛气急加桑白皮以清润止咳;津伤较著,口咽干燥、舌红唇裂加天冬、天花粉滋润肺燥。

2.肺肾阴虚

(1)治法:滋养肺肾,降火利咽。

(2)方药:百合固金汤、麦味地黄丸等加减。方中百合、麦冬、熟地黄、玄参滋养肺肾,五味子、白芍滋阴敛肺,桔梗、甘草、贝母化痰利咽,当归养血活血。可酌加诃子肉、凤凰衣、木蝴蝶、蜂蜜等敛肺利咽、濡润声道之品。

虚火偏旺,潮热、盗汗、口干、心烦、颧红者,加知母、黄柏;兼有气虚、神疲、自汗、短气者,去玄参、生地黄,加黄芪、太子参。

如因用声过度,声道损伤,津气被耗而失音者,注意适当休息,避免大声说话。同时可用响声丸,每天含化1～2粒。或用桔梗、甘草、胖大海等泡茶服。也可配合养阴之剂内服,如二冬膏、养阴清肺膏等。

八、其他治法

(一)蒸汽吸入

风寒证用紫苏叶、藿香、佩兰、葱白各适量,水煎,趁热吸入其蒸汽。风热证用薄荷、蝉蜕、菊花、桑叶各适量,水煎,趁热吸入其蒸汽。

(二)针灸

主穴:天突、鱼际、合谷;配穴:尺泽、曲池、足三里。每天取主穴1～2个,配穴1～2个,暴瘖者用泻法,每天1次。

九、转归及预后

凡外感风寒、痰热蕴肺的失音,一般容易治疗。但燥热伤肺所致者,如迁延日久,需防其趋向肺虚劳损之途。

若肺肾阴虚,久喑不愈,濒于虚损之境者,称为"哑劳",每为严重征兆。如《简明医彀》指出:"酒色过度,肾脏亏损,不能纳气归元,气奔咽嗌,嗽痰喘胀,诸病杂糅,致气乏失音者,俗名哑劳是也,神人莫疗。"(转引自《杂病广要·瘖》)当辨病求因,分别对待。其他如因情志所伤、气郁失音,则又可呈反复性发作。

十、预防调护

（1）对失音患者，除药物治疗外，必须注意避免感冒，少进辛辣、厚味，并忌吸烟、饮酒。

（2）风寒痰火所致者，宜宣宜清，切忌酸敛滋腻，以免恋邪闭肺，迁延不愈。

（3）因痰热交结或肺燥津伤者，可食用梨子、枇杷、橙子等清润生津；肺肾两虚者，可以白木耳、胡桃肉作为食疗。

（4）因情志郁怒所致的失音，则应避免精神刺激。

（5）如与用声有关者，又当避免过度及高声言语，以利恢复。

（朱春梅）

第四节 肺 胀

　　肺胀是指以胸部膨满，憋闷如塞，喘息气促，咳嗽痰多，烦躁，心慌等为主要临床表现的一种病证。日久可见面色晦暗，唇甲发绀，脘腹胀满，肢体水肿。其病程缠绵，时轻时重，经久难愈，重者可出现神昏、出血、喘脱等危重证候。多种慢性肺系疾病反复发作，迁延不愈，导致肺气胀满，不能敛降。

　　现代医学的慢性阻塞性肺疾病，常见如慢性支气管炎、支气管哮喘、支气管扩张、重度陈旧性肺结核等合并肺气肿以及慢性肺源性心脏病、肺源性脑病等，出现肺胀的临床表现时，可参考本节进行辨证论治。

一、病因病机

　　本病的发生，多因久病肺虚，痰浊潴留，而至肺失敛降，肺气胀满，又因复感外邪诱使病情发作或加剧。

（一）久病肺虚

　　因内伤久咳、久哮、久喘、支饮、肺痨等慢性肺系疾病，迁延失治，以致痰浊潴留，壅阻肺气，气之出纳失常，还于肺间，日久导致肺虚，肺体胀满，张缩无力，不能敛降而成肺胀。

（二）感受外邪

　　久病肺虚，卫外不固，腠理疏松，六淫之邪每易反复乘袭，诱使本病发作，病情日益加重。

　　肺胀病变首先在肺，继则影响脾、肾，后期病及于心。外邪从口鼻、皮毛入侵，每多首先犯肺，导致肺气上逆而为咳，升降失常而为喘，久则肺虚，主气功能失常。若子耗母气，肺病及脾，脾失健运，则可导致肺脾两虚。母病及子，肺虚及肾，肺不主气，肾不纳气，则气喘日益加重，呼吸短促难续，尤以吸气困难，动则更甚。且肾主水，肾衰则不能化气行水，水邪泛溢肌表则肿，上凌心肺则喘咳心悸。肺与心脉相通，肺虚不能调节心血的运行，气病及血，则血瘀肺脉，肺病及心，临床可见心悸、发绀、水肿、舌质暗紫等症。心阳根于命门真火，肾阳不振，进一步导致心肾阳衰，可出现喘脱危候。

　　肺胀的病理因素主要为痰浊、水饮与血瘀。痰的产生，病初由肺气郁滞，脾失健运，津液不归正化而成；渐因肺虚不能化津，脾虚不能转输，肾虚不能蒸化，痰浊潴留益甚，喘咳持续难已。

3种病理因素之间又可互相影响和转化,如痰从寒化则成饮;饮溢肌肤则为水;痰浊久留,肺气郁滞,心脉失畅则血滞为瘀;瘀阻血脉,"血不利则为水"。一般早期以痰浊为主,渐而痰瘀并见,终至痰浊、血瘀、水饮错杂为患。

肺胀的病性多属本虚标实,但有偏实、偏虚的不同,且多以标实为急。外感诱发时偏于邪实,平时偏于本虚。早期多属气虚、气阴两虚,病位以肺、脾、肾为主。晚期气虚及阳,或阴阳两虚,纯属阴虚者少见,病位以肺、肾、心为主。正虚与邪实多互为因果,阳虚致卫外不固,易感外邪,痰饮难蠲;阴虚致外邪、痰浊易从热化,故虚实诸候常夹杂出现,每致愈发愈频,甚则持续不已。

二、临床治疗

(一)辨证要点

1.症状

肺胀以咳逆上气,痰多,喘息,胸部膨满,憋闷如塞,动则加剧,甚则鼻翕气促,张口抬肩,目胀如脱,烦躁不安等为主症。日久可见面色晦暗,面唇发绀,脘腹胀满,肢体水肿,甚或出现喘脱等危重证候。病重可并发神昏、动风或出血等症。有长期慢性咳喘病史,常因外感而诱发,病程缠绵,时轻时重;发病者多为老年,中青年少见。

2.检查

体检可见桶状胸,胸部叩诊呈过清音,心肺听诊肺部有干湿性啰音,且心音遥远。X线检查见胸廓扩张,肋间隙增宽,膈降低且变平,两肺野透亮度增加,肺血管纹理增粗、紊乱,右下肺动脉干扩张,右心室增大。心电图检查显示右心室肥大,出现肺型P波等。血气分析检查可见低氧血症或合并高碳酸血症,PaO_2降低,$PaCO_2$升高。血液检查红细胞和血红蛋白可升高。

(二)类症鉴别

肺胀与哮病、喘证均以咳而上气,喘满为主症,其区别如下。

1.哮证

哮证是一种反复发作性的痰鸣气喘疾病,以喉中哮鸣有声为特征,常突然发病,迅速缓解,久病可致肺胀,而肺胀以喘咳上气、胸膺膨满为主要表现,为多种慢性肺系疾病日久积渐而成。

2.喘证

喘证以呼吸困难,甚至张口抬肩,不能平卧为主要表现,可见于多种急慢性疾病的过程中。而肺胀是由多种慢性肺系疾病迁延不愈发展而来,喘咳上气,仅是肺胀的一个症状。

(三)辨证论治

肺胀为多种肺病迁延不愈,反复发作而致,总属标实本虚,感邪发作时偏于标实,缓解时偏于本虚。偏实者须分清痰浊、水饮、血瘀。早期以痰浊为主,渐而痰瘀并重。后期痰瘀壅盛,正气虚衰,本虚与标实并重。偏虚者当区别气(阳)虚、阴虚。早期以气虚或气阴两虚为主,病位在肺、脾、肾。后期气虚及阳,甚则阴阳两虚,病变部位在肺、肾、心。

本病的治疗当根据标本虚实不同,有侧重地选用扶正与祛邪的不同治则。标实者,根据病邪的性质,分别采取祛邪宣肺,降气化痰,温阳利水,活血祛瘀,甚或开窍、息风、止血等法。本虚者,当以补养心肺、益肾健脾为主,或气阴兼调,或阴阳双补。正气欲脱时则应扶正固脱、救阴回阳。

1.痰浊壅肺

(1)证候:胸膺满闷,短气喘息,稍劳即重,咳嗽痰多,色白黏腻或呈泡沫,晨风自汗,脘痞纳少,倦怠无力,舌暗,苔薄腻或浊腻,脉稍滑。

（2）分析：肺虚脾弱，痰浊内生，上逆于肺，肺失宣降，则胸膺满闷、咳嗽、痰多色白黏腻；痰从寒化饮，则痰呈泡沫状；肺气虚弱，复加气因痰阻，放短气喘息，稍劳即重；肺虚卫表不固，则畏风、自汗；肺病及脾，脾虚健运失常，故见脘痞纳少，倦怠无力；舌质暗，苔薄腻或浊腻，脉滑为痰浊壅肺之征。

（3）治法：化痰降气，健脾益肺。

（4）方药：苏子降气汤合三子养亲汤。二方均能降气化痰平喘，但苏子降气汤偏温，以上盛下虚，寒痰喘咳为宜；三子养亲汤偏降，以痰浊壅盛，肺实喘满，痰多黏腻为宜。其中，紫苏子、前胡、白芥子化痰降逆平喘；半夏、厚朴、陈皮燥湿化痰，行气降逆；白术、茯苓、甘草运脾和中。

若痰多，胸满不能平卧，加葶苈子、莱菔子泻肺祛痰平喘；症见短气乏力，易出汗，痰量不多者为肺脾气虚，酌加党参、黄芪、防风健脾益气，补肺固表；若因外感风寒诱发，痰从寒化为饮，喘咳，痰多黏白泡沫，见表寒里饮证者，宗小青龙汤意加麻黄、桂枝、细辛、干姜散寒化饮；饮郁化热，烦躁而喘，脉浮用小青龙加石膏汤兼清郁热。

2.痰热郁肺

（1）证候：咳逆，喘息气粗，胸部膨满，烦躁不安，痰黄或白，黏稠难咯，或伴身热微恶寒，微汗，口渴，溲黄便干，舌边尖红，苔黄或黄腻，脉滑数。

（2）分析：痰浊内蕴，感受风热或郁久化热，痰热壅肺，故痰黄、黏白难咯；肺热内郁，清肃失司，肺气上逆，则喘咳气逆息粗，胸满；热扰于心，则烦躁；风热犯肺则发热微恶寒，微汗；痰热伤津，则口渴，溲黄，便干；舌红，苔黄或黄腻，脉数或滑数均为痰热内郁之象。

（3）治法：清肺化痰，降逆平喘。

（4）方药：越婢加半夏汤或桑白皮汤。越婢加半夏汤宣泻肺热，用于饮热郁肺，外有表邪，喘咳上气，目如脱状，身热，脉浮大者；桑白皮汤清肺化痰，用于痰热壅肺，喘急胸满，咳吐黄痰或黏白稠厚者。

若痰热内盛，痰黄胶黏，不易咯出者，加瓜蒌皮、鱼腥草、海蛤粉、象贝母、桑白皮等清热化痰利肺；痰鸣喘息，不得平卧者，加射干、葶苈子泻肺平喘；便秘腹满者，加大黄、芒硝，通腑泻热以降肺平喘；痰热伤津，口舌干燥，加天花粉、知母、芦根以生津润燥；阴伤而痰量已少者，酌减苦寒之品，加沙参、麦冬等养阴。

3.痰蒙神窍

（1）证候：神志恍惚，表情淡漠，谵妄烦躁，撮空理线，嗜睡神昏，或肢体瞤动，抽搐，咳逆喘促，咯痰不爽，舌质暗红或淡紫，苔白腻或淡黄腻，脉细滑数。

（2）分析：痰迷心窍，蒙蔽神机，故见神志恍惚，表情淡漠，谵妄烦躁，撮空理线，嗜睡神昏；肝风内动，则肢体瞤动抽搐；痰浊阻肺，肺虚痰蕴，故咳逆喘促而咯痰不爽；舌质暗红或淡紫，乃心血瘀阻之征；苔白腻或淡黄腻，脉细滑数皆为痰浊内蕴之象。

（3）治法：涤痰开窍，息风醒神。

（4）方药：涤痰汤。本方可涤痰开窍，息风止痉。方中用二陈汤理气化痰；用胆南星清热涤痰，息风开窍；竹茹、枳实清热化痰利膈；菖蒲开窍化痰；人参扶正防脱。

若痰热较盛，烦躁身热，神昏谵语，舌红苔黄者，加黄芩、葶苈子、天竺黄、竹沥以清热化痰；肝风内动，抽搐加钩藤、全蝎、另服羚羊角粉以凉肝息风；瘀血明显，唇甲青紫加桃仁、红花、丹参活血通脉；如热伤血络，见紫斑、咯血、便血色鲜者，配清热凉血止血药，如水牛角、白茅根、生地黄、牡丹皮、紫珠草、地榆等。另外，可选用安宫牛黄丸清心豁痰开窍，每次1丸，日服2次。

4.阳虚水泛

(1)证候:心悸,喘咳,咯痰清稀,面浮肢肿,甚则一身悉肿,腹部胀满有水,脘痞食欲缺乏,尿少,畏寒,面唇青紫,舌胖质暗,苔白滑,脉沉细。

(2)分析:久病喘咳,肺脾肾亏虚,肾阳虚不能温化水液,水邪泛滥,则面浮肢肿,甚则一身悉肿,腹部胀满有水;水液不归州都之官,则尿少;水饮上凌心肺,故心悸,喘咳,咯痰清稀;脾阳虚衰,健运失职则脘痞食欲缺乏;脾肾阳虚,不能温煦则畏寒;阳虚血瘀,则面唇青紫;舌胖质暗,苔白滑,脉沉细为阳虚水泛之征。

(3)治法:温肾健脾,化饮利水。

(4)方药:真武汤合五苓散。真武汤温阳利水,五苓散健脾渗湿利水使水湿由小便而解,两方配伍,可奏温肾健脾,利尿消肿之功。方中用附子、桂枝温肾通阳;茯苓、白术、猪苓、泽泻、生姜健脾利水;赤芍活血化瘀。

若水肿势剧,上凌心肺,见心悸喘满,倚息不得卧者,加沉香、牵牛子、川椒目、葶苈子行气逐水;血瘀甚,发绀明显者,加泽兰、红花、丹参、益母草、北五加皮化瘀行水。

5.肺肾气虚

(1)证候:呼吸浅短难续,声低气怯,甚则张口抬肩,倚息不能平卧,咳嗽,痰白如沫,咯吐不利,心慌胸闷,形寒汗出,面色晦暗,舌淡或暗紫,脉沉细数无力,或结代。

(2)分析:久病咳喘,肺肾两虚,故呼吸浅短难续,声低气怯,甚则张口抬肩,倚息不能平卧;寒饮伏肺,肾虚水泛,则咳嗽痰白如沫,咯吐不利;肺病及心,心气虚弱,故心慌胸闷;阳气虚,则形寒;腠理不固,则汗出;气虚血行瘀滞,则面色晦暗,舌淡或暗紫,脉沉细数无力,或有结代。

(3)治法:补肺纳肾,降气平喘。

(4)方药:平喘固本汤合补虚汤。平喘固本汤补肺纳肾,降气化痰,补虚汤重在补肺益气。方中用党参、人参、黄芪、炙甘草补肺;冬虫夏草、熟地黄、胡桃肉、坎脐益肾;五味子敛肺气;灵磁石、沉香纳气归元;紫菀、款冬、紫苏子、法半夏、橘红化痰降气。

若肺虚有寒,怕冷,舌质淡,加肉桂、干姜、钟乳石温肺散寒;气虚瘀阻,颈脉动甚,面唇发绀明显者,加当归、丹参、苏木活血化瘀通脉;若肺气虚兼阴伤,低热,舌红苔少者,可加麦冬、玉竹、生地黄、知母等养阴清热。如见面色苍白,冷汗淋漓,四肢厥冷,血压下降,脉微欲绝等喘脱危象者,急用参附汤送服蛤蚧粉或黑锡丹补气纳肾,回阳固脱。病情稳定阶段,可常服皱肺丸。

另外,可选用验方:紫河车1具,焙干研末,装入胶囊,每次服3g,适于肺胀之肾虚者。百合、枸杞子各250g,研细末,白蜜为丸,每次服10g,一天3次,适用于肺肾阴虚的肺胀。

三、针灸治疗

(一)基本处方

肺俞、太渊、膻中。

肺俞、太渊为俞原配穴法,宣通肺气,止咳平喘;气会膻中,调气降逆。

(二)随症加减

1.痰浊壅肺证

加中脘、足三里、丰隆以健脾和中、运化痰湿。诸穴针用平补平泻法。

2.痰热郁肺证

加大椎、曲池、丰隆以清化痰热,大椎、曲池针用泻法。余穴针用平补平泻法。

3.痰蒙神窍证

加水沟、心俞、内关以涤痰开窍、息风醒神,针用泻法。余穴用平补平泻法。

4.阳虚水泛证

加肾俞、关元、阴陵泉以振奋元阳、化饮利水。诸穴针用补法,或加灸法。

5.肺肾气虚证

加肾俞、太溪、气海、足三里以滋肾益肺。诸穴针用补法,或加灸法。

(三)其他

1.耳针疗法

取交感、平喘、肺、心、肾上腺、胸。每次取 2～3 穴,毫针刺法,中等刺激,每次留针 15～30 min,每天或隔天 1 次,10 次为 1 个疗程。

2.保健灸法

经常艾灸足三里、关元、肺俞、脾俞、肾俞等穴,可增强抗病能力。

(朱春梅)

第五节 肺 痨

肺痨是由于正气不足,感染痨虫,侵蚀肺脏所致的具有传染性的一种慢性虚弱性疾病,以咳嗽、咯血、潮热、盗汗及身体逐渐消瘦为其主要临床特征。因痨虫蚀肺,劳损在肺,故称肺痨。

肺痨之疾,历代医家命名甚多,概而言之有以其具有传染性而命名的,如"尸注""虫疰""劳疰""传尸""鬼疰"等,《三因极一病证方论》言:"以疰者,注也,病自上注下,与前人相似,故曰疰";有根据症状特点而命名者,如《外台秘要》称"骨蒸"、《儒门事亲》谓"劳嗽"等,而《三因极一病证方论》的"痨瘵"称谓则沿用直至晚清,因病损在肺较常见故后世一般多称肺痨。

历代医籍对本病的论述甚详,早在《黄帝内经》,对本病的临床特点即有较具体的记载,如《素问·玉机真脏论》云:"大骨枯槁,大肉陷下,胸中气满,喘息不便,内痛引肩项,身热,脱肉破䐃……肩体内消。"《灵枢·玉版》篇云:"咳,脱形,身热,脉小以疾",均生动地描述了肺痨的主症及其慢性消耗表现,而将其归属于"虚劳"范围。汉代张仲景《金匮要略·血痹虚劳病脉证并治篇》正式将其归属于"虚劳"病中,并指出本病的一些常见合并症,指出"若肠鸣、马刀挟瘿者,皆为劳得之。"华佗《中藏经·传尸》的"传尸者……问病吊丧而得,或朝走暮游而逢……中此病死之全,染而为疾",已认识到本病具有传染的特点,认为因与患者直接接触而得病。唐代王焘《外台秘要·传尸》则进一步说明了本病的危害:"传尸之候……莫问老少男女,皆有斯疾……不解疗者,乃至灭门。"唐宋时期,并确立了本病的病因、病位、病机和治则。如唐代孙思邈《备急千金要方》认为"劳热生虫在肺",首先提出了病邪为"虫",把"尸注"列入肺脏病篇,明确病位主要在肺。与此同期的王焘《外台秘要》也提出"生肺虫,在肺为病",认识到肺痨是由特殊的"肺虫"引起的。病机症状方面宋代许叔微《普济本事方·诸虫尸鬼疰》提出本病"肺虫居肺叶之内,蚀入肺系,故成瘵疾,咯血声嘶"。《三因极一病证方论》《济生方》则都提出了"痨瘵"的病名,明确地将肺痨从一般虚劳和其他疾病中独立出来,更肯定其病因"内非七情所伤,外非四气所袭""多由虫啮"的病机。至元代朱丹溪提倡"痨瘵至乎阴虚"之说,突出了病机重点。葛可久《十药神书》收载了治痨十方,为我国现存的第一部治痨专著。明代《医学入门》归纳了肺痨常见的咳嗽、咯血、潮热、盗汗、遗精、腹泻等六大主症,为临床提出了诊断依据。《医学正传》则提出了"杀虫"和"补虚"的两大治疗原则,至此使肺痨的病因、病机、症状、治则、治法、方药已趋于完善。

根据本病临床表现及其传染特点,肺痨与西医学的肺结核基本相同,故凡诊断肺结核者可参照本病辨证论治。

一、病因病机

肺痨的致病因素,不外内外两端。外因是指传染痨虫,内因则为正气虚弱,两者相互为因,痨虫传染是不可或缺的外因,正虚是发病的基础。痨虫蚀肺后,耗损肺阴,进而演变发展,可致阴虚火旺,或导致气阴两虚,甚则阴损及阳。

(一)感染"痨虫"

痨虫感染是引起本病的主要病因,而传染途径是经口鼻到肺脏,本病具有传染性。当与患者直接接触,问病看护或与患者同室寝眠、朝夕相处,都可致痨虫侵入人体为害。痨虫侵袭肺脏,腐蚀肺叶,肺体受损,耗伤肺阴,肺失滋润,清肃失调而发生肺痨咳嗽;如损伤肺中络脉,血溢脉外则咯血;阴虚火旺,迫津外泄,则潮热、盗汗。《三因极一病证方论·痨瘵诸证》指出:"诸证虽曰不同,其根多有虫。"明确提出痨虫传染是形成本病的唯一因素。

(二)正气虚弱

禀赋不足,或后天嗜欲无度,酒色不节,忧思劳倦,损伤脏腑,或大病久病之后失于调治,如麻疹、外感久咳及产后等,耗伤气血精液,或营养不良,体虚不复,均可致正气亏虚,抗病力弱,使痨虫乘虚袭入,侵蚀肺体而发病。《古今医统·痨瘵》云:"凡人平素保养元气,爱惜精血,瘵不可得而传,惟夫纵欲多淫,苦不自觉,精血内耗,邪气外乘。"并提出"气虚血痿,最不可入痨瘵之门……皆能乘虚而染触"即是此意。

总之,本病病因是感染痨虫为患,而正虚是发病的关键。正气旺盛,虽然感染痨虫但可不一定发病,正气虚弱则感染后易于致病。另外,感染痨虫后,正气的强弱不仅决定了病情的轻重,又决定病变的转归,这也是有别于其他疾病的特点。

本病的病位在肺。肺主气,司呼吸,受气于天,吸清呼浊。若肺脏本体虚弱,卫外不固,或因其他脏腑病变损伤肺脏,导致肺虚,则"痨虫"极易犯肺,侵蚀肺脏而发病。病机性质以阴虚为主,故临床上多见干咳,咽燥,以及喉痛声嘶等肺系症状。由于脏腑之间有互相资生和制约的关系,肺脏亏虚日久,必然会影响其他脏腑,其中与脾肾关系最为密切,同时也可涉及心肝。脾为肺之母,肺虚耗夺母气以自养,则致脾虚;脾不能化水谷为精微而上输以养肺,则肺脏益弱,故易致肺脾同病,土不生金,肺阴虚与脾气虚两候同时出现,症见神疲懒言、四肢乏力、食少便溏、身体消瘦等脾虚症状。肺肾相生,肾为肺之子,肺阴虚肾失滋生之源,或肾阴虚相火灼金,上耗母气,则可致肺肾两虚,相火内炽,常伴见骨蒸、潮热、咯血、男子遗精、女子月经不调等症状。若肺虚不能治肝,肾虚不能养肝,肝火偏旺,上逆侮肺,可见性急善怒,胁肋掣痛,并加重咳嗽、咯血。如肺虚心火乘客,肾虚水不济火,可伴见虚烦不寐、盗汗等症,甚则肺虚不能佐心治节血脉之运行,而致气虚血瘀,出现气短、心慌、唇紫等症。概括而言,初起肺体受损,肺阴耗伤,肺失滋润,病位在肺,继而肺脾同病,导致气阴两伤,或肺肾同病,而致阴虚火旺。后期脾肺肾三脏皆损,阴损及阳,元气耗伤,阴阳两虚。

二、诊断

(1)咳嗽、咯血、潮热、盗汗、身体明显消瘦为典型表现。不典型者诸症可以不必具见,初起仅微有咳嗽、疲乏无力,身体逐渐消瘦,食欲缺乏,偶或痰中夹有少量血丝等。

(2)常有与肺痨患者的长期接触史。

三、相关检查

(1)肺部病灶部位呼吸音减弱,或闻及支气管呼吸音及湿啰音。

(2)X线胸片、痰涂片或培养结核分枝杆菌、红细胞沉降率、结核菌素试验等检查有助于诊断。

四、鉴别诊断

(一)虚劳

同属于虚损类疾病的范围,病程较长。肺痨具有传染性,是一个独立的慢性传染性疾病;虚劳是由于脏腑亏损,元气虚弱而致的多种慢性疾病虚损证候的总称,不具传染性。肺痨病位主要在肺,病机主在阴虚,而虚劳五脏并重,以脾肾为主,病机以气血阴阳亏虚为要。肺痨是由正气亏虚,痨虫蚀肺所致,有其发生发展及演变规律,以咳嗽、咯血、潮热、盗汗为特征;而虚劳缘由内伤亏损,为多脏气血阴阳亏虚,临床特征表现多样,病情多重。

(二)肺痿

肺痿是肺部多种慢性疾病后期转归而成,如肺痈、肺痨、久嗽、久喘等导致肺叶痿弱不用,俱可成痿,临床以咳吐浊唾涎沫为主症,不具传染性;而肺痨是以咳嗽、咳血、潮热、盗汗为特征,由传染痨虫所致具有传染性,但少数肺痨后期迁延不复可以转为肺痿。

(三)肺痈

肺痨和肺痈都有咳嗽、发热、汗出。但肺痈是肺叶生疮,形成脓疡,临床以咳嗽、胸痛、咯吐腥臭浊痰,甚则脓血相兼为主要特征的一种疾病,发热较高,为急性病,病程较短,病机是热壅血瘀,属实热证;而肺痨的临床特点是有咳嗽、咳血、潮热、盗汗四大主症,起病缓慢,病程较长,为慢性病,病机是以肺阴亏虚为主,具有传染性。

(四)肺癌

肺癌与肺痨都有咳嗽、咯血、胸痛、发热、消瘦等症状。但肺痨多发于中青年,若发生在40岁以上者,往往在青少年时期有肺痨史;而肺癌则好发于40岁以上的中老年男性,多有吸烟史,表现为呛咳、顽固性干咳,持续不愈,或反复咯血,或顽固性胸痛、发热,伴进行性消瘦、疲乏等。肺痨经抗结核治疗有效,肺癌经抗结核治疗则病情继续恶化。此外,借助西医诊断方法,有助于两者的鉴别。

五、临床治疗

(一)辨证要点

1.辨病机属性

本病的辨证,须按病机属性,结合脏腑病机进行,故宜区别阴虚、阴虚火旺、气虚的不同,掌握与肺与脾肾的关系。临床一般以肺阴亏虚为主为先,如进一步演变发展,则表现为阴虚火旺,或气阴耗伤,甚或阴阳两虚。病变主脏在肺,以阴虚为主,阴虚火旺者常肺肾两虚,并涉及心肝;气阴耗伤者多肺脾同病;久延病重,由气及阳,阴阳两虚者厉肺脾肾三脏皆损。

2.辨病情轻重

一般初起病情多轻,微有咳嗽,偶或痰中有少量血丝,咽干低热,疲乏无力,逐渐消瘦;继而咳嗽加剧,干咳少痰或痰多,时时咳血,甚则大量咯血,胸闷气促,午后发热,或有形寒,两颧红艳,唇红口干,盗汗失眠,心烦易怒,男子梦遗失精,女子月经不调或停闭,如病重而未能及时治疗,可出现音哑气喘,大便溏泄,肢体水肿,面唇发紫,甚至大骨枯槁,大肉陷下,骨髓内消,肌肤甲错。

3.辨证候顺逆

肺痨顺证表现为虽肺阴亏虚但元气未衰,胃气未伤,饮食如恒,虚能受补,咳嗽日减,脉来有根,无气短不续,无大热或低热转轻,无痰壅咯血,消瘦不著。逆证表现为骨蒸发热,持续不解;胃气大伤,食少纳呆,便溏肢肿;大量咯血,反复发作,短气不续,动则大汗,大肉脱陷,声音低微;虚不受补,脉来浮大无根,或细而数疾。

(二)治疗原则

本病的治疗原则是补虚培元和治痨杀虫,正如《医学正传·劳极》所提出的"一则杀其虫,以绝其根本,一则补其虚,以复其真元"为其两大治则。根据患者体质强弱而分别主次,但尤需重视补虚培元,增强正气,以提高抗结核杀虫的能力。调补脏腑重点在肺,并应重视脏腑整体关系,同时兼顾补脾益肾。治疗大法应根据"主乎阴虚"的病机特点,以滋阴为主,火旺者兼以降火,如合并气虚、阳虚见证者,又当同时兼以益气或温阳。杀虫主要是针对病因治疗,选用具有抗结核杀虫作用的中草药。

(三)辨证论治

1.肺阴亏损

(1)主症:干咳,咳声短促,咳少量黏痰,或痰中有时带血,如丝如点,色鲜红。

(2)兼次症:午后自觉手足心热,皮肤干灼,咽干口燥,或有少量盗汗,胸闷乏力。

(3)舌脉:舌边尖红,苔薄少津;脉细或兼数。

(4)分析:痨虫蚀肺,损伤肺阴,阴虚肺燥,肺失滋润,清肃失调故干咳少痰,咳声短促,胸闷乏力;肺损络伤,故痰中带血如丝如点,色鲜红;阴虚生热,虚热内灼,故手足心热,皮肤灼热;阴虚津少,无以上承则口燥咽干,皮肤干燥;舌红,苔薄少津,脉细或兼数,为阴虚有热之象。

(5)治法:滋阴润肺,清热杀虫。

(6)方药:月华丸加减。本方功在补虚杀虫,养阴止咳,化痰止血,是治疗肺痨的基本方。方中沙参、麦冬、天冬、生地黄、熟地黄滋阴润肺;百部、川贝母润肺止咳,兼能杀虫;阿胶、三七止血和营;桑叶、菊花清肃肺热;山药、茯苓甘淡健脾益气,培土生金,以资生化之源。可加百合、玉竹滋补肺阴。若咳嗽频而痰少质黏者,可合甜杏仁、蜜紫菀、海蛤壳以润肺化痰止咳;痰中带血较多者,宜加白及、仙鹤草、白茅根、藕节等以和络止血;若低热不退,可配银柴胡、地骨皮、十大功劳叶、胡黄连等以清退虚热,兼以杀虫;若久咳不已,声音嘶哑者,于前方中加诃子皮、木蝴蝶、凤凰衣等以养肺利咽,开音止咳。

2.阴虚火旺

(1)主症:咳呛气急,痰少质黏,反复咯血,量多色鲜。

(2)兼次症:五心烦热,两颧红赤,心烦口渴,骨蒸潮热,盗汗量多,形体日益消瘦,或吐痰黄稠量多,或急躁易怒,胸胁掣痛,失眠多梦,或男子遗精,女子月经不调。

(3)舌脉:舌红绛而干,苔薄黄或剥;脉细数。

(4)分析:肺虚及肾,肺肾阴伤,虚火内迫,气失润降而上逆,故咳呛、气急;虚火灼津,炼液成痰,故痰少质黏;若火盛热壅蕴,则咳痰黄稠量多;虚火伤络,迫血妄行故反复咯血,色鲜量多;肺肾阴虚,君相火旺,故午后潮热、颧红骨蒸、五心烦热;营阴夜行于外,虚火迫津外泄故盗汗;肾阴亏虚,肝失所养,心肝火盛故性急易怒、失眠多梦;肝经布两胁穿膈入肺,肝肺络脉失养,则胸胁掣痛;相火偏旺,扰动精室则梦遗失精;阴血亏耗,冲任失养则月经不调;阴精亏损,不能充养身体则形体日瘦;舌红绛而干,苔黄或剥,脉细数,乃阴虚火旺之征。

(5)治法:补益肺肾,滋阴降火。

(6)方药:百合固金汤合秦艽鳖甲散加减。百合固金汤功能滋养肺肾,用于阴虚阳浮,肾虚肺燥,咳痰带血,烦热咽干者。本方用百合、麦冬、玄参、生地黄滋阴润肺生津,当归、白芍、热地养血柔肝,桔梗、贝母、甘草清热化痰止咳。秦艽鳖甲散滋阴清热除蒸,用于阴虚骨蒸,潮热盗汗等症。方中秦艽、青蒿、柴胡(用银柴胡)、地骨皮退热除蒸,鳖甲、知母、乌梅、当归滋阴清热,另加百部、白及止血杀虫。若火旺较甚,热象明显者,当增入胡黄连、黄芩苦寒泻火、坚阴清热;若咳痰黄稠量多,酌加桑白皮、竹茹、海蛤壳、鱼腥草等以清热化痰;咯血较著者,加牡丹皮、藕节、紫珠草、醋制大黄等,或配合十灰散以凉血止血;盗汗较著,加五味子、瘪桃干、糯稻根、浮小麦、煅龙骨、煅牡蛎等敛阴止汗;胸胁掣痛者,加川楝子、延胡索、广郁金等以和络止痛;烦躁不寐加酸枣仁、夜交藤、龙齿宁心安神;若遗精频繁,加黄柏、山茱萸、金樱子泻火涩精。服本方碍脾腻胃者可酌加佛手、香橼醒脾理气。

3.气阴耗伤

(1)主症:咳嗽无力,痰中偶夹有血,血色淡红,气短声低。

(2)兼次症:神疲倦怠,食少纳呆,面色㿠白,午后潮热但热势不剧,盗汗颧红,身体消瘦。

(3)舌脉:舌质嫩红,边有齿印,苔薄,或有剥苔;脉细弱而数。

(4)分析:本证为肺脾同病,阴伤及气,清肃失司,肺不主气则咳嗽无力;气阴两虚,肺虚络损则痰中夹血,虚火不著故血色淡红;肺阴不足,阴虚内热,则午后潮热、盗汗、颧红;子盗母气,脾气亏损,肺脾两虚,宗气不足,故气短声低,神疲倦怠,面色㿠白;脾虚失运,故食少纳呆,聚湿成痰,则咳痰色白;舌质嫩红,边有齿印,脉细弱而数,苔薄或剥为肺脾同病,气阴两虚之象。

(5)治法:养阴润肺,益气健脾。

(6)方药:保真汤加减。本方功能补气养阴,兼清虚热。药用太子参、黄芪、白术、茯苓补益肺脾之气,麦冬、天冬、生地黄、五味子滋养润肺之阴,当归、白芍、熟地黄滋补阴血;陈皮理气运脾;知母、黄柏、地骨皮、柴胡滋阴清热。并可加冬虫夏草、百部、白及以补肺杀虫;若咳嗽痰白者,可加姜半夏、橘红等燥湿化痰;咳嗽痰稀量多,可加白前、紫菀、款冬、紫苏子温润止咳;咯血色红量多者加白及、仙鹤草、地榆等凉血止血药,色淡红者,可加山茱萸、阿胶、仙鹤草、参三七等,配合补气药,共奏补气摄血之功;若骨蒸盗汗者,酌加鳖甲、牡蛎、五味子、地骨皮、银柴胡等以益阴除蒸敛汗;如纳少腹胀,大便溏薄者,加扁豆、薏苡仁、莲肉、山药、谷芽等甘淡健脾之品,并去知母、黄柏苦寒伤中及地黄、当归、阿胶等滋腻碍胃之品。

4.阴阳两虚

(1)主症:咳逆喘息少气,痰中或夹血丝,血色暗淡,形体羸弱,劳热骨蒸,面浮肢肿。

(2)兼次症:潮热,形寒,自汗,盗汗,声嘶或失音,心慌,唇紫,肢冷,或见五更泄泻,口舌生糜,大肉尽脱,男子滑精阳痿,女子经少、经闭。

（3）舌脉：舌质光红少津，或淡胖边有齿痕；脉微细而数，或虚大无力。

（4）分析：久痨不愈，阴伤及阳，则成阴阳俱损，肺、脾、肾多脏同病之证，为本病晚期证候，病情较为严重。精气虚损，无以充养形体，故形体羸弱，大肉尽脱；肺虚失降，肾虚不纳，则咳逆、喘息、少气；肺虚失润，金破不鸣故声嘶或失音；肺肾阴虚，虚火内盛，则劳热骨蒸、潮热盗汗；虚火上炎则口舌生糜；脾肾两虚，水失运化，外溢于肌肤则面浮肢肿；病及于心，心失所养，血行不畅则心慌、唇紫；"阳虚生外寒"则自汗、肢冷、形寒；脾肾两虚，肾虚不能温煦脾土，则五更泄泻；精亏失养，命门火衰，故男子滑精阳痿；精血不足，冲任失充，故女子经少、经闭；舌质光红少津，或淡胖边有齿痕，脉微细而数，或虚大无力，乃阴阳俱衰之象。

（5）治法：温补脾肾，滋阴养血。

（6）方药：补天大造丸加减。本方功在温养精气，培补阴阳，用于肺痨五脏俱伤，真气亏损之证。方中人参、黄芪、白术、山药、茯苓补益肺脾之气；枸杞子、熟地黄、白芍、龟甲培补肺肾之阴；鹿角胶、紫河车、当归滋补精血以助阳气；酸枣仁、远志宁心安神。另可加百合、麦冬、阿胶、山茱萸滋补肺肾；若肾虚气逆喘息者，配冬虫夏草、蛤蚧、紫石英、诃子摄纳肾气；心慌者加丹参、柏子仁、龙齿镇心安神；见五更泄泻，配煨肉蔻、补骨脂补火暖土，并去地黄、阿胶等滋腻碍脾之品。阳虚血瘀唇紫水停肢肿者，加红花、泽兰、益母草、北五加皮温阳化瘀行水，咳血不止加云南白药。总之阴阳两虚证是气阴耗伤的进一步发展，因下损及肾，阴伤及阳而致，病情深重，应注意温养精气，以培根本。

六、转归预后

肺痨的转归预后主要取决于患者正气的盛衰、病情的轻重和治疗是否及时。若肺损不著，正气尚盛，或诊断及时，早期治疗，可逐渐康复；若邪盛正虚，正不胜邪，或误诊失治，邪气壅盛，病情可加重，甚至恶化，由肺虚渐及脾、肾、心、肝，由阴及气及阳，形成五脏皆损。若正气亏虚，正邪相持，可致病情慢性迁延。从证候而言，初期主要为阴虚肺燥，若失治误治，一则向气阴耗伤转化，久治不愈阴损及阳，可成阴阳两虚，此时多属晚期证候；另有少数阴虚火旺者，伤及肺络，大量咯血可生气阴欲脱危候，预后不良。正如《明医杂著》言："此病治之于早则易，若到肌肉消灼，沉困着床，脉沉伏细数，则难为矣。"

（张丽霞）

第六节 肺 痿

肺痿是指肺叶痿弱不用，临床以咳吐浊唾涎沫为主症，为肺脏的慢性虚损性疾病。《金匮要略心典·肺痿肺痈咳嗽上气病》载："痿者萎也，如草木之萎而不荣。"用形象比喻的方法以释其义。

一、源流

肺痿之病名，最早记载于仲景的《金匮要略》。该书将肺痿列为专篇，对肺痿的主症特点、病因、病机、辨证均作了较为系统的介绍。如《金匮要略·肺痿肺痈咳嗽上气病脉证并治》言："寸口脉数,其人咳,口中反有浊唾涎沫者何? 师曰:为肺痿之病。""肺痿吐涎沫而不咳者,其人不渴,必遗尿,小便数,所以然者,以上虚不制下故也。"隋代巢元方在《金匮要略》的基础上,对本病的成因、转归等作了进一步探讨。其在《诸病源候论·肺痿候》论及肺痿曰:"肺主气,为五脏上盖,气主皮毛,故易伤于风邪,风邪伤于脏腑,而气血虚弱,又因劳役大汗之后,或经大下而亡津液,津液竭绝,肺气壅塞,不能宣通诸脏之气,因成肺痿也。"明确认为是外邪犯肺,或劳役过度,或大汗之后,津液亏耗,肺气受损,壅塞而成。并指出其预后、转归与咳吐涎沫之爽或不爽、小便之利或不利、咽燥之欲饮或不欲饮等都有关联,如"咳唾咽燥欲饮者,必愈;欲咳而不能咳,唾干沫,而小便不利者难治。"唐代孙思邈在《备急千金要方·肺痿门》将肺痿分为热在上焦及肺中虚冷二类,认为"肺痿虽有寒热之分,从无实热之例。"清代李用粹结合丹溪之说,对肺痿的病因病机、证候特点作了简要而系统的归纳。如《证治汇补·胸膈门》曰:"久嗽肺虚,寒热往来,皮毛枯燥,声音不清,或嗽血线,口中有浊唾涎沫,脉数而虚,为肺痿之病。因津液重亡,火炎金燥,如草木亢旱而枝叶萎落也。"《张氏医通·肺痿》对肺痈和肺痿的鉴别,进行了分析比较,提出"肺痈属在有形之血……肺痿属在无形之气。"

综上所述,历代医家共同认识到肺痿是多种肺系疾病的慢性转归,故常与相关疾病合并叙述,单独立论者较少,并且提示肺痈、肺痨、久嗽、喘哮等伤肺,均有转化成为肺痿的可能。如明代王肯堂将肺痿分别列入咳嗽门和血证门论述,《证治准绳·诸气门》载:"肺痿或咳沫,或咳血,今编咳沫者于此,咳血者人血证门。"《证治准绳·诸血门》还认为"久嗽咳血成肺痿"。戴原礼在《证治要诀·诸嗽门》中提到:"劳嗽有久嗽成劳者,有因病劳久嗽者,其证往来寒热,或独热无寒,咽干嗌痛,精神疲极,所嗽之痰,或脓,或时有血,腥臭异常。"戴氏所指劳嗽之临床表现与肺痿有相似之处。陈实功在《外科正宗·肺痈论》中说:"久嗽劳伤,咳吐痰血,寒热往来,形体消削,咯吐瘀脓,声哑咽痛,其候转为肺痿。"指出肺痈溃后,热毒不净,伤阴耗气,可以转为肺痿。唐代王焘在《外台秘要·咳嗽门》引许仁则论云:"肺气嗽经久将成肺痿,其状不限四时冷热,昼夜咳常不断,唾自如雪,细沫稠粘,喘息上气,乍寒乍热,发作有时,唇口喉舌干焦,亦有时唾血者,渐觉瘦悴,小便赤,颜色青白,毛耸,此亦成蒸。"说明肺痨久嗽,劳热熏肺,肺阴大伤,进一步发展则成肺痿;它如内伤久咳,或经常喘哮发作,伤津耗气,亦可形成肺痿。

在肺痿的治法方面,《金匮要略·肺痿肺痈咳嗽上气病脉证并治》对肺痿的治疗原则也作了初步的探讨,认为应以温法治之。清代李用粹在《证治汇补·胸膈门》说:"治宜养血润肺,养气清金。"喻嘉言在《医门法律》对本病的理论认识和治疗原则作了进一步的阐述,此后,有的医家主张用他创制的清燥救肺汤治疗虚热肺痿。张璐在其《张氏医通·肺痿》按喻嘉言之论将肺痿的治疗要点概括为:"缓而图之,生胃津,润肺燥,下逆气,开积痰,止浊唾,补真气",旨在"以通肺之小管""以复肺之清肃。"这些证治要点,理义精深,非常切合实用。

在肺痿的选方用药方面,《金匮要略》设甘草干姜汤以温肺中虚冷。唐代孙思邈在《备急千金要方·肺痿门》指出虚寒肺痿可用生姜甘草汤、甘草汤,虚热肺痿可用炙甘草汤、麦冬汤、白虎加人参汤,对《金匮要略》的治法,有所补充。清代李用粹在《证治汇补·胸膈门》主张根据本病的不同阶段分别施治:"初用二地二冬汤以滋阴,后用门冬清肺饮以收功。"沈金鳌在《杂病源流犀烛·肺病源流》进一步对肺痿的用药忌宜等作了补充,他说:"其症之发,必寒热往来,自汗,气急,烦闷多唾,或带红线脓血,宜急治之,切忌升散辛燥温热。大约此证总以养肺、养气、养血、清金降火为主。"可谓要言不烦。

二、病因病机

本病病因可分久病损肺和误治津伤两个方面，而以前者为主。病变机制为肺虚津气失于濡养所致。

（一）久病损肺

如痰热久嗽，热灼阴伤；或肺痨久嗽，虚热内灼，耗伤阴津；肺痈余毒未清，灼伤肺阴；或消渴津液耗伤；或热病之后，邪热伤津，津液大亏，以致热壅上焦，消灼肺津，变生涎沫，肺燥阴竭，肺失濡养，日渐枯萎。若大病久病之后，耗伤阳气；或内伤久咳，冷哮不愈，肺虚久喘等，肺气日耗，渐伤及阳；或虚热肺痿日久，阴伤及阳，亦可致肺虚有寒，气不化津，津液失于温摄，反为涎沫，肺失濡养，肺叶渐痿不用。此即《金匮要略》所谓"肺中冷"之类。

（二）误治津伤

因医师误治，滥用汗、吐、下等治法，重亡津液，肺津大亏，肺失濡养，发为肺痿。如《金匮要略·肺痿肺痈咳嗽上气病脉证并治》曰："热在上焦者，因咳为肺痿，肺痿之病……或从汗出，或从呕吐，或从消渴，小便利数，或从便难，又被快药下利，重亡津液，故得之。"

综上所述，本病总由肺虚，津气大伤，失于濡养，以致肺叶枯萎。其病位在肺，但与脾、胃、肾等脏腑密切相关。脾虚气弱，无以生化、布散津液，或胃阴耗伤，胃津不能上输养肺，土不生金，均可致肺燥津枯，肺失濡养；久病及肾，肾气不足，气化失司，气不化津，或因肾阴亏耗，肺失濡养，亦可发为肺痿。

因发病机制的不同，肺痿有虚热、虚寒之分。虚热肺痿，一为本脏自病所转归，一由失治误治，或它脏之病导致。因热在上焦，消亡津液，阴虚生内热，津枯则肺燥，肺燥且热，清肃之令不行，脾胃上输之津液转从热化，煎熬而成涎沫，或因脾阴胃液耗伤，不能上输于肺，肺失濡养，遂致肺叶枯萎。虚寒肺痿为肺气虚冷，不能温化布散脾胃上输之津液，反而聚为涎沫，复因治节无权，上虚不能制下，膀胱失于约束，而小便不禁。《金匮要略心典·肺痿肺痈咳嗽上气病》言："盖肺为娇脏，热则气灼，故不用而痿；冷则气沮，故亦不用而痿也。遗尿，小便数者，肺金不用而气化无权，斯膀胱无制而津液不藏也。"指出肺主气化，为水之上源，若肺气虚冷，不能温化，固摄津液，由气虚导致津亏，肺失濡养，亦可渐致肺叶枯萎不用。

三、诊断

(1)有反复发作的特点。

(2)有肺系内伤久咳病史，如痰热久嗽，或肺痨久咳，或肺痈日久，或冷哮久延等。

(3)临床表现以咳吐浊唾涎沫、胸闷气短为主症。

四、病证鉴别

肺痿为多种慢性肺系疾病转化而来，既应注意肺痿与其他肺系疾病的鉴别，又要了解其相互联系。

（一）肺痈

肺痿以咳吐浊唾涎沫为主症，而肺痈以咳则胸痛，吐痰腥臭，甚则咳吐脓血为主症。虽然多为肺中有热，但肺痈属实，肺痿属虚，肺痈失治久延，可以转为肺痿。

(二)肺痨

肺痨主症为咳嗽,咳血,潮热,盗汗等,与肺痿有别。肺痨后期可以转为肺痿重症。

五、辨证

(一)辨证要点

主要辨虚热虚寒,虚热证易火逆上气,常伴咳逆喘息,虚寒证常见上不制下,小便频数或遗尿。

(二)辨证候

1.虚热证

咳吐浊唾涎沫,其质较黏稠,或咳痰带血,咳声不扬,甚则音哑,气急喘促,口渴咽燥,午后潮热,形体消瘦,皮毛干枯,舌红而干,脉虚数。

病机分析:肺阴亏耗,虚火内炽,肺失肃降,则气逆咳喘。热灼津液成痰,故咳吐浊唾涎沫,其质黏稠。燥热伤津,津液不能濡润上承,故咳声不扬,音哑,咽燥,口渴。阴虚火旺,灼伤肺络,则午后潮热,咯痰带血。阴津枯竭,内不能洒陈脏腑,外不能充身泽毛,故形体消瘦,皮毛干枯。舌红而干,脉虚数,乃是阴枯热灼之象。

2.虚寒证

咯吐涎沫,其质清稀量多,不渴,短气不足以息,头眩,神疲乏力,食少,形寒,小便数,或遗尿,舌质淡,脉虚弱。

病机分析:肺气虚寒,气不化津,津反为涎,故咯吐多量清稀涎沫。阴津未伤故不渴。肺虚不能主气,则短气不足以息。脾肺气虚则神疲食少。清阳不升故头眩。阳不卫外则形寒。上虚不能制下,膀胱失约,故小便频数或遗尿。舌质淡,脉虚弱,皆属气虚有寒之象。

3.寒热夹杂证

虚热及虚寒证可以同时出现,或虚热证较多,或虚寒证较多,如咳唾脓血,咽干口燥,同时又有下利肢凉,形寒气短等,即是上热下寒之证。其他情况亦可出现,可根据临床证候分析之。

六、治疗

(一)治疗要点

治疗总以补肺生津为原则。虚热证,治当生津清热,以润其枯;虚寒证,治当温肺益气,而摄涎沫。寒热夹杂证,治当寒热平调,温清并用。

临床以虚热证为多见,但久延伤气,亦可转为虚寒证。治应时刻注意保护津液,重视调理脾肾。脾胃为后天之本,肺金之母,培土有助于生金;肾为气之根,司摄纳,温肾可以助肺纳气,补上制下。不可妄投燥热之药,以免助火伤津,亦忌苦寒滋腻之品碍胃,切勿使用峻剂驱逐痰涎,犯虚虚之戒。

(二)辨证论治

1.虚热证

(1)治法:滋阴清热,润肺生津。

(2)方药:麦冬汤合清燥救肺汤加减。前方润肺生津,降逆下气,用于咳嗽气逆,咽喉干燥不利,咯痰黏浊不爽。后方养阴润燥,清金降火,用于阴虚燥火内盛,干咳痰少,咽痒气逆。

药用麦冬滋阴润燥;太子参益气生津;甘草、大枣、粳米甘缓补中;伍入半夏下气降逆,止咳化痰,以辛燥之品,反佐润燥之功;桑叶、石膏清泄肺经燥热;阿胶、麦冬、胡麻仁以滋肺养阴;杏仁、枇杷叶可化痰止咳。

如火盛,出现虚烦、咳呛、呕逆者,则去大枣,加竹茹、竹叶清热和胃降逆。如咳吐浊黏痰,口干欲饮,则可加天花粉、知母、川贝母清热化痰。津伤甚者加沙参、玉竹以养肺津。潮热加银柴胡、地骨皮以清虚热,退蒸。

2.虚寒证

(1)治法:温肺益气。

(2)方药:甘草干姜汤或生姜甘草汤加减。前方甘辛合用,甘以滋液,辛以散寒。后方则以补脾助肺,益气生津为主。

药用甘草入脾益肺,取甘守津回之意;干姜温肺脾,使气能化津,水谷归于正化,则吐沫自止。肺寒不著者亦可改用生姜以辛散宣通,并取人参、大枣甘温补脾,益气生津。

另可加白术、茯苓增强健脾之功;尿频、涎沫多者加煨益智;喘息、短气可配钟乳石、五味子,另吞蛤蚧粉。

3.寒热夹杂证

(1)治法:寒热平调,温清并用。

(2)方药:麻黄升麻汤加减。本方温肺散寒与清热润肺并用,适合于寒热夹杂,肺失润降之咽喉不利,咳唾脓血等症。

药用麻黄、升麻以发浮热;用当归、桂枝、生姜以散其寒;用知母、黄芩寒凉清其上热;用茯苓、白术以补脾;用白芍以敛逆气;用葳蕤、麦冬、石膏、甘草以润肺除热。

七、单方验方

(1)紫河车1具,研末,每天1次,每次服3 g,适用于虚寒肺痿。

(2)制附子、淫羊藿、黄芪、白术、党参各9 g,补骨脂12 g,茯苓、陈皮、半夏各6 g,炙甘草4.5 g。适用于虚寒肺痿者。

(3)山药30 g,太子参15 g,玉竹15 g,桔梗9 g。适用于肺痿气虚津伤者。

(4)百合30 g煮粥,每天1次。适用于虚热肺痿者。

(5)银耳15 g,冰糖10 g,同煮内服。适用于虚热肺痿者。

(6)冬虫夏草10～15 g,百合15 g,鲜胎盘半个,鲜藕50 g,隔水炖服,隔天1次,连服10～15次为1个疗程。

(7)新鲜萝卜500 g,白糖适量。将萝卜洗净切碎,用洁净纱布绞取汁液,加白糖调服。每天1次,常服。

(8)夏枯草15～25 g,麦冬15 g,白糖50 g。先将夏枯草、麦冬用水煎10～15 min,再加白糖煮片刻,代茶饮,每天1剂,常服。适用于虚热肺痿者。

八、中成药

(一)六味地黄丸

1.功效与主治

滋阴补肾。适用于虚热肺痿者。

2.用法与用量

口服,一次8粒,一天3次。

(二)金匮肾气丸

1.功效与主治

温补肾阳。适用于虚寒肺痿者。

2.用法与用量

口服,一次8粒,一天3次。

(三)补中益气口服液

1.功效与主治

补中益气,升阳举陷。适用于肺痿脾胃气虚,见发热、自汗、倦怠等症者。

2.用法与用量

口服,一次1支,一天3次。

(四)参苓白术散

1.功效与主治

益气健脾,和胃渗湿。适用于肺痿脾胃虚弱,见食少便溏,或吐或泻,胸脘胀闷,四肢乏力等症者。

2.用法与用量

口服,一次5 g,一天3次。

(五)琼玉膏

1.功效与主治

滋阴润肺,降气安神。适用于虚热肺痿者。

2.用法与用量

口服,一次1勺,一天2次。

九、其他疗法

艾条点燃,对准足三里穴,并保持一定距离,使局部有温热感、皮肤微红为度。艾灸时间一般为10～15 min,每天1次。用于虚寒肺痿。

(张丽霞)

第七节 哮 病

哮病是由于宿痰伏肺,遇诱因引触,导致痰阻气道,气道挛急,肺失肃降,肺气上逆所致的发作性痰鸣气喘疾病。发时喉中哮鸣有声,呼吸气促困难,甚则喘息不能平卧。

一、病因病机

哮病的发生,乃宿痰内伏于肺,复因外感、饮食、情志、劳倦等诱因引触,以致痰阻气道,气道挛急,肺失肃降,肺气上逆所致。

（一）外邪侵袭

外感风寒或风热之邪；未能及时表散，邪气内蕴于肺，壅遏肺气，气不布津，聚液生痰而成哮病之因。

（二）饮食不当

饮食不节致脾失健运，饮食不归正化，水湿不运，痰浊内生，上干于肺，壅阻肺气而发哮病。

（三）情志失调

情志不遂。肝气郁结，木不疏土；或郁怒伤肝，肝气横逆，木旺乘土均可致脾失健运，失于转输，水湿蕴成痰浊，上干于肺，阻遏肺气，发生哮病。

（四）体虚病后

素体禀赋薄弱，体质不强，或病后体弱（如幼年患麻疹、顿咳，或反复感冒，咳嗽日久等）导致肺、脾、肾虚损，痰浊内生，成为哮病之因。若肺气耗损，气不化津，痰饮内生；或阴虚火盛，热蒸液聚，痰热胶固；脾虚水湿不运，肾虚水湿不能蒸化，痰浊内生，均成为哮病之因。

哮病的病理因素以痰为根本，痰的产生责之于肺不能布散津液，脾不能转输精微，肾不能蒸化水液，以致津液凝聚成痰，伏藏于肺，成为哮病发生的"夙根"。此后每遇气候突变、饮食不当、情志失调、劳累过度等诱因导致气机逆乱而发作。

二、临床治疗

（一）辨证要点

1.辨已发未发

哮病发作期和缓解期临床表现不同，发作期以喉中哮鸣有声，呼吸气促困难，甚则喘息不能平卧等为典型临床表现。缓解期无典型症状，若病程日久，反复发作，导致身体虚弱，平时可有轻度哮症，而以肺、脾、肾虚损为主要表现，或肺气虚，或肺气阴两虚，或脾气虚、肾气虚、肺脾气虚、肺肾两虚等。

2.辨证候虚实

哮病属邪实正虚之证，发作时以邪实为主，症见呼吸困难，呼气延长，喉中痰鸣有声，痰黏量少，咯吐不利，甚则张口抬肩，不能平卧，端坐俯伏，胸闷窒塞，烦躁不安，或伴寒热，苔腻，脉实。未发时以正虚为主，肺虚者，气短声低，咯痰清稀色白，喉中常有轻度哮鸣音，自汗恶风；脾虚者，食少，便溏，痰多；肾虚者，平素短气息促，动则为甚，吸气不利，腰酸耳鸣。

3.辨痰性质

发作期痰阻气道，气道挛急，肺失肃降，以邪实为主，痰有寒痰、热痰、痰湿之异，分别引起寒哮、热哮、痰哮。一般寒哮内外皆寒，其证喉中哮鸣如水鸡声，咳痰清稀，或色白如泡沫，口不渴，舌质淡，苔白滑，脉浮紧；热哮痰热壅盛，其证喉中痰鸣如吼，胸高气粗，咳痰黄稠胶黏，咯吐不利，口渴喜饮，舌质红，苔黄腻，脉滑数。寒热征象不明显，喘咳胸满，但坐不得卧，痰涎壅盛，喉如曳锯，咯痰黏腻难出者，为痰哮。

（二）类证鉴别

喘证与哮病的病因病机不同，喘证由外感六淫，内伤饮食、情志，或劳欲、久病，致邪壅于肺，宣降失司所致，或肺不主气，肾失摄纳而成；哮病乃宿痰伏肺，遇诱因引触，致痰阻气道，气道挛急，肺失肃降而成。临床表现亦有明显区别，哮病与喘证都有呼吸急促的表现，但哮必兼喘，而喘未必兼哮。哮指声响言，喉中有哮鸣声，是一种反复发作的独立性疾病；喘指气息言，为呼吸气促困难,是多种急慢性疾病的一个症状。

(三)治疗原则

发时治标,平时治本为哮病治疗的基本原则。发时攻邪治标,祛痰利气,寒痰宜温化宣肺,热痰当清化肃肺,痰浊壅肺应去壅泻肺,风痰当祛风化痰,表证明显者兼以解表;反复日久,正虚邪实者又当攻补兼顾,不可拘泥;平时扶正治本,阳气虚者应温补,阴虚者宜滋养,分别采取补肺、健脾、益肾等法,以冀减轻、减少或控制其发作。

(四)辨证论治

1.发作期

(1)寒哮:①证候,呼吸急促,喉中哮鸣有声,胸膈满闷如塞。咳不甚,痰少咯吐不爽,或清稀呈泡沫状,口不渴,或渴喜热饮,面色晦暗带青,形寒怕冷。或小便清,天冷或受寒易发,或恶寒、无汗、身痛。舌质淡,苔白滑。脉弦紧或浮紧。②治法,温肺散寒,化痰平喘。③方药,射干麻黄汤。若病久,本虚标实,当标本同治,温阳补虚,降气化痰,用苏子降气汤。

(2)热哮:①证候,气粗息涌,喉中痰鸣如吼,胸高胁胀。咳呛阵作,咳痰色黄或白,黏浊稠厚,咯吐不利,烦闷不安,不恶寒,汗出,面赤,口苦,口渴喜饮。舌质红,舌苔黄腻,脉滑数或弦滑。②治法,清热宣肺,化痰定喘。③方药,定喘汤。若病久痰热伤阴,可用麦冬汤加沙参、冬虫夏草、川贝母、天花粉。

(3)痰哮:①证候,喘咳胸满,但坐不得卧,痰涎壅盛,喉如曳锯,咯痰黏腻难出。呕恶,纳呆。口粘不渴,神倦乏力,或胃脘满闷,或便溏,或胸胁不舒,或唇甲青紫。舌质淡或淡胖,或舌质紫暗或淡紫,舌苔厚浊,脉滑实或带弦、涩。②治法,化浊除痰,降气平喘。③方药,二陈汤合三子养亲汤。如痰涎壅盛者,可合用葶苈大枣泻肺汤泻肺除壅;若兼意识朦胧,似清似昧者,可合用涤痰汤涤痰开窍。

2.缓解期

(1)肺虚:①证候,气短声低,咯痰清稀色白,喉中常有轻度哮鸣音,每因气候变化而诱发。面色㿠白,平素自汗,怕风,常易感冒,发前喷嚏频作,鼻塞流清涕。舌质淡,苔薄白。脉细弱或虚大。②治法,补肺固卫。③方药,玉屏风散。

(2)脾虚:①证候,气短不足以息,少气懒言,平素食少脘痞,痰多,便溏,倦怠无力,面色萎黄不华,或食油腻易腹泻,或泛吐清水,畏寒肢冷,或少腹坠感,脱肛。舌质淡,苔薄腻或白滑,脉象细软。②治法,健脾化痰。③方药,六君子汤。若脾阳不振,形寒肢冷,便溏者,加桂枝、干姜或合用理中丸以振奋脾阳;若中气下陷,见便溏,少腹下坠,脱肛等,则可改用补中益气汤。

(3)肾虚:①证候,平素短气息促,动则为甚,吸气不利,劳累后喘哮易发。腰酸腿软,脑转耳鸣。或畏寒肢冷,面色苍白;或颧红,烦热,汗出粘手。舌淡胖嫩,苔白;或舌红苔少。脉沉细或细数。②治法,补肾摄纳。③方药,金匮肾气丸或七味都气丸。阴虚痰盛者,可用金水六君煎滋阴化痰。

(张丽霞)

第八节 喘 证

喘证以呼吸困难,甚则张口抬肩,鼻翼翕动,难以平卧为特征。它是肺系疾病常见症状之一,多由邪壅肺气,宣降不利或肺气出纳失常所致。

西医中的喘息性支气管炎、肺部感染、肺气肿、慢性肺源性心脏病、心源性哮喘等,均可参照本节进行辨证治疗。

一、病因病机

(一)外邪犯肺

外感风寒、风热之邪,或肺素有痰饮,复感外邪,卫表闭塞,肺气壅滞,宣降失常,肺气上逆而喘。

(二)痰浊内蕴

恣食肥甘油腻,过食生冷或嗜酒伤中,脾失健运,湿浊内生,聚湿成痰,上渍于肺,阻遏气道,肃降失常,气逆而喘。

(三)久病劳欲

久病肺虚,劳欲伤肾,肺肾亏损,气失所主,肾不纳气,肺气上逆而喘。

二、辨证论治

喘证的辨证,重在辨虚实寒热。实喘一般起病急,病程短,呼吸深长有余,气粗声高,脉有力;虚喘多起病缓慢,病程长,呼吸短促难续,气怯声低,脉无力;热喘胸高气粗,痰黄黏稠难咯,面赤烦躁、唇青鼻翕,舌红苔黄腻、脉数;寒喘面白唇青,痰涎清稀,舌苔白、脉迟。

治疗原则为实证祛邪降逆平喘;虚证培补摄纳平喘。

(一)实喘

1.风寒束肺

(1)证候:咳喘胸闷,痰稀色白,初起多兼恶寒发热,头痛无汗,身痛等表证,舌苔薄白,脉浮紧。

(2)治法:祛风散寒,宣肺平喘。

(3)方药:麻黄汤加减。方中麻黄、桂枝辛温发汗,散寒解表,宣肺平喘;杏仁、甘草降气化痰。若表寒不重,可去桂枝,即为宣肺平喘之三拗汤;痰白清稀量多起沫加细辛、生姜温肺化痰;痰多胸闷甚者加半夏、陈皮、白芥子理气化痰。

2.风热袭肺

(1)证候:喘促气粗,痰黄而黏稠,身热烦躁,口干渴,汗出恶风,舌质红,苔薄黄,脉浮数。

(2)治法:祛风清热,宣肺平喘。

(3)方药:麻杏石甘汤加减。方中麻黄、石膏相使为用疏风清热,宣肺平喘;杏仁、甘草化痰利气。若痰多黏稠、烦闷者加黄芩、桑白皮、知母、瓜蒌皮、鱼腥草,增强清热泻肺化痰之力;大便秘结者加大黄、枳实泻热通便;喘甚者加葶苈子、白果化痰平喘。

3.痰浊壅肺

(1)证候:喘咳痰多,胸闷,呕恶,纳呆,口黏不渴,舌淡胖有齿痕,苔白厚腻,脉缓滑。

(2)治法:燥湿化痰,降逆平喘。

(3)方药:二陈汤合三子养亲汤加减。方中陈皮、半夏、茯苓、甘草燥湿化痰,理气和中;莱菔子、紫苏子、白芥子化痰降逆平喘,二方合用效专力宏。若痰壅、便秘、喘不能卧加葶苈子、大黄涤痰通便。

(二)虚喘

1.肺气虚

(1)证候:喘促气短,咳声低弱,神疲乏力,自汗畏风,痰清稀,舌淡苔白,脉缓无力。

(2)治法:补肺益气定喘。

(3)方药:补肺汤合玉屏风散加减。方中人参、黄芪补益肺气;白术、甘草健脾补中助肺;五味子、紫菀、桑白皮化痰止咳,敛肺定喘;防风助黄芪益气护表。若兼见痰少质黏,口干,舌红少津,脉细数者,为气阴两虚。治宜益气养阴、敛肺定喘。方用生脉散加沙参、玉竹、川贝母、桑白皮、百合养阴益气滋肺。

2.肾气虚

(1)证候:喘促日久,气不得续,动则尤甚,甚则张口抬肩,腰膝酸软,舌淡苔白,脉沉弱。

(2)治法:补肾纳气平喘。

(3)方药:七味都气丸合参蛤散加减。方中熟地黄、山茱萸、山药、牡丹皮、泽泻、茯苓、五味子补肾纳气;人参大补元气,蛤蚧肺肾两补,纳气平喘。

3.喘脱

(1)证候:喘逆加剧,张口抬肩,鼻翕气促,不能平卧,心悸,烦躁不安,面青唇紫,汗出如珠,手足逆冷,舌淡苔白,脉浮大无根。

(2)治法:扶阳固脱,镇摄纳气。

(3)方药:参附汤送服黑锡丹。方中人参、附子回阳固脱、救逆;黑锡丹降气定喘。

三、针灸治疗

(一)实喘

尺泽、列缺、天突、大柱。针刺,用泻法。

(二)虚喘

鱼际、定喘、肺俞。针刺,用补法,可灸。

(三)喘脱

定喘、肺俞、关元、神阙。用灸法。

四、护理与预防

饮食宜清淡而富有营养,忌油腻酒醴及辛热助湿生痰动火食物。室内空气要保持新鲜,避免烟尘刺激。痰多者要注意排痰,保持呼吸道通畅。慎起居,适寒温,节饮食,薄滋味,戒烟酒,节房事。适当参加体育活动,增强体质。保持良好的心态。

(张丽霞)

第五章 脾胃系病证

第一节 噎膈

噎膈是指由于食管干涩或狭窄导致吞咽食物哽噎不顺、饮食难下，或食而复出的疾病。噎即噎塞，指吞咽之时哽噎不顺；膈为格拒，指饮食不下。噎可单独为病，亦可为膈的前驱表现，故临床常以噎膈并称。本病主要涵盖了西医学中的食管癌、贲门癌、贲门痉挛、食管-贲门失弛缓症、食管憩室、食管炎等。胃肠功能紊乱、胃神经症、胃食管反流征等疾病引起的食物难下不在本病证范围。

一、源流

《黄帝内经》首先提出膈证之名，并指出本证与情志相关。《素问·阴阳别论》云："三阳结，谓之隔。"《素问·通评虚实论》云："隔塞闭绝，上下不通，则暴忧之病也。"

隋代巢元方《诸病源候论》将噎膈分为气、忧、食、劳、思五噎和忧、恚、气、寒、热五膈，指出精神因素对本病的影响甚大，也为后世医家对噎和膈的鉴别奠定了基础。

唐代孙思邈在《备急千金要方·噎塞论》中引《古今录验》对"五噎"做了详细描述。宋代严用和认为阴阳失衡、气滞咽嗌胸膈而成本病，《济生方·五噎五膈论治》曰"阳气先结，阴气后乱，阴阳不和，脏腑生病，结于胸膈，则成膈；气留于咽嗌，则成五噎"，并提出了"调顺阴阳，化痰下气"的治疗原则。

元代朱丹溪提出本病病因为津枯液燥，治疗以"润"为法。《脉因证治·噎膈》云："大概因血液俱耗，胃脘亦槁，在上近咽之下……名之曰噎。其槁在下，与胃为近……名之曰膈。"提出"润养津血，降火散结"的治法，侧重以润为通，对后世影响较深。

明代张景岳对噎膈进行了较为全面的论述，认为《黄帝内经》所言之"三阳"指太阳，包括小肠与膀胱，而与大肠无关。此外，他还指出噎膈与反胃是不同的两个病证，认为脾主运化，肾为化生之本，运化失职，精血枯涸为病机所在，从而提出温脾滋肾之治疗大法，进一步深化了对噎膈的认识。

清代程国彭亦认为噎膈病因病机不离乎"槁"。《医学心悟》谓："凡噎膈症，不出胃脘干槁四字。槁在上脘者，水饮可行，食物难入。槁在下脘者，食虽可入，久而复出。"叶天士在《临证指南医案·噎膈反胃》中明确指出"脘管窄隘"为本病的主要病机，这一观点对现在的临床治疗仍具有重要意义。

近代张锡纯《医学衷中参西录》认为噎膈"不论何因，其贲门积有瘀血者十之七八"，强调活血化瘀在治疗中的重要性，并指出预后与"瘀血之根蒂未净，是以有再发之"有关。

现代随着对噎膈病因病机的深入认识和常见疾病的明确诊断，在诊断和治疗上均有进一步的发展。如有学者认为，噎膈初期，其病机多为痰气交阻、食管不利、闭塞胸膈，治宜理气和胃、化痰降逆、开郁畅膈，对于生痰化火者，宜化痰清热、通降胃气。将痰凝气滞作为噎膈形成的重要病理因素，治疗上选用化瘀祛痰、理气散结、和胃通降之法；另注重肺胃同治、清降并用。此外，还有学者认为，噎膈多由长期饮食不节、情志忧郁，渐致痰火胶结，或脾胃虚寒，或津液干枯、气滞血瘀而成，或食积、气结、热结、痰凝、血瘀、脏虚所致。若饮食未消则兼去其滞，逆气未调则兼解其郁，热邪未去则兼清其热，痰结未散则兼化其痰，瘀血未祛则兼行其瘀，病久衰弱则专用补养。不可标本杂进，以致重伤胃气，难能奏效。

二、病因病机

噎膈的病因主要为七情内伤，饮食所伤，年老肾虚，脾、胃、肝、肾功能失调等，且几者之间常相互影响，互为因果，共同致病。

（一）病因

1.七情失调

导致噎膈的七情因素中，以忧思恼怒多见。忧思伤脾则气结，脾伤则水湿失运，滋生痰浊，痰气相搏；恼怒伤肝则气郁，气结气郁则津行不畅，瘀血内停，已结之气，与后生之痰、瘀交阻于食管、贲门，使食管不畅，久则使食管、贲门狭窄，而成噎膈。

2.饮食所伤

嗜酒无度，过食肥甘，恣食辛辣，助湿生热，酿成痰浊，阻于食管、贲门，或津伤血燥，失于濡润，使食管干涩，均可引起进食噎塞，而成噎膈。此外，饮食过热，食物粗糙发霉，既可损伤食管脉络，又可损伤胃气，气滞血瘀阻于食管、贲门，也可成噎膈。

3.年老肾虚

年老肾虚，精血渐枯，食管失养，干涩枯槁，发为此病。若阴损及阳，命门火衰，脾胃失于温煦，脾胃阳虚，运化无力，痰瘀互结，阻于食管，也可形成噎膈。

（二）病机

1.病位

病位在食管，属胃所主，与肝、脾、肾三脏有关。噎膈的病位在食管，属胃所主，又因肝、脾、肾三脏之经络皆与食管相连，七情内伤、饮食不节、年老肾虚可致肝、脾、肾三脏功能失常，故病变与肝、脾、肾密切相关。肝之疏泄失常，则气失条达，可使气滞血瘀或气郁化火；脾之功能失调，健运失司，水湿聚而为痰，痰气交阻或痰瘀互结；肾阴不足，精血亏耗，则不能濡养咽嗌，肾阳亏虚，不能温运脾土，运化失司，以致气滞、痰阻、血瘀，使食管狭窄，胃失通降，津液干涸失濡而成噎膈。

2.病机关键

病机关键为津枯血燥，气痰瘀互结，食管干涩、狭窄。内伤饮食、情志不遂、年老肾亏三者之间相互影响，互为因果，共同致病，使气机不畅、痰浊不化，痰气交阻于食管和胃，致哽噎不顺，梗塞难下，继则瘀血内结，痰、气、瘀三者交结，胃之通降阻塞，上下不通，因此饮食难下，食而复出；久病则气郁化火，或痰瘀生热，伤阴耗液，失于濡润，食管干涩，食饮难下。由于以上各种原因造成食管干涩、狭窄，因而产生噎膈。

3.病理性质

病理性质为本虚标实,各有偏重。病理性质总属本虚标实,标实为痰、气、瘀阻塞食管。初起以邪实为主,随着病情发展,气结、痰阻、血瘀愈显,食管、贲门狭窄更甚,邪实有加;久病则气郁化火,或痰瘀生热,伤阴耗液,阴津日益枯槁,胃腑失其濡养,或阴损及阳,脾胃阳气衰败,不能输化津液,痰气瘀结益甚,多形成虚实夹杂之候;胃津亏耗,进而损及肾阴,以致精血虚衰,虚者愈虚,疾病由标实转为正虚。

4.病程

病程有新久之分,病情有轻重之别。噎膈初起,常由饮食、情志所致,以痰气瘀交阻之邪实为主,病位偏上;日久损及脾肾阴津,则以本虚为主,病位偏下。部分患者病情继续发展,由阴损以致阳衰,则肾之精气并耗,脾之化源告竭,终成不救。

三、诊断与病证鉴别

(一)诊断依据

(1)患者咽下饮食梗塞不顺,食物在食管内有停滞感,甚则不能下咽到胃,或食入即吐。

(2)患者常伴有胃脘不适,胸膈疼痛,甚则形体消瘦,肌肤甲错,精神衰惫等症。

(3)起病缓慢,常表现为由噎至膈的病变过程,常由饮食、情志等因素诱发,多发于中老年男性,特别是在高发区。

(4)食管、胃的 X 线检查、内镜及病理组织学检查、食管脱落细胞检查,以及胸腹部 CT 检查等有助于早期诊断。

(二)辅助检查

食管、胃的 X 线检查,胸腹部 CT 检查可以鉴别上消化道占位或憩室病变,也可作为贲门痉挛、食管-贲门失弛缓症的诊断条件之一;内镜及病理组织学检查、食管脱落细胞检查有助于食管癌、贲门癌的确诊。

(三)病证鉴别

1.噎膈与反胃

两者皆有食入即吐的症状。噎膈多系阴虚有热,主要表现为吞咽困难,食不能下,旋食旋吐,或徐徐吐出;反胃多属阳虚有寒,主要表现为食尚能入,停留胃中,朝食暮吐,暮食朝吐。如《景岳全书·噎膈》云:“噎膈之病,主于胸臆上焦;而反胃之病,则病于中下二焦……反胃之治,多主益火之源,以助化功;噎膈之治,多宜润养心脾,以舒结气。”

2.噎膈与梅核气

两者均见咽中梗塞不舒的症状。噎膈是有形之物瘀阻于食管,吞咽困难。梅核气则是气逆痰阻于咽喉,为无形之气,以咽部异物感为主,无吞咽困难及饮食不下的症状。如《证治汇补·噎膈》所说:“梅核气者,痰气窒塞于咽喉之间,咯之不出,咽之不下,状如梅核。”即咽中有梗塞不舒的感觉,无食物哽噎不顺,或吞咽困难,食入即吐的症状。

四、辨证论治

(一)辨证思路

1.辨轻重

本病早期轻症仅有吞咽之时哽噎不顺,全身症状不明显,病情严重则吞咽困难呈进行性加重,食常复出,甚则胸膈疼痛,滴水难入。

2.辨虚实

本虚多因热邪伤津、房劳伤肾、年老肾虚而致阴津枯槁,渐至而成气虚阳微,临床表现为形体消瘦,皮肤干枯,舌红少津,或面色苍白,形寒气短,面浮足肿;标实多因忧思恼怒,饮食所伤,寒温失宜,以气滞、痰凝、瘀阻为主,后期可出现虚实夹杂之证,临床表现为胸膈胀痛、刺痛,痛处不移,胸膈满闷,泛吐痰涎。

3.辨病理因素

临床应根据气、痰、瘀三者之偏重来辨病理因素。偏于气滞者,症见吞咽不顺,时觉胸膈痞闷,症状随情绪变化而波动,伴有嗳气频频,大便不畅,此证多见于食管炎、食管憩室、食管神经症等病变。偏于痰凝者,症见咽食梗阻,吞咽时食管疼痛,胸膈痞闷或热痛,呕吐痰涎,口干咽燥,大便干结或不爽。偏于瘀阻者,症见吞咽梗阻,胸膈刺痛,痛处固定,肌肤甲错,面色晦暗。

(二)治疗原则

依据噎膈的病机,其治疗原则为理气开郁,化痰消瘀,滋阴养血润燥,分清标本虚实而治。初起以标实为主,重在治标,以理气开郁,化痰消瘀为法,可少佐滋阴养血润燥之品;后期以正虚为主,或虚实并重,但治疗重在扶正,以滋阴养血润燥,或益气温阳为法,也可少佐理气开郁,化痰消瘀之品。但治标当顾护津液,不可过用辛散香燥之药;治本应保护胃气,不宜过用甘酸滋腻之品。存得一分津液,留得一分胃气,在噎膈的辨证论治过程中有着特殊重要的意义。

(三)分证论治

1.痰气交阻

(1)症状:进食梗阻,脘膈痞满,甚则疼痛,情志舒畅则减轻,精神抑郁则加重。嗳气呃逆,呕吐痰涎,口干咽燥,大便艰涩,舌质红,苔薄腻,脉弦滑。

(2)病机分析:气郁痰阻,食管不利,则进食梗阻,脘膈痞满,甚则疼痛,情志舒畅则减轻,精神抑郁则加重;痰气交阻,胃气上逆,则嗳气呃逆,呕吐痰涎;气结津液不能上承,且郁热伤津,故口干咽燥,大便艰涩;舌质红,苔薄腻,脉弦滑为气郁痰阻,兼有郁热伤津之象。

(3)治法:开郁化痰,润燥降气。

(4)代表方药:启膈散加减。方中丹参、郁金、砂仁理气化痰解郁,沙参、贝母、茯苓润燥化痰,杵头糠和胃降逆。可加瓜蒌、半夏、天南星以助化痰之力,加麦冬、玄参、天花粉以增润燥之效。

(5)加减:若郁久化热,心烦口苦者,可加栀子、黄连、山豆根以清热;若津伤便秘,可加增液汤和白蜜,以助生津润燥之力;若胃失和降,泛吐痰涎者,加半夏、陈皮、旋覆花以和胃降逆。

2.津亏热结

(1)症状:进食时梗涩而痛,水饮可下,食物难进,食后复出,胸背灼痛。形体消瘦,肌肤枯燥,五心烦热,口燥咽干,渴欲饮冷,大便干结,舌红而干,或有裂纹,脉弦细数。

(2)病机分析:阴津亏耗,食管失于濡润,故进食时梗涩而痛,尤以进食固体食物为甚;热结痰凝,阻于食管,故食后复出,胸背灼痛;热结灼津,胃肠枯槁,则口燥咽干,渴欲饮冷,大便干结;胃不受纳,无以化生精微,故形体消瘦,肌肤枯燥,五心烦热;舌红而干,或有裂纹,脉弦细数为津亏热结之象。

(3)治法:养阴生津,泄热散结。

(4)代表方药:沙参麦冬汤加减。方中沙参、麦冬、玉竹滋养津液,桑叶、天花粉养阴泄热,扁豆、甘草安中和胃。可加玄参、生地黄、石斛以助养阴之力,加栀子、黄连、黄芩以清肺胃之热。

(5)加减:若肠燥失润,大便干结,可加火麻仁、瓜蒌仁、何首乌润肠通便;若腹中胀满,大便不通,胃肠热盛,可用大黄甘草汤泄热存阴,但应中病即止,以免重伤津液;若食管干涩,口燥咽干,可饮五汁安中饮以生津养胃。

3.瘀血内结

(1)症状:进食梗阻,胸膈疼痛,食不得下,甚则滴水难进,食入即吐。面色黯黑,肌肤枯燥,形体消瘦,大便坚如羊屎,或吐下物如赤豆汁,或便血,舌质紫黯,或舌红少津,脉细涩。

(2)病机分析:痰瘀内结,阻于食管或胃口,道路狭窄,故进食梗阻,胸膈疼痛,食不得下,甚则滴水难进,食入即吐;面色黯黑,肌肤枯燥为瘀血之象;长期饮食难下,化源告竭,故形体消瘦;阴伤肠燥,故大便坚如羊屎;瘀热伤络,血溢脉外,则吐下物如赤豆汁,或便血;舌质紫黯,或舌红少津,脉细涩为血亏瘀结之象。

(3)治法:破结行瘀,滋阴养血。

(4)代表方药:通幽汤加减。方中桃仁、红花活血化瘀,破结行血用以为君药;当归、生地黄、熟地黄滋阴养血润燥;槟榔下行而破气滞,升麻升清而降浊阴,一升一降,其气乃通,噎膈得开。可加乳香、没药、丹参、赤芍、三七、三棱、莪术破结行瘀,加海藻、昆布、瓜蒌、贝母、玄参化痰软坚,加沙参、麦冬、白芍滋阴养血。

(5)加减:若气滞血瘀,胸膈胀痛者,可用血府逐瘀汤;若服药即吐,难以下咽,可先服玉枢丹,可用烟斗盛该药,点燃吸入,以开膈降逆,其后再服汤剂。

4.气虚阳微

(1)症状:进食梗阻不断加重,饮食不下,面色㿠白,精神衰惫,形寒气短。面浮足肿,泛吐清涎,腹胀便溏,舌淡苔白,脉细弱。

(2)病机分析:阴损及阳,脾肾阳微,饮食无以受纳和运化,浊气上逆,故进食梗阻不断加重,饮食不下,泛吐清涎;脾肾衰微,气化功能丧失,寒湿停滞,故面色㿠白,精神衰惫,形寒气短,面浮足肿,腹胀便溏;舌淡苔白,脉细弱为气虚阳微之象。

(3)治法:温补脾肾,益气回阳。

(4)代表方药:温脾用补气运脾汤加减,温肾用右归丸加减。常用药:前方以人参、黄芪、白术、茯苓、甘草补脾益气,砂仁、陈皮、半夏和胃降逆。可加旋覆花、代赭石降逆止呕,加附子、干姜温补脾阳;若气阴两虚,加石斛、麦冬、沙参,以滋阴生津。后方用附子、肉桂、鹿角胶、杜仲、菟丝子补肾助阳,熟地黄、山茱萸、山药、枸杞子、当归补肾滋阴。

(5)加减:若中气下陷,少气懒言,可用补中益气汤;若脾虚血亏,心悸气短,可用十全大补汤加减。噎膈至脾肾俱败阶段,一般宜先进温脾益气之剂,以救后天生化之源,待能稍进饮食与药物,再以暖脾温肾之方,汤丸并进,或两方交替服用。在此阶段,如因阳竭于上而水谷不入,阴竭于下而二便不通,称为关格,系开合之机已废、为阴阳离决的一种表现,当积极救治。

(四)其他疗法

1.单方验方

(1)威灵仙、白蜜各30 g,山慈菇10 g。水煎3次,每煎分2次服,每4 h服1次。适用于痰气交阻证。

(2)韭汁、牛乳各等分,调匀,频频呷服。适用于津亏热结证。

(3)代赭石50 g,牛膝50 g。上药共研成微细粉末,分为24等份,每天3次,每次1包。适用于津亏热结证。

(4)蝼蛄、蜣螂各 7 个,广木香 10 g,当归 15 g,共为细末,用黑牛涎半碗和药,黄酒送下。适用于噎膈之瘀血内结者。

(5)山慈菇 120 g,海藻、浙贝母、柿蒂、柿霜各 60 g,法半夏、红花各 30 g,乳香、没药各 15 g,三七 18 g,共为细末。每次 6 g,加适量白蜜,每天 2 次。适用于噎膈之瘀血内结者。

2.常用中成药

(1)沉香透膈丸。

功用主治:行气散瘀。用于气滞血瘀之噎膈。

用法用量:每次 10 粒,每天 2 次,含服或温姜水送服。

(2)紫金锭。

功用主治:清热解毒、化湿散结。用于痰气交阻,湿热毒蕴之噎膈。

用法用量:每次 0.6～1.5 g,每天 2 次,温开水磨服或外用。

(3)梅花点舌丹。

功用主治:清热化痰、活血化瘀。用于痰热交阻,气血不畅之噎膈。

用法用量:每次 3 粒,每天 2 次,将药放在舌上,以口麻为度,用温黄酒或温开水送下。

(4)西黄丸。

功用主治:益气活血、软坚散结。用于瘀血内阻,气滞痰凝之噎膈。

用法用量:每次 3～6 g,每天 1 次,温开水送服。

3.针灸疗法

(1)体针:以取足阳明经、足太阴经、足阳明经、手厥阴经、任脉穴为主。

处方:天突、中脘、足三里、膏肓、膻中、膈俞、心俞、天府、乳根穴。

配穴:吞咽困难者,可配合天鼎、巨阙、内关、膈俞、脾俞等穴;痰气交阻者,可配合太冲、中脘、丰隆穴;津亏热结者,可配合天枢、照海穴;瘀血内阻者,可配合合谷、血海、三阴交穴;气虚阳微者,可配合命门、气海、关元穴;肝胃不和者,可配合期门、内关、阳陵泉穴。

操作:毫针刺,实证用泻法,虚证用补法,胃寒及脾胃虚寒宜加灸。

(2)耳针:取咽喉、食管、贲门、胃、胸。毫针刺中等强度刺激,或用王不留行贴压或埋针。

4.外治疗法

(1)外敷法:使用苍术、白术、川乌、生半夏、生大黄、生五灵脂、生延胡索、枳实、当归、黄芩、巴豆仁、三棱、莪术、连翘、防风、芫花、大戟等中药制成药膏,外敷或选穴外贴。

(2)推拿疗法:以理气开郁、化痰消瘀、滋阴养血为治疗大法,用推、按、揉、摩、拿、搓、擦等法。

取穴及部位:天突、中脘、足三里、内关、膈俞、脾俞、丰隆、照海、血海、三阴交、气海、关元穴。

操作:①推揉胸壁舒气法,两手掌及多指交叉分推前胸,双手掌叠揉胸骨前面,重点在剑突表面操作。②推抹、捏拿上腹,往返施术 5～10 遍,时间约为 5 min,以透热为度。③敲击上腹,在叠掌揉上腹部的基础上,侧指快速敲击以上部位。④双掌左右分推上背部,单掌推督脉及膀胱经路线,从大椎至背腰交界处,双拇指同时沿膀胱经路线,从大杼推按至三焦俞向下用力,以按为主,叠掌揉背部膀胱经路线。

五、临证参考

(一)区分"噎膈"与"食管癌"的不同

噎膈之症状表现与西医的食管癌具有相似之处,但两者不完全等同。噎膈是根据症状命名的,包括了除食管癌以外的贲门痉挛、食管炎、食管狭窄等以吞咽困难为主症的其他疾病。食管癌是根据局部病理命名的,属于噎膈的范畴,是噎膈范围中的一个疾病。

(二)注意顾护津液及胃气

阴津亏耗是噎膈之本,疾病初期,阴津未必不损,使用行气、祛痰、活血之品当适当兼顾益气养阴,以免生变。后期津液枯槁,阴血亏损,治当滋阴补血。但滋腻之品亦不可过用,防滋腻太过有碍于脾胃,胃气一绝,则诸药罔效。所以养阴,可选用沙参、麦冬、天花粉、玉竹等,不能用生地黄、熟地黄之辈,以防腻胃碍气,并配合生白术、生山药、木香、砂仁健脾益气,芳香开胃。

(三)祛邪应重视邪毒夹杂

噎膈之病的病机复杂,多兼有顽痰、瘀血、气滞、热郁诸多因素,阻碍胃气,少有单一证型,所以在治疗时应通权达变,灵活遣方用药。若顽痰凝结,宜咸以散结,可加海藻、昆布、海蛤壳、瓦楞子等以化痰消积。若久病瘀血在络,化瘀用三棱、莪术、桃仁、红花,宜配合虫类药物搜络祛邪。方中可加用全蝎、水蛭、蜈蚣、壁虎等,搜剔削坚,散结避恶解毒。若气机阻滞,胸膈痞满者,可加用枳实、厚朴、柿蒂、刀豆子等开胸顺气,降逆和胃。如津伤热结者,可加白花蛇舌草、菝葜、冬凌草、山慈菇、半枝莲、山豆根、白英等清热解毒,和胃降逆。

(四)及早检查,确定病性

噎膈的病变范围较广,故应及早做相关检查,明确疾病的性质。食管痉挛属于功能性疾病,治疗以调理气机、和胃降逆为主。食管炎、贲门炎属于炎症性疾病,治予清热解毒、理气和胃之法。食管癌、贲门癌则为恶性肿瘤,早期无转移及严重并发症,应积极采用手术治疗,配合中药益气扶正、化痰活血、解毒散结。因为这三种情况疾病性质不同,治疗方法也不同,预后转归也不同,须把握病性,采用相应的治疗方法,提高临床疗效。

六、预防调护

(1)养成良好的饮食习惯,保持愉快的心情,为预防之要。

(2)如进食不宜过快,不吃过烫、辛辣、变质、发霉食物,忌饮烈性酒;多吃新鲜蔬菜、水果;宜进食营养丰富的食物,后期可进食牛奶、羊奶、肉汁、蜂蜜、藕汁、梨汁等流质饮食,顾护胃气。

(3)起居有常,勿妄作劳,避触秽浊之气。

(4)树立战胜疾病的信心。

(魏　静)

第二节　呕　　吐

呕吐是指胃失和降,气逆于上,迫使胃内容物从口中吐出或仅有干呕恶心为主症的一种病证。有声有物谓之呕,有物无声谓之吐,有声无物谓之干呕。呕与吐常同时发生,故一般合称为呕吐。本病涵盖了西医学的胃肠道、肝胆胰疾病等引起的反射性呕吐。其他如因精神心理因素引起的神经性呕吐,梅尼埃病、晕动症等前庭障碍性疾病所导致的呕吐,脑血管疾病等引起的中枢性呕吐,某些全身性疾病引起的呕吐如心力衰竭、糖尿病酮症酸中毒、急性肾盂肾炎、尿毒症、肿瘤及肿瘤化疗引发的呕吐,霍乱、药物中毒等引起的呕吐,妊娠呕吐,均不在此证范畴。

一、源流

呕吐病名可追溯到《黄帝内经》，明确本病的病位在胃、脾，与肝、胆等脏腑密切相关，如《灵枢·经脉》曰："脾足太阴之脉……挟咽，连舌本，散舌下；其支者，复从胃，别上膈，注心中。是动则病舌本强，食则呕，胃脘痛，腹胀善噫""肝足厥阴之脉……是肝所生病者，胸满呕逆"。《灵枢·四时气》曰："邪在胆，逆在胃，胆液泄则口苦，胃气逆则呕苦。"其病因病机与外感六淫、药食不当有关。如《素问·举痛论》曰："寒气客于肠胃，厥逆上出，故痛而呕也。"《素问·至真要大论》曰："风淫所胜……食则呕""燥淫所胜……民病喜呕，呕有苦""湿变乃举，体重中满，食饮不化……呕而密默，唾吐清液""炎暑至，木乃津，草乃萎，呕逆躁烦""火气内发，上为口糜呕逆"。《灵枢·五味论》曰："苦走骨，多食之，令人变呕。"《素问·至真要大论》曰："诸呕吐酸，暴注下迫，皆属于热""诸逆冲上，皆属于火"。治疗上可采用针灸治疗，主要是刺少阳血络。如《灵枢·四时气》曰："善呕，呕有苦，长太息……取三里以下。胃气逆，则刺少阳血络，以闭胆逆，却调其虚实，以去其邪。"

现代医家对本病的研究更为广泛，对本病的认识也更加具体，灵活运用中医辨病与辨证相结合的诊断思路，进一步完善呕吐的理论体系，提高了临床疗效。如董建华认为，通降乃治胃之大法；胃为水谷之腑，六腑者传化物而不藏，以通为用，以降为顺；邪气犯胃，胃失和降，脾气不运，气机壅滞，则水反为湿，谷反为滞，形成气滞、湿阻、食积、痰结、火郁等相因为患，从胃的生理病理特点阐明病因，为临床治疗呕吐提供参考意义。徐景藩教授以《金匮要略》治疗呕吐的小半夏汤为基本方，加上由茯苓、泽泻、白术、桂枝、甘草、生姜组成的茯苓泽泻汤，治疗痰饮中阻引起的呕吐，临床上颇有效果。

二、病因病机

呕吐的发生多因外邪侵袭、饮食不节、情志失调和脾胃虚弱等因素导致胃失和降，胃气上逆。

(一)病因

1.外邪侵袭

感受六淫之邪，或秽浊之气，内扰胃腑，浊气上逆，胃失和降而致呕吐。《素问·至真要大论》曰："风淫所胜……食则呕""炎暑至……呕逆躁烦""燥淫所胜……民病喜呕，呕有苦""火气内发，上为口糜呕逆"。

2.饮食不节

食入不洁之品，或暴饮暴食，温凉失宜，食积胃脘，损伤脾胃；恣食生冷油腻或辛辣刺激之品，食滞内阻，均可使脾胃升降失司、浊气上逆而致呕吐。《素问·脉解》曰："太阴……所谓食则呕者，物盛满而上溢，故呕也。"《扁鹊心书》曰："凡饮食失节，冷物伤脾，胃虽纳受，而脾不能运，故作吐。"《仁斋直指方》曰："宿食证者，胸腹胀满，醋闷吞酸。"

3.情志失调

因七情不和，郁怒伤肝，肝气郁结，横逆犯胃，胃失和降；或因忧思过度，脾运失常，食停难化，胃气壅滞，均可致胃气上逆而致呕吐。《灵枢·经脉》曰："肝足厥阴之脉……是肝所生病也，胸满呕逆。"《景岳全书·呕吐》云："气逆作呕者，多因郁怒致动肝气，胃受肝邪，所以作呕。"

4.脾胃虚弱

脾胃素虚，正气不足，或因后天饮食不当、情志失调、劳倦过度、病后体虚等诱因，致脾胃受损,积聚胃中;或因药食不当,长期服用苦寒败胃之品,中阳不足,虚寒内生,胃失温养、濡润;或因久服辛辣温燥之品或久呕不愈,胃阴不足,胃失濡润,胃失和降,胃气上逆所致。《诸病源候论》曰:"呕吐之病者,由脾胃有邪,谷气不治所为也,胃受邪,气逆则呕。"《证治汇补·呕吐》谓:"阴虚成呕,不独胃家为病,所谓无阴则呕也。"

(二)病机

1.病位

病位在胃,与肝脾密切相关,可涉及胆、肾。呕吐病位在胃,与肝脾相关。脾胃为水谷之海,气血生化之源,脾升胃降,同处中焦,对立统一,共司纳化之职,从而使气血充盈,营卫调和。若脾失健运,则胃气失和,升降失职;或脾阳不足,虚寒内生,胃失温濡,均可上逆致呕。肝与胃一升一降,肝宜升,胃宜降,肝木条达,中土疏利,五脏安和。若肝气郁结,木抑土壅,或肝气太过,木旺乘土,横逆犯胃,均使胃失和降,气逆于上致呕。足少阳胆,秉肝之气,主持枢机,性喜疏泄。阳气内外通达,气机上下升降,若邪犯少阳,枢机不利,疏泄失常,胆气犯胃,致胃气不降,则逆而作呕。肾为"先天之本",脾胃为"后天之本",肾与脾胃在生理功能上互存互助。"肾主闭藏,亦主翕纳,统摄下焦之气化。"肾气亏虚,失于化气行水,水聚于内,上攻于胃,冲逆于上,则发为呕吐。

2.病机关键

病机关键为胃失和降,气逆于上。胃居中焦,主受纳腐熟水谷,其气以降为顺,以通为用。外邪、食滞、痰饮、气郁等邪气犯胃,干于胃腑;或因脾胃虚弱,正气不足,使胃失温养、濡润致胃失和降,胃气上逆而发为呕吐。初病多实,日久损伤脾胃,可由实转虚;或脾胃素虚,复因饮食等外邪所伤,或脾虚生痰饮,因虚致实,出现虚实并见的证候。无论邪气犯胃,或脾胃虚弱,发生呕吐的病机关键均为胃失和降,胃气上逆。

3.病理性质

病理性质有虚实之分,且可相互转化,兼杂致病。呕吐的病理性质无外乎虚实两类,实者由外邪、饮食、痰饮、气郁等邪气犯胃,致胃失和降,胃气上逆而发;虚者由气虚、阳虚、阴虚等正气不足,使胃失温养、濡润,不得润降,胃气上逆所致。一般来说,初病暴病多实,若呕吐日久,损伤脾胃,中气不足,可由实转虚;亦有脾胃素虚,复因饮食、情志所伤,或成痰生饮,则又可因虚致实,出现虚实夹杂的复杂病机。

4.病程

病程有新久之分,治疗有难易之别。暴病呕吐,多属邪实,常由外邪、饮食、情志所致,病位较浅,正气未虚,治疗较易;久病呕吐,多属正虚或虚实夹杂,病程较长,病位较深,易反复发作,较为难治。

三、诊断与病证鉴别

(一)诊断依据

(1)患者以呕吐食物、痰涎、水液诸物,或干呕无物为主症,一天数次不等,持续或反复发作。

(2)患者常伴有恶心,纳谷减少,胸脘痞胀,泛酸嘈杂,或胁肋疼痛等症。

(3)患者起病或急或缓,常先有恶心欲吐之感,多由气味、饮食、情志、冷热等因素而诱发。

(4)上消化道X线检查及内镜检查、腹部B超、头颅CT、妊娠试验等常有助于诊断及鉴别诊断。

(二)辅助检查

电子胃镜、上消化道钡餐可作出急、慢性胃炎,胃、十二指肠溃疡,胃黏膜脱垂等的诊断,并可与胃癌作鉴别诊断;肝功能、淀粉酶化验和 B 超、CT、MRI 等检查,可与肝、胆、胰疾病作鉴别诊断;血常规、腹部 X 线检查,可与肠梗阻、肠穿孔等作鉴别诊断;心肌酶谱、肌钙蛋白、心电图检查,可与心绞痛、心肌梗死作鉴别诊断。育龄妇女应化验小便,查妊娠试验。头部 CT 及 MRI:如患者暴吐,呈喷射状,应做头部 CT 或 MRI,以排除颅脑占位性病变;肾功能检查以排除肾衰竭和尿毒症所致呕吐。

(三)病证鉴别

1.呕吐与反胃

反胃亦属胃部病变,系胃失和降、气逆于上而成,也有呕吐的临床表现,所以可属呕吐范畴,但因又有其特殊的表现和病机,因此又当与呕吐相区别。反胃多系脾胃虚寒,胃中无火,难于腐熟,食入不化所致。表现为食饮入胃,滞停胃中,良久尽吐而出,吐后转舒。古人称"朝食暮吐,暮食朝吐"。而呕吐是以有声有物为特征,病机为邪气干扰,胃失和降所致,实者食入吐,或不食亦吐,并无规律,虚者时吐时止,或干呕恶心,但多吐出当日之食。

2.呕吐与噎膈

噎膈虽有呕吐症状,但以进食梗阻不畅,或食不得入,或食入即吐为主要表现,食入即吐是指咽食不能入胃,随即吐出。呕吐病在胃,噎膈病在食管。呕吐病程较短,病情较轻,多能治愈,预后良好。噎膈伴有食入即吐,则病情较重,病程较长,治疗困难。

3.呕吐与呃逆

两者均因胃气上逆所致,尤其应注意与有声无物之干呕相鉴别。呃逆指喉间呃呃连声,声短而频,令人不能自止的病症,多为胃气上逆动膈,膈间气机不利,上冲于喉间所致,一般无物吐出。呕吐的病位在胃,多伴有呕吐物。干呕虽无物吐出,多伴有恶心,冲逆之气从咽而出,其声长而浊。

四、辨证论治

(一)辨证思路

1.辨虚实

实证呕吐,多因外邪、饮食、情志因素,病邪犯胃所致,发病急骤,病程较短,呕吐量多。因外感者,突发呕吐多伴有表证,脉实有力;因食滞者,呕吐物多酸腐臭秽,脘腹满闷,吐后得舒;因气逆者,呕吐吞酸,嗳气频频,胸胁胀痛,与情志刺激有关;因痰饮者,呕吐清水痰涎,脘闷不适,不思饮食。虚证呕吐,常为脾胃虚寒、胃阴不足而成,起病缓慢,病程较长,呕而无力,时作时止,吐物不多,酸臭不甚。若脾胃气虚者,常伴有精神萎靡,倦怠乏力,脉弱无力;若胃阴不足者,可有时作干呕,口干咽燥,舌红苔少,脉细数。

2.辨寒热

外感寒邪,过食生冷,寒邪客胃,损伤胃气,胃气痞塞,气逆于上,突发呕吐,兼发热恶寒,头身疼痛;日久可致脾阳不足,寒从内生,寒凝气滞,无力行使和降之职,可见泛吐清水,腹痛喜温喜按。伤寒伏热不解,过食辛辣之物,热邪犯胃,胃火上逆致呕,呕吐苦水、酸水,舌红苔黄;热病日久,胃阴不足,胃失濡养,不得润降,上逆致呕,见呕吐量少,或时作干呕,饥不欲食,舌红少苔,脉细数。

3.辨脏腑

呕吐病位在胃,与肝胆、脾、肾相关,辨证时要注意辨别病变脏腑的不同。如肝气犯胃的呕吐多与情志因素有关,嗳气频频,胸胁胀痛;若伴有口苦、咽干,胸胁苦满等少阳枢机不利的症状,多为胆气犯胃;脾胃虚弱,中焦虚寒所致呕吐,常伴腹痛喜按,完谷不化,面色少华,精神不振,舌淡脉弱等征象;长期呕吐,伴有肢冷,小便清长,腰膝酸软者,多为久病及肾。

4.辨呕吐物

呕吐物的性质常反映病变的寒热虚实、病变脏腑等,所以临证时应仔细询问,甚至亲自观察。如呕吐酸腐量多,气味难闻,多为饮食停滞,食积内腐;呕吐黄水味苦,多为胆热犯胃;呕吐酸水绿水,多为肝气犯胃;呕吐痰浊涎沫,多为痰饮中阻;泛吐清水,多属胃中虚寒,呕吐黏沫量少,多属胃阴不足。

5.辨可吐与止呕

呕吐一证,要注意原发病因,不可见呕止呕,本病既是病态,又是祛除胃中之邪的一种反应。一般病理反应的呕吐可用降逆止呕之剂,祛除病因,和胃止呕,以达收邪止呕之效。若胃中有痈脓、痰饮、食滞、毒物等有害之物时,不可妄用止呕之法,因为这类呕吐是机体的保护性反应,是邪之去路,邪去则呕吐自止。若呕吐不畅时,尚可选用探吐之法,因势利导,使邪去病除。

6.辨可下与禁下

呕吐病需灵活辨证,审因论治,正确处理可下与禁下的原则。病在胃不宜攻肠(禁下),以免引邪内陷,且呕吐尚能排出积食、败脓等,若属虚者更不宜下,兼表者下之亦误。故仲景有"患者欲吐者不可下之"之训。但若确属胃肠实热,大便秘结,腑气不通,而致浊气上逆,气逆作呕者,可用下法,通其便,折其逆,使浊气下行,呕吐自止。如《金匮要略·呕吐哕下利病脉证治》曰"哕而腹满,视其前后,知何部不利,利之即愈";又如"食已即吐者,大黄甘草汤主之"。

呕吐辨证应根据病史、病程、呕吐特点及伴随症状,以分清寒热、虚实、食积、气郁、外感、内伤等。呕吐经正确治疗,邪去正复,此为顺证。若失治误治,或感新邪,可使本病反复发作,虚实寒热之间,相兼为病。若实证失于调治,可转化为虚证;虚证复受外邪、食积、气郁等所伤又可致虚实夹杂。寒吐日久化热,可变为热吐;热吐久不愈也可伤阳,而形成寒热错杂之证。

(二)治疗原则

呕吐基本治疗原则为"和胃降逆止呕"。根据虚实进行辨证论治,实者重在祛邪,分别施以解表、消食、化痰、理气之法,辅以和胃降逆之品以求邪去胃安呕止之效;虚者重在扶正,分别施以益气、温阳、养阴之法,辅以降逆止呕之药,以求正复胃和呕止之功;虚实并见者,则予攻补兼施。

(三)分证论治

1.实证

(1)外邪犯胃。

症状:突然呕吐,吐出有力,起病较急,如感受风寒,常伴有发热恶寒,头身疼痛,舌苔薄白,脉浮紧;如感受夏秋暑湿之邪,呕吐频繁,胸脘痞满,不思饮食或腹痛泄泻,或头昏如蒙,舌质红,苔黄腻,脉濡数。

病机分析:外邪犯胃,胃失和降,上逆为病。感受风寒或暑湿,秽浊之气,内扰胃腑,胃失和降,浊气上逆,故呕吐势急;恶寒发热、头痛,苔白,脉浮,为感受外邪的征象。

治法:解表祛邪,降逆和胃。

代表方药:藿香正气散加减。方中藿香、紫苏、厚朴疏邪化浊,制半夏、陈皮、茯苓、大腹皮和胃降逆。

加减:若风寒重者,恶寒无汗,头痛者,可加防风、羌活、荆芥、生姜等散寒解表;若胸闷腹胀兼宿食者,去白术、大枣、甘草,加神曲、鸡内金、麦芽消积导滞;积滞较甚、腹满便秘者,可加制大黄、枳实之类;心烦口渴者,去香燥甘温之品,加黄连、佩兰、荷叶清暑解热。

(2)饮食停滞。

症状:呕吐酸腐,脘腹满闷拒按,得食更甚,吐后反舒,嗳气厌食,大便臭秽,或溏或结,舌苔厚腻,脉滑实。

病机分析:饮食不节,食滞内阻,脾胃受损,气机升降失司,胃气壅滞,浊气上逆致呕吐酸腐;食积湿热,阻于胃肠,中焦气机受阻,传导失司,故脘腹胀满拒按,大便不调;舌苔厚腻,脉滑实,为食滞内停的征象。

治法:消食导滞,和胃降逆。

代表方药:保和丸加减。方中神曲、山楂、莱菔子消食化滞,陈皮、半夏、茯苓和胃降逆,连翘清散积热。

加减:若食积较重,可加谷芽、麦芽、鸡内金等加强消食和胃之功;若积滞化热,腹胀便秘,可用小承气汤通腑泄热,使浊气下行,呕吐自止;若食已即吐,口臭而渴,胃中积热上冲,可用竹茹汤清胃降逆,多再加黄连、栀子清热泻火;若饮食停滞兼有脾胃虚弱者,可用枳术丸消食健脾;若食滞兼湿热内阻胃肠者,可选用枳实导滞丸;若误食不洁、酸腐败物,而见腹中疼痛,欲吐不得者,可因势利导,用烧盐方或瓜蒂散探吐祛邪。

(3)痰饮内阻。

症状:呕吐多为清水痰涎,胸脘痞闷,不思饮食,头昏目眩,或心悸,或呕而肠鸣有声,苔白腻,脉滑。

病机分析:饮食不节,或素体脾虚,脾失健运,聚而生痰饮,停于胃中,胃失和降,故呕吐清水痰涎,脘闷食少;痰饮上干清阳,故头晕心悸;苔白腻,脉滑,为痰饮停滞的征象。

治法:温化痰饮,和胃降逆。

代表方药:小半夏汤合苓桂术甘汤加减。前者半夏、生姜和胃降逆;后者茯苓、桂枝、白术、甘草健脾燥湿,温化痰饮。

加减:若脾气受困,脘闷不食,可加砂仁、白豆蔻、苍术开胃醒脾;若气滞腹痛者,可加厚朴、枳壳行气除满;兼有心下痞、头眩心悸、先渴后呕等,用小半夏加茯苓汤降逆止呕,行水消痞;若兼有口苦胸闷,舌苔黄腻,脉滑实有力者,用黄连温胆汤和胃降逆,清热化痰。

(4)肝气犯胃。

症状:呕吐吞酸,嗳气频作,胃脘不适,胸胁胀满,烦闷不舒,每因情志不遂而病情加剧,舌边红,苔薄白,脉弦。

病机分析:肝失疏泄,郁结横行,肝气犯胃,胃失和降,气逆于上,故呕吐吞酸,嗳气;肝性条达,布胁肋,情志不遂,肝气不舒则见胸胁胀痛,病情加剧;苔薄白,脉弦,为气滞肝旺的征象。

治法:疏肝和胃,降逆止呕。

代表方药:四逆散合半夏厚朴汤加减。前方疏肝解郁和脾,适用于肝脾不和,阳气内郁者;后方行气散结,降逆化痰,用于气郁痰阻,情志不畅者;方中柴胡、枳壳、白芍疏肝理气,厚朴、紫苏行气开郁,半夏、茯苓、生姜、甘草和胃降逆止呕。

加减:若气郁化火,心烦口苦咽干,可合左金丸清热止呕;若肝郁化火兼脾胃气滞,蕴湿生痰者,可用越鞠丸行气解郁,宽中除胀;若胸胁胀痛明显,可用柴胡疏肝散疏肝解郁;若兼腹气不通,大便秘结,可用大柴胡汤清热通腑;若气滞血瘀,胁肋刺痛,可用膈下逐瘀汤活血化瘀。

(5)胃肠积热。

症状:呕吐酸苦,吐势急,胸中烦热,口渴喜冷饮,小便黄,大便干燥,舌红苔黄,脉滑实。

病机分析:实热积于胃肠,气机升降失常,在上胃气不降,且火性炎上,故呕吐势急;在下肠传导失司,且热伤津亏,肠失濡润,故大便干燥;胃络上通于心,热随胃的经脉逆走于上,故胸中烦热;热灼胃津,故口渴,舌红苔黄;热积胃中,阳气有余,故脉洪数。

治法:通腑泄热,和胃降逆。

代表方药:大黄甘草汤加减。方中大黄荡涤肠胃实热,甘草缓急和胃,使攻下而不伤正。

加减:若胃中积热明显者,可加竹茹、生姜、半夏、葛根等清热和胃降逆;若食积湿热明显者,可加枳实、黄连、黄芩、山楂、麦芽、莱菔子等消食导滞,清热化湿;若余热未尽,留扰胸膈兼有呕吐者,可用栀子生姜豉汤以清宣郁热,降逆止呕。

(6)胆热犯胃。

症状:呕吐苦水,寒热往来,胸胁苦满,纳少,心烦口苦,咽干不适,舌质红,苔薄白,脉弦。

病机分析:邪犯少阳,少阳相火内郁,胆气横逆,胆热犯胃,胃失和降,胆味为苦,胆气上逆,故呕吐苦水;少阳枢机不利,疏泄失司,胆热内郁,故有寒热往来,胸胁苦满,咽干等邪犯少阳病症。

治法:和解少阳,降逆止呕。

代表方药:小柴胡汤加减。方中柴胡、黄芩解少阳胆经郁热,半夏、生姜和胃降逆止呕,人参、甘草、大枣健脾益气和胃。

加减:若兼呕吐嗳气,胸胁胀满,可用柴胡疏肝散疏肝和胃,降逆止呕;若兼阳明里实,见呕吐心下急,用大柴胡汤和解少阳、通里攻下;若兼邪热炽盛,见呕吐下利,用黄芩加半夏生姜汤;因寒热互结中焦,脾胃升降失调,所致呕而肠鸣下利、心下痞满,用半夏泻心汤辛开苦降,调中寒热。

2.虚证

(1)脾胃气虚。

症状:饮食稍多即易呕吐,时作时止,面色萎黄,倦怠乏力,大便溏薄,舌质淡,薄白,脉细弱。

病机分析:病后或饮食不节,内伤脾胃,脾虚不运,胃气上逆致呕;脾胃为气血生化之源,脾胃虚弱,故面色少华,倦怠乏力;舌质淡,薄白,脉细弱均为脾气虚气血不足的征象。

治法:补气健脾,和胃降逆。

代表方药:香砂六君子汤加减。方中党参、白术、茯苓、炙甘草共奏补中健脾,益气养胃之功;陈皮、半夏降逆和胃止呕,砂仁、木香理气和中。

加减:若食滞不化,嗳腐酸臭,可加麦芽、神曲、鸡内金等消食和胃;若胃虚气逆,心下痞硬,干噫食臭,可用旋覆代赭汤降逆止呕;若脾虚湿盛泄泻,可加泽泻、薏苡仁、白扁豆等健脾化湿;若中气大亏,少气乏力,可用补中益气汤补中益气;若病久及肾,肾阳不足,腰膝酸软,肢冷汗出,可用附子理中汤加肉桂、吴茱萸等温补脾肾。

(2)脾胃阳虚。

症状:呕吐频频,口泛清水,腹中冷痛,喜温喜按,纳少,面色无华,精神不振,四肢不温,完谷不化,舌质淡,苔白,脉沉迟无力。

病机分析:恣食生冷,或素体脾虚,损伤脾阳,脾胃虚寒,致脾阳虚不能温暖胃肠,寒气自内而生,胃失濡降,故呕吐频;脾阳不足,运化失健,则纳食减少;阳虚阴盛,寒从中生,寒凝气滞,故腹痛喜温喜按;阴寒之气内盛,水湿不化,见口泛清水,大便溏泄,甚则完谷不化。

治法:温中健脾,祛寒降逆。

代表方药:理中汤加减。方中干姜温中散寒,人参、甘草补中益气,助干姜温运中焦,振奋脾阳;白术健脾燥湿。

加减:若脾阳不振,畏寒肢冷,可加附子、干姜,或用附子理中丸或桂附理中丸温中健脾;若巅顶头痛,干呕吐涎沫或食谷欲呕,或呕而胸满,少阴吐利,手足逆冷,烦躁者,可用吴茱萸汤温肝暖胃,降逆止呕。

(3)胃阴不足。

症状:呕吐反复发作,呕吐量少,或仅唾涎沫,时作干呕,口燥咽干,胃中嘈杂,似饥而不欲食,舌红少津,脉细数。

病机分析:热病,或过食辛辣温燥之品等,耗伤胃阴,胃阴不足,津亏失于润降,故呕吐或干呕;津不上润,则口燥咽干;胃阴不足,胃失濡养,故饥不欲食;舌红少津,脉细数为胃阴不足的征象。

治法:滋养胃阴,降逆止呕。

代表方药:麦冬汤加减。方中人参、麦冬、粳米、甘草滋养胃阴,半夏降逆止呕。

加减:若阴虚甚,五心烦热者,可加麦冬、石斛、知母养阴清热;若倦怠乏力,烦热口渴,可用益胃汤以益胃生津;若呕吐较甚,可加橘皮、竹茹、枇杷叶;若阴虚便秘,可加火麻仁、瓜蒌仁润肠通便。若虚弱少气,呕逆烦渴,或虚烦不得眠,发热多汗,可用竹叶石膏汤清热生津,益气和胃。

(四)其他疗法

1.单方验方

(1)藿香 12 g,半夏 9 g,水煎服,用于治疗外邪犯胃的呕吐。

(2)饭锅巴如掌大一块,焙焦研细末,用生姜汤送下,适用于饮食停滞之呕吐。

(3)黄连 3 g,紫苏叶 3 g,水煎服,可用于治疗胃热呕吐者。

(4)干姜 6 g,炙甘草 3 g,水煎服,治疗胃虚寒呕吐。

(5)百合 75 g,用清水浸一夜,洗净后加水煮熟,再取蛋黄入百合汤中,兑少量冰糖,温服,适用于胃阳不足呕吐。

(6)乌梅肉 120 g,蜂蜜 120 g,熬膏。每天 3 服,每次服 30 mL,适用于胃阴不足之呕吐。

2.常用中成药

(1)藿香正气胶囊。

功用主治:解表化湿,理气和中。用于外感风寒,内伤湿滞,头痛昏重,胸膈痞闷,呕吐腹泻等症。

用法用量:每次 1.2 g,每天 2 次。

(2)保和丸。

功用主治:消食和胃。用于食积停滞,脘腹胀满,嗳腐吞酸,嘈杂不适。

用法用量:每次 8 丸,每天 3 次。

(3)戊己丸。

功用主治:泻肝和胃,降逆止呕。用于肝火犯胃、肝胃不和所致的胃脘灼痛,呕吐吞酸、口苦嘈杂等症。

用法用量:每次 3~6 g,每天 2 次。

（4）木香顺气丸。

功用主治：健脾和胃，行气化湿。用于湿浊中阻，脾胃不和所致的胸膈痞闷、脘腹胀痛、呕吐恶心、嗳气纳呆。

用法用量：每次6～9g，每天3次。

（5）平胃丸。

功用主治：健脾燥湿，宽胸消胀。用于脾胃湿盛，不思饮食，脘腹胀满，恶心呕吐，吞酸嗳气等症。

用法用量：每次6g，每天2次。

（6）香砂养胃丸。

功用主治：温中和胃。用于不思饮食、胃脘满闷、泛吐清水等症。

用法用量：每次8丸，每天3次。

3.针灸疗法

（1）体针：以胃之募穴、背俞穴、足阳明经穴、手厥阴经穴为主。

处方：中脘、胃俞、内关、足三里穴。

配穴：外邪犯胃加外关、合谷穴解表散邪；饮食停滞加梁门、天枢穴消食和胃；肝气犯胃加太冲、期门穴疏肝理气；胆热犯胃加阳陵泉、足临泣穴；脾胃气虚加脾俞、气海穴；脾胃阳虚加脾俞、关元穴；胃阴不足加脾俞、三阴交穴。

操作：毫针法，各穴均常规针刺；脾胃气虚、阳虚者可行艾条灸、温针灸；每天1次，呕吐甚者每天可治疗2次。

（2）耳针：根据病变部位取胃、贲门、幽门、十二指肠、肝、胆、脾、神门、交感，每次选用2～4穴，毫针浅刺，亦可埋针或用王不留行贴压。

（3）穴位注射：取足三里、至阳、灵台等穴。每穴注射生理盐水1～2mL。

（4）穴位敷贴：取神阙、中脘、内关、足三里等穴。切2～3mm厚生姜片如硬币大，贴于穴上，用伤湿止痛膏固定。

4.外治疗法

（1）外敷法：①大蒜适量，捣烂，敷于足心。②炒吴茱萸30g，葱、姜各少许，共捣烂，敷脐眼，外用纱布覆盖。③蓖麻仁30g，捣烂，敷于涌泉穴。④棉花子适量，炒焦研末，先将桐油煮沸，把棉花子末放入调匀，布包热敷于脐上。

（2）推拿疗法：以降逆止呕为治疗原则，主要手法有一指禅推法、点按法、摩法、指揉法等。

取穴及部位：中脘、天枢、神阙、脘腹部、脾俞、胃俞、膈俞、内关、足三里穴及背部两侧膀胱经。

操作：腹部，患者屈膝仰卧位，用轻快的一指禅推法沿腹部任脉从上而下往返治疗，尤其在中脘穴，时间约5min；用掌摩法在上腹部做顺时针方向治疗，时间约为3min；点按中脘、天枢、神阙，每穴2～3min。背部，患者俯卧位，用一指禅推法沿背部两侧膀胱经，往返操作5～8遍；用指揉法在脾俞、胃俞、膈俞穴治疗，以有酸胀感为度。四肢，用指揉法在内关、足三里穴治疗，每穴1～2min。

加减：实证呕吐者，可用指揉、点按背俞穴上的压痛敏感点，并根据病邪性质，选不同的穴位治疗。如：外邪犯胃者，可重手法按压、指揉内关、合谷和胃止呕，掌揉膀胱经并拿捏肩井疏散表邪；饮食积滞者，点按内关，揉摩腹部消食导滞；肝气犯胃者，配合肝俞、胆俞至症状缓解，点按期门、内关、太冲等穴；虚证呕吐者，掌揉膀胱经，以脾俞、胃俞为主，一指禅推天枢、关元，指揉足三里、上巨虚、下巨虚、三阴交,得气为度。脾胃虚寒者,可配以擦法,使热透胃脘为佳。

五、临证参考

(一)分析临床特点,审证求因

1.详查虚实,明确诊断

呕吐辨证不外乎虚实。通过虚实辨证,可以了解病体的邪正盛衰,为治疗提供依据。病变初期,多因外邪、饮食、情志等伤人致病,此时正气多不虚,可抗邪于外,治疗上遵循"实邪宜除"的原则,针对不同病因予以疏解表邪、消食通利、疏肝和胃等治法,同时注重开结和降。若先天禀赋不足或疾病失治误治,引起人体正气亏虚者,治疗上应遵循"虚呕宜补",针对气血阴阳不足,给予相应治疗,同时注重温通柔润。对于虚实夹杂者,治应"攻补兼施",并以补虚为主,泻实为辅。临床用药需明辨虚实,并结合胃的生理病理特点适当运用芳香降逆之品,以达悦脾和胃之效。

2.不同疾病呕吐特点不同

"有诸内必形诸外",在临床治疗过程中通过辨析外在的表现,通过内外相袭整体性规律,探求疾病的实质。呕吐因胃气上逆所致,胃中之物多随上逆之气吐出,不同病因病机所致的呕吐不尽相同。因此,可根据呕吐物的性质、形态等来辨胃腑的寒热虚实;根据呕吐的呕势观察邪气的进退出入,病邪的深浅轻重。外邪、食滞或胃肠有热等所致的实证之呕吐,吐势多急;脾胃虚弱等致纳运不化,食积气滞之虚证呕吐,吐势多缓。从西医学角度看,结合呕吐的特点、呕吐物的性质和相应的实验室检查,对疾病的诊断也具有重要的提示意义。如喷射状呕吐为颅内高压性呕吐的特点,反射性或周围性呕吐常伴有恶心,呕吐为非喷射性。呕吐物带发酵、腐败气味,多提示胃潴留;带粪臭味多提示低位小肠梗阻;含大量胆汁者提示梗阻平面多在十二指肠乳头以下,含大量酸性液体者多有胃泌素瘤或十二指肠溃疡。

3.根据病情特点,审因论治

呕吐相关的疾病病情轻重不一,急性胃肠炎导致的呕吐,诊治较易,预后佳。但幽门梗阻、肠梗阻等导致的呕吐,如不解除梗阻,单纯止吐反可加重病情,这两者均为腑气不通所致,中医辨证属实热积滞于肠胃,腑气不通,气逆于上,选用大黄甘草汤加减通腑泄热。急性胰腺炎所致呕吐,西医学研究认为该病主要治疗手段为禁食水,抑制胰酶活性,临床研究发现早期口服柴芩承气汤或留置胃管减压并注入柴芩承气汤,可显著缩短住院时间。由于呕吐病因繁杂,可涉及西医学的多种疾病,在临床上应详细询问病史,仔细检查,总结呕吐特点。在降逆止呕的基础上,根据不同病情进行相应治疗。

(二)明确可吐与止呕,可下与禁下

临证见呕吐患者,应区别不同情况,予以正确处理,不可一味止呕。一般来说,呕吐一证,多为病理反应,可用降逆止呕之剂,在祛除病因的同时,和胃止呕,以达祛邪止呕之效。但若属人体自身祛除有害物质的一种保护性反应,如胃中有食积、痰饮、痈脓而致呕吐者,不应止呕,待有害物质排出,再辨证治疗;若属误食毒物所致的呕吐,应按中毒治疗,这类呕吐应予解毒,并使邪有出路,邪去毒解则呕吐自止,止呕则留邪,于机体有害。

仲景有"患者欲吐者,不可下之"之戒,呕吐一般不宜用下法。兼表邪者,下之则邪陷入里;脾胃虚者,下之则伤脾胃;若胃中无有形实邪,下之则伤胃气;呕吐排痈脓等有害物质时,可涌吐,而不宜下。但临床上应辨证论治,若确属胃肠实热,大便秘结,腑气不通,而致浊气上逆作呕者,可用下法,通其便,折其逆,使浊气下降,呕吐自止。

(三)从整体出发,调整脏腑平衡

1.胃以通为用,以降为顺

胃主受纳水谷,以通为用,以降为顺。降则和,不降则滞,反升则逆,通降是胃的生理特点的集中体现。治疗上重在调运气机,不宜壅塞脾胃升降之气。呕吐皆因胃失和降所致,治疗上应承胃腑下降之性,疏塞通滞,引浊下行。若肝气犯胃,应理气通降,可用香附、陈皮、枳壳、佛手、柴胡等;若饮食积滞停胃,应消食化滞通降,可用山楂、莱菔子、厚朴等;若胃肠积热,应通腑泄热,用大黄、枳实、瓜蒌、大腹皮等;若脾胃虚寒者,应辛甘通阳,可用黄芪、生姜、桂枝、甘草等,若胃阴不足者,用滋阴通降,可用麦冬、石斛、沙参、白芍等。虽有温、清、补、泻的不同,但均寓有通降的法则。

2.肝失疏泄,胃腑受邪

肝与胃,脏腑功能相关,一主疏泄藏血,性喜条达,一为多气多血之腑主受纳运化,通降为顺;五行之理相系,肝属木,胃属土,木能疏土;肝胃经络相连,肝足厥阴之脉,"挟胃属肝络胆",肝脉通畅,胃气和降。若七情所伤,肝气被郁,肝失于条达疏泄,最易侵及胃腑,使胃失和降,上逆为呕。故在治疗上疏泄厥阴以和肝用,调理阳明以降胃气。临床应用时应注意用药升降之别,柔润之宜,肝气当升,胃气须降,又因肝体阴而用阳,胃为阳脏,喜润恶燥,调理肝胃用药柔润相宜。

3.胆胃同为阳腑,同气相求

胆胃同居中焦,相与为邻,均有以降为顺,以通为用的六腑特性,同主水谷之运化。若胆经受热,失于转枢,横逆克伐胃土,使胃失和降,出现一系列呕吐苦水,口苦,脘胁疼痛等症状,治疗上应通顺阳明胃腑,清泄少阳胆热,同时注意"胆随胃降"的特点,适量加用沉降和胃之品。

4.肾气通于胃,久病及肾

肾阳为胃纳之动力,肾阴为胃阴之化源。胃气以降为顺,这种通降作用既依赖肺之肃降功能,还须肾气的摄纳和温煦作用。若呕吐日久,肾气虚衰,使肾失摄纳,浊气上逆,胃失和降,则致呕吐。故在治疗呕吐时,适当应用滋补肾阴或温补肾阳之品。

六、预防调护

(1)避免风寒暑湿之邪或秽浊之气的侵袭,生活有节,适量进行锻炼。

(2)注意饮食卫生,不可暴饮暴食,忌食生冷油腻、酸腐不洁之品,不宜食用辛辣刺激之品,不宜抽烟、喝酒,可适量服用一些有营养的流质饮食,如稀粥、山药粥、薏米粥等。

(3)注重精神情志调养,避免过度精神刺激,保持心情舒畅。

(4)对于呕吐剧烈者,应卧床休息,并密切观察病情变化。在选药方面,尽量选用芳香悦胃之品。服药方法,应少量频服,或在药中加入少量姜汁,以助药力。对于神昏及年老体弱,呕吐频繁者,应注意防止呕吐物误吸,必要时可插入胃管。

(魏 静)

第三节 反 胃

反胃是指饮食入胃,宿谷不化,经过良久,由胃反出的病证。反胃一证,古称"翻胃",亦名"胃反",以朝食暮吐、暮食朝吐、吐出不消化食物为其特点。本病主要涵盖了西医学中的胃、十二指肠以反胃为主要临床表现的疾病,如幽门痉挛、幽门梗阻等疾病。由于胆囊疾病、颈椎病等疾病引起的反胃不在本病症范围。

一、源流

中医对反胃的认识源远流长,古代文献中有关反胃的病名、病因病机、治疗的论述颇为丰富。反胃在《黄帝内经》中尚无其名,但反胃的症状已有所描述。如《素问·至真要大论》曰:"厥心痛,汗发呕吐,饮食不入,入而复出,筋骨掉眩清厥,甚则入脾,食痹而吐。"东汉张仲景在《金匮要略·呕吐哕下利病脉证治》首载"胃反"之病名,云:"趺阳脉浮而涩,浮则为虚,涩则伤脾,脾伤则不磨,朝食暮吐,暮食朝吐,宿谷不化,名曰胃反。"《诸病源候论·胃反候》曰:"荣卫俱虚,其血气不足,停水积饮在胃脘则脏冷,脏冷则脾不磨,脾不磨则宿谷不化,其气逆而成胃反也"。《圣济总录·呕吐门》曰:"食久反出,是无火也"。宋代王怀隐等编撰的《太平圣惠方·治反胃呕哕诸方》始有"反胃"之病名,曰:"夫反胃者,为食物呕吐,胃不受食,言胃口翻也。"自此以后,"反胃"这个病名便被广泛应用,一直沿用至今。《黄帝内经》虽未明言治疗方药,但也提出了"厥阴之复,治以酸寒,佐以甘辛,以酸泻之,以甘缓之"的治法。张仲景对于反胃提出"患者欲吐者,不可下之"观点及创制"大半夏汤"等治反胃方剂。

现代随着对反胃所致病因的深入认识和常见疾病的明确诊断,在诊断和治疗上均有进一步的发展,临床上常用和胃降逆、温补脾肾、化痰导滞、活血化瘀、清胃泄热等治法。由于幽门痉挛或一时水肿所致的反胃,中医确有良好的治疗效果。若是腹部手术之后幽门瘢痕狭窄,或消化道肿瘤所致的反胃,则中医治疗效果较差。

二、病因病机

反胃多因饮食不节,或嗜食生冷,或忧思劳倦太过,或服寒凉药太多中阳受损,导致脾胃受伤,饮食入胃,停而不化,逆而吐出,发为本证。本病日久可致气滞、血瘀、痰凝而成,继而导致症状加重。

(一)病因

1.酗饮无度

饮酒过度或多食辛香燥热之品,胃内积热,热久伤阴,以致郁热停聚胃脘,发为本病。《医贯》称:"翻胃者,饮食倍常,尽入于胃矣。但朝食暮吐,暮食朝吐,或一两时而吐。或积至一天一夜,腹中胀闷不可忍而复吐,原物酸臭不化,此已入胃而反出。"

2.纵食生冷

嗜食生冷,饮食不节,损伤脾胃,失其运化功能,气血无以化生,而致气血两亏;久则阳气亦衰,而见脾胃虚寒的表现。脾胃既伤,病延旷日致中焦虚寒不能消化谷食。又脾运不旺,痰饮谷食阻于下脘,宿食不化不能下导终致尽吐而出。

3.七情忧郁

思伤脾,脾伤则气结,气结则津液不能输布,聚而成痰;怒伤肝,肝伤则气郁,气郁则血液不能畅行,积而为瘀,痰瘀互结,阻隔胃气,而引起食入良久反吐而出。

(二)病机

反胃的基本病机是肝失疏泄,气机郁滞,脾不健运致气滞痰瘀阻于胃脘,胃失通降,气逆而上,反胃而出。

1.病位

病位在胃,与肝脾肾密切相关。饮食的受纳与运化无不与肝气疏利息息相关,肝气条达则脾气健旺,脾气升清,胃气降浊。若肝气郁结甚而横逆犯胃,可致脾胃产生脾运失健、胃失和降现象。又脾与胃相连以膜,其性一湿一燥,气机一升一降,功能一运一纳,协调配合共同完成饮食水谷在体内的代谢。肝脾二脏的生理功能正常与否决定着胃腑"传化物而不藏"的生理功能。反胃长久,脾胃失其后天之本,使肾精乏源肾阳虚亏,下焦无火以腐熟水谷,促使病情加剧。

2.病机

病机关键在于脾伤。本病病位于胃,本乃脾伤。脾伤指脾主运化水谷精微功能减退,《素问·厥论》曰:"脾主为胃行其津液者也。"脾运正常饮食水谷无以停聚,反胃者往往畏惧纳谷,精微摄入减少,导致肾精亏、肾气衰、肾阳虚,见下焦火衰。《金匮要略》描述为:"脾伤则不磨,朝食暮吐,暮食朝吐,宿谷不化,名曰胃反。"《诸病源候论》曰:"荣卫俱虚,其血气不足,停水积饮在胃脘则脏冷,脏冷则脾不磨,脾不磨则宿谷不化,其气逆而成反胃也。"

三、诊断与病证鉴别

(一)诊断依据

(1)患者脘腹胀满,朝食暮吐,暮食朝吐,或一两时而吐,或积至一天一夜,吐出不消化食物。

(2)患者常伴食欲缺乏、腹胀、嘈杂、泛酸、嗳气等上消化道症状,振摇腹部,可听到辘辘的水声。

(3)患者多有反复发作病史,发病前多有明显的诱因,如情志不畅、劳累、饮食不当等。

(4)胃镜、上消化道钡餐等理化检查有明确的胃十二指肠疾病,并排除其他引起反胃的疾病。

(二)辅助检查

电子胃镜、上消化道钡餐可做急、慢性胃炎,胃、十二指肠溃疡,幽门水肿、梗阻,胃癌等诊断;肝功能、淀粉酶化验和B超、CT、MRI等检查可与肝、胆、胰疾病作鉴别诊断;血常规、腹部X线检查可与肠梗阻等作鉴别诊断;颈椎摄片或MRI等检查可与颈椎病作鉴别诊断。

(三)病证鉴别

1.反胃与噎膈

反胃与噎膈皆有"食入及吐"的症状,故清代尤在泾曰"世医每连称而并举之"。但噎膈的特征"食噎不下,故反而上出",反胃则是"朝食暮吐,暮食朝吐,宿谷不化"。

2.反胃与呕吐

反胃与呕吐都有呕吐的症状,但呕吐以"有声有物,吐无定时"为其特征,而反胃以饮食入胃,宿谷不化,经过良久,由胃反出为特征。

四、辨证论治

(一)辨证思路

临证辨治应肝、脾、胃三者结合,以疏肝健脾治其本,通降和胃治其标。做到疏而不伤正气,补而不碍运气,降而不伐胃气。急性反胃多是邪盛,辨治较易。慢性反胃多因正虚,更须详察细辨。用药须轻灵,固护胃气,不悖"慢性病有方有守"之古训。如因肿瘤毒瘀等致病,宜合清热解毒化瘀散结和络之品。

（二）治疗原则

治疗各种因素所致的反胃，总的治则离不开和胃降逆。

（三）分证论治

1.肝胃不和

（1）症状：反胃发作频繁，逢恼怒或抑郁则复发或加重，伴两胁隐痛，攻窜不定，时有太息，舌淡苔薄，脉弦或弦滑。

（2）病机分析：土虚木贼，肝气横逆犯胃，每致胃失和降，故反胃频作；肝性条达，布两胁，情志不遂，肝气不疏则见两胁隐痛，攻窜不定，时有太息，病情加剧；苔薄白，脉弦或弦滑，为气滞肝旺的征象。

（3）治法：疏肝理气，和胃降逆。

（4）代表方药：柴胡疏肝散（《景岳全书》）合香苏饮（《医方简义》）。前方疏肝理气，解郁散结适用于肝气郁滞者；后方疏肝解郁，降逆止呕适用于肝胃不和者。方中柴胡疏肝解郁，制香附理气疏肝，陈皮、枳壳理气行滞，苏梗开胸顺气、降逆止呕，芍药、甘草养血柔肝，缓急止痛。

（5）加减：若兼见脾胃气滞，加半夏、黄连、木香，辛开苦降，宽中除胀；若肝郁化火，心烦口苦咽干，加黄连、吴萸、焦栀子清泻肝火和胃；若兼腹气不通，大便秘结，加大黄、枳实、厚朴清热通腑；若气滞血瘀，胁肋刺痛，可加延胡索、当归、赤芍行气活血。

2.脾胃虚寒

（1）症状：食后脘腹胀满，朝食暮吐，暮食朝吐，吐出宿食不化，吐后即觉舒适，神疲乏力，面色少华，舌淡、苔薄，脉细缓无力。若兼见面色㿠白，四肢清冷，舌淡白，脉沉细，为久吐累及肾阳。

（2）病机分析：饮食失调，或过食生冷，损伤脾阳，脾胃虚寒，致脾胃不能消谷，饮食不化，停滞胃中，故食后脘腹胀满，朝食暮吐，暮食朝吐，吐出宿食不化；脾阳不足，脾阳不能实四肢，故神疲乏力；脾阳不运，气血不能上呈，故面色少华；若久病及肾，肾阳不足，不能温养脏腑，则出现面色㿠白，四肢清冷。

（3）治法：温中健脾，和胃降逆。

（4）代表方药：丁蔻理中汤（《太平惠民和剂局方》）。方中丁香、肉豆蔻温中降逆，干姜温中祛寒，白术健脾燥湿，人参补气益脾，甘草和中补土。诸药合用，具有温中健脾、降逆止呕之功。

（5）加减：若肾阳不足，畏寒肢冷，可加附子、肉桂补火助阳；若兼胃虚气逆，呕吐甚者，加旋覆花、代赭石降逆止呕；兼见吐甚而气阴耗伤者，酌加沙参、麦冬养胃润燥。

3.胃中积热

（1）症状：食后脘腹胀满，朝食暮吐，暮食朝吐，吐出宿食不化及酸腐稠液，面红，心烦口渴，便秘尿赤，舌干红，苔黄厚腻，脉滑数。

（2）病机分析：邪热壅滞胃府，不降则滞，反升为逆，胃气上逆，故见脘腹胀满，朝食暮吐，暮食朝吐，吐出宿食不化及酸腐稠液；且火性炎上，热灼胃津，故面红、心烦口渴；热伤津亏，肠失濡润，故便秘尿赤；实热积于胃中，故舌干红，苔黄厚腻；热积胃中，阳气有余，故脉滑数。

（3）治法：清胃泄热，降逆止吐。

（4）代表方药：竹茹汤（许叔微《普济本事方》）。方中葛根清泻胃火，生津止渴；半夏降逆止呕；竹茹善清胃热，止呕吐；生姜和胃止呕，与半夏、竹茹合用，增其降逆止呕之力。

（5）加减：若兼大便秘结者，加大黄、枳实、厚朴清热通腑；热甚伤阴者，加生地黄、玄参、石斛滋阴润燥；兼气阴两伤者，可加麦冬、茯苓、玉竹以养阴和胃。

4.痰浊阻胃

（1）症状：脘腹胀满，食后尤甚，上腹或有积块，朝食暮吐，暮食朝吐，吐出宿食不化，或为痰涎水饮，眩晕，心悸，苔白滑，脉滑数。

（2）病机分析：脾失健运，水湿内停而为痰为饮，痰饮之邪停于中焦则脘腹胀满，食后尤甚；痰浊阻滞胃脘，胃气不和，故见上腹积块，朝食暮吐，暮食朝吐，吐出宿食不化，或痰涎水饮；津液布散失常，脑窍失养则眩晕，痰阻心气则心悸；苔白滑，脉滑数为痰浊内蕴的征象。

（3）治法：涤痰化浊，和胃降逆。

（4）代表方药：导痰汤（严用和《济生方》）。方中南星燥湿化痰，祛风散结；枳实下气行痰；半夏燥湿祛痰；橘红消痰顺气；茯苓渗湿，甘草和中。全方共奏燥湿化痰、行气开郁之功。

（5）加减：若口苦口腻，舌苔黄腻，痰郁化热者，加黄连、黄芩清热燥湿，藿香、佩兰芳香化浊；兼见胸脘痞闷者，可加枳壳、瓜蒌宽胸理气化痰。

5.瘀血内结

（1）症状：脘腹胀满，食后尤甚，上腹有积块，坚硬且推之不移，朝食暮吐，暮食朝吐，吐出宿食不化，或吐血便血，或上腹胀满刺痛拒按，舌质黯红或有瘀点，脉弦涩。

（2）病机分析：瘀血内结于胃，故上腹有积块，坚硬且推之不移；胃口梗阻不畅，故见脘腹胀满，食后尤甚，朝食暮吐，暮食朝吐，吐出宿食不化；瘀血阻络，血溢脉外，可见吐血便血；舌黯红或有瘀点，脉弦涩为血亏瘀结的征象。

（3）治法：活血化瘀，和胃降逆。

（4）代表方药：膈下逐瘀汤（王清任《医林改错》）。方中川芎、当归、赤芍活血；桃仁、红花、五灵脂化瘀；牡丹皮清血热；香附、乌药、枳壳、延胡索理气止痛，和胃降逆。

（5）加减：若呕吐甚者，可加旋覆花、代赭石、半夏、竹茹降逆止呕；脘腹有积块者，可加三棱、莪术、鳖甲、夏枯草祛瘀软坚；若呕吐物夹有血丝或血块者，可加三七、仙鹤草等止血凉血之品。

（四）其他疗法

1.单方验方

（1）将麦冬洗净绞汁一盏、生地黄煮绞汁100 g，和生姜汁半盏，三样汁一起下到薏苡仁、白米中，煮成稀粥来食用。

（2）新鲜韭汁一匙和牛奶一杯煮沸，口服。

（3）用牛奶6份、韭汁、生姜汁、藕汁、梨汁各1份，混合煮食。

（4）刺猬皮砂炒，研成细末，与高良姜等分，研和成为蜜丸，每次服6 g，一天2次，饭前服。

（5）蒲公英（干品）5～7 g，切细，水煎服。

（6）半夏6 g，生姜6 g，水煎服。

（7）制大黄6 g，甘草12 g，水煎服。

（8）芦根12 g，白茅根12 g，水煎服。

2.常用中成药

（1）香砂六君丸，每次9 g，每天3次。

（2）附子理中丸，每次1丸，每天2次。

3.针灸疗法

（1）针刺疗法：取脾俞、胃俞、中脘、章门、关元、足三里等穴，针刺可用平补平泻法。

（2）灸法：主穴取脾俞、胃俞、中脘。用艾条温和灸，各灸5～10 min，每天灸1次，10次为

1个疗程。

五、临证参考

(一)辨证与辨病相参

治疗上应注意辨证辨病相结合,辨证时必须注意辨别病情的轻重缓急,病性的寒热虚实,审察阴阳气血,观察整个病程中的证情转化,做到随证化裁。同时采用相应的理化检查以明确疾病诊断,病证结合,进一步判断疾病的特点,既不延误病情,又能有针对性地指导治疗。

(二)注意祛除病因,辨证施治用药

针对胃腑蕴热,当以清热泻火、理气平冲之法。如唐代孙思邈《备急千金要方·胃腑方》云:"治胃反,食即吐,上气方:芦根、茅根,各二两,细切。"寒气凝滞当以温通,如明代皇甫中《明医指掌·翻胃证》云:"下焦有寒者,其脉沉而迟,其症朝食暮吐,暮食朝吐,小便清,大便闭而不通,治法当以通其闭塞,温其寒气。"脾胃气虚当健脾和胃,如清代陈念祖《医学从众录·膈症反胃》云:"食入反出,脾失其消谷之能,胃失其容受之能,宜理中汤温脾,加麦芽以畅达一阳之气,与参术消补同行,土木不害,而脾得尽其所能。"癌毒瘀结当予活血化瘀、消痰散结,如清代张锡纯《医学衷中参西录·论胃病噎膈治法及反胃治法》记载:"于变质化瘀丸中加生水蛭细末八钱。"较早地创制了活血化瘀法治疗反胃。

(三)治血治气,以平为要

胃为多气多血之腑,初病在经,久病入络,气滞血瘀、痰凝为患。应根据病情,或调气以和血,调血以和气,或气血同治。戴原礼曰:"翻胃证,血虚者,脉必数而无力。气虚者,脉必缓而无力。气血俱虚者,则口中多出沫,但见沫大出者,必死。有热者脉数而有力,有痰者脉滑数,二者可治。血虚者,四物为主。气虚者,四君子为主。热以解毒为主,痰以二陈为主。"

六、预防调护

(1)少吃多餐,细嚼慢咽,饮食宜清淡流质,避免进食过烫、过冷的食物和辛辣刺激性食品,避免进食不易消化的食物,如坚硬、粗糙、油腻及粗纤维的食品,戒烟酒等。

(2)保持心情舒畅,保持正常的生活作息规律,劳逸结合,可适当参加健身活动。

(魏　静)

第四节　呃　逆

呃逆即打嗝,指胃失和降,气逆动膈,上冲喉间,呃呃连声。声短而频,不能自制的疾病。是一个生理上常见的现象,由横膈膜痉挛收缩引起的。发作中胸部透视可判断膈肌痉挛为一侧性或两侧性,必要时做胸部CT检查,排除膈神经受刺激的疾病,做心电图判断有无心包炎和心肌梗死。疑中枢神经病变时可做头部CT、MRI、脑电图等。疑有消化系统病变时,进行腹部X线、B超、胃肠造影检查,必要时做腹部CT和肝胰功能检查,为排除中毒与代谢性疾病可做临床生化检查。

一、源流

本证在宋以前多称为"哕",《黄帝内经》只有"哕"的记载,认为其发病与胃失和降有关。如《素问·宣明五气》说:"胃为气逆,为哕,为恐。"《灵枢·杂病》云:"谷入于胃,胃气上注与肺,今有故寒气与新谷气,俱还入于胃,新故相乱,真邪相攻,气并相逆,复出于胃,故为哕。"阐发了胃气上逆导致呃逆的病理机制,为后世所宗。在治疗上记载了取嚏及转移患者注意力以止呃逆的简易方法。《灵枢·杂病》云:"哕,以草刺鼻,嚏,嚏而已,无息而疾迎引之,立已;大惊之,亦可已。"至今仍有一定的使用价值。

清代李用粹《证治汇补·呃逆》认为:"《黄帝内经》有咳逆而无呃逆,大率由痰闭于上,火动于下,上注于肺,直冲清道而做声也。有阴阳之分,虚实之别,寒热之异,不可一概混治。""只当降气化痰和胃为主,随其所感而用药。气逆者,疏导之;食停者,消化之;痰滞者,涌吐之;热郁者,清下之;血瘀者,破导之。若汗吐下后,服凉药过多者,当温补;阴火上冲者,当平补;虚而夹热者,当凉补。"系统论述了呃逆的辨证论治规律,至今仍有一定的指导意义。

新中国成立以来,内科学者对于呃逆的认识日臻深刻,辨证论治也更加完整。有学者认为,呃逆病机关键在于胃气不降,而常以情绪波动,精神刺激为诱因,故遵"制其神、令气易行"经旨,取内关、水沟为主,配天突、膻中、内庭等穴,效果理想。

二、病因病机

呃逆发生的常见原因有饮食不当、情志不和、正气亏虚等。

(一)病因

1.饮食不当

如过食生冷或寒冷药物致寒气蕴蓄于胃,胃气失于和降,气逆而上动膈,故呃呃声短而频,不能自制。若过食辛热煎炒之品,或过用温补之剂、燥热之剂,阳明腑实,气不顺行,亦可动膈而发生呃逆。

2.情志不和

恼怒抑郁,气机不利,肝木犯土,胃失和降,气逆动膈。也有肝气郁结导致津液失布而滋生痰浊,忧思伤脾,脾失健运,滋生痰浊,或气郁化火,灼津成痰,亦能逆气夹痰浊上逆动膈而发生呃逆。

3.正气亏虚

素体不足,脾胃虚弱,或久病大病后,或劳倦过度,导致脾肾阳虚不能温养胃阳,清气不升,浊气不降,气逆动膈成为呃逆。

(二)病机

1.病位

病位在胃,与肺、肾、肝有关。呃逆总由胃气上逆动膈而成,肺气失宣在发病过程中起到了重要作用,呃逆与肺关系密切。《温病条辨》上焦篇四十六条指出:"太阴湿温,气分痹郁而哕者,宣痹汤主之。"说明湿热病邪侵犯手太阴肺可导致呃逆,其病理机制为"上焦清阳膹郁",即上焦气机壅滞而引起胃气上逆。《温病条辨》下焦篇十五条指出:"既厥且哕,脉细而劲,小定风珠主之。"吴鞠通认为其病机为:"温邪久踞下焦,烁肝液为厥,扰冲脉为哕。脉阴阳俱减则细,肝木横强则劲。"阴液亏虚,筋脉失养,则变生内风。膈肌失于阴液濡养,也会发生痉挛,而引起呃逆。肾气失于摄纳,引动冲气上乘夹胃气上逆动膈,发为呃逆。

2.病机关键

呃逆由胃气上逆动膈而成,病机关键在胃失和降、胃气上逆动膈。

3.病理性质

呃逆的主要病理因素不外气郁、食滞、痰饮等。呃逆的病理性质不外虚实两方面,凡寒积于胃、燥热内盛、气逆痰阻等皆属实证。而脾胃虚弱,或胃阴不足者则属虚证。本病之初以实证为主,日久则为虚实夹杂证或纯为虚证。寒邪为病者,胃中寒冷损伤阳气,日久可致脾胃虚寒之证。热邪为病者,如胃中积热或肝郁日久化火,易于损阴耗液而转化为胃阴亏虚。气郁、食滞、痰饮为病者,皆能伤及脾胃转化为脾胃虚弱证。急危重症及年老正虚患者可致脾胃阳虚与胃阴亏虚,后期可致元气衰败,出现呃逆持续,呃声低微,气不得续的危候。

三、诊断与病证鉴别

(一)诊断依据

(1)患者呃逆以气逆上冲,喉间呃呃连声,声短而频,不能自制为主症,其呃声或高或低,或疏或密,间歇时间不定。

(2)患者常伴有胸膈痞闷,脘中不适,情绪不安等症状。

(3)患者多有受凉、饮食、情志等诱发因素,起病多较急。

(4)X线、B超、钡餐、胃镜、肝肾功能检查有助于诊断。

(二)辅助检查

发作中胸部透视可判断膈肌痉挛为一侧性或两侧性,必要时做胸部CT,排除膈神经受刺激的疾病,做心电图判断有无心包炎和心肌梗死。疑中枢神经病变时可做头部CT、磁共振、脑电图等。

疑有消化系统病变时,进行腹部X线、B超、胃肠造影检查,必要时做腹部CT和肝胰功能检查,为排除中毒与代谢性疾病可做临床生化检查。

(三)病证鉴别

1.呃逆与干呕

干呕与呃逆同属胃气上逆的表现,干呕属于有声无物的呕吐,乃胃气上逆,冲咽而出,发出呕吐之声。呃逆则气从膈间上逆,气冲喉间,呃呃连声,声短而频,不能自制。

2.呃逆与嗳气

嗳气与呃逆同属胃气上逆,有声无物之证。但嗳气多见于饱餐之后或肝失疏泄,因胃气阻郁,气逆于上,冲咽而出,其特点是声长而沉缓;因饱食而致者,多伴酸腐气味,食后好发,因肝气犯胃者,多随情志而增减,可自行减轻或控制;而呃逆为胃气上逆动膈,上冲喉间,其特点为声短而频,不能自制。

四、辨证论治

(一)辨证思路

呃逆的辨证应着重围绕其发病、病程、呃声有力与否及其他伴随症状来进行。

1.辨病情轻重

呃逆辨证,首先应了解病情轻重,若属一时性气逆而致,无反复发作史,呃声响亮,无明显兼证者,则病情较轻,往往采用转移注意力或简易治疗即可痊愈;若呃逆反复发作,持续时间较长,呃声低微,伴有乏力,纳呆等虚弱证候,或出现在其他急慢性疾病过程中,简易治疗不能取效者,病情较重。若年老体虚,重病后期及急危病中,出现呃逆时断时续,呃声低微,气不得续,饮食难进,脉细沉弱者,则属元气衰败、胃气将绝之危重证。

2.辨虚实寒热

(1)实证:呃逆初起,呃声响亮有力,连续发作,脉多弦滑。若兼食滞者,则呃而脘闷嗳腐;如属气滞者,则呃而胸胁胀满;痰饮内停者,则呃而胸闷痰多,或心悸、目眩。

(2)虚证:呃逆时间较长,呃声时断时续,气怯声低无力。若属阳虚者,可兼畏寒,食少便溏,腰膝酸软,手足欠温,甚至四肢厥冷;若为阴虚者,可见心烦不安,口舌干燥,脉细数等症。

(3)寒证:呃声沉缓有力,胃脘不舒,得热则减,遇寒则甚,面青肢冷便溏,舌苔白润。

(4)热证:呃声响亮,声音短促,胃脘灼热,口臭烦渴,面色红赤,便秘溲赤,舌苔黄厚。

3.辨证结合临床辅助检查

如属持续时间较长,难以控制的呃逆,应在呃止后,做胸部 X 线、胃肠钡剂检查。X 线或内镜检查以排除肺部炎症、肿瘤、胃炎、胃扩张、胃癌等;如兼有黄疸、神昏及鼓胀、呕血、便血者,须做肝功能及肝脏 B 超或 CT 检查,以排除肝硬化、消化道肿瘤;如兼有尿少水肿者,须做尿常规、内生肌酐清除率、肾功能、肾脏 B 超检查排除肾脏病变;若兼有中风失语表现者须做头颅 CT 检查以排除脑血管意外等疾病。

(二)治疗原则

呃逆一证,总由胃气上逆动膈而成,故应以和胃降逆平呃为基本治则,并在分清寒热虚实的基础上,分别施以祛寒、清热、补虚、泻实之法。对于重危病证中出现的呃逆,急当救护胃气。

1.调整气机,和降为顺

气机调整应以和胃降气为基本原则,结合宣降肺气、摄纳肾气。和胃之法应辨寒热虚实之不同,分别施以祛寒、清热、补虚、泻实之法,同时在此基础上,酌加降逆平呃之品。

2.辨别病机,依证变法

一般来说,实证中寒呃治宜温中祛寒;热呃宜清降泄热;饮食停滞者宜消食导滞;气机郁滞者宜顺气降逆;痰饮内停者,则宜化痰蠲饮。虚证中脾胃阳虚者宜温补脾胃,降逆和胃;胃阴不足者则宜养胃生津。同时各证均可酌加平降气逆之品。对于在重病中出现的呃逆,为元气衰败之证,应急予温补脾肾,扶持元气或用益气养阴等法以顾其本。

(三)分证论治

1.胃中寒冷

(1)症状:呃声沉缓有力,胸膈及胃脘不舒,得热则减,遇寒则甚,口淡不渴,食少,舌苔白润,脉迟缓。

(2)病机分析:寒邪阻遏,肺胃之气失于和降,故呃声沉缓有力,膈间及胃脘不舒。寒邪遇热则易于消散,遇寒则更增邪势,故得热则减,遇寒则甚。胃中寒冷,中阳被遏,运化迟缓,故食欲减少,口不渴。舌脉均属胃中有寒之象。

(3)治法:温中祛寒,降逆止呃。

(4)代表方药:丁香散为主方。方中丁香暖胃降逆、柿蒂温中下气,二药均为祛寒降逆止呃之常用要药,高良姜温中祛寒,甘草和胃。

(5)加减:若寒重者,加吴茱萸、肉桂以温阳散寒降逆;若夹寒滞不化,脘闷嗳腐者,可加厚朴、枳实、陈皮、半夏、茯苓等以行气化痰消滞。

2.胃火上逆

(1)症状:呃声洪亮,冲逆而出,口臭烦渴,喜冷饮,小便短赤,大便秘结,舌苔黄,脉滑数。

(2)病机分析:胃火上冲,故呃声洪亮。胃热伤津,肠间燥结,则口臭烦渴而喜冷饮,便结尿赤。苔黄、脉象滑数,为胃热内盛之象。

(3)治法:清热养胃,生津止呃。

(4)代表方药:竹叶石膏汤加竹茹、柿蒂。方中竹叶、生石膏清泻胃火,人参可改沙参,合麦冬养胃生津,半夏、柿蒂化痰降逆,粳米、甘草调养胃气。

(5)加减:若大便秘结,脘腹痞满,可合用小承气汤通腑泄热,使腑气通,胃气降,呃逆自止。

3.气机郁滞

(1)症状:呃逆连声,常因情志不畅而诱发或加重,伴胸闷纳减,脘胁胀闷,肠鸣矢气,苔薄白,脉弦。

(2)病机分析:肝强乘胃,胃气上冲,故呃声连续。病由情志而起,故疾病发作与情志关系密切。肝脉挟胃布胸胁,肝郁气滞,故胸胁胀闷不舒。痰气交阻,胃失和降,故恶心嗳气,肠鸣矢气,胸闷。舌脉亦为气机郁滞之象。

(3)治法:顺气解郁,降逆止呃。

(4)代表方药:五磨饮子加减。方中木香、乌药解郁顺气,枳壳、沉香、槟榔宽中降气。可加丁香、代赭石降逆止呃,川楝子、郁金疏肝解郁。

(5)加减:若气郁化火,心烦,便秘,口苦,舌红脉弦数者,可加栀子、黄连等泄肝和胃;若气逆痰阻,头目昏眩,时有恶心,舌苔薄腻者,可合旋覆代赭汤、二陈汤化裁,以顺气降逆,化痰和胃。

4.脾胃阳虚

(1)症状:呃声低缓无力,气不得续,面色㿠白,手足不温,食少困倦,泛吐清水,脘腹不舒,喜温喜按,乏力,大便溏薄,舌淡苔白,脉沉细弱。

(2)病机分析:脾胃虚弱,虚气上逆,则呃声低弱无力,气不得续,食少困倦;甚者生化之源不足,可见面色苍白无华。阳气不布,故手足不温。舌脉为脾胃阳虚之象。

(3)治法:温补脾胃,和中降逆。

(4)代表方药:理中汤加吴茱萸、丁香。方中人参、白术、甘草甘温益气,干姜温中祛寒,吴茱萸、丁香温胃透膈以平呃逆,另可加刀豆温中止呃。

(5)加减:若呃逆不止,心下痞硬,可合用旋覆代赭汤以重镇和中降逆。如肾阳亦虚,见形寒肢冷,腰膝酸软,舌质胖嫩,脉沉迟者,可加附子、肉桂以温肾助阳;如夹有食滞,可稍佐陈皮、麦芽之类以理气化滞;若中气大亏,呃声低弱难续,食少便溏,体倦乏力,脉虚者,宜用补中益气汤。

5.胃阴不足

(1)症状:呃声短促而不连续,口干舌燥,烦躁不安,不思饮食,或食后饱胀,大便干结,舌红而干或有裂纹,脉细数。

(2)病机分析:胃阴不足,失于濡润,气机不得顺降,故呃声短促而不连续。津液损伤,内有虚热,故口干舌燥,烦躁不安,口渴,大便干结。舌脉亦为胃阴不足之象。

(3)治法:生津养胃,降逆止呃。

(4)代表方药:益胃汤加枇杷叶、石斛、柿蒂。方中沙参、麦冬、玉竹、生地黄甘寒生津,滋养胃阴。

(5)加减:加石斛以加强养阴之力,又加枇杷叶、柿蒂以和降肺胃而平呃逆。若胃气大虚,不思饮食,则合用橘皮竹茹汤以益气和中。

(四)其他疗法

1.单方验方

(1)艾条点燃放置患者床头3~5 min;若点燃10 min,可治疗顽固性呃逆。

(2)五味子5粒,慢慢咀嚼,3 min可止呃。

(3)生山楂5~10个,煮熟,细嚼慢咽,并饮少量温开水,一般3~5次可止呃逆。或山楂30 g水煎代茶饮。

(4)砂仁2 g,细嚼慢咽,每天3次。

(5)炒韭菜籽30 g,加水300 mL,煎至100 mL,每天1次;或韭菜籽炒黄研末,每次9 g,每天3次,温开水送服。

(6)生姜片咀嚼并吞咽姜汁,一般1~3片呃逆可止。

(7)威灵仙30 g,蜂蜜30 g水煎服。

(8)柿蒂(指新鲜柿子或柿饼的蒂)每次20枚,煎水成100 mL,分2次口服,一次50 mL。也可酌情加韭菜籽同煎。

2.常用中成药

达立通颗粒。

功用主治:清热解郁,和胃降逆,通利消滞,用于肝胃郁热所致痞满证,症见胃脘胀满、嗳气、食欲缺乏、胃中灼热、嘈杂泛酸、脘腹疼痛、口干口苦,以及运动障碍型功能性消化不良见上述症状者。

用法用量:温开水冲服,一次1袋,一天3次。于饭前服用。

3.针灸疗法

(1)基本治疗。

治则:胃寒积滞、脾胃阳虚者温中散寒、通降腑气,针灸并用,虚补泻实;肝郁气滞、胃火上逆者疏肝理气、和胃降逆,只针不灸,泻法;胃阴不足者养阴清热、降逆止呃,只针不灸,平补平泻。

处方:以任脉腧穴为主。如膈俞、内关、中脘、天突、膻中、足三里穴。

方义:本病病位在膈,故不论何种呃逆,均可用膈俞利膈止呃;内关穴通阴维脉,且为手厥阴心包经络穴,可宽胸利膈,畅通三焦气机,为降逆要穴;中脘、足三里和胃降逆,不论胃腑寒热虚实所致胃气上逆动膈者用之均宜;天突位于咽喉,可利咽止呃;膻中穴位近膈,又为气会穴,功擅理气降逆,使气调则呃止。

加减:胃寒积滞、胃火上逆、胃阴不足者加胃俞和胃止呃;脾胃阳虚者加脾俞、胃俞温补脾胃,肝郁气滞者加期门、太冲疏肝理气。

操作:诸穴常规针刺;膈俞、期门等穴不可深刺,以免伤及内脏;胃寒积滞、脾胃阳虚者,诸穴可用艾条灸或隔姜灸;中脘、内关、足三里、胃俞穴亦可用温针灸,并可加拔火罐。

(2)其他针法。

指针:翳风、攒竹、鱼腰、天突穴。任取一穴,用拇指或中指重力按压,以患者能耐受为度,连续按揉1~3 min,同时令患者深吸气后屏住呼吸,常能立即止呃。

耳针:取膈、胃、神门、相应病变脏腑(肺、脾、肝、肾)。毫针强刺激;也可耳针埋藏或用王不留行贴压。

(3)穴位贴敷。

取麝香粉 0.5 g,放入神阙穴内,伤湿止痛膏固定,适用于实证呃逆,尤其以肝郁气滞者取效更捷;吴茱萸 10 g,研细末,用醋调成膏状,敷于双侧涌泉穴,胶布或伤湿止痛膏固定,可引气火下行。适用于各种呃逆,对肝、肾气逆引起的呃逆尤为适宜。

(4)穴位注射。

常用穴分 2 组:天突、内关穴;中脘、足三里穴。治法如下。①阿托品、1.0%普鲁卡因注射液、维生素 B_1 注射液、维生素 B_6 注射液。每次取 1 组穴,亦可仅取内关或足三里穴。1.0%普鲁卡因注射液每穴 0.5 mL。②维生素 B_1 注射液、维生素 B_6 注射液各 2 mL,予以混合,每穴 2 mL。③阿托品每次仅取一侧穴,每穴 0.5 mg。如 3 h 后无效再注入另一侧穴。其余药物每天 1 次。

4.简易疗法

(1)分散注意力,消除紧张情绪及不良刺激。

(2)先深吸一口气,然后憋住,尽量憋长一些时间,然后呼出,反复进行几次。

(3)喝开水,特别是喝稍热的开水,喝一大口,分次咽下。

(4)洗干净手,将食指插入口内,轻轻刺激咽部。

(5)将含 90.0%氧气和 10.0%的二氧化碳的混合气体装入塑料袋中吸入。

(6)嚼服生姜片。

五、临证参考

(一)和降则上逆之胃气可平

呃逆病因虽有不同,但"致呃之由,总由气逆"(《景岳全书·呃逆》)。胃气上逆动膈即见呃逆,故治疗呃逆的基本原则是和胃、降逆、平呃。针对其病位则宜和胃,针对其病势则宜降逆平呃,这一基本原则贯穿于呃逆证治的始终。然而和降之法,各有不同,有的用丁香、吴茱萸、高良姜、生姜汁等散寒以降逆,有的用柿蒂、竹茹等辛凉以降逆,有的用旋覆花、陈皮、厚朴、沉香等顺气以降逆,有的用代赭石重镇以降逆,凡此种种,皆立意于和胃降逆之中,气逆平仄呃逆可止。

和胃降气之法,应根据兼证不同而分别施治,《证治汇补·呃逆》谓本证"治当降气化痰和胃为主,随其所感而用药。气逆者,疏导之;食停者,消化之;痰滞者,涌吐之;热郁者,清下之;血瘀者,破导之。若汗吐下后,服凉药过多者,当温补;阴火上冲者,当平补;虚而夹热者,当凉补。"系统论述了本证以和降为主的治疗大法。

(二)活血则难愈之久呃可止

呃逆日久不愈,诸药罔效,此即《医林改错·呃逆》所谓"血府血瘀",宜用血府逐瘀汤,并谓"一见呃逆,速用此方,无论轻重,一付即效"。

六、预防调护

(1)寒温适宜,注意避免外邪侵袭犯胃。

(2)饮食有节,不要过食生冷及辛辣煎炸之品,患热病时不过服寒凉之药,患寒证时不妄投温燥之剂。

(3)调畅情志,以免肝气逆乘肺胃。

(4)若呃逆出现于某些急慢性疾病的过程中,则要积极治疗原发病证,这是十分重要的预防措施。

（5）呃逆的轻症，多能逐渐自愈。取嚏、饮水、转移注意力可加速痊愈。

（6）若呃逆发作频频，则饮食中要进易消化的食物，粥面中可加姜汁少许以温宣胃阳，降逆止呃。

（7）一些虚弱患者，如因服食补气药过多而呃逆频作者，可用橘皮、竹茹煎汤温服。

（魏　静）

第五节　吐　血

吐血是血从胃中经口吐出或呕出，血色多黯红，多夹有食物残渣，并常伴脘胁胀闷疼痛的病证。本病主要涵盖了西医学中的导致上消化道出血的疾病，其中以胃、十二指肠溃疡出血及肝硬化所致的食管、胃底静脉曲张破裂最多见，其次亦见于食管炎、急性胃炎、慢性胃炎、胃黏膜脱垂症等疾病。因某些全身性疾病如血液病、尿毒症、应激性溃疡等引起的吐血等，也可以参考本节辨证论治。

一、源流

《黄帝内经》对本病早有记载，指出其病因为阳气厥逆，或大怒气逆血液妄行所致。如《素问·厥论》说："太阳厥逆，僵仆呕血""阳明厥逆，咳喘身热，善惊衄，呕血"。《素问·举痛论》云："怒则气逆，甚则呕血。"《黄帝内经》所载均以"呕血"而名。吐血之名首见于汉代《金匮要略》。张仲景在《金匮要略·惊悸吐衄下血胸满瘀血病脉证治》中指出吐血有虚寒及热盛的不同，虽无症状描述，但已提出具体治疗方剂。如"吐血不止者，柏叶汤主之""心气不足（按：当从《备急千金要方》改作'心气不定'），吐血、衄血，泻心汤主之"。柏叶汤与泻心汤，一寒一温，成为后世治疗吐血的两个常用方剂。

隋代巢元方在《诸病源候论·吐血候》中，首先指出吐血是"因伤损胃口"，提出吐血的病位在胃，其病因为"皆大虚损及饮酒劳伤所致"。同时，认为吐血往往可以由于他脏的影响，导致胃络受伤而引起。他说："上焦有邪则伤诸脏，脏伤血下入于胃，胃得血则闷满气逆，气逆故吐血也。"

唐代孙思邈《备急千金要方·吐血》载有治吐血的方剂25首，其中包括著名的犀角地黄汤及生地黄汁、大黄末等方药，为现今治疗吐血所广泛应用。宋代朱肱在《活人书》中提出吐血亦可以因热毒入深，结于五脏，脉络壅滞，瘀血内结而致，其治疗采用抵当丸、桃仁承气汤等化瘀止血的具体方剂。严用和《济生方·吐衄》认为："血之妄行也，未有不因热所发，盖血得热则淖溢，血气俱热，血随气上，乃吐衄也"。

可见，唐宋以前的医家，对吐血的证候分类及病因病机，大多从寒与热两方面去认识，因而在治疗上亦比较局限，但其所提治疗方药，却一直为后世所沿用，具有较大的临床价值。

金代刘完素指出热甚在吐血发病中的重要作用，"心火热极，则血有余，热气上，甚则为血溢"（《河间六书·上溢》）。由于血因热迫，妄行于上而致吐血。朱震亨创"阳常有余，阴常不足"的理论，提出吐血由于"阳盛阴虚，故血不得下行，因火炎上之势而上出"，以"补阴抑火，使复其位"（《丹溪心法·吐衄》）作为治疗原则，有一定的实用价值。

明代李梴认识到脾胃与气血关系的重要性，认为"脾胃能统气血"，故治"血病每以胃药收功，胃气一复,其血自止"(《医学入门·血》)。同时根据血随气行,气行则行,气止则止,气温则滑,气寒则凝的特性,提出"凉血必先清气,知血出某经,即用某经清气之药,气凉则血自归经。若有瘀血凝滞,又当先去瘀而后调气,则其血立止"的治疗原则。《景岳全书·血证》认为:"血本阴精,不宜动也,而动则为病""血动之由,惟火惟气耳"。并进一步阐明其病机说:"盖动者多由于火,火盛则逼血妄行;损者多由于气,气伤则血无以存。"在治疗上,张景岳指出,因阳盛阴虚血随气上者,则"惟补阴抑阳,则火清气降而血自静矣",而火有虚实,故或宜兼补,或宜兼清;而由元阴受损,营气失守而吐血者,则"但宜纯甘至静之品,以完固损伤,则营气自将宁谧,不待治血而自安矣"。明代缪希雍《先醒斋医学广笔记·吐血》明确提出治吐血有三要诀:"宜行血不宜止血",行血乃使血循经,不致瘀蓄;"宜补肝不宜伐肝";伐肝则损肝之体,使肝愈虚而血不藏;"宜降气不宜降火",气有余便是火,故降气即所以降火。这三项治疗原则,受到了后世医家的普遍重视。

清代唐容川在《血证论·吐血》中指出吐血责之于胃,认为"血之归宿,在于血海,冲为血海,其脉丽于阳明,未有冲气不逆上,而血逆上者也""……阳明之气,下行为顺,今乃逆吐,失其下行之令,急调其胃,使气顺吐止,则血不致奔脱矣"。在治法上,他认为"惟第用止血,庶血复还其道,不致奔脱尔,故以止血为第一法",血止之后,其离经而未吐出者,是为瘀血,故以消瘀为第二法。止吐消瘀之后,又恐血再潮动,则须用药安之,故以宁血为第三法。去血既多,气血无有不虚者,故又以补血为收功之法。"止血""消瘀""宁血""补血""四者乃通治血证之大纲",对临床上治疗吐血具有十分重要的指导意义。

总之,吐血的基本理论源出于《黄帝内经》,通过后世的逐步补充,尤其在金元以后,各家不断通过临床实践加以发展而渐趋完善,并且在证候分类、治疗用药等方面已基本形成比较完整的理论体系。

二、病因病机

吐血主要属胃的病变。胃为水谷之海,乃多气多血之腑,若因饮食不节,劳倦内伤,或其他脏腑影响,均可使胃络损伤引起吐血。

(一)病因

1.饮食不节

平素饮食不节,嗜食辛辣炙煿之品,致燥热蕴结于胃;或嗜食肥甘,饮酒过度,致湿热郁结于胃,燥热、湿热均可化火,灼伤胃络,血随胃气上逆而成吐血之症。若因暴饮暴食,使脾胃升降失司,运化失健,食滞内结,化火损伤阳络,亦可致吐血。

2.情志内伤

郁怒伤肝,或情志抑郁,肝气郁结,郁而化火,肝火犯胃,损伤胃络,迫血上行,或素有胃热,复因肝火扰动,气逆血奔而上逆以致吐血。

3.劳倦内伤

劳倦过度,损伤脾胃,或久病脾虚,脾气虚弱,统血无权,血液外溢上逆而为吐血;或脾胃素虚,复因饮冷,致寒郁中宫,脾胃虚寒,不能摄血,血溢脉外而致吐血。

4.肝胃久病

胃痛或肝病日久不愈致气滞血瘀,或久病入络,脉络瘀阻,血脉血络阻滞,血行不畅可致血不循经,外溢上逆而为吐血。

5.热病久病

热病之后或久病阴津耗伤,或气火内郁日久阴津耗伤,阴血不足,虚火内生,阴虚火旺,灼伤胃络,血溢上逆而为吐血。

总之,引起吐血之因,总由胃热、脾虚,火热灼伤胃络,或气虚血失统摄而妄溢于外。

(二)病机

1.病位

病位主要在胃,与肝、脾关系密切。

2.病机关键

火热灼伤胃络所致之吐血,一般发病较急骤。而由久病入络,气滞血瘀或脾气虚弱,血不循经引起者则发病多较缓慢。

3.病理性质

病理性质有实有虚。实者以火热、瘀阻为多,虚者以气虚、阴虚常见。

4.病程

吐血日久,无论何种证型均可致气血亏耗,甚而出现气随血脱之证。吐血以火热、脾虚、瘀阻为主要病机,新病吐血,一般以火热实证为多见。日久可耗阴伤气,而转化为阴虚火旺或气阴两虚的吐血,若出血量多,血失气伤,可致气亏血耗,甚则气随血脱之证。因火热、脾虚所致之吐血,血溢脉外,离经之血可停而为瘀,或久病入络,均可导致瘀阻胃络,从而出现虚实相因,虚实夹杂,吐血缠绵难愈的情况。

三、诊断与病证鉴别

(一)诊断依据

(1)发病较缓,吐血前多有恶心、胃脘不适、头晕等先兆症状。血从胃或食管而来,随呕吐而出,常夹有食物残渣等胃内容物,血多呈紫红、紫黯色,也可以呈鲜红色,大便常色黑如漆或呈黯红色。

(2)有胃痛、胁痛、黄疸、癥积等宿疾。

(3)脘腹有压痛,肠鸣音活跃。出血量多者心率增快,血压下降,面色苍白。

(二)辅助检查

实验室检查呕吐物、大便潜血试验、上消化道钡餐造影、纤维胃镜和B超检查等有助于明确诊断。

(三)病证鉴别

1.吐血与咳血

咳血的病位在肺与气道,而吐血的病位在胃与食管。咳血之血色鲜红,常伴泡沫痰液;吐血之血色紫黯,常混有食物残渣。咳血之前多伴有喉痒、胸闷之兆,血常随咳嗽而出;而吐血常伴胃脘不适、恶心等症状,血随呕吐而出。咳血的患者常有咳嗽、肺痨、喘证或心悸等旧疾;而呕血则往往有胃痛、胁痛、黄疸、臌胀等既往史。

2.吐血与鼻腔、口腔及咽喉出血

吐血经呕吐而出,血色紫黯,夹有食物残渣,常有胃病史。鼻腔、口腔及咽喉出血,血色鲜红,不夹食物残渣,在五官科做有关检查即可明确具体部位。

四、辨证论治

血得热则妄行,故吐血一证,初起大多由热迫血上行,虽有胃热和肝火之别,但两者均属实证。吐血量多或日久不愈者,每易由实证转为虚证,而出现中气虚弱、气虚血亏,以致脾肾两虚等虚损证候。亦有出血量多,正气已虚而热邪未清,或脉络瘀滞等虚实夹杂的证候。临床辨证时,应当详查证情,分清虚实,结合病情标本缓急。然后确立治则,进行治疗。

(一)辨证思路

1.辨有火无火

《景岳全书·吐血证治》说:"凡治血证,须知其要,而血动之由,惟火惟气耳。"火盛破血妄行或火热灼伤胃络而致的吐血,一般多见心烦、面红、血色较红、脉数等症。有火者大多属实,或虚中夹实。无火者即气虚,多有中气虚弱或气血亏虚的症状。实证者一般多为初起,久病则多虚证。而有火者,当辨实火虚火,实火如热伤营血,胃火内炽,湿热伤胃,肝火犯胃等症;虚火引起的吐血,主要为阴虚火旺。

2.辨虚实

《血证论·吐血》说:"吐血之证,属实证者,十居六七。"辨别吐血的虚实,主要是根据病程、临床证候及血色。新病吐血,大多属实;久病多虚。实者症见胃脘部疼痛,胀满不舒,出血量多,血色较红或紫黯,夹有血块,苔黄脉数;虚者症见脘痛绵绵或不痛,吐血色淡或紫黯不鲜,舌淡脉虚等。

(二)治疗原则

吐血一证,病情较急,尤其是出血多者,往往危及生命。所以根据证候的不同,审证求因,辨证施治,具有十分重要的意义,正如唐容川《血证论·吐血》强调"存得一分血,便保得一分命"。针对其主要病机,吐血的治疗以清火降逆、凉血止血、活血化瘀、益气摄血为主要治则。吐血初起,以热盛所致者为多,故当清火降逆,但应注意治胃治肝之别。吐血量多时,容易导致气随血脱,当急用益气固脱之法。气虚不摄者,则当大剂健脾益气,以复统摄之权。吐血之后及日久不止者,则需补养心脾,益气生血。

(三)分证论治

1.胃热壅盛

(1)症状:脘腹胀满,甚则作痛,吐血色红或紫黯,或夹食物残渣,口臭便秘,舌红,苔黄腻,脉滑数。

(2)病机分析:嗜食辛辣或炙煿之品,燥热蕴积于胃,热伤胃络,迫血上溢,而致吐血色红,若有瘀结则色紫黯;热结于胃,胃失和降,饮食不化,故脘腹胀闷,甚则作痛;胃热熏蒸则口臭,便秘;苔黄腻,脉滑数亦为胃热之征。

(3)治法:清胃泻火,化瘀止血。

(4)代表方药:泻心汤合十灰散加减。泻心汤清胃泻火。《血证论·吐血》说"方名泻心,实则泻胃。"十灰散凉血止血,兼能化瘀。方中黄连、黄芩清热泻火;大黄泄热通腑,降火消瘀;大小蓟、侧柏叶、茜草根、白茅根清热凉血止血;牡丹皮、栀子清热凉血。诸药效专力宏,清降之中使胃火去而血络和,吐衄得止。

(5)加减:如恶心呕吐,加代赭石、竹茹、旋覆花;胃痛者,加三七末、白及末;泛酸者,加乌贼骨;热伤胃阴者,加石斛、天花粉;积滞者症见嗳腐吞酸夹不消化食物,加山楂、神曲、莱菔子消食导滞,降气消痰;饮酒过多,积热动血者,可加葛黄丸以泻火止血。

2.肝火犯胃

(1)症状:吐血色红或带紫,口苦胁痛,寐少梦多,烦躁易怒,舌质红绛,脉象弦数。

(2)病机分析:暴怒伤肝,肝火横逆犯胃,损伤阳络,则吐血色红或带紫;肝胆之火上逆,则口苦胁痛;肝火扰乱心神,则出现心烦易怒,多梦少寐;舌质红绛,脉弦数,为肝火上逆耗伤胃阴之象。

(3)治法:泻肝清胃,凉血止血。

(4)代表方药:龙胆泻肝汤加减。方中龙胆草泻肝经之实火,黄芩、栀子苦寒泻火止血,柴胡、甘草疏肝调中,木通、泽泻、车前草清利湿热,当归、生地黄滋阴养血,还可加白茅根、藕节、墨旱莲、茜草凉血止血。

(5)加减:如吐血不止,兼见胸脘满闷,口渴不欲饮者为有瘀血,可合花蕊石散或加三七末调服以化瘀止血;吐酸者,合左金丸;嗳气频作者,加沉香;胁痛者,加郁金。

3.瘀阻胃络

(1)症状:胃脘疼痛,痛有定处而拒按,痛如针刺或刀割,吐血紫黯,舌质紫,脉涩。

(2)病机分析:气滞日久或久病伤络,而致瘀血凝滞,瘀阻胃络故胃脘疼痛,痛有定处而拒按;瘀阻之处,脉络受伤,胃气失和,升降失司,血随胃气上逆则吐血紫黯;舌质紫,脉涩为血行不畅之征。

(3)治法:活血化瘀,理气止痛。

(4)代表方药:血府逐瘀汤加减。本方由四逆散与桃红四物汤加味而成,桃红四物汤活血祛瘀,四逆散疏肝解郁,配以桔梗开胸膈之气,牛膝引血下行,一升一降,使气机升降调和。可加茜草、小蓟或参三七以增强止血散瘀的功效。

(5)加减:胃脘刺痛者,加延胡索、乳香、没药;兼寒者,加艾叶炭、炮姜炭;兼热者,加大黄、虎杖;兼气虚者,加党参、黄芪;兼血虚者,加当归、鸡血藤。

4.脾虚不摄

(1)症状:吐血缠绵不止,时轻时重,血色淡,或伴胃痛隐隐喜温喜按,神疲乏力,心悸气短,面色苍白,舌质淡,脉细弱。

(2)病机分析:劳倦过度或饮食不节,饥饱失调,损伤脾胃,脾气虚弱,统摄无权,血无所主而妄行于外,故吐血缠绵不止,血色黯淡;中气虚弱,气血运行不畅,则胃脘隐痛,喜温喜按;气随血去,气血亏虚,心失所养则心悸气短;气虚血亏不能上荣于面,则面色苍白;舌质淡,脉细弱为气血双亏之象。

(3)治法:健脾益气,摄血止血。

(4)代表方药:归脾汤加味。方中参、苓、术、草健脾益气,黄芪、当归益气生血,龙眼肉、酸枣仁、远志补血养心,木香理气醒脾。加炮姜温阳止血,阿胶养血止血。

(5)加减:偏于脾阳虚者,加炮姜、炮附子、灶心黄土,或用黄土汤加减;兼有肝郁者,加佛手、郁金、柴胡等。

5.阴虚火旺

(1)症状:胃痛隐隐,吐血量多、色红,面色潮红,盗汗,口渴引饮,烦躁不安,头晕心悸,耳鸣,少寐,大便黑或干黑,舌红少苔,脉细数。

(2)病机分析:热病之后或因气郁化火,津液耗伤,以致胃失濡养,故胃痛隐隐;阴虚火旺,灼伤胃络则吐血色红;津少上承则口渴引饮;虚火扰动则潮热盗汗、耳鸣、少寐、烦躁不安;肠道失润则大便干燥;舌质红,脉细数为阴虚火旺之象。

(3)治法:滋阴清热,凉血止血。

(4)代表方药:玉女煎加味。方中石膏、知母清胃热;地黄滋肾阴;麦冬清热养阴;牛膝导热下行,助降上炎之火而止上溢之血。酌加牡丹皮、侧柏叶、茅根、墨旱莲、藕节、紫珠草以凉血止血。

(5)加减:兼气虚者加党参,或合生脉散;阴虚甚者,加龟甲、玄参;潮热者,选加地骨皮、青蒿、鳖甲、白薇;盗汗者,加五味子、牡蛎、浮小麦等;烦躁难眠者,加酸枣仁、知母。

上述五种证候的吐血,若吐血量多,出现面色青白、心慌气短、汗出肢冷,舌质淡,脉细数无力等症,为气随血脱之重危证候。当急用独参汤益气固脱,或参附汤益气回阳固脱,并可加三七粉、云南白药、阿胶等止血。

(四)其他疗法

1.单方验方

(1)生地黄 12 g,大黄粉 3 g,水煎服。滋阴止血,适用于各种证候的轻症吐血。

(2)藕节、大蓟各 15 g,水煎服。凉血止血,适用于各种证候的轻症吐血。

(3)白及、侧柏叶(或乌贼骨)各 30 g 共研细末,每天 2 次,每次 3～6 g,用温开水调服。收敛止血,适用于各种证候的轻症吐血。

(4)白及粉,每次 3～6 g,每天 2～4 次。收敛止血,适用于各种证候的轻症吐血。

(5)生地黄、地榆、白及各 15 g,水煎服。收敛止血,适用于各种证候的轻症吐血。

(6)花蕊石,火煅、醋浸、研细粉,每次 3～5 g,每天 3 次。收敛止血化瘀,适用于各种证候的轻症吐血。

(7)麦冬、大蓟、生地黄各 12 g,水煎服。滋阴凉血止血,适用于阴虚胃热之吐血。

(8)艾叶、炮姜炭、阿胶各 9 g,侧柏叶 12 g,水煎服。温中止血,适用于脾胃虚寒之吐血。

(9)三七 25 g,乌贼骨 50 g,嫩松叶 50 g,仙鹤草 50 g,先煎三七 3～4 沸后,纳其他三味文火同煎,温服,每天 2～3 次。收敛固涩止血,适用于各种急性出血证。

2.常用中成药

(1)云南白药。

功用主治:化瘀止血,活血止痛。适用于瘀阻胃络所致的吐血及黑便。

用法用量:每次 0.25～0.5 g,每天 4 次。

(2)紫地宁血散。

功用主治:清热凉血,收敛止血。适用于胃中积热所致吐血、便血。

用法用量:每次 8 g,每天 3～4 次。

(3)胃血宁口服液。

功用主治:收敛止血。适用于各种原因导致的轻症吐血、便血。

用法用量:每次 20mL,每天 2 次。

(4)溃平宁颗粒。

功用主治:止血止痛,收敛生肌。适用于郁热所致的胃痛、吐血及黑便。

用法用量:每次 4 g,每天 3～4 次。

(5)止血宝颗粒。

功用主治:凉血止血,祛瘀消肿。适用于郁热所致的咳血、吐血。

用法用量:每次 1 袋,每天 2～3 次。

3.针灸疗法

(1)体针:以取足阳明、足太阴经穴为主。

处方:足三里、公孙、膈俞、内关穴。

配穴:胃热者,加内庭穴;肝火者,加行间穴;久病体虚者,加关元、气海、隐白穴。

操作:足三里、公孙穴用补法;膈俞、内关穴用泻法。配穴按虚补实泻法操作。隐白穴可用灸法。

(2)耳针或耳穴贴压法:取耳穴心、肺、肾、神门、肝、脾、肾上腺及出血相应部位(如胃出血用胃区)。

(3)穴位注射:取血海、足三里穴,用卡巴克络或血凝酶做穴位注射。

4.外治疗法

(1)贴敷疗法:①生栀子 15 g,生大黄 15 g,陈米醋适量。生药研极细末,醋调成膏状,敷脐。每天 1 次,待脐发痒,吐血止时可去掉,2 d 为 1 个疗程。适用于胃热炽盛之吐血。②生地黄 15 g,咸附子 15 g。将药烘干,共研细末,过筛,用醋或盐水调成膏,敷双足涌泉穴。每天 1 次,3 d 为 1 个疗程。适用于肝火犯胃之吐血。

(2)推拿按摩疗法:①因热迫血行出血者,让患者取坐位,医师以双手拇指点按郄门,以清营凉血;施用提拿足三阴法,点按血海、内庭、上巨虚,以清阳明胃热,通腑下气,泻肠胃火,清营凉血止血,适合于胃热壅盛者。②肝火犯胃者,可让患者坐位,医师以双手拇指点按肝俞、膈俞,以调理肝经,调和气血;施用揉拿手三阴法,点按内关、大陵,以和胃宽胸、清营凉血;复取仰卧位,点按中脘,以和胃降逆;以双手拇指点按期门,以疏泄肝气,降逆;施用提足三阴法,点按太冲、行间,以泻肝经之热,共达泻肝清热、凉血止血之效。③气虚血溢者,可让患者取坐位,医师以双手拇指点按脾俞,以健脾。再取仰卧位,施用点鸠掐里法,加点中脘、气海,以扶助元气,培补中土,健脾和胃,培元补气,共达健脾益气、摄血止血;施用提足三阴法,提拿足三阳法,点按阴陵泉、公孙,以健脾和胃,补脾统血。

五、临证参考

(一)灵活运用血证治疗法则

中医药治疗对于治疗吐血病,唐荣川提出了"止血、消瘀、宁血、补虚"的四大法则,确有其指导意义。这四大法则,既分阶段性,又有其统一性。治疗出血,止血当然为第一大法。出血期的止血法则可再辨证基础上灵活选用。清热止血法,药用仙鹤草、茜草根、侧柏叶、紫珠草、生地黄、玄参等;祛瘀止血法多选用三七、炒蒲黄、五灵脂、花蕊石;温中止血法用炮干姜、伏龙肝、艾叶等。而针对脉络损伤这一出血的主要病理结果,临床上常加用收敛止血药如白及、地榆,同时适当选择炭类药、收敛止血药。在出血期,其他三法可灵活运用,但需辨证准确,药物配伍得当。特别应该指出的是静止期的治疗非常重要,因此期治疗不当容易再度出血。静止期运用宁血大法首推清热地黄汤,在此基础上,还应适当加用少量止血药物,也可根据出血后的虚证表现,适度选用益气补血药,初期可用太子参、西洋参益气养阴,何首乌、阿胶养血补血,避免在余热未清时过早运用峻补药物助火动血,这对防止再出血、平稳进入恢复期大有帮助。恢复期采用益气活血、益气补血等法以防复发。四法也可在出血时同时采用。在治血过程中不忘治气,以平肝泻胃为主,使肝气不逆,胃气顺畅。但在出血过程中选用理气药不宜过多,应避免用过于温燥的药物治疗血热妄行的出血,因温燥药易燥火动血;理气药宜选用枳壳、川楝子、延胡索、郁金为宜。

(二)出血诱因多,止血非上策

诱发出血的原因是多种多样的,诸凡影响气血运行的一切因素,都可以引起出血,而瘀血滞留,阻隔脉络,又是出血的病理实质。所以在治疗时,应当审证求因,针对引起出血的原因,使瘀血消散,气血调和,血证才能真正治愈。对于行气(活血)而止血的治疗方法,并非局限于单纯使用活血的药物,而是泛指消除一切引起气血运行不畅的法则,也就是广义的行血(活血)概念,如若血热壅结而致瘀者,则用凉血活血剂,气虚血滞而致瘀者,则用益气升阳剂等;针对病因,谨守病机,疏通气血,令其条达,使瘀血消散,经络疏浚,血归循经,并根据具体情况和需要,佐以凉血止血的药物以治其标,标本兼顾,则出血可止。另外,中医药在治疗吐血时,中药剂型方面应多样化,服药方法可一天多次,给药途径可同时采用多种,目的只有一个,就是尽快止血。

(三)治疗当以补脾健胃为主

虚证吐血的根本原因是脾胃虚弱,其脉象多见涩细而弱,右脉尤弱,脾为气血生化之源,又主统血,人体血液运行的正常生理是由脾胃气健维持的。若是脾胃气虚,血液传布失常,则就会发生血液停蓄,可由劳倦、饮食、情志等因素而致血液涌动,发生吐血。故治疗上应以补脾健胃为主:一则温补脾气可以使后天之本充足,全身脏腑得到温养,使龙雷之火不上越,达到预防吐血的作用;一则补脾健胃可以消除血液停蓄这个状态,从而使血液运行复常,不致在情志等因素引动下发生吐血;一则补脾健胃可以使饮食运化正常,气血生化有源,使机体及时补生新血,恢复健康。

(四)分清标本缓急,灵活施治

本病的主要病机为火热、脾虚及瘀阻,如出血量大可出现气随血脱之证;临证要重视标本变化,权衡标本轻重缓急;根据病情的矛盾变化,详析病机,明确病因,辨清病位,知常达变,灵活施治;急则治其标,予以止血为先,重视清热降气,待出血停止,以缓则治其本图之,灵活运用消瘀、宁血、补虚法则,防止再次出血至为重要。

六、预防调护

增强体质,避免情志刺激,调摄生活起居、饮食适宜,防止暴饮暴食,忌辛辣刺激之品及过量饮酒,是预防吐血发生和反复发作的重要方面。

在吐血发生时,应使患者情绪安定,卧床休息,并给予精神安慰,消除恐惧及忧虑。大吐血时宜禁食。血止后,给予流质和半流质饮食,并宜少吃多餐,以防伤络出血。饮食不宜过热,以免血热妄行,更使吐血不止。蔬菜、豆类等清淡而富有营养食物及藕、梨、橘子等水果,对防止出血和早日恢复健康有一定帮助。

(陈　静)

第六节　腹　痛

腹痛是指以胃脘以下、耻骨毛际以上部位发生疼痛为主要表现的病证。腹部涉及范围较广,根据其部位一般分为大腹、小腹和少腹。脐以上为大腹,属脾胃;脐以下为小腹,属肾、大小肠、膀胱、胞宫；小腹两侧为少腹，属肝胆。腹痛相当于西医学的肠易激综合征、消化不良、胃肠痉挛、不完全性肠梗阻、肠粘连、肠系膜和腹膜病变、急慢性胰腺炎、慢性胰腺炎、肠道寄生虫等。因肾绞痛、膀胱炎、痢疾、宫外孕等引起的腹痛不在本病症范围。

一、源流

《黄帝内经》最早提出腹痛的病名，在病因方面提出腹痛是由寒热邪气客于胃肠引起。如《素问·气交变大论》说："岁土太过，雨湿流行，肾水受邪，民病腹痛。"《素问·举痛论》曰："寒气客于肠胃之间，膜原之下，血不得散，小络急引故痛""寒气客于厥阴之脉……故胁肋与少腹引痛矣""热气留于小肠，肠中痛，瘅热焦渴，则坚干不得出，故痛而闭不通矣"。《黄帝内经》中还提及病变部位不同，其临床症状各不相同。如《灵枢·邪气脏腑病形》说："大肠病者，肠中切痛，而鸣濯濯，冬日重感于寒即泄，当脐而痛……小肠病者，小腹痛，腰脊控睾而痛，时窘之后……膀胱病者，小腹偏肿而痛，以手按之，即欲小便而不得。"

汉代张仲景《金匮要略》对腹痛的辨证论治做了较为全面的论述，初步建立了腹痛辨证论治的理论体系。在病机和治疗方面，《金匮要略·腹满寒疝宿食病脉证治》认为："病者腹满，按之不痛为虚，痛者为实，可下之。舌黄未下者，下之黄自去。"在治疗用药方面，《金匮要略·腹满寒疝宿食病脉证治》提出："腹中寒气，雷鸣切痛，胸胁逆满，呕吐，附子粳米汤主之""按心下满痛，此为实，当下之，宜大柴胡汤""胁下偏痛，发热，其脉紧弦，此寒也，以温药下之，宜大黄附子汤"。《金匮要略·血痹虚劳病脉证治》曰："虚劳里急，悸，衄，腹中痛，梦失精，四肢酸痛，手足烦热，咽干口燥，小建中汤主之。"

综上所述，腹痛之说源于《黄帝内经》，而辨证论治发展于《金匮要略》，后世医家在前人基础上，不断充实、发展，特别是明清时期，对本病的病因病机、理法方药及辨证论治的理论与实践，渐趋完善。

二、病因病机

感受外邪、饮食所伤、情志失调及素体阳虚等，均可导致气机阻滞、脉络痹阻或经脉失养而发生腹痛。

(一)病因

1.外感实邪

外感风、寒、暑、热、湿邪，侵入腹中，均可引起腹痛。风寒之邪直中经脉则寒凝气滞，经脉受阻，不通则痛。若伤于暑热，或寒邪不解，郁而化热，或湿热壅滞，可致气机阻滞，腑气不通而见腹痛。

2.饮食不节

暴饮暴食，饮食停滞，纳运无力；过食肥甘厚腻或辛辣，酿生湿热，蕴蓄胃肠；或恣食生冷，寒湿内停，中阳受损，均可损伤脾胃，腑气通降不利而发生腹痛。其他如饮食不洁，肠虫滋生，攻动窜扰，腑气不通则痛。

3.情志失调

情志不遂，则肝失条达，气机不畅，气机阻滞而痛作。《证治汇补·腹痛》谓："暴触怒气，则两胁先痛而后入腹。"若气滞日久，血行不畅，则瘀血内生。

4.阳气素虚

素体脾阳亏虚,虚寒中生,渐致气血生成不足,脾阳虚馁而不能温养,出现腹痛,甚至病久肾阳不足,相火失于温煦,脏腑虚寒,腹痛日久不愈。

此外,跌仆损伤,络脉瘀阻;或腹部手术后,血络受损,亦可形成腹中血瘀,中焦气机升降不利,不通则痛。

(二)病机

1.病位

病位在腹部,但涉及多个脏腑和经络。腹中有肝、胆、脾、肾、大肠、小肠、膀胱、胞宫等脏腑,并为足三阴、足少阳、手足阳明、冲、任、带等经脉循行之处。所以从大体上来说,虽然可以笼统地认为腹痛的病位在腹部,但还应该根据患者具体的疼痛部位、疼痛的性质和范围、疼痛的伴随症状等,综合判断其属于哪个脏腑,哪条经络,才能进行有针对性地治疗。

2.病机关键

病机关键为气机不通,不通则痛。腹痛的发生,其基本病机是各种原因引起腹部气机不通,不通则痛。不通主要包含两大方面,一方面是由于各种邪气阻滞于脏腑经络之间,脏腑气机阻滞,气血运行不畅,经脉痹阻,不通则痛;另一方面则是脏腑亏虚,气血运行无力,经脉失养,不荣而痛。两者虽有虚实之分,但引起腹痛的实质都是脏腑经络的气机不能正常运行所致,所以气机不通是本病发生的基本机制。

3.病理性质

病理性质分寒热虚实。腹痛发病的病理因素主要有寒凝、火郁、食积、气滞、血瘀。病理性质不外寒、热、虚、实四端。寒证是寒邪凝滞于腹中经脉,气机阻滞,不通则痛;热证是由六淫化热入里,湿热交阻,使气机不和,传导失职而发;实证为邪气郁滞,不通则痛;虚证为中脏虚寒,气血不能温养而痛。四者往往相互错杂,或寒热交错,或虚实夹杂,或为虚寒,或为实热,亦可互为因果,互相转化。如寒痛日久,郁而化热,可致郁热内结;热痛日久,治疗不当,可以转化为寒,成为寒热交错之证;素体脾虚不运,再因饮食不节,食滞中阻,可成虚中夹实之证。

4.病程

腹痛有久暂之分,虚实之辨。一般急性暴痛,起病急,病情重,若治疗不及时,或不得当,则可能出现气血逆乱,而致厥脱之证;由于此时以邪气盛实为主,正气未虚,所以如果能够及时处理,祛邪外出,则一般预后较好。慢性腹痛,多以虚实夹杂或以虚为主,一般疼痛不重,较少出现厥脱的情况,但由于病理因素较多,多数病程较长,迁延难愈。此外,若湿热蕴结肠胃,蛔虫内扰,或术后气滞血瘀,可造成腑气不通,气滞血瘀日久,可变生积聚。若湿热食滞,壅阻肠腑,气血凝滞,瘀热内结,肉腐成脓,可酿成内痈(如肠痈)等。

三、诊断与病证鉴别

(一)诊断依据

(1)凡是以胃脘以下、耻骨毛际以上部位发生疼痛为主要表现者,即为腹痛。其疼痛性质各异,若病因外感,突然剧痛,伴发症状明显者,属于急性腹痛;病因内伤,起病缓慢,痛势缠绵者,则为慢性腹痛。

(2)注意与腹痛相关病因,脏腑经络相关的症状。如涉及肠腑,可伴有腹泻或便秘;寒凝肝脉,痛在少腹,常牵引睾丸疼痛;膀胱湿热可见腹痛牵引前阴,小便淋沥,尿道灼痛;蛔虫作痛多伴嘈杂吐涎,时作时止;瘀血腹痛常有外伤或手术史;少阳表里同病腹痛可见痛连腰背,伴恶寒发热,恶心呕吐。

(3)结合患者的性别、年龄、婚况,以及与饮食、情志、受凉等关系,起病经过,其他伴发症状等,鉴别何脏何腑受病,明确病理性质。

(二)辅助检查

急性腹痛应做血、尿、便常规,血、尿淀粉酶检查,消化道钡餐,B超,腹部X线检查,胃肠道压力测定,胃肠内镜检查等,以明确病变部位和性质;必要时可行腹部CT检查、妊娠试验等以排除外科、妇科疾病及腹部占位性病变。有腹水的应进行腹腔穿刺液的化验。

(三)病证鉴别

1.腹痛与胃痛

胃处腹中,与肠相连,腹痛常伴有胃痛的症状,胃痛亦时有腹痛的表现。但胃痛部位在心下胃脘之处,常伴有恶心、嗳气等胃病见症,腹痛部位在胃脘以下,较少伴有上述症状。

2.腹痛与其他内科疾病中的腹痛症状

许多内科疾病中常见腹痛的表现,此时的腹痛只是该病的症状之一。例如,痢疾之腹痛,伴有里急后重,下痢赤白脓血;积聚之腹痛,以腹部包块为特征等。而腹痛病证,当以腹部疼痛为主要表现。

3.腹痛与外科、妇科腹痛

内科腹痛常先发热后腹痛,疼痛一般不剧,痛无定处,压痛不显;外科腹痛多后发热,疼痛剧烈,痛有定处,压痛明显,见腹痛拒按,腹肌紧张等。妇科腹痛多在小腹,与经、带、胎、产有关,如痛经、先兆流产、宫外孕、输卵管破裂等,应及时进行妇科检查,以明确诊断。

四、辨证论治

(一)辨证思路

1.辨疼痛性质

(1)凡病势急剧,痛时拒按,伴腹胀、呕逆等为实证;若病势绵绵,喜揉喜按者为虚证。暴痛多实,久痛多虚。

(2)腹痛拘急,疼痛暴作,痛无间断,坚满急痛,遇冷痛剧,得热则减者,为寒痛;痛在脐腹,痛处有热感,时轻时重,或伴有便秘,得凉痛减者,为热痛。

(3)腹痛时轻时重,痛处不定,攻冲作痛,伴胸胁不舒、腹胀、嗳气或矢气则胀痛减轻者,属气滞痛;少腹刺痛,痛无休止,痛处不移,痛处拒按,经常夜间加剧,伴面色晦暗者,为血瘀痛;因饮食不慎,脘腹胀痛,嗳气频作,嗳后稍舒,痛甚欲便,便后痛减者,为伤食痛。

2.辨疼痛部位

痛在两胁、少腹者多为肝经病证;大腹疼痛,多为脾胃病证;脐腹疼痛多为大小肠病证;痛在小腹者为肾、膀胱病证。

3.辨腹痛急缓

(1)急性腹痛常突然发病,腹痛较剧,伴随症状明显,多因外感时邪,饮食不节,蛔虫内扰而得。

(2)慢性腹痛多发病缓慢,病程迁延,痛势不甚,多因内伤情志,脏腑虚弱,气血不足所致。

(二)治疗原则

治疗腹痛多以"通"字立法,应根据辨证的虚实寒热,在气在血,确立相应治法。如《医学真传》说:"夫通则不痛,理也,但通之之法,各有不同。调气以和血,调血以和气,通也;下逆者使之上行,中结者使之旁达,亦通也。虚者,助之使通,寒者,温之使通,无非通之之法也。若必以下泄为通,则妄矣。"在通法的基础上,结合审证求因,标本兼治,一般以虚实为纲,实则泻之,虚则补之,热者寒之,寒者热之,滞者通之,郁者散之。对实证者,重在祛邪疏导多清热化湿、消食导滞、理气化瘀;对虚证者,应温中补虚,益气养血,不可滥施攻下。根据叶天士久病入络之说,对绵绵不愈之腹痛,可采取辛润活血通络之法。注意不可过用香燥理气之品,应中病即止。

(三)分证论治

1.寒邪内阻

(1)症状:腹痛拘急,遇寒痛甚,得温痛减,口淡不渴,形寒肢冷,小便清长,大便清稀或秘结,舌质淡,苔白腻,脉沉紧。

(2)病机分析:寒邪侵袭腹中,则有寒凝气滞,中阳被遏,脉络痹阻,不通则痛;寒为阴邪,阴不耗液,因而口淡不渴;寒主收引,困遏阳气,脉管收缩而见脉象沉紧。

(3)治法:散寒温里,理气止痛。

(4)代表方药:良附丸合正气天香散加减。前方温里散寒,后方理气温中,两者合用共奏散寒止痛之效,适用于治疗寒邪阻遏中阳,腹痛拘急,得热痛减的证候。高良姜、干姜、紫苏温中散寒,乌药、香附、陈皮理气止痛。

(5)加减:如寒气上逆致腹中切痛雷鸣,胸胁逆满呕吐者,用附子粳米汤温中降逆;如腹中冷痛,身体疼痛,内外皆寒者,用乌头桂枝汤温通散寒;若少腹拘急冷痛,属肝脉寒滞者,用暖肝煎温经散寒;若寒实积聚,腹痛拘急,大便不通者,大黄附子汤温泻寒积。

2.湿热壅滞

(1)症状:腹痛拒按,烦渴引饮,大便秘结,或溏滞不爽,潮热汗出,小便短黄,舌质红,苔黄燥或黄腻,脉滑数。

(2)病机分析:湿热之邪,易阻气机,气机壅滞,则腑气不通,不通则痛;小便黄、舌红、苔黄、脉数皆为里热之象;苔腻、脉滑为湿浊阻滞之象。

(3)治法:泄热通腑,行气导滞。

(4)代表方药:大承气汤加减。本方具有软坚润燥、破结除满、荡涤肠胃的功能,适用于腑气不通,大便秘结,腹痛拒按,发热汗出的腹痛。大黄攻下燥屎;芒硝咸寒泄热,软坚散结;厚朴、枳实导滞消痞。

(5)加减:若燥热不甚,湿热偏重,大便不爽者,可去芒硝,加栀子、黄芩等;若痛引两胁,可加郁金、柴胡;如腹痛剧烈,寒热往来,恶心呕吐,大便秘结者,改用大柴胡汤表里双解。

3.饮食积滞

(1)症状:脘腹胀满,疼痛拒按,嗳腐吞酸,厌食呕恶,痛而欲泻,泻后痛减,或大便秘结,舌苔厚腻,脉滑。

(2)病机分析:食积胃肠则腹胀拒按;食滞胃脘,腐熟不及则有嗳腐吞酸;饮食所伤,脾失健运,大肠传导失常故泻;舌苔厚腻,脉滑为食积所致。

(3)治法:消食导滞,理气止痛。

(4)代表方药:枳实导滞丸加减。本方具有消积导滞、清热祛湿的作用,适用于嗳腐吞酸、厌食呕恶,腹痛胀满之证。大黄、枳实、神曲消食导滞;黄芩、黄连、泽泻清热化湿;白术、茯苓健脾助运。

(5)加减:若腹痛胀满者,加厚朴、木香行气止痛;兼大便自利,恶心呕吐者,去大黄,加陈皮、半夏、苍术理气燥湿,降逆止呕;如食滞不重,腹痛较轻者,用保和丸。

4.肝郁气滞

(1)症状:腹痛胀闷,痛无定处,痛引少腹,或兼痛窜两胁,时作时止,得嗳气或矢气则舒,遇忧思恼怒则剧,舌质红,苔薄白,脉弦。

(2)病机分析:肝气郁结,气机不畅,可见腹痛胀闷;肝气疏泄失司,则有嗳气稍舒,忧思恼怒加剧;舌红、脉弦为气逆阳亢之象。

(3)治法:疏肝解郁,理气止痛。

(4)代表方药:柴胡疏肝散加减。本方具有疏肝行气止痛之效,可用于治疗因肝气郁结,腹痛走窜,牵引少腹或两胁之证。柴胡、枳壳、香附、陈皮疏肝理气;芍药、甘草缓急止痛;川芎行气活血。

(5)加减:若气滞较重,胸胁胀痛者,加川楝子、郁金;若痛引少腹、睾丸者,加橘核、荔枝核;若腹痛肠鸣,气滞腹泻者,可用痛泻要方;若少腹绞痛,阴囊寒疝者,可用天台乌药散;肝郁日久化热者,加牡丹皮、栀子清肝泄热。

5.瘀血内停

(1)症状:腹痛较剧,痛如针刺,痛处固定,经久不愈,舌质紫黯,脉细涩。

(2)病机分析:瘀血内停,气机阻滞,脉络不通,不通则痛;血瘀日久,可见舌质紫黯;瘀血内停,阻滞脉道,血脉被遏,则脉细涩。

(3)治法:活血化瘀,和络止痛。

(4)代表方药:少腹逐瘀汤加减。本方有活血化瘀、理气止痛之效,适宜治疗腹痛如针刺、痛有定处的血瘀证。当归、川芎、赤芍、甘草养血和营;延胡索、蒲黄、五灵脂化瘀止痛;肉桂、干姜、小茴香温经止痛。

(5)加减:若腹部术后作痛,或跌仆损伤作痛,可加泽兰、没药、三七;瘀血日久发热,可加丹参、牡丹皮、王不留行;若兼有寒象,腹痛喜温,胁下积块,疼痛拒按,可用膈下逐瘀汤。若下焦蓄血,大便色黑,可用桃核承气汤。

6.中虚脏寒

(1)症状:腹痛绵绵,时作时止,喜温喜按,形寒肢冷,神疲乏力,气短懒言,胃纳不佳,面色无华,大便溏薄,舌质淡,苔薄白,脉沉细。

(2)病机分析:中阳不振,气血不足,失于温养,则见腹痛绵绵,喜温喜按;中气不足则神疲乏力,气短懒言;舌质淡、苔薄白为寒证表现。

(3)治法:温中补虚,缓急止痛。

(4)代表方药:小建中汤加减。本方具有温中补虚、缓急止痛的功能,可用于治疗形寒肢冷、喜温喜按、腹部隐痛之证。桂枝、生姜温阳散寒;芍药、炙甘草缓急止痛;饴糖、大枣甘温补中;可加党参、白术益气健脾。

(5)加减:若腹中大寒,呕吐肢冷,可用大建中汤温中散寒;若腹痛下利,脉微肢冷,脾肾阳虚者,可用附子理中汤;若大肠虚寒,积冷便秘者,可用温脾汤;若中气大虚,少气懒言,可用补中益气汤。

(四)其他疗法

1.单方验方

(1)小茴香9 g,乌药6 g,水煎服,功能温经散寒。适用于寒邪阻滞之腹痛。

(2)五灵脂9 g,蒲黄9 g,研细末,醋、水各半,煮透,连渣服之。功能活血祛瘀。适用于瘀血停滞之腹痛。

(3)官桂10 g,莱菔子15 g,水煎内服,适用于气滞腹痛。

(4)艾叶5 g,香附10 g,肉桂3 g,水煎服。功能温经散寒。适用于虚寒腹痛。

2.常用中成药

(1)补脾益肠丸。

功用主治:益气健脾,温中散寒。用于脾胃虚寒型的溃疡性结肠炎、肠易激综合征等引起的腹痛。

用法用量:每次6 g,每天3次。

(2)补中益气丸。

功用主治:健脾益气。用于脾气虚弱之腹痛。

用法用量:每次8粒,每天3次。

(3)附子理中丸。

功用主治:健脾温中散寒。用于脾肾阳虚之腹痛。

用法用量:每次8~12粒,每天3次。

(4)保和丸。

功用主治:消食化滞。用于饮食停滞之腹痛。

用法用量:每次3~6 g,每天3次。

(5)藿香正气丸。

功用主治:解表化湿,理气和中,扶正祛邪。用于外感风寒或内伤饮冷引起的腹痛。

用法用量:每次8粒,每天3次。

(6)元胡止痛片。

功用主治:功能理气,活血,止痛。用于气滞血瘀之腹痛。

用法用量:每次4~6片,每天3次。

3.针灸疗法

(1)体针:以取足阳明、足厥阴经及任脉穴为主。

处方:下脘、关元、天枢、足三里、太冲穴。

配穴:寒邪内积者加神阙、公孙穴;湿热壅滞者加阴陵泉、内庭穴;气滞血瘀者加膻中、血海穴;脾阳不振者加脾俞、肾俞穴。

(2)耳针:选胃、小肠、大肠、肝、脾、交感、神门、皮质下。毫针刺,每次选2~4穴,疼痛时用中强刺激捻转,亦可用锨针或王不留行按压。

(3)穴位注射:选天枢、足三里穴。用异丙嗪和阿托品各50 mg混合液,每穴注入0.5 mL药液,每天1次。

4.外治疗法

(1)外敷法:①硫黄、吴茱萸各6 g,大蒜适量,捣和,涂敷脐中,适用于寒性腹痛。②胡椒粉10 g,敷于脐上,胶布敷盖,24 h后取下,更新再敷,适用于虚寒性腹痛。③皮硝30~90 g,打碎,布包敷于痛处或脐部,适用于因食滞湿热引起的腹痛。

(2)推拿疗法:以通经和络止痛为治疗大法,用一指禅推、按、揉、摩、搓、擦等法。

取穴及部位:中脘、天枢、气海、肝俞、胆俞、脾俞、胃俞穴,三焦俞、足三里、内关、三阴交穴,压痛点。

操作:患者仰卧位,医师站于一侧。用轻快的一指禅推法在中脘、天枢、气海穴施术,每穴2 min,再用较重力按揉腹部压痛点处 3 min,四指摩腹 1～2 min,最后按揉内关、足三里、三阴交穴,每穴 2 min;患者俯卧位,用一指禅推法自肝俞至三焦俞穴,往返施术 5～10 遍,再用较重的按揉法在肝俞至三焦俞穴施术,时间约为 5 min。最后施以擦法,以透热为度。

加减:①寒邪内阻者,加揉关元、神阙穴;②湿热壅滞者,按压内庭、行间、曲池、阴陵泉穴;③饮食积滞者,加用一指禅推上脘、下脘、章门、期门穴;④肝郁气滞者,加以重按期门、太冲、行间穴;⑤瘀血内停者,加揉血海、曲泉、地机穴;⑥中虚脏寒者,加以按揉、搓擦大包、章门穴,以透热为度。

五、临证参考

(一)根据不同病机,采用不同之"通"

腹痛的临床表现虽然复杂,但只要把握其病因特点,病机之归属,病位之所在,就可治之有据。即通常运用的寒者热之,热者寒之,虚者补之,实者泻之,在气治气,在血治血。无论是何种治法,都在于求其"通则不痛",恢复六腑的和降调顺功能。

(二)灵活运用温通法治疗腹痛

温通法是以辛温或辛热药为主体,配合其他药物,借能动能通之力,以收通则不痛之效的治疗方法。一是与理气药为伍,如良附丸中高良姜与香附同用,温中与理气相辅相成,用于寒凝而致气滞引起的腹痛十分相宜。二是与养阴补血药相合,刚柔相济,也可发挥温通止痛作用,如当归四逆汤中桂枝、细辛与当归、白芍同用。三是与活血祛瘀药配用,如少腹逐瘀汤,在活血化瘀的同时使用小茴香、干姜、肉桂等辛香温热之品,来化解滞留于少腹的瘀血。四是与补气药相配,温阳与补气相得益彰,如附子理中汤,对中虚脏寒的腹痛切中病机。五是与甘缓药同用,常用甘草、大枣、饴糖等味甘之品,使其温通而不燥烈,缓急止痛而不碍邪。

(三)通腑药的具体运用

治疗腹痛多以通腑为基本治则,但临证时必须根据病情,灵活配伍应用。理气轻剂用枳壳、大腹皮、陈皮,重剂用槟榔、瓜蒌、熟大黄、玄明粉。对腹痛虚实夹杂者,先治其标,使脾胃运化功能恢复,再酌用益气健脾之品。如脾虚兼气滞,先用香附、陈皮、枳壳、大腹皮等行气通腑,后酌加党参、黄芪、炙甘草顾本补虚。脾虚夹有食滞,则先用鸡内金、陈皮、莱菔子、焦三仙等消导化积,再加党参、白术等消中兼补,即用补法中一定要注意补中兼通,切忌壅补。

(四)鉴别虫证引起的腹痛

若属蛔虫寄生于人体肠道,导致脾胃健运失常,气机郁滞,出现脐腹阵痛,手足厥冷,泛吐清涎等蛔厥症状者,可选乌梅丸等辨证加减。绦虫属古籍所载的寸白虫病。寸白虫寄生于肠道,吸食水谷精微,扰乱脾胃运化,而引起大便排出白色节片,肛痒,腹痛,或腹胀,乏力,食欲亢进等症。治疗以杀虫驱虫为主,同时佐以泻下药促进虫体排出。驱虫可予槟榔、南瓜子、仙鹤草等,驱虫后,可适当予党参、茯苓、白术等调理脾胃以善后,经 3～4 个月未再排出节片,可视为治愈,反之,再有节片排出,当重复驱虫治疗。

六、预防调护

(1)平素宜饮食有节,进食易消化,富有营养的饮食。忌暴饮暴食,忌食生冷、不洁之食物,少食过于辛辣、油腻之品。

(2)要养成良好的饮食习惯,饭前洗手,细嚼慢咽,饭后不宜立即参加体育运动。

(3)虚寒者宜进热食,热证忌辛辣、煎炸、肥甘厚腻之品;食积者宜暂禁食或少食。

(4)医师须密切注意患者的面色、腹痛部位、性质、程度、时间、腹诊情况、二便及伴随症状,并须观察腹痛与情绪、饮食寒温等因素的关系。如患者出现腹痛剧烈、拒按、冷汗淋漓、四肢不温、呕吐不止等症状,须警惕出现厥脱证,此时应立即处理,以免贻误病情。

(黄语蝶)

第七节　胃　　缓

一、概念

胃缓,是由于长期饮食失调,或劳倦过度等,使中气亏虚,脾气下陷、肌肉瘦削不坚,固护升举无力,以致胃体下坠。以脘腹坠胀作痛,食后或站立时加重为主症的病证。本病主要指西医学中的胃下垂。各种慢性病中出现的胃肠功能障碍等类似病症者不在本病证范围。

二、源流

《黄帝内经》提出胃缓之名,《灵枢·本脏》有"脾应肉,肉坚大者胃厚,肉么者胃薄。肉小而么者胃不坚;肉不称身者胃下,胃下者下管约不利。肉不坚者,胃缓"的记载,明确指出肌肉瘦弱与身形不相称的胃的位置偏下,肌肉不够坚实的则胃缓。《灵枢·五癃津液别》云:"水谷入于口,输于肠胃,其液别为五……中热胃缓则为唾。"《灵枢·五味》云:"甘入于胃……而与谷留于胃中者,令人柔润者也,胃柔则缓,缓则虫动。"自《黄帝内经》以后,历代医家均未将其列入专论研讨。

《金匮要略》中有"其人素盛今瘦,水走肠间,沥沥有声,谓之痰饮"的论述,颇类似本病的症状。

朱良春认为:"久患胃疾,脾胃虚弱,中气久虚,水谷精微无力推动,日久则水湿中阻,故胃虚之证多见夹湿,湿浊不得宣化,清阳当能上升。"自拟苍术饮配合补中益气汤、四逆散治胃缓。

徐景藩以胃下论治,认为其主要病机为脾胃中气虚弱,同时兼有气滞和痰饮的病理因素,久病之人,气虚、气滞而易兼血瘀。胃下病位在胃(脾),还涉及肝(胆)、肾等脏腑。治疗以"通补"为主,寓通于补,使气虚与气滞得以兼顾,应重视治肝和补益肾元。

三、病因病机

胃缓主要由饮食不节,内伤七情,劳倦过度,或先天禀赋薄弱等因素导致脾胃虚弱,中气下陷,升降失和,使形体瘦削,肌肉不坚所引起。

（一）病因

1.饮食不节，损伤脾胃

饮食不节，暴饮暴食，饥饱无常，损伤脾胃；或五味过极，辛辣无度，肥甘厚腻，过嗜烟酒，蕴湿生热，伤脾碍胃；或嗜食寒凉生冷，损伤脾阳，水谷不能化生精微，停痰留饮。均可因脾胃失和而致胃缓。《素问·痹论》云："饮食自倍，肠胃乃伤。"

2.情志失调，内伤脾胃

情志拂逆，木郁不达，横逆犯胃，以致肝胃不和；忧思伤脾，脾失健运，胃失和降，升降失和致胃缓。

3.禀赋不足，脾胃虚弱

素体禀赋不足，或劳倦内伤，或久病产后等原因损伤脾胃，脾胃虚弱，中阳不足，虚寒内生，胃失温养；或因热病伤阴，或因胃热火郁，灼伤胃阴，或久服香燥之品，耗伤胃阴，或汗吐下太过，胃阴受损，胃失濡养；纳食减少，味不能归于形，形体瘦削，肌肉不坚而形成胃缓。

（二）病机

1.病机关键为脾胃失和，升降失常

脾主升，胃主降；脾主运化，胃主受纳，脾胃失和即表现为脾胃这一对矛盾的功能紊乱，或为脾气下陷，或为胃气上逆，或脾不运化，或胃不受纳。饮食不节，损伤脾胃，湿热痰饮内生；或情志失调，内伤脾胃；或禀赋不足，劳倦内伤、久病产后损伤脾胃，胃失温养或濡养，导致脾胃虚弱，中气下陷，升降失和而形成胃缓。

2.病位在胃，与肝脾肾密切相关

本病病位在胃，与肝、脾、肾相关。脾胃同居中焦，互为表里，共为后天之本。生理上两者纳运互用，升降协调，燥湿相济，阴阳相合，病理上也相互影响。肝与胃是木土乘克的关系，若肝气郁滞，势必克脾犯胃，致气机郁滞，胃失通降；肝气久郁，或化火伤阴，或成瘀入络，或伤脾生痰，使胃缓缠绵难愈。肾为胃之关，脾胃运化腐熟，全赖肾阳之温煦，若肾阳不足，可致脾肾阳虚，中焦虚寒，胃失温养；若肾阴亏虚不能上济于胃，则胃失于濡养。

3.病理性质有虚实寒热之异且可相互兼夹

胃缓，本为虚证，脾胃气虚，脾肾阳虚或脾胃阴虚，脾胃脏腑功能失调，常导致气滞、热郁、血瘀、食积、湿阻、饮停，临床多见虚实夹杂。本病主要的病理因素气滞、热郁、血瘀、食积、湿阻、饮停等，可单一致病，又可相兼为病，亦可相互转化，出现如气病及血等情况。

四、诊断与病证鉴别

（一）诊断依据

（1）不同程度的上腹部饱胀感，食后尤甚，腹胀可于餐后、站立过久和劳累后加重，平卧时减轻，腹部疼痛呈隐痛或胀痛，无周期性及节律性。

（2）常伴有厌食、嗳气、便秘、腹痛及消瘦、头晕、乏力等胃肠功能失调的症状及全身虚弱表现。

（3）起病缓慢，多发生于瘦长体形，经产妇及消耗性疾病进行性消瘦等。饮食不节、情志不畅、劳累等均为诱发因素。

（4）上消化道 X 线钡餐造影检查可见胃小弯角切迹、胃幽门管低于髂嵴连线水平；胃呈长钩形或无张力型，上窄下宽，胃体与胃窦靠近，胃角变锐。胃的位置及张力均低，整个胃几乎位于腹

腔左侧。

根据站立位胃角切迹与两侧髂嵴连线的位置,将胃下垂分为三度:轻度角切迹的位置低于髂嵴连线下 1.0～5.0 cm;中度角切迹的位置位于髂嵴连线下 5.1～10.0 cm;重度角切迹的位置低于髂嵴连线下10.1 cm以上。

(二)辅助检查

上消化道钡餐是目前诊断的主要方法,饮水 B 超检查也具有辅助诊断作用。电子胃镜、上消化道钡餐,可排除胃黏膜糜烂,胃、十二指肠溃疡病,胃癌等病变并明确诊断;肝功能、淀粉酶化验和 B 超、CT、MRI 等检查可与肝、胆、胰疾病作鉴别诊断;血常规、腹部 X 线检查可与肠梗阻、肠穿孔等作鉴别诊断;血糖、甲状腺功能检查可与糖尿病、甲状腺疾病作鉴别诊断。

(三)病证鉴别

1.胃缓与胃痞

胃缓与胃痞均以脘腹痞满为主症,但胃缓的脘腹痞满多见于饭后,同时可兼见胀急疼痛,或胃脘部常有形可见,与一般的痞满不同。

2.胃缓与胃痛

胃缓可见脘腹痞满及疼痛,但胃缓之胃脘疼痛多为坠痛,餐后、站立过久和劳累后加重,平卧时减轻,呈隐痛或胀痛,无周期性及节律性,与一般胃痛不难鉴别。

五、辨证论治

(一)辨证思路

1.辨虚实

脾胃气虚者,病势绵绵,多伴有食欲欠振,纳后脘胀,神疲乏力,舌淡胖有齿印,脉弱;脾虚气陷者,脘腹重坠作胀,食后益甚,或便意频数,肛门重坠,或脱肛,或小便浑浊,或久泄不止;脾肾阳虚者,脘腹胀满,食后更甚,喜温喜按,食少便溏,畏冷肢凉,胃中振水,呕吐清水,腰酸,舌淡胖,苔白滑,脉沉弱。脾虚阴损者,胃脘痞满,食后更显,神疲乏力,气短懒言,咽干口燥,烦渴欲饮,午后颧红,小便短少,大便干结,舌体瘦薄,苔少而干,脉虚数。脾胃脏腑功能失调,常导致气滞、热郁、血瘀、食积、湿阻、饮停;气滞者,痛无定处,时发时止,胃痛且胀,多由情志诱发;热郁者,舌红苔黄,口臭泛酸,得热则甚,脉数;血瘀者,病久痛有定处,痛如针刺,入夜尤甚,舌紫黯或有瘀斑,脉涩。食积者,多有饮食不节史,可伴嗳腐泛酸,大便秘结;湿阻者,苔厚而腻,脉滑;饮停者,胃中振水,泛吐涎沫或呕吐清水,舌淡胖,苔白滑;临床多见虚实夹杂,相兼为病。

2.辨寒热

脾虚气陷,脾肾阳虚多见虚寒征象,表现为病程较久,脘腹痞满,隐隐而痛,喜温喜按,伴泛吐清水,遇寒痛甚,得温痛减,饮食喜温,舌苔白滑,脉象弦紧或舌淡苔薄,脉弱等特点;气滞郁而化热,湿阻或食积久而化热,阴液不足等均可见热之征象,如脘腹胀满,按之不适,口苦,厌食,舌苔黄腻或咽干口燥,午后颧红,小便短少,大便干结,舌体瘦薄,苔少而干,脉虚数。

3.辨脏腑

胃缓病位主要在胃,但与肝、脾、肾密切相关,辨证时要注意辨别病变脏腑的不同。脾胃虚弱,中气下陷所致胃缓,常见脘腹重坠作胀,食后益甚,或便意频数,肛门重坠,或脱肛;脾肾阳虚胃缓,常伴喜温喜按,食少便溏,畏冷肢凉,胃中振水,呕吐清水,腰膝酸软;肝郁气滞、肝胃郁热等致病多与情志因素有关,脘腹胀满,胸胁满闷,心烦易怒,嗳气频频。

（二）治疗原则

根据胃缓的病机，其治疗原则以益气升阳，行气降逆为主。凡脾气虚弱，治以健脾益气；脾气不升或中气下陷，宜益气升阳；胃失和降，气机不利，上逆为呕、为哕，则宜行气降逆；胃缓多为虚中夹实，因脾阳不足而痰饮内停，治以温化痰饮；因气机阻滞，久而入络有瘀血者，治以活血化瘀；因脾胃升降失调，寒热夹杂或湿热蕴结者，治宜辛开苦泄。

（三）分证论治

1.脾虚气陷

症状：脘腹重坠作胀，食后益甚，或便意频数，肛门重坠，或脱肛，或小便浑浊，或久泄不止，神疲乏力，食少，消瘦，便溏，眩晕，舌淡，脉弱。

病机分析：脾胃气虚，升降失司，中气下陷，故脘腹重坠作胀，食后益甚，或便意频数，肛门重坠，或脱肛，或久泄不止；脾虚运化无力，故食少便溏；脾胃为气血生化之源，脾主四肢，脾失健运，清阳不升，生化不足，故神疲乏力，消瘦，眩晕；舌淡，脉弱亦为脾虚之征。

治法：补气升陷。

代表方药：补中益气汤合升陷汤加减。黄芪、党参、白术、当归、炙甘草益气健脾生血，柴胡、升麻、桔梗升举清阳，枳壳、陈皮理气和胃降逆。

加减：兼肝郁气滞，加柴胡、香附、厚朴、槟榔；泛酸，加左金丸、乌贼骨、煅瓦楞；瘀血阻滞，加丹参、蒲黄、五灵脂、三七；湿热中阻，加茵陈、佩兰、豆蔻、黄连；食积纳呆，加焦山楂、麦芽、谷芽、神曲；泄泻便溏，加仙鹤草、炒山药、芡实、莲子。

2.脾肾阳虚

症状：脘腹胀满，食后更甚，喜温喜按，食少便溏，畏冷肢凉，胃中振水，呕吐清水，腰酸，舌淡胖，苔白滑，脉沉弱。

病机分析：脾主运化，脾主四肢，脾肾阳虚，运化失司，故脘腹胀满，食后更甚，喜温喜按，食少便溏；四肢失于温煦，故畏冷肢凉；脾胃虚寒，痰饮内生，胃失和降故胃中振水，呕吐清水；腰为肾之府，肾阳虚衰故腰酸；舌淡胖，苔白滑，脉沉弱亦为脾肾阳虚，痰饮内停之征。

治法：温补脾肾。

代表方药：附子理中汤合苓桂术甘汤加减。干姜、附子、党参温补脾肾，桂枝、白术、炙甘草、茯苓以温化水饮。

加减：腰酸明显，加杜仲、牛膝、淫羊藿、续断；呕吐清水，加陈皮、半夏；久泄不止，加石榴皮（壳）、煨诃子、罂粟壳、芡实、莲子。

3.脾虚阴损

症状：胃脘痞满，食后更显，神疲乏力，气短懒言，咽干口燥，午后颧红，小便短少，大便干结，舌体瘦薄，苔少而干，脉虚数。

病机分析：脾胃气阴两虚，脾胃气虚，健运失常，故胃脘痞满，食后更显，神疲乏力，气短懒言；胃津不足，津液不能上承，故咽干口燥；阴虚内热，故午后颧红；阴液亏虚，化源不足，大肠失于濡润，故小便短少，大便干结；舌体瘦薄，苔少而干，脉虚数均为气阴亏虚，虚中有热之征。

治法：补脾益胃。

代表方药：参苓白术散合益胃汤加减。太子参、生黄芪、炙甘草、山药补脾益气，玉竹、麦冬、石斛益胃生津，佛手、桔梗理气和胃。

加减：失眠多梦，加夜交藤、酸枣仁、柏子仁、茯神；大便干结，加火麻仁、冬瓜仁、瓜蒌、杏仁。

(四)其他疗法

1.单方验方

(1)苍术15 g,加水武火煮沸3 min,改用文火缓煎20 min,亦可直接用沸水浸泡,少量频饮,用于脾虚湿阻者。

(2)枳实12 g,水煎服,用于脾虚气滞者。

(3)黄芪30 g,砂仁10 g(布包),乌鸡半只,共煲至烂熟,去砂仁,加盐调味,饮汤吃肉,用于脾虚气陷者。

(4)黄芪30 g,陈皮9 g,猪肚1只,猪肚洗净,将黄芪、陈皮用纱布包好放入猪肚中,麻线扎紧,加水文火炖煮,熟后去掉药包,趁热食肚饮汤,用于中气不足、脾胃虚弱者。

(5)桂圆肉30 g,加水煮沸后备用,将鸡蛋1个打入碗内,用煮好的桂圆肉水冲入蛋中搅匀,煮熟食用,每天早、晚各1次,用于脾胃阳虚者。

(6)乌龟肉250 g,炒枳壳15 g,共煲汤,加盐调味,吃肉饮汤,用于胃阴亏虚者。

2.常用中成药

(1)补中益气丸。

功用主治:补中益气,升阳举陷。用于脾胃虚弱、中气下陷所致的体倦乏力、食少腹胀、便溏久泻、肛门下坠。

用法用量:每次6 g,每天3次。

(2)枳术宽中胶囊。

功用主治:健脾和胃,理气消痞。用于脾虚气滞引起的脘胀、呕吐、反胃、纳呆、反酸等。

用法用量:饭后服用。每次3粒,每天3次。

(3)香砂养胃丸。

功用主治:温中和胃。用于不思饮食,胃脘满闷或泛吐酸水。

用法用量:每次3 g,每天3次。

(4)胃苏颗粒。

功用主治:理气消胀,和胃止痛。用于胃脘胀痛。

用法用量:每次15 g,每天3次。

(5)香砂六君子丸。

功用主治:健脾理气,和胃化湿。用于脾虚气滞,嗳气食少,脘腹胀满,大便溏泄者。

用法用量:每次6 g,每天2次。

(6)保和丸。

功用主治:消食,导滞,和胃。用于食积停滞,脘腹胀满,嗳腐吞酸,不欲饮食。

用法用量:每次8粒,每天2次。

(7)理中丸。

功用主治:温中祛寒,补气健脾。用于胃下垂属脾胃虚寒者。

用法用量:每次9 g,每天2~3次。

(8)金匮肾气丸。

功用主治:温补肾阳,化气行水。用于肾阳虚损引起的脘腹胀满,腰膝酸软,小便不利,畏寒肢冷。

用法用量:每次6 g,每天2次。

(9)胃乐宁。

功用主治:养阴和胃。用于胃阴亏虚引起的痞满,腹胀。

用法用量:每次 1 片,每天 3 次。

(10)达立通颗粒。

功用主治:清热解郁,和胃降逆,通利消滞,用于肝胃郁热所致痞满证,症见胃脘胀满、嗳气、食欲缺乏、胃中灼热、嘈杂泛酸、脘腹疼痛、口干口苦;运动障碍型功能性消化不良见上述症状者。

用法用量:温开水冲服,一次 1 袋,一天 3 次。于饭前服用。

3.针灸疗法

(1)针刺:针足三里、中脘、关元、中极、梁门、解溪、脾俞、胃俞等穴。

(2)灸法:灸足三里、天枢、气海、关元等穴。

(3)耳针:用毫针柄在耳郭的胃肠区按压,寻找敏感点,然后在此点上加压 2～3 min,每天 1 次。

4.外治疗法

(1)外敷法:①取升麻研粉与石榴皮适量捣烂,制成 1 枚直径 1 cm 的药球,置于患者神阙穴,胶布固定。患者取水平卧位,将水温 60 ℃的热水袋熨敷肚脐,每次半小时以上,每天 3 次。②用蓖麻子仁 98%、五倍子末 2%,按此比例打成烂糊,制成每颗约 10 g,直径为 1.5 cm 的药饼备用。用时在百会穴剃去与药饼等大头发一块,将药饼紧贴百会穴上,纱布绷带固定,每天早、中、晚各 1 次,每次 10 min 左右,以感觉温热而不烫痛皮肤为度。

(2)推拿疗法:患者先取俯卧位,医师双手由患者之第三胸椎至第五腰椎两侧揉捏 2～3 遍,用右肘尖分别在脊柱两旁按压肝俞、胆俞、脾俞、胃俞等穴 2～3 遍,双手掌根同时由腰部向背部弹性快速推按 4～5 遍。转仰卧位,医师双手掌自下而上反复波形揉压腹部 2～3 遍,然后用拇指点压中脘、天枢、气海、关元、气冲、足三里、内关各 1 min,每次约按摩 30 min,每天 1 次,2 个月为 1 个疗程。

六、临证参考

(一)以虚为主,虚中兼实

临床上胃缓多以虚为主,脾胃气虚是其发病的根本,临床常见脾虚气陷,脾肾阳虚,脾虚阴损等证型。但可因体质、药物、饮食、情志、气候等多种因素,在疾病发展过程中易出现痰饮、食积、气滞、血瘀等证候,治疗应善于抓主症,解决主要矛盾,因虚致实者当以补虚为主,佐以祛邪;以实为著者当以祛邪为主,佐以补虚。

(二)病在脾胃,涉及肝肾

生理上,脾胃同居中焦,脾以升为健;胃以降为和,两者升降相因,为气机升降之枢纽。病理情况下,脾胃气机升降失常,脾气不能升清,则胃气不能降浊;胃气失于和降,则脾的运化功能失常。治疗时注意调畅中焦气机,恢复脾胃受纳运化之职,以合“治中焦如衡,非平不安”的用药原则,常用方法有补中益气法、益胃养阴法、辛开苦降法等。肝属木,脾胃属土,土壅木郁,土虚木乘,临床上常见肝脾不和及肝胃不和,故从肝论治胃缓也十分重要。叶天士提出“醒胃必先制肝”“培土必先制木”的用药原则。在具体用药中,又当区分肝气郁滞、肝郁化火、肝阴不足等不同的病理机制,给予疏肝、清肝、泄肝、柔肝和平肝等治疗。肾为胃之关,脾胃运化腐熟,全赖肾阳之温煦,若肾阳不足,可致脾肾阳虚,中焦虚寒;若肾阴亏虚不能上济于胃,则胃失于濡养而脾虚阴损。

胃缓久病勿忘补肾,适当参以补肾之品。

(三)内外兼治,综合治疗

胃缓多病程较长,以虚为主,患者餐后脘腹坠胀,食欲缺乏,消瘦,若单纯以汤药长期调养,患者的依从性较差。因此,治疗胃缓应内服与外治结合,内服以汤药浓煎,多次频服,或以膏散剂型;外治以敷贴、针灸、推拿,兼以自我锻炼。

(四)合理营养,增强信心

胃缓者多脘腹坠胀,食欲缺乏,消瘦,存在营养不良,久而影响康复的信心,出现焦虑或抑郁的情绪。膳食应荤素搭配,食材新鲜,营养合理,做工精细;忌肥甘厚腻、粗糙不易消化之物。也要注意调节患者的情绪,并得到患者家庭的支持,以增强康复的信心。

七、预防调护

(1)加强体育锻炼,如仰卧起坐、俯卧撑等可增加肌力,有助于防治本病。

(2)饮食营养丰富,烹调以蒸、煮、炖为主,宜少吃多餐,餐后宜平卧少许时间;进餐定时,细嚼慢咽,禁止暴饮暴食,避免进食不易消化的食物,如坚硬、粗糙、油腻及粗纤维的食品。

(3)经产多胎易致腹壁松弛,应计划生育,少生优生。

(4)保持心情舒畅,生活作息规律,避免过度劳累。

(魏 静)

第八节 纳 呆

一、概念

纳呆,是指胃的受纳功能呆滞,也称"胃呆",即消化不良、食欲缺乏的症状。如果胃口欠佳,常有饱滞之感,称为"胃纳呆滞"。胃的受纳功能降低,食欲减退,又称纳呆、纳少或食少。西医学中急性胃炎、慢性胃炎、消化性溃疡、功能性消化不良、胃下垂等疾病,若以食欲缺乏、消化不良等为主症时,均属于中医学纳呆范畴,均可参考本节进行辨证论治。肝硬化、肿瘤等患者可能出现食欲缺乏等类似主症,不属于该疾病范畴。

二、源流

古代文献对纳呆的专门记载不多。有关本病的论述,如《灵枢·脉度》云:"脾气同于口,脾和则口能知五味矣。"说明脾气调和,则知饥纳谷,食而知味。这一论述为本病奠定了理论基础。在病因方面,《诸病源候论·脾胃病诸候》云:"脾者脏也,胃者腑也。脾胃二气相为表里,胃为水谷之海,主受盛饮食者也。脾气磨而消之,则能食。今脾胃二气俱虚弱,故不能饮食也。"《脾胃论·饮食伤脾论》云:"夫脾者,行胃津液,磨胃中之谷,主五味也。胃既伤,则饮食不化,口不知味,四肢倦困,心腹痞满,兀兀欲吐而恶食,或为飧泄,或为肠澼,此胃伤脾亦伤明矣。"《赤水玄珠全集·伤饮伤食》云:"不能食者,由脾胃馁弱,或病后而脾胃之气未复,或痰客中焦,以故不思食,非心下痞满而恶食也。"《临证指南医案·不食》云:"其余一切诸症不食者,当责之胃阳虚,胃阴虚,或湿热阻气,或命门火衰,其他散见诸门者甚多,要知此症,淡饮淡粥,人皆恶之,或辛或咸,人所喜也,或其人素好之物,亦可酌而投之,以醒胃气,唯酸腻甜浊不可进。"在治疗方面,《奇效良方》载运脾散(人参、白术、藿香、肉豆蔻、丁香、砂仁、甘草)对脾虚失运者颇为适宜。《类证治裁·脾胃论治》云:"治胃阴虚不饥不纳,用清补,如麦冬、沙参、玉竹、杏仁、白芍、石斛、茯神、粳米、麻仁、扁豆子。"指出胃阴不足之纳呆宜清补而不宜腻补,并列举了具体用药。

三、病因病机

纳呆主要由感受时邪、饮食伤胃、情志失调和脾胃虚弱等因素导致胃失受纳,功能呆滞。《证治汇补·脾胃》云:"胃可纳受,脾主消导,一纳一消,运行不息,生化气液……若饮食饥饱,寒暑不调,则伤胃,胃伤则不能纳;忧思恚怒,劳役过度,则伤脾,脾伤则不能化。二者俱伤,纳化皆难。"

(一)病因

1.感受时邪

外感寒、热、暑、湿诸邪,内客于胃,皆可导致胃脘气机升降失常,运化失职。如因感受风寒之邪,风寒之邪客胃,使胃之受纳功能受损;或因感受暑热时邪,热邪干胃,胃气受损,亦可使胃之消化吸收功能障碍;若感受湿邪,湿性黏腻,最易伤害人体脾胃之消化吸收功能,同时脾主湿而恶湿,湿多则能郁遏脾阳,使脾运受损,胃气不开则不思饮食。

2.饮食所伤

若饮食有节,起居有常,不妄作劳,则能形与神俱。若生活起居有逆生理,或过食甘肥厚腻,以酒为浆,以妄为常,醇酒甘肥过度,伐伤脾胃,使胃气受伤,则胃气不能腐熟水谷精微,则不思饮食。

3.情志失调

抑郁恼怒,情志不遂,肝失疏泄,横逆犯胃,脾胃升降失常,或忧思伤脾,脾失健运,运化无力,胃腑失和,气机不畅,均发为本病。

4.脾胃虚弱

脾胃为后天之本,中运之轴。陈修园说:"中央健,四旁如。"讲的就是脾胃功能健旺。胃气受损,则恶闻食臭,导致食欲缺乏。胃中元气盛,则能食而不伤,过时而不饥,脾胃俱旺,则能食而肥,脾胃俱衰,则不能食而瘦。

(二)病机

1.纳呆的发病机制总为脾胃气机升降失常

其病理表现可有虚实之分,实证者因外邪、食滞、肝气等邪气犯胃,以致胃气痞塞升降失常;虚证为脾胃气阴亏虚,运化失常,脾不升清,胃失和降。一般初病多实,实证日久,脾胃受损,可致脾胃虚弱,由实转虚,若再次为饮食、外邪等所伤,可出现虚实夹杂之证。

2.病变脏腑主要在脾胃,与肝、肾等密切相关

外感寒、热、暑、湿诸邪,内客于胃,皆可致胃脘气机升降失常,运化失职,胃纳失和而致纳呆。若过食甘肥厚腻,伐伤脾胃,使胃气受伤,则胃气不能腐熟水谷精微,则不思饮食。肝气郁结,横逆犯胃,胃气失和;或肝气不足,木不疏土而致纳呆。肾为胃之关,脾胃运化腐熟,全赖肾阳之温煦,若肾阳不足,可致脾肾阳虚,中焦虚寒,胃失温养;或肾阴亏虚不能上济于胃,胃失濡养而纳呆。

3.病理性质有虚实之异,病情演变有轻重之别

由于病因、病程、体质的差异,证候有偏于脾胃运化功能的失调和偏于脾胃气阴的虚弱。纳呆一般属于脾胃病证,证候表现多与脾胃失调有关,全身症状不重,脾胃失调者病程迁延可演变为虚证。纳呆属实证者,如湿热、寒湿、食滞者,治疗较易,去除病因后,预后良好。而脾胃气阴亏虚、脾肾阳虚者,病情易反复,病程较长,较为难治。

四、诊断与病证鉴别

(一)诊断依据

(1)以食欲缺乏、不思饮食、脘腹胀满不适等为主症,可伴有嗳腐吞酸、呃逆、乏力、胸膈痞闷、情绪不畅、大便不调等症状。

(2)如明确与肿瘤相关、肝硬化失代偿期、尿毒症等疾病相关者,不属于此病范畴。

(3)注意其起病经过,与饮食、情志、受凉等关系,其他伴发症状,以资鉴别其不同病理性质。

(二)辅助检查

消化道钡餐、电子胃镜、肠镜等内镜检查可诊断胃肠道器质性疾病、胃炎、胃扩张、胃下垂、胃肠道肿瘤等;胃肠道压力测定有助于胃肠功能紊乱性疾病的诊断。肝肾功能、B超、CT等检查有助于确定病变部位及性质,亦可排除肝硬化、尿毒症、脑血管病以及胸腹腔肿瘤等。

(三)病证鉴别

1.纳呆与疰夏

两者皆有食欲缺乏,同时疰夏可见全身倦怠,大便不调,或有身热,其特点为发病有严格的季节性,"春夏剧,秋冬瘥",秋凉后自行转愈。纳呆虽可起病于夏,但秋后不会恢复正常,而是持久胃纳不开,且一般无便溏、身热等见症。

2.纳呆与反胃

两者都可以不思饮食为主症,都与胃肠气机升降失常密切相关。反胃是指饮食入胃,宿谷不化,经过良久,由胃反出之病。多因饮食不当,饥饱无常,或嗜食生冷,或忧愁思虑,损伤脾胃,中焦阳气不正,寒从内生,而致脾胃虚寒,不能腐熟水谷,饮食入胃,停留不化,逆而向上,终至尽吐而出,治当温中健脾,降逆和胃。

五、辨证论治

(一)辨证思路

1.辨虚实

凡起病急骤,病程较短,伴有脘腹胀痛,嗳气酸腐,大便不调,舌苔厚腻者,多属实证;凡病程较长,不思饮食,少气懒言,乏力、倦怠者,多属虚证。实有湿热、寒湿、食滞、气滞等因,虚有气虚、阴虚、阳虚之异。

2.辨脏腑

纳呆病变脏腑主要在脾胃,与肝、肾等密切相关,辨证时要注意辨别病变脏腑的不同。如嗳气、恶心、苔腻,多食后脘腹作胀呕吐,多属脾失健运;食而不化,大便偏稀,伴面色白形瘦,多汗易感者,多属脾胃气虚;食少饮多,大便干结,伴面色萎黄者多胃阴不足;与情志因素有关,痛及两胁,心烦易怒、嗳气频频,多肝气犯胃;伴肢冷、畏寒,小便清长,腰膝酸软者,多为久病及肾,脾肾两虚。

(二)治疗原则

纳呆的治疗原则为调整气机升降,兼顾活血和络,消补并用,润燥相宜,动静结合。具体治疗大法宜根据其病因及不同的证候特点,灵活运用。以湿热内蕴为主者,宜以清化湿热为主;寒湿盛者,宜温中散寒,理气化湿;食滞所致者,应着重消积导滞;肝气克犯脾胃者,宜疏肝理气和胃;脾胃虚弱者,宜健脾益气;胃阴不足者,养阴益胃为主;脾肾阳虚者,当温补脾肾。

(三)分证论治

1.湿热蕴结

(1)症状:纳呆,脘腹胀闷,呕恶便溏,胃脘灼痛,吞酸嘈杂,口干而苦,渴喜凉饮,而不欲饮,舌红苔黄,脉滑数。

(2)病机分析:湿热蕴中,脾胃气机升降失调,纳呆,脘腹胀满、呕恶便溏;湿热熏蒸,热郁于内,吞酸嘈杂,口干而苦;热中兼湿,渴喜凉饮,而不欲饮;舌红苔黄,脉滑数,均为湿热中阻之征。

(3)治法:清化湿热。

(4)代表方药:清中汤加味。药选制厚朴、川黄连(姜汁炒)、石菖蒲、制半夏、香豉(炒)、焦栀子、芦根。黄连清热燥湿,厚朴理气化湿,均为君药,焦栀、香豉清郁热,除烦闷,芦根清热生津,均为臣药,石菖蒲芳香化浊,制半夏化湿和中,均为佐使药。诸药相伍,共奏清热化湿,理气和中之效。

(5)加减:湿偏盛者可加藿香、苍术等以增化湿理气之功;热偏盛者可加黄芩、蒲公英等清泄胃热。

2.寒湿困脾

(1)症状:纳呆,脘腹胀闷,呕恶便溏,食少,舌淡黏腻,头身困沉,懒动懒言,脘腹隐痛,体虚浮肿,面色皮肤晦黄。白带过多。舌胖苔白滑腻,脉濡缓或细滑。

(2)病机分析:寒湿内盛,中阳受困,湿邪或寒湿之邪阻碍脾的正常气机,致使运化失司,水湿内停,可见;又脾气虚,运化失司,湿自内生,致水湿停留。可见湿盛与脾虚互为因果,以致出现以上诸症。

(3)治法:健脾化湿。

(4)代表方药:藿香正气散加减。药选藿香、白术、半夏、厚朴、大腹皮、白芷、紫苏、茯苓、陈皮、桔梗、甘草等。方中藿香芳香化温,和中止呕,并能发散风寒,紫苏、白芷辛香发散,助藿香外散风寒,兼可芳香化浊;厚朴、陈皮、半夏曲行气燥湿,和中消滞;白术、茯苓健脾去湿;大腹皮行气利温;桔梗宣肺利膈;生姜、大枣、甘草调和脾胃,且和药性。诸药合用,共成健脾化湿,理气和中之功。

(5)加减:气逆不降,嗳气不止者,加旋覆花、代赭石、沉香等降气;兼脾胃虚弱者,加党参、砂仁加强健脾;痰湿郁久化热而口苦、舌苔黄者,改用清中汤等加减清化湿热。

3.食滞胃脘

(1)症状:脘腹胀满疼痛,拒按厌食,纳呆呃逆,恶心、呕吐,嗳气吞酸,大便不畅,便下恶臭,舌苔厚腻,脉弦滑。

(2)病机分析:暴食多饮,饮停食滞,损伤脾胃,脾胃纳化失常,中焦气机受阻所致。食浊内阻则脘腹胀满,导致胃脘疼痛,纳呆,大便不畅或稀溏,便下恶臭,舌苔厚腻,脉滑。胃气不得下降则上逆故恶心、呕吐、呃逆、嗳气吞酸。

(3)治法:消食导滞。

(4)代表方药:保和丸加减。药用山楂、神曲、半夏、陈皮、茯苓、连翘、莱菔子。方中山楂、神曲、莱菔子合用,消肉、酒、麦、面诸积;半夏、陈皮既有辛散开结之效,又有降浊化气之功;茯苓健脾行湿;连翘辛凉开结,解郁热。诸药共成化滞开胃之剂,积去则胃纳自开。

(5)加减:米面食滞者,可加谷芽、麦芽以消食化滞;肉食积滞者,重用山楂,可加鸡内金以消食化积;伴脘腹胀甚者,加枳实、木香、青皮、槟榔等行气消滞;胃脘胀痛而便秘者,可合用小承气汤或改用枳实导滞丸以通腑行气;胃痛急剧拒按,伴苔黄腻而便秘者,为食积化热成燥,可合用大承气汤以泄热通腑。

4.肝气犯胃

(1)症状:纳呆腹胀,胃脘胀痛,以胀为主,或攻窜两胁,或胃脘痞满,恼怒生气则发作或加重,嗳气得舒,胸闷叹息,排便不畅,舌苔薄白或薄黄,脉弦。

(2)病机分析:"肝为起病之源,胃为传病之所。"肝主失疏泄,气机不调,肝木之气克犯脾土。导致胃脘气机升降失常,气滞不行则出现纳呆,腹胀,甚至胃痛,攻窜两胁,恼怒生气则发作或加重,嗳气得舒,常有胸闷叹息。

(3)治法:疏肝和胃。

(4)代表方药:柴胡疏肝散加减。药用柴胡、芍药、川芎、香附、陈皮、枳壳、甘草。方中柴胡主散能升,长于舒展气机,疏解郁结,此外柴胡在方中还具有引诸药入肝之长;枳壳行气导滞,与柴胡相配,一升一降,疏肝胃,导壅滞;柴胡配柔肝缓急之芍药,调肝护阴,刚柔相济,相辅相成,既除芍药之腻,又缓解柴胡之燥,体用兼顾,互为制约;芍药合甘草,缓急舒挛,止痛和中;香附、陈皮行气疏肝理脾;川芎为血中气药,善于行散开郁止痛,上述诸药共成疏肝和胃之剂。

(5)加减:若见肝郁化火,气火上逆,则兼有头痛头胀,目赤口苦,急躁易怒,胁肋灼痛等症,可加牡丹皮、川黄连、左金丸;胀痛甚加延胡索、沉香、郁金;嗳气频作加旋覆代赭汤;腹中胀满加厚朴、槟榔;胸中痞闷加佛手、香元、砂仁、瓜蒌等。

5.脾胃气虚

(1)症状:食少纳呆,腹胀便溏。面色萎黄,肌肉消瘦,肢倦乏力,四肢浮肿,小便清长等,或见脱肛,阴挺,内脏下垂,二便滑泄不禁等。舌淡嫩或有齿痕,苔白,脉缓无力。

(2)病机分析:脾失健运,生化无源,精微失布。脾主运化,脾气虚则胃气亦弱,腐熟不及,运化失健,不能升清降浊。脾虚不运,水湿停聚。中气下陷,升举不能,脏腑维系无力。

(3)治法:健脾益气。

(4)代表方药:补中益气汤加减。药用炙黄芪、党参、白术、陈皮、升麻、当归、柴胡、炙甘草。方中黄芪补中益气为君;人参、白术、甘草甘温益气,补益脾胃为臣;陈皮调理气机,当归补血和营为佐;升麻、柴胡协同参、芪升举清阳为使。综合全方,补气健脾,使后天生化有源,脾胃气虚诸证自可痊愈。

(5)加减:临床若见胃脘胀重加木香、佛手;大便稀加藿香、山药、肉豆蔻;食欲差加砂仁、鸡内金、焦三仙;脘腹冷痛用延胡索配吴茱萸;泛酸加海螵蛸或煅瓦楞、紫苏叶;汗出不止加牡蛎,失眠多梦加酸枣仁,肢体酸痛加桂枝。

6.胃阴不足

(1)症状:饥不欲食,胃脘隐痛或灼痛,嘈杂嗳气,唇舌干燥,或干呕呃逆,脘痞不畅,便干溲短,舌光红少津,或剥苔、少苔,舌面有小裂纹,脉小弦或细数。

(2)病机分析:胃阴不足,阴虚生热扰于胃中,胃失津润,故脘痞不畅,饥不欲食,胃失和降则干呕呃逆;津伤胃燥而及于肠故便干溲短。

(3)治法:养阴益胃。

(4)代表方药:益胃汤加减,药用沙参、麦冬、生地黄、玉竹、石斛、甘草等。生地黄、麦冬味甘性寒,养阴清热,生津润燥,为甘凉益胃之上品。北沙参、玉竹养阴生津,以加强生地黄、麦冬益胃养阴之力,诸药共奏养阴益胃之功。

(5)加减:临床若见胃中嘈杂、反酸,可加左金丸;阴虚呕恶可加竹茹、芦根、半夏;胃酸减少可加乌梅、焦三仙;大便艰涩加瓜蒌、槟榔、大黄。

7.脾肾阳虚

(1)症状:食少脘痞,时呕清水或夹不消化食物,口淡不渴,倦怠乏力,手足不温,腰膝酸软,小便清长,大便溏薄,舌淡胖,脉沉弱。

(2)病机分析:火不暖土,脾运迟缓,水饮停留,胃虚通降无权,故食少脘痞,泛呕清水、宿食;脾阳不达四肢,则手足不温;肾阳失于温煦,故腰膝酸软,小便清长,大便溏薄,舌淡胖,脉沉弱,为中虚有寒、脾阳虚弱之象。

(3)治法:温阳健脾。

(4)代表方药:附子理中汤加减。药用党参、白术、附子、干姜、肉桂、甘草等。方中附子、干姜辛热,温中散寒共为主药;党参甘温入脾,补气健脾为辅药,白术健脾燥湿为佐药;甘草缓急止痛,调和诸药为使药。全方合用,共奏温阳健脾之功。

(5)加减:泛吐清水,加干姜、半夏、茯苓、陈皮;无泛吐清水或手足不温者,可改用香砂六君子汤。

(四)其他疗法

1.单方验方

(1)蒲公英15～30 g,水煎服,用于湿热中阻。

(2)藿香10～15 g,白术10～15 g,水煎服,用于寒湿内蕴。

(3)莱菔子15 g水煎,送服木香面4.5 g,用于食积胃脘。

(4)香附6 g,水煎服,用于肝胃气滞者。

(5)党参10～15 g,白术10～15 g,水煎服,用于脾胃气虚。

(6)百合30 g,玉竹10 g,水煎服,用于胃阴亏虚。

(7)肉桂3 g,巴戟天10 g,白术10 g,用于脾肾阳虚。

2.常用中成药

(1)香砂六君子丸。

功用主治:健脾理气,和胃化湿。用于脾虚气滞,嗳气食少,脘腹胀满,大便溏泄之胃痛者。

用法用量:每次6 g,每天2次。

(2)保和丸。

功用主治:消食,导滞,和胃。用于食积停滞,脘腹胀满,嗳腐吞酸,不欲饮食。

用法用量:每次1～2丸,每天2次。

(3)胃苏冲剂。

功用主治:理气消胀,和胃止痛。用于胃脘胀痛。

用法用量:每次15 g,每天3次。

(4)香砂养胃丸。

功用主治:温中和胃。用于不思饮食,胃脘满闷或泛吐酸水。

用法用量:每次 3 g,每天 3 次。

(5)温胃舒。

功用主治:温中健脾。用于脾胃虚寒,脘腹冷痛,呕吐泄泻,手足不温之胃痛。

用法用量:每次 1～2 包,每天 3 次。

(6)养胃舒。

功用主治:滋阴养胃,行气消导。用于口干、口苦、食欲缺乏、消瘦等阴虚胃痛证。

用法用量:每次 1～2 袋,每天 2 次。

(7)三九胃泰。

功用主治:清热化湿,理气和胃。用于湿热交阻,脾胃不和所致胃痛。

用法用量:每次 1～2 包,每天 3 次。

3.针灸疗法

(1)体针:以取足阳明、手厥阴、足太阴经、任脉穴为主。

处方:脾俞、胃俞、内关、中脘、足三里。

操作:毫针刺,实证用泻法,虚证用补法,胃寒及脾胃虚寒宜加灸。

(2)耳针:取胃、肝、脾、神门、交感。毫针刺中等强度刺激,或用王不留行贴压或埋针。

(3)穴位注射:取脾俞、胃俞、中脘、足三里,每次选 2 穴,用黄芪、丹参或当归注射液,每穴注射药液1 mL,每天 1 次。

4.外治疗法

(1)外敷法:①取藿香、佩兰、陈皮、山药、扁豆、白芷、白术各等分,研为细末,用纱布包扎,外敷神阙穴,7 d 为 1 个疗程,每 2～3 d 换药 1 次。②取高良姜、青皮、陈皮、苍术、薄荷、蜀椒各等量,研为细末,做成香袋,佩戴于胸前。

(2)推拿疗法:以健脾理气为治疗大法,用一指禅推、按、揉、摩、拿、搓、擦等法。

取穴及部位:脾俞、胃俞、中脘、合谷、天枢、手三里、内关、足三里、气海、胃脘部、背部、肩及胁部。

操作:①患者仰卧位,医师站于一侧。用轻快的一指禅推法在中脘、天枢、气海施术,每穴 2 min,四指摩胃脘部 1～2 min,按揉足三里 2 min。②患者俯卧位,用一指禅推法自肝俞至三焦俞,往返施术 5～10 遍,再用较重的按揉法在肝俞至三焦俞施术,时间约为 5 min。最后施以擦法,以透热为度。③患者坐位,较重力按揉手三里、内关、合谷,搓肩臂和两胁,往返 10～20 遍。

六、临证参考

(1)临证时需积极寻找纳呆病因,因该症状可见于西医学的多种疾病,如肿瘤等恶性消耗性疾病多有纳呆之证,需排除器质性病变,在辨证施治的同时,应结合辨病治疗。

(2)现代医学在单方验方药物的选择上有所研究,如和胃常用白芍、荷叶、陈皮等,益胃常选石斛、玉竹、沙参等,养胃常用麦冬、佛手、藿香等,清胃常用青皮、牡丹皮、黄连等,温胃常用桂枝、吴茱萸、细辛等,健胃常用白术、茯苓、山药、苍术等,开胃常用砂仁、厚朴、草豆蔻等。

(3)对于临床反复发作,药物疗效欠佳患者,可配合使用针灸治疗,采用针刺中脘、气海、双天枢、双足三里。中脘为六腑之会,胃之募穴。足三里为足阳明胃经之合穴。两穴相配伍调中益气、升清降浊、调理肠胃与气血的功用。

七、预防调护

(1)起居有常,生活有节,注意寒温适宜,避免外邪侵袭。

(2)一天三餐定时定量,细嚼慢咽,可少吃多餐,平常尽量不吃零食,避免进食过烫、过冷的食物和辛辣刺激性食品,避免进食不易消化的食物,如坚硬、粗糙、油腻及粗纤维的食品,戒烟酒等。

(3)保持精神舒畅,避免过喜、暴怒等不良情志刺激,对于肝气犯胃者,尤当注意。

(陈　静)

第九节　痞　满

痞满是指以自觉心下痞塞,胸膈胀满,触之无形,按之柔软,压之无痛为主要症状的病证。按部位痞满可分为胸痞、心下痞等。心下痞即胃脘部。本节主要讨论以胃脘部出现上述症状的痞满,又可称胃痞。

一、病因病机

感受外邪、内伤饮食、情志失调等可引起中焦气机不利,脾胃升降失职而发生痞满。

(一)病因

1.感受外邪

外感六淫,表邪入里,或误下伤中,邪气乘虚内陷,结于胃脘,阻塞中焦气机,升降失司,遂成痞满。如《伤寒论》曰:"脉浮而紧,而复下之,紧反入里,则作痞,按之自濡,但气痞耳。"

2.内伤饮食

暴饮暴食,或恣食生冷,或过食肥甘,或嗜酒无度,损伤脾胃,纳运无力,食滞内停,痰湿阻中,气机被阻,而生痞满。如《伤寒论》云:"胃中不和,心下痞硬,干噫食臭";"谷不化,腹中雷鸣,心下痞硬而满"。

3.情志失调

抑郁恼怒,情志不遂,肝气郁滞,失于疏泄,横逆乘脾犯胃,脾胃升降失常,或忧思伤脾,脾气受损,运化不力,胃腑失和,气机不畅,发为痞满。如《景岳全书·痞满》言:"怒气暴伤,肝气未平而痞。"

(二)病机

脾胃同居中焦,脾主运化,胃主受纳,共司饮食水谷的消化、吸收与输布。脾主升清,胃主降浊,清升浊降则气机调畅。肝主疏泄,调节脾胃气机。肝气条达,则脾升胃降,气机顺畅。上述病因均可影响到胃,并涉及脾、肝,使中焦气机不利,脾胃升降失职,而发痞满。

痞满初期,多为实证,因外邪入里,食滞内停,痰湿中阻等诸邪干胃,导致脾胃运纳失职,清阳不升,浊阴不降,中焦气机阻滞,升降失司出现痞满;如外感湿热、客寒,或食滞、痰湿停留日久,均可困阻脾胃而成痞;肝郁气滞,横逆犯脾,亦可致气机郁滞之痞满。实痞日久,可由实转虚,正气日渐消耗,损伤脾胃,或素体脾胃虚弱,而致中焦运化无力;湿热之邪或肝胃郁热日久伤阴,阴津伤则胃失濡养,和降失司而成虚痞。因痞满常与脾虚不运、升降无力有关,脾胃虚弱,易招致病邪内侵,形成虚实夹杂、寒热错杂之证。此外,痞满日久不愈,气血运行不畅,脉络瘀滞,血络损伤,可见吐血、黑便,亦可产生胃痛或积聚、噎膈等变证。

总之,痞满的基本病位在胃,与肝、脾的关系密切。中焦气机不利,脾胃升降失职为导致本病发生的病机关键。病理性质不外虚实两端,实即实邪内阻(食积、痰湿、外邪、气滞等),虚为脾胃虚弱(气虚或阴虚),虚实夹杂则两者兼而有之。因邪实多与中虚不运,升降无力有关,而中焦转运无力,最易招致病邪的内阻。

二、诊断要点

(一)诊断依据
(1)临床以胃脘痞塞,满闷不舒为主症,并有按之柔软,压之不痛,望无胀形的特点。
(2)发病缓慢,时轻时重,反复发作,病程漫长。
(3)多由饮食、情志、起居、寒温等因素诱发。

(二)相关检查
电子胃镜或纤维胃镜可诊断慢性胃炎并排除溃疡病、胃肿瘤等,病理组织活检可确定慢性胃炎的类型,以及是否有肠上皮化生、异型增生,X线钡餐检查也可以协助诊断慢性胃炎、胃下垂等,胃肠动力检测(如胃肠测压、胃排空试验、胃电图等)可协助诊断胃动力障碍、紊乱等,幽门螺杆菌(Hp)相关检测可查是否为Hp感染,B超、CT检查可鉴别肝胆疾病及腹水等。

三、病证鉴别

(一)痞满与胃痛
两者病位同在胃脘部,且常相兼出现。然胃痛以疼痛为主,胃痞以满闷不适为患,可累及胸膈;胃痛病势多急,压之可痛,而胃痞起病较缓,压无痛感,两者差别显著。

(二)痞满与鼓胀
两者均为自觉腹部胀满的病证,但鼓胀以腹部胀大如鼓,皮色苍黄,脉络暴露为主症;胃痞则以自觉满闷不舒,外无胀形为特征;鼓胀发于大腹,胃痞则在胃脘;鼓胀按之腹皮绷急,胃痞却按之柔软。如《证治汇补·痞满》曰:"痞与胀满不同,胀满则内胀而外亦有形,痞满则内觉满塞而外无形迹。"

(三)痞满与胸痹
胸痹是胸中痞塞不通,而致胸膺内外疼痛之证,以胸闷、胸痛、短气为主症,偶兼脘腹不舒。如《金匮要略·胸痹心痛短气病脉证治》云:"胸痹气急胀满,胸背痛,短气。"而胃痞则以脘腹满闷不舒为主症,多兼饮食纳运无力之症,偶有胸膈不适,并无胸痛等表现。

(四)痞满与结胸
两者病位皆在脘部,然结胸以心下至小腹硬满而痛,拒按为特征;痞满则在心下胃脘,以满而不痛,手可按压,触之无形为特点。

四、辨证论治

辨证要点:应首辨虚实。外邪所犯,食滞内停,痰湿中阻,湿热内蕴,气机失调等所成之痞皆为有邪,有邪即为实痞;脾胃气虚,无力运化,或胃阴不足,失于濡养所致之痞,则属虚痞。痞满能食,食后尤甚,饥时可缓,伴便秘,舌苔厚腻,脉实有力者为实痞;饥饱均满,食少纳呆,大便清利,脉虚无力者属虚痞。次辨寒热。痞满绵绵,得热则减,口淡不渴,或渴不欲饮,舌淡苔白,脉沉迟或沉涩者属寒;而痞满势急,口渴喜冷,舌红苔黄,脉数者为热。临证还要辨虚实寒热的兼夹。

治疗原则:痞满的基本病机是中焦气机不利,脾胃升降失宜。所以,治疗总以调理脾胃升降、行气除痞消满为基本法则。根据其虚、实分治,实者泻之,虚者补之,虚实夹杂者补消并用。扶正重在健脾益胃,补中益气,或养阴益胃。祛邪则视具体证候,分别施以消食导滞、除湿化痰、理气解郁、清热祛湿等法。

(一)实痞

1.饮食内停证

脘腹痞闷而胀,进食尤甚,拒按,嗳腐吞酸,恶食呕吐,或大便不调,矢气频作,味臭如败卵,舌苔厚腻,脉滑。

(1)病机分析:饮食停滞,胃腑失和,气机壅塞。

(2)治法:消食和胃,行气消痞。

(3)代表方:保和丸加减。本方消食导滞,和胃降逆,用于食谷不化,脘腹胀满者。

(4)常用药:山楂、神曲、莱菔子消食导滞,行气除胀;制半夏、陈皮和胃化湿,行气消痞;茯苓健脾渗湿,和中止泻;连翘清热散结。

若食积较重者,可加鸡内金、谷芽、麦芽以消食;脘腹胀满者,可加枳实、厚朴、槟榔等理气除满;食积化热,大便秘结者,加大黄、枳实通腑消胀,或用枳实导滞丸推荡积滞,清利湿热;兼脾虚便溏者,加白术、扁豆等健脾助运,化湿和中,或用枳实消痞丸消除痞满,健脾和胃。

2.痰湿中阻证

脘腹痞塞不舒,胸膈满闷,头晕目眩,身重困倦,呕恶纳呆,口淡不渴,小便不利,舌苔白厚腻,脉沉滑。

(1)病机分析:痰浊阻滞,脾失健运,气机不和。

(2)治法:除湿化痰,理气和中。

(3)代表方:二陈平胃汤加减。本方燥湿健脾,化痰利气,用于脘腹胀满,呕恶纳呆之症。

(4)常用药:制半夏、苍术、藿香燥湿化痰;陈皮、厚朴理气消胀;茯苓、甘草健脾和胃。

若痰湿盛而胀满甚者,可加枳实、紫苏梗、桔梗等,或合用半夏厚朴汤以加强化痰理气;气逆不降,嗳气不止者,加旋覆花、代赭石、枳实、沉香等;痰湿郁久化热而口苦、舌苔黄者,改用黄连温胆汤;兼脾胃虚弱者加用党参、白术、砂仁健脾和中。

3.湿热阻胃证

脘腹痞闷,或嘈杂不舒,恶心、呕吐,口干不欲饮,口苦,纳少,舌红苔黄腻,脉滑数。

(1)病机分析:湿热内蕴,困阻脾胃,气机不利。

(2)治法:清热化湿,和胃消痞。

(3)代表方:泻心汤合连朴饮加减。前方泻热破结,后方清热燥湿,理气化浊,两方合用可增强清热除湿,散结消痞,用于胃脘胀闷嘈杂,口干口苦,舌红苔黄腻之痞满者。

(4)常用药:大黄泻热散痞,和胃开结;黄连、黄芩苦降泻热和阳;厚朴理气祛湿;石菖蒲芳香化湿,醒脾开胃;制半夏和胃燥湿;芦根清热和胃,止呕除烦;栀子、豆豉清热除烦。

若恶心、呕吐明显者,加竹茹、生姜、旋覆花以止呕;纳呆不食者,加鸡内金、谷芽、麦芽以开胃导滞;嘈杂不舒者,可合用左金丸;便溏者,去大黄,加扁豆、陈皮以化湿和胃。如寒热错杂,用半夏泻心汤苦辛通降。

4.肝胃不和证

脘腹痞闷,胸胁胀满,心烦易怒,善太息,呕恶嗳气,或吐苦水,大便不爽,舌质淡红,苔薄白,脉弦。

(1)病机分析:肝气犯胃,胃气郁滞。

(2)治法:疏肝解郁,和胃消痞。

(3)代表方:越鞠丸合枳术丸加减。前者长于疏肝解郁,善解气、血、痰、火、湿、食六郁,后者消补兼施,长于健脾消痞,合用能增强行气消痞功效,适用于治疗胃脘胀满连及胸胁,郁怒心烦之痞满者。

(4)常用药:香附、川芎疏肝散结,行气活血;苍术、神曲燥湿健脾,消食化滞;栀子泻火解郁;枳实行气消痞;白术健脾益胃;荷叶升养胃气。

若气郁明显,胀满较甚者,酌加柴胡、郁金、厚朴等,或用五磨饮子加减以理气导滞消胀;郁而化火,口苦而干者,可加黄连、黄芩泻火解郁;呕恶明显者,加制半夏、生姜和胃止呕;嗳气甚者,加竹茹、沉香和胃降气。

(二)虚痞

1.脾胃虚弱证

脘腹满闷,时轻时重,喜温喜按,纳呆便溏,神疲乏力,少气懒言;语声低微,舌质淡,苔薄白,脉细弱。

(1)病机分析:脾胃虚弱,健运失职,升降失司。

(2)治法:补气健脾,升清降浊。

(3)代表方:补中益气汤加减。本方健脾益气,升举清阳,用于治疗喜温喜按、少气乏力的胃脘胀满者。

(4)常用药:黄芪、党参、白术、炙甘草益气健脾,鼓舞脾胃清阳之气;升麻、柴胡协同升举清阳;当归养血和营以助脾;陈皮理气消痞。

若胀闷较重者,可加枳壳、木香、厚朴以理气运脾;四肢不温,阳虚明显者,加制附子、干姜温胃助阳,或合理中丸以温胃健脾;纳呆厌食者,加砂仁、神曲等理气开胃;舌苔厚腻,湿浊内蕴者,加制半夏、茯苓,或改用香砂六君子汤加减以健脾祛湿,理气除胀。

2.胃阴不足证

脘腹痞闷,嘈杂,饥不欲食,恶心嗳气,口燥咽干,大便秘结,舌红少苔,脉细数。

(1)病机分析:胃阴亏虚,胃失濡养,和降失司。

(2)治法:养阴益胃,调中消痞。

(3)代表方:益胃汤加减。本方滋养胃阴,行气除痞,用于口燥咽干、舌红少苔之胃痞不舒者。

(4)常用药:生地黄、麦冬、沙参、玉竹滋阴养胃;香橼疏肝理脾,消除心腹痞满。若津伤较重者,可加石斛、花粉等以加强生津;腹胀较著者,加枳壳、厚朴花理气消胀;食滞者加谷芽、麦芽等消食导滞;便秘者,加火麻仁、玄参润肠通便。

五、护理与预防

(1)患者应节制饮食,勿暴饮暴食,同时饮食宜清淡,忌肥甘厚味、辛辣醇酒以及生冷之品。

(2)注意精神调摄,保持乐观开朗,心情舒畅。

(3)慎起居,适寒温,防六淫,注意腹部保暖。

(4)适当参加体育锻炼,增强体质。

(陈　静)

第十节　痢　疾

一、概述

痢疾为夏秋季之常见传染病之一,以腹痛、里急后重、下痢赤血为其主要特征,本病古时称为"肠澼""滞下"等。多由饮食不洁、伤及肠胃、湿热蕴积、邪毒滞留所致。临床可分为湿热痢、疫毒痢、寒湿痢、噤口痢、虚寒痢及休息痢等,治疗以清热化湿、凉血解毒、温化寒湿、降逆开噤、温下固脱及补气温中等法为主。

二、辨证用药

(一)湿热痢

1.主要证候

腹痛、里急后重、下痢赤白相兼、便次频多、肛门灼热、小便赤涩,伴有发热口渴、烦躁不安,苔黄腻、脉滑数。

2.治则

清热除湿解毒。

3.方药

白头翁汤加味。白头翁 12 g,黄芩 9 g,黄连 5 g,黄柏 9 g,秦皮 9 g,当归 9 g,赤芍、白芍各 9 g,木香 9 g。

若有下血多加地榆炭、槐花炭;若食滞加枳术、山楂;若疫毒内盛而见壮热,腹痛剧烈可加金银花、赤芍、牡丹皮、生地黄;若面色苍白,四肢厥冷,汗出欲绝可加人参、附子、麦冬、五味子等品。

(二)寒湿痢

1.主要证候

痢下白多赤少,或纯白稍黏冻,胸腹痞痛,头身困重,纳呆无力,苔白腻质淡,脉濡缓。

2.治则

温中健脾,散寒化湿。

3.方药

胃苓汤加味。苍术、白术各 9 g,厚朴 6 g,桂枝 9 g,茯苓 9 g,陈皮 6 g,木香 9 g,槟榔 9 g,炮姜 9 g。

(三)休息痢

1.主要证候

下痢时发时止,缠绵难愈,食欲缺乏,神疲乏力,临厕里急后重,大便或硬或溏,时夹有黏液,或呈赤色,肛门重坠,苔腻质淡,脉濡软或虚大。

2.治则

若痢疾休止期以补气健脾,并以导滞为主,若在发作期,可参照以上分型论治。

3.方药

参苓白术散加减。党参 12 g,白术 12 g,茯苓 9 g,炙甘草 9 g,山药 9 g,莲子肉 9 g,炒扁豆 9 g,薏苡仁 12 g,砂仁 6 g,陈皮 6 g,桔梗 6 g。

(四)噤口痢

1.主要证候

饮食不进,恶心、呕吐,下痢赤白或纯血、腹痛或胸腹胀满,神倦肌瘦,舌苔黄腻,脉濡数。

2.治则

和胃降浊,滋阴清热。

3.方药

开噤散加减。黄连 6 g,石菖蒲 12 g,丹参 12 g,茯苓 9 g,陈皮 6 g,冬瓜子 9 g,荷叶蒂 9 g,陈米 30 g,半夏 9 g,大黄 9 g。若汤水难下,可先用玉枢丹磨冲少量服之,再服上方;若食入即吐,加吴茱萸、竹茹;胸腹胀满加藿香、厚朴;如痢下呕吐,舌红而干,脉细数,加石斛、沙参、麦冬;若呕吐频繁,汤水不进,加人参、麦冬等。

三、单方验方

(1)北山楂 15 g,乌梅 17 g,白头翁 3.3 g。先加水浸泡,煎煮过滤,然后加糖 14 g,浓缩至 40 mL,成人每天 1 剂,连服 3 d,儿童 1～5 岁每天服 10 mL,6～10 岁服 20 mL,11～15 岁服 30 mL。预防细菌性痢疾。

(2)鲜紫花地丁 120 g,蒲公英 90 g。煮汤常服,预防痢疾。

(3)马齿苋 60 g,大蒜适量。共捣泥拌和,入米糊为丸,如龙眼大,春末夏初时,早晚各吞服 1 丸,连服 1 周。预防痢疾。如一方单用大蒜或加绿豆也有效,一方加黄芩更佳。

(4)墨旱莲 120 g,糖 30 g(白痢用红糖,赤痢用白糖,赤白痢则红白糖各半)。水煎服,每天 3 次分服。治急性菌痢。

(5)鲜苦瓜花 12 朵。捣取汁和蜜适量。赤痢加红曲 3 g,白痢加入六一散 10 g,开水冲服。治急性痢疾。

(6)苦参 30 g。加水 200 mL,煎至 100 mL。每次服 50 mL,每天 2 次。以苦参作丸敷脐也有效。

(7)新鲜黄瓜藤 60 g(或干品 30 g)。加水 300 mL,煎至 200 mL,每天服 4 次,每次 50 mL,7 d 为 1 个疗程,如无效,可再服 1 个疗程。如将藤煅烧存性,香油调做饼贴敷脐中也有效。

(8)石榴皮 60 g。加水 200 mL,用陶瓷锅煎成 100 mL,过滤去渣,即成 60%石榴皮煎剂。成人每天服 3 次,每次 20 mL,饭后服,对慢性阿米巴痢疾,以连服 6 d 为 1 个疗程,如无效,可继续服 1 个疗程。慢性痢疾以连服 2 周,停药 1 周,继续服 2 周为 1 个疗程。

(9)红茶叶 10 g,山楂干 15 g,木香 6 g,食醋 20 g(红痢用白糖,白痢用红糖,红白痢用红白糖各半)。煎汤 500 mL,顿服,早晚各一剂。治菌痢。

(10)巴豆(去油)2 粒,绿豆 6 粒,胡椒 6 粒,枣肉 4 枚。前三味用布包住,捣油加枣肉捣泥状,贴肚脐眼上。分 2 次贴完,12 h 更换,止痢快速。治红白痢疾。

四、药膳食疗

(1)黄瓜、蜂蜜:各适量。嫩黄瓜同蜜食 10 余枚;或用黄瓜藤叶不拘量,水煎服,或用黄瓜根 60 g,煎后加白糖饮服。

(2)马齿苋、萝卜、大蒜:鲜马齿苋、鲜萝卜叶各 250 g,大蒜 7 瓣,食醋少许。将前 3 味合在一起,洗净,捣烂,将汁液挤出滴在碗里,加食醋少许即可。病情轻者每天早中晚各服 1 次;病情重者上下午各增服 1 次,亦可少量频频饮服。

(3)苦瓜:生苦瓜 1 条。捣烂如泥,加糖 100 g 搅匀,两小时后将水滤出,冷饮服;或用苦瓜藤叶,晒干研末,每次 6 g,每天 2 次。治菌痢。

(4)杏:青杏(将熟者)适量。用水洗净,去核,碾榨取汁,过滤去渣,文火烧浓缩或太阳晒浓缩(不可用金属器皿)如膏状,装瓶备用。治菌痢、急性肠炎。

(5)乌梅、鸡蛋:乌梅 10 个,鸡蛋 1 只。煎汤服。治菌痢。如去鸡蛋加壳末 9 g,大枣 5 枚,加蜂蜜调服也验;另方以醋蛋治之也验。

(6)大蒜:大蒜头适量(以紫皮的为佳)。捣烂取汁 30 mL,加入冷开水 300 mL 充分搅匀。用灌肠器将大蒜液从肛门缓缓注入肠内,每天 1 次,成人 300 mL/d,10～15 岁儿童 150 mL/d,10 岁以下儿童 75～100 mL/d,连用 3～5 d。如加红糖煎服或加大枣煎服也宜。另方将蒜捣烂如泥贴脐也可。菌痢加山楂、木香、苦参各 30 g 同煎服效佳。

(7)柿子:柿饼 50 g,青柿子 5 个。烘干研末,每服 6 g,早晚各服 1 次,开水冲服,红痢加白糖 15 g,白痢加红糖 15 g。治红白痢疾。

(8)黄花菜:黄花菜 30 g,红糖 60 g。水煮熟服用,每天 2 次。治痢疾、便血、腹痛。

(9)白扁豆:白扁豆花 20 g。水煎服。治下痢脓血或赤白带下。

(10)大枣、鸦胆子:大枣适量,鸦胆子 10～30 粒。去核,火边烤软,鸦胆子 10～30 粒,去壳,分装枣内,每天分 2～3 次吃,儿童酌减。

五、针灸治疗

(一)针法

天枢,上巨虚。

湿热痢加大肠俞、曲池、合谷;寒湿痢加三焦俞、阴陵泉;休息痢加脾俞、关元、血海;噤口痢加内关、中脘、足三里。

(二)耳针

大肠,小肠,胃,直肠下段,下脚端,神门。

六、推拿治疗

(1)推脐下任脉,胃经来回各五遍。

(2)重点点按关元、天枢、足三里、上巨虚各 5 min。

(陈　静)

第十一节 便 血

一、概念

便血，又称泻血、下血、血便、结阴、肠风、脏毒等，是胃肠脉络受损，出现血液随大便而下，或大便呈柏油样为主要临床表现的病证。本病主要涵盖了西医学中的胃肠道炎症、溃疡、肿瘤、息肉、憩室炎等所致的便血。因某些血液病、急性传染病、肠道寄生虫病、中毒及维生素缺乏等疾病所致的便血不在本病证范围。

二、源流

有关便血的记载，最早见于《黄帝内经》。《素问·阴阳别论》指出，"结阴者，便血一升，再结二升，三结三升。"《灵枢·百病始生》提出，"阴络伤则血内溢，血内溢则后血。"认为便血是由于下部的络脉损伤，血液内溢所致。《素问·气交变大论》说，"岁金不及，炎火乃行，民病血便注下。"认为火热太甚可导致便血。

汉代张仲景在《金匮要略·惊悸吐衄下血胸满瘀血病脉证治》中提出，"下血，先便后血，此远血也，黄土汤主之""下血，先血后便，此近血也，赤小豆当归散主之"。指出便血的治疗当分远血、近血分别治之，开创了对便血的临床分型和治疗的先河，所列方剂，至今仍为临床所用。《中藏经》提出，"热极则便血，又风中大肠则下血。"认为热邪和风邪是便血的主要致病因素，并指出便血的病位在大肠，为后世对便血的治疗产生了较大的影响。

隋代巢元方在《诸病源候论》一书中对便血的病因病机做了较详细的论述，提出便血由"五脏伤损所为，脏气既伤，则风邪易入，热气在内，亦大便下血"。并认为便血的性质有寒热之别，属热者"大便下血鲜而腹痛"，属寒者"大便血下其色如小豆汁，出时疼而不甚"。

宋代许叔微在《普济本事方》一书中提出便血有肠风、脏毒之分，并对其临床特点作了详细说明，指出应注意与痔漏相鉴别，"如下清血色鲜者，肠风也；血浊而色黯者，脏毒也；肛门射如血线者，虫痔也"。严用和《严氏济生方》对便血的病因做了较全面的论述，认为便血"多因过饱、饮酒无度、房室劳损"导致"荣卫气虚，风冷入侵，邪热内蕴，留注大肠"而引起便血。同时对便血的治疗方法做了概括，提出了"风则散之，热则清之，寒则温之，虚则补之"的治疗原则。

金代刘完素《素问玄机原病式》提出："血泄，热客下焦，而大小便血也。"强调便血多由热邪所致。

元代朱震亨在《丹溪心法·肠风脏毒》一书中对便血的病因、病机及治疗方法做了进一步阐述，提出本病的病位"独在胃与大肠"，认为便血是由于"坐卧风湿、醉饱房劳、生冷停寒、酒面积热，以致荣血失道，渗入大肠，此肠风脏毒之所由作也。挟热下血，清而色鲜，腹中有痛；挟冷下血，浊以色暗，腹中略痛。清则为肠风，浊则为脏毒……治法大要，先当解散肠胃风邪，热则用败毒散，冷者用不换金正气散，加川芎、当归，后随其冷热而治之"。并提出治疗"不可纯用寒凉药，必于寒凉药中加辛味为佐；久不愈者，后用温剂，必兼升举药中加浸炒凉药"，以及"凡用血药，不可单行单止"的原则。

明代戴元礼《证治要诀·泻血》十分重视便血的辨证,并提出相应的治疗方法,认为:"泻血,当辨其色,色鲜为热,色瘀为寒。热血连蒲饮,寒血理物汤""泻血或淡或浊,或鲜或瘀。亦宜胃风汤,吞驻车丸。或独泻血,或与粪俱出,当辨其色与所感施治"。此外,还将有无里急后重作为便血与痢疾的鉴别要点,"有腹痛者,乃是血不循理,故而作痛,却无里急后重及缠坠等患,不可因痛认为血痢。"张景岳在《景岳全书·便血论治》也谈到应将便血与痢疾作鉴别,"便血之与肠澼本非同类,盖便血者大便多实而血自下也,肠澼者因泻痢而见脓血,即痢疾也"。张景岳还对便血的出血部位做了较详细的论述,"血在便前者其来近,近者或在广肠,或在肛门;血在便后者其来远,远者或在小肠,或在于胃"。但以血在便前、便后分辨血的远近并不可靠,且不少情况下血和大便混杂而下,难辨先后,而便血的颜色却可作为判断便血部位远近的参考。一般情况下,便血色鲜红,其来较近;便血色紫黯,其来较远。李梃《医学入门·便血》把便血分为肠风、脏毒和结阴,并认为三者病因不同,临床表现各异。"自外感得者曰肠风,随感随见,所以色鲜,多在粪前,自大肠气分来也;自内伤得者曰脏毒,积久乃来,所以色黯,多在粪后,自小肠血分来也。"结阴则由于"邪犯五脏,则三阴脉络不和而结聚,血因停留,溢则渗入大肠"所致。

清代李用粹从临床出发,以便血之颜色来辨其病机。他在《证治汇补·便血》中以纯下清血、血色鲜红为热,色黯为寒,色黑为瘀,对临床有一定指导意义。吴谦《医宗金鉴》论述便血病因:"便血二证,肠风、脏毒,其本皆热伤阴络,热与风合为肠风,下血多清;热与湿合为脏毒,下血多浊。"认为热邪为便血的主要病因,因夹风、夹湿的不同而表现出不同的临床证候。《张氏医通·下血》对便血的治疗,提出"不可纯用寒凉,必加辛散为主。久之不愈,宜理胃气,兼升举药,故大便下血,多以胃药收功,不可徒用苦寒也",亦为经验之谈。

综上可知,早在《黄帝内经》即有便血的记载,张仲景将便血分为远血、近血分而治之,开创了对便血的临床分型和治疗的先河。唐宋时期对便血的病因病机有了进一步的认识,提出了很多治疗便血的有效方剂,并指出便血应与痢疾相鉴别。明清医家对便血的认识又有了进一步发展,辨证更加精细,治则及治法也日趋完善。

三、病因病机

便血主要由感受外邪、情志过极、饮食不节、劳倦过度、久病体虚等因素导致火热熏灼、迫血妄行或气虚不摄、血溢脉外,下渗肠道而成便血之证。

(一)病因

1.感受外邪

外感湿热诸邪,湿热蕴于大肠,灼伤阴络,迫血妄行,血逸脉外,下渗肠道,故见便血。《石室秘录·通治法》指出,"血之下也,必非无故,非湿热之相浸,即酒毒之深结。"

2.情志过极

情志不遂,忧思恼怒过度,肝之疏泄失常,肝气郁滞,气滞则血瘀,久之络破血溢,血液下渗大肠而成便血之证。如《血证论·便血》所说,"肝血下渗,从清道则尿血,从浊道则下血。"

3.饮食不节

嗜食辛辣厚味或饮酒过多,滋生湿热,久之则胃肠湿热蕴蓄而下注大肠,阴络灼伤,遂致便血。《医学入门·下血》指出,"酒面积热,触动脏腑,以致荣血失道,渗入大肠。"

4.劳倦过度

神劳伤心,体劳伤脾,房劳伤肾。劳欲过度可导致心、脾、肾气阴的损伤。若损伤于气,则气虚不能摄血,以致血液外溢而形成便血;若损伤于阴,则阴虚火旺,迫血妄行而致便血。

5.久病体虚

久病导致便血的机制主要有 3 个方面:久病使阴精伤耗,以致阴虚火旺,迫血妄行而致便血;久病使正气亏损,气虚不摄,血溢脉外而致便血;久病入络,使血脉瘀阻,血行不畅,血不循经而致便血。

(二)病机

1.病机关键为火盛迫血妄行或气虚血无所摄,血液下渗,溢入肠道而见便血

血液的正常运行有赖于气的推动作用、温煦作用和固摄作用,火热内盛,迫血妄行或脾胃气虚,血无所摄,均可导致便血的发生。便血初起多由于感受湿热之邪或饮食不当,湿热内蕴,热极生火,迫血妄行而致便血;或情志不调,肝气郁结,气滞血瘀,脉络瘀滞,血逸脉外而致便血;或过食生冷,损伤脾胃,脾不统血而致便血。病程日久,气血亏虚,气不摄血而致便血。

2.病位在胃与肠,与肝、脾、肾密切相关

本病病位在胃与肠,与肝、脾相关。肝主疏泄,主藏血,若肝气不足,收摄无力,或肝火亢盛,迫血妄行,均可导致肝脏藏血功能失常而出现便血。脾主统血,若脾气虚弱,运化无力,气生无源,气衰而固摄功能减退,血液失去统摄,溢于脉外,下渗肠道而见便血。肾主封藏,肾气虚失于封藏之本,血无所归,离于脉道,渗于肠间而见便血。

3.病理性质有虚实寒热之异,且可相互转化、兼夹

便血的病理演变,往往是虚实夹杂,且有偏于实和偏于虚的不同。偏于实者,多表现为湿热内蕴或气滞血瘀,日久由于血去正伤,可转化为虚证或虚实夹杂证。其偏于虚者,常见于出血量较大的患者,多表现为血虚气少,轻则头晕、面色苍白、心慌气怯;重则四肢冰冷、大汗淋漓、精神模糊、尿闭;亡血严重者,甚至气随血脱。

4.病程有新久之分

便血初起,多以邪实为主,常由外邪、饮食、情志所致,病位较浅;日久由于气随血脱,气血两虚而转为正虚,也可因复感外邪或脉络瘀阻而成虚实夹杂之证,病位较深。

5.病延日久,变证衍生

便血日久,可衍生变证,如肠道湿热初起为实证,日久阴血亏虚而邪热未尽,则成虚实夹杂之证,或因湿热留恋而使便血反复发作。气滞血瘀者,由于离经之血停于病所而为瘀,日久可形成阳明蓄血证,若瘀毒内扰神明,即可出现“恍惚、善忘、甚则谵语如狂”等精神障碍的证候。脾胃虚寒所致的便血多与气候变化有关,在寒暑转换时易复发。便血日久,气血亏虚,气不摄血,严重者可出现气随血脱之证。

四、诊断与病证鉴别

(一)诊断依据

(1)大便下血,色鲜红、黯红,或色黑如柏油样,或伴腹痛、大便次数增多。

(2)常有肝病或胃肠病史。

(3)可根据患者情况进行血常规、大便常规、肿瘤标志物、直肠指检、X 线钡餐检查、钡剂灌肠造影、腹部 CT、胃镜、肠镜、血管造影等检查,以明确出血部位及原因。

(二)辅助检查

少量出血时,血常规可无明显异常,中、大量出血早期因有周围血管收缩与红细胞重新分布

等生理调节,血常规可无明显变化,出血经 3～4 h,因组织液渗入血管内以补充失去的血浆容量,红细胞和血红蛋白因稀释而数值降低,出现失血性贫血。血常规检查可初步评估出血量的多少。便血时,大便常规可见红细胞,潜血试验阳性。肿瘤标志物有助于对胃肠道肿瘤所致便血的诊断。直肠指检有助于诊断直肠癌及痔疮、肛瘘、肛周脓肿等肛周疾病。胃、肠镜检查可更直观地了解胃肠道的出血情况。若持续出血,经胃、肠镜检查不能确诊者,可行血管造影检查以明确出血部位。对于不宜行胃、肠镜检查的患者,可考虑行 X 线钡餐检查、钡剂灌肠造影及腹部 CT 等检查。

(三)病证鉴别

1.便血与痢疾

痢疾初起有发热、恶寒等症,其便血为脓血相兼,且有腹痛、里急后重、肛门灼热等症。便血无里急后重,无脓血相兼,与痢疾不同。

2.便血与痔疮

痔疮属外科疾病,其大便下血特点为便时或便后出血,血色鲜红,常伴有肛门异物感或疼痛,做肛门直肠检查时,可发现内痔或外痔,与内科所论之便血不难鉴别。

3.远血与近血

便血之远近是指出血部位距肛门的远近而言。远血其病位在胃、小肠(上消化道),血与粪便相混,血色如黑漆色或黯紫色。近血来自乙状结肠、直肠、肛门(下消化道),血便分开,或是便外裹血,血色多鲜红或黯红。

4.肠风与脏毒

两者均属便血。肠风血色鲜泽清稀,其下如溅,属风热为患。脏毒血色黯浊黏稠,点滴不畅,因湿热(毒)所致。

五、辨证论治

(一)辨证思路

1.辨虚实

便血初病多为实证,久病多为虚证或虚实夹杂证。若便血证见大便干结,脘腹胀闷疼痛,口干口苦,舌红,或有紫斑或紫点,苔黄腻,脉数有力者,多为实证。证见大便稀溏,面色不华,脘腹隐痛,喜温喜按,食欲减退,神倦懒言,畏寒肢冷,心悸少寐,舌质淡,脉细缓无力者,多为虚证。一般而言,少量出血者多偏于实,中等量出血者多为虚实互见,大量出血者多表现为虚脱的证候。临床应根据患者具体情况四诊合参,方能明辨虚实。

2.辨寒热

寒为阴邪,易伤阳气,寒者多有畏寒肢冷表现,且多有受寒或饮食寒凉史,多在受凉后或寒热交替时出现,若有腹痛者,多喜温喜按,遇寒痛甚,得温痛减,舌质淡,苔白滑,脉象弦紧或细弱。热者多有大便干结,肛门灼热,口干口苦,饮食喜冷,舌红苔黄,脉弦数等表现。

3.辨脏腑

便血的病位在胃与肠,与肝、脾、肾密切相关,辨证时要注意辨别病变脏腑的不同。一般而言,大便颜色黯红,或黑而量多,与大便混杂而下,病位多在胃及小肠;便血颜色鲜红,或混杂鲜血,其病位多在大肠;如肝郁气滞,发病多与情志因素有关,常伴胸胁及脘腹胀闷不适,甚则刺痛;脾胃虚寒,气不摄血者常伴面色不华,食欲缺乏,体倦乏力,畏寒肢冷等;便血伴大便滑泄不禁,腰膝酸软,舌质淡胖,脉虚细无力者,多为久病及肾,肾阳虚衰。

4.辨病势缓急轻重顺逆

便血初起出血量少,病情较轻,正气尚盛者,一般预后较好,经过治疗多可在较短时间内使血止病愈。出血量多者,常吐血、便血并见。由于大量出血,以致形成气随血脱之危候,严重者甚至危及生命。但亦有出血量虽多而正气未衰,表现气虚血亏之证,经过恰当的治疗而痊愈者。

(二)治疗原则

便血的病机复杂,治疗应辨证求因,审因论治,急则治其标,缓则治其本。若病程较长,出血量较少,临床症状不明显者,以治本为主,兼治其标,肠道湿热者清化湿热,凉血止血;气滞血瘀者疏肝理气,化瘀止血;脾胃虚寒者温中健脾,养血止血;气虚不摄者健脾益气,养血摄血。若病程较短,出血量大,兼有神志恍惚、汗出肢冷、脉微欲绝者,当急以益气固脱止血为要,待病情缓解,再图治本。

(三)分证论治

1.肠道湿热

(1)症状:便血色红黏稠,大便不畅或稀溏,或有腹痛,口苦,舌质红,苔黄腻,脉濡数。

(2)病机分析:外感湿热诸邪,或嗜食辛辣厚味、长期过量饮酒等,滋生湿热,湿热蕴于大肠,灼伤阴络,血逸脉外,故见便血色红黏稠;湿热内蕴,肠道传化失常,故大便不畅或稀溏;肠道气机阻滞,故见腹痛;口苦,舌质红,苔黄腻,脉濡数均为湿热蕴蒸之象。

(3)治法:清化湿热,凉血止血。

(4)代表方药:地榆散合槐角丸加减。两方均能清热化湿,凉血止血,但两方比较,地榆散清化湿热之力较强,而槐角丸则兼能理气活血,可根据临床需要酌情选用或合用。方中地榆、茜草、槐角凉血止血;栀子、黄芩、黄连清热燥湿,泻火解毒;茯苓淡渗利湿;防风、枳壳、当归疏风理气活血。

(5)加减:大便不畅者,加大黄通腑泄热;气滞腹胀者加枳实、木香行气消胀;腹痛者,加制香附、白芍、甘草理气缓急止痛;大便夹有黏液者,加败酱草、银花藤清热解毒;若日久不愈,湿热未尽而营阴已亏,可予驻车丸寒热并调,化湿坚阴;若下血过多,营阴亏损,可予六味地黄丸合脏连丸加槐花、地榆、墨旱莲以滋阴清热、养脏止血。

2.气滞血瘀

(1)症状:便血紫黯,胸胁及脘腹胀闷不适,甚则刺痛,面色晦暗,舌有紫斑或紫点,脉弦涩。

(2)病机分析:平素情志不畅,气机瘀滞,或久病入络,脉络瘀滞,血逸脉外,下流肠道而见便血紫黯;气血瘀滞不通,故胸胁及脘腹胀闷不适,甚则刺痛;气血不能上荣于面部,故面色晦暗,舌有紫斑或紫点,脉弦涩均为气滞血瘀之象。

(3)治法:疏肝理气,化瘀止血。

(4)代表方药:膈下逐瘀汤加减。方中当归、川芎、赤芍养血活血;桃仁、红花、五灵脂可活血化瘀,养血与祛瘀同施,可活血而不耗血;香附、乌药、枳壳、延胡索行气止痛,与活血相伍,既行血分瘀滞,又解气分郁结;牡丹皮清热凉血;甘草调和诸药。

(5)加减:胁下有癥块者,可加服郁金、丹参、鳖甲以活血化瘀、消癥化积;若瘀血内停,郁而化热,热扰心营,可予犀角地黄汤凉血止血;如出血过多而致气阴两虚者,用生脉散益气养阴。

3.脾胃虚寒

(1)症状:便血紫黯,甚则黑色,腹部隐痛,喜温喜按,面色不华,神倦懒言,大便溏薄,舌质淡,脉细缓无力。

(2)病机分析:脾胃素虚,或饮食不节、过食生冷寒凉之品,寒客中焦,日久脾胃虚寒,统血无力,血溢肠胃故见便血;出血部位在肠之上端,因血来较远,故便血紫黯,甚则黑色;寒凝气滞,健运失司,故腹部隐痛,喜温喜按,大便溏薄;气血生化不足,失于温煦濡养,故面色不华,神倦懒言。舌质淡,脉细缓无力为脾胃虚寒之象。

(3)治法:温中健脾,养血止血。

(4)代表方药:黄土汤加减。本方可温阳健脾,养血止血。方中灶心土、炮姜温中止血;白术、附子、甘草温中健脾;地黄、阿胶养血止血;黄芩苦寒坚阴,起反佐作用;白及、乌贼骨收敛止血;三七、花蕊石活血止血。

(5)加减:阳虚较甚,畏寒肢冷者,去黄芩、地黄之苦寒滋润,加鹿角霜、炮姜、艾叶等温阳止血;若出血日久,脾虚及肾,脾肾阳虚而大便滑泄不禁,腰膝酸软,舌质淡胖,脉虚细无力者,加用仙茅、淫羊藿、补骨脂以温肾助阳。

4.气虚不摄

(1)症状:便血色红或紫黯,食少,体倦,面色萎黄,心悸,少寐,舌质淡,脉细。

(2)病机分析:由于劳倦过度或久病消耗,中气亏虚,气不摄血,血溢肠胃故见便血;中气不足,气血生化乏源,故见食少,体倦,面色萎黄;气血不足,心神失养,故心悸,少寐;舌质淡,脉细为气血不足之象。

(3)治法:健脾益气、养血摄血。

(4)代表方药:归脾汤加减。本方补气生血,健脾养心,适用于气虚不摄的便血。方中党参、茯苓、白术、甘草补气健脾;当归、黄芪益气生血;酸枣仁、远志、龙眼肉补心益脾,安神定志;木香理气醒脾。

(5)加减:出血较多者,加阿胶、槐花、地榆、仙鹤草养血止血;中气下陷,神疲气短,肛门坠胀者,加柴胡、升麻益气升陷;若见面色白,汗出肢冷,脉细弱者,乃气随血脱之证,急用独参汤益气固脱。

(四)其他疗法

1.单方验方

(1)五倍子(煅黑)、血余炭、益母草、陈藕节、乌梅肉各六钱,姜炭二钱,共研细末,每次二钱,于饭前一小时用白开水送下。不论肠风下血、痔疮出血皆可用。

(2)大黄炭研粉,每次3~6 g,每天2次,温水吞服。适用于便血轻证。

(3)茄子叶瓦上烘干研粉,每次6 g,每天2次。米汤吞服。适用于便血轻证。

(4)墨旱莲60 g,煎汤代茶。适用于便血轻证。

(5)槐花15 g,水煎服。凉血止血,适用于便血轻证。

(6)地榆、生地黄各15 g,水煎服。凉血止血,适用于便血轻证。

(7)仙鹤草30 g,水煎服。凉血止血,适用于便血轻证。

(8)墨旱莲30 g,蒲黄、生地黄各10 g,水煎服。滋阴凉血止血,适用于便血轻证。

(9)栀子、槐花、金银花各12 g,水煎服。清热凉血止血,适用于便血轻证。

2.常用中成药

(1)地榆槐角丸。功用主治:疏风润燥,凉血泄热。用于痔疮便血,发炎肿痛。

用法用量:口服。一次1丸,一天2次。

（2）槐角丸。功用主治：清肠疏风，凉血止血。用于肠风便血，痔疮肿痛。

用法用量：口服，水蜜丸一次 6 g，小蜜丸一次 9 g，大蜜丸一次 1 丸，一天 2 次。

（3）紫地宁血散。功用主治：清热凉血，收敛止血。用于治疗胃及十二指肠溃疡或胃炎引起的吐血，便血，属胃中积热型者。

用法用量：口服。一次 8 g，一天 3～4 次。

（4）脏连丸。功用主治：清肠止血。用于肠热便血，肛门灼热，痔疮肿痛。

用法用量：口服，水蜜丸一次 6～9 g，小蜜丸一次 9 g，大蜜丸一次 1 丸，一天 2 次。

（5）荷叶丸。功用主治：凉血止血。用于咯血，衄血，尿血，便血，崩漏。

用法用量：口服，一次 1 丸，一天 2～3 次。

（6）四红丹。功用主治：清热止血。用于吐血，衄血，便血，妇女崩漏下血。

用法用量：口服。每次 1 丸，一天 2 次，温开水送服。

3.针灸疗法

（1）体针：以取手阳明、足阳明、足太阴、督脉穴为主。

处方：天枢、上巨虚、承山、长强、合谷。

配穴：湿热较甚者加曲池、阴陵泉；脾胃虚寒者加中脘、足三里；气虚不摄者加气海、百会。

操作：毫针刺，实证用泻法，虚证用补法，脾胃虚寒及气虚不摄者宜加灸。

（2）耳针：取耳部肛门穴为主穴，配以直肠、大肠、肺、脾、神门、皮质下。每次主穴均用，配穴根据患者症状及耳穴反应酌选 2～3 穴。毫针刺中等强度刺激，或用王不留行贴压或埋针。

（3）穴位注射：取大肠俞、上巨虚、足三里、承山，每次选 2 穴，用黄芪注射液，每穴注射药液 1 mL，每天 1 次。

4.外治疗法

（1）脐疗法：生地黄 64 g，白芍、黄芩、黄柏、栀子、地榆、侧柏叶、生甘草各 32 g，牡丹皮 15 g，水牛角 30 g，麻油 500 g，黄丹 222 g，石膏 12 g。上药用麻油熬汁，黄丹、石膏收膏，贴于脐。每天 1 次，3～5 d 为 1 个疗程。

（2）灌肠法：云南白药 30 g。溶于 150～200 mL 生理盐水中，做保留灌肠。每天 1 次，连用 3～5 d。主治原因不明之肠出血。（云南白药内含三七等药，具有明显的止血作用。本方为急性大量出血应急之用，止血后尚需查明病因，针对病因治疗）。

六、临证参考

（一）明确诊断，掌握预后

明确诊断是采取正确治疗的前提。便血涉及多个脏腑组织，既可以单独出现，又常伴见于其他病证的过程中。临证时应根据便血颜色及量的多少初步估算出血部位及病情轻重，采取积极有效的治疗方案，及时复查血常规、大便常规等相关指标，明确治疗效果及病情转归，并根据病情变化调整治疗方案。

（二）尽早明确出血原因及部位，进行针对性治疗

便血有远血、近血之分，一般而言，便血颜色紫黯，甚则黑色，多为远血；色鲜红者多为近血。临证时应根据便血颜色初步判断出血部位，针对性地行胃镜或肠镜等检查，以明确出血原因及具体部位，再根据患者病情制定相应的中西医治疗方案。

（三）辨病与辨证相结合

便血可见于西医学的多种疾病，如消化道溃疡、肿瘤、息肉、憩室炎等，故在便血的诊断和治疗过程中，辨证论治应与西医学的辨病相结合。先辨病，根据患者的临床表现和检查结果明确患者的临床诊断及疾病分期，后辨证，根据患者的病情特点制定个体化的治疗方案，以提高临床疗效。

（四）急则治其标，缓则治其本

便血的治疗，当分轻重缓急，如清代唐容川在《血证论》中提出止血、消瘀、宁血、补虚的治血四法。若处于出血期，首当止血，待出血停止病情稳定后再针对病因，或清化湿热、凉血止血，或疏肝理气、化瘀止血，或温中健脾，养血止血，或健脾益气、养血摄血。

（五）证多兼杂易变，临证宜加详察

便血的病机比较复杂，初起多为实证，日久由于血去正伤，而易转化为虚证或虚实夹杂的证候。临床上多以复合性证候为主，很少见到单一证候者，治疗应善于抓主症，明辨寒热虚实，解决主要矛盾。注重"观其脉症，知犯何逆，随证治之"。

七、预防调护

（1）保持大便通畅，预防和治疗便秘，适量吃些含纤维素较多的蔬菜，如韭菜、芹菜、白菜、菠菜等，水果以香蕉为最佳。避免进食过烫、过冷的食物和辛辣刺激性食品，避免进食坚硬、粗糙的食品，戒烟酒等。

（2）便血的患者应避免剧烈活动，便血量大者要卧床休息，可根据病情进食流质、半流质或无渣饮食，必要时应禁食。同时注意观察便血的颜色、性状及次数。若出现头昏、心慌、烦躁不安、面色苍白、脉细数等症状，常为大出血的征兆，应积极救治。

（3）保持心情舒畅，勿郁怒动火，保持正常的生活作息规律，每天定时排便，排便时不要久蹲不起或过分用力，并注意肛门卫生，常用温水清洗，保持肛周皮肤清洁。

（4）慎用活血化瘀药，如三七片、丹参片、阿司匹林及某些抗凝药等，以免造成出血不止。

（陈　静）

第六章　肝胆系病证

第一节　胁　痛

一、临床诊断

(一)症状与体征

(1)以一侧或两侧胁肋部疼痛为主要临床表现,疼痛性质可表现为胀痛、窜痛、刺痛、隐痛,多为拒按,间有喜按者。

(2)可伴见胸闷、腹胀、嗳气、呃逆、急躁易怒、口苦纳呆、厌食恶心等症。

(3)常有情志不舒,跌仆损伤,饮食不节,久病耗伤,劳倦过度,或外感湿热等病因。

(4)血常规、肝功能、胆囊造影、B 超等实验室检查,有助于诊断。

(二)辅助检查

胁痛以右侧为主者,多与肝胆疾病相关。肝功能、乙肝五项、甲肝抗体、丙肝抗体、戊肝抗体、自身免疫性肝病抗体、肝脏病理等检查可以作为诊断肝炎的指标;腹部 B 超、CT、MRI 等检查可做肝硬化,肝胆结石,急、慢性胆囊炎,脂肪肝,胆道蛔虫,肝脓肿等疾病的诊断依据。检测血中的甲胎蛋白、碱性磷酸酶及超声造影、CT、MRI 增强扫描可以与肝癌相鉴别;电子胃镜、上消化道钡餐可与胃病相鉴别;血常规、腹部 X 线检查可与肠梗阻、肠穿孔等做鉴别诊断;胸部 X 线、CT 等检查可与胸膜炎相鉴别。

二、病证鉴别

(一)胁痛与悬饮

胁痛发病与情志不遂、饮食不节、跌仆损伤、久病体虚有关,其病机为肝络失和,主要表现为一侧或两侧胁肋部疼痛。悬饮多因素体虚弱,时邪外袭,肺失宣通,饮停胸胁,而致络气不和,其表现为饮停胸胁,胸胁咳唾引痛,呼吸或转侧加重,患侧肋间饱满,叩诊呈浊音,或兼见发热。

(二)胁痛与胃痛

两者疼痛主要部位不同。胁痛是以一侧或两侧胁肋部疼痛为主症,可伴发热恶寒,或目黄肤黄,或胸闷太息。肝气犯胃之胃痛可有攻痛连胁,但仍以上腹中部胃脘部疼痛为主症,且常伴嘈杂反酸,嗳气吐腐。

(三)胁痛与黄疸、鼓胀、肝癌等

黄疸、鼓胀、肝癌等在病程中或早或晚均伴有一侧或两侧胁肋部疼痛。其鉴别要点在于:黄疸以身目发黄为主症;鼓胀为气、血、水互结,腹大如鼓;肝癌有胁下积块。

三、病机转化

胁痛主要由情志不舒、跌仆损伤、饮食不节,久病耗伤,劳倦过度,或外感湿热等病因,导致肝气郁结、血瘀阻络,湿热蕴结、肝失疏泄,肝阴不足、络脉失养等,最终导致胁痛发生。

(一)基本病机

肝络失和,"不通则痛"或"不荣则痛"。肝为刚脏,主疏泄,喜条达而恶抑郁,肝体属阴,体阴而用阳。若肝的疏泄功能失常,气机郁结,血脉瘀滞,或阴血不足,肝失濡润,均可导致肝络失和,产生胁痛。因肝气郁滞、瘀血停滞、湿热蕴结所致的胁痛多属实证,是为"不通则痛";因阴血不足,肝络失养所致的胁痛为虚证,属"不荣则痛"。

(二)病位在肝胆,与脾胃肾密切相关

肝居胁下,经脉布于两胁,胆附于肝,与肝成表里关系,其脉亦循于胁,故胁痛之病,主要责之肝胆;胃居中焦,主受纳水谷,运化水湿,若因饮食所伤,脾失健运,湿热内生,郁遏肝胆,疏泄不畅,亦可发为胁痛;肝肾同源,精血互生,若因肝肾阴虚,精亏血少,肝脉失于濡养,则胁肋隐隐作痛。

(三)病理性质有虚有实,而以实证多见

胃痛病理性质有虚有实,实者多属不通而痛,以气滞、血瘀、湿热为主,三者尤以气滞为先。虚者多属不荣而痛,如阴血亏虚,肝失所养。虚实之间可以相互转化,故临床常见虚实夹杂之证。

(四)病程有新久之分,在气在血之别

一般说来,胁痛初病在气,由肝郁气滞、气机不畅所致;气为血帅,气行则血行,故气滞日久,血行不畅,病变由气滞转为血瘀,或气滞、血瘀并见;气滞日久,易于化火伤阴;因饮食所伤,肝胆湿热所致之胁痛,日久亦可耗伤阴津,皆可致肝阴耗伤,脉络失养,而转为虚证或虚实夹杂证。外邪、饮食、情志所致,以气机郁滞为主,病位较浅,多在气分;日久由经入络,气郁血瘀,病位较深,多为气血同病。

(五)病延日久,变证衍生

胁痛病延日久,可衍生变证,如气血壅结,肝体失和,腹内结块,形成积聚;如湿热壅滞,肝失疏泄,胆汁泛滥,则发生黄疸;肝脾肾失调,气血水互结,酿生鼓胀。胁痛日久,痰瘀互结,阻于肝络,或酿毒生变,转为肝癌。

四、辨证论治

(一)辨证思路

1.辨气血

一般来说,胁痛在气,以胀痛为主,且痛无定处,游走不定,时轻时重,症状的轻重每与情绪变化有关;胁痛在血,以刺痛为主,且痛处固定不移,疼痛持续不已,局部拒按,入夜尤甚,或胁下有积块。

2.辨虚实

实证多由肝郁气滞,瘀血阻络,外感湿热之邪所致,起病急,病程短,疼痛剧烈而拒按,脉实有

力;虚证多属肝阴不足,络脉失养所引起,常因劳累而诱发,起病缓,病程长,疼痛隐隐,悠悠不休而喜按,脉虚无力。

3.辨表里

外感胁痛是由湿热外邪侵袭肝胆,肝胆失于疏泄条达而致,伴有寒、热表证,且起病急骤,同时可出现恶心呕吐,目睛发黄,苔黄腻等肝胆湿热症状;内伤胁痛则由肝郁气滞,瘀血内阻,或肝阴不足所引起,不伴恶寒、发热等表证,且起病缓慢,病程较长。

4.辨脏腑

胁痛病位主要在肝胆,但与脾、胃、肾密切相关,辨证时要注意辨别病变脏腑的不同。如肝郁气滞证多发病与情志因素有关,胁痛以胀痛为主,痛无定处,心烦易怒、胸闷腹胀、嗳气频作,属于肝脏病;肝胆湿热证口干口苦,胸闷纳呆,或兼有身热恶寒,身目发黄,为肝胆脏腑同病;若肝胃不和症见胸脘痞闷,恶心呕吐,胁痛隐隐,为肝胃同病。

(二)治疗原则

胁痛的治疗原则当基于肝络失和的基本病机,根据"不通则痛""不荣则痛"的理论,以疏肝活络止痛为基本治则,结合肝胆的生理特点,灵活应用。实证宜理气、活血通络、清热祛湿,通则不痛;虚证宜补中寓通,滋阴、养血、柔肝,荣则不痛。

(三)分证论治

1.肝郁气滞

(1)症状:胁肋胀痛,走窜不定,甚则连及胸肩背臂,疼痛每因情志变化而增减,胸闷,善太息,得嗳气则舒,纳食减少,脘腹胀满,舌苔薄白,脉弦。

(2)病机分析:肝失条达,气机不畅,阻于胁络,肝气横逆,犯及脾胃。

(3)治法:疏肝解郁,理气止痛。

(4)代表方药:柴胡疏肝散加减。方中柴胡疏肝解郁,香附、枳壳、陈皮理气除胀,川芎活血行气通络,白芍、甘草缓急止痛,全方共奏疏肝理气止痛之功。

(5)加减:若气滞及血,胁痛重者,酌加郁金、川楝子、延胡索、青皮以增强理气活血止痛之功;若兼见心烦急躁,口干口苦,尿黄便干,舌红苔黄,脉弦数等气郁化火之象,酌加栀子、黄芩、胆草等清肝之品;若伴胁痛,肠鸣,腹泻者,为肝气横逆,脾失健运之证,酌加白术、茯苓、泽泻、薏苡仁以健脾止泻;若伴有恶心呕吐,是为肝胃不和,胃失和降,酌加半夏、陈皮、藿香、生姜等以和胃降逆止呕。

2.肝胆湿热

(1)症状:胁肋胀痛,触痛明显而拒按,或引及肩背,伴有脘闷纳呆,恶心呕吐,厌食油腻,口干口苦,腹胀尿少,或兼有身热恶寒,或有黄疸,舌苔黄腻,脉弦滑。

(2)病机分析:外湿或内热蕴积肝胆,肝络失和,胆失疏泄。

(3)治法:疏肝利胆,清热利湿。

(4)代表方药:龙胆泻肝汤加减。方中龙胆草、栀子、黄芩清肝泻火,柴胡疏肝理气,木通、泽泻、车前子清热利湿,生地黄、当归养血清热益肝。

(5)加减:可酌加郁金、半夏、青皮、川楝子以疏肝和胃,理气止痛。若便秘,腹胀满者为热重于湿,肠中津液耗伤,可加大黄、芒硝以泻热通便存阴。若白睛发黄,尿黄,发热口渴者,可加茵陈、黄柏、金钱草以清热除湿,利胆退黄。久延不愈者,可加三棱、莪术、丹参、当归尾等活血化瘀。对于湿热蕴结的胁痛,祛邪务必要早,除邪务尽,以防湿热胶固,酿成热毒,导致治疗的困难。

3.瘀血阻络

(1)症状:胁肋刺痛,痛处固定而拒按,疼痛持续不已,入夜尤甚,或胁下有积块,或面色晦暗,舌质紫暗,脉沉弦。

(2)病机分析:肝郁日久,气滞血瘀,或阴伤血滞,脉络瘀阻。

(3)治法:活血化瘀,通络止痛。

(4)代表方药:血府逐瘀汤加减。方用桃仁、红花、当归、生地黄、川芎、赤芍活血化瘀而养血,柴胡行气疏肝,桔梗开肺气,枳壳行气宽中,牛膝通利血脉,引血下行。

(5)加减:若瘀血严重,有明显外伤史者,应以逐瘀为主,方选复元活血汤。方以大黄、桃仁、红花、甲片活血祛瘀,散结止痛,当归养血祛瘀,柴胡疏肝理气,天花粉消肿化痰,甘草缓急止痛,调和诸药。还可加三七粉另服,以助祛瘀生新之效。

4.胆腑郁热

(1)症状:右胁灼热疼痛,口苦咽干,面红目赤,大便秘结,小便短赤,心烦、失眠易怒,舌红,苔黄厚而干,脉弦数。

(2)病机分析:因饮食偏嗜,忧思暴怒,外感湿热,虚损劳倦,胆石等原因导致胆腑气机郁滞,或郁而化火,胆液失于通降。此型胆胀多见。

(3)治法:清泻肝胆,解郁通腑。

(4)代表方药:清胆汤加减。方中栀子、黄连、柴胡、白芍、蒲公英、金钱草、瓜蒌清泻肝火,郁金、延胡索、川楝子理气解郁止痛,大黄利胆通腑泄热。

(5)加减:心烦失眠者,加丹参、炒枣仁;黄疸加茵陈、枳壳;口渴喜饮者,加天花粉、麦冬;恶心呕吐者,加半夏、竹茹。方中金钱草用量宜大,可用30～60 g。

5.肝络失养

(1)症状:胁肋隐痛,绵绵不已,遇劳加重,口干咽燥,两目干涩,心中烦热,头晕目眩,舌红少苔,脉弦细数。

(2)病机分析:肝郁日久化热,或湿热久蕴伤阴,或病久体虚阴亏,导致精血亏损,肝络失养。

(3)治法:养阴柔肝,理气止痛。

(4)代表方药:一贯煎加减。方中生地黄、枸杞子滋养肝肾,沙参、麦冬、当归滋阴养血柔肝,川楝子疏肝理气止痛。

(5)加减:若阴亏过甚,舌红而干,可酌加石斛、玄参、天冬;两目干涩,视物昏花,可加草决明、女贞子;头晕目眩甚者,可加钩藤、天麻、菊花;若心中烦热,口苦甚者,可加炒栀子、丹参。

(四)其他疗法

1.单方验方

(1)鸡内金、郁金、金钱草、海金沙各30 g,水煎服,每天1剂,适用于肝胆湿热、砂石阻于胆道者。

(2)玫瑰花、代代花、茉莉花、川芎、荷叶各等份,开水冲服,适用于肝气郁滞者。

(3)蒲公英30 g,茵陈30 g,红枣6枚,水煎服,每天1剂,适用于肝胆湿热者。

(4)威灵仙30 g,水煎服,每天1剂,适用于肝气郁滞者。

(5)金钱草15 g,鸡内金15 g,茵陈15 g,水煎服,每天1剂,适用于肝胆湿热者。

(6)川芎15 g,香附10 g,枳壳15 g,水煎服,每天1剂,适用于气滞血瘀者。

(7)川楝子10 g,郁金12 g,山楂30 g,水煎服,每天1剂,适用于肝气郁滞者。

(8)白茅根 30 g,黑木耳 10 g,竹叶 6 g,水煎服,每天 1 剂,适用于热盛伤阴之实证。

(9)百合 30 g,枸杞子 15 g,水煎服,每天 1 剂,适用于阴虚胁痛。

(10)三七粉 3 g,每天 1 剂,开水送服,孕妇忌服。适用于血瘀胁痛。

2.中成药疗法

(1)龙胆泻肝丸。①功用主治:清肝胆,利湿热。适用于肝胆湿热,胁痛口苦,头晕目赤,耳鸣耳聋,耳肿疼痛,尿赤涩痛,湿热带下。②用法用量:口服,每次 3～6 g,每天 2 次。

(2)红花逍遥片。①功用主治:疏肝,理气,活血。适用于肝气不舒,胸胁胀痛,月经不调,头晕目眩,食欲减退等症。②用法用量:口服,每次 2～4 片,每天 3 次。

(3)肝苏片。①功用主治:清利湿热。适用于急性病毒性肝炎、慢性活动性肝炎属湿热证者。②用法用量:口服,每次 5 片,每天 3 次,小儿酌减。

(4)元胡止痛颗粒。①功用主治:理气,活血,止痛。适用于行经腹痛,胃痛,胁痛,头痛。②用法用量:口服,每次 4～6 片,每天 3 次。

(5)当飞利肝宁胶囊。①功用主治:清利湿热,益肝退黄。适用于湿热郁蒸而致的黄疸,急性黄疸型肝炎,传染性肝炎,慢性肝炎而见湿热证候者。②用法用量:口服,每次 4 粒,每天 3 次或遵医嘱。

(6)胆宁片。①功用主治:疏肝利胆,清热通下。适用于肝郁气滞、湿热未清所致的右上腹隐隐作痛、食入作胀、胃纳不香、嗳气、便秘;慢性胆囊炎见上述证候者。②用法用量:口服,每次 5 片,每天 3 次,饭后服用。

(7)六味地黄丸。①功用主治:滋阴补肾。适用于肾阴亏损,头晕耳鸣,腰膝酸软,骨蒸潮热,盗汗遗精。②用法用量:口服,每次 1 丸,每天 2 次。

(8)鸡骨草丸。①功用主治:清肝利胆,清热解毒,消炎止痛。适用于急性黄疸型病毒性肝炎、慢性活动性肝炎、慢性迁延性肝炎。②用法用量:口服,每次 4 粒,每天 3 次。

(9)清肝利胆口服液。①功用主治:清利肝胆湿热。适用于纳呆、胁痛、疲倦乏力、尿黄、苔腻、脉弦肝郁气滞、肝胆湿热未清等症。②用法用量:口服,每次 20～30 mL,每天 2 次,10 d 为 1 个疗程。

(10)消炎利胆片。①功用主治:清热,祛湿,利胆。适用于肝胆湿热引起的口苦,胁痛;急性胆囊炎,胆管炎。②用法用量:口服,每次 2 片,每天 3 次。

(11)胆舒胶囊①功用主治:疏肝解郁,利胆融石。适用于慢性结石性胆囊炎、慢性胆囊炎及胆石症。②用法用量:口服,每次 1～2 粒,每天 3 次。

3.针灸疗法

(1)体针:以取足厥阴肝经、足少阳胆经、足阳明胃经为主。处方:主穴,期门、支沟、阳陵泉、足三里。配穴:肝郁气滞者,加行间、太冲;血瘀阻络者,加膈俞、血海;湿热蕴结者,加中脘、三阴交;肝阴不足者,加肝俞、肾俞。

操作:毫针刺,实证用泻法,虚证用补法。

(2)耳针:取穴肝、胆、胸、神门,毫针中等强度刺激,也可用王不留行贴压。

(3)皮肤针:用皮肤针叩打胸胁痛处,加拔火罐。

(4)穴位注射:取大椎、肝俞、脾俞、心俞、胃俞、肝炎穴、胆囊穴,每次选 2 穴,用丹参或当归注射液,每穴注射药液 1 mL,每天 1 次,15 次为 1 个疗程。

4.外治疗法

(1)穴位贴敷:①用中药穴位敷贴透皮制剂"肝舒贴"(主要由黄芪、莪术、甲片等药物组成)通过穴位给药,可治疗胁肋疼痛。②取大黄、黄连、黄芩、黄柏各等份,研为细末,用纱布包扎,外敷胆囊区,每次4～6 h。③取琥珀末或吴茱萸1.5 g,盐少许,炒热后,热敷疼痛部位,药包冷则更换,每天2次,每次30 min;或以疼痛缓解为度。

(2)推拿疗法。①背俞穴综合手法:首先在背俞穴上寻找压痛敏感点,找到后即以此为输行指揉法,得气为度。反复寻找,治疗2～3遍,如遇有结节或条索状阳性反应物,可在此施以弹拨法、捋顺法、散法,手法轻重以患者能耐受为度,如无压痛敏感点及阳性反应物,则在胆俞穴上施术。②胆囊区掌揉法:以右掌根置于患者右肋下,行掌揉法,顺逆时针均可,轻重以病位得气,患者感觉舒适为度,行10～15 min。③摩腹:多采用大摩腹泻法,或视虚实言补泻,但第1次治疗宜只泻不补,10 min后或至肠蠕动加快。④胆囊穴点按法:点按双侧胆囊穴、足三里、内关,得气为度。⑤辨证加减。肝郁气滞:循胁合推两胁,点膻中;揉章门、期门。瘀血阻络:揉肝俞、胆俞;点血海、足三里、三阴交。肝阴不足:一指禅推中脘、天枢;揉脾俞、胃俞、足三里。肝胆湿热:点足三里、条口、丰隆。

(张丽霞)

第二节 鼓 胀

一、临床诊断

(一)临床表现

初起脘腹作胀,食后尤甚。继而腹部胀满如鼓,重者腹壁青筋显露,脐孔突起。

(二)伴随症状

常伴乏力、食欲缺乏、尿少及齿衄、鼻衄、皮肤紫斑等出血现象,可见面色萎黄、黄疸、手掌殷红、面颈胸部红丝赤缕、血痣及蟹爪纹。

(三)病史

本病常有酒食不节、情志内伤、虫毒感染或黄疸、胁痛、癥积等病史。

腹腔穿刺液检查、血清病毒学相关指标检查、肝功能、B超、CT、MRI、腹腔镜、肝脏穿刺等检查有助于腹水原因的鉴别。

二、病证鉴别

(一)鼓胀与水肿相鉴别

水肿是指体内水液潴留,泛滥肌肤,引起头面、眼睑、四肢、腹背甚至全身水肿的一种病证。严重的水肿患者也可出现胸腔积液、腹水,因此需与鼓胀鉴别。

(二)鼓胀与肠覃相鉴别

肠覃是一种小腹内生长肿物,而月经又能按时来潮的病证,类似卵巢囊肿。肠覃重症也可表现为腹部胀大膨隆,故需鉴别。

三、病机转化

鼓胀的基本病理变化总属肝脾肾受损,气滞、血瘀、水停腹中。病变脏器主要在肝脾,久则及肾。喻嘉言曾概括为"胀病亦不外水裹、气结、血瘀"。气、血、水三者既各有侧重,又常相互为因,错杂同病。病理性质总属本虚标实。初起,肝脾先伤,肝失疏泄,脾失健运,两者互为影响,乃至气滞湿阻,清浊相混,此时以实为主;进而湿浊内蕴中焦,阻滞气机,既可郁而化热,而致水热蕴结,亦可因湿从寒化,出现水湿困脾;久则气血凝滞,隧道壅塞,瘀结水留更甚。肝脾日虚,病延及肾,肾火虚衰,不但无力温助脾阳,蒸化水湿,且开阖失司,气化不利,而致阳虚水盛;若阳伤及阴,或湿热耗伤阴津,则见肝肾阴虚,阳无以化,水津失布,故后期以虚为主。至此因肝、脾、肾三脏俱虚,运行蒸化水湿的功能更差,气滞、水停、血瘀三者错杂为患,壅结更甚,其胀日重,由于邪愈盛而正愈虚,故本虚标实,更为错综复杂,病势日益深重(见图6-1)。

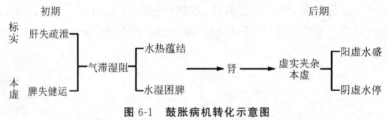

图 6-1　鼓胀病机转化示意图

四、辨证论治

(一)治则治法

根据标本虚实的主次确定相应治法。标实为主者,按气、血、水的偏盛,分别采用行气、活血、祛湿利水,并可暂用攻逐之法,同时配以疏肝健脾;本虚为主者,根据阴阳的不同,分别采取温补脾肾或滋养肝肾法,同时配合行气活血利水。由于本病总属本虚标实错杂,故治当攻补兼施,补虚不忘泻实,泻实不忘补虚。

(二)分证论治

1.气滞湿阻证

(1)证候:腹部胀大,按之不坚,胁下胀满或疼痛,饮食减少,食后腹胀,嗳气后稍减,尿量减少,舌白腻,脉弦细。

(2)治则:疏肝理气,健脾利水。

(3)主方:柴胡疏肝散合胃苓汤。

(4)方药:柴胡、枳壳、芍药、川芎、香附、白术、茯苓、猪苓、泽泻、桂枝、苍术、厚朴、陈皮。

若苔腻微黄,口干口苦,脉弦数,为气郁化火,可酌加牡丹皮、栀子;若胁下刺痛不移,面青舌紫,脉弦涩,为气滞血瘀者,可加延胡索、丹参、莪术;若见头晕失眠,舌质红,脉弦细数者,可加制首乌、枸杞子、女贞子等。

2.寒湿困脾证

(1)证候:腹大胀满,按之如囊裹水,胸脘胀闷,得热则舒,周身困重,畏寒肢肿,面浮或下肢微肿,大便溏薄,小便短少,舌苔白腻水滑,脉弦迟。

(2)治则:温中健脾,行气利水。

(3)主方:实脾饮。

(4)方药:附子、干姜、白术、木瓜、槟榔、茯苓、厚朴、木香、草果、甘草、生姜、大枣。

水肿重者,可加桂枝、猪苓、泽泻;脘胁胀痛者,可加青皮、香附、延胡索、丹参;脘腹胀满者,可加郁金、枳壳、砂仁;气虚少气者,加黄芪、党参。

3.湿热蕴结证

(1)证候:腹大坚满,脘腹绷急,外坚内胀,拒按,烦热口苦,渴不欲饮,小便赤涩,大便秘结或溏垢,或有面目肌肤发黄,舌边尖红,苔黄腻或灰黑而润,脉弦数。

(2)治则:清热利湿,攻下逐水。

(3)主方:中满分消丸合茵陈蒿汤、舟车丸。

(4)方药:黄芩、黄连、知母、茯苓、猪苓、泽泻、厚朴、枳壳、半夏、陈皮、砂仁、姜黄、干姜、人参、白术、甘草(中满分消丸)。茵陈、栀子、大黄(茵陈蒿汤)。甘遂、大戟、芫花、大黄、黑丑、青皮、陈皮、槟榔、木香、轻粉(舟车丸)。

湿热壅盛者,去人参、干姜、甘草,加栀子、虎杖。攻下逐水用舟车丸,视病情与服药反应调整服用剂量。

4.肝脾血瘀证

(1)证候:腹大坚满,按之不陷而硬,青筋怒张,胁腹刺痛拒按,面色晦暗,头颈胸臂等处可见红点赤缕,唇色紫褐,大便色黑,肌肤甲错,口干饮水不欲下咽,舌质紫暗或边有瘀斑,脉细涩。

(2)治则:活血化瘀,行气利水。

(3)主方:调营饮。

(4)方药:川芎、赤芍、大黄、莪术、延胡索、当归、瞿麦、槟榔、葶苈子、赤茯苓、桑白皮、大腹皮、陈皮、官桂、细辛、甘草。

大便色黑可加参三七、侧柏叶;积块甚者加甲片、水蛭;瘀痰互结者,加白芥子、半夏等;水停过多,胀满过甚者,可用十枣汤以攻逐水饮。

5.脾肾阳虚证

(1)证候:腹大胀满,形如蛙腹,撑胀不甚,朝宽暮急,面色苍黄,胸脘满闷,食少便溏,畏寒肢冷,尿少腿肿,舌淡胖边有齿痕,苔厚腻水滑,脉沉弱。

(2)治则:温补脾肾,化气行水。

(3)主方:附子理中丸合五苓散、济生肾气丸。

(4)方药:附子、干姜、党参、白术、甘草(附子理中丸)。猪苓、茯苓、泽泻、白术、桂枝(五苓散)。附子、肉桂、熟地黄、山茱萸、山药、牛膝、茯苓、泽泻、车前子、牡丹皮(济生肾气丸)。偏于脾阳虚者可用附子理中丸合五苓散;偏于肾阳虚者用济生肾气丸,或与附子理中丸交替使用。

食少腹胀,食后尤甚,可加黄芪、山药、薏苡仁、白扁豆;畏寒神疲,面色青灰,脉弱无力者,酌加淫羊藿、巴戟天、仙茅;腹筋暴露者,稍加赤芍、泽兰、三棱、莪术等。

6.肝肾阴虚证

(1)证候:腹大坚满,甚则腹部青筋暴露,形体反见消瘦,面色晦暗,口燥咽干,心烦失眠,时或衄血,小便短少,舌红绛少津,脉弦细数。

(2)治则:滋养肝肾,凉血化瘀。

(3)主方:六味地黄丸或一贯煎合膈下逐瘀汤。

(4)方药:熟地黄、山茱萸、山药、茯苓、泽泻、牡丹皮(六味地黄丸)。生地黄、沙参、麦冬、枸杞子、当归、川楝子(一贯煎)。五灵脂、赤芍、桃仁、红花、牡丹皮、川芎、乌药、延胡索、香附、枳壳、甘草(膈下逐瘀汤)。

偏肾阴虚以六味地黄丸为主,合用膈下逐瘀汤;偏肝阴虚以一贯煎为主,合用膈下逐瘀汤。

若津伤口干,加石斛、天花粉、芦根、知母;午后发热,酌加银柴胡、鳖甲、地骨皮、白薇、青蒿;齿鼻出血加栀子、芦根、藕节炭;肌肤发黄加茵陈、黄柏;若兼面赤颧红者,可加龟甲、鳖甲、牡蛎等。

7.鼓胀出血证

(1)证候:轻者齿鼻出血,重者病势突变,大量吐血或便血,脘腹胀满,胃脘不适,吐血鲜红或大便油黑,舌红苔黄,脉弦数。

(2)治则:清胃泻火,化瘀止血。

(3)主方:泻心汤合十灰散。

(4)方药:大黄、黄连、黄芩。

十灰散凉血化瘀止血。酌加参三七化瘀止血;若出血过多,气随血脱,汗出肢冷,可急用独参汤以扶正救脱。还应中西医结合抢救治疗。

8.鼓胀神昏证

(1)证候:神志昏迷,高热烦躁,怒目狂叫,或手足抽搐,口臭便秘,尿短赤,舌红苔黄,脉弦数。

(2)治则:清心开窍。

(3)主方:安宫牛黄丸、紫雪丹、至宝丹或用醒脑静脉注射液。

上方皆为清心开窍之剂,皆适用于上述高热,神昏,抽风诸症,各有侧重,热势尤盛,内陷心包者,选用安宫牛黄丸;痰热内闭,昏迷较深者,选用至宝丹;抽搐痉厥较甚者,选用紫雪丹。可用醒脑静脉注射液静脉滴注。若症见神情淡漠呆滞,口中秽气,舌淡苔浊腻,脉弦细者,当治以化浊开窍,选用苏合香丸、玉枢丹等。若病情进一步恶化,症见昏睡不醒,汗出肢冷,双手撮空,不时抖动,脉微欲绝,此乃气阴耗竭,元气将绝的脱证,可依据病情急用生脉注射液静脉滴注及参附牡蛎汤急煎,敛阴固脱。并应中西医结合积极抢救。

(三)临证备要

1.关于逐水法的应用

鼓胀患者病程较短,正气尚未过度消耗,而腹胀殊甚。腹水不退,尿少便秘,脉实有力者,可酌情使用逐水之法,以缓其苦急,主要适用于水热蕴结和水湿困脾证。常用逐水方药如牵牛子粉、舟车丸、控涎丹、十枣汤等。攻逐药物,一般以2～3 d为1个疗程,必要时停经3～5 d再用。临床应注意以下3点。①中病即止:在使用过程中,药物剂量不可过大,攻逐时间不可过久,遵循"衰其大半而止"的原则,以免损伤脾胃,引起昏迷、出血之变。②严密观察:服药时必须严密观察病情,注意药后反应,加强调护。一旦发现有严重呕吐、腹痛、腹泻者,即应停药,并做相应处理。③明确禁忌证:鼓胀日久,正虚体弱;或发热,黄疸日渐加深;或有消化道溃疡,曾并发消化道出血,或见出血倾向者,均不宜使用。

2.要注意祛邪与扶正的配合

本病患者腹胀腹大,气、血、水壅塞,治疗每用祛邪消胀诸法。若邪实而正虚,在使用行气、活血、利水、攻逐等法时,又常需配合扶正药物。临证还可根据病情采用先攻后补,或先补后攻,或攻补兼施等方法,扶助正气,调理脾胃,减少不良反应,增强疗效。

3.鼓胀"阳虚易治,阴虚难调"

水为阴邪,得阳则化,故阳虚患者使用温阳利水药物,腹水较易消退。若是阴虚型鼓胀,利水易伤阴,滋阴又助湿,治疗颇为棘手。临证可选用甘寒淡渗之品,以达到滋阴生津而不黏腻助湿的效果。亦可在滋阴药中少佐温化之品,既有助于通阳化气,又可防止滋腻太过。

4.腹水消退后仍须调治

经过治疗,腹水可能消退,但肝脾肾正气未复,气滞血络不畅,腹水仍然可能再起,此时必须抓紧时机,疏肝健脾,活血利水,培补正气,进行善后调理,以巩固疗效。

5.鼓胀危重症宜中西医结合

及时处理肝硬化后期腹水明显,伴有上消化道大出血,重度黄疸或感染,甚则肝昏迷者,病势重笃,应审察病情,配合有关西医抢救方法及时处理。

(四)常见变证的治疗

鼓胀病后期,肝、脾、肾受损,水湿瘀热互结,正虚邪盛。若药食不当,或复感外邪,病情可迅速恶化,导致大出血、昏迷、虚脱多种危重证候。

由于本病虚实错综,先后演变发展阶段不同,故临床表现的证型不一。一般说来,气滞湿阻证多为腹水形成早期;水热蕴结证为水湿与邪热互结,湿热壅塞,且往往有合并感染存在,常易发生变证;水湿困脾与阳虚水盛,多为由标实转为本虚的两个相关证型;瘀结水留和阴虚水停两证最重,前者经脉瘀阻较著,应防并发大出血,后者为鼓胀之特殊证候,较其他证型更易诱发肝昏迷。

1.大出血

如见骤然大量呕血,血色鲜红,大便下血,暗红或油黑,多属瘀热互结,热迫血溢,治宜清热凉血,活血止血,方用犀角地黄汤加参三七、仙鹤草、地榆炭、血余炭、大黄炭;若大出血之后,气随血脱,阳气衰微,汗出如油,四肢厥冷,呼吸低弱,脉细微欲绝,治宜扶正固脱,益气摄血,方用大剂独参汤加山茱萸或参附汤加味。

2.昏迷

如痰热内扰,蒙蔽心窍,症见神志昏迷,烦躁不安,四肢抽搐颤动,口臭、便秘,舌红苔黄,脉弦滑数,治当清热豁痰,开窍息风,方用安宫牛黄丸合龙胆泻肝汤加减,亦可用醒脑静注射液静脉滴注。若为痰浊壅盛,蒙蔽心窍,症见静卧嗜睡,语无伦次,神情淡漠,舌苔厚腻,治当化痰泄浊开窍,方用苏合香丸合菖蒲郁金汤加减。如病情继续恶化,昏迷加深,汗出肤冷,气促撮空,两手抖动,脉细微弱者,为气阴耗竭,正气衰败,急予生脉散、参附龙牡汤以敛阴回阳固脱。

(五)其他疗法

1.中成药疗法

(1)中满分消丸:健脾行气,利湿清热。适用于脾虚气滞,湿热郁结引起宿食蓄水,脘腹胀痛。

(2)济生肾气丸:温补肾阳,化气行水。适用于肾虚水肿,腰膝酸软,小便不利,畏寒肢冷。

(3)六味地黄丸:滋阴补肾。适用于肾阴亏损,头晕耳鸣,腰膝酸软,骨蒸潮热,盗汗遗精。

2.敷脐疗法

脐对应中医的神阙穴位,中药敷脐可促进肠道蠕动与气体排出,缓解胃肠静脉血瘀,改善内毒素血症,提高利尿效果。

3.中药煎出液灌肠疗法

本病可采用温补肾阳、益气活血、健脾利水、清热通腑之法。可选用基本方:补骨脂、桂枝、茯苓、赤芍、大腹皮、生大黄、生山楂等,伴肝性脑病者加栀子、石菖蒲。每剂中药浓煎至150～200 mL,每天1剂,分两次给药。

4.穴位注射疗法

委中穴常规消毒,用注射针快速刺入,上下提插,得气后注入呋塞米 10～40 mg,出针后按压针孔,勿令出血。每天 1 次,左右两次委中穴交替注射。

还可在中药、西药内服的基础上,并以黄芪注射液、丹参注射液等量混合进行穴位注射,每穴 1 mL,以双肝俞、脾俞、足三里与双胃俞、胆俞、足三里相交替,每周 3 次。

中药在腧穴的贴敷、中药在腧穴进行离子导入、中药注射液在学位注射等疗法,对于肝硬化腹水这一疑难杂症的治疗无疑增加了治疗方法的选择。

（张丽霞）

第三节　积　聚

一、临床诊断

（一）疾病诊断

（1）腹腔内有可扪及的包块。

（2）常有腹部胀闷或疼痛不适等症状。

（3）常有情志失调、饮食不节、感受寒邪或黄疸、虫毒等病史。

腹部 X 线、B 超、CT、MBI、病理组织活检及有关血液检查有助于明确相关疾病的诊断。

（二）病类诊断

1.积证

积属有形,结块固定不移,痛无定处,病在血分,是为脏病。

2.聚证

聚属无形,包块聚散无常,痛有定处,病在气分,是为腑病。

（三）病期诊断

1.初期

正气未至大虚,邪气虽实而不甚。表现为积块较小,质地较软,虽有胀痛不适,而一般情况尚较好。

2.中期

正气渐衰而邪气渐甚,表现为积块增大,质地较硬,持续疼痛,舌质紫暗或有瘀点、瘀斑,并有饮食日少,倦怠乏力,面色渐暗,形体逐渐消瘦等。

3.末期

正气大虚,而邪气实甚,表现为积块较大,质地坚硬,疼痛剧烈,舌质青紫或淡紫,有瘀点、瘀斑,并有饮食大减,神疲乏力,面色萎黄或黧黑,明显消瘦等衰弱表现。

二、病证鉴别

（一）积聚与痞满相鉴别

痞满是指脘腹部痞塞胀满,是自觉症状,而无块状物可扪及。积聚则是腹内结块,或痛或胀,不仅有自觉症状,而且有结块可扪及。

（二）症积与瘕聚相鉴别

症就是积,症积指腹内结块有形可征,固定不移,痛有定处,病属血分,多为脏病,形成的时间较长,病情一般较重;瘕聚是指腹内结块聚散无常,痛无定处,病在气分,多为腑病,病史较短,病情一般较轻。

三、病机转化

积聚病的病位在于肝脾。因肝主疏泄,司藏血;脾主运化,司统血。其发生主要关系到肝、脾、胃、肠等脏腑。因情志、饮食、寒湿、病后等,引起肝气不畅,脾运失职,肝脾失调,气血涩滞,壅塞不通,形成腹内结块,导致积聚。积聚的形成,总与正气亏虚有关。聚证病性多属实证,病程较短,预后良好。少数聚证日久不愈,可以由气入血转化成积证。积证初起,病理性质多实,日久病势较深,正气耗伤,可转为虚实夹杂之证。病至后期,气血衰少,身体羸弱,则以正虚为主。病机主要是气机阻滞,瘀血内结。病理因素虽有寒邪、湿热、痰浊、食滞、虫积等,但主要是气滞血瘀。聚证以气滞为多,积证以血瘀为主(见图6-2)。

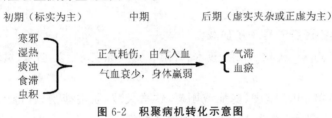

图 6-2 积聚病机转化示意图

四、辨证论治

（一）治则治法

1.区分不同阶段,掌握攻补分寸

积证可根据病程、临床表现,分作初期、中期、末期3个阶段。初期属邪实,积块不大,软而不坚,正气尚未大虚,应予消散,治宜行气活血、软坚消积为主;中期邪实正虚,积块渐大,质渐坚硬,正气渐伤,邪盛正虚,治宜消补兼施;后期以正虚为主,积块坚硬,形瘦神疲,正气伤残,应予养正除积,治宜扶正培本为主,酌加理气、化瘀、消积之品,切勿攻伐太过。

2.聚证重调气,积证重活血

聚证病在气分,以疏肝理气、行气消聚为基本治则,重在调气;积证病在血分,以活血化瘀、软坚散结为基本治则,重在活血。

（二）分证论治

积聚的辨证必须根据病史长短、邪正盛衰以及伴随症状,辨其虚实之主次。聚证多实证。积证初起,正气未虚,以邪实为主;中期,积块较硬,正气渐伤,邪实正虚;后期日久,瘀结不去,则以正虚为主。

1.肝气郁结证

(1)症状:腹中结块柔软,时聚时散,攻窜胀痛,脘胁胀闷不适,苔薄,脉弦等。

(2)治法:疏肝解郁,行气散结。

(3)方药:逍遥散、木香顺气散加减。

（4）常用药：柴胡、当归、白芍、甘草、生姜、薄荷、香附、青皮、枳壳、郁金、台乌药。

2.食滞痰阻证

（1）症状：腹胀或痛，腹部时有条索状物聚起，按之胀痛更甚，便秘，纳呆，舌苔腻，脉弦滑等。

（2）治法：理气化痰，导滞散结。

（3）方药：六磨汤加减。

（4）常用药：大黄、槟榔、枳实、沉香、木香、乌药。

3.气滞血阻证

（1）症状：腹部积块质软不坚，固定不移，胀痛不适，舌苔薄，脉弦等。

（2）治法：理气消积，活血散瘀。

（3）方药：柴胡疏肝散合失笑散加减。

（4）常用药：柴胡、青皮、川楝子、丹参、延胡索、蒲黄、五灵脂。

4.瘀血内结证

（1）症状：腹部积块明显，质地较硬，固定不移，隐痛或刺痛，形体消瘦，纳谷减少，面色晦暗黧黑，面颈胸臂或有血痣赤缕。女子可见月事不下，舌质紫或有瘀斑瘀点，脉细涩等。

（2）治法：祛瘀软坚，佐以扶正健脾。

（3）方药：膈下逐瘀汤合六君子汤加减。

（4）常用药：当归、川芎、桃仁、三棱、莪术、香附、乌药、陈皮、人参、白术、黄精、甘草。

5.正虚瘀结证

（1）症状：久病体弱，积块坚硬，隐痛或剧痛，饮食大减，肌肉瘦削，神倦乏力，面色萎黄或黧黑，甚则面肢水肿，舌质淡紫，或光剥无苔，脉细数或弦细。

（2）治法：补益气血，活血化瘀。

（3）方药：八珍汤合化积丸加减。

（4）常用药：人参、白术、茯苓、甘草、当归、白芍、地黄、川芎、三棱、莪术、阿魏、瓦楞子、五灵脂、香附、槟榔。

（三）临证备要

临床上治疗癥积，应重视其邪正兼夹的特点，癥积按初中末3个阶段，可分为气滞血阻、瘀血内结、正虚瘀结3个证候，但在临床中，往往可兼有寒、湿、热、痰等病理表现。其中，兼郁热、湿热者较为多见。正气亏虚亦有偏于阴虚、血虚、气虚、阳虚的不同。临证应根据邪气兼夹与阴阳气血亏虚的差异，相应调整治法方药。

积聚治疗上始终要注意顾护正气，攻伐药物不可过用，《素问·六元正纪大论》言："大积大聚，其可犯也，衰其大半而止。"聚证以实证居多，但如反复发作，脾气易损，应适当予以培脾运中。积证系日积月累而成，其消亦缓，切不可急功近利。如过用、久用攻伐之品，易于损正伤胃；过用香燥理气之品，则易耗气伤阴蕴热，加重病情。《医宗必读·积聚》提出"屡攻屡补，以平为期"的原则，颇有深意。

（四）其他疗法

1.中成药疗法

（1）鳖甲煎丸：消痞化积、活血化瘀、疏肝解郁。适用于积聚之血瘀肝郁证。

（2）大黄䗪虫丸：活血破瘀、通经消癥。适用于瘀血内停所致的癥瘕。

（3）养正消积胶囊：健脾益肾、化瘀解毒。适用于脾肾两虚瘀毒内阻型原发性肝癌。

2.单方验方

(1)肿节风15 g,水煎服。可用于脘腹部、右上腹及下腹部的多种肿瘤。

(2)藤梨根、生薏苡仁、连苗荸荠各30 g,每天1剂,水煎服;或龙葵、黄毛耳草各15 g,白花蛇舌草、蜀羊泉各30 g,每天1剂,水煎分3次服;或浙江三根汤:藤梨根、水杨梅根、虎杖根各30 g,水煎服。用于脘腹积块(胃癌)。

(3)三棱、莪术各15 g,水煎服;或三白草、大蓟、地骨皮各30 g,水煎服;或双半煎:半边莲、半枝莲、薏苡仁、天胡荽各20 g,水煎服。可用于右上腹积块(肝癌)。

(4)苦参、生熟薏苡仁、煅牡蛎、土茯苓、紫参、生地黄、地榆各30 g,水煎服;或白花蛇舌草、菝葜、垂盆草、土茯苓各30 g,水煎服;或蒲公英、半枝莲各24 g,白花蛇舌草、金银花藤、野葡萄根各30 g,露蜂房9 g,蜈蚣2条,水煎服。另用牛黄醒消丸,每次服1.5 g,每天2次。可用于下腹之积块(肠癌)。

(张丽霞)

第四节 肝 著

一、临床诊断

(一)症状与体征

(1)上腹右胁下部发生疼痛,有胀痛、刺痛、隐痛、剧痛等不同疼痛性质,可伴有右上腹部压痛。

(2)常伴食欲缺乏,厌食油腻,腹胀,恶心呕吐,嘈杂,泛酸,嗳气等上消化道症状。

(3)起病缓慢,多反复发作,发病多有诱因,如饱餐油腻,情绪焦躁、暴怒,过度劳累等。

(二)辅助检查

消化系统彩超、CT、MRI、肝功能、肝炎系列、病毒定量检测等理化检查有明确的病毒性肝病、脂肪肝、胆囊炎等疾病,并排除其他引起上腹部疼痛的疾病。

二、病证鉴别

(一)肝著与真心痛

真心痛是心经病变所引起的心痛证,相当于西医学的急性冠脉综合征。真心痛多见于中老年人,有时可出现上腹痛,但多有高血压、糖尿病等病史,主要表现为起病较急,当胸而痛,且多为刺痛,有压榨感,动辄加重,痛引肩背,常伴心悸气短、汗出肢冷,病情危急。正如《灵枢·厥论》曰:"真心痛,手足青至节,心痛甚,旦发夕死,夕发旦死。"其病变部位、疼痛程度与特征、伴随症状及其预后等方面,与肝著有明显区别。

(二)肝著与腹痛

腹痛是以胃脘以下,耻骨毛际以上部位疼痛为主症,多相当于西医学的急、慢性胰腺炎及外科急腹症(包括肠梗阻、腹膜炎、肠穿孔、宫外孕等),肝著以上腹部右胁下发生疼痛为主症,有胀痛、刺痛、隐痛、剧痛等不同疼痛性质,可伴有上腹部压痛。这就要从其疼痛的主要部位和如何起病来加以辨别。

（三）肝著与肠痈

肠痈（急性阑尾炎）病变初起，多表现为突发性胃脘部疼痛，随着病情的变化，很快由胃脘部转移至右下腹部疼痛为主，且痛处拒按，腹皮拘急，右腿屈曲不伸，转侧牵引则疼痛加剧，多可伴有恶寒、发热、便秘等症。肝著患者始终局限于右胁下，一般无发热。

（四）肝著与胃癌

胃癌多以胃痛为主要症状，可伴呕血、黑便、消瘦等症。如胃痛日久，反复发作，伴消瘦、呕血、黑便等症者，更需详细询问病史，注意体格检查（包括左锁骨上淋巴结的触诊），同时及时行上消化道钡餐造影和电子胃镜等检查以明确诊断。

（五）西医鉴别诊断

(1)经电子胃镜、上消化道钡餐检查，可与急、慢性胃炎，胃、十二指肠溃疡病，胃黏膜脱垂、胃癌做鉴别诊断。

(2)血常规、腹部 X 线检查可与肠梗阻、肠穿孔等做鉴别诊断。

(3)心肌酶谱、肌钙蛋白、心电图检查可与心绞痛、心肌梗死做鉴别诊断。

三、病机转化

肝著的病位主要在肝胆，其病因病机除气滞血瘀，直伤肝胆外，同时和脾胃、肾、心有关。实证以气滞、血瘀、湿热为主，虚证多属阴血亏损，肝失所养。

（一）肝气郁结

情志抑郁，或暴怒伤肝，肝失条达，疏泄不利，气阻络痹，而致肝著。

（二）瘀血停着

气郁日久，血流不畅，瘀血停积，胁络痹阻出现肝著；或强力负重，胁络受伤，瘀血停留，阻塞胁络，致使肝著。

（三）肝胆湿热

外湿内侵，或饮食所伤，脾失健运，痰湿中阻，气郁化热，肝胆失其疏泄，导致肝著。

（四）肝阴不足

久病或劳欲过度，精血亏损，肝阴不足，血虚不能养肝，使脉络失养，亦能导致肝著。

四、辨证论治

（一）辨证思路

1.辨虚实

一般来说，病程短，病势急，因肝郁气滞、血瘀痹阻或外感湿热之邪所致的肝著属实，症见疼痛剧烈，脉弦实有力。病程长、病势缓，因肝血不足、络脉失养所致属虚，症见疼痛隐隐，久久不解而喜按，脉弦细无力。

2.辨气血

一般来说，气滞以胀痛为主，且游走不定，痛无定处，时轻时重，症状的轻重每与情绪变化有关；血瘀以刺痛为主，且痛处不移，疼痛持续不已，局部拒按，入夜尤甚。

3.辨外感、内伤

外感是由湿热外邪侵犯肝胆，肝胆失于疏泄条达而致，伴有寒热表证且起病急骤，同时可出现恶心、呕吐或目睛发黄、小便黄等症状,舌质红,苔黄腻,脉浮数或滑数;内伤是由肝郁气滞,瘀血内阻,或肝阴不足所引起,不伴有恶寒、发热的表证,且其病缓,病程长。

(二)治疗原则

肝著的治疗原则应根据"柔肝疏肝""活血化瘀""软坚散结""清利湿热""化痰"的理论,结合肝胆的生理特点,灵活运用。实证宜用理气、活血;虚证宜用滋阴、柔肝。

(三)分证论治

1.肝气郁结

(1)症状:以胀痛为主,走窜不定,疼痛每因情绪而增减,胸闷气短,食少纳呆,嗳气频作,苔薄,脉弦。

(2)病机分析:肝气失于条达,阻于脉络,故胁肋胀痛。气属无形,时聚时散,聚散无常,故疼痛走窜不定。情志变化与气之郁结关系密切,故疼痛随情志变化而有所增减。肝经气机不畅,故胸闷气短。肝气横逆,易犯脾胃,胃气上逆故食少嗳气。脉弦为肝郁之象。

(3)治法:疏肝理气。

(4)代表方药:柴胡疏肝散加减。方中柴胡疏肝,配香附、枳壳、陈皮以理气;川芎活血;芍药、甘草以缓急止痛。

(5)加减:胁痛重者,酌加青皮、川楝子、郁金以增强理气止痛的作用。若气郁化火,症见胁肋掣痛,心急烦躁,口干口苦,尿频便秘,舌红苔黄,脉弦数,可去川芎,加牡丹皮、栀子、黄连、川楝子、延胡索等以清肝理气、活血止痛。若气郁化火伤阴,症见胁肋隐痛,遇劳加重,心烦头晕,睡眠欠佳,舌红苔薄,少津,脉弦细数,可去川芎,加当归、何首乌、枸杞子、牡丹皮、栀子、菊花等以滋阴清热。若肝气横逆,脾失健运,症见胁痛肠鸣腹泻者,可加白术、泽泻、薏苡仁等以健脾止泻。若胃失和降,症见恶心呕吐者,可加陈皮、半夏、藿香、砂仁、紫苏叶、生姜等以降逆行气、和胃止呕。

2.瘀血停着

(1)症状:以刺痛为主,痛有定处,入夜更甚,胁下或见癥块,舌质紫暗,脉沉弦涩。

(2)病机分析:肝郁日久,气滞血瘀,或跌仆损伤,致瘀血停着,痹阻脉络,故胁痛如刺,痛处不移,入夜尤甚。郁结停滞,积久不散,则渐成癥块。舌质紫暗,脉沉弦涩,均属血瘀内停之征。

(3)治法:祛瘀通络。

(4)代表方药:旋覆花汤加减。方中茜草活血通经,旋覆花理气止痛。

(5)加减:方中可酌加郁金、桃仁、延胡索、当归尾等以增强理气活血之力。若瘀血较重者,可用复原活血汤加减以活血祛瘀,通经活络。方中大黄、山甲、桃仁、红花破瘀散结、当归养血行瘀;柴胡疏肝行气,引药入经。若胁下有癥块,而正气未衰者,可加三棱、莪术、土鳖虫等以增强破瘀消坚之力。

3.肝胆湿热

(1)症状:胁痛,口苦,胸闷,纳呆,恶心、呕吐,目赤或目黄,身黄,小便黄赤,舌苔黄腻,脉弦滑数。

(2)病机分析:湿热蕴结于肝胆,肝络失和,胆不疏泄,故胁痛,口苦。湿热中阻,升降失常,故胸闷、纳呆,恶心、呕吐。肝开窍于目,肝火上炎,则目赤。湿热交蒸,胆汁不循常道而外溢,可出现目黄、身黄、小便黄赤。舌苔黄腻,脉弦滑数,均为肝胆湿热之征。

(3)治法:清热利湿。

(4)代表方药:龙胆泻肝汤加减。方中以龙胆草泻肝胆湿热,栀子、黄芩清热泻火,木通、泽泻、车前子清热利湿。

（5）加减：可酌加川楝子、青皮、郁金、半夏等以疏肝和胃，理气止痛。若发热黄疸者，可加茵陈、黄柏以清热利湿除黄。若湿热煎熬，结成砂石，阻滞胆道，症见胁肋剧痛，连及肩背者，可加金钱草、郁金、鸡内金、海金沙、乌药等以利胆排石。若热盛伤津，大便秘结，腹部胀满者，可加大黄、芒硝以泻热通便。

4.肝阴不足

（1）症状：胁肋隐痛，悠悠不休，遇劳加重，口干咽燥、心中烦热，失眠，头晕目眩，舌红少苔，脉弦细而数。

（2）病机分析：肝郁日久化热，耗伤肝阴，或久病体虚，精血亏损，不能濡养肝络，故胁肋隐痛，悠悠不休，遇劳加重。阴虚易生内热，故口干咽燥，心中烦热，失眠。精血亏虚，不能上荣，故头晕目眩。舌红少苔，脉弦细而数，均为阴虚内热之象。

（3）治法：养阴柔肝。

（4）代表方药：一贯煎加减。方中生地黄、枸杞子滋养肝肾以滋水涵木，沙参、麦冬滋养肺肾以扶金制木，当归养肝血，川楝子理肝气。

（5）加减：若心中烦热，失眠可加焦栀子、炒枣仁、柏子仁以清热安神；若头晕目眩可加黄精、女贞子、墨旱莲、菊花以益肾清肝。

（四）其他疗法

1.单方验方

（1）青黛、明矾，共研细末，装入胶囊，每次2粒，每天3次，口服，具有清热退黄的作用。可用于黄疸经久不退，特别是淤胆型肝炎的患者。

（2）大黄甘草汤：生甘草10 g，生大黄（后下）15 g。水煎，每天1剂，分2次服。适用于急性病毒性肝炎。

（3）茵板合剂：茵陈蒿15 g，板蓝根35 g。水煎2次，将药汁一起浓煎至200 mL，加白糖，每次100 mL，每天2次。适用于急性黄疸型肝炎。

（4）降酶合剂：贯众15 g，牡丹皮20 g，败酱草30 g，茯苓20 g。适用于慢性肝炎谷丙转氨酶升高者。

（5）复方水飞蓟蜜丸：水飞蓟、五味子各半，制成蜜丸，每丸含生药10 g，每次1丸，每天3次。适用于慢性肝炎ALT升高者。

（6）茅根木贼汤：白茅根15 g，木贼草15 g，板蓝根30 g，水煎服。适用于小儿急性肝炎，梗阻性黄疸。

（7）木瓜冲剂：木瓜生药15 g，加蔗糖制成粉末颗粒，包装成药品备用。每次1～2包。适用于急性黄疸型肝炎。

（8）泥鳅数条，放烘箱内烘干（温度100 ℃为宜），研成粉末。每服10～12 g，每天3次，饭后服。功能清热祛湿，退黄解毒。适用于急性黄疸型肝炎。

（9）柳芽10 g，开水冲泡代茶频饮。具有清热、利尿、解毒功效。适用于黄疸型肝炎。

（10）车前草30 g，煎服，每天1剂。适用于急性黄疸型肝炎。

（11）田基黄、蟛蜞菊，煎服，每天1剂。适用于急性肝炎、慢性活动性肝炎。

（12）鸡骨草30～60 g，煎服。适用于退黄。

（13）垂盆草30 g，水煎服，每天1次，连服2周为1个疗程。适用于各型肝炎引起的胁痛。

2.针灸疗法

(1)实证:取厥阴、少阳经穴为主。毫针刺用泻法。

处方:期门、支沟、阳陵泉、足三里、太冲。

方义:肝与胆为表里,厥阴、少阳之脉,同布于胁肋。故取期门、太冲循经远取支沟、阳陵泉以疏肝胆经气,使气血畅通,奏理气止痛之功。佐以足三里和降胃气而消痞。

(2)虚证:取背俞穴和足厥阴经穴为主。毫针刺用补法,或平补平泻。

处方:肝俞、肾俞、期门、行间、足三里、三阴交。

方义:肝阴血不足,取肝俞、肾俞,用补法可充益肝肾之阴。期门为肝之募穴,近取以理气。行间为肝之荥穴,用平泻法以泻络中虚热。配足三里、三阴交扶助脾胃,以滋生化之源。

(张丽霞)

第五节　肝　癖

一、临床诊断

(一)症状与体征

(1)肝区疼痛或胀闷,或仅有右侧胁肋部轻微不适感。

(2)常伴疲乏,腹胀不适,纳呆,口黏口苦,恶心,嗳气,泛酸等消化系统症状,形体多肥胖。

(3)起病多缓慢,多有过食肥甘厚腻,长期饮酒,体力劳动及体育锻炼较少等不良生活习惯。

(4)右肋下可触及稍肿大之肝脏,表面光滑,触痛不明显。

(5)实验室检查可有血脂增高及肝功能异常,肝脏B超及CT提示脂肪肝,肝活检组织学改变符合脂肪性肝病的病理学诊断标准。

(二)辅助检查

肝组织学检查(简称肝活检)是目前本病诊断及分类鉴别最可靠手段,可准确判断肝组织脂肪贮积、炎症和纤维化程度。而影像学检查是目前诊断本病常用的检查方法,其中B超已作为拟诊脂肪肝的首选方法,B超检查可大致判断肝内脂肪浸润的有无及其在肝内的分布类型,但B超检查对肝内脂肪浸润程度的判断仍不够精确,并且对肝内炎症和纤维化的识别能力极差。而CT腹部平扫对脂肪肝的诊断有很高的敏感性,局灶性脂肪肝有其特征性CT表现,可用于评估药物防治脂肪肝的效果。目前尚无一种定性或定量诊断脂肪性肝病的实验室检查指标,但血液实验室检查对于判断脂肪肝的病因、可能的病理阶段及其预后有一定的参考价值。包括肝功能、血脂、血糖、血清纤维化指标等检查。此外,身高、体重、腰围、臀围、体重指数(BMI)(BMI=体重/身高^2)、腰臀比(WHR)(WHR=腰围/臀围)也与本病发病密切相关。

二、病证鉴别

(一)肝癖与胁痛

肝癖与胁痛均可出现胁肋部疼痛不适症状,但胁痛多不伴胁下积块,起病可急可缓,发作时多伴有情志不舒,胁痛病因除饮食、情志、劳欲等内因外,尚有外感湿热、跌仆损伤等外因,多对应于西医学的急、慢性肝炎，胆系疾病，肋间神经痛及胁肋部外伤等；而肝癖可出现胁下痞块，起病缓慢，除肥胖外早期可无明显临床症状，病因多为内伤所致，对应于西医学的脂肪肝。

（二）肝癖与肝著

肝癖又名肝胀。肝著病名出自《金匮要略·五脏风寒积聚病脉证并治》，"肝着，其人常欲蹈其胸上，先未苦时，但欲饮热，旋覆花汤主之。"肝著是因肝热病、肝瘟等之后，肝脏气血郁滞，著而不行，以右胁痛，右胁下肿块，用手按捺捶击稍舒，肝功能异常等为主要表现疾病。本病主要指西医学所说的慢性肝炎，包括慢性迁延性肝炎和慢性活动性肝炎。以胸胁部痞闷不舒，甚或胀痛，用手按捺捶击稍舒，并喜热饮，一般有急性发病史，体型多不胖，肝功能异常，血清病毒学及 B 超等检查可资鉴别。

（三）肝癖与肝积

肝积是以右胁痛，或胁下肿块，腹胀纳少及肝瘀证候为主要表现的积聚类疾病。《脉经·平五脏积聚脉证》曰："诊得肝积，脉弦而细，两胁下痛……身无膏泽……爪甲枯黑。"肝积多由肝著发展而来，而且可进展为鼓胀、肝癌。对应于西医学的肝硬化，相应的血液及影像学检查可确诊。肝癖虽同样有胁痛，胁下肿块及消化道症状，但一般无明显消瘦及淤血、出血征象，血脂升高及影像学检查发现脂肪肝有助于鉴别。

（四）肝癖与肝痨

肝痨是因痨虫侵及肝脏，阻碍疏泄，耗吸营养，蚀耗肝阴。以右胁痛，右胁下肿块，潮热，盗汗，消瘦等为主要表现的痨病类疾病，对应于西医学的肝结核。既往结核病史或肝外结核发现对诊断有提示作用，相应结核相关检查和对抗结核药物治疗有效有助于确诊。肝癖多形体肥胖，无结核病史，不会出现结核中毒症状。

（五）肝癖与肝瘤、肝癌

肝瘤、肝癌 B 超及 CT 等检查可见局限性占位性病变，而非弥漫性肝大。

三、病机转化

肝癖多因饮食不节、劳逸失度、情志失调、久病体虚、禀赋不足等因素导致脾失健运、肝失疏泄、肾失气化，痰浊、瘀血内生，日久互结于胁下。

（一）病机关键

病机关键在于脏腑功能失调，气血津液运行失常，痰浊瘀血蕴结于肝，饮食不节，劳逸失度，伤及脾胃，脾失健运，或情志失调，肝气郁结，肝气乘脾，脾失健运，或久病体虚，脾胃虚弱，脾失健运，导致湿浊内停；湿邪日久，郁而化热，而出现湿热内蕴；禀赋不足或久病及肾，肾精亏损，气化失司，痰浊不化，蕴结于内，阻滞气机，气滞血瘀，瘀血内停，阻滞脉络，最终导致痰瘀互结。

（二）病位在肝，涉及脾、肾、胆、胃等脏腑

肝的疏泄功能正常，则气机调畅，气血和调，津液敷布。若失其疏泄，则气机不畅，水道不利，气津不化，气血津液输布代谢障碍，水停饮聚，凝而成痰成脂，阻于经络，聚于脏腑。同时，肝的疏泄功能正常，是脾胃正常升降的重要条件，肝主疏泄，脾主运化，两者关系密切，相互协调。正所谓"肝木疏土，脾土荣木，土得木而达之，木赖土以培之"。若肝之疏泄功能失常，直接影响脾的运化升清功能。表现为肝失疏泄，脾失健运，精微不布，聚湿生痰，壅于肝脏，日久渐积，终致肝癖。

此外，肝之疏泄功能还体现在胆汁的分泌与排泄方面。而胆汁正常分泌和排泄，有助于脾胃的运化功能，若肝失疏泄，胆不能正常泌输胆汁，净浊化脂，则浊脂内聚于肝，也可形成肝癖。

饮食入胃,其消化吸收过程虽然在胃和小肠内进行,但必须依赖于脾的运化功能,才能将水谷化为精微,再经脾的转输和散精功能把水谷精微"灌溉四旁",布散周身。脾的运化功能健旺,津液上升,糟粕下降,就能防止气血津液发生不正常的停滞,阻止痰湿浊瘀等病理产物的生成;反之,则导致气血津液停滞,痰湿膏脂内蕴。

肾主体内五液,有维持体内水液平衡的功能。肾中阳气亏虚,气化失司,不能温煦脾阳,则津液内停,清阳不升,浊阴不降,清从浊化,津液内停化为痰浊。若肾阳不足,气化功能减弱,不能蒸化津液,液聚脂凝而成肝癖。若房事不节,暗耗肾精,或久病伤阴途穷归肾,或热入下焦,劫耗肾精,皆可致肾阴亏虚。肝肾同源,肾阴受伐,水不涵木,肝之阴血愈亏,阴虚火旺灼津成痰成瘀,或阴损及阳,气化失司,津液内停,或肝失疏泄,脾失健运,浊瘀停聚于肝而成肝癖。

(三)病理性质属本虚标实,以脾肾亏虚为本,痰浊血瘀为标

盖肝主疏泄,脾主运化,肾司气化,人之一身气血津液有赖于肝、脾、肾等脏腑的功能协调有节,否则,必然会引起气血津液的代谢失常,滋生本病。故其虚为本,其实为标,"本虚标实"是本病的重要特征。就邪实而言,主要是痰湿热瘀阻于经络,结于胁下而成。痰之为物,随气升降,无处不到。若流注经络,则脉络阻滞;结于局部,则成痰核积聚。痰来自津,瘀本乎血。痰浊停滞,脉道不利,瘀血滋生,可致痰瘀互结。肝癖患者每有痰湿阻滞,气机不利,血行不畅,则瘀血阻络蕴而不散,津液涩渗,蓄而不去,积于胁下则伤肝。痰浊瘀血蕴结,日久化热;或肝炎后治疗不彻底,湿热未清,加以肥甘油腻、酒食过多皆能助湿生热,最终导致痰湿热瘀蕴结肝胆,形成肝癖。

(四)病程有早、中、晚之分,在气在血之别

肝癖早、中期,以痰湿偏盛为主,痰湿可以热化;随着病情进展,血瘀之征渐露;晚期以血瘀居多,痰湿少见。早期肝气不疏为主,肝郁可以化火,也可以出现肝胆湿热;继之为气滞血瘀,日久则可出现肾气亏虚;郁热、湿热及痰热又可耗伤阴血。对于脏腑虚实的转化,早期多见脾气虚、肝气郁结,继之肝郁气滞、脾虚益甚,日久肝脾肾俱虚,既有肝脾气血亏虚,又伴肾精耗损。

(五)病延日久,变证丛生

肝癖迁延日久,久病入络,可致痰瘀阻络,气、血、津液运行障碍,水湿停蓄体内,而生鼓胀、水肿等变证。或瘀血阻络,血不循经,而出现呕血、便血等血证之表现。或气滞血瘀痰凝日久,内结于腹中,而成积聚之证。

四、辨证论治

(一)辨证思路

1.辨虚实

本病病性属本虚标实,临床表现为虚实夹杂之证,故首先应辨别本虚与标实之轻重。以标实为主者,体质多较壮实,胁肋部胀满疼痛较明显,苔多浊腻,脉多弦而有力;而以正虚为主者,病程较长,多见羸弱、神疲乏力、纳呆腹胀、腰膝酸软、胁肋部隐痛不适等症,舌质暗,脉多细弱无力。

2.辨气血

本病初期多以气滞为主,多见胁肋部胀满疼痛,情志不舒,遇忧思恼怒加重,喜叹息,得嗳气、矢气稍舒,舌淡红,脉弦;日久可见气滞血瘀或痰瘀阻络,症见胁肋部隐痛,痛势绵绵或为刺痛,痛处固定,胁下痞块,伴面色晦暗,舌暗,脉弦涩等。

3.辨邪气

本病以气滞、血瘀、痰湿、郁热为标,临床尚须仔细辨别邪气的种类。以气滞为主要表现者,多见胁肋部胀痛,胸闷,喜叹息,烦躁易怒,脉弦等。以血瘀为主要表现者,多见胁下痞块,刺痛或钝痛,面色晦暗,舌质紫暗或有瘀点、瘀斑,脉涩等。以痰湿为主者,多见形体肥胖,胁肋部胀闷不适,胸闷腹胀,纳呆便溏,头昏乏力,苔腻,脉滑等。郁热为主者,多见口干口苦,身目发黄,大便不爽,小便短赤,舌红苔黄,脉数等。

4.辨脏腑

本病到后期多有正气亏虚表现,临床以肝、脾、肾三脏的亏虚尤为多见,故临床还须结合脏腑辨证以确定治疗的重点。以肝之阴血不足为主要表现者,多有眩晕,两目干涩,胁肋部隐痛,口干,急躁易怒等。脾虚多见阳气的亏虚,可出现腹胀,纳呆,呕恶,便溏,四肢不温等表现。肾主一身之阴阳,临床可表现为肾阴或肾阳的不足,其中以肾阳虚临床较为多见,表现为腰膝冷痛,畏寒喜暖,下肢乏力,反应迟钝,面色㿠白,舌淡胖,边有齿痕,脉沉细等。

肝癖早期邪气不盛,正气尚足,治疗以祛邪和调理脏腑功能为主,通过适当的调治可完全康复;若失治、误治,病情进展,痰瘀互结,正气渐虚,则治疗颇为棘手,需攻补兼施,疗程较长且病情易于反复,但只要调治得当,持之以恒,仍有可能完全康复;肝癖晚期,正气大衰,邪气留着,治疗则应以扶正为主,兼以祛邪,而且"肝癖"后期可发展为肝积、鼓胀等病证,并可出现水肿、血证、神昏等危重变证,治疗困难,预后不佳。

(二)治疗原则

肝癖的病机关键为脏腑功能失调,气血津液运行失常,痰浊瘀血蕴结于肝,因此治疗应以祛邪为主,可以采用化痰祛瘀之法,同时注意调理脏腑(肝、脾、肾)功能,既有利于痰瘀等邪气的祛除,又可防止产生新的病邪,达到治病求本的目的。另外,还应重视病因治疗,如嗜酒者戒酒,喜食肥甘厚腻者应改为清淡饮食,肥胖者进行必要的体育锻炼以消耗脂肪,减轻体重等。

(三)分证论治

1.肝郁气滞

(1)症状:肝区不适,两胁胀痛,抑郁烦闷,胸闷、喜叹息。时有嗳气,纳食减少,大便不调,月经不调,乳房胀痛。舌质红,苔白而薄,脉弦滑或弦细。

(2)病机分析:情志不舒导致肝失疏泄,气机郁滞,则可出现肝区不适,两胁胀痛,胸闷,乳房胀痛,抑郁烦闷,喜叹息等;脾胃升降失调,胃气上逆则可出现嗳气,脾失健运则可见纳呆食少,大便不调;肝失疏泄还可导致月经不调,脉呈弦象。

(3)治法:疏肝理气。

(4)代表方药:柴胡疏肝散加减,药用醋柴胡、枳壳、泽泻、陈皮、法半夏、郁金、白芍、大黄、山楂、生甘草。

(5)加减:气郁化火而见舌红苔黄、头晕目眩,急躁易怒者,加夏枯草、青黛、牡丹皮、栀子等泻肝经实火;伴阴血亏虚,口干,五心烦热,腰膝酸软者,加当归、生地黄、制首乌、枸杞子等滋阴清热,养血柔肝。

2.肝郁脾虚

(1)症状:胁肋胀闷,抑郁不舒,倦怠乏力,腹痛欲泻。腹胀不适,食欲缺乏,恶心欲吐,时欲太息。舌质淡红,苔薄白或白,有齿痕,脉弦细。

(2)病机分析:因忧思不解,可致肝失疏泄,脾失健运,气机郁滞故见胁肋胀闷,抑郁不舒,时欲太息;运化不及则可见腹胀、纳呆,恶心欲吐;肝气乘脾,故见腹痛欲泻;舌淡边有齿痕为脾虚之象,而脉弦则为肝郁之征。

(3)治法:疏肝健脾。

(4)代表方药:逍遥散加减,药用醋柴胡、炒白术、薄荷、炒白芍、当归、茯苓、山楂、生姜、生甘草。

(5)加减:肝郁明显者加香附、郁金、川楝子疏肝理气;脾虚明显者加山药、白扁豆、党参等益气健脾;血虚头晕、心悸、失眠者可加生熟地黄、枸杞子、酸枣仁等或以归脾汤为主方养血安神;有血瘀者加川芎、丹参、蒲黄、五灵脂等活血化瘀。

3.痰湿内阻

(1)症状:体态肥胖,右胁不适或胀闷,周身困重,大便黏滞不爽。脘腹胀满,倦怠无力,食欲缺乏,头晕恶心。舌质淡,舌苔白腻,脉沉滑。

(2)病机分析:素体肥胖者形有余而气不足,脾胃运化无力,痰湿内生,阻遏气机,肝气不舒,故见右胁不适或胀闷;清阳不升,浊阴不降故见头晕恶心,腹胀纳呆;湿邪阻遏,阳气不得敷布,故见周身困重,倦怠无力;舌淡,苔白腻,脉沉滑均为痰湿内阻之象。

(3)治法:健脾益气,化痰祛湿。

(4)代表方药:二陈汤加减,药用法半夏、陈皮、茯苓、泽泻、莱菔子、山楂、葛根、黄精、生白术、藿香、甘草。

(5)加减:痰湿郁而化热,症见口干、口苦,舌红、苔黄腻者,加茵陈、胆南星、竹茹等清热化湿;腹胀明显者加苍术、厚朴、枳实等燥湿醒脾,理气消胀;脾虚倦怠乏力,面色无华,纳食呆滞者加党参、山药、黄芪、神曲、炒二芽等益气健脾,消食和胃。

4.湿热蕴结

(1)症状:右胁肋部胀痛,周身困重,脘腹胀满或疼痛,大便黏腻不爽。身目发黄,小便色黄,口中黏滞,口干口苦。舌质红,舌苔黄腻,脉弦滑或濡数。

(2)病机分析:过食肥甘厚腻及辛辣炙煿可致湿热内生,或病后湿热未清,蕴结于中焦,熏蒸肝胆,故见胁肋胀痛,身目发黄;湿热壅滞,中焦气机不利,故见腹胀,周身困重,口中黏腻,口干口苦;湿热下注,故见大便黏腻不爽,小便色黄;舌红,苔黄腻,脉弦滑或濡数均为湿热内蕴之象。

(3)治法:清热利湿。

(4)代表方药:茵陈蒿汤加减,药用茵陈、栀子、大黄、虎杖、厚朴、车前草、茯苓、生白术、猪苓、泽泻。

(5)加减:胁痛明显者加柴胡、郁金、延胡索、川楝子等加强疏肝理气止痛之效;兼有血瘀而见胁肋刺痛,舌质紫暗者加土鳖虫、王不留行、甲片或配合膈下逐瘀汤以活血通络;湿热伤阴而见腰膝酸软,口干咽燥,五心烦热,舌红少苔者,加麦冬、枸杞子、天花粉、石斛滋阴润燥。

5.痰瘀互结

(1)症状:胁肋刺痛或钝痛,胁下痞块,面色晦暗,形体肥胖。胸脘痞满,咳吐痰涎,纳呆厌油,四肢沉重。舌质暗红、有瘀斑,舌体胖大,边有齿痕,苔腻,脉弦滑或涩。

(2)病机分析:痰浊蕴结日久,气血运行郁滞,痰瘀互结于胁下,故见胁肋刺痛,胁下痞块;痰湿内蕴,脾胃运化失常,故见胸脘痞满,纳呆厌油,咳吐痰涎;气血不畅,难以通达头面四肢,故见面色晦暗,肢体困重;舌体胖大色暗,苔腻,脉弦滑或涩均为痰瘀内阻之象。

(3)治法:活血化瘀,祛痰散结。

(4)代表方药:膈下逐瘀汤合二陈汤加减,药用柴胡、当归、桃仁、五灵脂、甲片、牡丹皮、赤芍、大腹皮、茯苓、生白术、陈皮、半夏、枳实。

(5)加减:痰热明显,症见咳痰黄稠,胸闷心烦,大便秘结者加竹茹、胆南星、全瓜蒌、大黄等清热化痰,通腑泄浊;胁腹部胀满较甚者加香附、川楝子、槟榔、厚朴等理气消胀;兼有肝肾亏虚,腰膝酸软,头晕眼花者,可配合一贯煎合六味地黄丸加减以滋补肝肾。

(四)其他疗法

1.单方验方

(1)丹参20 g,陈皮6 g,加水微煎代茶饮。适用于气滞血瘀者。

(2)佛手、香橼各6 g,加水微煎代茶饮。适用于肝郁气滞者。

(3)丹参、山楂各15 g,檀香9 g,炙甘草3 g,加水微煎代茶饮。适用于瘀血阻络者。

(4)赤小豆、薏米各50 g,加水熬粥,适量温服。适用于湿邪困脾者。

(5)山楂10 g,毛冬青20 g,水煎服。适用于痰瘀互结者。

(6)生山楂、麦芽各10 g,水煎服。适用于痰湿内蕴兼有食积者。

(7)茵陈15 g,水煎代茶饮。适用于湿热蕴结者。

(8)山楂30 g,葛根15 g,明矾1.2 g,水煎服。适用于痰湿内蕴者。

(9)半夏5 g,瓜蒌皮5 g,生山楂5 g,丹参5 g,生麦芽5 g,水煎服。适用于痰湿阻滞者。

(10)何首乌6 g,桑寄生18 g,黄精10 g,水煎服。适用于肝肾不足者。

2.中成药疗法

(1)强肝胶囊:每次3粒,每天3次,适用于脾虚气滞、湿热内阻证。

(2)逍遥散:每次6~9 g,每天1~2次,适用于肝郁脾虚证。

(3)桑葛降脂丸:每次4 g,每天3次,适用于脾肾亏损,痰湿瘀阻证。

(4)茵栀黄颗粒:每次1袋,每天3次,适用于湿热内蕴证。

(5)大黄䗪虫丸:每次5 g,每天3次。适用于痰瘀互结者。

(6)绞股蓝总苷片(胶囊):每次2~3片(粒),每天3次,适用于气虚痰阻证。

(7)壳脂胶囊:每次5粒,每天3次,适用于痰湿内阻、气滞血瘀或兼有肝肾不足郁热证。

(8)血脂康胶囊:每次2粒,每天2~3次,适用于脾虚痰瘀阻滞证。

3.针灸疗法

针灸具有降脂、阻断胰岛素抵抗及过氧化反应的功效,一般取穴丰隆、足三里、太冲、肝俞、三阴交等,根据患者的情况采取不同手法及方式,或补或泻,或针或灸,或采用其他穴位刺激法。同时,根据辨证加减,肝郁气滞者加行间,用泻法;肝肾两虚者加太溪、照海、复溜,用补法;瘀血内阻者加血海、地机,用泻法;痰湿困脾者加公孙、商丘,用泻法。每次取6~7个穴位,留针30 min,期间行针1次,15次为1个疗程。另外还可选用穴位注射疗法:复方丹参注射液2 mL,实证选双侧丰隆、阳陵泉交替穴位注射,虚证选双侧三阴交、足三里交替穴位注射。也可选用穴位埋线法:穴位埋线是将羊肠线埋入穴位,利用羊肠线对穴位的持续刺激作用治疗疾病的方法。9号注射针针头作套管,28号2寸长的毫针剪去针尖作针芯,00号羊肠线。埋线多选肌肉比较丰满的部位的穴位,以背腰部及下肢穴位最常用。但取穴要精简,每次埋线1~3穴,可双侧取穴,可间隔15~20 d治疗1次。

4.外治疗法

(1)行气消瘀膏:川芎12 g,香附10 g,柴胡、芍药、青皮、枳壳各6 g。将上述药物研细末,调拌麻油或其他辅料贴于大包、期门、章门等穴位处,可消胁下积块,适用于肝脾大者。

(2)朱代群等采用DSG-Ⅰ生物信息电脑肝病治疗仪联合自拟中药(茵陈蒿、栀子、大黄、丹参、虎杖、泽泻、垂盆草、陈皮等,白醋浸泡备用)和肝清解液湿巾,外敷照射区,将中药离子导入肝络治疗脂肪肝,取得了不错的疗效。

(张丽霞)

第六节 疟 疾

一、临床诊断

(1)临床症状为寒战、高热、出汗,周期性发作,每天或隔天或三天发作 1 次,间歇期症状消失,形同常人,伴有头痛身楚,恶心呕吐等症。

(2)多发于夏秋季节,居住或近期到过疟疾流行地区,或输入过疟疾病者的血液,反复发作后可出现脾大。

(3)典型疟疾发作时,血液涂片或骨髓片可找到疟原虫,血白细胞总数正常或偏低。周围血象、脑脊液、X 线检查、尿常规及中段尿检查、尿培养等有助于本病的鉴别诊断。

二、病证鉴别

疟疾需与风温发热、淋证发热鉴别(见表 6-1)。

表 6-1 疟疾与风温发热、淋证发热的鉴别要点

	疟疾	风温发热	淋证发热
主症	寒战、高热、出汗,周期性发作,每天或隔天或三天发作 1 次,间歇期症状消失,形同常人	风温初起,邪在卫分时,可见寒战发热	淋证初起,湿热蕴蒸,邪正相搏,亦常见寒战发热
兼症	伴有头痛身楚,恶心呕吐	多伴有咳嗽气急、胸痛等肺系症状	多兼小便频急,滴沥刺痛,腰部酸胀疼痛等症
病机	邪伏半表半里,邪正斗争	邪犯肺卫	湿热蕴蒸
鉴别要点	寒热往来,汗出热退,休作有时为特征	有肺系症状	小便频数,淋漓涩痛,小腹拘急引痛的泌尿系统症状

三、病机转化

疟疾的发生主要是感受"疟邪",病机为疟邪侵入人体,伏于半表半里,出入营卫之间,邪正交争而发病。疟疾的病位总属少阳半表半里,故历来有"疟不离少阳"之说。病理性质以邪实为主。由于感受时邪不一或体质差异,可表现不同的病理变化。一般以寒热休作有时的正疟,临床最多见。如素体阳虚寒盛,或感受寒湿诱发,则表现为寒多热少的寒疟。素体阳热偏盛,或感受暑热诱发,多表现为热多寒少之温疟。因感受山岚瘴毒之气而发者为瘴疟,可以出现神昏谵语、痉厥等危重症状,甚至发生内闭外脱。若疫毒热邪深重,内陷心肝,则为热瘴;因湿浊蒙蔽心神者,则为冷瘴。疟邪久留,屡发不已,气血耗伤,每遇劳累而发病,则形成劳疟。或久疟不愈,气血瘀滞,痰浊凝结,壅阻于左胁下而形成疟母,且常兼有气血亏虚之象,表现为邪实正虚(见图 6-3)。

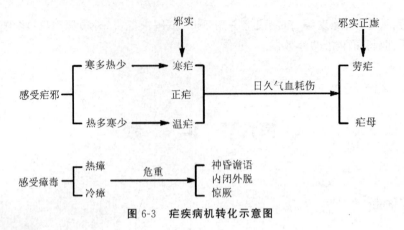

图 6-3　疟疾病机转化示意图

四、辨证论治

(一)治则治法

疟疾的治疗以祛邪截疟为基本治则,应该区别寒与热的偏盛进行处理。正疟治以祛邪截疟,和解表里;温疟治以清热解表,和解祛邪;寒疟治以和解表里,温阳达邪;热瘴治以解毒除瘴,清热保津;冷瘴治以解毒除瘴,芳化湿浊;劳疟治以益气养血,扶正祛邪。如属疟母,又当祛瘀化痰软坚。

疟疾发作之后,遍身汗出,倦怠思睡,应及时更换内衣,注意休息。未发作之日,可在户外活动,但应避免过劳。对瘴疟则应密切观察,精心护理,及时发现病情变化,准备相应的急救措施。

(二)分证论治

正疟发作症状比较典型,常先有呵欠乏力,继则寒战鼓颌,寒罢则内外皆热,头痛面赤,口渴引饮,终则遍身汗出,热退身凉;温疟发作时热多寒少,汗出不畅,头痛,骨节酸痛,口渴引饮,便秘尿赤;寒疟发作时热少寒多,口不渴,胸闷脘痞,神疲体倦;热瘴发作热甚寒微,或壮热不寒,头痛,肢体烦疼,面红目赤,胸闷呕吐,烦渴喜饮,大便秘结,小便热赤,甚至神昏谵语;冷瘴发作寒甚热微,呕吐腹泻,甚则嗜睡不语,神志昏蒙;劳疟为迁延日久,每遇劳累易发作,发时寒热较轻,面色萎黄,倦怠乏力,短气懒言,纳少自汗为特征。

(三)临证备要

若久疟不愈,痰浊瘀血互结,左胁下形成痞块,为《金匮要略》所称之疟母。治宜软坚散结,祛瘀化痰,方用鳖甲煎丸。兼有气血亏虚者,配合八珍汤或十全大补汤。

青蒿据现代药理研究具有确切抗疟原虫作用,用量稍大,一般用量青蒿 50～80 g;配以具有和解少阳、抗疟疾的小柴胡汤以增加抗疟作用,辅以白虎汤退高热。民间常用单方验方,如马鞭草1～2 两浓煎服;独头大蒜捣烂敷内关;酒炒常山、槟榔、草果仁煎服等。均为发作前 2～3 h应用。

临床正疟可用小柴胡汤加减;瘴疟需清热、保津、截疟,常以生石膏、知母、玄参、麦冬、柴胡、常山,随症加减。久疟者需滋阴清热,扶养正气以化痰破瘀、软坚散结,常用青蒿鳖甲煎、何人饮、鳖甲煎丸等。

(四)其他疗法

1.中成药

(1)疟疾五神丹:祛邪截疟,和解表里。适用于疟疾正疟。

(2)清心牛黄丸:解毒除瘴,清热截疟。适用于疟疾热瘴。

(3)鳖甲煎丸:软坚散结,祛瘀化痰。适用于久疟不愈,痰浊瘀血互结,左胁下形成痞块之疟母。

2.针灸

取大椎、陶道、间使等穴位,于发前1～2 h针刺,用强刺激法。

(张丽霞)

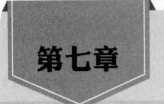

第七章　　　肾系病证

第一节　水　　肿

一、概述

体内水液潴留，泛滥肌肤，引起头面、目窠、四肢、腹部甚至全身水肿者，称为水肿。本病在《黄帝内经》称为"水"，《金匮要略》称为"水气"。究其致病之因，由于外感风邪水湿，或因内伤饮食劳倦，以致水液的正常运行发生障碍，遂泛滥而为肿。按人体内水液的运行，依靠肺气之通调，脾气之转输，肾气之开阖，而三焦司决渎之权，能使膀胱气化畅行，小便因而通利。故肺、脾、肾三脏功能的障碍，对于水肿的形成，实有重大的关系。

本病的分类，《黄帝内经》曾按证候分为风水、石水、涌水。《金匮要略》从病因脉证而分为风水、皮水、正水、石水；又按五脏的证候而分为心水、肝水、肺水、脾水、肾水。至元代朱丹溪总结前人的理论与经验，将水肿分为阴水与阳水两大类。后人根据朱氏之说，在阴水、阳水两大类的基础上加以分型，对辨证有进一步的认识。

本病的治疗，在汉唐以前，主要以攻逐、发汗、利小便等为大法，其后乃增入健脾、补肾、温阳以及攻补兼施等法，在治疗上有了很大的发展。

二、病因病机

(1)风邪外袭，肺气不宣。肺主一身之表，外合皮毛，如肺为风邪所袭，则肺气不能通调水道，下输膀胱，以致风遏水阻，风水相搏，流溢于肌肤，发为水肿。

(2)居处卑湿，或涉水冒雨，水湿之气内侵，或平素饮食不节，湿蕴于中，脾失健运，不能升清降浊，致水湿不得下行，泛于肌肤，而成水肿。如湿郁化热，湿热交蒸，而小便不利，亦可形成水肿。

(3)劳倦伤脾，兼之饥饱不调，致脾气日渐亏损。脾主为胃行其津液，散精于肺，以输布全身。今脾虚则水液不能蒸化，停聚不行，一旦土不制水，泛滥横溢，遂成水肿。

(4)房事不节，或精神过用，肾气内伤；肾虚则开阖不利，膀胱气化失常，水液停积，以至泛滥横溢，形成水肿。

综上所述，凡因风邪外侵(肺)、雨湿浸淫、饮食不节等因素而成水肿者，多为阳水；其因劳倦内伤、房事过度,致脾、肾虚而成水肿者,多为阴水。但阳水久延不退,致正气日衰,水邪日盛,亦可转为阴水。若阴水复感外邪,水肿增剧,标证占居主要地位时,又当急则治标,从阳水论治(与初起阳水实证治法,当然有所区别)。不但如此,在发病机理上,肺、脾、肾三者又是相互联系、相互影响的。正如张景岳说:"凡水肿等症,乃肺脾肾三脏相干之病。盖水为至阴,故其本在肾;水化于气,故其标在肺;水唯畏土,故其制在脾。今肺虚则气不化精而化水,脾虚则土不制水而反克,肾虚则水无所主而妄行。"从这段文字中,说明本病在肺与肾的关系上是母子相传。如果肾水上泛,传入肺经,而使肺气不降,失去通调水道的功能,可促使肾气更虚,水邪更盛;相反,肺经受邪而传入肾经时,亦能引起同样的结果。这又说明在脾与肾的关系上是相制相助。如脾虚不能制水,水湿壅盛,必损其阳,故脾虚的进一步发展,必然导致肾阳亦衰;倘肾阳衰微,不能温养脾土,可使本病更加严重。因此,肺脾肾三脏之间的关系,以肾为本,以肺为标,而以脾为中流的砥柱,实为治疗本病的关键所在。

三、辨证施治

水肿初起,大都从目睑部开始,继则延及头面四肢以至全身。也有从下肢开始,然后及于全身的。如病势严重,可兼见腹满胸闷、气喘不得平卧等症。在治疗方法上,如《素问·汤液醪醴论》言,"平治于权衡,去菀陈莝……开鬼门,洁净府。"《金匮要略》也说,"诸有水者,腰以下肿,当利小便;腰以上肿,当发汗乃愈。"目前在临床上根据这些原则,主要有发汗、利尿、逐水,以及健脾益气、温肾降浊等法;而这几种方法,或一法独进,或数法合施,须视疾病的轻重和需要而选择应用。兹将阳水与阴水的分型证治,分别叙述如下。

(一)阳水

1.风水泛滥

(1)主症:目睑水肿,继则四肢及全身皆肿,来势迅速,肢节酸重。小便不利,多有恶寒、恶风、发热等症,或咳嗽而喘,舌苔薄白,脉浮紧。或喉关红肿,舌质红而脉浮数。

(2)证候分析:水气内停,风邪外袭,风为阳邪,其性上行,风水相搏,故其肿自上起而发展迅速。邪在肌表,壅遏经隧,故肢节酸重。膀胱气化失常,故小便不利,且有恶风、寒热等表证。风水上犯于肺,则咳嗽而喘。若风热交侵,亦有喉痛或喉蛾肿大者。苔薄白,脉浮紧,是风水偏寒;舌质红,脉浮数,则是风水兼热。

(3)治法:祛风行水。

(4)方药:越婢加术汤为主方。方中麻黄、石膏宣肺清热,白术健脾制水,使肺气得通,水湿得下,则风水自除。热不甚的去石膏,加鲜茅根以清热利小便,收效亦速。表邪甚而偏寒的,去石膏,加羌活、防风。咳喘可加杏仁、陈皮;甚者加桑白皮、葶苈子以泻肺气。如咽喉红肿疼痛,则加牛蒡、象贝、黄芩之类以清肺热。

若汗出恶风,身重而水肿不退,卫阳已虚者,则宜助卫气以行水湿之邪,用防己黄芪汤加味。

2.水湿浸渍

(1)主症:肢体水肿,按之没指,小便短少,身体重而困倦,舌苔白腻,脉沉缓。

(2)证候分析:水湿之邪,浸渍肌肤,壅阻不行,故肢体水肿。水湿内聚,三焦决渎失司,膀胱气化不行,所以小便不利。水湿日增而无出路,故肿势日甚,按之凹陷没指。身重而倦,脉沉缓,苔白腻,都是水湿内停、阳气不运的征象。

(3)治法:通阳利水。

(4)方药:五苓散合五皮饮为主方。五苓散温阳利水,五皮饮消肿行水,二方合用,利水消肿之力更大。如上半身肿甚而喘者,加麻黄、杏仁。舌苔白厚,口淡,神倦脘胀,下半身肿重难行者,去桑白皮,加厚朴、川椒目、防己以行气化湿;如怯寒肢冷,脉沉迟者,再加附子、干姜以助阳化气,而行水湿。

3.湿热壅盛

(1)主症:遍身水肿,皮色润泽光亮,胸腹痞闷,烦热,小便短赤,或大便干结,舌苔黄腻,脉沉数。

(2)证候分析:水湿之邪化热,壅于肌肤经隧之间,故身水肿而润泽光亮。湿热熏蒸,气机升降失常,故胸腹痞闷而烦热。湿热下注,膀胱输化无权,故小便短赤。湿热壅滞,肠失传导,故大便干结。苔黄腻,脉沉数,乃湿热壅盛,已属里实之证。

(3)治法:分利湿热。

(4)方药:疏凿饮子为主方。本方能攻逐水湿,具有上下表里分消之力,使蓄积之水从二便排去,水去热清,则肿势自退。此为治湿热水肿实证的一般泻剂。若腹满不减,大便秘结的,可合用己椒苈黄丸以助攻泻之力,使水从大便而下泄。若证势严重,兼见气粗喘满,倚息不得卧,脉弦数有力者,为水在胸中,上迫于肺,肺气不降,宜泻肺行水为主,可用五苓、五皮等方,合葶苈大枣泻肺汤,以泻胸中的水气。

(二)阴水

1.脾阳不运

(1)主症:身肿腰以下为甚,按之凹陷不易恢复,脘闷腹胀,纳减便溏,面色萎黄,神倦肢冷,小便短少,舌质淡,苔白滑,脉沉缓。

(2)证候分析:由于中阳不足,气不化水,致下焦水邪泛滥,故身肿腰以下为甚,按之凹陷而不起。脾阳不振,运化无力,故脘闷纳减,腹胀便溏。脾虚则气不华色,阳不卫外,故面色萎黄,神倦肢冷。阳不化气,则水湿不行而小便短少。舌淡,苔白滑,脉沉缓,是脾虚水聚、阳气不运之征。

(3)治法:温运脾阳,以利水湿。

(4)方药:实脾饮为主方。方中有白术、茯苓、附子、干姜之温运脾阳,化气行水,为本方的主力。如水湿过重,可加入桂枝、猪苓、泽泻,以助膀胱之气化而利小便;便溏者,去大腹子;气虚息短者,可加人参以补元气。

又有水肿一证,由于较长期的饮食失调,或营养不足,损及脾胃而起。症见遍身水肿,晨起则头面较甚,劳动则下肢肿胀,能食而疲软乏力,大便如常,小便反多,与上述水肿不同。舌苔薄腻,脉象软弱。由于脾虚生湿,气失舒展,郁滞为肿,治宜健脾化湿,不宜分利,可用参苓白术散为主方。或加黄芪、桂枝以益气通阳,或加附子、补骨脂以温肾助阳。并可用豆类、米糠等煮服,作为辅助治疗。

2.肾阳衰弱

(1)主症:面浮,腰以下肿甚,按之凹陷不起,阴下冷湿,腰痛酸重,尿量减少,四肢厥冷,怯寒神倦,面色灰暗,舌质胖,色淡苔白,脉沉细,尺弱。

(2)证候分析:腰膝以下,肾气主之。肾阳衰微,阴盛于下,故见腰以下肿及阴下冷湿等症。腰为肾之府,肾虚而水气内盛,故腰痛酸重。肾与膀胱相表里,肾气虚弱,致膀胱气化不利,故小便量少。肾阳不足,命门火衰,不能温养肢体,故四肢厥冷,怯寒神倦。面色灰暗无华,舌质淡而胖,苔白,脉沉细尺弱,均是肾阳虚衰、水湿内盛之象。

(3)治法:温暖肾阳,化气行水。

(4)方药:真武汤为主方。本方温肾利水,使阳气得复,寒水得化,小便得利,则肿自消退。如虚寒过甚,可加葫芦巴、巴戟天、肉桂心等以温补肾阳。如喘息自汗,不得卧,可加人参、炙甘草、五味子、煅牡蛎等以防喘脱。

3.兼症

(1)如果复感寒邪,寒水相搏,肿势转甚,恶寒无汗者,本方去白芍,暂加麻黄、细辛、甘草、大枣,以温经散寒。

(2)久病阳虚未复,又见阴虚之证,水肿反复发作,精神疲倦,头晕耳鸣,腰痛遗精,牙龈出血,为阳损及阴,阴虚不能敛阳,虚阳扰动所致。治宜扶元阳,滋阴液,兼利小便以去水邪,可用大补元煎,合济生肾气丸同时并进。

凡水肿病,宜戒忿怒,远酒色,适寒温,禁食盐、醋、虾、蟹及生冷等品。一般在肿退三月后,可少盐进食,渐渐增加。

本病久而不愈,如见唇黑,脐突,足下平满,背平者,为五脏俱伤,乃属危候。又有屡次反复发作,致腹胀喘急,恶心呕吐,不思饮食,大便稀溏,或有下血者,是脾胃衰败,气不统血,亦为危重之候。

(张 琴)

第二节 淋 证

淋证是指小便频数短涩、滴沥刺痛,欲出未尽,小便拘急,或痛引腰腹的病症。

淋之病证名称,最早见于《黄帝内经》,《金匮要略》称"淋秘"。"淋"是小便涩痛,淋沥不爽;"秘"指小便秘涩难通,又曰:淋之为病,小便如栗状,小腹弦急,痛引脐中。清代顾靖远《顾松园医镜》曰"淋者,欲尿而不能出,胀急痛甚;不欲尿而点滴淋沥。"对本病症状作了形象的描述。

淋证的分类,在《中藏经》载:有冷、热、气、血、劳、膏、虚、实八种。《备急千金要方》提出"五淋"之名。《外台秘要》指出五淋是石淋、气淋、膏淋、劳淋、热淋。后代医家沿用五淋之名,现代医家分为气淋、血淋、热淋、膏淋、石淋、劳淋 6 种。

一、病因病机

淋证病位在于膀胱和肾,且与肝脾有关。中医认为,肾与膀胱通过静脉互为络属,膀胱的贮尿和排尿功能依赖于肾阳的气化,肾气充足,则固肾有权,膀胱开合有度,反之肾的气化失常,固摄无摄,则出现尿频尿急,尿痛或是小便不利等症。肝主疏泄,有调畅气机,促进脾脏运化的功能。脾的运化水液功能减退,必致水液停滞在体内,产生湿浊等病理产物。

淋证的病因是以膀胱湿热为主,亦有因肾虚和气郁而发,其病机主要是湿热蕴结下焦,导致膀胱气化不利。

据临床所见,淋证以实证居多,若病延日久,又可从实转虚,或以虚实并见,多食辛辣肥甘之品,或嗜酒太过酿成湿热,影响膀胱的气化功能。若小便灼热刺痛者为热淋;若湿热蕴积,尿液受其煎熬,日积月累,尿中杂质凝结为砂仁,则为石淋;若湿热蕴结于下,以致气化不利,无以分清泌浊,脂液随小便而去,小便如脂如膏,则为膏淋,若热盛伤络迫血,妄行,小便涩痛有血,或肾阴亏虚,虚火灼络,尿中夹血,则为血淋;如久淋不愈,湿热之邪,耗伤正气或年老久病,房劳等可致脾肾亏虚,遇劳即发者,为劳淋;恼怒伤肝,气郁化火,或气火郁于下焦,或中气不足,气虚下陷者,则为气淋;肾气亏虚,下元不固,不能制约脂液,尿液浑浊则为膏淋。

淋证多见于现代医学的肾结核、尿路结石、肾盂肾炎、膀胱癌、前列腺炎、老年前列腺肥大、前列腺癌及各种原因引起的乳糜尿等疾病。

二、辨证论治

(一)热淋

证候:小便短数,灼热刺痛,溺色黄赤,小腹拘急胀痛,或有寒热等,舌苔黄腻,脉滑数。

治法:清热利湿通淋。

方药:用八正散加减。

处方:萹蓄,瞿麦,木通,车前子,滑石,大黄,栀子,甘草梢,川楝子,土茯苓。加减:大便秘结者,可重用生大黄,并加枳实以通腑泻热,小便涩痛剧烈,可配用琥珀,川牛膝,天台乌,行气止痛。

(二)石淋

证候:尿中挟砂石,小便难涩,或突然中断,腰腹剧痛难忍,舌红,苔黄脉数。

治法:清热利湿,通淋排石。

方药:方选石韦散合三金汤。处方:石韦,冬葵子,金钱草,鸡内金,瞿麦,滑石,海金砂,川楝子,玄胡等。

加减:若体壮者,可重用金钱草 50～80 g,如见尿中带血,可加小蓟,生地黄,藕节。

(三)气淋

证候:属肝郁气滞者,小便涩滞,淋沥不尽,少腹满痛,舌苔薄白,脉沉弦。

治法:利气疏导。

方药:可选用沉香散。

处方:沉香,石韦,滑石,当归,橘皮,白芍,王不留行,青皮等。如属中气不足者,可用补中益气汤。处方:黄芪,党参,白术,升麻,柴胡,大枣,川楝子,川牛膝等。

(四)血淋

证候:属湿热下注者,小便热涩刺痛,尿涩深红,或排出血丝,血块,舌红苔黄腻,脉滑数。

方药:方选小蓟饮子合导赤散。

处方:生地黄,小蓟,通草,滑石,蒲黄,竹叶,甘草梢,当归,瞿麦,白茅根,木通,侧柏炭,茜草炭,车前草,炒栀子炭。

属阴虚火旺者:方药用知柏地黄汤加味。

属心脾两虚者:方药用归脾汤。处方:黄芪,党参,白术,茯苓,桂圆肉,枣仁,木香,当归,大枣,远志,仙鹤草,茜草炭,侧柏炭。

(五)膏淋

证候:属湿热下注者,小便浑浊,如米泔水,尿道热涩疼痛,舌红,苔腻,脉滑数。治法:清热利湿,分清泌浊。

方药:萆薢分清饮加减。处方:川草薢,石菖蒲,黄柏,茯苓,丹参,泽泻,薏仁,益智仁,车前子,白术,莲子芯等。

属肾虚不固者:淋久不已,淋出如脂,涩痛虽见减轻,见形体日渐消瘦者。治法:补肾固涩。

方药:方选都气丸加味。处方:五味子,熟地黄,枣皮,山药,茯苓,泽泻,牡丹皮,芡实,金樱子,煅龙骨,煅牡蛎。

(六)劳淋

证候:尿涩痛不甚明显,但淋沥不已,时作时止,遇劳即发,腰膝酸软,神疲乏力,舌质淡,脉虚弱。

治法:健脾益肾。

方药:方用无比山药丸加减。处方:山药,茯苓,泽泻,熟地黄,枣皮,巴戟天,菟丝子,杜仲,怀牛膝,五味子,淡大云,赤石脂等。

属肾阴不足者,用六味地黄丸。属肾气虚者,用菟丝子汤(丸)。兼见畏寒肢冷者为肾阳虚,用金匮肾气丸。

结语:淋证是多种原因引起的疾病。临床但见有小便淋漓而痛者,不论起病缓急,均可诊为淋病(证)。而六淋之症各有特殊。如石淋,以排出砂石为主;膏淋,排出小便浑浊如米泔水,或滑利如晦膏;血淋,溺血而痛;气淋,则少腹胀满明显,尿有余沥;热淋,必见小便刺痛;劳淋:常遇劳复发,小便淋漓不已。淋证虽有六淋之分,但各淋之间,可互相转化,病情的转归亦有虚实相兼,故辨治上要分清虚实审查证候的标本缓急,并应注意以下几点。

(1)热淋多初起伴有发热恶寒,此为湿热熏蒸,邪正相搏所致,虽非外邪袭表,发汗解表自非所宜,况且热淋乃膀胱有热,阴液易耗,若妄投辛散发表之品,不仅不能退热,反有劫伤营阴之弊。故仲景曾告诫:"淋家不可发汗。"后世尚有"淋家忌补"之说。这是治疗淋证初起和虚实夹杂时,必须注意的。如若过早滥用温补,腻补,易造成湿热化燥,或寇邪留恋,使病情迁延难愈。若见本虚标实,也宜育阴清化,标本兼顾,方能奏效。

(2)淋证初起,多由下焦湿热引起,湿热交结,得热易发,故治疗剂量要足,要有连贯性,"祛邪务尽"。后期亦虚实夹杂居多,治疗应持续"祛邪扶正"发则,使之邪去正安。

(3)治疗气淋、石淋,可配用理气药,如沉香,木香,青皮,枳壳,乌药等。意在舒展宣通气机。另石淋兼有大便秘结者,可配用大黄、芒硝是取其通腑散结助排石之用。

(4)淋证在治疗期间,应嘱患者多饮开水,增加尿液使邪有出路。规劝患者饮食宜清淡,禁食肥腻、辛辣、香燥之品,防湿热内生,注意休息,节房事,防损肾气。保持外阴清洁,防外感以免病情反复影响治疗效果。

三、尿路感染的中医辨证论治

(一)概述

尿路感染统属于中医学"淋证"范畴。中医学对本病的定义为"小便频数短涩,滴沥刺痛,少腹拘急,痛引腰腹的病症"。"热"在本病发生发展中极为重要,或为湿热,或为郁热,或为虚热,总与"热"有关。因于此,《丹溪心法·淋》提出"淋有五,皆属于'热'"的观点,为后人称道。

但是对于本病,我们不得不正视其容易反复发作的特性。因为此特性,致久病而伤正,导致虚实夹杂,治疗时需要祛邪扶正兼顾。这也是巢元方《诸病源候论·淋病诸侯》提出来"诸淋者,由肾虚而膀胱热故也"的原因。上述两种观点的有机结合也是现今治疗尿路感染的主要中医理论基石,临证不可不思。

(二)辨证论治

1.膀胱湿热型

(1)证候：小便频数,短涩刺痛,点滴而下,急迫灼热,溺色黄赤,少腹拘急胀痛,或发热恶寒,口苦呕恶,或腹痛拒按,大便秘结,舌红,苔黄腻,脉滑数。

(2)病机：多食辛辣肥甘之品,或嗜酒过度,酿成湿热,下注膀胱;或下阴不洁,湿热秽浊毒邪侵入膀胱,酿成湿热;或肝胆湿热下注皆可使湿热蕴结下焦,膀胱气化不利,发为淋证。甚至因湿热炽盛,可灼伤脉络,破血妄下,可导致血随尿出;另外湿热久蕴,煎熬尿液,日积月累,可结成砂石,同时湿热蕴结,膀胱气化不利,不能分清别浊,亦可导致脂液随小便而出。

(3)治法：清热解毒,利湿通淋。

(4)方药：八正散加减。

(5)基本方：丝通草 10 g,瞿麦 15 g,萹蓄 15 g,车前草 30 g,滑石(包)30 g,炒栀子 10 g,制大黄 12 g,灯心草 10 g,甘草 6 g。

(6)加减：如伴有砂石集聚,可加金钱草、海金沙、鸡内金各 30 g 以加强排石消坚,同时配合车前子,冬葵子,留行子加强排石通淋。如伴有尿血滴沥,可加小蓟草,生地黄,生蒲黄,白茅根等加强清热凉血,止血;如伴有尿中如脂如膏,可加用萆薢,菖蒲,黄柏,莲子心,茯苓等清利湿浊;如伴有少腹胀闷疼痛,可加用沉香,陈皮,小茴香利气,当归,白芍,柔肝,甚至可配合青皮,乌药,川楝子,槟榔加强理气止痛之力。

同时,大肠埃希菌仍是尿路感染主要的致病菌,按照现代药理学研究成果诸如红藤,败酱草,蒲公英等对此类细菌效果较好,临床亦可参照使用。

2.肝郁气滞型

(1)证候：小便涩痛,淋漓不尽,小腹胀满疼痛,苔薄白,脉多沉弦。兼虚者可表现为尿时涩滞,小便坠胀,尿有余沥,面色不华,舌质淡,脉虚细无力。

(2)病机：因情志失和,恼怒伤肝,肝失疏泄;或气郁于下焦,久郁化火,循经下注膀胱。均可导致肝气郁结,膀胱气化不利,发为本病。

(3)治法：实证宜利气疏导,虚证宜补中益气,实证用沉香散,虚证用补中益气汤。

(4)基本方 1(无虚证)：沉香 5 g,橘皮 10 g,当归 10 g,白芍 15 g,甘草 6 g,石韦 15 g,冬葵子 15 g,滑石(包)30 g,王不留行 15 g,胸闷肋胀者,可加青皮,乌药,小茴香以疏肝理气;日久气滞血瘀者,可加红花,赤芍,川牛膝以活血化瘀。

(5)基本方 2(有虚证)：生黄芪 15 g,党参 10 g,炙甘草 6 g,白术 15 g,当归 10 g,陈皮 10 g,升麻 6 g,柴胡 6 g,滑石 30 g,车前草 30 g,黄柏 10 g,土茯苓 30 g。

3.脾肾亏虚型

(1)证候：小便不甚赤涩,但淋沥不已,时感小便涩滞,时作时止,遇劳即发,腰膝酸软,神疲乏力,舌质淡,脉细弱。

(2)病机：久淋不愈,湿热耗伤正气;或劳累过度,房事不节或年老,久病,体弱,皆可致脾肾亏虚。脾虚而中气不足,气虚下陷;或肾虚而下元不固,肾失固摄,不能制约脂液,脂液下注,随尿而去;或肾虚而阴虚火旺,火热灼伤脉络,血随尿出;或病久伤正,遇劳即发者,发则为淋。

(3)治法：健脾补肾,佐以清化湿热。

(4)方药：知母地黄汤加减。

(5)基本方：知母 10 g,黄柏 10 g,生地黄 15 g,山药 15 g,枣皮 10 g,牡丹皮 12 g,茯苓 15 g,

泽泻 12 g,金樱子 30 g,车前子(布包)15 g,滑石(布包)30 g,玉米须 15 g。

(6)加减:如伴有阴虚火旺,尿血明显者,加女贞子、墨旱莲各 20 g,如神疲乏力明显,气短自汗,加用生黄芪 30 g,党参 15 g,生薏仁 30 g,竹叶 10 g。

(张 琴)

第三节 癃 闭

癃闭主要是由于肾和膀胱气化失司而导致尿量减少,排尿困难,甚则小便闭塞不通为主症的一种疾病。其中又以小便不利、点滴而短少、病势较缓者称为"癃";以小便闭塞、点滴不通,病势较急者称为"闭"。癃和闭虽有区别,但都是指排尿困难,只有程度上的不同,因此多合称为癃闭。

一、病因病机

本病的发生,除与肾、膀胱密切相关外,还和肺、脾、三焦有关。若肺失肃降,不能通调水道;脾失转输,不能升清降浊;肾失蒸化,关门开合不利;肝郁气滞、瘀血阻塞影响三焦的气化,均可导致癃闭的发生。

(一)湿热蕴结

过食辛辣厚味,酿湿生热,湿热不解,下注膀胱,或湿热素盛,肾热下移膀胱,膀胱湿热阻滞,气化不利,而为癃闭。

(二)肺热气壅

肺为水之上源,热壅于肺,肺气不能肃降,津液输布失常,水道通调不利,不能下输膀胱;又因热气过盛,下移膀胱,以致上下焦均为热气闭阻,而成癃闭。

(三)脾气不升

劳倦伤脾,饮食不节,或久病体弱,导致脾虚而清气不能上升,则浊气难以下降,小便因而不利。

(四)肾元亏虚

年老体弱或久病体虚,肾阳不足,命门火衰,气不化水,是以"无阳则阴无以化",而致尿不得出;或因下焦积热,日久不愈,耗损津液,以致肾阴亏耗,水府枯竭而无尿。

(五)肝郁气滞

七情所伤,引起肝气郁结,疏泄不及,从而影响三焦水液的运化及气化功能,致使水道通调受阻,形成癃闭。且从经脉的分布来看,肝经绕阴器,抵少腹,这也是肝经有病,导致癃闭的原因。

(六)尿路阻塞

瘀血败精,或肿块结石,阻塞尿路,小便难以排出,因而形成癃闭。

二、辨证要点

(1)小便不利,点滴不畅,或小便闭塞不通,尿道无涩痛,小腹胀满。

(2)多见于老年男性,或产后女性及手术后的患者。

三、类证鉴别

淋证:淋证以小便频数短涩,滴沥刺痛,欲出未尽为特征,其小便量少,排尿困难与癃闭相似,但淋证尿频而疼痛,每天排出小便的总量多正常。癃闭无排尿刺痛,每天小便总量少于正常,甚则无尿排出。

四、辨证论治

若尿热赤短涩、舌红、苔黄,脉数者属热;若口渴欲饮、咽干、气促者,为热壅于肺;若口渴不欲饮,小腹胀满者,为热积膀胱;若时欲小便而不得出、神疲乏力者,属虚;若年老排尿无力,腰膝酸冷,为肾虚命门火衰;若小便不利兼有少腹坠胀,肛门下坠者,为脾虚中气不足;若尿线变细或排尿中断、腰腹疼痛、舌质紫暗者,属浊瘀阻滞。

辨别虚实的主要依据:若起病较急,病程较短,体质较好,尿流窘迫,赤热或短涩,苔黄腻或薄黄,脉弦涩或数,属于实证;若起病较缓,病程较长,体质较差,尿流无力,精神疲乏,舌质淡,脉沉细弱,属于虚证。

治疗原则:癃闭的治疗应根据"腑以通为用"的原则,着眼于通。实证治宜清湿热、散瘀结、利气机而通水道;虚证治宜补脾肾、助气化、使气化得行,小便自通。此外,根据"上窍开则下窍自通"的理论,尚可应用开提肺气的治法,开上以通下,即所谓"提壶揭盖"之法治疗。若小腹胀急,小便点滴不下,内服药物缓不济急,应配合导尿或针灸以急通小便。

(一)实证

1.膀胱湿热

(1)证候:小便点滴不通,或量少而短赤灼热、小腹胀满。口苦口黏,或口渴不欲饮或大便不畅。舌苔根黄腻,舌质红,脉濡数。

(2)治法:清热利湿,通利小便。

(3)方药:八正散加减。若兼心烦,口舌生疮糜烂者,可合导赤散。若湿热久恋下焦,又可导致肾阴灼伤,可改用滋肾通关丸加生地黄、车前子、牛膝等,以滋肾阴,清湿热而助气化;若因湿热蕴结日久,三焦气化不利,小便量极少或无尿,面色晦滞,胸闷烦躁,恶心呕吐,口中尿臭,甚则神昏谵语,舌暗红,有瘀点、瘀斑等,治宜降浊和胃,清热化湿,方用黄连温胆汤加大黄、丹参、车前子、白茅根、泽兰叶等。

2.肺热壅盛

(1)证候:小便不畅或点滴不通、呼吸急促或咳嗽,咽干,烦渴欲饮。舌苔薄黄,脉滑数。

(2)治法:清肺热,利水道。

(3)方药:清肺饮。

3.肝郁气滞

(1)证候:小便不通或通而不爽、胁腹胀满,多烦善怒。舌苔薄黄,舌红,脉弦。

(2)治法:疏调气机,通利小便。

(3)方药:沉香散加减。可合六磨汤加减。

4.尿道阻塞

(1)证候:小便点滴而下,或尿如细线,甚则阻塞不通,小腹胀满疼痛,舌紫暗或有瘀点、瘀斑,脉细涩。

(2)治法:行瘀散结,通利水道。

(3)方药:代抵当丸。

(二)虚证

1.脾气不升

(1)证候:时欲小便而不得出,或尿量少而不爽利,小腹坠胀。气短,语声低微,精神疲乏,食欲缺乏,舌质淡,舌边有齿印,脉细弱。

(2)治法:升清降浊,化气利尿。

(3)方药:补中益气汤合春泽汤。若气虚及阴,脾阴不足,清气不升,气阴两虚,症见舌质红者,可改用补阴益气煎;若脾虚及肾,而见肾虚证候者,可加用济生肾气丸,以温补脾肾,化气利尿。

2.肾阳衰惫

(1)证候:小便不通或点滴不爽,排出无力,畏寒怕冷,腰膝冷而酸软无力。面色㿠白,神气怯弱,舌质淡,苔白,脉沉细尺弱。

(2)治法:温补肾阳,化气利尿。

(3)方药:济生肾气丸为主方。若兼有脾虚证候者,可合补中益气汤或春泽汤同用。若因肾阳衰惫,命火式微,致三焦气化无权,浊阴内蕴,症见小便量少,甚至无尿、呕吐、烦躁、神昏者,治宜《备急千金要方》温脾汤合吴茱萸汤,以温补脾肾,和胃降浊。

(张 琴)

第四节 阳 痿

阳痿是指性交时阴茎不能勃起,或勃起不能维持,以致不能完成性交全过程的一种病证。多由于虚损、惊恐或湿热等原因致使宗筋失养而弛纵,引起阴茎萎弱不起,临房举而不坚。古代又称"阴痿""筋痿""阴器不用""不起"等。明代《慎斋遗二悟》始见阳痿病名,此后该病名逐渐被后世医家所沿用。勃起障碍亦是阳痿的同义词。

现存最早的中医文献《马王堆医书》,已对阳痿有了初步的认识。竹简《十问》认为生殖器官"与身俱生而先身死"的原因为"其使甚多,而无宽礼"。竹简《天下至道谈》指出性功能早衰的原因是"卒而暴用,不待其壮,不忍两热,是故亟伤"。这是对阳痿最早的病因学认识。帛书《养生方》和竹简《天下至道谈》认为勃起"不大""不坚""不热"的病机为肌(肤)、筋、气三者不至,而正常须"三至乃入"。这是对阳痿病机的最早论述。

阳痿一病,《黄帝内经》称为"阴痿"(《灵枢·邪气脏腑病形》)、"阴器不用"(《灵枢·经筋》),或"宗筋弛纵"(《素问·痿论》)。《黄帝内经》把阳痿的成因,归之于"气大衰而不起不用"(《素问·五常政大论》)、"热则筋弛纵不收,阴痿不用"(《灵枢·经筋》),认识到虚衰和邪热均可引起本病。《黄帝内经》认识到阳痿的发病与肝关系密切,为后世医家从肝论治阳痿提供了理论依据。其肾气理论,对补肾法治疗阳痿理论的形成有一定影响。

隋唐诸家多从劳伤、肾虚立论。如《诸病源候论·虚劳阴痿候》言,"劳伤于肾,肾虚不能荣于阴器,故萎弱也。"孙思邈特别注重男子的阳气,认为阳气在男子性功能活动中,起着至关重要的作用,指出:"男子者,众阳所归,常居于燥,阳气游动,强力施泄,则成虚损损伤之病。"其治阳痿,多从温肾壮阳入手,并注重固护阴精,在其所列的约 30 首治阳痿方中,如五补丸、肾气丸、天雄丸、石硫黄散等,均以补肾壮阳药为主。《外台秘要·虚劳阴痿候》言,"病源肾开窍于阴,若劳伤于肾,肾虚不能荣于阴气,故痿弱也""五劳七伤阴痿,十年阳不起,皆繇少小房多损阳。"认识到阳痿是虚劳的一种病机反应,起于房劳伤肾,肾中精气亏损,阳气不足所致。故《外台秘要》在治疗上多选用菟丝子、蛇床子、肉苁蓉、续断、巴戟天等温肾壮阳、填精补髓之品。

宋明诸家对阳痿的理法方药大有发挥。《济生方·虚损》言,"五劳七伤,真阳衰惫……阳事不举。"进一步确认阳痿是虚劳所致。张景岳认为"肾者主水,受五脏六腑之精而藏之",倡"阳非有余,真阴不足"论,提出"壮水之主,以制阳光;益火之源,以消阴翳",在"六味""八味"启发下,创"阴中求阳""阳中求阴"之左归、右归,以峻补肾阴肾阳治疗阳痿,提出"凡男子阳痿不起,多由命门火衰,精气清冷……但火衰者,十居七八,而火盛者,仅有之耳"的著名论断。然而,亦有医家从肾虚论治阳痿之外另立法门,王纶在《明医杂著》中指出:"男子阳痿不起,古方多云命门火衰,精气虚冷,固有之矣。然亦有郁火甚而致痿者。"并主张肝经湿热和肝经燥热分别用龙胆泻肝汤和六味地黄丸治疗。

清代医家对阳痿的研究各有补充。《杂病源流犀烛·前阴后阴源流》指出:"又有精出非法,或就忍房事,有伤宗筋……又有失志之人抑郁伤肝,肝木不能疏达,亦致阴痿不起。"《类证治裁·阳痿》提出"先天精弱者"也可引起阳痿的观点。这些论述表明对阳痿成因的认识,越来越深入。《辨证录》主张阳痿应治心,创制"心包火大动"之莲心清火汤,治"君火先衰,不能自主"之起阴汤,治"心火抑郁而不开"之宣志汤、启阳娱心丹,治"心包火衰"之救阳汤,善用莲子、远志、柏子仁、石菖蒲、酸枣仁、茯神等治疗阳痿。《临证指南医案》将阳痿分为 6 种证候,并分列治法:少壮及中年患者,色欲伤及肝肾,用峻补真元、兼血肉温润之品缓调之;恐惧伤肾,治宜固肾,稍佐升阳;思虑烦劳而成者,心脾肾兼治;郁损生阳者,必从胆治;湿热为患者,治用苦味坚阴,淡渗去湿,湿去热清而病退;阳明虚宗筋纵者,通补阳明。韩善征《阳痿论》重视辨证,以虚实论阳痿,反对滥用燥烈温补,指出:"独怪世之医家,一遇阳痿,不问虚实内外,概与温补燥热。若系阳虚,幸而偶中,遂自以为切病;凡遇阴虚及他因者,皆施此法,每用阴茎反见强硬,流精不止,而为强中者;且有坐受温热之酷烈,而精枯液涸以死者。"说明古代医家已经认识到不问病机,但求温肾壮阳之危害。至此,阳痿的理法方药已具有相当丰富的内容。

西医学的功能性勃起功能障碍,血管、神经、内分泌等因素引起的器质性勃起功能障碍和某些慢性疾病表现有阳痿症状者,可参考本节内容进行辨证施治。

一、病因病机

阳痿乃宗筋失养而弛纵。有由于恣情纵欲,耗伤真元,命门火衰,宗筋失于温煦而致;有因先天禀弱或后天食少,禀赋不足而引起;有由于忧思气结,伤及肝脾,精微失布,宗筋失养而引起;有因湿热侵袭,或内蕴湿热,循肝经下注宗筋,宗筋弛纵而引起;还有因瘀血阻塞阳道而致者。上述种种原因均可导致阳痿,其病机各有特点。

(一)命门火衰

多由房劳过度,或少年误犯手淫,以致精气虚损,命门火衰引起阳事不举。《诸病源候论·虚劳阴痿候》言,"劳伤于肾,肾虚不能荣于阴器,故萎弱也。"

(二)抑郁伤肝

情志不遂,所愿不得,或悲伤过度,郁郁寡欢,致肝气郁结;暴怒气逆,肝疏泄太过,均可致肝失条达,气血不畅,宗筋失充,致阳痿不举。《素问·痿论》篇曰:"思想无穷,所愿不得,意淫于外,入房太甚,宗筋弛纵,发为筋痿,乃为白淫。"《杂病源流犀烛·前阴后阴源流》曰:"又有失志之人,抑郁伤肝,肝木不能舒达,亦致阴痿不起。"

(三)湿热下注

水道失畅,水湿留滞经络,郁久变生湿热;过食肥甘,嗜酒过度,亦可变生湿热,浸淫肝经,下注宗筋,而致阳痿。《灵枢·经筋》曰:"伤于热则筋弛纵不收,阴痿不用。"《临证指南医案·阳痿》曰:"更有湿热为患者,宗筋弛纵而不坚。"《类证治裁》曰:"亦有湿热下注,宗筋弛纵而致阳痿者。"郭诚勋《证治针经》曰:"湿热为患,宗筋必弛纵而不坚举。"

(四)阳明受损

思虑忧郁,损伤心脾,则病及阳明、冲脉。且脾胃为水谷之海,生化之源,脾胃虚必致气血不足,宗筋失养,而导致阳痿。《素问·痿论》篇曰:"阳明者,五脏六腑之海,主润宗筋。"《景岳全书·阳痿》曰:"凡思虑焦劳忧郁太过者,多致阳痿,盖阳明总宗筋之会……若以忧思太过,抑损心脾则病及阳明冲脉,宗筋为精血之孔道,阳明实宗筋之化源,阳明衰则宗筋不振……气血亏而阳道斯不振矣。"

(五)血脉瘀滞

无论何种病因形成的瘀血,均可导致阳痿,因瘀血阻于络脉,宗筋失养,难以充盈,致阴器不用。《证治概要》曰:"阴茎以筋为体,宗筋亦赖气煦血濡,而后自强劲有力。"清代韩善征《阳痿论》曰:"盖跌仆则血妄行,每有瘀滞精窍,真阳之气难达阴茎,势遂不举。"

二、诊断与鉴别诊断

(一)诊断

凡男子阴茎痿弱不起,临房不举,或举而不坚,不能完成性事者,均可诊断为阳痿。

(二)鉴别诊断

1.老年生理性阳痿

此为正常的生理现象,应与病理性阳痿相鉴别。

2.勃起不坚

通常是指在性交时,射精之前阴茎勃起不坚硬,但可完成性交过程。往往因性交勃起不坚硬求诊,与阳痿患者之阴茎不能纳入阴道或性交过程中因勃起不坚硬、勃起难以维持以致不能完成性交过程不同。

三、辨证

(一)辨证要点

1.辨别有火无火

阳痿而兼见面色㿠白、畏寒肢冷、舌淡苔白、脉沉细者,是为无火;阳痿而兼见烦躁易怒、小便黄赤、苔黄腻、脉濡数或弦数者,是为有火。其中辨证的依据,以脉象、舌苔为主。

2.分清虚实

由于恣情纵欲、思虑、抑郁、惊恐所伤者,多为脾肾亏虚,命门火衰,属于虚证;由于肝郁化火,湿热下注,瘀血阻络致宗筋弛纵者,属于实证。青壮年多实证,老年人多虚证。

3.明辨病位

因病因涉及的部位不同,阳痿的病位亦不同。因郁、怒等情志所伤者,病位在肝;湿热外袭者,病位多在肝经;内蕴湿热者,往往先犯脾,后侮肝;房室劳伤、命门火衰者,则病在肾。临床上有时单一脏腑发病,亦可累及多个脏腑经络。

此外,阳痿尚有虚寒和虚热证者。阳痿虚寒证,多表现为命门火衰,临床可兼见腰膝酸冷、肢体畏寒、夜尿频作、小便清长、舌质淡、脉沉细迟。阳痿虚热证,多表现为肾阴亏虚、阴虚火旺,临床可兼见五心烦热、潮热盗汗、舌质红、舌苔薄黄或剥脱、脉象细数。

（二）证候

1.命门火衰

症状:阳事不举,精薄清冷,头晕耳鸣,面色㿠白,精神萎靡,腰膝酸软,畏寒肢冷。舌淡苔白,脉沉细。

病机分析:恣情纵欲,斫丧太过,精气亏虚,命门火衰,故见阳事不举,精薄清冷;肾精亏耗,髓海空虚,故见头晕耳鸣,五脏之精气不能上荣于面,故见面色㿠白;腰为肾之府,精气亏乏,故见腰膝酸软;精神萎靡、畏寒肢冷、舌淡苔白、脉沉细,均为命门火衰之象。

2.抑郁伤肝

症状:阳痿伴见胸胁胀满,或窜痛,善太息,情志抑郁,咽部如物梗阻。舌淡少苔,脉弦。

病机分析:肝主宗筋,肝气抑郁可致阳痿;肝主疏泄,疏泄不及则为肝气郁结,情志抑郁不畅;肝为刚脏,其性躁烈,肝气郁结,气机紊乱则胸胁窜痛或胀满;气机不畅,阻于咽部则为梅核气;脉弦为肝气郁结的表现。阳痿之肝气郁结证患者,往往平素多疑善虑,性情懦弱,难以抵制外界之情志刺激。

3.湿热下注

症状:阴茎痿软,阴囊潮湿、臊臭,下肢酸困,小便黄赤。苔黄腻,脉濡数。

病机分析:湿热下注,宗筋弛纵,故见阴茎痿软;湿阻下焦,故见阴囊潮湿、下肢酸困;热蕴于内,故见小便黄赤、阴囊臊臭;苔黄腻、脉濡数,均为湿热内阻之征。

4.阳明受损

症状:阳事不举,面色欠华,纳少腹胀,少气懒言。舌淡苔白,脉缓弱。

病机分析:阳明主胃,胃为水谷之海,主化营卫而润宗筋,饮食劳倦或思虑过度伤及脾胃,气血生化受损,宗筋失润,故"阳道外衰";脾主运化,运化失职则纳少、腹胀,饭后尤甚;脾虚精微无以敷布,则面色萎黄或㿠白;舌淡苔白、脉缓弱,均为脾胃气虚之征象。

5.血脉瘀滞

症状:阳痿不举,面色黧黑,阴茎色泽紫暗发凉或睾丸刺痛。舌紫暗或有瘀斑,舌下静脉怒张,脉涩。

病机分析:跌打损伤,或强力入房,久病伤络,气血运行不畅,瘀血阻滞阴茎脉络,不能充盈宗筋,宗筋失其润养而难振;经络不通,瘀血阻于睾丸,则阳痿伴见睾丸刺痛;舌质紫暗或有瘀斑、瘀点、脉涩是瘀血阻络典型的征象。

四、治疗

(一)治疗原则

阳痿属虚者宜补,属实者宜泻,有火者宜清,无火者宜温。命门火衰者,阳气既虚,真阴多损,且肾恶燥,故温补之法,忌纯用刚热燥涩之剂,宜血肉温润之品。肝气郁结者,应以疏达肝气为主。湿热下注者,治用苦味坚阴,淡渗祛湿,即《黄帝内经》所谓"肾欲坚,急食苦以坚之"的原则。瘀血阻络者,以活血通络为治。

阳痿单纯由命门火衰所致者,临床上并不多见。若阳痿他证误用温肾壮火治疗,则可导致复杂的变证。如肝气郁结误用壮阳,则可肝郁化火,抑或徒伤肝肾之阴;肝经湿热误用壮阳,犹如火上加炭,使肝木焦萎;瘀血阻络误用壮阳,则伤津耗血,血液黏稠,血行更加不畅,反加重阳痿,临床尤应注意。

(二)治法方药

1.命门火衰

治法:温补下元。

方药:可选用右归丸、赞育丹、扶命生火丹、壮火丹等。诸方中既有温肾壮阳的药物,如鹿角胶、菟丝子、淫羊藿、肉苁蓉、韭子、蛇床子、杜仲、附子、肉桂、仙茅、巴戟天、鹿茸、补骨脂等,又配伍养血滋阴的药物,如熟地黄、当归、枸杞子、山茱萸、五味子等,以达到阴阳相济的目的,所谓"阳得阴助而生化无穷"。若火不甚衰,只因气血薄弱者,治宜左归丸、全鹿丸、火土既济丹等。

2.抑郁伤肝

治法:疏肝解郁。

方药:逍遥散合四逆散加白蒺藜、紫梢花、川楝子、醋延胡索。方中柴胡、枳实、薄荷疏肝解郁;当归、白芍柔肝养阴;炙甘草缓肝之急;白蒺藜入肝经,通阳气;紫梢花入肝经,专治阳痿;川楝子、醋延胡索一入气分,一入血分,可疏肝解郁止痛。诸药合用,共奏疏肝理气治疗阳痿之功。

3.湿热下注

治法:清化湿热。

方药:龙胆泻肝汤加减。方中龙胆草、黄芩、栀子清肝泻火,柴胡疏肝达郁,木通、车前、泽泻清利湿热;当归、生地黄养阴、活血、凉血,与清热泻火药物配伍,泻中有补,使泻火之药不致苦燥伤阴。若症见梦中举阳,举则遗精,寐则盗汗,五心烦热,腰膝酸软,舌红少津,脉弦细数,为肝肾阴伤,虚火妄动,治宜滋阴降火,方用知柏地黄丸合大补阴丸加减。若症见阴囊潮湿,阳事不举,腰膝沉重,或腰冷而重,尿清便溏,舌苔白腻,脉濡缓,为阴湿伤阳,治用九仙灵应散外洗。

4.阳明受损

治法:补气、健脾、和胃。

方药:九香长春饮加减。方中九香虫为君药,健脾益胃,善治阳痿;露蜂房、人参健脾益气起痿;黄芪、白术、茯苓、泽泻运脾治湿,为臣药;山药、白芍药补脾益阴,防诸药之过,为佐药;桂枝醒脾通络,引药直达病所,炙甘草健脾和胃,调和诸药,为使药。诸药配伍,共奏治疗中焦气虚之阳痿的功效。

5.血脉瘀滞

治法:活血化瘀通络。

方药:蜈蚣达络汤加减。方中蜈蚣为君药,通瘀达络,走窜之力最强;川芎、丹参、赤芍、水蛭、九香虫、白僵蚕为臣药,助蜈蚣达络之力;柴胡理气、黄芪补气、紫梢花理气壮阳,共为佐药;牛膝引药下行为使药。诸药配伍,共奏理气活血、通瘀达络以治阳痿之效。亦可用血府逐瘀汤加水蛭、地龙、路路通。方中水蛭、地龙、路路通活血入络脉;当归、牛膝、红花、桃仁、赤芍、川芎养血活血化瘀;生地黄滋阴,柴胡疏肝理气;枳壳、桔梗、甘草宣利肺气,通利血脉。统观全方,共奏益气、和血、通络之功效。

(三)其他治法

1.单方验方

抗痿灵:蜈蚣18 g,当归、白芍、甘草各60 g,共研细末,分成40包,每服半包至1包,早晚各1次,空腹白酒或黄酒送服。15 d为1个疗程。

2.针灸

针灸对本病有较好的疗效,可以同时配合应用。常用的穴位有关元、中极、命门、三阴交等。

五、转归及预后

阳痿属功能性病变者,经过适宜的治疗后,大多数可以治愈或改善,预后良好。器质性阳痿的预后差异较大。

内分泌性阳痿,一旦确认系某种疾病所致(除先天性因素外),经相应治疗,其原发病改善后,阳痿也会得到纠正。血管性阳痿采用保守治疗,原发病得到妥善治疗后,预后会更好一些。药物性阳痿,在找出某种药物所致之后,根据病情程度,停药或换药后,性能力通常也会迅速恢复起来。

六、预防和护理

(一)舒情怀

青壮年阳痿多与精神情志有密切关系,因此,立志向,舒情怀,防郁怒,是预防阳痿的重要一环。情绪要开朗,清心寡欲,注意生活调摄,加强锻炼,以增强体质,提高抗病能力。

(二)调饮食

饮食有节,起居有常,不可以酒为浆,过食肥甘。以免湿热内生,酿成此患。

(三)节房劳

性生活是人类生活的一部分,不可无,亦不可过。切勿恣情纵欲,或手淫过度。在感到情绪不快、身体不适或性能力下降时,应暂时避免性的刺激,停止性生活一段时间,以保证性中枢和性器官得以调节和休息。

(四)积极治疗原发疾病

积极治疗可能引致阳痿的各种疾病。避免服用可能引起阳痿的药物。与此同时,配合妻子良好的精神护理,女方要体贴、谅解男方,帮助男方树立战胜疾病的勇气。

(张 琴)

第五节 遗 精

遗精是指不因性交而精液自行泄出,甚至频繁遗泄的病证。有梦而遗者,名为梦遗;无梦而遗,甚至清醒时精自滑出者,名为滑精,是遗精的两种轻重不同的证候。此外中医又有失精、精时自下、漏精、溢精、精漏、梦泄精、梦失精、梦泄、精滑等名称。

一、历史沿革

遗精之病早在《黄帝内经》中就有记载。如《灵枢·本神》有"恐惧而不解则伤精,精伤则骨酸痿厥,精时自下"之语,可见当时已认识到,惊恐等情志因素可致精液滑泄。汉代张仲景《金匮要略·血痹虚劳病脉证治》曰:"夫失精家,少腹弦急,阴头寒,目眩发落,脉极虚芤迟,为清谷、亡血、失精。脉得诸芤动微紧,男子失精……桂枝龙骨牡蛎汤主之。"文中指出了遗精得之于阴阳失调的证候及治疗方药,较《黄帝内经》更为全面。

隋代巢元方《诸病源候论·虚劳病诸候》明确提出遗精是由于肾气亏虚所致。如"虚劳失精候"说:"肾气虚损,不能藏精,故精漏失。""虚劳梦泄精候"又说:"肾虚,为邪所乘,邪客于阴则梦交接。肾藏精,今肾虚不能制精,因梦感动而泄也。"巢氏治疗多以补肾固精为主,为后世遗精多属肾虚的理论奠定了基础。

唐宋时期治疗遗精的方药已比较丰富。《备急千金要方·卷十九》载有治遗精方14首;《外台秘要·中卷十六》收录治虚劳失精方5首,虚劳梦泄精方10首;《普济本事方·卷三·膀胱疝气小肠精漏》载有治遗精方4首,该书正式提出遗精和梦遗的名称,其论述病因较为详细。如说:"梦遗有数种,下元虚惫,精不禁者,宜服茴香丸;年壮气盛,久节淫欲,经络壅滞者,宜服清心丸;有情欲动中,经所谓所愿不得,名曰白淫,宜良方茯苓散。正如瓶中煎汤,气盛盈溢者,如瓶中汤沸而溢;欲动心邪者,如瓶之倾侧而出;虚惫不禁者,如瓶中有罅而漏,不可一概用药也。"此实为遗精辨证论治的雏形。

金元时期对遗精病因病机有了更进一步的认识。如朱丹溪对遗精的病因,除承袭前人主虚之说外,进一步认识到也有实证,为湿热遗精提供了理论根据,他在《丹溪心法·遗精》强调:"精滑专主湿热,黄柏、知母降火,牡蛎粉、蛤粉燥湿。"对湿热所致遗精提出了具体治疗方法。

明代对遗精的认识,渐臻完善。戴思恭在《证治要诀·遗精》一书中将遗精的病因归纳为:"有用心过度,心不摄肾,以致失精者;有因思欲不遂,精色失位,输泻而出者;有欲太过,滑泄不禁者;有年壮气盛,久无色欲,精气满泄者。"并且提出:"失精梦泄,亦有经络热而得者,若心虚冷用热剂,则精愈失。"楼英在《医学纲目·卷二十九·梦遗白浊》总结先贤治疗遗精的方法有五:"用辰砂、磁石、龙骨之类,镇坠神之浮游,是其一也;其二,思想结成痰饮,迷于心窍而遗者,许学士用猪苓丸之类,导利其痰是也;其三,思想伤阴者,洁古珍珠粉丸,用蛤粉、黄柏降火补阴是也;其四,思想伤阳者,谦甫鹿茸、苁蓉、菟丝子等补阳是也;其五,阴阳俱虚者,丹溪治一形瘦人,便浊梦遗,作心虚治,用珍珠粉丸、定志丸服之,定志丸者,远志、菖蒲、茯苓、人参是也。"张景岳对遗精的证治归纳,更为全面。《景岳全书·遗精》言:"遗精之证有九:凡有所注恋而遗者,此精为神动也,其因在心;有欲事不遂而梦者,此精失其位也,其因在肾;有值劳倦即遗者,此筋力不胜,肝脾之气弱也;有因心思索过度辄遗者,此中气有不足,心脾之虚陷也;有因湿热下流,或相火妄动而遗者,此脾肾之火不清也;有无故滑而不禁者,此下元亏虚,肺、肾之不固也;有禀赋不足,而精易滑者,此先天元气之单薄也;有久服冷利等剂,以致元阳失守而滑泄者,此误药之所致也;有壮年气盛,久节房欲而遗者,此满而溢者也。凡此之类,是皆遗精之病。然心主神,肺主气,脾主湿,肝主疏泄,肾主闭藏,则凡此诸病五藏皆有所主,故治此者,亦当各求所因也。"又说:"凡心火盛者,当治心降火;相火盛者,当壮水滋阴;气陷者当升举;滑泄者当固涩;湿热相乘者,当分利;虚寒冷利者,当温补下元;元阳不足,精气两虚者,当专培根本。"这些论述和治疗法则至今仍有积极的临床意义。另外,明代王纶在《明医杂著·梦遗滑精》中指出:"梦遗滑精,世人多作肾虚治,而为补肾涩精之剂不效,殊不知此证多由脾虚,饮食厚味、痰火湿热之人多有之。"提出了遗精由脾胃湿热所致的新观点。

清代医家在继承明代医家理论基础上有了进一步发挥。提出有梦为心病,无梦为肾病的观点。《医学心悟·遗精》言:"梦而遗者,谓之梦遗;不梦而遗者,谓之精滑。大抵有梦者,由于相火之强,不梦者由于心肾之虚。然令人体薄火旺者,十中之一;虚弱者,十中之九。予因此二丸分主之,一天清心丸,泻火止遗之法也,一天十补丸,大补气血,俾气旺则能摄精也。"《临证指南医案·遗精》:"以有梦为心病,无梦为肾病,湿热为小肠膀胱病。夫精之藏制虽在肾,而精之主宰则在心。"这种以有梦无梦定脏腑之法,虽有一定道理,但从临床来看,不能以此作为判定脏腑部位的唯一标准,否则将形成治疗上的僵化。《张氏医通》在本病的辨证论治上有较大发挥。尤为可贵的是提倡根据年龄、体质等详辨寒热虚实,颇为切合临床实际。如"壮年火盛,多有流溢者,若以虚冷用热剂,则精愈失,滋肾丸加生地黄、茯神、枣仁、菖蒲;梦遗而为肝热胆寒,以肝火淫于外,魂不内守,故多淫梦失精,或时心悸,肥人多此,宜清肝不必补肾,温胆汤加人参、茯神、枣仁、莲肉;遗精腰痛,六味地黄丸加杜仲、五味、菟丝子、苁蓉;中年以后,还少丹;精气不足,呼吸短气,滑泄不禁,兼心脾气虚,饮食少进者,金锁玉关丸加参芪;脾肾俱虚,败精失道,精滑不固者,九龙丹去当归加萆薢、五味;然不若萃仙丸尤妙。"

综上所述,早在《黄帝内经》《伤寒杂病论》中对遗精就有了一定认识,历代医家对其病因病机不断完善和补充,至明清时期,在辨证论治方面更加具体,其治则和方药至今仍有临床意义。

二、范围

病理性遗精可见于西医学的性神经症、前列腺炎、阴茎包皮炎、精囊炎、精阜炎及某些慢性疾病,可以认为遗精只是某些疾病的临床症状,其临床表现与本证的特点相符者,均可参照本节辨证论治。

三、病因病机

本病病因较多,病机复杂,但其基本病机可概括为2点。一是火热或湿热之邪循经下扰精室,开合失度,以致精液因邪扰而外泄,病变与心肝脾关系最为密切;二是因脾肾本身亏虚,失于封藏固摄之职,以致精关失守,精不能闭藏,因虚而精液滑脱不固,病变主要涉及脾肾。

(一)肾虚不藏

恣情纵欲:青年早婚,房事过度,或少年频犯手淫,导致肾精亏耗。肾阴虚者,多因阴虚火旺,相火偏盛,扰动精室,使封藏失职;肾气虚者,多因肾气不能固摄,精关失约而出现自遗。《医贯·梦遗并滑精》言:"肾之阴虚则精不藏,肝之阳强则火不秘,以不秘之火,加临不藏之精,除不梦,梦即泄矣。"《证治要诀·遗精》言:"有色欲太过,而滑泄不禁者。"前者是属于阴虚阳亢,后者是属于阴阳两虚,下元虚惫。

禀赋不足:先天不足,禀赋素亏,下元虚惫,精关不固,易于滑泄。如《景岳全书·遗精》言:"有素禀不足,而精易滑者。此先天元气单薄也。"

(二)君相火旺

劳心过度:劳神太过,心阴暗耗,心阳独亢,心火不能下交于肾,肾水不能上济于心,心肾不交,水亏火旺,扰动精室而遗。如《证治要诀·遗精》言:"有用心过度,心不摄肾,以致失精者。"《折肱漫录·遗精》也说:"梦遗之证,其因不同……非必尽因色欲过度,以致滑泄,大半起于心肾不交。凡人用心太过则火亢而上,火亢则水不升,而心肾不交,士子读书过劳,功名心急者每有此病。"

妄想不遂:心有妄想,所欲不遂,心神不宁,君火偏亢,相火妄动,亦能促使精液自遗。正如《金匮翼·梦遗滑精》所言,"动于心者,神摇于上,则相遗于下也。"

(三)气不摄精

思虑过度,损伤心脾,或饮食不节,脾虚气陷,失于固摄,精关不固,精液遗泄。正如《景岳全书·遗精》言,"有因用心思虑过度辄遗者,此中气不足,心脾之虚陷也。"

(四)湿热痰火下注

饮食不节,醇酒厚味,损伤脾胃,酿湿生热,或蕴痰化火,湿热痰火,流注于下,扰动精室,亦可发生精液自遗。正如《杂病源流犀烛·遗泄源流》所言,"有因饮酒厚味太过,痰火为殃者……有因脾胃湿热,气不化清,而分注膀胱者,亦浑浊稠厚,阴火一动,精随而出。"

综上所述,遗精的发病机制,主要责之于心、肝、脾、肾四脏,且多由于房事不节,先天不足,用心过度,思欲不遂,饮食不节等原因引起。

四、诊断与鉴别诊断

(一)诊断

每星期2次以上,或一天数次,在睡梦中发生遗泄,或在清醒时精白滑出,并有头昏、耳鸣、精神萎靡、腰酸腿软等症状,即可诊断为遗精。

(二)鉴别诊断

1.生理性溢精

一般未婚成年男子或婚后长期分居者,平均每月遗精1~2次或虽偶有次数稍增多,但不伴有其他症状者,均为生理性溢精。正如《景岳全书·遗精》言:"有壮年气盛,久节房欲而遗者,此满而溢者也。"又曰:"若满而溢者,则去者自去,生者自生,势出自然,无足为意也。"此时无须进行治疗,应多了解性知识,消除不必要的紧张恐惧心理。病理性遗精则为每星期两次以上,甚则每晚遗精数次。

2.早泄

早泄是指男子在性交时阴茎刚插入阴道或尚未进入阴道即泄精,以致不能完成正常性交过程。其诊断要点在于性交时出现早射精。而遗精则是在非人为情况下频繁出现精液遗泄,当进行性交时,却可能是完全正常的。其诊断要点在于非人为情况下精液遗泄,但以睡眠梦中多见。有时临床上两者可同时并存。

3.小便尿精

小便尿精是精液随尿排出,或排尿结束后又流出精液,尿色正常而不浑浊。古人将本病归于"便浊""白浊""白淫""淋浊"等范畴。其诊断要点是精液和尿同时排出或尿后流出精液。多因酒色无度、阴虚阳亢、湿热扰动精室、脾肾气虚等引起。

4.尿道球腺分泌物

当性兴奋时尿道外口排出少量黏稠无色的分泌物。其镜下虽偶见有精子,但并非精液,故要与遗精相鉴别。

5.前列腺溢液

某些中青年,因纵欲、酗酒、禁欲、手淫等,致使前列腺充血,腺泡分泌增加,腺管松弛扩张,在搬重物、惊吓、大便用力时,腹压增加,会阴肌肉松弛,会有数量不等的白色分泌物流出,称为前列腺溢液,亦称前列腺漏。

五、辨证

(一)辨证要点

1.审察病位

一般认为用心过度,或杂念妄想,君相火旺,引起遗精的多为心病;精关不固,无梦遗泄的多为肾病。故前人有"有梦为心病,无梦为肾病"之说。但还须结合发病的新久,以及脉证的表现等,才能正确地辨别病位。

2.分清虚实

初起以实证为多,日久则以虚证为多。实证以君相火旺及湿热痰火下注,扰动精室者为主;虚证则属肾虚不固,脾虚气不摄精,封藏失职。若虚而有热象者,多为阴虚火旺。

3.辨别阴阳

遗精属于肾虚不藏者,又当辨别偏于阴虚,还是偏于阳虚。偏于阴虚者,多见头昏目眩,腰酸耳鸣,舌质红,脉细数;偏于阳虚者,多见面白少华,畏寒肢冷,舌质淡,脉沉细。

4.洞察转归

遗精的发生发展与体质、病程、治疗恰当与否有密切关系。病变初期及青壮年患者多为火盛或湿热所致,此时若及时清泻则可邪退病愈;遗精日久必耗伤肾阴,甚则阴损及阳,阴阳俱虚,此时可导致阳痿、早泄、男子不育等。故对遗精日久不愈、有明显虚象或年老体衰者,治疗又当以补血为主。若治疗后遗精次数减少,体质渐强,全身症状减轻,则为病势好转,病将痊愈之象。

(二)证候

1.心肾不交

症状:每多梦中遗精,次日头昏且晕,心悸,精神不振,体倦无力,小便短黄而有热感。舌质红,脉细数。

病机分析:君火亢盛、心阴暗耗,心火不能下交于肾、肾水不能上济于心,水亏火旺,扰动精室,致精液走泄;心火偏亢,火热耗伤心营,营虚不能养心则心惊;外不能充养肌体,则体倦无力,精神不振;上不能奉养于脑,则头昏且晕;小便短黄而有热感,乃属心火下移小肠,热入膀胱之征;舌质红,脉细数,均为心营被耗,阴血不足之象。

2.肾阴亏虚

症状:遗精,头昏目眩,耳鸣腰酸,神疲乏力,形体瘦弱。舌红少津,脉弦细带数。

病机分析:恣情纵欲,耗伤肾阴,肾阴虚则相火妄动,干扰精室,致使封藏失职,精液泄出;肾虚于下,真阴暗耗,则精气营血俱不足,不能上承,故见头昏、目眩;不能充养肌肉,则形体瘦弱,神疲乏力;腰为肾之府,肾虚则腰酸;肾开窍于耳,肾亏则耳鸣;舌红少苔,脉弦细带数,均为阴虚内热之象。

3.肾气不固

症状:滑精频作,面白少华,精神萎靡,畏寒肢冷。舌质淡,苔白,脉沉细而弱。

病机分析:病久不愈,阴精内涸,阴伤及阳,以致下元虚惫,气失所摄,肾关因而不固,故滑精频作;其真阴亏耗,元阳虚衰,五脏之精华不能上荣于面,则面白少华,精神萎靡,畏寒肢冷;舌淡、苔白,脉沉细而弱,均为元阳已虚,气血不足之征。

4.脾虚不摄

症状:遗精频作,劳则加重,甚则滑精,精液清稀,伴食少便溏,少气懒言,面色少华,身倦乏力。舌淡,苔薄白,脉虚无力。

病机分析:脾气亏虚,精失固摄,而见遗精频作;劳则更伤中气,气虚不摄,精关不固,则见滑精;频繁遗滑,故精液清稀;脾气亏虚,不能化成气血,心脉失养故心悸,气短,面色无华;脾虚气陷,无力升举故食少便溏,少气懒言;舌淡苔薄白,脉虚无力,均为脾气亏虚之象。

5.肝火偏盛

症状:多为梦中遗泄,阳物易举,烦躁易怒,胸胁不舒,面红目赤,口苦咽干,小便短赤。舌红,苔黄,脉弦数。

病机分析:肝胆经绕阴器,肾脉上贯肝,两脏经络相连,如情志不遂,肝失条达,气郁化火,扰动精舍,则引起遗精;肝火亢盛,则阳物易举,烦躁易怒,胸胁不舒;肝火上逆则面红目赤,口苦咽干;小便短赤,舌红苔黄,脉来弦数,均为肝火偏盛之征。

6.湿热下注

症状:遗精频作,或尿时有精液外流,口苦或渴,小便热赤。苔黄腻,脉濡数。

病机分析:湿热下注,扰动精室,则遗精频作,甚则尿时流精;湿热上蒸,则口苦而渴;湿热下注膀胱,则小便热赤;苔黄腻,脉濡数,均为内有湿热之象。

7.痰火内蕴

症状:遗精频作,胸闷脘胀,口苦痰多,小便热赤不爽,少腹及阴部作胀。苔黄腻,脉滑数。

病机分析:痰火扰动精舍,故见遗精频作;痰火郁结中焦,故见胸闷脘胀,口苦痰多;痰火互结下焦,故见小便热赤不爽,少腹及阴部作胀;苔黄腻,脉滑数,均为痰火内蕴之征。

六、治疗

(一)治疗原则

遗精的基本病机包括两个方面:一是火邪或湿热之邪,扰及精室;二是正气亏虚,精关不固。治疗遗精切忌只用固肾涩精一法,而应该分清虚实,实证以清泄为主;虚证方可补肾固精。同时还应区分阴虚阳虚的不同情况,而分别采用滋养肾阴及温补肾阳的治法。至于虚而有热者,又当予以养阴清火,审证施治。

(二)治法方药

1.心肾不交

治法:清心滋肾,交通心肾。

方药:三才封髓丹加黄连、灯心草之类。方中天冬补肺,地黄滋肾,金水相生也;黄柏泻相火,黄连、灯心草清心泻火,俾水升火降,心肾交泰,则遗泄自止。若所欲不遂,心神不安,君火偏亢,相火妄动,干扰精室,而精液泄出者,宜养心安神,以安神定志丸治之。

2.肾阴亏虚

治法:壮水制火,佐以固涩。

方药:知柏地黄丸合水陆二仙丹化裁。方中知母、黄柏泻火,牡丹皮清热,地黄、怀山药、山茱萸、芡实、金樱子填精止遗。若遗精频作,日久不愈者,用金锁固精丸以固肾摄精。

3.肾气不固

治法:补肾固精。

方药:偏于阴虚者,用六味地黄丸,以滋养肾阴;偏于阳虚者,用济生秘精丸和斑龙丸主之。前者偏于温涩,后者温补之力尤胜。

4.脾虚不摄

治法:益气健脾,摄精止遗。

方药:妙香散合水陆二仙丹或补中益气汤加减。方中人参、黄芪益气健脾生精;怀山药、茯苓健脾补中,兼以安神,远志、辰砂清心调神;木香调气;桔梗升清;芡实、金樱子摄精止遗。若以中气下陷为主可用补中益气汤加减。

5.肝火偏盛

治法:清肝泻火。

方药:龙胆泻肝汤加减。方中龙胆草直折肝火,栀子、黄芩清肝,柴胡疏肝,当归、生地黄滋养肝血,泽泻、车前子、木通导湿热下行,肝火平则精宫自宁。久病肝肾阴虚者,可去木通、泽泻、车前子、柴胡等,酌加何首乌、女贞子、白芍等滋养肝肾之品。

6.湿热下注

治法:清热化湿。

方药:猪肚丸。猪肚益胃,白术健脾,苦参、牡蛎清热固涩,尚可酌加车前子、泽泻、猪苓、黄柏、萆薢等,以增强清热化湿之力。

7.痰火内蕴

治法:化痰清火。

方药:猪苓丸加味。方中半夏化痰,猪苓利湿。还可加黄柏、黄连、蛤粉等泻火豁痰之品。如患者尿时不爽,少腹及阴部作胀,为病久夹有瘀热之征,可加败酱草、赤芍以化瘀清热。

七、转归及预后

遗精初起,尤其是青壮年、体质强壮者,多为实证,此时一经清泻,往往邪退遗精自止。若不及时治疗或用补益固涩则邪热更盛,反致遗精频作。遗精日久不愈,肾精亏耗,可逐渐转变为虚证。在病机演变过程中还可见虚实夹杂,或阴虚兼火旺,或脾肾虚兼湿热痰火等。日久阴损及阳,造成阴阳俱损,可进一步导致阳痿、早泄等性功能障碍。遗精若能及时用药物及精神调治,多可治愈,预后一般良好。

八、预防和护理

(1)注意精神调养,排除杂念,清心寡欲,是治疗本病的关键。

(2)避免过度的脑力紧张,丰富文体活动,适当参加体力劳动。

(3)注意生活起居,节制性欲,戒除手淫,夜晚进食不宜过饱,睡前用温水洗脚,养成仰卧的习惯,被褥不宜过厚,脚部不宜盖得太暖,衬裤不宜过紧。

(4)少食辛辣刺激性食品如烟、酒、咖啡等。

(5)正确对待遗精。出现遗精后,应首先分清是生理现象还是病理性遗精。生理性遗精可不必治疗;病理性遗精,则应及时就诊,弄清疾病的原因,针对其病因进行调理,一般效果均较理想。

(张 琴)

第六节　遗　　尿

遗尿是指在睡眠中小便自遗,醒后方知的疾病,也称尿床。临床上,以儿童为多见,成年男女也可以有此疾病。有些成年人因不好意思就诊,故常常使病情拖延很长时间,造成治疗上十分困难。

现代医学认为,遗传、熟睡或做梦、精神因素、尿路病变、下尿路梗阻及不稳定性膀胱等均可引起遗尿。

《素问·宣明五气论》言"膀胱不利为癃,不约为遗溺"。又《咳论》言:"膀胱咳状,咳而遗溺"。《灵枢·本输》言:"虚则遗溺,遗溺则补之"。遗溺与遗尿同。

遗尿一词最早见于《伤寒论》。在"辨阳明病脉证并治"中说"三阳合病,腹满身重,难以转侧,口不仁,面垢,谵语遗尿"。又"辨太阳病脉证并治"中说"若被下者,小便不利,直视失溲"。这种与高热昏迷联系在一起的"遗尿""失溲",主要是指外感热病危重阶段出现的尿失禁,实际上是属于广义之遗尿。

狭义之遗尿也称尿床。最早见于隋代巢元方《诸病源候论·尿床候》,且巢氏有指出:"夫人有于睡眠不觉尿出者,是其禀质阴气偏盛,阳气偏虚也"。唐代孙思邈《备急千金要方》把遗尿、遗溺、小便失禁、尿床并列为名。至《仁斋直指附遗方论》提出了遗尿和尿床的不同概念,认为:"出而不禁为之遗尿;睡里自出,谓之尿床"。此处遗尿实际上就是指小便不禁。

明代张介宾所称之遗溺亦是广义的。《景岳全书·遗溺》言,"遗溺一症,有自遗者,以睡中而遗失也;有不禁者,以气门不固而频数不能禁也;又有气脱于上,则下焦不约而遗失不知者"。又如清代何梦瑶《医碥·遗尿小便不禁》言,"不知而出为遗;知而不能忍为不禁,比小便数为甚,故另为一类"。从内涵分析,"不知而出为遗"还包括睡熟中遗溺和昏迷中遗溺。

近代才把昏迷中的遗溺归入尿失禁,而遗尿只是指睡熟中的遗溺,即本节所讨论的内容。

一、病因病机

根据历代医家所述,遗尿的病因病机可以归纳以下几个方面:①心肾虚热,心气亏损,或者心肾不交,每致传送失度,水液无制,而为遗尿;②肝肾积热,肾督经脉虚衰,失于固摄,肝气失于疏泄,无以调节尿道之开启,则为遗尿;③湿热蕴结于里,下注膀胱,膀胱失约,亦可导致遗尿。

遗尿的病因病机与五脏虚损关系密切。肺虚不能化气,脾虚中气下陷,心虚小肠传送失度,肝失疏泄而开启失常,最终使肾虚不能温化水液而尿出不知。

二、诊断要点

遗尿的诊断依据。

(1)三岁以上儿童,或成年人,在睡眠中小便自遗,或者有梦自遗,醒后方知。

(2)凡属功能性遗尿,中医有较好的疗效,但若经 1 个月左右的治疗,效果不显著者,应转西医进一步查明原因,以排除器质性病变。

三、类证鉴别

遗尿须与下列病证作鉴别。

(一)小便不禁

此为在平时清醒状态下,小便不随意流出。而一旦咳嗽较剧,直立过久,行走过多,心急,大笑,高声,惊吓时尿自出。大多数见于女性及老年人。在昏迷时小便自遗亦属小便不禁,与睡熟中的小便尿床是容易鉴别的。

(二)膀胱咳

在咳嗽剧烈时,小便自遗,而咳嗽痊愈后,小便自遗亦见消失。

四、辨证论治

(一)辨证要点

1.辨病程长短

遗尿多见于儿童。随着年龄的增长,肾气渐充而自愈。乃至成年尚未愈者,这与体质素弱或与大病以后气血亏损有关。因此,病程之长短常能反映病情的一定变化。

如幼年病程短者,显系幼稚气阳未充。发病至年少者则为生长发育不够健全,理宜积极调理。而病程长于成年者,则为身体衰弱,气阳不能固守,当应积极治疗。所以,本病病程长者,病情多较重。

2.辨寒热虚实

遗尿以五脏虚亏见多,故常表现出阳衰寒象,如形体怯冷,小便清长,腰脊酸软而感寒冷,肢末不温,或者见有大便稀溏,舌质淡,苔白,脉象沉细无力。而心肾不交则表现热象,如阴虚潮热,心烦,口咽干燥,手心足心烦热,小便短黄,舌质红,苔少或光,脉象细数。因湿热下注而表现热象,口苦口干,心烦呕恶,胸腹胀满,舌苔黄腻,脉象濡滑而数。病程中也可出现虚实互见,寒热错杂,应注意详辨施治。

(二)治疗原则

遗尿的治疗以虚则以补,热则以清为原则。当然须佐以固涩之品。但补益固涩,又以无实邪,湿热清为前提,有时清中固涩,常常互用,可见用药配伍得当是十分重要的。

(三)分证论治

1.肾督虚损

证候:神疲怯寒,小便自遗,头晕眼花,腰膝酸痛,脊背酸楚,两足无力,舌淡苔白,脉细无力。

治法:补肾填精。

方药:菟丝子煎合缩泉丸加减。菟丝子、补骨脂各15 g,小茴香、桑螵蛸、覆盆子各10 g,益智仁、当归、乌药、山药各10 g。

若少腹不温,乏力恶寒,加制附片、肉桂各6 g;若脘腹作胀、纳食减少,加神曲、砂仁各10 g。

2.心肾虚热

证候:夜寐遗尿,精神不振,形体消瘦,寐不安宁,心烦而溲数淋沥,舌苔薄,舌尖有红刺,脉沉细而数。

治法:补心肾,清虚热。

方药:桑螵蛸散。人参、茯神、远志各15 g,菖蒲12 g,龟甲、桑螵蛸、龙骨各30 g。

若心肾不交,而夜寐不安者,可加交泰丸;若肾阴虚,而相火偏亢,加滋水清肝饮,另加益智仁、山药各 10 g,五味子 6 g。

3.湿热下注

证候:夜寐遗尿,小便频数,淋沥短涩,且有灼热感,舌偏红,苔薄腻,脉细滑而数。

治法:清利湿热。

方药:八正散加减。瞿麦、萹蓄、车前子各 10 g,大黄 6 g,栀子、滑石各 12 g,生草梢 5 g,灯心草、山药、桑螵蛸、菟丝子各 15 g。

若湿热较盛,加白茅根、石韦各 15 g;若湿热伤阴,加知母、黄柏、麦冬各 10 g。

五、其他疗法

(一)单方验方

(1)蜂房焙干研末,每服 3～5 g,加白糖少许,开水冲服,每天 2 次。

(2)白薇散:白薇、白蔹、白芍各 30 g。以上各药捣细末为散,每于食前以粥饮调下 6 g。主要适用于湿热内盛或下注于膀胱之遗尿。

(3)秘元丹:白龙骨 90 g,诃子 10 个去核,缩砂仁 30 g 去皮。上药为末,糯米粥丸梧桐子大,每服 50 g,空心盐酒下。适用于内虚里寒的遗尿。

(4)遗尿汤:桑螵蛸、黄芪、龙骨各 15 g,肉桂 6 g,水煎服,每天 1 剂,分两次服。功效补肾固肾。主治肾气不足、下元虚冷、膀胱失约所致遗尿。

(5)固本止遗汤:党参、白术、菟丝子、枸杞子、当归各 6 g,黄芪、山药、五味子、覆盆子各 9 g,肉桂 2 g,小茴香 3 g。上药用于清水泡 20 min,再用文火煎 30 min,每剂煎 2 次。以上为 10 岁小儿用量,年龄小于 10 岁者酌减,大于 10 岁者酌增,每天 1 剂,将煎好的药液混匀,早晚各服 1 次。功效益气健脾,温肾止遗。主治小儿及成人遗尿。

(二)食疗

(1)鸡肠散:黄雄鸡肠 4 具,切碎,净洗,炙令黄熟;肉苁蓉、苦参、赤石脂、白石脂、黄连各 150 g,捣罗同研匀细为散,每次服 6 g,酒调,食前服,白天服 2 次,睡前服 1 次。适用于肾气不固,而心火偏盛之遗尿。

(2)猪肚 1 具,莲子 150 g,同煮至稀烂,食用。主要适用于脾气不足之遗尿。

(3)洋参猪腰:西洋参、龙眼干各 15 g,猪腰 1 对。以上 3 样蒸熟食用。治疗小儿遗尿。

(4)龙骨鸡蛋:生龙骨 30 g,鸡蛋若干。将生龙骨加水适量煎煮,取汤煮荷包鸡蛋。3 岁以下每次 1 个,3 岁以上每次 2 个,每晚服 1 次。第 2 次煎龙骨时,可加入第 1 次煮后之龙骨汤煎,如此逐日加入,连用 3～6 d。功效镇心安神,收敛固涩。治疗小儿遗尿。

(5)复方猪脬汤:鲜猪脬 2 个,茯苓、桂圆肉各 30 g。将猪脬反复清洗干净,后 2 味药共研末,每取药末 30 g 装入猪脬内,置于碗上,上蒸笼蒸 2～3 h。睡前将猪脬同药一起吃尽,第 2 天晚上再吃 1 次。功效健脾固肾。主治遗尿症。

(三)外治法

1.脐疗法

丁香、肉桂各 3 g。将两者研细,与米饭适量共捣成泥,作成小饼,每晚敷于肚脐上。功效补火助阳。治疗遗尿。

2.针灸疗法

针刺气海、太渊、足三里、三阴交,用补法,并配合艾灸,每天1次,适用于脾肺气虚所致遗尿。

3.穴位埋线疗法

在百会穴行常规消毒,埋入000~001号羊肠线2mm,30 d 1次,1~2次即可。

(张 琴)

第七节 尿 浊

尿浊是指小便混浊,白如泔浆,尿时无疼痛感为主证,其中尿出白如泔水者称白浊,而色赤者称赤浊。

尿浊主要见于现代医学的乳糜尿,另外也有少数结核、肿瘤等。

《素问·至真要大论》曰"诸转反戾,水液浑浊,皆属于热"。水液浑浊包括尿液浑浊。《中藏经》将小便浑浊归在淋证门中,说"小便数而色白如泔"。称为冷淋,与此相反,"小便涩而赤色如血"称为热淋。《诸病源候论》列出《虚劳小便白浊候》,所以说巢元方首先列出白浊病名。

至元代《世医得效方》将本病称漩浊,且列出"心浊""脾浊""肾浊"等类型和病名,而朱丹溪更加明显地称为"赤白浊",明代戴思恭著《证治要诀》,认为尿浊有赤白之别,而精浊也有赤白之别。

明代张介宾《景岳全书》对本病有详细的论述,在论证时将尿浊称之为"溺白",而清代《证治汇补》又将本病称之为"便浊"。尿浊的产生,初起多由湿热,《医学正传·便浊遗精》说"夫便浊之证,因脾胃之湿热下流,渗入膀胱,故使便溲或白或赤而浑浊不清也"。尿浊日久,可导致心、脾、肾受伤,《证治汇补·便浊》说"又有思虑伤心者,房欲伤肾者,脾虚下陷者"。可根据虚实的不同,选用通利和补益等法。

一、病因病机

(一)多食肥甘

酿生湿热,湿热久蕴而成浊邪,浊气下流渗入膀胱而尿浑浊。湿浊化热损及血络而成赤浊。或酗酒嗜肥,抑郁暴怒,致使肝胆湿热内生,湿热流注下焦,浊气渗入膀胱,故而小便黄赤浑浊。

(二)脾虚下陷

脾虚下陷是浊证中的虚证,故反复发作,尤在疲劳时易复发。脾虚不能统摄精微故尿浊如泔水;脾虚不运则精微渗入膀胱故尿中油珠,光彩不定。病情加重则脾不统血,尿浊与血混而流出成赤浊。或因过食肥甘生冷之物,滞而不化等原因,皆令湿浊停聚,不得消散,凝而为痰,痰浊内蕴下注,致使清浊不泌,产生尿浊。

(三)思虑于遂,或劳欲过度,或淋病过用通利,损及心肾气阴

使虚火甚于上,肾水亏于下,心肾不交,水火失济。《丹溪心法》曰:"人之五脏六腑,俱各有精,然肾为藏精之府,而听命于心,贵乎水火升降,精气内持。若调摄失宜,思虑不节,嗜欲过度,水火不交,精元失守,由是而为赤白浊之患。"

(四)劳倦淫欲过度,或久病不复,耗伤精气,致使肾阳衰微

命门火衰,犹釜底之无薪,气化不行,开合不利,膀胱虚冷,精气下流,故溺下白浊如凝脂。肾

为水脏,内寓相火,肾阴亏损,阴不涵阳则相火亢盛,水道不清,故尿下黄浊。

二、诊断要点

尿浊的诊断依据如下。

(1)以尿道流出浑浊尿液为主要特征,一般无排尿频急或尿道涩痛症状。

(2)临床上遇有白色浑浊尿液、豆浆或牛奶样尿液或有乳糜血尿患者,应注意作尿液乳糜试验(又称乙醚试验,即在尿液中加入乙醚便可澄清)以明确乳糜尿及乳糜血尿的诊断。

少数乳糜尿可因结核、肿瘤、胸腹部创伤或手术、原发性淋巴管疾病(包括先天性畸形)所致,偶见于妊娠、肾盂肾炎、棘球蚴病、疟疾等。多由剧烈运动或进食脂肪餐等诱发,可结合病史和相关的实验室检查。

三、类证鉴别

(一)尿浊与膏淋

二者均有小便浑浊,其鉴别点在于尿痛与不痛,小便浑浊而痛者为膏淋,小便浑浊而不痛者为尿浊。清代叶桂《临证指南医案》说:"大凡痛则为淋,不痛为浊。"

(二)尿浊与精浊

清代何梦瑶《医碥》说:"有精浊,有便浊,精浊出自精窍,与便浊之出于溺窍者大异。"尿浊为尿出如米泔,有浑浊沉淀,尿涩不痛,或尿初尚清,旋即澄如白蜡。若热盛伤阴,血络受损,血从下溢,尿中可夹血丝、血块,其病变出自溺窍。精浊是指尿道口经常流出米泔样如糊状浊物,而小便并不浑浊,且常伴有茎中灼热疼痛、尿频、尿急、尿痛等,或伴有会阴部重坠样疼痛,甚则可见腰骶部或尾骶部疼痛,其病变部位在精窍。

四、辨证论治

(一)辨证要点

1.审病性

首先区分赤浊、白浊。白浊以小便浑浊,色白如泔浆为主证,赤浊以小便浑浊夹血为主证。《丹溪心法》说:"赤者湿热伤血分,白者湿热伤气分。"此言尿浊属于实证。《医学证传》说:"血虚热甚者,则为赤浊……气虚而热微者,则为白浊。"此言尿浊之属于虚证。

2.察虚实

本病初起以湿热为多,属实证;病久则脾肾亏虚。

(二)治疗原则

本病初起湿热为多,治宜清热利湿,病久则脾肾虚弱,治宜补益脾肾,固摄下元。但补益之剂中亦可佐以清利,清利之剂中,又可兼以补益,必须做到清利而不伤阴,补益而不涩滞。

(三)分证论治

1.湿浊下注

证候:突然小便浑浊,或白如米泔,或如泥浆或色赤,或停放后小便胶黏浑浊,胸闷不适,纳谷不馨,小便量较多无涩痛,舌苔腻或黄腻,脉濡数。

治法:清化湿浊。

方药:程氏萆薢分清饮化裁:萆薢、石菖蒲、黄柏各 10 g,茯苓、白术、车前子各 15 g,莲子心

12 g,丹参6 g。若热重于湿,加栀子12 g,滑石10 g,车前草15 g。

若湿重于热,加苍术、厚朴各10 g,半夏、陈皮各12 g;湿浊下注表现为赤浊,拟清心火,导小肠火,主方用导赤散合四物二陈汤加滑石、小蓟等。尿赤如血,心烦易怒,舌质红,脉细数,提示湿火较甚,以四物汤加黄柏、知母、椿根皮、青黛。

2.肝胆湿热

证候:小溲热赤浑浊,目赤肿疼,口苦心烦,常伴有阴肿、阴痒、阴湿,胸胁苦满,恶心呕吐,耳鸣耳聋,舌苔黄腻,脉象弦数或滑数。

治法:清利肝胆湿热。

方药:龙胆泻肝汤加减:龙胆草、黄芩各10 g,柴胡6 g,生地黄、当归、栀子各12 g,车前子、泽泻各10 g,甘草3 g。

湿热较重者,加草薢、海金沙各10 g,白茅根15 g;阴痒阴肿者,加地肤子、白鲜皮各15 g;尿浑浊夹赤,加牡丹皮6 g,仙鹤草15 g,藕节10 g。

3.脾虚下陷

证候:尿浊如米泔,如泥浆,如胶黏,如败絮或尿中杂有油脂,光彩不定。本症已反复发作或使用渗利之品病情反而加剧,尤在多食油腻,辛辣刺激食物及疲劳之后容易诱发。严重者发为尿赤浑浊如油珠。伴发小腹坠胀,尿意不畅,面色无华,神疲乏力,苔薄或舌质淡,脉缓。

治法:益气升清化浊。

方药:补中益气汤合苍术难名散加减:黄芪、党参、龙骨、白术各15 g,茯苓10 g,苍术、柴胡、陈皮各6 g,升麻、甘草各3 g,制川乌、补骨脂、茴香各10 g,龙骨15 g。

兼有湿热,加黄柏、草薢各12 g,尿浊夹血者,酌加小蓟、藕节、墨旱莲各15 g;心脾两虚也可出现赤浊,责之于脾不统血,拟归脾汤加熟地黄、阿胶(又名黑归脾)各10 g施治。

4.心虚内热

证候:小便赤浊,心中悸烦,多梦少寐,惊惕不安,健忘梦遗,夜卧盗汗,或心中嘈杂似饥,舌赤碎痛,或口舌生疮,脉细数。

治法:养心清热。

方药:清心莲子饮加减:石莲肉、黄芩各10 g,麦冬、地骨皮12 g。车前子、茯苓、人参、黄芪各15 g,甘草3 g。

阴虚火旺较重者,加知母、黄柏、生地黄各12 g;尿赤浊明显者,加仙鹤草、紫花地丁、白茅根各15 g。

5.肾虚不固

证候:尿浊色白反复发作,日久不愈,形寒肢冷,腰脊酸软,下肢软弱,精神委顿,舌质淡,苔白,脉沉细。或尿浊色赤,反复发作,日久不愈,心烦口渴,夜寐不安,手足心发热,甚则盗汗,舌质红、舌苔少,脉细数。

治法:益肾固涩。

方药:大补元煎加味:杜仲、熟地黄、怀山药、山茱萸、枸杞子各15 g,当归12 g,人参、郁金、菖蒲、草薢各10 g,甘草5 g。

肾虚不固是尿浊的虚证,病程较长久,肾气不足势必发展为脾肾阳虚和心肾阴虚两个常见类型。

脾肾阳虚为主,常见白浊,可选无比山药丸合草薢分清饮(草薢、益智仁、石菖蒲、乌药)。心肾阴虚可表现为白浊,更常见赤白浊,可选坎离既济丸,见赤浊加小蓟饮子。

五、其他疗法

(一)单方验方

1.射干汤

射干15 g,水煎,每天1剂,加入白糖适量,分3次,饭后服。清热利湿。治疗尿浊(乳糜尿)。

2.飞廉莲子汤

飞廉45 g,石莲子30 g,山药15 g。三味共煎以代茶饮,每天1剂,以30 d为1个疗程。本方清热利湿、健脾导浊,适用于膀胱湿热所致尿浊。

3.冬葵草薢散

冬葵子150 g,草薢120 g,白糖80 g。将前两味药焙干为末,后加入白糖拌匀装瓶备用。每天早晚各服1次,每次3～5 g,温开水送服。本方清热利湿,适用于治疗血丝虫尿浊(乳糜尿)患者。

4.苦参消浊汤

苦参30 g,熟地黄、山茱萸各15 g,怀山药、草薢、车前子各20 g,石菖蒲、乌药、益智仁、炮山甲各10 g。水煎服,每天1剂。本方益肾养精,清利湿热。主治尿浊、膏淋。

5.乳糜血尿汤

续断、当归、川牛膝各10 g,淡秋石、丹参、杜仲、生蒲黄(包煎)各15 g,益母草、黄芪、土茯苓、仙鹤草各30 g。水煎服,每天1剂。本方固肾益气,活血化瘀,主治乳糜血尿。

(二)药膳疗法

1.大黄蛋

锦纹大黄研细末2 g,以鸡蛋1个,破顶入药,搅匀,蒸熟,空腹时食之,连服3 d。主治赤白浊淋。

2.荞麦鸡蛋

荞麦炒焦为末,鸡子白和为丸,梧子大,每天3次,每次9 g。本方又名"济生丹"。主治男子白浊。

3.白糯丸

糯米500 g,白芷、石菖蒲各50 g,牡蛎100 g。研末,糯米粉和丸,木馒头煎汤吞服,每天3次,每次9 g。主治小便膏脂。

4.韭菜子

韭菜子每天生吞10～20粒,盐汤下。主治梦遗溺白。

(包景文)

第八节 关 格

关格是以小便不通、呕吐不止为主要临床表现的病证。小便不通名曰关,呕吐不止名曰格,两者并见名曰关格。关格一般起病较缓,此前多有水肿、淋证、癃闭、消渴等慢性病史,渐进出现倦怠乏力,尿量减少,纳呆呕吐,口中气味臭秽及多种复杂兼症。晚期可见神昏、抽搐、出血、尿闭、厥脱等危候。

另有所述以大便不通兼有呕吐而亦称为关格者,不属本节讨论范围。

一、历史沿革

关格之名,始见于《黄帝内经》。其所论述的关格,一是指脉象,二是指病机。前者如《灵枢·终始》,其曰:"人迎四盛,且大且数,名曰溢阳,溢阳为外格。"又曰:"脉口四盛,且大且数者,名曰溢阴,溢阴为内关,内关不通死不治。人迎与太阴脉口俱盛四倍以上,命曰关格,关格者与之短期。"认为人迎与寸口脉均极盛,系阴阳决离的危象。后者如《灵枢·脉度》,其曰:"阴气太盛,则阳气不能荣也,故曰关;阳气太盛,则阴气弗能荣也,故曰格;阴阳俱盛,不得相荣,故曰关格。关格者,不得尽期而死也。"旨在说明阴阳均偏盛,不能相互营运的严重病理状态。

汉代张仲景发展了《黄帝内经》的认识,《伤寒论·平脉法》谓:"关则不得小便,格则吐逆。"明确提出关格的主要表现是小便不通和呕吐。并指出此证为邪气关闭三焦,而正气虚弱,不能通畅,既可见于急性疾病,也可见于慢性疾病,属于危重证候。

隋代巢元方《诸病源候论·大便病诸候》认为,"大便不通谓之内关,小便不通谓之外格,二便俱不通,为关格。"所指有别于《伤寒论》,而其对病机阐述则遵从《黄帝内经》。此说一经提出,其影响沿至北宋。

唐代孙思邈《备急千金要方》把以上两说并列。王焘《外台秘要·卷二十七》补充了腹部痞块亦属于关格病的一个常见症状。

南宋张锐编著的《鸡峰普济方·关格》把上述概念合而为一,提出关格病为上有吐逆,下有大小便不通。并举例应用大承气汤有效,是对关格病较早的医案记载。

金元以后诸医家,对关格概念,以宗仲景说者为多。针对关格一证的多种涵义,明代张景岳《景岳全书·关格·论证》有专门阐释:"关格一证,在《黄帝内经》本言脉体,以明阴阳离绝之危证也,如'六节藏象论''终始篇''禁服篇'及'脉度''经脉'等篇,言之再四,其重可知。自秦越人三难曰:'上鱼为溢,为外关内格。入尺为覆,为内关外格。'此以尺寸言关格,已失本经之意矣。又仲景曰:'在尺为关,在寸为格;关则不得小便,格则吐逆。'故后世自叔和、东垣以来,无不以此相传。"同时,明清以来,对关格的病因认识、临床证治及预后判断方面则有所发展。如王肯堂《证治准绳·关格》提出了临床应掌握"治主当缓,治客当急"的治疗原则。李用粹《证治汇补》指出:"既关且格,必小便不通,旦夕之间,陡增呕恶,此因浊邪壅塞三焦,正气不得升降,所以关应下而小便闭,格应上而呕吐,阴阳闭绝,一天即死,最为危候。"何廉臣则进一步提出"溺毒入血"理论,《重订广温热论》描述:"溺毒入血,血毒上脑之候,头痛而晕,视力蒙眬,耳鸣耳聋,恶心呕吐,呼吸带有溺臭,间或猝发癫痫状,甚或神昏痉厥,不省人事,循衣摸床撮空,舌苔起腐,间有黑点。"不仅指出本病亦可见于急性热病,同时阐述了关格晚期或重症的证候学特征,均对临床有重要的指导意义。

二、范围

关格主要包括西医学所指各种原发性、继发性肾脏疾病引起的慢性肾衰竭。其他如休克、创伤以及流行性出血热、败血症等疾病的晚期引起急性肾衰竭者,可参考本节内容进行辨证论治。

三、病因病机

关格是小便不通、呕吐和各种虚衰症状并见的病证,此由多种疾病发展到脾肾衰惫,浊邪壅塞所致。临证表现为本虚标实,寒热错杂,三焦不行,进而累及其他脏腑,终致五脏俱伤,气血阴阳俱虚。

(一)脾肾阳虚

水肿病程迁延,水湿浸渍,或饮食不调,脾失健运,湿浊内困,以致脾阳受损,生化无源;或因劳倦过度,久病伤正,年老体虚,以致肾元亏虚,命门火衰,肾关因阳微而不能开。脾肾俱虚,脏腑失养,故见神疲乏力,面色无华,纳呆泛恶,腰膝酸软,尿少或小便不通。脾肾阳气衰微,气不化水,阳不化浊,则湿浊益甚。末期精气耗竭,阳损及阴,而呈阴阳离决之势。《景岳全书·杂证谟·关格》谓:"此则真阳败竭,元海无根,是诚亢龙有悔之象,最危之候也。"

(二)湿浊壅滞

脾肾虚损,饮食不能化为精微,而为湿浊之邪。湿浊壅塞,三焦不利,气机升降失调,故上而吐逆,下而尿闭。若属中阳亏虚,阳不化湿,湿浊困阻脾胃,则肢重乏力,纳呆呕恶,腹胀便溏,舌苔厚腻。若湿浊久聚,从阳热化,湿热蕴结中焦,胃失和降,脾失健运,则脘腹痞满,纳呆呕恶,口中黏腻,或见便秘。浊毒潴留上熏,则口中秽臭,或有尿味。湿浊毒邪外溢肌肤,症见皮肤瘙痒,或有霜样析出。湿浊上渍于肺,肺失宣降,肾不纳气,则咳逆倚息,短气不得卧。

(三)阴精亏耗

禀赋不足,素体阴虚,或劳倦久病,精气耗竭,阳损及阴,以致肾水衰少,水不涵木;水不济火,心肾不交;心脾两虚,水谷精微不化气血,则面色萎黄,唇甲色淡,心悸失眠;肝血肾精耗伤,失于滋养,则头晕耳鸣,腰膝酸软;阴虚火旺,虚火扰动,则五心烦热,咽干口燥。肾病日久累及他脏,乃至关格末期阴精亏耗,浊毒泛溢,五脏同病。肾病及肝,肝肾阴虚,虚风内动,则手足搐搦,甚则抽搐;肾病及心,邪陷心包,心窍阻闭,则胸闷心悸,或心胸疼痛,甚则神志昏迷。

(四)痰瘀蒙窍

脏腑衰惫,久病入络,因虚致瘀,或气机不畅,血涩不行,阻塞经脉,加之湿邪浊毒内蕴,三焦壅塞,气机逆乱,以致痰浊瘀血上蒙,清窍闭阻,神机失用,则神昏谵语,烦躁狂乱或意识蒙眬。

(五)浊毒入血

痰瘀痹阻,脉络失养,络破血溢;或湿浊蕴结,酿生毒热,热入营血,血热妄行,以致吐衄便血。此乃脾败肝竭,关格病进入危笃阶段。

(六)毒损肾络

失治误治,未能及时纠偏,酿生浊毒;或久服含毒药物,以致药毒蓄积,侵及下焦,耗损气血,危害肾络,进而波及五脏。

总之,关格多由各种疾病反复发作,或迁延日久所致。脾肾阴阳衰惫为其本,浊邪内聚成毒为其标,在病机上表现为本虚标实,"上吐下闭"。病变发展则正虚不复,由虚至损,多脏同病,最终精气耗竭,内闭外脱,气血离守,脏腑功能全面衰败。

四、诊断与鉴别诊断

(一)诊断

1.发病特点

患者多有水肿、淋证、癃闭、消渴等基础病史,渐进出现关格见症。部分患者亦可由于急性热病、创伤、中毒等因素而突然致病。

关格一般为慢性进程，但遇外感、咳喘、泄泻、疮疡、手术等诱因引发，可致病情迅速进展或恶化。

2.临床表现

关格临床表现为小便不通、呕吐和各种虚衰症状并见，兼症极为复杂。一般而言，关格前期阶段以脾肾症状为主，后期阶段则渐进累及多脏，出现危候。

早期阶段：在原发疾病迁延不愈的基础上，出现面色晦滞，神疲乏力。白天尿量减少，夜间尿量增多。食欲缺乏，恶心欲呕，晨起较为明显，多痰涎，或有呕吐。部分患者可有眩晕、头痛、少寐。舌质淡而胖，边有齿印，舌苔薄白或薄腻，脉沉细，或细弱。

中末期阶段：早期阶段诸般症状加重乃至恶化，恶心呕吐频作，饮食难进，口中气味臭秽，甚至有尿味。尿量减少，甚至少尿或无尿。或见腹泻，一天数次至十数次不等，或有便秘。皮肤干燥或有霜样析出，瘙痒不堪，或肌肤甲错，甚则皲瘪凹陷。或有心悸怔忡，心胸疼痛，夜间加重，甚至不可平卧。或胸闷气短，动则气促，咳逆倚息，面青唇紫，痰声漉漉。或有肢体抖动抽搐，甚至瘛疭。或有牙宣、鼻衄、咯血、呕血、便血、皮肤瘀斑、月经不调。或烦躁不宁，狂乱谵语，意识蒙眬。或突发气急，四肢厥逆，冷汗淋漓，神识昏糊，脉微欲绝等。本证阶段患者脉象以沉细、细数、结或代为主。

(二)鉴别诊断

1.走哺

走哺以呕吐伴有大小便不通利为主症，相似于关格。但走哺一般先有大便不通，继之出现呕吐，呕吐物多为胃中饮食痰涎，或带有胆汁和粪便，常伴有腹痛，最后出现小便不通。故属实热证，其病位在肠，与关格有本质的区别。《医阶辨证·关格》说："走哺，由下大便不通，浊气上冲，而饮食不得入；关格，由上下阴阳之气倒置，上不得入，下不得出。"两者相比，关格属危重疾病，预后较差。

2.转胞

转胞以小便不通利为临床主要表现，或有呕吐等症。但转胞为尿液潴留于膀胱，气迫于胞则伴有小腹急痛，其呕吐是因水气上逆所致，一般预后良好。

五、辨证

(一)辨证要点

1.判断临床分期

关格病的早期表现以虚证为主，脾肾气虚、脾肾阳虚或气阴两虚表现较为突出，由于原发病变不同及个体差异，部分患者可见阴虚证。此时兼有浊邪，但并不严重。把握前期阶段对疾病预后至关重要，须有效控制病情，延缓终末期进程。否则阳损及阴，浊邪弥漫，正气衰败。关格后期阶段虚实兼夹，病变脏腑已由脾肾而波及心、肺、肝诸脏，浊邪潴留，壅滞三焦，病趋恶化，以致出现厥脱等阴精耗竭、孤阳离别之危象。

2.详审原发病证

根据临床普遍规律，脏腑虚损程度与原发疾病密切相关。原发病为本，继发病为标，不同病因对脏腑阴阳气血构成不同程度的损伤，寒化伤阳，热化伤阴，至病变晚期由于机体内在基础不一，从而呈现不同的证候趋向。如水肿反复发作而致关格者，多以脾肾阳虚为主，很少单纯属于阴虚;淋证迁延而致关格者,由于病起于下焦湿热,湿可化热,热可伤阴,故常有阴虚见症。关格由癃闭发展而致者,转归差异很大。癃闭病因复杂,或外因感受六淫疫毒,或内因伤于饮食情志劳倦,以及砂石肿物阻塞尿路,湿热、气结、瘀血阻碍为病,涉及三焦。一般而言,渐进起病的虚性癃闭而致关格者,多以气虚、阳虚见证为先,其余者往往阴阳俱虚、寒热错杂。消渴的病机基础是肺燥、胃热、肾虚交互为病,病程经久,耗气伤阴,致关格阶段多属气阴两伤,阴阳俱虚。

3.区别在气在血

关格早期阶段病在气分,后期阶段病入血分。分辨在气在血须脉症互参,其中最重要的有两点:一是兼夹风寒、风热、寒湿、湿热等各种诱发因素,病在上焦肺卫和中焦脾胃者,多在气分。可伴有发热,恶寒,或咽喉干痛,咳嗽痰黄,或尿痛淋漓,或泄泻腹胀等。若病及心肝,则多属血分。二是不论有否外邪,凡见各种出血症状,表明病在血分,可使气血更虚,脾肾耗竭。

4.明辨三焦病位

关格病情危重,证候复杂,辨察三焦病位是论治的关键问题。本病后期由于浊邪侵犯上中下三焦脏腑各有侧重,预后不同。浊邪侵犯中焦为关格必见之证,症状又有浊邪犯胃、浊邪困脾之别。病在上焦心肺,临床表现为气急,倚息不能平卧,呼吸低微,心悸胸痛,甚则神昏谵语。浊邪侵犯下焦肝肾,临床以形寒肢冷,四肢厥逆,烦躁不安,抽搐瘛疭为特点。

在关格的后期阶段,根据三焦病位可预察转归。偏于阳损者,多属命门火衰,不能温运脾土,故先见脾败,后见肝竭;偏于阴损者,多属肾阴枯竭,肝风内动,故先见肝竭,而后见脾败。至于心绝和肺绝等多数见于脾败或肝竭之后。浊邪侵犯上焦下焦,则关格病进入危重阶段,时时均可产生阴阳离决之象。

(二)证候

1.脾阳亏虚

症状:纳呆恶心,干呕或呕吐清水,少气乏力,面色无华,唇甲苍白,晨起颜面虚浮,午后下肢水肿,尿量减少,形寒腹胀,大便溏薄,便次增多。舌质胖淡,苔薄白,脉濡细或沉细。

病机分析:脾阳不振,气血生化无源,气不足则少气乏力;血不足则面色无华,唇甲苍白;中运失健,湿浊内生,则尿少水肿,腹胀便溏;浊邪上逆,则恶心呕吐;脉濡细,苔薄舌质淡为脾阳虚的征象。

2.肾阳虚衰

症状:腰酸膝软,面色晦滞,神疲肢冷,下肢或全身水肿,少尿或无尿,纳呆泛恶或呕吐清冷。舌质淡如玉石,苔薄白,脉沉细。

病机分析:下元亏损,命门火衰,脏腑失于温煦濡养,则腰酸膝软,面色晦滞,神疲肢冷,舌淡,脉沉而细;肾阳衰微,气不化水,阳不化浊,则湿浊潴留,壅塞水道,泛滥肌肤而为水肿;肾关因阳微而不能开,则少尿或无尿。

3.湿热内蕴

症状:恶心厌食,呕吐黏涎,口苦黏腻,口中气味臭秽,脘腹痞满,便结不通。舌苔厚腻,脉沉细或濡细。

病机分析:脾胃受损,纳化失常,湿浊内生,壅滞中焦。湿浊困脾,则脘腹痞满,纳呆厌食,舌苔厚腻,脉沉细或濡细;浊邪犯胃,胃失和降,故恶心呕吐;湿浊化热,则口苦黏腻,口中气味臭秽,便结不通。

4.肝肾阴虚

症状:眩晕目涩,腰酸膝软,呕吐口干,五心烦热,食欲缺乏少寐,尿少色黄,大便干结。舌淡红少苔,脉弦细或沉细。

病机分析:阴精亏耗,肾水衰少,水不涵木,肝肾失于滋养,则眩晕目涩,腰酸膝软,食欲缺乏少寐,舌淡红少苔,脉弦细或沉细;阴虚火旺,虚火扰动,则五心烦热,咽干口燥,尿少色黄,大便干结。

5.肝风内动

症状:头痛眩晕,手足搐搦或肢体抽搐,食欲缺乏泛恶,尿量减少,皮肤瘙痒,烦躁不安,甚则神昏痉厥癫痫,尿闭,舌抖或卷缩,舌干光红,或黄燥无津,脉细弦数。

病机分析:关格末期,肾病及肝,肝肾阴虚,肝阳上亢,则头痛眩晕,舌干光红,或黄燥无津,脉细弦数;浊毒阻闭心窍,则舌抖卷缩;浊毒泛溢,虚风内动,则肢体搐搦,皮肤瘙痒;阴分耗竭,阴不敛阳,阳越于外,故见烦躁不安,甚则神昏痉厥。

6.痰瘀蒙窍

症状:小便短少,甚则无尿,胸闷心悸,面白唇暗,恶心呕吐,痰涎壅盛或喉中痰鸣,甚则神识昏蒙,气息深缓。舌淡苔腻,脉沉缓。

病机分析:脏腑衰惫,浊毒壅塞,气机逆乱,瘀血阻滞经脉,以致痰浊瘀血上蒙,清窍闭阻,神机失用,则诸症蜂起。

7.浊毒入血

症状:烦躁或神昏谵语,尿少或尿闭,呕吐臭秽,或见牙宣、鼻衄、咯血、呕血、便血、皮肤瘀斑,或有发热,大便秘结。舌干少津,脉细弦数。

病机分析:关格病进入危笃阶段,肾病及心,邪陷心包,或脾败肝竭,浊毒入营动血,络破血溢,以致吐衄便血,烦躁神昏。

8.阳微阴竭

症状:周身湿冷,面色惨白,胸闷心悸,气急倚息不能平卧,或呼吸浅短难续,神昏尿闭。舌淡如玉,苔黑或灰,脉细数,或结或代,或脉微细欲绝或沉伏。

病机分析:肾者元气之根,水火之宅,五脏之阴非此不能滋,五脏之阳气非此不能发。肾阳衰微,阳损及阴,阴耗血竭,阴不敛阳,虚阳浮越,终至阳微阴竭,气脱阳亡,阴阳离决。

六、治疗

(一)治疗原则

1.治主当缓,治客当急

本病脾肾衰惫为其本,浊毒内聚为其标。前者为主,后者为客。脏腑虚损为渐进过程,不宜峻补,而需长期调理,用药刚柔相兼,缓缓图之。湿浊毒邪内蕴,宜及时祛除继发诱因,尽力降浊排毒,以防发生浊毒上蒙清窍,阻塞经脉,入营动血或邪陷心包之变。

2.虚实兼顾,把握中焦

关格是补泻两难的疾病。根据病程演变规律,早期宜侧重补虚,兼以化浊;后期阶段,浊邪弥漫,正气衰败,治疗宜虚实兼顾,用药贵在灵活。本病临床累及三焦脏腑虽有侧重,但浊毒壅滞中焦则贯彻病程始终,故把握中焦为治疗要务。上下交损,当治其中。其时患者尽管正气虚衰,若强用补益亦难以受纳,且更易助长邪实,加重病情。故调理脾胃,化浊降逆,缓解呕恶,增进饮食,才能为下一步治疗提供条件。

（二）治法方药

1.脾阳亏虚

治法：温中健脾，化湿降浊。

方药：温脾汤合吴茱萸汤加减。方中附子、干姜温运中阳，人参、甘草、大枣益气健脾，大黄降浊，吴茱萸温胃散寒，下气降逆，生姜和胃止呕。本方为补泻同用之法，适用于脾胃虚寒，浊邪侵犯中焦，以致上吐下闭者。大黄攻下降浊是权宜之计，以便润为度，防止久用反伤正气。

此外，人参的选用应注意原发病的内在基础，如关格由水肿发展而来，以红参为宜；若关格的本病为淋证、癃闭、血尿、肾痨，为阴损及阳，兼有湿热者，选用白参较为适当。

阳虚水泛而为水肿者，治宜健脾益气，温阳利水，化裁黄芪补中汤或防己黄芪汤，以人参、黄芪益气补中，白术、苍术、防己健脾燥湿，猪苓、茯苓、泽泻、陈皮利水消肿，甘草和中。其中，生黄芪益气利水而无壅滞中满之弊，治疗水肿较为适宜。脾虚湿因而泛恶者，可用理中丸加姜半夏、茯苓利湿和胃。若湿抑中阳较著，可加用桂枝，师《金匮要略》防己茯苓汤法。

2.肾阳虚衰

治法：温补肾阳，健脾化浊。

方药：济生肾气丸化裁。方中肉桂、附子温补肾阳，地黄、山药、山茱萸滋养脾肾，茯苓、牡丹皮、泽泻、车前子、牛膝化湿和络，引药下行。

肾阳亏损而水肿较重者，选用真武汤。兼有中焦虚寒者，配伍干姜、肉豆蔻、吴茱萸温运中阳。呕吐明显者，加用生姜、半夏。肾阳虚衰者，往往肾阴亦亏，在应用温肾药时，应了解关格病的原发疾病以及肾阴、肾阳虚损的情况。

若原发疾病有湿热伤阴基础乃至阴损及阳，温肾药物宜选用淫羊藿、仙茅、巴戟天等温柔之品，或选用右归饮，寓温肾于滋肾之中。若肾脏畸形，命火衰微，水湿潴留于肾，以致肾脏肿大，腹部瘕积者，治宜温补肾阳，同时配伍三棱、莪术、生牡蛎、象贝母等活血祛瘀软坚之品。

3.湿热内蕴

治法：清化湿热，降逆止呕。

方药：黄连温胆汤化裁。方用陈皮、半夏、竹茹、枳实、茯苓、黄连清化湿热，配用生姜降逆止呕。浊邪犯胃，和胃降逆化浊法的常用方剂尚有小半夏汤、旋覆代赭汤等，后者降逆止呕的作用较强。亦可加大黄通导腑气，使浊邪从大便而出。

4.肝肾阴虚

治法：滋养肝肾，益阴涵阳。

方药：杞菊地黄丸化裁。方用地黄、山茱萸滋养肝肾，山药补脾固精，茯苓、泽泻渗湿，牡丹皮凉肝泄热，枸杞子、菊花滋补肝肾，平肝明目。肝肾阴虚，肝阳偏亢，易引动肝风，可配伍钩藤、夏枯草、牛膝、石决明平肝潜阳，降泻虚火，以防虚风内动。本病兼夹湿热浊毒，用药不宜滋腻，以免滞邪碍胃。

5.肝风内动

治法：平肝潜阳，熄风降逆。

方药：镇肝熄风汤化裁。方用龙骨、牡蛎、代赭石镇肝降逆；龟甲、芍药、玄参、天冬柔肝潜阳熄风；牛膝引气血下行以助潜降；合茵陈、麦芽清肝舒郁。若出现舌干光红，抽搐不止者，宜用大定风珠，方用地黄、麦冬、阿胶、生白芍、麻仁甘润存阴；龟甲、鳖甲、牡蛎育阴潜阳；五味子配甘草，酸甘化阴,滋阴熄风。

6.痰瘀蒙窍

治法:豁痰化瘀,开窍醒神。

方药:涤痰汤化裁。本方适用于痰瘀蒙窍而偏于痰湿者,方中半夏、陈皮、茯苓健脾燥湿化痰;胆南星、竹茹、石菖蒲化痰开窍。若属痰瘀蒙窍而偏于痰热者,用羚羊角汤。该方以羚羊角、珍珠母、竹茹、天竺黄清化痰热;石菖蒲、远志化痰开窍;夏枯草、牡丹皮清肝凉血。以上二方化瘀力稍嫌不足,宜酌情配伍丹参、赤芍、蒲黄、桃仁、三七等化瘀之品。

痰瘀浊毒内盛,上蒙清窍而致神昏者,治宜利气开窍醒神。可用醒脑静或清开灵静脉滴注,或鼻饲苏合香丸。关格进入神昏危笃阶段,小便不通,治以开窍急救时,尤应注意禁用含毒药物,以免药毒蓄积,危害肾脏。

7.浊毒入血

治法:解毒化浊,宁络止血。

方药:犀角地黄汤、清宫汤化裁。适用于痰浊化热,热入血分而致鼻衄、咯血等出血证。组方宜以水牛角、生地黄、赤芍等解毒清热、凉血止血为主药,或酌情配合应用至宝丹或紫雪丹。治疗血证,要掌握"治火、治气、治血"基本原则,酌情选用收敛止血、凉血止血、活血止血药物。严密观察病情变化。

8.阳微阴竭

治法:温扶元阳,补益真阴。

方药:地黄饮子化裁。方用附子、肉桂、巴戟肉、肉苁蓉、地黄、山茱萸温养真元,摄纳浮阳;麦冬、石斛、五味子滋阴济阳;石菖蒲、远志、茯苓开窍化浊。若出现呼吸缓慢而深,肢冷形寒,汗出不止,命门耗竭者,急宜温命门之阳,参附注射液静脉滴注。若正不胜邪,心阳欲脱,急用参麦注射液静脉滴注敛阳固脱。

凡浊邪侵犯上焦心肺,或下焦肝肾,为关格进入末期危重阶段,口服药物无法受纳者,应采用中西医结合的方法进行抢救。

(三)其他治法

1.单方验方

(1)冬虫夏草:临床一般用量3～5 g,水煎单独服用或另煎兑入汤剂中,亦可研粉装胶囊服用。20 d为1个疗程,连服3～4个疗程。

(2)地肤子汤:地肤子30 g,大枣4枚,加水煎服,每天1剂,分2次服完。具有清热、利湿、止痒功效,适用于关格皮肤瘙痒者。

2.针灸治疗

主要选穴为中脘、气海、足三里、三阴交、阴陵泉、肾俞、三焦俞、关元、中极、内关。每次选主穴2～3个,配穴2～3个。可根据病情需要选择或增加穴位。虚证用补法,实证用泻法,留针20～30 min,中间行针1次,每天针刺1次,10次为1个疗程。

3.灌肠疗法

降浊灌肠方:生大黄、生牡蛎、六月雪各30 g,浓煎200～300 mL,高位保留灌肠。经2～3 h药液可随粪便排出。每天1次,连续灌肠10 d为1个疗程。休息5 d后,可再继续1个疗程。适用于关格早中期。

4.药浴疗法

药浴方:由麻黄、桂枝、细辛、附子、红花、地肤子、羌活、独活等组成。将药物打成粗末,纱布包裹煎浓液,加入温水中,患者浸泡其中,使之微微汗出,每次浸泡 40 min,每天 1 次,10～15 d 为 1 个疗程。

七、转归及预后

本病为多种疾病渐进而来,病程发展趋势为由轻渐重,由脾肾受损而致五脏俱伤,正虚则邪实,邪盛则正衰,形成恶性循环。关格的转归和预后,取决于脾肾亏损程度和浊邪壅滞部位。若病限脾胃,邪在中焦,而治疗调摄得当,且避免复感外邪,尚可带病延年;若病变累及他脏,浊毒凌心射肺,入营动血,引动肝风,甚则犯脑蒙窍,最终正不胜邪,则预后较差。

八、预防和护理

积极治疗水肿、淋证、癃闭、消渴、眩晕、肾痨等原发疾病。注意消除外感、寒湿、劳顿等各种诱因。注意饮食调摄,不宜膏粱厚味。

(包景文)

第九节 子 痈

子痈是指睾丸及附睾的化脓性疾病,以睾丸或附睾肿胀疼痛为特点。中医称睾丸和附睾为肾子,故名之。具体分急性子痈与慢性子痈。

本病相当于西医的急、慢性睾丸(附睾)炎。

一、病因病机

病因病机主要分为湿热下注和气滞痰凝两个方面。

(一)湿热下注

外感六淫或过食辛辣,湿热内生,或房事不洁,或跌仆闪挫,肾子受损,经络阻隔,气血凝滞,郁久化热,发而为病。

(二)气滞痰凝

郁怒伤肝,情志不畅,肝郁气结,经脉不利,血瘀痰凝,结块生于肾子,则为慢性子痈。

二、诊断

(一)症状体征

1.急性子痈

突然发作的附睾或睾丸肿大疼痛,行动或站立时加重。疼痛可沿输精管放射至腹股沟及下腹部。伴有恶寒发热、口渴、尿黄便秘等症状。附睾可触及肿块,触痛明显。化脓后阴囊红肿,可有波动感,溃破或切开引流后,症状消退迅速,疮口容易愈合。

2.慢性子痈

临床较多见，可有急性子痈发作史。患者常有阴囊部隐痛、发胀、下坠感，疼痛可放射至下腹部及同侧大腿根部，检查可触及附睾增大、变硬，伴轻度压痛，同侧输精管增粗。

(二)检查

急性子痈：血白细胞总数增高，尿中可有白细胞。

三、鉴别诊断

(一)卵子瘟(腮腺炎性睾丸炎)

睾丸肿痛，多继发于痄腮(腮腺炎)之后，一般不化脓，病程多为 7～10 d。

(二)子痰

附睾触及结节，疼痛轻微，发病缓慢，常有泌尿系统结核病史，输精管增粗，呈串珠样改变，溃破后形成窦道，分泌物为稀薄豆渣样。

四、辨证论治

子痈病位在下，主要从湿热论治。初起重在消散；慢性子痈治疗重在化痰散结。

(一)内治

1.湿热下注

证候：睾丸或附睾肿大疼痛，阴囊皮肤焮热红肿，局部触痛明显，少腹抽痛，脓肿形成时按之应指；伴恶寒发热；苔黄腻，脉滑数。

治法：清热利湿，解毒消肿。

处方：龙胆泻肝汤或枸橘汤加减。

疼痛剧烈者，加川楝子、延胡索。

2.气滞痰凝

证候：附睾结节，子系呈条索状肿硬增粗，轻微触痛，或牵引少腹不适；多无全身症状；舌淡或有瘀斑，苔薄白或腻，脉弦滑。

治法：疏肝理气，化痰散结。

处方：橘核丸加减。

(二)外治

1.急性子痈

未成脓者，可用金黄散或玉露散水调匀，冷敷。病灶有波动感，穿刺有脓者，应及时切开引流。脓稠、腐肉较多时，可选用九一丹或八二丹药线引流，脓液已净，外用生肌白玉膏。

2.慢性子痈

葱归溻肿汤坐浴，或冲和膏外敷。

(三)针灸治疗

1.体针

基本处方：曲骨，行间，大敦，太冲，三阴交，血海。

加减运用：湿热下注，加阴陵泉、曲泉；热毒壅盛，加大椎、曲池。

方义：取邻近睾丸、附睾的任脉与足少阴肾经交会穴曲骨，清热利湿，消肿止痛；足厥阴肝经之荥穴行间、输、原穴太冲、井穴大敦，疏肝理气，消瘀止痛；三阴交健脾胃、促运化，补益肝肾精血;血海活血消滞,化瘀散结。

刺灸方法:针刺曲骨穴时宜先排空膀胱,并不宜深刺;其他穴位均常规针灸,刺激宜强,间歇留针20～30 min。急性期湿热下注者,针刺以泻法为主,只针不灸;慢性期气滞痰凝者,针灸并用,补法或平补平泻。

2.拔罐法

选用下腹部穴位或附近拔罐,在针灸后进行拔罐治疗,每次留罐5～10 min。

3.耳针

取外生殖器区、睾丸点。强刺激,每次1～2次,针刺到患者耳郭发热充血后,多数立即疼痛减轻,并有阴囊上提感。

(包景文)

第八章 气血津液病证

第一节 虚 劳

虚劳是指以五脏虚证为主要临床表现的多种慢性虚弱证候的总称,又称虚损。

历代医籍对虚劳的论述甚多。《素问·通评虚实论》提出的"精气夺则虚"是虚证的提纲。而《素问·调经论》所谓"阳虚则外寒,阴虚则内热",进一步说明虚证有阴虚、阳虚之别,并明确了阴虚、阳虚的主要特点。《难经·十四难》论述了"五损"的症状及病势传变,并根据五脏的所主及其特性提出相应的治疗大法,如"损其肺者益其气,损其心者调其营卫,损其脾者调其饮食、适其寒温,损其肝者缓其中,损其肾者益其精。"汉·张仲景在《金匮要略·血痹虚劳病脉证并治》篇首先提出了"虚劳"的病名,分阳虚、阴虚、阴阳两虚三类,详述症、因、脉、治,治疗着重于温补脾肾,并提出扶正祛邪、祛瘀生新等治法,首倡补虚不忘治实的治疗要点。《诸病源候论·虚劳病诸候》比较详细地论述了虚劳的原因及各类症状,对五劳(心劳、肝劳、肺劳、脾劳、肾劳)、六极(气极、血极、筋极、骨极、肌极、精极)、七伤(大饱伤脾,大怒气逆伤肝,强力举重、久坐湿地伤肾,形寒、寒饮伤肺,忧愁思虑伤心,风雨寒暑伤形,大恐惧不节伤志)等内容做了具体阐释。金元以后,对虚劳的理论认识及临床治疗都有较大的发展。如李东垣重视脾胃,长于甘温补中。朱丹溪重视肝肾,善用滋阴降火。明·张景岳深刻地阐发了阴阳互根的理论。提出"阴中求阳,阳中求阴"的治则,在治疗肾阴虚、肾阳虚的理论及方药方面有新的发展。汪绮石重视肺、脾、肾在虚劳中的重要性,所著《理虚元鉴》中明确指出:"治虚有三本,肺、脾、肾是也。肺为五脏之天,脾为百骸之母,肾为性命之根,治肺、治脾、治肾,治虚之道毕矣。"清·吴澄的《不居集》系统汇集整理了虚劳的资料,是研究虚劳的一部有价值的参考书。

虚劳所涉内容很广,是中医内科学中范围最广的一种病证。凡先天禀赋不足,后天调护失当,病久体虚,积劳内伤,久虚不复等导致的多种以脏腑气血阴阳亏损为主要表现的病证,均属于本病证的范畴。

现代医学中多系统的众多慢性消耗性疾病及功能衰退性疾病,出现虚劳的临床表现时,可参考本节进行辨证论治。

一、病因病机

引起虚劳的原因很多。《理虚元鉴·虚证有六因》全面归纳了虚劳之因,提出"有先天之因,有后天之因,有痘疹及病后之因,有外感之因,有境遇之因,有医药之因",表明多种病因作用于人体,引起脏腑亏损,气血阴阳亏虚,日久不复,皆可发展为虚劳。概言之,其病因不外先天、后天两大因素。以脏腑亏损、气血阴阳虚衰为主要病机。

(一)禀赋不足

因父母体虚,禀赋薄弱,或孕育不足,胎中失养,或后天喂养不当,水谷精气不充,均可导致先天禀赋不足,体质不强,易于患病,病后久虚不复,脏腑气血阴阳日渐亏虚,发为虚劳。

(二)烦劳过度

烦劳过度,因劳致虚,损伤五脏。如《素问·宣明五气》篇指出:"久视伤血,久卧伤气,久坐伤肉,久立伤骨,久行伤筋。"《医家四要·病机约论》也说:"曲运神机则劳心,尽心谋虑则劳肝,意外过思则劳脾,预事而忧则劳肺,色欲过度则劳肾。"在各种劳损中,尤以劳神过度及恣情纵欲较为常见。

(三)饮食不节

暴饮暴食,饥饱无常,或嗜欲偏食,营养不良,或饮酒过度,均会损伤脾胃,久则气血无以生化,内不能和调于五脏六腑,外不能洒陈于营卫经脉,形成虚劳。

(四)大病久病

邪气强盛,正气短时难复,损伤脏气,耗伤气血阴阳,复以病后失于调养,每易发展为虚劳;或久病迁延失治,邪气留恋,病情传变日深,损耗人体的气血阴阳;或妇人产后调理失当,正虚难复,均可演变为虚劳。

(五)误治失治

因误诊误治,或遣方用药不当,以致精气耗损,既延误治疗,又损及阴精或阳气,从而发为虚劳。

虚劳之病位主要在五脏,尤以脾肾为主。由于五脏相关,气血同源,阴阳互根,所以一脏受病,可以累及他脏,互相影响和转化。虽病因各异,或是因虚致病,因病致劳,或是因病致虚,久虚不复成劳,但究其病理性质,主要为气、血、阴、阳的亏耗。气虚不能生血,血虚无以载气。气虚日久阳亦渐衰,血虚日久阴也不足。阳损日久,累及于阴;阴亏日久,累及于阳。病势日渐发展,而病情趋于复杂。

二、诊断要点

(一)症状

虚劳多见于形神衰败,身体瘦弱,大肉尽脱,心悸气短,自汗盗汗,面容憔悴,食少厌食,或五心烦热,或畏寒肢冷,脉虚无力等症。具有引起虚劳的致病因素及较长的病史。

(二)检查

虚劳涉及的病种甚多,必须结合患者的具体情况,针对主要症状有选择地做相应的检查,以便重点掌握病情。一般常选用血常规、血生化、心电图、X线、免疫功能测定等检查。特别要结合原发病做相关检查。

三、鉴别诊断

(一)肺痨

宋代严用和在《济生方·五劳六极论治》中指出:"医经载五劳六极之证,非传尸、骨蒸之比,多由不能卫生施于过用,逆于阴阳,伤于荣卫,遂成五劳六极之病焉。"两者鉴别的要点是:肺痨乃因正气不足而被痨虫侵袭所致,病位主要在肺,具有传染性,以阴虚火旺为其病理特点,以咳嗽、咯痰、咳血、潮热、盗汗、消瘦为主要临床症状;而虚劳由多种原因所导致,久虚不复,病程较长,一般无传染性,以脏腑气、血、阴、阳亏虚为其基本病机,可分别出现五脏气、血、阴、阳亏虚的多种临床症状。

(二)其他疾病中的虚证

虚劳与内科其他病证中的虚证证型虽然在临床表现、治疗方药方面有类似之处,但两者仍有区别:虚劳的各种证候,均以出现一系列精气亏虚的症状为特征;而其他病证的虚证则各以其病证的主要症状为突出表现。例如,眩晕一证的气血亏虚型,虽有气血亏虚的症状,但以眩晕为最突出、最基本的表现;水肿一证的脾阳不振型,虽有脾阳亏虚的症状,但以水肿为最基本、最突出的表现。此外,虚劳一般都有比较长的病程且病势缠绵,往往涉及多脏甚至整体。而其他病证的虚证类型虽然也以久病属虚者居多,但亦有病程较短而表现虚证者。例如,泄泻一证的脾胃虚弱型,以泄泻为主要临床表现,有病程长者,亦有病程短者。

四、辨证

《杂病源流犀烛·虚损劳瘵源流》言:"虽分五脏,而五脏所藏无非精气,其所以致损者有四,曰气虚,曰血虚,曰阳虚,曰阴虚""气血阴阳各有专主,认得真确,方可施治"。一般说来,病情单纯者,病变比较局限,容易辨清受累脏腑及其气、血、阴、阳亏虚的属性。但由于气血同源,阴阳互根,五脏相关,所以各种原因所致的虚损往往相互影响,由一虚而渐致多虚,由一脏而累及他脏,使病情趋于复杂和严重,辨证时应加以注意。

虚劳的证候虽繁,但总离不开五脏,而五脏之虚损,又不外乎气、血、阴、阳。因此,现以气、血、阴、阳为纲,五脏虚证为目,分类列述其证治。

(一)气虚

症见面色㿠白或萎黄,少气懒言,声音低怯,头昏神疲,肢体无力,舌苔淡白,脉细软弱。

1.肺气虚

证候:咳嗽无力,痰液清稀,自汗气短,语声低微,时寒时热,平素易于感冒,面白,舌质淡,脉弱。

分析:肺气不足,则咳嗽无力,痰液清稀;表卫不固,故自汗气短,语声低微;肺气亏虚,营卫失和则时寒时热;肺主皮毛,肺虚则腠理疏松,故易感受外邪;肺气亏虚,不能朝百脉,故见面白、舌淡、脉弱。

2.心气虚

证候:心悸,气短,动则尤甚,神疲体倦,自汗,面色㿠白,舌质淡,脉弱。

分析:心气虚弱,心失所养,则心悸、气短;因心开窍于舌,其华在面,故心气不足则面色㿠白,舌质淡;心主血脉,故心气虚则脉道空虚;汗为心之液,故心气不足则摄津无力,而见自汗;心主神志,心气不足,则神疲体倦,劳则尤甚,舌淡、脉弱。

3.脾气虚

证候:纳食减少,食后胃脘不适,神疲乏力,大便溏薄,面色萎黄,舌淡苔薄,脉弱。

分析:脾虚不能健运,胃肠受纳及传化功能失常,故纳食减少,食后胃脘不适,大便溏薄;脾虚不能化生水谷精微,气血来源不充,形体失养,故倦怠乏力,面色萎黄,舌淡,脉弱。

4.肾气虚

证候:神疲乏力,腰膝酸软,小便频数而清长,白带清稀,舌质淡,脉弱。

分析:肾气亏虚则固摄无力,故小便频数而清长,白带清稀;腰为肾之府,故肾虚则腰膝酸软;神疲乏力,舌质淡,脉弱,均为气虚之征。

(二)血虚

症见面色淡黄或淡白无华,唇、舌、指甲色淡,头晕目眩,肌肤枯燥,舌质淡红,苔少,脉细。心主血,脾统血,肝藏血,故血虚之中以心、脾、肝的血虚较为多见。

1.心血虚

证候:心悸怔忡,健忘,失眠,多梦,面色不华,舌质淡,脉细或结代。

分析:心血亏虚,血不养心,则心神不宁,故致心悸怔忡,健忘,失眠或多梦;血虚不能上荣头面,故面色不华,舌质淡;血虚气少,血脉不充,故脉细或结代。

2.肝血虚

证候:头晕目眩,胁肋疼痛,肢体麻木,筋脉拘急,或惊惕肉瞤,女性月经不调甚则闭经,面色无华,舌质淡,脉弦细或细涩。

分析:肝血亏虚,不能上养头目,故致头晕目眩;血不养肝,肝气郁滞故胁肋疼痛;由于血虚生风,筋脉失养,以致肢体麻木,筋脉拘急,或惊惕肉瞤;肝血不足,女性冲任空虚,则月经不调甚或闭经;面色无华,舌淡,脉弦细或细涩,为肝血不足,血脉不充之象。

(三)阴虚

症见面赤颧红,唇红,手足心热,虚烦不安,潮热盗汗,口干,舌质光红少津,脉细数无力。五脏的阴虚在临床上均较常见,而以肾、肝、肺为主,且以肝肾为根本。病情较重时,可出现气阴两虚或阴阳两虚。

1.肺阴虚

证候:咳嗽,咽干,咳血,甚或失音,潮热盗汗,颧红如妆,舌红少津,脉细数。

分析:肺阴亏耗,肺失濡润,故干咳;肺络损伤,则咳血;阴虚津不上承,故咽干,甚则失音;阴虚火旺,虚热迫津外泄,则潮热盗汗;颧红如妆,舌红少津,脉细数,均为阴虚有热之象。

2.心阴虚

证候:心悸,失眠,烦躁,潮热,盗汗,面部潮红,口舌生疮,舌红少津,脉细数。

分析:心阴亏虚,心失濡养,故心悸,失眠;阴虚生内热,虚火亢盛,故烦躁,面部潮红,口舌生疮;虚热迫津外泄,则盗汗;舌红少津,脉细数,为阴虚内热,津液不足之象。

3.胃阴虚

证候:口干唇燥,不思饮食,大便秘结,甚则干呕,呃逆,面部潮红,舌干,少苔或无苔,脉细数。

分析:脾胃阴虚,运化失常,故不思饮食;津亏不能上承,故口干;胃肠失于滋润则大便秘结;若阴亏较甚,胃气失于和降,上逆为患,则干呕、呃逆;面部潮红,舌红,苔少,脉细数,均为阴虚内热之象。

4.肝阴虚

证候:头痛,眩晕,耳鸣,视物不明,目干畏光,急躁易怒,或肢体麻木,筋惕肉瞤,面部潮红,舌干红,脉弦细数。

分析:肝阴不足,肝阳偏亢,上扰清窍,故头痛,眩晕,耳鸣;肝阴不能上荣于目,故视物不明,目干畏光;阴血不能濡养筋脉,虚风内动,故肢体麻木,筋惕肉瞤;阴虚火旺,肝火上炎,则面部潮红;舌红少津,脉弦细数为阴虚肝旺之象。

5.肾阴虚

证候:腰酸,遗精,两足痿软,眩晕,耳鸣,甚则耳聋,口干,咽痛,颧红,舌红少津,脉沉细数。

分析:肾虚失养,故感腰酸;肾阴亏损,相火妄动,精关不固,则遗精;肾阴亏虚,髓海不充,脑失濡养,则眩晕,耳鸣;虚火上炎,故口干、咽痛、颧红;舌红少津、脉沉细数,均为肾阴亏虚之征。

(四)阳虚

症见面色苍白或晦暗,畏寒肢冷,出冷汗,神疲乏力,气息微弱,或水肿,下肢较甚,舌质胖嫩,边有齿印,苔淡白而润,脉沉迟或虚大。阳虚常由气虚进一步发展而成,阳虚则寒,其症比气虚更重,并出现里寒的征象。阳虚之中,以心、脾、肾的阳虚为多见。由于肾阳为人身之元阳,所以心、脾阳虚日久,必累及于肾,而出现心肾阳虚或脾肾阳虚的病变。

1.心阳虚

证候:心悸,自汗,神倦嗜卧,形寒肢冷,心胸憋闷疼痛,面色苍白,舌淡或紫暗,脉细弱或沉迟。

分析:心阳不足,心气亏虚,故心悸、自汗、神倦嗜卧;阳虚不能温养四肢百骸,故形寒肢冷;阳虚气弱,不能推动血液运行,心脉瘀阻,气机滞塞,故心胸憋闷疼痛,舌质紫暗;面色苍白,舌淡,脉沉迟,均属心阳亏虚,运血无力之征。

2.脾阳虚

证候:面色萎黄,形寒,食少,神倦乏力,少气懒言,大便溏泄,肠鸣腹痛,每因遇寒或饮食不慎而加剧,舌质淡,苔白,脉弱。

分析:脾阳亏虚,不能运化水谷,充养四肢百骸,故形寒,食少,神倦乏力,少气懒言;气虚中寒,清阳不升,寒凝气滞则腹痛肠鸣,大便溏泄;感受寒邪或饮食不慎,以致中阳更虚,更易加重病情;面色萎黄,舌淡,苔白,脉弱均为中阳虚衰之征。

3.肾阳虚

证候:腰背酸痛,遗精,阳痿,多尿或尿失禁,面色苍白,形寒肢冷,下利清谷或五更泄泻,舌质淡胖,有齿痕,苔白,脉沉迟。

分析:肾阳不足,失于温煦,故腰背酸痛,形寒肢冷;阳气衰微,精关不固,故遗精,阳痿;肾气不固,则小便失禁;气化不及,则尿多;命门火衰,火不生土,不能蒸化腐熟水谷,故下利清谷或五更泄泻;面色苍白,舌淡胖有齿痕,脉沉迟,均为阳气亏虚,阴寒内盛之象。

五、治疗

对于虚劳的治疗,根据"虚则补之""损者益之"的理论,当以补益为原则。在进行补益的时候,一是必须根据病理属性的不同,分别采取益气、养血、滋阴、温阳的治疗方药;二是要密切结合五脏病位的不同而选用方药,以加强治疗的针对性。此外,由于脾为后天之本,是水谷、气血生化之源;肾为先天之本,寓元阴元阳,是生命的本原,所以补益脾肾在虚劳的治疗中具有比较重要的意义。

(一)气虚

1.中药治疗

(1)肺气虚。

治法:补益肺气。

处方:补肺汤。

方中人参、黄芪益气补肺固表;因肺气根于肾,故以熟地黄、五味子益肾固元敛肺;桑白皮、紫菀清肃肺气。

若自汗较多者,加牡蛎、麻黄根固表止汗;若气阴两虚,而兼见潮热盗汗者,加鳖甲、地骨皮、秦艽等养阴清热;肺气虚损,卫阳不固,易感外邪,症见发热恶寒,身重,头目眩冒,治宜扶正祛邪,可仿《金匮要略》薯蓣丸意,佐防风、豆卷、桂枝、生姜、杏仁、桔梗之品,以疏风散表。

(2)心气虚。

治法:益气养心。

处方:七福饮。

方中人参、白术、炙甘草益气养心;熟地黄、当归滋阴补血;酸枣仁、远志养心安神。

若自汗多者,加黄芪、五味子益气敛汗;不思饮食,加砂仁、茯苓开胃健脾。

(3)脾气虚。

治法:健脾益气。

处方:加味四君子汤。

方中以人参、黄芪、白术、甘草益气健脾;茯苓、扁豆健脾除湿。

若兼胃脘胀满,嗳气呕吐者,加陈皮、半夏理气和胃降逆;腹胀脘闷,嗳气,苔腻者,证属食积停滞,酌加神曲、麦芽、山楂、鸡内金消食健胃;若气虚及阳,脾阳渐虚而兼见腹痛泄泻,手足欠温者,加肉桂、炮姜温中散寒止痛;若脾气虚损而主要表现为中气下陷,症见脘腹坠胀,气短,脱肛者,可改用补中益气汤以补益中气,升阳举陷。

(4)肾气虚。

治法:益气补肾。

处方:大补元煎。

方中用人参、山药、炙甘草益气强肾固本;杜仲、山茱萸温补肾气;熟地黄、枸杞子、当归补精养血。

若神疲乏力较甚者,加黄芪补气;尿频较甚及小便失禁者,加菟丝子、五味子、益智仁补肾摄精;脾失健运而兼见大便溏薄者,去熟地黄、当归,加肉豆蔻、补骨脂以温补脾肾,涩肠止泄。

在气、血、阴、阳的亏虚中,气虚是临床最常见的一类,尤以肺、脾气虚为多见,而心、肾气虚亦不少。肝病而出现神疲乏力,纳少便溏,舌质淡,脉弱等气虚症状时,多在治肝的基础上结合脾气亏虚论治。

2.针灸治疗

(1)基本处方。膻中、中脘、气海。膻中补上焦肺气;中脘补中焦水谷之气;气海补下焦元气。

(2)加减运用。①肺气虚证:加肺俞、膏肓俞以培补肺气。诸穴针用补法,或加灸法。②心气虚证:加心俞、内关以培补心气。诸穴针用补法,或加灸法。③脾气虚证:加百会、足三里以升阳举陷。诸穴针用补法,或加灸法。④肾气虚证:加肾俞关元以补肾纳气。诸穴针用补法,或加灸法。

(二)血虚

1.中药治疗

(1)心血虚。

治法:养血宁心。

处方:养心汤。

方中人参、黄芪、茯苓、甘草益气养血;当归、川芎、五味子、柏子仁、酸枣仁、远志养血宁心安神;肉桂、半夏曲温中健脾,以助气血之生化。

若失眠、多梦,加夜交藤、合欢花养心安神。

脾血虚常与心血虚同时并见,临床常称心脾血虚。除养心汤外,还可选用归脾汤。归脾汤为补脾与养心并进,益气与养血相融之剂,具有补益心脾、益气摄血的功能,是治疗心脾血虚的常用方剂。

(2)肝血虚。

治法:补血养肝。

处方:四物汤。

方中熟地黄、当归补血养肝;芍药、川芎调和营血。

血虚甚者,加制首乌、枸杞子、鸡血藤以增强补血养肝的作用;胁痛,加丝瓜络、郁金、香附理气通络止痛;肝血不足,目失所养所致视物模糊,加枸杞子、决明子养肝明目。

若肝郁血瘀,新血不生,羸瘦,腹满,腹部触有癥块,质硬而痛,拒按,肌肤甲错,状如鱼鳞,女性经闭,两目暗黑,舌有青紫瘀点、瘀斑,脉细涩者,可同服大黄䗪虫丸祛瘀生新。

2.针灸治疗

(1)基本处方:膈俞、肝俞、足三里、三阴交。血会膈俞,辅以肝俞,养血补血;足三里、三阴交健脾养胃,补气养血。

(2)加减运用:①心血虚证加心俞、内关、神门以养血安神。诸穴针用补法。②肝血虚证加期门、太冲、阳陵泉以补血养肝、柔筋缓急。诸穴针用补法。

(三)阴虚

1.中药治疗

(1)肺阴虚。

治法:养阴润肺。

处方:沙参麦冬汤。

方中用沙参、麦冬、玉竹滋补肺阴;天花粉、桑叶、甘草清热润燥生津。

咳甚者,加百部、款冬花肃肺止咳;咳血,酌加白及、仙鹤草、鲜茅根凉血止血;潮热,加地骨皮、银柴胡、秦艽、鳖甲养阴清热;盗汗,加五味子、乌梅、瘪桃干敛阴止汗。

(2)心阴虚。

治法:滋阴养心。

处方:天王补心丹。

方中以生地黄、玄参、麦冬、天冬养阴清热;人参、茯苓、五味子、当归益气养血;丹参、柏子仁、酸枣仁、远志养心安神;桔梗载药上行。本方重在滋阴养心,适用于阴虚较甚而火热不亢者。

若火热旺盛而见烦躁不安,口舌生疮者,去当归、远志之辛温,加黄连、木通、淡竹叶清泻心火,导热下行;若见潮热,加地骨皮、银柴胡清虚热;盗汗,加牡蛎、浮小麦固表敛汗。

(3)胃阴虚。

治法:养阴和胃。

处方:益胃汤。

方中以沙参、麦冬、生地黄、玉竹滋阴养液;配伍冰糖养胃和中。

若口唇干燥,津亏较甚者,加石斛、天花粉养阴生津;不思饮食者,加麦芽、扁豆、山药益胃健脾;呃逆,加刀豆、柿蒂、竹茹和胃降逆止呃;大便干结者,用蜂蜜润肠通便。

(4)肝阴虚。

治法:滋养肝阴。

处方:补肝汤。方中以四物汤养血柔肝;木瓜、甘草、酸枣仁酸甘化阴。

若头痛、眩晕、耳鸣较甚,或筋惕肉𬌗,为肝风内动之征,加石决明、菊花、钩藤、刺蒺藜镇肝息风潜阳;目干涩畏光,或视物不明者,加枸杞子、女贞子、草决明养肝明目;若肝火亢盛而见急躁易怒,尿赤便秘,舌红脉数者,加夏枯草、龙胆草、栀子清肝泻火。若肝阴虚证而表现为以胁痛为主要症状者,可改用一贯煎。

(5)肾阴虚。

治法:滋补肾阴。

处方:左归丸。

方中以熟地黄、龟甲胶、枸杞子、山药、牛膝滋阴补肾;山茱萸、菟丝子、鹿角胶补肾填精。

若精关不固,腰酸遗精,加牡蛎、金樱子、芡实、莲须固肾涩精;虚火较甚,而见潮热,口干,咽痛,舌红,脉细数者,去鹿角胶、山茱萸,加知母、黄柏、地骨皮滋阴泻火。

2.针灸治疗

(1)基本处方:肾俞、足三里、三阴交。肾俞、足三里补先后天而益阴;三阴交为精血之穴,益肝脾肾之阴。

(2)加减运用:①肺阴虚证,加肺俞、膏肓、太渊以养阴润肺。诸穴针用补法。②心阴虚证,加心俞、神门以滋阴养心。诸穴针用补法。③胃阴虚证,加胃俞、中脘以养阴和胃。诸穴针用补法。④肝阴虚证,加肝俞、期门、太冲以滋养肝阴。诸穴针用补法。⑤肾阴虚证,加志室、太溪以滋补肾阴。诸穴针用补法。

(四)阳虚

1.中药治疗

(1)心阳虚。

治法:益气温阳。

处方:保元汤。

方中以人参、黄芪益气扶正;肉桂、甘草、生姜温通心阳。

若血脉瘀阻,而见心胸疼痛者,酌加郁金、丹参、川芎、三七活血定痛;阳虚较甚,而见形寒肢冷,脉迟者,酌加附子、巴戟天、仙茅、淫羊藿、鹿茸温补阳气。

(2)脾阳虚。

治法:温中健脾。

处方:附子理中汤。

方中以党参、白术、甘草益气健脾,燥湿和中;附子、干姜温中祛寒。若腹中冷痛较甚,为寒凝气滞,可加高良姜、香附或丁香、吴茱萸温中散寒,理气止痛;食后腹胀及呕逆者,为胃寒气逆,加砂仁、半夏、陈皮温中和胃,降逆止呃;腹泻较甚,为阳虚寒甚,加肉豆蔻、补骨脂、薏苡仁温补脾肾,涩肠止泻。

(3)肾阳虚。

治法:温补肾阳。

处方:右归丸。

方中以附子、肉桂温肾补阳;杜仲、山茱萸、菟丝子、鹿角胶补益肾气;熟地黄、山药、枸杞子、当归补益精血,滋阴以助阳。

若精关不固而见遗精,加金樱子、桑螵蛸、莲须,或金锁固精丸以收涩固精;若脾虚而见下利清谷,则去熟地黄、当归等滋腻滑润之品,加党参、白术、薏苡仁补气健脾,渗湿止泻;若命门火衰而见五更泄泻,宜合四神丸(《证治准绳》)温补脾肾,固肠止泻;若阳虚水泛而见水肿、尿少者,加茯苓、泽泻、车前子,白术利水消肿;若肾阳虚衰,肾不纳气而见喘促短气,动则尤甚,加补骨脂、五味子、蛤蚧补肾纳气。

2.针灸治疗

(1)基本处方。关元、命门、肾俞。关元、命门温肾固本,培养下元;肾为水火之宅,肾俞温阳化气。

(2)加减运用。①心阳虚证:加心俞、内关、少海、膻中以益气温阳。诸穴针用补法,或加灸法。②脾阳虚证:加脾俞、胃俞、中脘以温中健脾。诸穴针用补法,或加灸法。③肾阳虚证:加志室、神阙以温补肾阳。诸穴针用补法,或加灸法。

(包景文)

第二节 汗 证

汗证是指人体阴阳失调,营卫不和,腠理不固引起汗液外泄失常的一类病证。根据汗出的临床表现,可分为自汗、盗汗、脱汗、战汗、黄汗五种。

早在《黄帝内经》中就有对汗的生理和病机的精辟论述,《素问·宣明五气》篇载"心为汗",《素问·阴阳别论》篇载"阳加于阴谓之汗",明确指出汗为心液,为心所主,是阳气蒸化阴液而形成。《灵枢·五癃津液别》曰"天暑衣厚则腠理开,故汗出……天寒则腠理闭,气湿不行,水下留于膀胱,则为溺与气"。《素问·经脉别论》曰"故饮食饱甚,汗出于胃;惊而夺精,汗出于心;持重远行,汗出于肾;疾走恐惧,汗出于肝;摇体劳苦,汗出于脾"。均阐明了出汗与外界环境的关系,及汗证与脏腑的关系。

在病机上《灵枢·经脉》曰"六阳气绝,则阴与阳相离,离则腠理发泄,绝汗乃出"。这些论述为后世认识和治疗汗证奠定了理论基础。汉代张仲景将外感病汗出的症状分为汗出、自汗出、大汗出、手足漐然汗出、头汗出、额汗出、汗出而喘、盗汗和黄汗等,并根据汗出的性质、程度、部位来推断疾病的病机,判别表、里、寒、热、虚、实的差异,拟定了桂枝汤、白虎汤、承气汤、茵陈蒿汤等,给予对证治疗。有关盗汗,《金匮要略·水气病脉证并治》指出"食已汗出,又常暮盗汗者,此劳气也"。《金匮要略·血痹虚劳病脉证并治》又指出"男子平人,脉虚弱细微者,喜盗汗也"。有关战汗,《伤寒论·辨太阳病脉证并治》指出:"太阳病未解,脉阴阳俱实,必先振栗,汗出而解"。有关黄汗,《金匮要略·水气病脉证并治》指出"黄汗之为病,身体肿,发热汗出而渴,状如风水,汗沾衣,腰髋弛痛,如有物在皮中状,剧者不能食,身疼重,烦躁,小便不利"。以上论述对后世认识和治疗汗证很有启发。前人有自汗属阳虚,盗汗属阴虚之说,系指自汗、盗汗发病的一般规律,但不能概括全部,如《丹溪心法》载"自汗属气虚、血虚、湿、阳虚、痰""盗汗属血虚、气虚"。《景岳全书·汗证》载:"自汗、盗汗亦各有阴阳之证,不得谓自汗必属阳虚,盗汗必属阴虚也"。"凡伤寒欲解,将汗之时,若是正气内盛,邪不能与之争,汗出自不作战,所谓不战,应知体不虚也。若其人本虚,邪与之争,微者为振,甚者为战,正胜邪则战而汗解也"。《温疫论》对战汗的发生机制,以及病情转归的关系都有一定见解,认为战汗在临床上常作为观察病情变化和预后的一个重要标志。清代王清任《医林改错·血府逐瘀汤所治之症目》曰:"竟有用补气、固表、滋阴、降火,服之不效,而反加重者,不知血瘀亦令人自汗、盗汗,用血府逐瘀汤"。对血瘀导致自汗、盗汗的治疗作了补充。

西医学多种疾病如甲状腺功能亢进、自主神经功能紊乱、更年期综合征、风湿热、结核病、低血糖、虚脱、休克及肝病、黄疸等某些传染病以汗出为主要症状者,均可参考本节进行辨证论治。

一、病因病机

本病大多由邪客表虚、营卫不和,肺气亏虚、卫表不固,阳气虚衰、津液失摄,阴虚火旺、虚火烁津,热邪郁蒸、迫津外泄等所致。

(一)营卫不和

阴阳偏盛、偏衰之体,或表虚之人,猝感风邪,可使营卫不和,卫强营弱,卫外失司,营阴不能内守而汗出。

(二)肺气亏虚

素体虚弱,病后体虚,或久患咳喘之人,肺气不足,肌表疏松,腠理不固而汗自出。如明代王肯堂《证治准绳·自汗》曰:"或肺气微弱,不能宣行荣卫而津脱者"。

(三)阳气虚衰

《素问·生气通天论》云:"阳者卫外而为固也"。久病重病,脏气不足,阳气过耗,不能敛阴,卫外不固而汗液外泄,甚则发生大汗亡阳之变。

(四)虚火扰津

烦劳过度,精神过用,伤血失精,致血虚精亏,或邪热伤阴,阴液不足,虚火内生,心液被扰,不能自藏而外泄作汗,如《素问·评热病论》云:"阴虚者,阳必凑之,故少气时热而汗出也"。

(五)心血不足

劳心过度,或久病血虚,致心血不足,心失所养,心液不藏而外泄则盗汗。

(六)热邪郁蒸

风寒入里化热或感受风热、暑热之邪,热淫于内,迫津外泄则大汗出,如《素问·举痛论》载:"炅则腠理开,荣卫通,汗大泄"。或因饮食不节,湿热蕴结,熏蒸肝胆,见汗出色黄等。

综上所述,汗证的病位在卫表肌腠,其发生与肺、心、肾密切相关。病机性质有虚、实两端。由热邪郁蒸,迫津外泄者属实;由肺气亏虚、阳气虚衰、阴虚火旺所致者属虚,因气属阳,血属阴,故此类汗证总由阴阳失衡所导致,或为阴血不足,虚火内生,津液被扰而汗出,或为阳气不足,固摄无权,心液外泄而汗出;至于邪客表虚,营卫不和则为本虚标实之证。古有自汗多阳气虚,盗汗多阴血虚之说,此为常理,但临证每见兼夹错杂,需详加鉴别。

二、诊断

(1)不因外界环境影响,在头面、颈胸、四肢、全身出汗超出正常者为诊断的主要依据。

(2)昼日汗出溱溱,动则益甚者为自汗;寐中汗出津津,醒后自止者为盗汗;在外感热病中,全身战栗而汗出为战汗;在病情危重时全身大汗淋漓,汗出如油者为脱汗;汗出色黄,染衣着色者为黄汗。

三、相关检查

红细胞沉降率、抗"O"检查、血清甲状腺激素和性激素测定、胸部 X 线检查、痰培养等,以鉴别风湿热、甲状腺功能亢进、肺结核等疾病引起的汗多。

四、鉴别诊断

出汗为人体的生理现象,因外界气候、运动、饮食等生活环境等因素影响,稍有出汗,其人并无不适,此属正常,应与病理性出汗鉴别。

五、辨证要点

(一)辨虚实

邪气盛多实,或存表,或在里,或为寒,或为热;正气衰则虚,或气虚,或血虚,或阴虚,或阳虚;正衰邪恋则虚实夹杂。一般来说自汗多属气虚不固,然实证也或有之;盗汗多属阴虚内热,然气虚、阳虚、湿热也间或有之;脱汗多属阳气亏虚,阴不内守,阴极阳竭。黄汗多属感受外邪,湿热内蕴,则为实证。战汗则常发于外感热病,为邪正相争之证以实证为主,若病变重者正不胜邪,则可出现虚实错杂的情况。

(二)辨寒热

汗证由热邪迫津外泄或阴虚火旺,心液被扰而失常者属热;由表里阳气虚衰,津液不固外泄为汗者属寒。

六、治疗原则

治疗当以虚者补之,脱者固之,实者泄之,热者清之,寒者热之为原则。虚证当根据证候的不同而治以益气、温阳、滋阴、养血、调和营卫;实证当清泄里热、清热利湿、化湿和营;虚实夹杂者,则根据证候的虚实主次而适当兼顾。此外,汗证以腠理不固,津液外泄为基本病变,故可酌加麻黄根、浮小麦、牡蛎等固涩止汗之品。

七、分证论治

(一)自汗

1.营卫不和

主症:汗出恶风,周身酸楚。

兼症:或微发热,头痛,或失眠,多梦,心悸。

舌脉:苔薄白;脉浮或缓。

分析:营卫失和,腠理不固,故汗出恶风,周身酸楚。如风邪在表者,则兼见头痛,发热,脉浮等。营卫不和,心失所养,心神不宁,则失眠,多梦,心悸,苔薄白,脉缓。

治法:调和营卫。

方药:桂枝汤。本方解肌发表,调和营卫。既可用于风寒表虚证,又可用于体虚营卫不和之证。方中桂枝温经解肌,白芍敛阴和营,桂枝、白芍同用,调和营卫以使腠理固密,佐生姜、大枣、炙甘草和中,助其调和营卫之功。

若气虚明显,加黄芪益气固表;失眠多梦、心悸者,加龙骨、牡蛎,以安神止汗。

2.肺气虚弱

主症:汗出恶风,动则益甚。

兼症:久病体虚,平时不耐风寒,易于感冒,体倦乏力。

舌脉:苔薄白;脉细弱。

分析:肺主皮毛,病久体虚,伤及肺气,皮毛不固而见汗出畏风,平素易于感冒,动则耗气,气不摄津,故汗出益甚,体倦乏力,脉细弱,苔薄白,均为肺气不足之征。

治法:益气固表。

方药:玉屏风散。本方益气固表止汗,用于肺气虚弱、卫气不固的自汗。方中黄芪补气固表,白术健脾补气以实表,佐防风祛风走表而助黄芪固表之力。

汗多者加麻黄根、浮小麦、五味子、煅牡蛎以止汗敛阴。病久脾胃虚弱者合用四君子汤培土生金。兼中气虚者加补中益气汤补中益气。

3.心肾亏虚

主症:动则心悸汗出,或身寒汗冷。

兼症:胸闷气短,腰酸腿软,面白唇淡,小便频数而色清,夜尿多。

舌脉:舌质淡,舌体胖润,有齿痕,苔白;脉沉细。

分析:久病重病,耗伤心肾之阳,阳气不足,不能护卫腠理,故见汗出;心失温养则见心悸。身寒,腰酸腿软,面白唇淡,小便频数而色清,夜尿多,舌质淡体胖有齿痕,苔白,脉沉细,均为肾阳亏虚之征。

治法:益气温阳。

方药:芪附汤加味。本方补气温阳,主治气阳不足,虚汗不已之证。方中黄芪益气固表止汗,附子温肾益阳。以振奋卫气生发之源。

乏力甚加人参、白术、大枣补中益气;四肢厥冷加桂枝、肉桂通阳补肾;汗多者加浮小麦、龙骨、牡蛎以止汗敛阴。

4.热郁于内

主症:蒸蒸汗出,或但头汗出,或手足汗出。

兼症:面赤,发热,气粗口渴,口苦,喜冷饮,胸腹胀闷,烦躁不安,大便干结,或见胁肋胀痛,身目发黄,小便短赤。

舌脉:舌质红,苔黄厚;脉洪大或滑数。

分析:素体阳盛,感邪日久,郁而化热,热淫于内,迫津外泄,故见蒸蒸汗出,面赤气粗;津液被劫,故口渴饮冷,大便干结。舌质红,苔黄,脉洪大滑数,为内有积热之征。若饮食不节,湿热蕴结肝胆,则见胁肋胀痛,身目发黄,小便短赤。

治法:清泄里热。

方药:竹叶石膏汤加减。本方清热养阴,生津止汗,适用于热病伤阴,方中生石膏、竹叶清气分热,人参(可改用沙参)、麦冬滋养阴液。白芍敛阴,甘草和中。里热得清,汗出自止。

宿食在胃者,可用枳实导滞丸消导和胃,佐以泻热。如大便秘结,潮热汗出,脉沉实者,可用增液承气汤,不应,改大承气汤攻下热结。肝胆湿热者,可用龙胆泻肝汤清热利湿。

（二）盗汗

1.心血不足

主症：睡则汗出，醒则自止，心悸怔忡，失眠多梦。

兼症：眩晕健忘，气短神疲，面色少华或萎黄，口唇色淡。

舌脉：舌质淡，苔薄；脉虚或细。

分析：劳心过度，心血耗伤，或久病血虚，心血不足，神不守舍，入睡神气外浮则盗汗；血不养心，故心悸怔忡，失眠多梦；气血不足，故面色不华，气短神疲，眩晕健忘，口唇色淡；舌质淡，苔薄，脉虚或细，均为心血亏虚之征。

治法：补血养心。

方药：归脾汤加减。方中茯神、酸枣仁、龙眼肉、远志养心安神，当归养血补血，人参、黄芪、白术、甘草补脾益气；脾为后天之本，气血生化之源，脾健气旺则血生，化源不绝，心神得养。

若心悸甚者加龙骨、琥珀粉、朱砂以镇惊安神；不寐加柏子仁、合欢皮以养心安神；气虚甚者加生黄芪、浮小麦以固表敛汗。

2.阴虚火旺

主症：寐则汗出，虚烦少寐，五心烦热。

兼症：久咳虚喘，形体消瘦，两颧发红，午后潮热，女子月经不调，男子梦遗。

舌脉：舌质红少津，少苔；脉细数。

分析：肺痨久咳，或亡血失精，阴血亏虚，虚火内生，寐则阳气入阴，营阴受蒸则外泄，故见夜寐盗汗。阴虚则阳亢，虚火内生，形体消瘦，午后潮热，两颧发红，五心烦热；热扰神明，则虚烦少寐；阴虚火旺，相火妄动，引起女子月经不调，男子遗精。舌质红少津少苔，脉细数，为阴虚火旺之象。

治法：滋阴降火。

方药：当归六黄汤加减。方中当归、生地黄、熟地黄滋阴养血；黄芩、黄连清心肺之火；黄柏泻相火而坚阴；黄芪益气固表。可加龙骨、牡蛎、糯稻根以敛汗。

骨蒸潮热重者，可合青蒿鳖甲汤滋阴退热。阴虚相火妄动者，可合知柏地黄丸加减应用。

（三）脱汗

主症：多在病情危重之时，出现大汗淋漓，汗出如油。

兼症：精神疲惫，四肢厥冷，气短息微。

舌脉：舌萎少津；脉微欲绝，或脉大无力。

分析：急病或重病耗伤正气，阳气暴脱，阳不敛阴，阴阳离决，汗液大泄，故见突然大汗淋漓，汗出如油，精神疲惫，四肢厥冷，声短息微。脉微欲绝或散大无力，舌萎少津为阴阳离决之象。

治法：益气回阳固脱。

方药：参附汤加味。方中重用人参大补元气，益气固脱；附子回阳救逆。可加生黄芪益气止汗。病情危急，用药应功专力宏，积极抢救。亦可静脉滴注黄芪注射液、参麦注射液等急救之品。

若在热病中所见，尚可加麦冬、五味子敛阴止汗。汗多时可加煅龙骨、煅牡蛎、麻黄根等敛汗之品，随症应用。亦可用止汗红粉，绢布包扑之以助止汗。

（四）战汗

主症：多在急性热病中，突然全身恶寒、战栗，而后汗出。

兼症：发热口渴，躁扰不宁。

舌脉:舌质红,苔薄黄;脉细数。

分析:热邪客于气分,故见发热口渴,躁扰不宁。正气抗邪外出,正邪交争,故恶寒、战栗。若正能胜邪,则汗出病退,脉静身凉,烦渴自除。舌质红,苔薄黄,脉浮数为邪热在气分之象;脉细示正气已伤。

治法:扶正祛邪。

方药:主要针对原发病进行辨证论治。战栗恶寒而汗出顺利者,一般不需特殊治疗,可适当进食热汤、稀粥之品,予以调养。

若恶寒战栗而无汗者,此属正气亏虚,用人参、生姜煎汤服之,以扶正祛邪;若汗出过多,见精神疲惫,四肢厥冷者,治宜益气回阳固脱,用参附汤、生脉散煎汤频服;若战汗之后,汗出不解,再战再汗病情反复者,若已无表证,里热内结,可用滋阴增液,通便泻热之法,以增液承气汤加减治之。若表证未尽,腑气热闭,应表里同治,以凉膈散加减治之。

(五)黄汗

主症:汗出色黄,染衣着色。

兼症:或有身目黄染,胁肋胀痛,小便短赤;或有发热、口渴不欲饮,或身体水肿。

舌脉:舌质红,苔黄腻;脉弦滑或滑数。

分析:湿热素盛,感受温热之邪,湿热熏蒸肝胆,胆汁不循常道,随汗液外渍肌肤,故汗出色黄,染衣着色,身目黄染,胁肋胀痛;或感受温热之邪,交阻于肌表,故发热,身体水肿;湿热交阻中焦,故口渴不欲饮;舌质红,苔黄腻,脉弦滑或滑数,皆为湿热之征。

治法:清热化湿。

方药:龙胆泻肝汤加减。本方清肝火,清利湿热,主治肝胆实火,湿热内蕴,用于邪热郁蒸所致的黄汗。方中龙胆草、黄芩、栀子、清泄肝热;泽泻、木通、车前子清热利湿;柴胡、当归、生地黄疏肝滋阴、养血和营;甘草调和诸药,清热解毒。

若热势不甚,小便短赤,身体水肿,予茵陈五苓散清热利水退黄。若湿热未清而气阴已亏者,可用清暑益气汤清热利湿,益气养阴并举。

八、转归与预后

单纯出现的自汗、盗汗,一般预后良好,经过治疗大多可在短期内好转。若伴见于其他疾病过程中出现出汗,往往病情较重,治疗时应着重针对原发疾病,随着原发疾病的好转,出汗才能减轻或消失。由于引起汗证的疾病较多,如结核、感染性疾病、肝胆病及危重病证等引起的汗证,则该病的发展转归决定其预后。

（包景文）

第三节 血 证

血证是因热伤血络、气不摄血或瘀血阻络等致血液不循经脉运行,溢于脉外,以口鼻诸窍、前后二阴出血,或肌肤紫斑为主要临床特征的一类病证。血证根据出血部位的不同而有相应的名称:血从齿龈、舌、鼻、眼、耳、肌肤而出者分别称齿衄、舌衄、鼻衄、眼衄、耳衄、肌衄(或紫斑、葡萄疫），统称为衄血；血从肺或气管而来，随咳嗽从口而出者为咳血；血从胃或食管而来，从口中吐出者为吐血或呕血；血从肛门而下者为便血或圊血、清血；血从尿道出者为尿血或溲血、溺血；如口、鼻、眼、耳、皮肤出血和咳血、呕血、便血、尿血并现者为大衄。

早在《黄帝内经》即对血溢、血泄、衄血、咳血、呕血、溺血、溲血、便血等出血病证有了记载，对引起出血的原因及部分出血病证的预后有所论述，如《灵枢·百病始生》曰："卒然多食饮，则肠满，起居不节，用力过度则络脉伤。阳络伤则血外溢，血外溢则衄血，阴络伤则血内溢，血内溢则后血"。《素问·大奇论》篇曰："脉至而搏，血衄身热者死"。《金匮要略·惊悸吐衄下血胸满瘀血病证治》记载了泻心汤、柏叶汤、黄土汤等治疗吐血、便血的方剂，至今仍在沿用。隋代《诸病源候论·血病诸候》对各种血证的病因病机有较详细的论述，《备急千金药方》则收载了一些较好的治疗血证的方剂，如犀角地黄汤至今仍被广泛应用。宋代《济生方》认为血证的病因有"大虚损，或饮酒过度，或强食过饱，或饮啖辛热，或忧思悲怒"等，病机上强调"血之妄行也，未有不因热之所发"。《素问玄机原病式》也认为失血主要由热盛所致。金元时期朱丹溪在《平治荟萃·血虚阴难成易亏论》中强调阴虚火旺是导致出血的重要原因。明代《医学正传·血证》率先将各种出血归纳为"血证"。《先醒斋医学广笔记·吐血》则提出了治吐血三要法，即"宜行血不宜止血""宜补肝不宜伐肝""宜降气不宜降火"，一直为后代医家所推崇。《景岳全书·血证》对血证进行了较系统的归纳，提纲挈领地将出血的病机概括为"火盛"及"气伤"两个方面，对临证辨   因病机有一定的指导意义。清代唐容川《血证论·吐血》在论及血证的治疗时则提出   惟以止血为第一要法；血止之后，其离经而未吐出者，是为瘀血……故以消瘀为第二法；止吐消瘀之后，又恐血再潮动，则需用药安之，故以宁血为第三法……去血既多，阴无有不虚者矣……故又以补虚为收功之法。四者乃通治血证之大纲"。止血、祛瘀、宁血、补虚四法，目前仍对血证的论治具有指导意义。

西医学中呼吸系统疾病如支气管扩张症、肺结核等引起的咳血；消化系统疾病如胃及十二指肠溃疡、肝硬化门脉高压、溃疡性结肠炎等病引起的吐血、便血；泌尿系统疾病如肾小球肾炎、肾结核、肾肿瘤引起的尿血；血液系统疾病如原发性血小板减少性紫癜、过敏性紫癜、白血病及其他出血性疾病引起的皮肤、黏膜和内脏的出血等均可按血证进行辨证论治。

一、病因病机

外感六淫、酒食不节、情志过极、劳倦过度及热病或久病之后等均可引起血液不循经脉运行，溢于脉外而导致血证的发生。

（一）外感六淫

外感风热燥邪，热伤肺络，迫血上溢而致咳血、鼻衄；湿热之邪，侵及肠道，络伤血溢，从下而泻可致便血；热邪留滞下焦，损伤尿道，络脉受损，导致尿血。正如《临证指南医案·吐血》中指出："若夫外因起见，阳邪为多，盖犯是证者，阴分先虚，易受天之风热燥火也"。

（二）酒食不节

饮酒过多或过食辛辣，一则湿热蕴积，损伤胃肠，熏灼血络，化火动血，则衄血、吐血、便血。所以《临证指南医案·吐血》曰："酒热戕胃之类，皆能助火动血"；二则酒食不节，损伤脾胃，脾虚失摄，统血无权，血溢脉外。

（三）情志过极

七情所伤，五志化火，火热内燔，迫血妄行而致出血。如肝气郁滞，日久化火，木火刑金，损伤肺窍及肺之络脉可致鼻衄和咳血。郁怒伤肝，肝火偏亢，横逆犯胃，胃络受伤，以致吐血。

(四)劳倦过度

心主神明,神劳伤心;脾主肌肉,身劳伤脾;肾主藏精,房劳伤肾。劳倦过度,可致心、脾、肾之气阴损伤。气虚失摄,或阴虚火旺,迫血妄行均可致血溢脉外而致衄血、吐血、便血、尿血、紫斑。

(五)久病热病

久病或热病之后,一则可使阴津耗伤,阴虚火旺,火迫血行而至出血;二则由于正气损伤,气虚失摄,血溢脉外而致出血;三则久病入络,瘀血阻滞,血不循经,因而出血。

出血的病因虽然复杂,但其病机变化可以归纳为热伤血络、气不摄血、瘀血阻络3个方面。如《景岳全书·血证》就强调了火热与气虚在本证发病的重要性:"血本阴精,不宜动也,而动则为病;血主营气,不宜损也,而损则为病。盖动者多由于火,火盛则逼血妄行;损者多由于气,气伤则血无以存"。火热之邪又有虚实之分,由外感风热燥邪、湿热蕴积和肝郁化火等而成者属实火;而阴虚导致的火旺则为虚火。气虚又有单纯气虚和气虚及阳而阳气虚衰的不同。瘀血阻络多因久病而致,可因正气虚弱或邪气深入致瘀。在证候上,由火热亢盛、瘀血阻络所致者属实证,而由阴虚火旺及气虚不摄所致者属虚证。在病机变化上,常发生实证向虚证转化。如火热偏亢致出血者,反复发作,阴血必伤,虚火内生;出血既多,气亦不足,气虚阳衰,更难摄血,甚至有气随血脱,亡阳虚脱之虞。因此,在一定情况下,属实的火热之邪引起反复不止的出血,可以导致阴虚和气虚的病机变化;而阴虚和气虚又是导致出血日久不愈和反复发作的病因。如此循环不已,则是造成某些血证缠绵难愈的原因。

二、诊断

(1)鼻衄:凡血从鼻腔溢出而不因外伤、倒经所致者,均可诊断为鼻衄。

(2)齿衄:血自牙龈、齿缝间溢出,并可排除外伤所致者,即可诊断为齿衄。

(3)咳血:血由肺或气管而来,经咳嗽而出,或纯红鲜血,间夹泡沫,或痰中带血丝,或痰血相兼,痰中带血。多有慢性咳嗽、喘证或肺痨等肺系疾病病史。

(4)吐血:血从胃或食管而来,随呕吐而出,常夹有食物残渣等胃内容物,血多呈紫红、紫暗色,也可呈鲜红色,大便常色黑如漆或呈暗红色。吐血前多有恶心、胃脘不适、头晕等先兆症状。多有胃痛、嗳气、吞酸、胁痛、黄疸、症积等宿疾。

(5)便血:大便下血可发生在便前或便后,色鲜红、暗红或紫暗,甚至色黑如柏油。多有胃痛、胁痛、积聚、泄泻、痢疾等宿疾。

(6)尿血:小便中混有血液或夹血丝、血块,但尿道不痛。

(7)紫斑:四肢及躯干部出现瘀点或青紫瘀斑,甚至融合成片,压之不褪色,常反复发作。

三、相关检查

胸部X线、CT、支气管镜或造影检查,血沉、痰细菌培养、痰抗酸杆菌检查和脱落细胞检查等均有助于咳血的诊断。呕吐物、大便潜血试验、上消化道钡餐造影、纤维胃镜和B超检查等有助于吐血、便血的诊断。尿常规、尿隐血、膀胱镜等检查有助于尿血的诊断。血液分析、血小板计数、出凝血时间、血块退缩时间、凝血酶原时间、束臂试验、骨髓细胞学检查等有助于血液病所致血证的诊断。

四、鉴别诊断

(一)鼻衄

1.外伤鼻衄

有明确的外伤史,如碰撞或挖鼻等原因而导致鼻衄者,其血多来自外伤一侧的鼻孔,经治疗后一般不再复发,也无全身症状。

2.经行衄血

与月经周期密切相关,一般在经前或经期内出现,也称逆经或倒经。

(二)齿衄

舌衄:出血来自舌面、舌边、舌根或舌系带处,有时在舌面上可见针尖样出血点。

(三)咳血

1.吐血

咳血与吐血均为血液经口而出的病证,但两者区别明显。

(1)病位不同:咳血的病位在肺与气管,而吐血的病位在胃与食管。

(2)血色不同:咳血之血色鲜红,常伴有泡沫痰液;吐血血色紫暗,常混有食物残渣。

(3)伴随症状不同:咳血之前多伴有喉痒、胸闷之兆,血常随咳嗽而出,一般大便不黑;而呕血常伴胃脘不适、恶心等症状,血随呕吐而出,大便常呈黑色。

(4)旧疾不同:咳血的患者常有咳嗽、肺痨、喘证或心悸等旧疾;而呕血则往往有胃痛、胁痛、黄疸、鼓胀等旧病。

2.肺痈

肺痈初期常可见风热袭于卫表之症状,当病情进展到成痈期和溃脓期时则常有壮热、烦渴、咳嗽、胸痛、咳吐腥臭浊痰,甚至脓血相兼,舌质红、苔黄腻、脉洪数或滑数等症状,而咳血是以痰血相兼,唾液与血液同出的病证,与肺痈截然不同。

(四)口腔、鼻咽部出血

口腔及鼻咽部出血常为鲜红色或随唾液吐出,血量较少,不夹杂食物残渣。此类出血多因相应的口腔、鼻咽部疾病引起。

(五)便血

1.痔疮

出血在便中或便后,色鲜红,常伴肛门疼痛或异物感。肛门或直肠检查可发现内痔或外痔。

2.痢疾

下血为脓血相兼,常伴腹痛、里急后重和肛门灼热感等症状。病初常有发热恶寒等外感表现。

3.便血的自我鉴别

(1)近血:为先血后便的病证,病位在肛门及大肠。

(2)远血:为先便后血的病证,病位在胃及小肠。

(3)肠风:为风热客于肠胃引起,症见便血,血清而鲜者,病属实热。

(4)脏毒:为湿热留滞肠中,伤于血分引起,症见便血,血浊而暗者,病属湿热偏盛。

（六）尿血

1.血淋

尿血与血淋均为血随尿出，血淋伴尿道疼痛，而尿血不伴尿道疼痛。

2.石淋

石淋者可先有小便排出不畅，小便时断，腰腹绞痛，痛后排出砂石并出现血尿；尿血不伴腰腹绞痛、小便艰涩，亦无砂石排出。

（七）紫斑

1.出疹

紫斑与出疹均为出现在肌肤的病变，而紫斑中有点状出血者须与出疹相鉴别。一般说来，紫斑隐于皮内，压之不褪色，触之不碍手；而出疹点则高于皮肤，压之褪色，触之碍手。

2.温病发斑

紫斑与温病发斑在肌肤上的改变很难区别。但临证上温病发斑发病急骤，常伴高热烦躁、头痛如劈、昏狂谵语、有时抽搐，同时可有鼻衄、齿衄、便血、尿血、舌质红绛等，其传变迅速、病情险恶；而紫斑常有反复发作的慢性病史，但一般无舌质红绛，也无温病传变迅速的特点。

五、辨证论治

（一）辨证要点

1.辨病位

同为一种血证，可由不同病变脏腑引起，其病位是不同的。如咳血有在肺、在肝的不同；鼻衄有在肺、在胃和在肝的不同；齿衄则有在胃、在肾的不同；尿血则有在肾、在脾和在膀胱的不同。应仔细辨识其病位，以正确施治。

2.辨虚实

血证中的实证，多由火热亢盛，迫血妄行所致，也可由瘀血阻络而成。火热之证，有实火与虚火之不同，其实火为火热亢盛，虚火一般由阴虚导致，而后者属虚中夹实证。血证中的虚证，一般由气虚失摄，血不归经所致。此外，初病多实，久病多虚，而久病入络者，又为虚中夹实。辨证候的虚实，有利于指导临证施治。

3.辨出血量

血为气之母，如出血过多，可致气随血脱，甚至亡阳虚脱，病至危殆。因此，辨别出血量的多少对判断预后、制订治疗方案具有重要意义。临证当根据头晕、乏力、面色唇甲苍白、心慌、出汗等症的程度，结合舌、脉，综合判断出血程度，分清标本缓急。

（二）治疗原则

血证虽因出血部位不同而有不同的称谓，但其病机基础不外火热伤络、气不摄血、瘀血阻络三端，因而，其治疗也不外在火、气、血三方面。恰如《景岳全书·血证》所说："凡治血证，须知其要。而血动之由，惟火惟气耳。故察火者但察其有火无火，察气者但察其气虚气实，知此四者而得其所以，则治血之法无余义矣"。故临证治疗血证多以治火、治气和治血为基本原则。

1.治火

火热亢盛，迫血妄行，血不归经，溢于脉外是引起血证最常见的病因病机。由于火热之邪可分为实火与虚火的不同，故实火当清热泻火，虚火当滋阴降火。

2.治气

一则气为血帅,气能统血,气行血行,气脱血脱;二则气有余便生火,火热偏亢则扰动血脉,血不归经。故对实证当清气降气,虚证当补气益气。当出血严重,气随血脱而有亡阳虚脱之虞者,当以益气固脱,回阳救逆为急。

3.治血

血证既为出血之证,因此一定要根据出血的病因病机和证候的差异而施以不同的止血方法。如实火亢盛,扰动血脉者当凉血止血;气虚失摄,出血不止者当收敛止血;瘀血阻络,血难归经者当活血止血。出血之后,血虚明显者又当适当补血生血。

除上述治疗血证的三项原则以外,还应根据出血的不同阶段,使用不同的治疗方法及药物。如血证初期,出血较多较急,应急塞其流,以治其标,即采取"止血"的治疗方法;血止之后,应祛除病因,以澄其源,即采用"宁血"的治疗方法;善后应补养气血,以扶其正,即采用"补虚"的治疗方法。因此止血、宁血和补虚3个治疗方法,常应用在血证不同阶段的治疗中。血证的初期,应积极采用塞流止血的方法,立即服用三七粉、十灰散或花蕊石散、血余炭、蒲黄炭等以求迅速止血。如证属火热偏盛者,临床多使用犀角地黄汤(方中犀角以水牛角代替)清热解毒、凉血止血,临床还可根据病情,适当选用白茅根、栀子、牡丹皮、白及、侧柏叶、茜草根、仙鹤草、地榆、大、小蓟等清热凉血之品;如阳气虚损,气失统摄者,应立即服用三七粉、艾叶炭以温经止血。如出血过多,症见面色苍白,四肢厥冷,汗出不止,心悸不宁,甚至神识不清,脉微细欲绝者为气随血脱之危候,急以益气固脱的独参汤煎服,或使用参附汤以回阳救逆。

(三)分证诊治

1.鼻衄

鼻衄以火热偏盛,迫血妄行为多。其中以肺热、肝火、胃火最为常见;有时也与正气不足,气不摄血有关。

(1)热邪犯肺。

主症:鼻燥流血,血色鲜红。

兼症:身热不适,口干咽燥,咳嗽痰黄,或恶风发热。

舌脉:舌质红,苔黄燥或薄黄;脉数或浮数。

分析:鼻为肺窍,热邪犯肺,迫血妄行,上循其窍,故鼻燥流血;火为阳邪,故其血色鲜红;热耗肺津,不能上承,故口干咽燥;发热为热邪犯肺所致;热邪亢盛,灼津为痰,肃降失司故咳嗽痰黄。舌质红,苔黄燥,脉数为热邪偏盛之象。如热邪尚在卫表,则可见恶风发热,苔薄黄,脉浮数。

治法:清肺泻热,凉血止血。

方药:桑菊饮。方中桑叶、菊花、薄荷、连翘辛凉透表,宣散风热;杏仁、桔梗、甘草降肺气,利咽止咳;芦根清热生津。可酌加栀子炭、白茅根、牡丹皮、侧柏叶加强凉血止血之力。肺热盛而无表证者可去薄荷、桔梗,加黄芩、桑白皮以清泻肺热;咽喉痛者加玄参、马勃以清咽利喉;咽干口燥者加麦冬、玉竹、沙参、天花粉以养阴生津;咳甚者加象贝母、枇杷叶以润肺止咳。

(2)肝火上炎。

主症:鼻衄,血色鲜红,目赤,烦躁易怒。

兼症:头痛眩晕,口苦耳鸣,或胸胁胀痛,或寐少多梦,或便秘。

舌脉:舌质红,苔黄而干;脉弦数。

分析:肝郁化火,木火刑金,肝火循肺经上出其窍而为鼻衄;肝开窍于目,肝火偏盛故两目红赤;肝在志为怒,肝火盛则烦躁易怒;肝火上炎则头痛、口苦、耳鸣;清窍为肝火所扰故眩晕;肝经过胸胁,肝经火盛而胸胁胀痛;肝火扰心则寐少多梦;肝热移胃,腑气不通则便秘。舌质红,苔黄而干,脉弦数皆为肝火偏亢之征象。

治法:清肝泻火,凉血止血。

方药:龙胆泻肝汤。方中龙胆草、柴胡、栀子、黄芩清肝泻火;木通、泽泻、车前子清利湿热;生地黄、当归、甘草滋阴养血。可酌加侧柏叶、藕节、白茅根以凉血止血;寐少梦多者可加磁石、龙齿、珍珠母、远志等清肝安神;便秘者可加大黄通腑泄热;阴液亏耗者可加麦冬、玄参、墨旱莲以养阴清热。

(3)胃热炽盛。

主症:鼻血鲜红,胃痛口臭。

兼症:鼻燥口渴,烦躁便秘,或兼齿衄。

舌脉:舌质红,苔黄,脉数。

分析:胃热亢盛,上炎犯肺,迫血外溢,上出肺窍则鼻衄且血色鲜红;阳明经上交鼻,胃火上熏则鼻燥口臭;胃热伤阴则口渴引饮;热居胃中,气机不利则胃脘疼痛;热扰心神则烦躁不安;胃热腑气不通,且热伤津液,肠道失润则便秘。舌质红,苔黄,脉数皆为胃中有热之象。

治法:清胃养阴,凉血止血。

方药:玉女煎。方中石膏清泻胃热,麦冬养阴清热,生地黄凉血止血,川牛膝引血下行。可酌加栀子、牡丹皮、侧柏叶、藕节、白茅根等加强清热凉血止血之力;大便秘者加大黄、瓜蒌通腑泄热;阴津被伤而见口渴,舌质红,少苔者,加沙参、天花粉、石斛等益胃生津。

(4)气血亏虚。

主症:鼻衄,血色淡红。

兼症:心悸气短,神疲乏力,面白头晕,夜难成寐,或兼肌衄、齿衄。

舌脉:舌质淡,苔白;脉细或弱。

分析:气为血帅,气虚失摄,血溢脉外故见鼻衄、齿衄血色淡红,也可见肌衄;气血不足,心神失养故见心悸、夜难成寐;正气亏虚则神疲乏力、气短;气血虚弱,不能上荣头面而面白头晕。舌质淡,苔白,脉细或弱均为气血不足之征。

治法:益气摄血。

方药:归脾汤。方中以人参、白术、甘草健脾益气;黄芪、当归益气生血;茯神、酸枣仁、远志、龙眼肉补气养血,安神定志;木香理气醒脾,使本方补而不滞。可酌加仙鹤草、茜草、阿胶以增强止血之效。

以上各种鼻衄之证,除内服汤剂以外,尚可在鼻衄发生时,采用局部外用药物治疗,以期尽快止血。可选用云南白药或三七粉局部给药以止血或用湿棉条蘸塞鼻散(百草霜 15 g、龙骨15 g、枯矾 60 g 共研极细末)塞鼻治疗。

2.齿衄

手足阳明经分别入于上下齿龈,而肾主骨,齿为骨余,即所谓"齿为肾之余,龈为胃之络",所以牙龈出血一般与胃、肾二经有关。

(1)胃火内炽。

主症:齿衄血色鲜红,齿龈红肿疼痛。

兼症:口渴欲饮,口臭便秘,头痛不适,或齿龈红肿溃烂,或唇舌颊腮肿痛。

舌脉:舌质红,苔黄或黄燥;脉洪数或滑数。

分析:上下齿龈分属手阳明大肠经与足阳明胃经。胃肠火盛,循经上扰,以致齿衄出血鲜红,齿龈红肿疼痛;胃火上熏,故口臭头痛,甚则齿龈红肿溃烂,或唇舌颊腮肿痛;火热伤津,故口渴欲饮;热结阳明则便秘。舌质红,苔黄,脉洪数为阳明之表现。

治法:清胃泻火,凉血止血。

方药:加味清胃散。方中以生地黄、牡丹皮、水牛角代清热凉血;黄连、连翘清胃泻火;当归、甘草养血和中。临证可酌加黄芩、黄柏、栀子、石膏等增强清热泻火之力,加藕节、白茅根、侧柏叶等增强凉血止血之力;烦渴加知母、天花粉、石斛以清热养阴除烦;便秘可加大黄、芒硝以通腑泄热。

(2)阴虚火旺。

主症:齿衄血色淡红,齿摇龈浮微痛。

兼症:常因烦劳而发,头晕目眩,腰膝酸软,耳鸣,或遗精,或盗汗,或潮热,或手足心热。

舌脉:舌质红,苔少;脉细数。

分析:肾主骨,齿为骨余,肾虚则龈浮齿摇而不坚固;阴虚火旺,虚火上炎,血随火动,故血从齿缝渗出,血色淡红;烦劳则更伤肾阴,而易诱发齿龈出血;肾阴不足,水不涵木,相火扰动,清窍不利则头晕目眩;腰为肾之外府,耳为肾窍,肾阴不足,故腰膝酸软,耳鸣;肾阴虚相火妄动则遗精;阴虚生内热,则潮热,手足心热,盗汗。舌质红,苔少,脉细数为阴虚火旺之征。

治法:滋阴降火,凉血止血。

方药:知柏地黄丸合茜根散。知柏地黄丸中的六味地黄丸重在滋补肾阴,知母、黄柏重在降下虚火。茜根散中的生地黄、阿胶珠滋阴止血;茜草根、柏叶凉血止血;黄芩清热;甘草和中。两方合用,共奏滋阴补肾,降火止血之效。临证可酌加墨旱莲、侧柏叶等加强滋阴凉血止血之力;如阴虚潮热,手足心热者可加银柴胡、胡黄连、地骨皮等清虚热;盗汗明显,或酌加五味子、浮小麦等敛汗。

3.咳血

咳血由肺络受损所致,燥热、阴虚、肝火是导致肺络损伤,引起咳血的主要原因。

(1)燥热犯肺。

主症:咳痰不爽,痰中带血。

兼症:发热喉痒,鼻燥口干,或干咳痰少;或身热恶风,头痛,咽痛。

舌脉:舌质红,少津,苔薄黄;脉数或浮数。

分析:肺为娇脏,喜润恶燥,燥邪犯肺,肺失清肃,则发热喉痒,咳嗽;肺络受伤故咳血;燥伤津液故咳痰不爽或干咳痰少,口干鼻燥。舌质红,少津,苔薄黄,脉数为燥热伤肺之征。如感受风热而肺卫失宣,则见身热恶风,头痛,咽痛,脉浮数。

治法:清热润肺,宁络止血。

方药:桑杏汤。方中桑叶轻宣润燥;杏仁、象贝母宣肺润肺止咳;栀子、淡豆豉清宣肺热;沙参、梨皮养阴润肺。临证酌加藕节、仙鹤草、白茅根等凉血止血。出血量多而不止者,可再加用云南白药或三七粉吞服。若兼见发热、头痛、咳嗽、喉痒、咽痛等外感风热者,可加金银花、连翘、牛蒡子以辛凉解表,清热利咽;燥伤津液较甚,症见口干鼻燥,咳痰不爽,舌质红,少津,苔干者,可加麦冬、天冬、石斛、玉竹等生津润燥。若痰热壅盛,热迫血行,症见咳血,咳嗽发热,面红,咳痰黄稠,舌质红,苔黄腻,脉滑数者,可用清金化痰汤加大小蓟、侧柏炭、茜草根等以清肺化痰,凉血止血;热甚咳血较重者,可重用黄芩、知母、栀子、海蛤壳、枇杷叶等清热宁络。

(2)肝火犯肺。

主症:咳嗽阵作,痰中带血,胸胁牵痛。

兼症:烦躁易怒,目赤口苦,便秘溲赤,或眠少多梦。

舌脉:舌质红,苔薄黄;脉弦数。

分析:肝火亢盛,木火刑金,肺失清肃,肺络受伤,故咳嗽阵作且痰中带血;肝经布胸胁,肝火犯肺,故胸胁牵引作痛;肝在志为怒,肝火旺则烦躁易怒;肝火盛则目赤口苦,便秘溲赤;肝火扰心则眠少多梦。舌质红,苔薄黄,脉数等肝火偏亢之征。

治法:清肝泻肺,凉血止血。

方药:黛蛤散合泻白散。两方合用后,青黛清肝泻火;桑白皮、地骨皮清泻肺热;海蛤壳、甘草化痰止咳。临证可酌加大小蓟、白茅根、茜草根、侧柏叶以凉血止血;肝火较甚,烦躁易怒,目赤口苦者可加牡丹皮、栀子、黄芩、龙胆草等加强清泻肝火;若咳血较多,血色鲜红,可加用犀角地黄汤冲服云南白药或三七粉以清热泻火,凉血止血;便秘者,可加大黄、芒硝通腑泄热。

(3)阴虚肺热。

主症:咳嗽少痰,痰中带血,经久不愈。

兼症:血色鲜红,口干咽燥,两颧红赤,潮热盗汗。

舌脉:舌质红,苔少;脉细数。

分析:肺阴不足,肺失清润,阴虚火旺,损伤肺络则咳嗽少痰,痰中带血;肺阴亏虚,难以速愈,故反复咳血,经久不愈;肺阴不足津液亏少,故口干咽燥;阴虚火旺则潮热盗汗,两颧红赤。舌质红,苔少,脉细数均为阴虚火旺之征。

治法:滋阴润肺,降火止血。

方药:百合固金汤。方中百合、麦冬、生地黄、热地黄、玄参养阴清热凉血,润肺生津;当归、白芍柔润补血;贝母、甘草肃肺化痰止咳。方中桔梗性提升,不利治疗咳血,不宜用。可酌加白及、白茅根、侧柏叶、十灰散等凉血止血;反复咳血及咳血不止者,宜加阿胶、三七养血止血;潮热颧红者可加青蒿、银柴胡、胡黄连、地骨皮、鳖甲、白薇等清退虚热;盗汗宜加五味子、煅龙骨、煅牡蛎、浮小麦、稽豆衣、糯稻根等以收涩敛汗。

以上咳血诸证当注意保持气道通畅,防止血液或血块阻塞气道引起窒息。

4.吐血

《丹溪心法·吐血》曰:"呕吐血出于胃也"。胃自身病变及他脏病变影响胃,使胃络受伤而吐血。临证常见胃热壅盛、肝火犯胃、瘀阻胃络和气虚血溢等症。

(1)胃热壅盛。

主症:胃脘灼热作痛,吐血色红或紫暗,夹食物残渣。

兼症:恶心呕吐,口臭口干,便秘,或大便色黑。

舌脉:舌质红,苔黄干;脉数。

分析:嗜食辛辣酒热之品,热积胃中,热伤胃络,胃失和降而逆于上,血随气逆,从口而出,故恶心呕吐,吐血色红或紫暗,夹食物残渣;热结中焦,和降失司,气机不利则胃脘灼热作痛;溢于胃络之血如未尽吐而下走大肠故大便色黑;胃热上熏则口臭;热伤大肠津液则便秘。舌质红,苔黄干,脉数皆为胃中积热之象。

治法:清胃泻热,凉血止血。

方药:泻心汤合十灰散。泻心汤中之大黄、黄芩、黄连苦寒泻胃中之火,故《血证论·吐血》曰"方名泻心,实则泻胃"。十灰散中栀子泻火止血;大黄导热下行;大蓟、小蓟、侧柏叶、荷叶、白茅根、牡丹皮凉血止血;配以棕榈炭收涩止血。两方中的大黄,为治胃中实热吐血之要药,泻火下行而活血化瘀,与凉血止血诸药相配,使止血而无留瘀之弊。若胃热伤阴,口干而渴,舌红而干,脉象细数者,可加玉竹、沙参、麦冬、天冬、石斛等滋养胃阴;胃气上逆,恶心呕吐者,可酌加旋覆花、代赭石、竹茹等和胃降逆。

　　(2)肝火犯胃。

　　主症:吐血色红或紫暗。

　　兼症:脘胀胁痛,烦躁易怒,目赤口干,或寐少多梦,或恶心呕吐。

　　舌脉:舌质红,苔黄,脉弦数。

　　分析:肝郁化火,横逆犯胃,络伤血溢,故吐血色红或紫暗;肝胃失和,气机不利,故脘胀胁痛;胃气上逆则恶心呕吐;肝火旺盛,扰动心神,故烦躁易怒,寐少多梦;肝火上炎,灼伤津液,故目赤口干。舌质红,苔黄,脉弦数为肝火亢盛之象。

　　治法:清肝泻火,凉血止血。

　　方药:龙胆泻肝汤。本方清泻肝火效佳,但凉血止血之力弱,可酌加侧柏叶、藕节、白茅根、墨旱莲、牡丹皮等加强凉血止血之力;寐少梦多者可加磁石、龙齿、珍珠母、远志等清肝安神;便秘者可加大黄通腑泄热;阴液亏耗者可加麦冬、玄参、沙参等养阴清热。如吐血不止,口渴不欲饮而胃脘刺痛者,为瘀血阻络,血不归经所致,应合用十灰散、三七粉,增强化瘀止血之力;胁痛明显者,可加延胡索、香附等疏肝理气,活血止痛。

　　(3)瘀阻胃络。

　　主症:吐血紫暗或带血块。

　　兼症:胃脘刺痛或如刀割,痛处固定而拒按;病程较久,胃脘痛与吐血反复发作;面唇晦暗无华,口渴不欲饮,大便色黑;或妇人月经愆期,色暗有块。

　　舌脉:舌质紫暗,或有瘀点、瘀斑;或舌质淡暗;苔薄白;脉涩或细涩。

　　分析:久病入胃络,瘀血阻滞,血不循经而出血,故吐血紫暗或带血块;瘀血阻于胃络,不通则痛,故胃脘刺痛或如刀割,痛处固定而拒按;久病已入络,病难速愈,故常胃痛与吐血反复发作;面唇晦暗无华,口渴不欲饮,大便色黑,或妇人月经愆期,色暗有块等均为瘀血内阻之象;舌质紫暗,或有瘀点、瘀斑,或舌质淡暗,脉涩等皆血瘀之征;出血既久,可致血虚不荣,故可面色晦而无华,舌质淡暗,脉细。

　　治法:化瘀止血。

　　方药:失笑散。方中蒲黄活血止血;五灵脂通利血脉,散瘀止痛,二药均入血分,相须为用,活血止血而散瘀止痛;酽醋可利血脉,化瘀血。可加入三七加强化瘀止血之力,加桃红四物汤加强活血化瘀之功而兼养血,使攻中有养,尤其适合于瘀血阻络兼血虚者。如胃脘痛甚,可合用丹参饮理气活血止痛;如兼脾胃虚弱者,可加黄芪、太子参、白术、茯苓等补益脾胃,益气行血。

　　(4)气虚血溢。

　　主症:吐血缠绵不止,血色暗淡。

　　兼症:吐血时轻时重,神疲乏力,心悸气短,语声低微,面色苍白;或畏寒肢冷,自汗便溏。

　　舌脉:舌质淡,苔薄白,脉弱或沉迟。

　　分析:气虚不足,摄血无力,血液外溢,故吐血缠绵不止,血色暗淡,时轻时重;正气不足则神疲乏力,气短声低;气血虚弱,心失所养则心悸;血虚不能上荣于面则面色苍白;气虚及阳,中阳不足,则畏寒肢冷,自汗便溏。脉沉迟,舌质淡,脉弱为气虚不足之象。

治法:益气摄血。

方药:归脾汤。本方能益气健脾,摄血养血,但止血之力稍弱,临证可酌加仙鹤草、茜草、阿胶等增强止血之效;也可加炮姜炭温阳上血,乌贼骨收敛止血。若气损及阳,脾胃虚寒,兼见肢冷畏寒,自汗便溏,脉沉迟者,治宜温经摄血,可用柏叶汤和理中汤,前方以艾叶、炮姜温经止血,侧柏叶宁络止血,童便化瘀止血,理中汤温中健脾以摄血,合方共奏温经止血之效。

以上吐血诸证,如出血过多导致气随血脱,表现为面色苍白、四肢厥冷、冷汗出、脉微等,亟当益气固脱,可服用独参汤或静脉滴注参麦针等积极救治。

5.便血

便血为胃肠脉络受伤所致。临床主要有肠道湿热与脾胃虚寒两类。

(1)肠道湿热。

主症:便血鲜红。

兼症:腹痛不适,大便不畅或便溏,口黏而苦,纳谷不香。

舌脉:舌质红,苔黄腻;脉滑数。

分析:恣食肥甘厚味,湿热下移大肠,热伤大肠络脉,血随便下,故见便血;湿性黏滞,肠道传化失常故大便不畅或便溏;湿为阴邪,易阻气机,气机不利故腹痛;湿热困于肠胃,运化失调,则口黏而苦,纳谷不香。舌质红,苔黄腻,脉滑数为肠道有湿热之象。

治法:清热化湿,凉血止血。

方药:地榆散。方中以地榆、茜草凉血止血;黄芩、黄连、栀子苦寒泻火燥湿;茯苓淡渗利湿。可加槐角以增强凉血止血的作用;口黏苔腻甚者,宜加苍术、砂仁以健运脾胃。若便血日久,湿热未尽去而营阴已伤者,应清利湿热与养阴补血兼而治之,可用脏连丸。方中以黄连、黄芩清热燥湿;当归、地黄、赤芍、猪大肠养血补脏;槐花、槐角、地榆凉血止血;阿胶养血止血。可酌加茯苓、白术、泽泻等燥湿利湿之品。若为肠风,则见下血鲜红,血下如溅,舌质红,脉数,应清热止血,方用槐花散或唐氏槐角丸。前方以荆芥炭疏散风邪,炒枳壳宽中理气,槐花、侧柏叶清热凉血止血;槐角丸中以防风、荆芥疏散风邪,黄连、黄芩、黄柏苦寒泻火,槐角、地榆、侧柏叶、生地黄凉血止血,当归、川芎养血归经,乌梅收敛止血,枳壳宽中。两方相比,后者清热疏风的作用较强。若为脏毒,症见下血浊而暗,应使用地榆散加苍术、草薢、黄柏治之。方中黄连、黄芩、黄柏、栀子苦寒泻火中,地榆、茜根凉血止血,茯苓、苍术、草薢健脾利湿。

(2)脾胃虚寒。

主症:便血紫暗或黑色。

兼症:脘腹隐隐作痛,喜温按,怯寒肢冷,食欲缺乏便溏,神疲懒言。

舌脉:舌质淡,苔薄白;脉弱。

分析:脾胃虚寒,中气不足,脾失统摄,血溢肠中,故便血紫暗或呈黑色;脾胃阳气不足,运化乏力,故脘腹隐痛,喜温喜按;脾主四肢肌肉,阳气不能温煦肢体,故怯寒肢冷;脾胃阳虚,生化无权,则食欲缺乏便溏,阳气不足则神疲懒言。舌质淡,苔薄白,脉弱皆为脾胃虚寒之象。

治法:温阳健脾,养血止血。

方药:黄土汤。方中灶心黄土(伏龙肝)温中摄血;附子、白术温阳健脾;地黄、阿胶养阴止血;甘草和中;黄芩苦寒坚阴,用量宜少,以反佐附子辛燥偏性。临证可加炮姜炭、艾叶、鹿角霜、补骨脂以温阳止血,加白及、乌贼骨收敛止血;有瘀血见证者加花蕊石、三七活血化瘀止血。如脾胃虚弱而阳虚不明显,见便血,气短声低,面色苍白,食少乏力等表现者,当补脾摄血,用归脾汤;如下血日久不止,肛门下坠,舌质淡,脉细弱无力者,为气虚下陷之象,可合用补中益气汤以益气升阳。

便血诸证出血量大时可致气随血脱而致脱证,临证要仔细观察病情变化,及时救治。

6.尿血

尿血多因热邪蓄于下焦或阴虚火旺损伤络脉,致使血液妄行引起,也有因脾虚失摄、肾虚失固而致者。

(1)下焦热盛。

主症:尿血鲜红。

兼症:小便黄赤灼热,心烦口渴,面赤口疮,夜寐不安。

舌脉:舌质红,苔黄;脉数。

分析:下焦热盛,灼伤膀胱之络脉,故尿血鲜红;膀胱热盛,煎灼尿液,故小便黄赤灼热;热扰神明则心烦、夜寐不安;火热上炎则面赤口疮;热伤津液则口渴。舌质红,苔黄,脉数为热盛之象。

治法:清热泻火,凉血止血。

方药:小蓟饮子。竹叶、木通清热泻火利小便;滑石清热利湿;小蓟、生地黄、蒲黄、藕节凉血止血;栀子泻三焦之火,引热下行;当归引血归经;甘草调和诸药。如心烦少寐,可加黄连、夜交藤清心安神;火盛伤阴而口渴者,加黄芩、知母、石斛、天花粉以清热生津;如尿血甚者,可加白茅根、侧柏叶、琥珀末以凉血止血。

(2)阴虚火旺。

主症:小便短赤带血。

兼症:头晕目眩,颧红潮热,腰酸耳鸣。

舌脉:舌质红,少苔;脉细数。

分析:肾阴亏虚,虚火内动,灼伤脉络,故小便短赤带血;阴虚阳亢,故头晕目眩,颧红潮热;腰为肾府,耳为肾窍,肾阴不足,则外府失养,肾窍不充故腰酸耳鸣。舌质红,少苔,脉细数均为肾之阴虚火旺之象。

治法:滋阴降火,凉血止血。

方药:知柏地黄丸。此方以六味地黄丸滋补肾之阴水,以知母、黄柏滋阴降火,旨在"壮水之主,以制阳光"。可酌加墨旱莲、大蓟、小蓟、茜草根、蒲黄炭等加强凉血止血之力;颧红潮热者加地骨皮、胡黄连、银柴胡、白薇等清热退虚火之药。

(3)脾不统血。

主症:久病尿血,色淡红。

兼症:气短声低,面色苍白,食少乏力,或兼见皮肤紫斑、齿衄。

舌脉:舌质淡,苔薄白;脉细弱。

分析:脾气亏虚,统血无力,血不归经,渗于膀胱,则尿血日久不愈,溢于肌肤,可兼见紫斑、肌衄;脾胃运化无权,气血生化不足,故食少乏力,气短声低;气血不能上荣头面则面色苍白无华。舌质淡,脉细弱皆为气血亏虚,血脉不充之象。

治法:补脾摄血。

方药:归脾汤。临证可加用阿胶、仙鹤草、熟地黄、槐花、三七等养血生血之品;若气虚下陷,小腹坠胀者,可加升麻、柴胡等以提升中阳,亦可合用补中益气汤。

（4）肾气不固。

主症：尿血日久不愈，血色淡红。

兼症：神疲乏力，头晕目眩，腰酸耳鸣。

舌脉：舌质淡，苔薄白；脉弱。

分析：劳倦日久或久病伤肾，肾气不足，封藏不固，血随尿出，此为久病但无火邪，故尿血日久不愈，血色淡红；肾虚则腰膝酸痛兼见耳鸣；髓海不充则头晕目眩，神疲乏力。舌质淡，脉弱皆为肾气不足之象。

治法：补益肾气，固摄止血。

方药：无比山药丸。方中熟地黄、山药、山茱萸、怀牛膝补益肾精；菟丝子、肉苁蓉、巴戟天、杜仲温肾助阳且固肾气；五味子、赤石脂固摄止血；茯苓、泽泻健脾利水。可酌加仙鹤草、蒲黄炭、大小蓟、槐花等加强止血之力；也可酌加煅龙骨、煅牡蛎、补骨脂、金樱子等加强固摄肾气之力。若见畏寒神怯者，可酌加肉桂、鹿角片、狗脊以温补肾阳。

7. 紫斑

紫斑常因热盛迫血、阴虚火旺和气不摄血而血溢肌肤所致，清热解毒、滋阴降火和益气摄血为主要治疗方法。

（1）热盛迫血。

主症：感受风热或火热燥邪后，肌肤突发紫红或青紫之斑点或斑块。

兼症：发热口渴，烦躁不安，溲赤便秘，常伴有鼻衄、齿衄、尿血或便血。

舌脉：舌质红，苔薄黄；脉数有力。

分析：感受风热或火热燥邪，火热偏盛，迫血妄行，血溢于肌肤脉络之外，故皮肤出现青紫之斑点或斑块；若热邪炽盛，损伤鼻、龈、肠胃和膀胱等处之脉络，则可见鼻衄、齿衄、便血和尿血；热扰心神则烦躁不安；火热伤津则不仅可见发热，不可见口渴、溲赤、便秘之症。舌质红，脉数有力皆为火热之邪偏盛之象。

治法：清热解毒，凉血止血。

方药：清营汤。方中水牛角代、玄参、生地黄、麦冬滋阴清热凉血；金银花、连翘、黄连、竹叶清热解毒；丹参散瘀止血。可酌加紫草、茜草凉血止血，化斑消瘀。若发热口渴，烦躁不安，紫斑密集成片者，可加用生石膏、龙胆草，并冲服紫雪以增强清热泻火解毒之效；还可合用十灰散以增强凉血止血、活血化瘀之效；若热壅肠胃兼见气滞血瘀，症见腹痛者，可酌加白芍、甘草缓急，五灵脂、香附理气活血，以期缓解腹痛；若热伤肠络而见便血者，可加槐实、槐花、地榆炭以凉血止血；若热夹湿邪，阻滞肢体经络，而见关节肿痛者，可加秦艽、木瓜、桑枝、川牛膝等清热祛湿、舒经活络。

（2）阴虚火旺。

主症：肌肤出现红紫或青紫斑点或斑块，时作时止。

兼症：手足心热，潮热盗汗，两颧红赤，心烦口干，常伴齿衄，鼻衄，月经过多等症。

舌脉：舌质红，少苔；脉细数。

分析：阴虚火旺，虚火灼伤肌肤络脉，故可见红紫或青紫斑点、斑块，亦可见齿衄、鼻衄或月经过多之表现；阴虚火旺，则可见手足心热，潮热盗汗；肾水不足，不能上济心火，心火被扰则心烦；虚火逼心液外出则盗汗；阴液不足则口渴。舌质红，少苔，脉细数为阴虚火旺之象。

治法：滋阴降火，宁络止血。

方药:茜根散。方中生地黄、阿胶滋阴养血;茜草根、侧柏叶、黄芩清热凉血止血;甘草调中解毒。可酌加牡丹皮、紫草等加强化斑消瘀止血主力。阴虚较甚者,可加玄参、龟甲、女贞子、墨旱莲等育阴清热之品;潮热者,可加地骨皮、鳖甲、秦艽、白薇等清退虚热之药;盗汗者,加五味子、煅龙骨、煅牡蛎等以收敛止汗。

(3)气不摄血。

主症:紫斑反复出现,经久不愈。

兼症:神疲乏力,食欲缺乏,面色苍白或萎黄,头晕目眩。

舌脉:舌质淡,苔白;脉弱。

分析:气虚不能摄血,脾虚不能统血,以致血溢于肌肤脉络之外而为紫斑;气虚日久,难以速复,故紫斑反复出现且经久不愈;脾虚运化无权则食欲缺乏;生化气血不足则神疲乏力,面色苍白或萎黄;气血不足,不能上承濡养清窍,故头晕目眩。舌质淡,苔白,脉弱为气虚不足之象。

治法:补脾摄血。

方药:归脾汤。临证可酌加仙鹤草、棕榈炭、血余炭、蒲黄炭、紫草等药以增强止血消斑的作用。若脾虚及肾,兼见肾气不足,出现腰膝酸冷,大便不实,小便频数清长者,可酌加菟丝子、补骨脂、川续断以补益肾气。

(吕 超)

第四节 瘿 病

瘿病是由于情志内伤,饮食及水土失宜,以致气滞、痰凝、血瘀壅结颈前所引起的,以颈前喉结两旁结块肿大为主要临床特征的一类病证。

瘿病一名,首见于《诸病源候论》,在古代文献中又称为瘿、瘿气、瘿瘤、瘿囊、影袋。

晋代葛洪《肘后方》首先用昆布、海藻治疗瘿病。隋代巢元方《诸病源候论·瘿候》指出瘿病的主要病因为情志内伤及水土因素。《圣济总录·瘿瘤门》指出瘿病以山区发病较多。李时珍《本草纲目》提出黄药子有"凉血降火、消瘿解毒"的功效。《外科正宗》认为瘿病的病理主要是气、痰、瘀壅结而成。

现代医学中单纯性甲状腺肿、甲状腺功能亢进、甲状腺腺瘤以及慢性淋巴细胞性甲状腺炎等,有类似症状者,可参考本节辨证论治。

一、病因病机

(一)病因

1.情志刺激

长期忿郁恼怒,肝失条达,气结成瘿;气滞津聚成痰,痰气交阻,壅结颈前,日久气滞血瘀,发为瘿病。

2.饮食及水土失宜

饮食失调,或居住高山地区,水土失宜,影响脾胃运化功能,生湿成痰,痰壅气结而成瘿病。

3.体质因素

妇女在经、孕、产、乳等时期的生理特点与肝经气血密切相关,在经、孕,产,乳期若遇情志不遂、饮食不节等致病因素,常引起气郁痰结、气滞血瘀及肝郁化火等病理变化,故女性易患本病。另外,素体阴虚者,痰气郁滞后,又极易化火伤阴,使病情缠绵难愈。

(二)病机

1.基本病机

气滞痰凝壅结颈前为瘿病的基本病机,日久引起血脉瘀阻,致气滞、痰凝、血瘀三者合而为患。

2.病位

本病病位主在肝、脾,兼及心、肾。情志所伤,肝郁不达,脾失健运,痰浊内生,痰气郁阻是瘿病的病理基础,因此,瘿病的病位主在肝、脾。若肝郁化火,又可引动心火,致心肝火旺,郁火伤阴,进而及肾,故其病位与心肾密切相关。

3.病理性质

本病初起多实,以气、痰、瘀、火为主,久病由实转虚,或虚中夹实,多兼阴虚、气虚、气阴两虚。

4.病机转化

瘿病的病理为气滞、痰凝、血瘀交阻于颈前。其中部分病例,由于痰气郁结化火,引起心肝火旺;火热耗伤阴津,而导致心肝阴虚火旺,后期亦可致气阴两虚,或阴阳两亏。

二、诊断与鉴别诊断

(一)诊断

1.临床表现

颈前喉结两旁结块肿大,或质软或硬痛,或光滑,或有大小不等之结节,可随吞咽上下移动。

2.辅助检查

实验室检查血清T_3、T_4,游离T_3、游离T_4、促甲状腺素、抗甲状腺微粒体抗体、抗甲状腺球蛋白抗体,甲状腺扫描等有助于诊断。

(二)鉴别诊断

瘿病应与瘰疬相鉴别。

瘰疬虽亦发生在颈项部,但患病部位在颈项的两侧,肿块一般较小,每个约胡豆大,个数多少不等。瘿病的肿块在颈部正中喉结两旁,肿块一般较大,以此鉴别。

三、辨证要点

(一)辨瘿肿的性质

1.瘿囊

颈前肿块较大,两侧比较对称、肿块光滑、柔软。主要病机为气郁痰阻。若日久兼瘀血内停者,局部可出现结节。

2.瘿瘤

表现为颈前肿块偏于一侧,或一侧较大,或两侧均大。瘿肿大小如核桃,质较硬。病情严重者,肿块迅速增大,质地坚硬,结节高低不平。主要病机为气滞、痰结、血瘀。

3.瘿气

颈前轻度或中度肿大,肿块对称、光滑、柔软,除局部瘿肿外,一般均有比较明显的阴虚火旺症状,主要病机为痰气壅结、气郁化火,火热伤阴。

(二)辨预后

瘿病的预后大多较好,瘿肿小、质软、病程短,治疗及时者,多可治愈。但瘿肿较大者,不容易完全消散。若肿块坚硬、移动性差、而增大又迅速者,则预后不良。肝火旺盛及心肝阴虚轻、中症者,疗效较好;重症患者若出现烦躁不安、高热、脉疾等症状时,为病情严重的表现。

四、治疗

理气化痰,消瘿散结为瘿病的基本治则。瘿肿质硬有结节者,兼以活血化瘀;火郁伤阴,表现为阴虚火旺者,则当以滋阴降火为主。

(一)气郁痰阻

症状:颈前正中肿大,质软不痛,颈部觉胀,胸闷、善太息,或兼胸胁窜痛,病情的波动常与情志因素有关。

舌象:舌淡红,苔薄白。

脉象:脉弦。

证候分析:气机郁滞,痰浊壅阻颈部,故致颈前正中肿大,质软不痛,颈部觉胀。因情志不舒,肝气郁滞,故胸闷、善太息,胸胁窜痛,且病情常因情志而波动。脉弦乃气滞之象。

治法:理气舒郁,化痰消瘿。

方药:四海舒郁丸加减。

方中以青木香、陈皮疏肝理气;昆布、海带、海藻、海螵蛸、海蛤壳化痰软坚,消瘿散结。

加减:响闷、胁痛者,加柴胡、郁金、香附增强疏肝理气之功;咽颈不适加桔梗、牛蒡子、木蝴蝶、射干利咽消肿。

(二)痰结血瘀

症状:颈前出现肿块,按之较硬或有结节,肿块经久不消,胸闷食欲缺乏。

舌象:苔白腻。

脉象:脉弦或涩。

证候分析:气机郁滞,津凝成痰,痰气交阻,日久血脉瘀滞。气、痰、瘀壅结颈前,故瘿肿较硬或有结节,经久不消。气郁痰阻,脾失健运,故胸闷、食欲缺乏。苔白腻,脉弦或涩。为内有痰湿及气滞血瘀之象。

治法:理气活血,化痰消瘿。

方药:海藻玉壶汤加减。

方中海藻、昆布、海带化痰软坚,消瘿散结;青皮、陈皮、半夏、贝母、连翘理气化痰散结;当归、川芎养血活血;甘草与海藻相反相激以散结。

加减:结块较硬及有结节者,可酌加黄药子、三棱、莪术、露蜂房、山甲片、丹参等活血软坚,消瘿散结;痰血郁久化热,出现烦热、舌红,苔黄,脉数者,加夏枯草、牡丹皮、玄参以清热泻火。

(三)肝火旺盛

症状:颈前轻度或中度肿大,柔软、光滑。烦热,易汗、性情急躁易怒,眼球突出,手指颤抖,面部烘热,口苦。

舌象：舌质红，苔薄黄。

脉象：脉弦数。

证候分析：痰气壅结颈前，故颈前轻度或中度肿大。痰郁化火，故烦热、急躁动怒、面部烘热、口苦；火热逼津外出，故易出汗；肝火上炎，风阳内盛则眼球突出、手指颤抖；舌红，苔薄黄，脉弦数，为肝火亢盛之象。

治法：清泄肝火。

方药：栀子清肝汤合藻药散加减。

前方以柴胡、芍药疏肝解郁清热；茯苓、甘草、当归、川芎益气养血活血；牛蒡子利咽消肿；栀子、牡丹皮消泄肝火。后方以黄药子、海藻消瘿散结，凉血降火。黄药子有毒，易发生黄疸，用量不宜超过 12 g。

加减：肝火亢盛，烦躁易怒，口苦等症明显者，可加夏枯草、龙胆草、黄芩；肝风内动，手指颤抖者，加钩藤、白蒺藜、生牡蛎平肝熄风。

（四）心肝阴虚

症状：瘿肿或大或小、质软，起病缓慢，心悸不宁，心烦少寐，易出汗，手指颤动，两目干涩，头晕目眩，倦怠乏力。

舌象：舌质红，舌体颤动。

脉象：脉弦细数。

证候分析：痰气郁结颈前，故瘿肿质软；火郁伤阴，心阴亏虚，心失所养，故心悸不宁，心烦少寐；肝阴不足，目失所养，故两目干涩；肝阴亏虚，虚风内动，则头晕目眩、手指及舌体颤抖，舌红、脉细数为阴虚有热之象。

治法：滋补阴精，宁心柔肝。

方药：天王补心丹。

方中生地黄、玄参、麦冬、天冬养阴清热；人参、茯苓益气健脾；当归、五味子、丹参、酸枣仁、柏子仁、远志养心安神。

加减：虚风内动，手指及舌体颤抖者，加钩藤、白蒺藜、白芍药平肝熄风；脾虚大便稀溏者，加白术、山药、薏苡仁益气健脾。

若肝阴亏虚，肝失所养以胁痛症状突出者，可用一贯煎加减。

五、预防与调护

本病因水土因素所致者，应注意饮食调摄，可常食海带、紫菜等，碘盐在发病区可起到预防作用。保持心情舒畅，也是防治瘿病的关键所在。

在病程中要密切观察肿块的形态、大小、软硬及活动方面的变化。如瘿肿经治不消，增大变硬，有恶性病变可疑者，应进一步诊治。

（张　琴）

第五节 郁 病

郁病是一类常见病证,其临床表现多样,以心情抑郁、情绪不宁、胸部满闷、胁肋胀痛或易哭善怒或者咽中如有异物梗阻、失眠等为主要症状;又可有脏躁、梅核气等表现。

历代医家有关郁病的论述主要分为两类,一是指一切人体气血津液等滞而不通而生的疾病,即气血津液之郁,可产生诸多症状,变化多端,情志症状也是其中之一,但是这一类论述是对此类症状病因病机的总括,并非专指某病;二是专指以情志抑郁为主要表现的疾病,即情志之郁。本节主要讨论的是情志之郁。

郁病的病因,多认为是由于七情过极,如郁怒、思虑、悲哀、忧愁、恐惧过度,导致脏腑气血阴阳失调,脑神不利而引起。疾病早期多以脏腑功能失调、气机郁遏、津液输布不畅、脑神受扰为主;久则由气及血,变生多端,脏腑虚损,脑神失养,引起多种复杂的症状;但亦有素体肾精不足之人,发病早期就因肾精不足,脑髓不充,脑神失养,而脑神功能低下诸症纷现。

总体来说,本病是一种发病率高、复发率高的疾病,而且在病程演变中常化生出多种变证,故本病的病程较长,常缠绵难愈。因此,在郁病初起症状尚轻时,立即予以正确诊治,对于提高治愈率,防止复发等方面都具有十分重要的意义。治疗本病的基本原则以理气开郁、攻补兼施,并配合怡情易性为法。

郁病在临床涉及面很广,相当于西医学所指的焦虑性神经症、情感性精神障碍的抑郁状态、癔症以及更年期抑郁、神经官能症等疾病。从病因和临床表现上看,他们都与郁病相似,均可以参考本节辨证治疗。

已往多认为本病女性较多发,但随着社会生活节奏的加快及各种紧张、应激因素的增加,男性郁病患者也逐渐增多。WHO 调查表明抑郁症的现患病率为11%,终生患病率为 20%~30%。WHO 指出,21 世纪人类面对的最大疾病是精神疾病,而抑郁症是其中的重点,并认为抑郁症大规模爆发的危险率为 15%~20%。

一、病证诊断

(一)诊断标准

(1)以忧郁不畅,情绪不宁,胸胁胀满疼痛,或者易哭善怒,情绪多变,或者咽中如有物阻为主要临床症状。

(2)多有忧愁、焦虑、悲哀、恐惧、愤怒等情志内伤史,且病情的反复常与各种因素导致的情志变化相关。

(3)各系统检查和实验室检查正常,可以除外器质性疾病。

(二)鉴别诊断

1.癫证

郁病者可见神志恍惚、悲忧善哭、喜怒无常等脏躁之表现,应与癫证相鉴别。癫者多发青壮年,男女发病率没有显著性差别,病程较长,病证难于自愈,较少自行缓解。郁病为女性多见,受精神刺激可间歇性地发作,停则如常人。

2.阴虚喉痹

郁病中有梅核气症状者多见于青中年女性,以情志抑郁而起病,自觉咽中有异物梗阻,但无咽喉疼痛及吞咽困难,咽中异物感随情志变化而增减,心情抑郁时梗阻异物感加重。而阴虚喉痹以青中年男性发病为多,与感冒、长期的嗜食辛辣及嗜好烟酒有关,自觉咽中有异物感,但与情绪变化无关,感受外邪或劳累为加重的原因,常伴有咽干、咽痒,或有咯吐黏稠白痰等症状。

3.噎膈

郁病中有咽中异物感等梅核气症状者,需与噎膈鉴别。梅核气有咽部异物感,但进食无阻塞,不影响吞咽;噎膈则以吞咽困难为主,其梗阻感与进食相关,多位于胸骨后而不在咽部,且吞咽困难程度日益加重,重者可水、米不进,高发于中老年男性,行食管的相关检查可以做出诊断。

4.呆病

年高患郁病者,应注意与呆病鉴别。呆病的主要症状包括认知功能的减退、情感淡漠、失语失用、行为被动等,与郁病的症状颇多相似之处。对于二者的鉴别,主要从以下几个方面入手:首先是病史,痴呆患者具有渐进的认知功能减退病史,而郁病患者的病前认知功能可能相对正常,即使有认知功能减退,也是与郁病发作相关,且具有突发性。其次是认知功能检查时,应予足够耐心。因郁病患者虽有思维迟缓、联想困难,但非思维贫乏,如予以足够反应时间,患者会给出正确答案。而痴呆为智能的全面减退,患者或反应较快,但是其答案错误;或者反应迟钝,给予足够时间也无法正确作答。然后是观察患者人格和自知力变化。一般郁病患者人格不会发生变化,且具有一定的自知力,而痴呆患者早期人格与自知力相对完整,病情进展时可见人格改变,如自私、固执、不修边幅、收集破烂,甚至不知羞耻当众手淫、随地大小便等。并且,痴呆的患者有较明显的视空间障碍等症状,而郁病患者少见。通过以上几点,可以鉴别。

(三)证候诊断

1.肝气郁结证

情绪不宁,郁闷烦躁,胸部满闷,胸胁胀痛,脘闷嗳气,不思饮食,大便不调,苔薄腻,脉弦。

2.气郁化火证

性情急躁易怒,胸胁胀满,口苦而干,或头痛、目赤、耳鸣,或嘈杂吞酸,大便秘结,舌质红,苔黄,脉弦数。

3.血行郁滞证

精神抑郁,性情急躁,头痛,失眠,健忘,或胸胁疼痛,或身体某部位有发冷或热感,舌质紫黯,或有瘀点、瘀斑,脉弦或涩。

4.肝郁脾虚证

精神抑郁,胸部闷塞,胁肋胀满,思虑过度,多疑善忧,善太息,食欲下降,消瘦,易疲劳,稍事活动便觉倦怠,脘痞嗳气,月经不调,大便时溏时干。或有咽中不适如有异物梗阻,吞之不下,吐之不出,舌苔薄白,脉弦细,或弦滑。

5.肝胆湿热证

情绪抑郁或急躁易怒,易激惹,郁闷不舒,失眠多梦,胁肋满闷,口苦纳呆,呕恶腹胀,大便不调,小便短赤,舌红苔黄腻,脉弦滑数。

6.忧郁伤神(脏躁)证

精神恍惚,心神不宁,多疑善虑,悲忧善哭,喜怒无常,时时欠伸,或手舞足蹈,骂詈喊叫,或伴有面部及肢体的痉挛、抽搐等多种症状,舌质淡,苔薄白,脉弦细。

7.心脾两虚证

多思善虑,头晕神疲,心悸胆怯,失眠,健忘,食欲缺乏,面色不华,舌质淡,苔薄白,脉细缓。

8.肾虚肝郁证

情绪低落,郁闷烦躁,悲观失望,兴趣索然,疏懒退缩,意志减退,神思恍惚,反应迟钝,行为迟滞,胸胁胀痛,脘闷嗳气,不思饮食,腰膝酸软。偏于阳虚者,面色㿠白,手足不温,少气乏力,甚则阳痿遗精,带下清稀,舌淡,苔白,脉沉细;偏于阴虚者,失眠,心烦易惊,自罪自责,颧红盗汗,手足心热,口燥咽干,舌红少苔,脉弦细数。

二、病因

郁病的发生是由于情志所伤、五脏气血阴阳不和、脑神不利所致。即体质素虚或肝气郁结者,遇有情绪刺激变化,如忧思恼怒,或悲哀忧愁,或所欲不遂,导致脏腑气血阴阳失调,脑神不利而成郁病。因此,情志因素是郁病的致病原因。但情志因素是否造成郁病,与精神刺激的强度以及持续时间的长短有关,也与机体本身的状况有密切关系,即机体的"脏气弱"是郁病发病的重要内在因素。

(一)忧愁思虑,脾失健运

由于忧愁思虑,精神紧张,或长期伏案思虑,脾气受损;或者情志不调,肝气郁结,横逆犯脾,均可导致脾失健运。脾虚不消化水谷,食积不消,则形成食郁。脾虚不能运化水湿,水湿内停,则形成湿郁。水湿内聚,凝结为痰,形成痰郁。痰、湿、食瘀滞日久,均可化火,形成火郁,灼伤脾阴,致使脾脏亏虚进一步加重。脾虚日久,饮食减少,气血生化乏源,心脾两虚,脑神失养,功能低下。

(二)情志过极,心失所养

所欲不遂,精神紧张,家庭不睦,遭遇不幸,忧愁悲哀等精神因素,损伤心气、心阴、心血,使心失所养而发生一系列病变。

(三)忧思郁怒,肝气郁结

忧思郁怒,愤懑恼怒等精神因素,均可以使肝失条达,气机不畅,气失疏泄,致肝气郁结,而成气郁。气郁日久,影响及血,使血液运行不畅而形成血郁。若素体阳盛,嗜烟酒及辛辣食物,或误治,过用热药,形成肝经郁热;或因气郁日久化火,皆可形成火郁。津随气行,气机不畅,失于疏泄,津液运行不畅,停聚于脏腑、经络,化为水湿,或肝郁犯脾,脾失健运,不能运化水湿,亦可导致水湿内停,形成湿郁。水湿凝聚成痰,则形成痰郁。

(四)忧虑恐惧,肾精亏虚

肾在志为恐,惊则气乱,恐则气下。本素体肾精不足者,长期紧张担忧,忧虑不解,或经历惊吓恐惧,致使肾精受损;或他脏病变日久,久病及肾,亦可导致肾精亏虚。肾精亏虚则脑神失养,出现脑神功能低下之症状。而肝肾本同源,肾精亏虚,则水不涵木,肝失所养,疏泄功能低下,气机不畅,而致肝气郁结。从而形成因虚而致实之肾虚肝郁病候。

三、病机

(一)发病

郁病发病可急可缓。如因情志过极而致气结,则起病较急;若为忧愁思虑,担忧恐惧,日久伤及脏腑,则缓慢起病。

(二)病位

在脑,涉及五脏,而以心、肝、脾、肾为主。

(三)病性

初起多为实证,但亦可见虚证,日久则多见虚实夹杂之证。

(四)病势

以实证起病者,初多为气滞,久则兼见血瘀、化火、痰结、食滞等,最终导致脏腑气血失调,形成虚实夹杂。而以虚证起病者,初多以脾气亏虚、心气心血不足、肾精亏虚为主,久则因虚致实,兼见水湿、痰结、食积、气滞等症。而本病一旦形成虚实夹杂之证,则变证丛生,病程迁延,绝非调一方治一脏能愈者也。

(五)病机转化

1.六郁互因

七情所伤,肝失条达,气失疏泄而为气郁。气郁日久,血液运行不畅则形成血郁。若素体阳盛,或过用热药,形成肝经郁热,或气郁日久化火,则形成火郁。气机不畅,失于疏泄,津液停聚体内,化为水湿,或肝郁犯脾,脾失健运,水湿内停,则形成湿郁。水湿凝聚成痰,则形成痰郁。脾失健运,食积不化则成食郁。总之,气郁、血郁、湿郁、痰郁、火郁、食郁等六郁在郁病的发生发展过程中常相互影响,互为因果,并常见两证甚至多证并现的现象。

2.虚实转化

本病分以实证起病和虚证起病者。以实证起病者,多为气滞、血瘀、湿停、痰滞、食积。初起多为肝失条达,如久病不愈,或失治误治,迁延难愈,肝病及脾,或肝火灼伤心气、心阴、心血,耗损肾阴、肾精,可损伤心、脾、肾而由实转虚。而以虚证起病者,初起以脾气亏虚,心气、心血不足,肾精亏虚为主,继则因脾失健运、水湿停留而成痰湿,食积难消则成食积;而心气不足,动血无力,则生瘀血;肾精亏虚,水不涵木,导致肝失所养,疏泄功能低下,气机不畅,则致肝气郁结。因此,郁病的病机转化可因实致虚,也可因虚致实,最终形成虚实夹杂、迁延难愈之重证。

(六)证类病机

1.肝气郁结证

若情绪不宁,郁闷烦躁,则肝气郁结,疏泄功能失常,经脉气机不畅,故见胸部满闷,胁肋胀痛等症;肝气郁结,横逆犯于中焦,则见脘闷嗳气,不思饮食,大便失调;苔薄腻,脉弦均为肝气郁结之征。此证得不到及时治疗,日久则易化热、留瘀,或克伐脾土,损及他脏。

2.气郁化火证

情志失常日久则肝气郁结,肝郁日久化火,故性情急躁易怒,口苦而干;肝火上炎而头痛、目赤、耳鸣;肝火犯胃,则嘈杂吞酸,甚则大便秘结;舌红苔黄,脉数均为火热之象。

3.血行郁滞证

情志不舒,气机郁滞不畅,故见精神抑郁,性情急躁;气病及血,血行郁滞,瘀阻不通而致头痛或者胸胁疼痛;血行郁滞,心神失于濡养而见失眠、健忘;瘀血阻滞于身体某部位,使局部组织失于温煦濡养而发冷,而瘀久化热则自觉局部发热感。舌质紫暗,或有瘀点、瘀斑,脉弦或涩,均为血行郁滞的征象。

4.肝郁脾虚证

肝气郁结,疏泄功能失常,经脉气机不畅,而见情绪不宁,郁闷烦躁,胸部满闷,胁肋胀痛,月经不调等症。肝气郁结,横逆犯脾,脾气亏虚则见消瘦,易疲劳,脘闷嗳气,不思饮食,大便失调。

由于肝郁脾虚,聚湿生痰,或者气滞津停,凝聚成痰,气滞痰郁交阻于胸膈之上,故产生胸部闷塞,胁肋胀满及咽中不适如有异物梗阻,吞之不下,吐之不出等症。

5.肝胆湿热证

肝郁日久化火,肝火与水湿搏结,化为湿热,蕴结肝胆,则形成肝胆湿热之证。胆为中正之官,决断出焉。湿热相蒸,蕴于肝胆,肝胆疏泄失常,则心神不宁,故急躁易怒,失眠多梦;湿热蕴于肝胆,故胁肋满闷,舌红苔黄腻,脉弦滑数;胆气上溢则口苦;湿热郁阻,脾胃升降失司,故纳呆呕恶腹胀,大便不调。

6.忧郁伤神证

忧思郁虑,情志过及,使肝气郁结,心气耗伤,营血不足,以致心神失养,故见精神恍惚,心神不宁,多疑易惊;心神惑乱,故见悲忧善哭,喜怒无常,手舞足蹈,骂詈喊叫,舌质淡,苔薄白,脉弦细均为心阴暗耗之征。

7.心脾两虚证

忧愁思虑,损伤心脾,并使气血生化不足,心失所养,则致心悸、胆怯、失眠、健忘;脾失运化,气血不充,见食欲缺乏、头晕、神疲、面色不华。舌质淡,脉细等症均为心脾两虚,气血不足之象。

8.肾虚肝郁证

忧思日久肾精受损,出现情绪低落,悲观失望,意志减退等症;肝失疏泄气机不畅,故见郁闷烦躁,胸胁胀痛,脘闷嗳气等肝气郁结诸症。阳痿遗精,带下清稀,舌淡,苔白,脉沉细属阳虚之征;颧红盗汗,口燥咽干,舌红少苔,脉弦细数属阴虚之征。

四、辨证思路

(一)辨脑神、心神与五脏神

心与脑皆主神明,脑神、心神与五脏神共同形成人体的情志系统。人有五脏,化五气,以生喜怒悲忧恐,五脏神是情志活动的最基本单位。心为五脏六腑之大主,神明出焉,故心神统率五脏神,从而调控人体的情绪反应。而脑为精明之府,神机之地,脑神主人的气质、性格和情感反应,是人体情志活动的基础和高级中枢,脑神为神明之体,心神为神明之用,故脑神又统帅心神,从而脑神、心神、五脏神形成人体的三级情志系统。如五脏功能正常,化生五气充足,则心神得养,脑神得充,气血阴阳调和,自然情志调达。而郁病以实证起病者,因七情不调、饮食劳倦等,导致脏腑功能失调,产生气滞、痰湿、血瘀等实邪,实邪可扰动心神,如心神充养、中守得力,或心神虽然被扰,动悸不宁,但脑神功能如常,可调控制转心神,则可无情志病症出现。但如实邪同时扰动脑神、心神,一则脑神受扰对心神调控制转不利,二则实邪扰动心神致使心神不宁,而又无脑神之统率调制,从而心神调控五脏神,主情绪反应功能失常,则表现出情绪不稳、烦躁易怒或易激惹等情志症状。而郁病日久,脏腑虚损,或以虚证起病者,多表现情绪低落、失望、兴趣索然、疏懒退缩、意志减退、情感淡漠等症状,此时病变主要在脑神,为脏腑虚损、脑神失养、功能低下所致。除脑神不利可以影响心神外,若心神被扰过重,或心失所养,心神失守,亦可上扰脑神,产生精神惑乱,则见悲伤哭泣、哭笑无常等症状。

(二)辨脏腑病位

郁病病位主要在脑,涉及肝、肾、心、脾诸脏,不同证型各有侧重。治疗时应辨明脏腑,调理脏腑阴阳气血以安神、养神,方收全效。如见情绪不稳,动则遇事闷闷不乐,默默不语,或烦躁易怒,易激惹,或常喜叹息,或常喜欠伸,则主要涉及肝;多思善虑,常愁眉苦脸,郁郁不乐,甚至不思饮食,神疲乏力,则主要涉及脾;心悸胆怯,惶惶不可终日,或者心中烦乱,坐卧不宁,夜不成寐,食不甘味,稍有紧张,则坐立不安,则主要涉及心;郁病日久,久病及肾,或素体肾精不足,产生肾精亏虚证候者,出现情绪低落,悲观失望,兴趣索然,疏懒退缩,意志减退,神思恍惚,反应迟钝,行为迟滞等,脑神功能低下之症状,则主要涉及肾。

(三)辨六郁

郁病有气郁、血郁、湿郁、痰郁、食郁、火郁之分,所以须分辨六郁之不同,以分而治之。气郁者忧郁愤懑,情绪不宁,喜太息,胸胁胀满疼痛,痛处不定,或者女子月事不调。火郁者,性情急躁易怒,胸胁胀满,口苦而干,或目赤、耳鸣,或嘈杂吞酸,大便秘结,失眠多梦。血郁者,则见情志抑郁,性情急躁,头痛或胸胁疼痛,疼痛固定不移,或身体某部位有发冷或热感。湿郁者,症见情绪郁闷,胸中满闷而胃纳不佳,脘腹胀满,腰背酸楚,四肢乏力。而痰郁者,则见精神抑郁,胸部闷塞,食欲下降,脘痞嗳气,或有咽中不适如有异物梗阻,吞之不下,吐之不出。食郁者见情志抑郁,不思饮食,脘腹胀满,嗳腐吞酸,肠鸣矢气,食谷不化,大便臭秽。以上种种,常兼夹而现,致使症状纷纭,错综复杂。故需把握主症,辨证准确,方能用药精准,获桴鼓之效。

郁病病程较长,用药不宜峻猛。实证治疗过程中,应该注意理气而不要耗气,活血不能伤血,清热而不伤脾胃,祛痰而不伤正;治疗虚证时,应注意补益心脾而不过于躁烈,滋养肝肾而不过于滋腻。对于实证初起,实邪扰动脑神、心神者,当调理脏腑功能,祛除实邪,颐脑解郁,宁心安神。而对于出现脑神失养,脑功能低下者,则必须注重补气养血、益精填髓,方能使脑神得养,神机得运,而诸症自消。此外,除了要辨证进行药物治疗,精神治疗对郁病十分重要,即如《临证指南医案》所言:"郁病全在病者能移情易性。"因此,心理疏导亦很重要。

理气开郁、攻补兼施、怡情易性是治疗郁病的基本原则。对于郁病的实证,首先要理气开郁,并根据是否有血瘀、化火、痰结、湿滞、食积等而分别采用活血、降火、化痰、祛湿、消食等法。虚证需要根据所损及的脏腑及气血阴阳亏虚的不同而补之,可采用养心安神、补肾益脑、调理脾胃、滋养肝肾等方法。虚实兼杂者,则需视虚实的偏重而虚实兼顾,如果肝郁脾虚者健脾疏肝、肾虚肝郁者益肾疏肝,补益肾元。

五、分证论治

(一)肝气郁结

1.症舌脉

情绪不宁,郁闷烦躁,胸部满闷,胸胁胀痛,脘闷嗳气,不思饮食,大便不调,苔薄腻,脉弦。

2.病机分析

肝主疏泄,性喜条达,经脉布胸胁。肝气郁结,疏泄功能失常,经脉气机不畅,而见情绪不宁、郁闷烦躁、胸部满闷、胁肋胀痛等症。肝气郁结,横逆犯于中焦,则见脘闷嗳气、不思饮食、大便失调。

3.治法

疏肝解郁,理气畅中。

(1)方药运用。常用方:柴胡疏肝散(《景岳全书》)加减。

组成:柴胡、香附、枳壳、陈皮、川芎、白芍、炙甘草。

加减:胁肋胀满疼痛较重者,可加郁金、香橼、佛手疏肝理气;肝气横逆犯胃,胃失和降,见嗳气频作、胸脘不舒者,可加旋覆花、代赭石、法半夏、苏梗和胃降逆;肝气横乘脾胃而见纳呆、腹胀者,可加焦三仙、砂仁、茯苓健运脾胃;兼有血瘀者,见胸胁刺痛,舌质有瘀点、瘀斑,可加当归、丹参、红花活血化瘀。若情志抑郁主要导致肝气郁结,脾胃失和,引起脘腹胀满不适、食欲缺乏、嗳气、苔腻等,也可选用六郁汤,方用香附、川芎疏肝理气活血;苍术、陈皮、半夏、茯苓、砂仁、甘草温运脾胃,和中降湿;栀子清化郁热。

常用中成药:舒肝止痛丸,每次 4.5 g,每天 2 次。疏肝止痛。适用于肝气郁结之胁痛者。

(2)针灸治疗。

取穴:期门、太冲、阳陵泉、支沟、内关、足三里。

刺法:泻法,每天 1 次,每次留针 30 min,每隔 10 min 行针 1 次。

4.临证参考

此型患者多情绪不宁,郁闷烦躁,寡言少语,但病程都相对较短,病机单纯,应及早治疗,在药物治疗同时,可加用心理调节法,了解其情绪变化,对患者进行疏导,常可起到较好的效果。

(二)气郁化火

1.症舌脉

性情急躁易怒,胸胁胀满,口苦而干,或头痛、目赤、耳鸣,或嘈杂吞酸,大便秘结,舌质红,苔黄,脉弦数。

2.病机分析

肝气郁结而致胸胁胀满疼痛;肝郁日久化火,故性情急躁易怒、口苦而干、舌红、苔黄、脉数;肝火上炎而头痛、目赤、耳鸣;肝火犯胃,则嘈杂吞酸。

3.治法

疏肝解郁,清肝泻火。

(1)方药运用。常用方:丹栀逍遥散(《古今医统大全》)加减。

组成:牡丹皮、栀子、柴胡、当归、白芍、白术、茯苓、炙甘草。

加减:热势较重,口苦、大便秘结者,可加龙胆草、大黄泻热通腑;肝火犯胃而见胁肋疼痛、口苦、嘈杂吞酸、嗳气、呕吐者,可加黄连、吴茱萸,清肝泻火,降逆止呕;肝火上炎而见头痛、目赤、耳鸣者,加菊花、钩藤、蒺藜清热平肝;热盛伤阴,而见舌红少苔、脉细数者,可去原方中当归、白术、生姜之温燥,加生地黄、麦冬、山药滋阴健脾;气郁化火,横逆犯胃,而见烦热胁痛、胃脘灼痛、反酸嘈杂、口干口苦者,可用化肝煎,用白芍缓急柔肝止痛,石斛滋阴养胃,青皮、陈皮疏肝理气,牡丹皮、栀子清泻肝火,泽泻、贝母泻热散结。

常用中成药:加味逍遥丸,每次 6 g,每天 2 次。舒肝清热,健脾养血。适用于肝郁脾虚,肝脾不和者。

(2)针灸治疗。

取穴:期门、行间、阳陵泉、内庭、支沟。

刺法:泻法,每天 1 次,每次留针 30 min,每隔 10 min 行针 1 次。

4.临证参考

肝郁化火,常可犯胃,治疗时应注意清肝而不伤胃,不宜使用大寒过凉。本证亦可采用化肝煎治疗,其理气泄热作用较突出。本型患者多易急躁,平素要注意饮食调养,忌烟酒及辛辣食物,可进行心理疏导,同时配合体育疗法。

（三）血行郁滞

1.症舌脉

精神抑郁,性情急躁,头痛,失眠,健忘,或胸胁疼痛,或身体某部位有发冷或热感,舌质紫黯,或有瘀点、瘀斑,脉弦或涩。

2.病机分析

情志不舒,气机郁滞不畅,故见精神抑郁,性情急躁;气病及血,血行郁滞,瘀阻不通而致头痛或者胸胁疼痛;血行郁滞,心神失于濡养而见失眠、健忘;瘀血阻滞于身体某部位,使局部组织失于温煦濡养而发冷,而瘀久化热则自觉局部发热感。舌质紫黯,或有瘀点、瘀斑,脉弦或涩,均为血行郁滞的征象。

3.治法

活血化瘀,理气解郁。

常用方:通窍活血汤(《医林改错》)合四逆散(《伤寒论》)加减。

组成:桃仁、红花、生地黄、川芎、赤芍、老葱切碎、麝香冲服、柴胡、枳壳、甘草。

加减:胀痛明显者,加香附、青皮、郁金;食欲缺乏脘胀者,加焦三仙、陈皮;如有寒象,加乌药、木香;兼有热象者,加牡丹皮、栀子。

常用中成药:脑得生片,每次 6 片,每天 3 次。具有活血化瘀,疏通经络,醒脑开窍之功。适用于中风后抑郁患者。

4.临证参考

临证时见顽固性郁病多可有此证表现,盖久病入络,久病必瘀,古人有"怪病多瘀"之说。故郁病病程长,病久者常兼血瘀。本证因气及血,气滞而致血行失畅,而非瘀结胁下,故用药不可过于峻猛,应活血而不宜破血。

（四）肝郁脾虚

1.症舌脉

精神抑郁,胸部闷塞,胁肋胀满,思虑过度,多疑善忧,善太息,食欲下降,消瘦,易疲劳,稍事活动便觉倦怠,脘痞嗳气,月经不调,大便时溏时干,或有咽中不适如有异物梗阻,吞之不下,吐之不出,舌苔薄白,脉弦细,或弦滑。

2.病机分析

肝气郁结,疏泄功能失常,经脉气机不畅,而见情绪不宁,郁闷烦躁,胸部满闷,胁肋胀痛,月经不调等症。肝气郁结,横逆犯脾,脾气亏虚则见消瘦、易疲劳、脘闷嗳气、不思饮食、大便失调。由于肝郁脾虚,聚湿生痰,或者气滞津停,凝聚成痰,气滞痰郁交阻于胸膈之上,故产生胸部闷塞、胁肋胀满及咽中不适如有异物梗阻、吞之不下、吐之不出等症。本型即《金匮要略·妇人杂病脉证病治》篇中"妇人咽中如有炙脔,半夏厚朴汤主之"之证。

3.治法

疏肝健脾,化痰散结。

（1）方药运用。常用方:逍遥散(《太平惠民和剂局方》)合半夏厚朴汤(《金匮要略》)加减。

组成:柴胡、当归、白芍、白术、炙甘草、法半夏、厚朴、茯苓、生姜、紫苏叶。

加减:湿郁气滞而兼有胸脘痞闷、嗳气、苔腻者,加香附、佛手、苍术理气除湿;胀痛明显者,加木香、青皮、枳壳;食滞较重者,加焦三仙、砂仁;若痰郁化热,而兼有烦躁、呕恶、口苦、苔黄而腻者,用温胆汤(半夏、枳实、竹茹、陈皮、甘草、茯苓)加贝母、黄芩、全瓜蒌;病久入络而有瘀血征象,见胸胁刺痛、舌质紫暗或有瘀点瘀斑、脉涩,加郁金、丹参、降香、姜黄活血化瘀。

常用中成药:加味逍遥丸,每次 6 g,每天 2 次。具有舒肝清热,健脾养血之功。适用于肝郁血虚,肝脾不和患者。

(2)针灸治疗。

取穴:肝俞、太冲、脾俞、丰隆、神门。

刺法:泻法,每天 1 次,每次 30 min,留针 10 min 行针 1 次。

4.临证参考

治疗本证时,用药要注意化痰而不伤正。临证所用方中多辛温苦燥之品,仅适宜于痰气互结而无热者,如证偏阴亏津少或者阴虚火盛者,则不宜用。此型患者病程多较长,注意结合心理暗示进行疏导。

(五)肝胆湿热

1.症舌脉

情绪抑郁或急躁易怒,易激惹,郁闷不舒,失眠多梦,胁肋满闷,口苦纳呆,呕恶腹胀,大便不调,小便短赤,舌红苔黄腻,脉弦滑数。

2.病机分析

肝郁日久化火,肝火与水湿搏结,化为湿热,蕴结肝胆,则形成肝胆湿热之证。胆为中正之官,决断出焉。湿热相蒸,蕴于肝胆,肝胆疏泄失常,则心神不宁,故急躁易怒、失眠多梦;湿热蕴结肝胆,故胁肋满闷、舌红苔黄腻,脉弦滑数;胆气上溢则口苦;湿热郁阻,脾胃升降失司,故纳呆呕恶腹胀、大便不调。

3.治法

清肝利胆,宁心安神。

(1)方药运用。常用方:龙胆泻肝汤(《兰室秘藏》)加减。

组成:龙胆草、黄芩、栀子、泽泻、当归、地黄、柴胡、生甘草、车前子、珍珠母先煎、龙齿先煎。

加减:若肝胆实火较盛,烦躁不安者,可去车前子,加黄连以助泻火宁心之力;若湿盛热轻者,可去黄芩、生地黄,加滑石、薏苡仁以增利湿之功;如湿热日久伤阴,见低热、手足心热者,可加银柴胡、白薇以清虚热;月经不调者,可加泽兰、益母草,利湿活血调经。

常用中成药:龙胆泻肝丸,每次 1 粒,每天 3 次。具有清肝胆,利湿热之功。适用于肝胆湿热证。

(2)针灸治疗。

取穴:期门、日月、太溪、三阴交。

刺法:泻法,每天 1 次,每次 30 min,留针 10 min 行针 1 次。

4.临证参考

本证属于郁病中较重也较常见的实证,以情志抑郁或烦躁,口苦溺赤,舌红苔黄、脉弦数有力为证治要点。但本方药多苦寒,易伤脾胃,故对素体脾胃虚寒和阴虚阳亢者,皆非所宜;且使用不可过久,待湿热之象减退,需立即更方,以防脾胃受损,又生变证。

(六)忧郁伤神(脏躁)

1.症舌脉

精神恍惚,心神不宁,多疑善虑,悲忧善哭,喜怒无常,时时欠伸,或手舞足蹈,骂詈喊叫,或伴有面部及肢体的痉挛、抽搐等多种症状,舌质淡,苔薄白,脉弦细。

2.病机分析

忧思郁虑,情志过极,使肝气郁结,心气耗伤,营血不足,以致心神失养,故见精神恍惚、心神不宁、多疑易惊;心神惑乱,故见悲忧善哭,喜怒无常,手舞足蹈,骂詈喊叫。此证多见于女性,多因情志刺激而诱发,临床表现多样,但同一患者每次发作多为同样几种症状的重复表现。

3.治法

甘润缓急,养心安神。

(1)方药运用。常用方:甘麦大枣汤加减(《金匮要略》)。

组成:甘草、小麦、磁石先煎、生龙骨先煎、生牡蛎先煎、天冬、大枣。

加减:心悸失眠、舌红少苔等心阴虚症状明显者,加百合、柏子仁、炒酸枣仁、茯神、制何首乌养心安神;血虚生风而见手足蠕动或者抽搐者,加当归、生地黄、珍珠母、钩藤以养血熄风;大便干结属血少津亏者,加黑芝麻、生首乌润肠通便;喘促气逆者,加用五磨饮子开郁散结、理气降逆。

常用中成药:安神补心丸,每次6 g,每天2次。具有养心安神之功。适用于阴血不足引起的心悸失眠,头晕耳鸣。

(2)针灸治疗。

取穴:神门、通里、足三里、内关、三阴交、膻中、心俞,善惊易恐者,加胆俞、肝俞。

刺法:平补平泻法,每天1次,每次30 min,留针10 min行针1次。

4.临证参考

忧郁伤神可见多种多样的临床表现。在发作时,单纯药物治疗疗效欠佳,可根据病情选用适当的穴位进行针刺治疗,并结合语言暗示和诱导,对控制发作、解除症状常有较好的效果。

(七)心脾两虚

1.症舌脉

多思善虑,头晕神疲,心悸胆怯,失眠,健忘,食欲缺乏,面色不华,舌质淡,苔薄白,脉细缓。

2.病机分析

忧愁思虑,损伤心脾,并使气血生化不足,心失所养,则致心悸、胆怯、失眠、健忘;脾失运化,气血不充,见食欲缺乏、头晕、神疲、面色不华。舌质淡、脉细等症均为心脾两虚、气血不足之象。

3.治法

养心健脾,补益气血。

(1)方药运用。常用方:归脾汤(《严氏济生方》)加减。

组成:白术、茯苓、党参、炙黄芪、龙眼肉、酸枣仁、木香、当归、远志、大枣、甘草。

加减:心胸郁闷、精神不舒者,加郁金、佛手理气开郁;以气血两虚为主要表现者,见少气懒言、自汗、盗汗、心悸、失眠、面色萎黄者,加用五味子、浮小麦、熟地黄、白芍(人参养荣汤加减);若纳呆食少、食后腹胀、少气懒言,为脾气亏虚,失于健运,上方重用党参,加砂仁(香砂六君子汤加减)益气健脾;久病气损及阳者,兼见手足不温、形寒怕冷者,上方中加肉桂(拯阳理劳汤加减)益气温阳。

常用中成药如下。

人参归脾丸:每次1丸,每天2次。具有益气补血,健脾养心之功。用于心脾两虚,气血不足所致的心悸、怔忡,失眠健忘,食少体倦,面色萎黄诸症。

(2)针灸治疗。

取穴:脾俞、心俞、神门、三阴交。

刺法:补法加灸,每天 1 次,每次 30 min,留针 10 min 行针 1 次。

4.临证参考

此属郁病之虚证,多因气滞日久而致,或素体虚弱,又加情志所伤而成,病程一般较长,难于短期起效。治疗以滋养为法,但不能用药过于滋腻,以防碍脾。

(八)肾虚肝郁

1.症舌脉

情绪低落,郁闷烦躁,悲观失望,兴趣索然,疏懒退缩,意志减退,神思恍惚,反应迟钝,行为迟滞,胸胁胀痛,脘闷嗳气,不思饮食,腰膝酸软。偏于阳虚者,面色㿠白,手足不温,少气乏力,甚则阳痿遗精,带下清稀,舌淡,苔白,脉沉细;偏于阴虚者,失眠,心烦易惊,自罪自责,颧红盗汗,手足心热,口燥咽干,舌红少苔,脉弦细数。

2.病机分析

本素体肾精不足者,长期忧虑不解,或经历惊吓恐惧,致使肾精受损;或他脏病变日久,久病及肾,导致肾精亏虚。肾主骨生髓,上充于脑,肾精亏虚则脑神失养,出现情绪低落、悲观失望、兴趣索然、疏懒退缩、意志减退等脑神经功能低下之症状。而肝肾同源,肾精亏虚,则水不涵木,肝失所养,疏泄功能低下,气机不畅,而致郁闷烦躁、胸胁胀痛、脘闷嗳气等肝气郁结诸证。虚损及阳,失于温煦,而见面色㿠白、手足不温、少气乏力,甚则阳痿遗精、带下清稀。舌淡、苔白、脉沉细皆属阳虚之征;虚损及阴,心神失养而见失眠、心烦易惊、自罪自责;阴虚无以制阳,阳热亢盛而见颧红盗汗,阴不上乘而口燥咽干。舌红少苔、脉弦细数皆属阴虚之征。

3.治法

益肾调气,解郁安神。

(1)方药运用。常用方:颐脑解郁方(经验方)加减。

组成:刺五加、五味子、郁金、合欢皮、柴胡、栀子、白芍、生草。

加减:偏阳虚者,温养命门之火,用右归丸加减,上方基础上加附子、山药、枸杞子培补益肾精,当归补血行血,杜仲、菟丝子助补益肾精;偏阴虚者,滋补肾阴,用左归丸加减,上方基础上加生熟地黄、山茱萸补肾中之阴,另可加鹿角胶、龟甲胶,二者为血肉有情之品,益肾填精,阳中求阴。失眠烦躁者,加磁石重镇安神。

(2)针灸治疗。

取穴:百会、水沟、印堂、极泉;配穴:内关、神门、涌泉。

刺法:补法,每天 1 次,每次 30 min,留针 10 min 行针 1 次。

4.临证参考

此证可见于郁病久不治愈、证情复杂者,亦可见肾精不足而发为郁病者。本证主要因肾虚精亏、脑神失养而致;因又有肝郁气滞之候,故辨证时应注意标本虚实,切不可认做肝郁实证,而予以解郁顺气之品,从而犯虚虚实实之戒,使病情更加迁延难愈、复杂多变。

(刘西华)

第九章　内分泌科疾病

第一节　甲状腺功能亢进症

一、概述

甲状腺功能亢进症(简称甲亢)是指甲状腺功能增高,分泌过多的甲状腺激素,引起机体高代谢状态,临床表现为心动过速、多食、消瘦、畏热、多汗、易激动及甲状腺肿大等一组症群的内分泌性疾病。病因多种,其中 Graves 病最常见。本病的发病主要是在遗传基础上因精神刺激等应激因素作用而诱发自身免疫反应所致。本病属常见病,常有明显家族性,可发生于任何年龄,但以青年女性最多见,男、女性之比为 1：(4～6),目前我国女性人群患病率达 2% 且有逐渐增高的趋势。

二、历代名家学说

(一)病因病机

1.忧恚气结

隋代巢元方在《诸病源候论·瘿候》指出:"瘿者由忧恚气结所生,亦曰饮沙水,沙水气入于脉,搏颈下而成之。"心有不遂,或情志抑郁,或情绪紧张,或突遭剧烈的精神创伤,致肝气郁结,失于疏泄,气机郁滞,津液输布失常,停为浊气水湿,聚而不散成结。宋代太医院编《圣济总录·瘿瘤门》言:"石瘿、泥瘿、劳瘿、忧瘿、气瘿是为五瘿……忧、劳、气则本于七情,情之所致,气则随之或上而不下,或聚而不散是也。"人身之阴阳气血津液,先必充足,脉道才能充盈;次则须循其常道升降出入,否则为病。明代李梴在《医学入门·外科脑颈门·瘿瘤》论述,"原因忧恚所致,故又曰瘿气,今之所谓影囊者是也。"

2.痰瘀凝结

宋代严用和在《济生方·瘿瘤论治》指出:"夫瘿瘤者,多由喜怒不节,忧思过度,而成斯疾焉。大抵人之气血,循环一身,常欲无滞留之患,调摄失宜,气滞血滞,为瘿为瘤。"强调气滞血瘀是导致瘿瘤的重要原因。元代朱震亨在《丹溪心法·六郁》指出:"气血冲和,万病不生,一有怫郁,诸症生焉,故人生诸病多生于郁,诸郁终致气郁血郁。"又说:"凡人体上中下有块者,多为痰。"情志怫郁,肝失条达,横逆犯脾,脾失健运,水谷不能化生津液,反酿生痰浊水湿,肝气夹痰上逆,痰气交凝于颈前肝经;痰气凝结,阻滞脉道,气血受阻,瘀血内生。痰浊、瘀血结聚,瘿瘤遂生。明代陈

347

实功在《外科正宗·瘿瘤论》也有论述:"夫人生瘿瘤之症,非阴阳正气结肿,乃五脏瘀血、浊气、痰滞而成。"认识到瘀血、痰浊与瘿瘤的发生有密切的关系。

3.痰火交结

明代李梴在《医学入门·瘿瘤篇》指出:"瘿气,今之所谓瘿囊者是也,由忧虑所生……肝火旺盛,灼伤胃阴,阴伤则热,热则消谷善饥,若肝旺犯脾……消瘦疲乏。"家有不睦,或工作不顺,五志过极,所愿不遂,日久必致肝气郁结,郁久化火,伤津劫液,致阴虚火旺,火盛动风,煎熬津液,凝聚成痰,痰火交结,聚而成瘿。肝火旺盛故心烦易怒;火劫伤阴则口干多饮,肌肤瘦削;肝气挟痰火上攻于目,则目睛红赤、外凸;肝火扰心,心血不足,心阴亏耗,则心烦夜不成寐;肝火伤阴,肾阴不足,水不涵木,火盛动风,故见手足震颤;风火相煽,气火挟痰气上逆,阻于颈部故见瘿瘤。

历代医贤论述"瘿瘤"的病因病机,不外乎虚、实两个方面。虚为本,实为标。本虚多为肝肾阴虚,心血不足,后期也可脾肾亏虚;标实则不离气、痰、瘀、风、火。一方面,气郁、痰结、瘀阻、风盛、火燔均是在虚的基础上产生和发展变化;另一方面,风火痰瘀又可反过来耗伤正气,损伤阴血,导致气郁、寒湿、痰浊、瘀血内生,进而凝结成块。

(二)治法方药

甲亢主要表现为消瘦、口渴、易饥、烦躁、多汗、手抖等,多属于阳证。历代医家对瘿瘤的辨治均有所论述,创制的一些方剂至今仍在临床上发挥着重要的作用。

1.行气开郁

对瘿瘤(甲亢)的论治,隋唐名医甄权《古今录验》第四十一卷载:"疗瘿有在咽喉初起,游气去来,阴阳气相搏,遂停住喉中前不去,肿起如斛罗,诸疗不瘥。小麦汤方。小麦,昆布,厚朴,橘皮,附子(炮),海藻,生姜,半夏,白前,杏仁。上十味,切,以水一斗,煮取三升半,分五服,相去一炊顷。"在温阳化痰行气的同时,注意用昆布、海藻等散结之品。唐代王焘《外台秘要》卷第二十三载:"夫瘿初结者,由人忧恚气逆,蕴蓄所成也。久饮沙石流水,毒瓦斯不散之所致也。皆是脾肺壅结,治颈卒生结囊,欲成瘿。宜服木通散方。木通,海藻,昆布,松萝,桂心。治瘿气初结,咽喉中壅闷,不治即渐渐肿大。宜服昆布丸方。昆布,诃黎勒皮,槟榔,松萝,干姜,桂心。上药捣为末,炼蜜和丸,如梧桐子大,每于食后,以温酒下二十丸。"《外台秘要》共记载疗气瘿方一十首,如疗冷气筑咽喉噎塞兼瘿气的昆布丸方:"昆布,干姜,水牛角代,吴茱萸,人参,马尾海藻,葶苈子,杏仁。上八味捣筛,蜜丸如梧子,空腹以饮服。"以及疗瘿气方:"昆布,马尾海藻,杏仁,通草,麦冬,连翘,干姜,橘皮,茯苓,松萝。上十味捣末,以袋盛含之,乃以齿微微嚼药袋子,汁出入咽中,日夜勿停,有问荆加四分佳。忌喧及劳油腻粘食。"除基本必用的海藻、昆布之外,常用杏仁、厚朴、陈皮、槟榔等理气开郁,散结消肿。

2.化痰行瘀

唐代孙思邈在《千金翼方》载有治五瘿方:"海藻、昆布、半夏、细辛、土瓜根、松萝、白蔹、龙胆草、海蛤、通草。上十味作散,酒服方寸匕,一天食二次。"宋代王怀隐的《太平圣惠方·瘿瘤》载治疗瘿瘤之方:"小麦,海藻,昆布,文蛤,半夏,贝母,木通,松萝,连翘,白头翁,海蛤,生姜。"方中海藻能治瘿瘤、瘰疬、颈下核,破散结气、痈肿癥瘕坚气、睾丸肿痛。松萝清热解毒,止咳化痰,唐代甄权在《药性论》谓其:"治气痰结满,疗疝气下坠,疼痛核肿,去腹中雷鸣,幽幽作声。"金代张从正在《儒门事亲·瘿》曰:"夫瘿囊肿闷,稽叔夜养生论云:颈如险而瘿,水土之使然也,可用人参化瘿丹,服之则消也。又以海带、海藻、昆布三味,皆海中之物,但得二味,投之于水瓮中,常食亦可消矣。"

3.清热化痰

唐代孙思邈《备急千金要方》治疗石瘿劳瘿泥瘿忧瘿气瘿方:"海藻、龙胆草、海蛤、通草、昆布、松萝、小麦曲、半夏。上九味作散,酒服方寸匕,日三。禁食鱼、猪肉、五辛、生菜、羊肉汤。十日知,二十日愈。"《外台秘要》针对痰热或痰火交结的气瘿,用下方治疗:"半夏,海藻,龙胆,昆布,上件药,捣细罗为散,每服不计时候,以生姜酒调下一钱。"又方:"羚羊角屑、昆布、桂心、川大黄、木通。上件药,捣罗为末,炼蜜和丸,如梧桐子大,每服,不计时候,以粥饮下二十丸。"痰热或痰火是瘿瘤患者常见证型之一,故用龙胆草、松萝清郁热,半夏、麦曲化痰,海藻、昆布、海蛤散结,共同起到清热化痰、散结消肿的作用。

三、现代临床应用研究

本病常是由于忧恼郁怒而引起,按其临床表现及证候类型,常采用益气养阴、清热化痰、理气解郁、祛瘀软坚等治法。临证时要辨明是气阴两伤之候,还是阴虚阳亢,或是痰火郁结及瘿肿之类,当分而治之,方可收效。

(一)疏肝解郁,化痰散结

气郁痰凝是甲亢的常见证型。早期或恢复期主要表现为颈前瘿肿,咽梗如炙,胸闷太息,两胁胀满,烦躁郁怒,失眠,饮食减少或恶心欲吐,大便溏泄,舌质淡红,苔白腻,脉弦或弦滑。治宜疏肝解郁,化痰消瘿。方先用柴胡疏肝散合二陈汤化裁。药用柴胡、枳壳、白芍、香附、赤芍、当归、制半夏、陈皮、茯苓、炙甘草等;若胸闷、胁胀;腹胀便溏者加白术、山药、扁豆等健脾益气。清代沈金鳌在《杂病源流犀烛·痰饮源流》说:"其为物则流动不测,故其为害,上至巅顶,下至涌泉,随气升降,周身内外皆到,五脏六腑俱有。"有学者常以舒肝行气解郁,兼化痰散结之半夏厚朴汤合小柴胡汤加香附、郁金及川楝子等治疗。

(二)平肝清热,泻火和胃

此型表现为颈前瘿肿,眼突,目光炯炯,烦躁不安,性急易怒,恶热多汗,面红口苦,口渴多饮,心悸失眠,手指颤抖,舌红苔黄,脉弦数。治宜清肝泻火,散结消瘿,方选龙胆泻肝汤合栀子清肝汤化裁,药物龙胆草、栀子、黄芩、柴胡、生地黄、白芍、茯苓、牡丹皮、当归、甘草等;若病久伤阴,口苦且干,舌红少津者,加沙参、玄参、麦冬、天花粉等养阴生津;汗多者加浮小麦、五味子等敛阴止汗;心烦失眠者加酸枣仁、夜交藤等养心安神。喜用酸枣仁汤合小柴胡汤加减:去半夏、姜、枣,重用黄芩,以清肝胆肺胃之热;酸枣仁、知母,以养阴润燥、清热除烦。还可加杭菊花、郁金、石决明和白芍等加强平肝养阴之效。有学者认为:传统瘿病的"肝火亢盛",是"胃火炽盛"。故治以疏肝解郁,清热泻火。方用白虎汤、白虎加人参汤合四逆散加减,常选用石膏、知母、怀山、太子参、柴胡、枳壳、白芍、生牡蛎。

(三)滋阴降火

此型多选天王补心丹化裁,药用太子参、玄参、生地黄、麦冬、五味子、茯苓、酸枣仁、黄芩、栀子、牡丹皮、当归、甘草等;若阴亏甚者,加枸杞子、首乌、龟甲等滋阴息风;眼突、手抖者加钩藤、白蒺藜、白芍等平肝息风,或合大定风珠化裁治疗;若瘿肿久治不散者,加夏枯草、浙贝母等散结化痰。有学者认为本病乃本虚标实,本虚以阴虚为主。临床注重滋补肝肾之阴,一方面"肝体阴而用阳",养阴柔肝可助肝气疏泄,以解肝郁;另一方面,"壮水之主以制阳光",滋下清上;阴虚者常以当归六黄汤为基础方养阴清热,其中当归、细生地黄育阴养血、培本清热;黄芩、黄连、黄柏泻火除烦、清热坚阴;黄芪益气固表;因恐熟地黄滋腻,临床多用细生地黄而慎用熟地黄。养阴药物喜用清润之品,如细生地黄、麦冬、玄参、白芍、女贞子等,避免滋腻之药阻碍气机。

(四)疏肝理气

肝气郁滞型甲亢,症见烦躁易怒、心悸胸闷、善叹息、失眠多梦、口干口苦、头晕头痛、舌红苔黄、脉弦数。甲亢多因七情所伤,与肝气不疏密不可分,肝失疏泄后气机的疏通和畅达受阻,气机郁结于颈前形成瘿瘤。有学者采用疏肝清热、软坚散结之法,方用消瘰丸合小柴胡汤加减。气滞日久,郁而化火伤阴可选丹栀逍遥散。有学者将甲亢性肝损害分为早、中、晚3个阶段,认为肝郁脾虚为本;气滞、湿热、瘀血互结为标。治疗上予疏肝解郁,方药用柴胡疏肝散加减(基本组成:柴胡 15 g,陈皮 6 g,川芎 15 g,枳壳 10 g,白芍 15 g,甘草 6 g,郁金 15 g)。有学者认为,甲亢的病机为本虚标实,阴虚为本,郁火、痰浊与瘀血为标,因而治疗上以益气养阴为主,配以疏肝理气、清热泻火、活血化瘀、化痰软坚散结之品。基本方如下:黄芩、夏枯草、生地黄、牡丹皮、赤芍、白芍、五味子、白芥子、茯苓、天冬、麦冬、丹参、生牡蛎、生甘草。甲亢往往表现为急躁易怒,精神紧张,精神、情志异常,发病多与情志刺激有关,故早期多有肝气郁结,用药当以疏肝顺气为先,又因肝为藏血之脏,体阴用阳,故疏肝同时勿忘养血,临床以柴胡类方加味(如逍遥散、柴胡疏肝散、大小柴胡汤、柴胡加龙骨牡蛎汤及四逆散等)能较快改善患者的症状。

(五)理气化痰,泻火逐瘀

甲状腺疾病的发生,多为气、火、痰为患。气是甲状腺疾病之根,气顺则肝能主疏泄,气血流畅,气郁则肝失条达,气血凝聚。火为甲状腺疾病之源,"气有余便是火""六气皆从火化",五志过极能化火,阴虚血燥也能化火。痰是气,火为果。气郁则津凝成痰,火盛则炼液为痰,脾虚则痰湿内生。气、痰、火三者互为影响,治疗应着重掌握理、清、化三大原则。有学者认为"瘿病"多为"气、郁、痰、瘀",并特别强调瘀血在瘿病发生发展过程中的重要作用,主张"和血、活血、破血""和血"用四物汤、鸡血藤、丹参、牡丹皮等;"活血"用姜黄、三七、蒲黄、益母草、川芎、五灵脂、红花、郁金等;"破血"用三棱、莪术、甲片、桃仁、水蛭等。正如《丹溪心法·六郁》所说:"气血冲和,万病不生,一有怫郁,诸症生焉,故人生诸病多生于郁,诸郁终致气郁血郁。"

(六)滋阴降火,平肝息风

本证系因长期忿郁恼怒或忧虑,使气机郁滞或痰气壅结,气郁化火而致,可出现心烦汗多,急躁易怒,失眠多梦,口干口苦,舌质红苔黄,脉弦数等肝火旺盛之症。有学者认为情志不舒则肝郁化火,耗伤津液,易引起阴虚火旺或气阴两虚之证,火旺则易动风。治当清泻肝火、舒肝养阴息风,方以清肝汤加减:柴胡 25 g,芍药 25 g,栀子 25 g,海藻 30 g,昆布 20 g,知母 20 g,麦冬 20 g,玄参 20 g,牡蛎 25 g,天花粉 30 g,丹参 20 g,川楝子 15 g;眼球突出明显加白蒺藜、茺蔚子;心悸明显加龙骨、柏子仁、酸枣仁;四肢颤抖明显加天麻、钩藤;药取酸枣仁汤合小柴胡汤加减:去半夏、姜、枣,重用黄芩,以清肝胆肺胃之热;酸枣仁、知母,以养阴润燥清热除烦。还可加杭菊花、郁金、石决明和白芍等加强平肝养阴之效。平肝潜阳常用天麻、钩藤、珍珠母、代赭石、龟板、鳖甲等;息风化痰常用:夏枯草、生龙牡、瓜蒌、石菖蒲;同时辅以养阴清肝之品如女贞子、墨旱莲、枸杞子、白芍等。

(七)攻补兼施

近期,更有学者在综合多种中医传统辨证方法基础上,提出了甲亢标本虚实辨证方法。认为:甲亢之本虚证型,可分为阴虚、气阴两虚和阴阳俱虚,少数患者可表现为脾气不足,甲亢之标实证候则包括肝火、胃火、心火或胆热,也可表现为肝气郁结、肝风内动、痰火内郁、痰湿中阻、痰瘀互结等。观察发现:患者经常是具备本虚证型一证,同时具备标实证候一证或数证,或以某一标实证为主。甲亢辨证论治的关键是要处理好本虚和标实的关系。补虚多用生脉饮、沙参麦冬汤、一贯煎等,药用太子参、黄芪、麦冬、石斛、五味子、枸杞子、山茱萸、怀牛膝;化痰多以二陈汤、黄连温胆汤等;泻火多用龙胆泻肝汤;理气多用柴胡疏肝散、小柴胡汤等,根据病机的不同,选用相应的方剂。

(八)其他治疗

1.单药治疗

黄药子味苦辛性凉有毒,《本草纲目》谓其能"凉血、降火、消瘿、解毒",被认为是治疗甲状腺疾病包括甲亢有效的单味药。动物实验研究发现:黄药子对缺碘和原因不明的甲状腺肿大有一定疗效。治疗甲状腺功能亢进,绝大多数患者的临床症状,也可有明显的改善,颈围、基础代谢可有不同程度缩小、降低。但是作为甲状腺疾病治疗药物,一般服药时间较长,持续用量过大,容易发生药物性肝炎。所以有学者主张,在较长时间服药时,每天用量以不超过 12 g 为宜。其他单味药如雷公藤等,近年也时有报道。

2.气功治疗

取天突、天鼎、合谷、足三里、翳风。用点法发凉气,用抓法对准甲状腺连抓 10 次,用导引法作全身性导引,以期疏通经络、祛痰散结、消除瘿气。用剑指站桩功,使气血调和,生理代谢机制增强;"嘘"字功(吸短呼长)以泻肝火;逍遥步(以嘘字口型长呼气,做慢步行功)以解郁祛痰散结;血压高时要做降压功。每晚盘坐深调息 1 次,持续 60 min。以上综合用功,可疏肝解郁、活血消瘿。也可合用月华功 60 min 以剑指站桩功、八段锦,可达滋水涵木、平肝息风之效,见手足抖动或肢体搐搦等症,应以逍遥步"吹"字功为主。血压升高时,可意守丹田或涌泉,以收濡养筋脉、除烦息风之功。

3.针灸疗法

取人迎、足三里、合谷、间使等。肝郁痰结加肝俞、内关;肝阳上亢加行间、太冲;阴虚火旺,加肝俞、肾俞、心俞、三阴交。行平补平泻法,留针 20～30 min,每天或隔天 1 次,15 次为 1 个疗程。

(1)耳针疗法:耳针则取甲状腺、内分泌、肝、神门。每周 3 次,10 次为 1 个疗程。

(2)艾灸疗法:取天突、大椎、风池、天府、膻中等穴。每穴灸 10～20 min,每天 1 次,连灸 6 d;以后隔天 1 次,2 周为 1 个疗程。

(刘西华)

第二节 甲状腺功能减退症

一、病因病机

甲状腺功能减退症(简称甲减)属于"虚劳"或"虚损"之疾,《素问·通评虚实论》曰"精气夺则虚",本病大多由于禀赋不足或后天失调、病久失调、积劳内伤所致。病机是元气虚怯,肾阳虚衰,乃脏腑功能减退,气血生化不足。病变脏腑以肾为主,病位涉及心、脾、肝等脏。由于阳气虚衰,无力运化,临床也可见痰湿、瘀血等病理产物夹杂。

甲状腺激素有促进生长发育、产热、调节代谢等作用,故甲减患者表现出一派虚损证候,而以肾阳虚衰最为明显。20世纪60年代建立的"阳虚"动物模型即表现甲减的临床症状。近年来，研究进一步表明阳虚证患者血清甲状腺素含量偏低，证实了阳虚与甲减的内在关系。

肾为先天之本，内藏元阳真火，温养五脏六腑。肾为先天之本，元阳所居，甲减有始于胎儿期或新生儿者，患儿智力水平低下、生长发育迟缓、身材矮小，称为呆小病，足可证明甲减与肾虚关系密切。甲减始于幼年期或成年期者也多为禀赋不足或久劳内伤、久病失治所致，其临床主症为元气亏乏、气血不足之神疲乏力、畏寒怯冷等，乃是一派虚寒之象。除此以外，尚可见记忆力减退、毛发脱落、性欲低下等症，也是肾阳虚的表现。肾阳不足，命门火衰，火不生土，则脾阳受损，脾为后天之本，气血生化之源，脾主肌肉且统血，故甲减患者常见肌无力、疼痛、贫血之症，妇女则可有月经紊乱，甚至崩漏等表现。又因肾阳虚衰，命火不能蒸运，心阳也鼓动无能，而有心阳虚衰之候，常见心动过缓，脉沉迟缓的心肾阳虚之象。阳虚则水运不化，水湿凝聚成痰，故甲减患者可合并黏液性水肿；阳虚无以运血，故瘀血之象可兼夹而见。肝气内郁，气机郁滞，津凝成痰，痰气交阻于颈，痰阻血瘀，遂成瘿肿。由于妇女多见性情抑郁，多思多虑，加之经、产期肾气亏虚，外邪乘虚而入，造成妇女易患甲状腺疾病，因此甲状腺疾病女性患者多于男性。另外，部分患者尚见皮肤粗糙、少汗、大便秘结、苔少、舌红，此乃阳损及阴，阴阳两虚而见阴津不足之象。

总之，阳虚为甲减之病本，肾阳虚衰，命火不足是其关键，病位又常涉及脾、心、肝三脏，而见脾肾阳虚、心肾阳虚，并常伴肝气郁滞或肝阳上亢之证，阳损及阴，阴阳两虚也是常见证型。痰浊瘀血则为其病之标，黏液性水肿即为痰浊之象，源于脾肾阳虚不能运化水湿，聚而成痰；瘿肿即为痰气交阻于颈，痰阻血瘀而成。

二、中医证治枢要

（一）甲减的病机重点在阳虚

甲减的辨证首先要辨明病情、病位和病性。阳虚是甲减患者的临床主要表现，甲减患者往往带有典型的肾阳虚衰表现，如神疲乏力，畏寒怯冷，记忆力减退，毛发脱落，性欲低下等，但随患者个体差异及病情的不同，又或兼脾阳不足，或兼心阳不足，同时阳虚也可损阴，出现皮肤粗糙、干燥少汗、大便秘结等阴津不足的症状，辨证时应辨明病变脏腑，在肾在脾，在心在肝，或数脏兼而有之。治疗时根据具体情况，可灵活化裁，不必拘泥。

（二）甲减的治疗关键是要处理好本虚与标实的关系

甲减的治疗关键是要处理好本虚与标实的关系。甲减之本虚证型，主要为肾阳虚衰，或兼脾阳不足，或兼心阳不足，阴阳两虚证。随病程迁延不愈，兼有水湿、痰浊、瘀血等留滞全身，甲减之标实可为肝气郁结、痰湿中阻、痰阻血瘀等。邪实为标，正虚为本。此时应注意处理好本虚与标实之间的关系，病程的不同阶段何者为主，根据患者病情，均衡二者关系方能取得良好效果。

（三）治疗甲减时需重视肝郁之证

临床中甲减患者多伴情志不畅、口苦心烦、失眠多梦等肝郁之证，尤其是甲亢甲状腺术后或放射碘治疗导致甲减的患者，肝郁之证更加明显，此时宜养血柔肝，疏肝药物选用药性平和之品，注意不可戕伐太过，以免损伤正气。

（四）肤胀病机重在气虚

甲减患者可有黏液性水肿，此肿胀按之随手即起，不留凹陷，与凹陷性水肿有别，与《黄帝内经》中之"肤胀"相似。古人有"肿为水溢，胀为气凝"的说法，因此，甲减之黏液性水肿当责之以气虚，治疗不宜用淡渗利湿之法，而宜用补肾健脾利湿，即补虚化浊之法。

三、辨证论治

(一)肾阳虚衰

(1)主症:形寒怯冷,精神萎靡,表情淡漠,头昏嗜睡,思维迟钝,面色苍白,毛发稀疏,性欲减退,月经不调。舌淡胖,脉沉迟。

(2)治法:温肾助阳,益气祛寒。

(3)方药:桂附八味丸化裁。黄芪15 g,党参20 g,熟附子9 g,肉桂9 g,肉苁蓉9 g,熟地黄15 g,山茱萸15 g,山药15 g,茯苓15 g,泽泻15 g。

(4)阐述:本型是甲减的基本证型,其他证型均是在此基础上,又增脾阳、心肾虚衰或肾阴不足的表现,故温肾助阳益气是甲减的基本治法。本方宗《黄帝内经》"善补阳者,必于阴中求阳"之旨,故以桂附八味丸为主方化裁,桂附八味丸乃是以地黄、山茱萸、山药等滋阴剂为主,纳少量桂附于滋阴剂中,取其微微生火之义;茯苓、泽泻利水渗湿,意在补中寓泻,以使补而不腻;加入菟丝子、肉苁蓉之类,阴阳兼顾;黄芪、党参可助其温阳益气之力。若肾阳虚衰甚者,可伍以仙茅、淫羊藿、鹿茸加强温肾之功;若兼脾虚,则可配黄芪、党参、白术脾肾双补;若有血瘀征象,可加丹参、桃仁活血通脉。

(二)脾肾阳虚

(1)主症:面浮无华,神疲肢软,手足麻木,四肢不温,少气懒言,头晕目眩,纳减腹胀,口淡乏味,畏寒便溏,男子阳痿,妇女月经不调或见崩漏。舌质淡胖,苔白滑或薄腻,脉弱濡软或沉迟无力。

(2)治法:温中健脾,扶阳补肾。

(3)方药:补中益气汤或香砂六君丸合四神丸加减。黄芪15 g,党参10 g,白术12 g,茯苓15 g,制附子9 g,补骨脂15 g,吴茱萸6 g,升麻6 g,当归10 g,砂仁(后下)3 g,陈皮6 g,干姜4片,红枣4枚。

(4)阐述:甲减虽主病在肾,但肾阳虚衰,火不暖土,则可累及后天脾土之运化,而见脾肾阳虚证,临床症状常见神疲乏力肢软的气虚症状,以及纳呆口淡的脾虚症状,脾为运化之源,脾主统血,故可见贫血和妇女月经不调的症状。温补脾肾为本证治则,临床较为常用,常诸如参、芪、术、附并用,也可补肾、健脾交替应用。本方取补中益气汤之义,黄芪、党参、白术补益中气,升麻升提之;而且脾肾两虚,火不暖土,方用四神加减,附子、补骨脂、吴茱萸脾肾同补;姜、枣、陈皮、当归调和气血;本证除正虚外,常可有食滞及湿聚的情况,故酌加消导之品。临床应用如腹胀食滞者,可加大腹皮、焦三仙等;纳食减少,可加木香、砂仁;黏液性水肿患者脾肾阳虚证多见,此时可用茯苓、泽泻、车前子等利水消肿之品,但需在补肾健脾的基础上应用,不可孟浪攻逐水饮,不仅无益,反伤正气;脾虚下陷,可加白芷、柴胡以升提;妇女月经过多,可加阿胶、参三七以固冲涩经。

(三)心肾阳虚

(1)主症:形寒肢冷,心悸怔忡,胸闷息短,面虚浮,头晕目眩,耳鸣重听,肢软无力。舌淡色黯,舌苔薄白,脉沉迟细弱,或见结代。

(2)治法:温补心肾,强心复脉。

(3)方药:真武汤合炙甘草汤加减。黄芪15 g,党参12 g,制附子9 g,桂枝9 g,茯苓15 g,白芍药15 g,猪苓15 g,杜仲12 g,生地黄10 g,丹参15 g,生姜30 g,甘草15 g。

(4)阐述:心肾阳虚型是以肾阳不足及心阳衰微之证并见的证型,临床除形寒肢冷等阳虚表现外,以心动过缓、脉沉迟微弱等为主要表现,由于心阳虚衰,血运不足,心神失养,故可见头晕目眩、耳鸣重听,阳虚水泛故可见面虚浮、胸闷息短。故以真武汤合炙甘草汤化裁,温补心肾,强心复脉。心者以血为养,然必得阳气振奋以脉道通利,故方中生地黄、芍药、丹参以养血活血;而以大剂姜、桂、黄芪、党参以温阳通脉;附子温补肾阳;猪茯苓行有余之水。对心动过缓者,为鼓舞心阳,可酌加麻黄6g,细辛3g,以增加心率;若脉迟不复,或用参附汤、生脉散,并酌加细辛用量以鼓舞心阳。

(四)阴阳两虚

(1)主症:畏寒肢冷,眩晕耳鸣,视物模糊,皮肤粗糙,小便清长或遗尿,大便秘结,口干咽燥,但喜热饮,男子阳痿,女子不孕。舌淡苔少,脉沉细。

(2)治法:温润滋阴,调补阴阳。

(3)处方:以六味地黄丸、左归丸等化裁。熟地黄15g,山药15g,山茱萸12g,黄精20g,菟丝子9g,淫羊藿9g,肉苁蓉9g,何首乌15g,枸杞子12g,女贞子12g,茯苓15g,泽泻15g。

(4)阐述:阳虚虽是甲减的基本证型,但是阴阳互根互用,临床上单纯的阳虚证候是很少见的,因此本型也是甲减的常见证型。方中重用熟地黄等滋肾以填真阴;枸杞子益精明目;山茱萸、何首乌滋肾益肝;同时黄精、菟丝子、淫羊藿等于养阴之中,勿忘阳虚为本,阴阳互补。对甲减临床症情应注意观察肾精不足及肾阴不足的表现,诸如本证之皮肤粗糙、大便秘结、口干咽燥、苔少脉细等表现,及时加入滋肾填精之品,是有助于本病的恢复的。若大量滋阴药物使用后,大便仍干结难下者,可酌加麻仁、枳实以通导;若阳虚明显者,可加附子、肉桂;阴虚明显者,加生地黄、生脉散等;本方阴柔滋腻之品较多,久服每宜滞碍脾胃,故宜加入陈皮、砂仁理气醒脾。

四、特色经验探要

(一)疏肝理气,化痰散结法在甲状腺肿块中的应用

甲状腺疾病常因情志所伤,痰气交阻于颈,久病血行瘀滞,症见颈前肿块。尤其是在甲减初期和恢复期除有肾阳虚衰证候外,多兼肝郁气滞痰凝证候,恢复期还常伴有痰阻血瘀证,治疗应在温肾助阳的基础上佐以疏肝解郁、软坚化痰、活血消瘿。肝郁气滞痰凝常见症有颈前瘿肿,心烦易怒,胸胁胀闷,咽不适,失眠多梦,舌质淡红,脉弦细。治宜疏肝解郁,软坚化痰。以小柴胡汤合半夏厚朴汤加减。药用柴胡、郁金、白芍药、半夏、厚朴、香附、青陈皮、瓜蒌皮、浙贝母等。若甲状腺肿大明显,质地较软者,则加用荔枝核、瓦楞子等理气化痰散结之品。痰瘀互结常见颈前肿块质地坚韧,表面光滑,舌质黯红,边有齿痕,苔薄腻,脉弦滑。治宜理气化痰,活血消瘿。以补阳还五汤或桃红四物汤合消瘿散加味。药用黄芪、丹参、桃仁、红花、当归、川芎、牡蛎、浙贝母、白芥子等。病程较长,颈前肿块质地坚韧者,可加三棱、莪术等破血行瘀。

(二)补肾填精法在甲减治疗中的应用

甲减虽以阳虚为主要特征,治疗以温阳为主,但"无阴则阳无以生",因此治疗中应补精以化气,补肾填精以复其阳,而非纯用温燥。主以六味地黄丸为代表方,纳补肾精,重用生地黄,配菟丝子、肉苁蓉、黄精等。菟丝子、肉苁蓉均有"添精益髓"之功,且具有温补肾阳的作用,可发挥阴阳双补之效;黄精也具有"补诸虚,填精髓"的作用,在阴阳两虚证中应用尤为合拍,在肾阳虚、脾肾阳虚、心肾阳虚证中也为治本之法,可作为甲减治疗中的基本用药。

五、中西医优化选择

甲减是甲状腺激素作用不足或缺如的一种病理状态,单纯西医甲状腺激素替代疗法可取得一定疗效,但从临床观察,有相当部分患者,尤其对甲状腺片耐受性较差的患者,症状改善不明显。单用中药治疗,也有一定限度,但中医辨证治疗可改善患者体质,调节体内的免疫功能,扶正祛邪,及时改善症状,部分甲减患者还可免于甲状腺素终身替代治疗,弥补了单纯甲状腺激素替代治疗的不足。中西医结合治疗甲减具有很大的优势。

六、饮食调护

(1)甲减患者机体代谢降低,产热减少,故饮食应适当增加富含热量的食物,如乳类、鱼类、蛋类及豆制品、瘦肉等。平时可多食些甜食,以补充热量。

(2)甲减患者胃肠蠕动功能下降,常有脾虚表现,口淡无味,消化不良,因此饮食应以易于消化吸收的食物为主,生硬、煎炸及过分油腻食品不宜食用。

(3)食疗:阳虚明显时可用桂圆、红枣、莲子肉等煮汤,妇女可在冬令配合进食阿胶、核桃、黑芝麻等气血双补。

(王福良)

第三节 血 脂 异 常

一、概述

血脂异常是由于脂肪代谢或运转异常使血浆脂质出现异常的一种病症,主要表现为血清总胆固醇、低密度脂蛋白胆固醇、甘油三酯升高,高密度脂蛋白胆固醇降低。除此之外,血脂异常临床表现包括两大方面:脂质在真皮内沉积所引起的黄色素瘤;脂质在血管内皮沉积引起的动脉粥样硬化。血脂异常已成为缺血性心脑血管病(包括冠心病和缺血性脑卒中)的独立危险因素之一。心血管病是我国城市和乡村人群的第一位死亡原因。因此,对血脂异常的防治必须及早给予重视。我国人群血脂平均水平低于发达国家,但其升高幅度却很惊人。据国家卫生部门近期披露,我国成人血脂异常患病率为18.6%,估计全国血脂异常现患人数1.6亿。不同类型的血脂异常患病率分别为:高胆固醇血症2.9%,高甘油三酯血症11.9%,低高密度脂蛋白血症7.4%,另有3.9%的人血胆固醇边缘升高。中医传统上没有血脂异常的病名,根据其病理特点,可归属在中医"痰浊""血瘀""肥胖"范畴。

二、历代名家学说

(一)病因病机

血脂异常属于现代病名,由于其临床表现特征不明显,历代医家对其认识模糊,没有相关的临床表现、病因病机的记载,更无相应的病名。

中医虽无血脂的概念,但对人体脂肪组织则早已有所认识。如《黄帝内经》中有四处论及"脂",其意义有三,其一指脂肪、肥胖,如《素问·异法方宜论》曰:"西方者,金玉之域,沙石之处,天地之所收引也。其民陵居而多风,水土刚强,其民不衣而褐荐,其民华食而脂肥,故邪不能伤其形体,其病生于内,其治宜毒药。故毒药者亦从西方来。"《灵枢·卫气失常》言"黄帝曰:何以度知其肥瘦？伯高曰：人有肥、有膏、有肉。黄帝曰：别此奈何？伯高曰：䐃肉坚，皮满者，肥。䐃肉不坚，皮缓者，膏。皮肉不相离者，肉。黄帝曰：身之寒温何如？伯高曰：膏者，其肉淖而粗理者，身寒，细理者，身热。脂者，其肉坚，细理者热，粗理者寒。黄帝曰：其肥瘦大小奈何？伯高曰：膏者，多气而皮纵缓，故能纵腹垂腴。肉者，身体容大。脂者，其身收小。黄帝曰：三者之气血多少何如？伯高曰：膏者，多气，多气者，热，热者耐寒。肉者，多血则充形，充形则平。脂者，其血清，气滑少，故不能大。此别于众人者也。黄帝曰：众人奈何？伯高曰：众人皮肉脂膏，不能相加也，血与气，不能相多，故其形不小不大，各自称其身，命曰众人。黄帝曰：善。治之奈何？伯高曰：必先别其三形，血之多少，气之清浊，而后调之，治无失常经。是故膏人纵腹垂腴，肉人者，上下容大，脂人者，虽脂不能大者。"其二指肾精，如《素问·逆调论》曰"帝曰：人有身寒，阳火不能热，厚衣不能温，然不冻栗，是为何病？岐伯曰：是人者，素肾气胜，以水为事，太阳气衰，肾脂枯不长，一水不能胜两火。肾者水也，而生于骨，肾不生，则髓不能满，故寒甚至骨也。所以不能冻栗者，肝一阳也，心二阳也，肾孤脏也，一水不能胜二火，故不能冻栗，病名曰骨痹，是人当挛节也。"其三指皮肤色泽，如《灵枢·论疾诊尺》曰："尺肤滑而泽脂者，风也。"脂乃人体的基本物质，属阴精范畴，表现于外为肌肤光滑润泽，过多则为形体肥胖。饮食水谷精微是脂质的主要来源，如《灵枢·五癃津液别》曰："五谷之津液合而为膏者，内渗于骨空，补益脑髓，而下流于阴股。"而"华食"、过食膏粱厚味是导致脂肪过多肥胖的主要原因之一。如《素问·通评虚实论》曰："凡治消瘅，仆击，偏枯萎厥，气满发逆，甘肥贵人，则膏粱之疾也。"上文也指出膏粱厚味、多脂肥胖可能成为中风等心脑血管疾病的发病因素。

后世医家关于"脂"的论述不多，也基本没有超出《黄帝内经》。隋代杨上善《黄帝内经太素·经脉之一》曰："心外有脂，包裹其心，名曰心包。"此指组织器官。又如清代张志聪《灵枢集注·九针十二原》曰："中焦之气，蒸津液，化其精微，溢于外则皮肉膏肥，余于内则膏肓丰满。"明代张景岳《类经·五癃津液别》曰："精液和合为膏，以填补骨空之中，则为脑为髓，为精为血。"此是对《黄帝内经》观点的注释，说明膏脂与精血相关，为五谷精微所化。

关于脂质代谢异常的病因病机、证候治法与方药历代研究记述甚少，只能间接从肥胖、中风、胸痹心痛等相关疾病略见端倪。可以说中医关于血脂异常的研究历史并不长，其理法方药体系在近几十年内才逐渐形成。

（二）治法方药

由于血脂异常为现代病名，且临床症状不突出，以致古代医家对血脂异常少有研究，更无治法方药记载。近年来，关于血脂异常的治法方药研究报道逐渐增多，其中不乏名老中医的临床经验。名老中医经验正是现代临床研究的内容之一，其治法方药可参阅下述内容。

三、现代临床应用研究

血脂异常以脾、肝、肾功能失调而导致痰瘀形成为内在病因，而嗜食肥甘、膏粱厚味是化生痰浊的外因；痰瘀互结，脉道阻滞是血脂异常发展为心脑血管疾病的病理基础。本病属于本虚标实，以脾、肝、肾虚损为本，痰浊、瘀毒为标。青壮年以标实为主，中老年以本虚或虚实夹杂为多。治本常用益气健脾、养血柔肝、滋补肝肾、温补脾肾等法，治标多用祛痰化浊，通腑泄浊，清热利湿，疏肝理气，活血化瘀。

（一）从脾论治

《黄帝内经》"五谷之津液合而为膏""华食而脂肥"的观点确定了血脂与脾的关系。隋代杨上善《黄帝内经》"脾主身之脂肉"说更是明言人体脂质由脾所主。血脂异常与脾相关的主要理论基础是"脾主运化"与"脾为生痰之源"。脾胃为后天之本,主运化水谷。若因过食膏粱厚味或嗜酒过度损伤脾胃,脾气亏虚,失于健运,则水谷精微不能正常转输敷布,以致聚湿生痰,壅塞脉道,血运受阻,渐至痰浊瘀血互结而继发诸多病症。多数医师都认为脾是影响脂浊形成的关键。如有学者认为膏脂本是食物之精华,当脾胃功能失调时,食物的运化随之失常,精微物质转化为过多膏脂,即所谓"过则为淫,淫则为灾"。过多的膏脂及各种潴留体内的代谢产物,中医多将其归于痰的范畴,故有"肥人多痰"之说。有研究认为本病病机是脾失运化,水津停而成饮,凝聚成痰,人体之精微物质,无以输布全身,贯注血脉,而致精化为浊,痰浊内聚,病变乃生。本病病机关键在于脾虚脉道不固,脂浊渗入脉内。其本在脾,其标在脉,旁涉肝肾。

由于血脂异常与脾虚生痰有关,故从脾论治成为治疗的基本思路,或健脾益气,或以健脾为主兼以补肾、疏肝、化痰、活血。如有学者认为血脂异常属本虚标实之证,而脾虚是本,痰浊是标。其将90例血脂异常患者随机分成健脾降浊方(由党参、白术、茯苓、陈皮、半夏等组成)治疗组与血脂康对照组,治疗8周后观察,治疗组与对照组总有效率无明显差异,且治疗组治疗后甘油三酯(TG)、低密度脂蛋白胆固醇(LDLC)较对照组有明显下降,中医证候改善显著。也有学者认为血脂异常以脏腑功能失司,尤以脾胃失调为其关键因素,治疗当从脾论治。其本在脾,其标在脉。故治疗应以健脾益气,活血通络为原则。其将60例高脂血症患者随机分为治疗组和对照组,其中治疗组30例,采用自拟调脂饮治疗,处方为黄芪15 g,白术20 g,茵陈15 g,红花10 g,川芎15 g,丹参30 g,三七10 g,山楂15 g,绞股蓝15 g,决明子18 g,生大黄6 g。每天1剂。对照组30例,采用血脂康治疗,每次2粒,每天2次。疗程均为8周。结果治疗组和对照组总有效率分别为93.33%和83.33%,两组比较有显著差异(P<0.05)。运用健脾降脂丸治疗,总有效率达86.7%,对照组服用血脂康,总有效率为76.7%,对照组停药1个月后有效率降至36.7%,而治疗组停药1个月后有效率仍然高达66.7%,两组比较有显著差异。有学者观察了140例高脂血症患者,用随机的方法将患者分为两组:治疗组(87例)和对照组(53例)。治疗组给予自拟升清降浊汤(药用党参15 g,白术15 g,麦芽15 g,首乌15 g,葛根10 g,生山楂30 g,泽泻15 g,大黄6 g,甘草6 g,1剂/天,水煎,分2次服)治疗,对照组给予西药辛伐他汀片治疗,4周判定疗效。结果:治疗组总有效率(88.51%)高于对照组(66.04%)(P<0.05);两组治疗前后血脂指标均有极显著性差异(P<0.05),两组疗效无显著性差异(P>0.05)。由此结论:自拟升清降浊汤治疗高脂血症能改善高脂血症患者各项血脂实验室指标,总有效率高于辛伐他汀片,不良反应小,且中药治疗高脂血症停药后不易反弹,明显降低高脂血症的复发率。有学者用SD大鼠建立血脂异常模型,造模同时予以苓桂术甘加味汤灌胃。15 d后测定血脂及血液流变学指标,结果提示该方能明显抑制大鼠血清胆固醇(TC)、TG、LDL-C、载脂蛋白B100(apoB100)的增高,并明显升高高密度脂蛋白胆固醇(HDL-C)、载脂蛋白AI(apoAI)的含量和apoAI/apoB100比值,同时还能有效改善血液流变学多项指标。

(二)从肾论治

《黄帝内经》"肾脂"说与膏脂"内渗于骨空,补益脑髓,而下流于阴股"的生理作用说明血脂与肾精关系非常密切。正常情况下,肾藏精,精化血,血养精,精血同源,相互转化。血脂则属于精血的成分之一。而在病理情况下,血脂过多,淫则为灾,血脂不是化精生髓,而是化为痰浊,成为了致病物质。在脂化为痰的病理过程中肾脏起着重要的作用。因此,血脂异常及其相关疾病多见于年逾四十,肾气由盛渐衰的中老年人。肾为先天之本,藏元阴元阳,主水,主津液。肾之精气亏虚,阴阳失调,气化不行,致水液代谢失常,痰湿内生;同时肾阳亏虚,脾阳失煦,失于健运,水谷精微不能化生气血,反而聚湿生痰;或肾阴亏虚,虚火内炽,炼液成痰。痰浊日久不去,瘀阻气血,痰瘀互结,从而导致中风、心痛等疾病的发生。补肾法是治疗血脂异常的常用方法之一,有以补肾为主者,有配合补肾者。有学者用调脂散(由淫羊藿、女贞子、何首乌、郁金、黄精等组成)治疗中老年血脂异常,与多烯康组对照,发现治疗组总有效率为86.67%。在消除症状与体征,降低血清胆固醇(TC)、三酰甘油(TG)、升高高密度脂蛋白胆固醇(HDL-C)等方面优于对照组。也有学者运用补肾填精、活血化瘀之法,应用补肾降脂方(熟地黄、山茱萸、山药、生山楂、何首乌、大黄、丹参)治疗55例患者,连续治疗4周后,患者血中 TC、TG、LDL-C 水平明显降低($P < 0.05$),而 apoA、HDL-C 水平明显升高($P < 0.05$ 或 $P < 0.01$)。

(三)从肝论治

肝对血脂的影响与其主疏泄、藏血、生血的功能有关。肝以血为体,以气为用。其藏血与生血功能,调节着循环血量与血质,如《素问·六节藏象论》曰:"肝……其充在筋,以生血气。"血脂的产生与肝脏生血有关。另外,肝主疏泄调畅气机,对全身各脏腑组织的气机升降出入起着重要的疏通调节作用。清代周学海《读医随笔·证治类·平肝者舒肝也非伐肝也》曰:"凡脏腑十二经之气化,皆必藉肝胆之气化以鼓舞之,始能调畅而不病。"肝的疏泄功能正常,则气机调畅、气血和调、经络通利、脏腑功能正常协调。若肝胆疏泄无权,一则胆汁排泄不畅,难以净浊化脂;二则肝木克脾土,影响脾胃的升清降浊和运化功能,脾运失职,痰浊内生,无形之痰输注于血脉而成本病;三则肝主疏泄,气行则津行,气滞则湿阻。因此,肝可以通过直接与间接的途径影响血脂水平。有学者利用 CNKI 中文文献数据库,检出中药防治高脂血症相关文献3 254篇,涉及中医辨证治疗624篇。在对其中常见证型、临床症状、舌、脉分别进行统计分析,并将按脏腑病位证素、病性证素进行统计分析后发现,本病病变脏腑归宿为肝脾肾心胃胆,与肝相关证型4 840例,占31.3%,明显高于脾18.86%,肾18.58%,证型主要为肝肾阴虚、肝郁气滞、肝阳上亢、肝郁脾虚、肝胆湿热。其对316例高脂血症患者的临床调查则发现肝郁脾虚、肝肾阴虚、脾肾两虚、肝阳上亢、痰瘀内阻为常见的5个证型,以肝郁脾虚112例占35.44%为最多,与肝相关证型最多,占61.39%。

近年来,从肝论治血脂异常的报道不少,有用柴胡疏肝散疏肝理气者,有用龙胆泻肝汤清利湿热者,有用天麻钩藤饮平肝潜阳者。有学者运用柴胡疏肝散加味治疗血脂异常70例,总有效率达93%,治疗前后血脂有关指标差异明显,其临床症状也有显著改善。有学者用加味天麻钩藤饮治疗高脂血症50例,显效35例,有效10例,无效5例,总有效率90%。其认为高脂血症证属肝阳偏亢、肾阴下足、虚实夹杂者,用平肝、清火、补肾、活血、健脾化痰之法,药与证合,疗效较为理想。有学者用龙胆泻肝汤加决明子12 g,蒲公英、生地黄、虎杖、益母草、茵陈、赤芍、丹参各25 g,黄连6 g,治疗高脂血症86例,显效率(血脂化验指标中有任何一项达下述标准者:胆固醇下降≥20%,三酰甘油下降≥40%,高密度脂蛋白胆固醇升高≥0.25 mmol/L)。

(四)从痰论治

痰饮是由水液代谢失常所形成的病理产物,又是一种致病动因,其病理变化和临床症状,不易察觉。血脂异常具有痰饮的病理特性,又多见于肥胖之人,故多数研究报道认为血脂异常属于中医"痰饮"范畴,为"血中之痰浊"。过食肥甘厚味,好逸少动,内伤七情,多病体虚,以致脾失健运,肝失疏泄,肾失气化,水液代谢失常,清不得升,浊不得降,清浊相混,聚湿生痰。痰饮形成实与饮食起居失常,脏腑功能失调有关。对血脂异常来说,痰为标,脏腑为本,但是痰又是动脉粥样硬化、血脉瘀阻的致病因素，相对后者，痰成为疾病之本。有学者认为痰浊是血脂异常整个病程中的基本病机，动脉粥样硬化表现出典型的血瘀证，而血脂异常表现为痰浊证。痰瘀胶着血脉是血脂异常的病理特点，贯穿血脂异常病程始终。

祛湿化痰一直是治疗血脂异常的主要方法之一，温胆汤、半夏白术天麻汤、茵陈五苓散、龙胆泻肝汤等方为临床所常用，均被报道治疗血脂异常有效。如用加味半夏白术天麻汤治疗高脂血症 80 例，结果显效 42 例，有效 31 例，无效 7 例，总有效率 91.3%。林素财等综述分析 5 篇用茵陈五苓散治疗高脂血症的报道，其有效率为 86.0%～93.0%，疗效优于烟酸肌醇酯、藻酸双酯钠、绞股蓝总苷胶囊等。茵陈五苓散能抑制高脂模型大鼠血清总胆固醇、甘油三酯、低密度脂蛋白胆固醇含量及低密度脂蛋白胆固醇/高密度脂蛋白胆固醇比值的升高。

（五）从瘀论治

痰与瘀之间存在着复杂的因果关系。《诸病源候论·诸痰候》云："诸痰者，此由血脉壅塞，饮水积聚而不消散，故成痰也。"而在血脂异常导致动脉粥样硬化的病理过程中，因痰致瘀是主要病机，痰瘀互结为病理特点。近年来采用活血化瘀法治疗血脂异常的报道日益增多，以血府逐瘀汤为代表方的活血化瘀法已经成为治疗血脂异常的主要方法之一。如有学者用血府逐瘀汤加减治疗 213 例高脂血症患者，30 d 为 1 个疗程，然后统计疗效。结果各项血脂指标均有改善，与治疗前比较差异显著。213 例患者中达到临床控制者 93 例，显效 69 例，有效 31 例，无效 20 例，总有效率为 90.6%，也没有发现明显毒副作用。有报道，用血府逐瘀汤加减治疗高脂血症 100 例，6 周后血清总胆固醇水平从（7.13±0.55）mmol/L 下降至（6.19±0.71）mmol/L；血清甘油三酯水平从（2.18±0.34）mmol/L 下降至（1.67±0.28）mmol/L，治疗前后均显著降低，临床总有效率为 81.82%，优于烟酸肌醇酯组。有学者用自拟活络化瘀汤（桃仁、红花、当归、制首乌、决明子等）加减治疗 124 例高脂血症患者，以 15 d 为 1 个疗程，2 个疗程后观察效果。结果是 124 例中显效 83 例，有效 24 例，无效 17 例，总有效率为 86.2%。也有学者用活血化瘀方（由丹参、大黄等组成）给大鼠血脂异常模型灌胃 40 d，发现该方可显著降低高脂大鼠血清总胆固醇、甘油三酯、低密度脂蛋白胆固醇、极低密度脂蛋白水平，并能显著升密度脂蛋白胆固醇水平。

（六）综合治疗

中医治疗血脂异常方法虽有从本从标，从脾从肾从肝之不同，但是对于本病的主要病机仍一致认为是本虚标实、脏腑虚损、痰瘀互结、脉络阻滞。有学者认为，本病本虚为脾运失职、肾虚、肝郁、心血瘀阻，标实为痰瘀阻络，其中脾为病之始，肾虚、肝郁为病之变，心为病之终。有学者则强调，本病是以脏腑功能失调为本，痰浊瘀血为标；初病在脾，多见脾虚湿阻，常兼痰热；中期可见痰瘀胶结；久病及肾，后期常见肝肾亏虚。在整个病程中常脏腑虚实相互兼夹。因此，多数报道治疗本病并不采用单一的治疗方法，而是辨证论治或综合治疗。

目前大多数文献和研究将本病分为 5 个证型，即痰浊阻遏型、肝肾阴虚型、阴虚阳亢型、脾肾阳虚型、气滞血瘀型。有学者通过分析 1994—2006 年间的 175 篇文献，统计出 6 151 例高脂血症的临床辨证分型，归纳出排在前 3 位的证型是气血瘀滞 1 307 例（21.25%）、痰湿阻遏 1 300 例（21.14%）、脾肾阳虚 885 例（14.39%）。有学者则对 2 100 例高脂血症进行回顾性分析，辨证分为 6 个证型，其中，脾肾两虚型最常见，有 606 例占 28.86%，气血瘀滞型 460 例占 21.90%，湿热壅滞型 424 例占 20.19%，痰湿痹阻型 302 例占 14.38%，气阴两虚型 268 例占 12.76%，肝肾阴虚阳亢型 40 例占 19.00%。

血脂异常的治疗思路多是从其主要病因病机着手，治本强调调理肝、脾、肾三脏功能，治标紧扣痰浊、血瘀与气滞,标本同治,攻补兼施。有学者持本病病机以肝脾肾亏虚为本,痰浊瘀血为标,治疗当健脾疏肝,化痰活血的观点,用自拟调脂汤结合西药治疗高脂血症 120 例,同时与单纯西药治疗组对照。西药治疗组根据血脂异常类型分别给予辛伐他汀或非诺贝特治疗,中西医结合治疗组则在西药治疗组基础上加用调脂汤(黄芪、茯苓、何首乌、决明子、生山楂、泽泻、丹参、葛根各 15 g,枸杞子、柴胡、制半夏各 10 g,陈皮、甘草各 6 g。每天 1 剂,水煎,分 2 次温服)治疗。两组均以 6 周为 1 个疗程,1 个疗程后判定疗效。结果为中西医结合治疗组显效 64 例,有效 48 例,无效 8 例,有效率 93.33%,西药对照组显效 40 例,有效 52 例,无效 28 例,有效率 76.67%。中西药合用在降低血清总胆固醇、低密度脂蛋白胆固醇、甘油三酯与升高高密度脂蛋白胆固醇等方面均优于单用西药。有学者也取标本兼治的方法治疗高脂血症患者120 例,中西药结合组予辛伐他汀与自拟降脂通脉汤(生山楂、生何首乌、泽泻、丹参、红花、水蛭、参三七、陈皮、柴胡、山茱萸、荷叶、大黄、茯苓),西药组单用辛伐他汀,连续服药 4 周后复查。结果中西药治疗组总有效率为 95.38%,明显高于单用辛伐他汀组之 61.82%;两组治疗前后胆固醇、甘油三酯比较有显著性差异。也有学者认为脾肾两虚是高脂血症的本质,瘀血、痰浊则是脾肾两虚的病理产物,并据此采用消脂汤(黄芪、茯苓、炒白术、何首乌、枸杞子、菟丝子、昆布、泽泻、防己、炒决明子、红花、丹参、赤芍、山楂)治疗高脂血症 162 例,同时设口服辛伐他汀胶囊组为对照。结果治疗组 162 例中,显效 111 例,有效 40 例,无效 11 例,有效率 93.2%。对照组 106 例中,显效 49 例,有效29 例,无效 28 例,有效率 73.60%,两组比较有显著性差异。

关于不同治法之间比较的研究报道甚少,有研究共观察 511 例患者,设为补肾组 91 例,健脾组 65 例,化痰组 89 例,活血组 82 例,中药综合组 184 例,设泛硫乙胺 130 例为对照组。补肾组主要用地黄、山茱萸、怀山药、泽泻、牡丹皮、茯苓,阳虚明显者加用淫羊藿;健脾组用党参、白术、茯苓、甘草为主的四君子汤加减;化痰组以半夏、陈皮、茯苓、甘草为主的二陈汤加减;活血组以桃仁、红花、当归、地黄、芍药为主的桃红四物汤化裁;综合疗法以地黄、首乌、玉竹、石斛、南烛叶、郁金、丹参、生山楂、竹沥、生姜汁为主的方药加减。疗程为 3 个月。治疗前 1 周,各组停服任何影响血脂代谢药物,并保持原有的饮食生活习惯。结果:血清总胆固醇含量治疗后各组平均下降幅度分别为:补肾组 11%、健脾组 5%、化痰组 6%、综合组 27%、对照组 28%。血清甘油三酯含量治疗后各组平均下降幅度分别为:补肾组 25%、健脾组 18%、化痰组 15%、活血组 17%、综合组 42%、对照组 42%。结果表明,各组血清胆固醇与甘油三酯含量经治疗后均有不同程度的降低,其中补肾组治疗前后比较($P < 0.05$),综合组、对照组($P < 0.01$)。并认为补肾、健脾、化痰、活血、中药综合治疗均能使血清胆固醇与甘油三酯含量降低,补肾疗效优于健脾、化痰、活血,中药综合治疗优于单一治疗,说明本病治疗要以补肾为主,健脾为辅,标本兼治,辨证和辨病相结合。

(七)现代中成药应用

已上市的调脂中成药品种较多,经多年的临床应用,多数药物疗效可靠,毒副作用较少,使用安全。如血脂康(红曲)含有多种天然他汀成分,其中主要是洛伐他汀。常用剂量为 0.6 g,2 次/天。可使血清胆固醇降低 23.0%,血清低密度脂蛋白胆固醇降低 28.5%,甘油三酯降低 36.5%,高密度脂蛋白胆固醇升高 19.6%。其他还有脂必妥(红曲)、绞股蓝(绞股蓝总苷片)制剂、山楂制剂等。

(八)针刺治疗

针灸治疗为中医的独特疗法,已广泛应用于血脂异常的治疗,经临床研究证明其有效、安全。治疗方法可用针刺、电针、埋线、穴位注射与艾灸等。如有学者将符合诊断标准的 69 例原发性高脂血症痰浊型患者随机分为电针治疗组和药物对照组,电针组采用电针双侧丰隆、阴陵泉,用疏密波,患者能耐受的最大强度,每次治疗 30 min。疗程:每天 1 次,5 次为 1 个疗程,共 6 个疗程,疗程间休息 2 d;药物组口服辛伐他汀,每次 10 mg,每天 1 次。进行 6 周的治疗后比较两组疗效。结果为电针组 34 例,临床控制 19 例,显效 10 例,有效 3 例,无效 2 例,总有效率 94.12%;药物组 31 例,临床控制 19 例,显效 7 例,有效 3 例,无效 2 例,总有效率达 93.55%,两组比较无显著差异。但是两组对临床证候的改善有显著性差异,电针组优于药物组。有学者用穴位埋线疗法治疗高脂血症 30 例也收到较好疗效。方法:脾俞、丰隆穴位皮肤常规消毒后,将 1 号烙制手术缝和羊肠线(长约 1.5 cm)装入一次性使用埋线针前端内。在穴位局部下方局麻处向上斜刺,每个穴位进针 1.2～1.5 寸行捻转得气后,边推针芯边退针管,使羊肠线埋入皮下肌层,线头不得外露,消毒针孔,外敷无菌敷料,胶布固定。每两周治疗 1 次,1 个月为 1 个疗程。结果:显效 9 例,有效 15 例,无效(未达到有效标准)6 例,总有效率为 80.00%。

(汪福林)

第四节　肥　胖　症

　　肥胖症是指以体内膏脂堆积过多,体重异常增加为主要临床表现的一种病证,常伴有头晕乏力、神疲懒言、少动气短等症。

　　肥胖症早在《黄帝内经》中就有记载,《素问·阴阳应象大论》有"肥贵人"及"年五十,体重,耳目不聪明"的描述。《灵枢·逆顺肥瘦》记载了"广肩腋项,肉薄厚皮而黑色,唇临临然,其血黑以浊,其气涩以迟"的证候。

　　《素问·奇病论》中认为本病的病因是"喜食甘美而多肥"。《灵枢·卫气失常》将肥胖症分为"有肥,有膏,有肉"3 种证型。

　　在此基础上,后世医家认识到肥胖的病机还与气虚、痰湿、七情及地理环境等因素有关。如《景岳全书·杂证谟·非风》认为肥人多气虚,《丹溪心法》《医门法律》则认为肥人多痰湿。

　　在治疗方面,《丹溪心法·中湿》认为肥胖应从湿热及气虚两方面论治。《石室秘录·肥治法》认为治痰须补气兼消痰,并补命火,使气足而痰消。此外,前人还认识到肥胖与消渴、仆击、偏枯、痿厥、气满发逆等多种疾病有关。《女科切要》中指出:"肥白妇人,经闭而不通者,必是痰湿与脂膜壅塞之故也。"

　　现代医学的单纯性(体质性)肥胖症、继发性肥胖症(如继发于下丘脑及垂体病、胰岛病及甲状腺功能低下等的肥胖症),可参考本节进行辨证论治。

一、病因病机

　　肥胖多由年老体弱、过食肥甘、缺乏运动、先天禀赋等病因,导致气虚阳衰、痰湿瘀滞形成。

(一)年老体弱

　　中年以后,阴气自半,脏气功能减退;或过食肥甘,脾之运化不及,聚湿生痰;或脾虚失治,阳气衰弱,久之损及肾阳,而致脾肾阳虚,脾虚不能运化水湿,肾虚不能化气行水,水湿痰浊内停,浸淫肌肤而成肥胖。

(二)饮食不节

饮食不节,或暴饮暴食,或饥饱失常,损伤脾胃,中焦失运,积热内滞;或嗜食辛辣煎炸之品,助阳助火,心肝火旺,横犯中土,胃热偏盛则食欲亢进,脾失健运则水湿不化;或喜食肥甘厚腻,困遏脾气,湿聚成痰,留滞机体而成肥胖。或妇女孕期产后,脾气不足,过食鱼肉,营养过剩,加之活动减少,运化不及,食物难消,水湿停积,脂膏内生,留滞肌肤,也容易发生肥胖。

(三)运动缺乏

喜卧好坐,缺乏运动,气血运行不畅,脾胃呆滞,运化失常,不能布散水谷精微及运化水湿,致使湿浊内生,蕴酿成痰,化为膏脂,聚于肌肤、脏腑、经络而致肥胖证候。

(四)先天禀赋

禀赋不同,体质有异。若阳热体质,胃热偏盛者,食欲亢进,食量过大,脾胃运化不及,易致痰湿膏脂堆积,而成肥胖。

此外,肥胖的发生与性别、地理环境等因素都有关,由于女性活动量少于男性,故女性肥胖者较男性为多。

肥胖之病位主要在脾与肌肉,而与心、肺、肝、肾有关。肾虚不能化气行水,易酿水湿痰浊;心肺功能失调,肝失疏泄,也每致痰湿瘀滞。病机总属气虚阳衰,痰湿偏盛,膏脂内停。

肥胖之病性属本虚标实之候。本虚多为脾肾气虚,标实为痰湿膏脂内停,临床常有偏于本虚及标实之不同。虚实之间常可发生转化,如食欲亢进,过食肥甘,湿浊积聚体内,化为膏脂,形成肥胖,但长期饮食不节,可损伤脾胃,致脾虚不运,甚至脾病及肾,导致脾肾两虚,从而由实转虚;而脾虚日久,运化失司,湿浊内生,或土塞木郁,肝失疏泄,气滞血瘀,或脾病及肾,肾阳虚衰,不能化气行水,而致水湿内停,泛溢于肌肤,阻滞于经络,使肥胖加重,从而由虚转实或呈虚实夹杂之证。

二、诊断

(一)症状

体重超出标准体重{标准体重(kg)=[身高(cm)−100]×0.9}(Broca 标准体重)20% 以上,或体质指数[体质指数=体重(kg)/身高(m)^2](正常为 18.5~23.9)超过 24 为超重,≥28 为肥胖。排除肌肉发达或水分潴留因素,即可诊断为本病。男性腰围≥90 cm、女性腰围≥85 cm 为腹部肥胖标准。轻度肥胖仅体重增加 20%~30%,常无自觉症状。中重度肥胖常见伴随症状,如神疲乏力,少气懒言,气短气喘,腹大胀满等。

(二)检查

肥胖患者一般应做相关检查,如身高、体重、血压;血脂;空腹血糖、葡萄糖耐量试验、血清胰岛素、皮质醇;抗利尿激素;雌二醇、睾酮、黄体生成素;心电图、心功能、眼底及微循环;以及 T_3、T_4、TSH、头颅 X 线片或头颅、双肾上腺 CT 扫描等测定,以排除内分泌功能异常引起肥胖的可能性。

(三)世界卫生组织的肥胖诊断标准

世界卫生组织最近制订了新的肥胖诊断标准,新的肥胖症诊断标准把体质指数(BMI)为 25 以上者定为肥胖。内脏脂肪型肥胖的诊断标准是,经 CT 检查内脏脂肪面积达 100 cm^2 者。

世界卫生组织规定,BMI 把体重划为 6 类,BMI<18.5、BMI=18.5~25.5、BMI=25.5~30.0、BMI=30~35、BMI=35~40、BMI≥40,分别定为低体重、普通体重、肥胖 1 度、2 度、3 度、

4度。

肥胖症的诊断,首先BMI达25,如合并有与肥胖有关联的健康障碍10项(2型糖尿病、脂质代谢异常、高血压、高尿酸血症、冠心病、脑梗死、睡眠呼吸暂停综合征、脂肪肝、变形性关节炎、月经异常)中的1项以上,即可诊断为肥胖症。

作为预测合并危险因子的指标,已明确用腰围做指标。世界卫生组织的标准:因肥胖而伴有危险因子增加者,男性为94 cm,女性为80 cm以上。

三、鉴别诊断

(一)水肿

水肿严重时,体重也增加,也可出现肥胖的伴随症状,但水肿以颜面及四肢水肿为主,严重者可出现腹部胀满,甚至全身皆肿,与本病症状有别。水肿经治疗病理性水湿排出体外后,体重可迅速减轻,降至正常,而肥胖患者体重减轻则相对较缓。

(二)黄胖

黄胖由肠道寄生虫与食积所致,以面部黄胖肿大为特征,与肥胖迥然有别。

四、辨证

本虚标实为本病之候。本虚有气虚、阳虚之别,标实有痰湿、水湿及瘀血之异,临证当辨明。本病有在脾、在胃、在肾、在肝、在心、在肺的不同,临证时需详加辨别。

肥胖症变与脾胃关系最为密切,临床症见身体重着,神疲乏力,腹大胀满,头沉胸闷,痰多者,病变主要在脾。若食欲旺盛,口渴恶心者,病变在胃;症见腰膝酸软疼痛,动则气喘,嗜睡,形寒肢冷,夜尿频多,下肢水肿,病在肾;若心烦善怒,失眠多梦,病在心、肝;症见心悸气短,少气懒言,神疲自汗,病在心、肺。

(一)胃热滞脾

(1)证候:多食易饥,形体肥胖,脘腹胀满,面色红润,心烦头昏,嘈杂,得食则缓,舌红苔黄腻,脉弦滑。

(2)分析:胃火亢盛则消谷善饥,多食,嘈杂,得食则缓;食积气滞中焦则脘腹胀满;脾失健运,痰湿内停则形体肥胖;胃火上冲扰心则面色红润,头昏心烦;舌红苔黄腻,脉弦滑为湿热内盛之象。

(二)痰湿内盛

(1)证候:形盛体胖,身体重着,肢体困倦,胸膈痞满,痰涎壅盛,头晕目眩,口干而不欲饮,嗜食肥甘厚味,神疲嗜卧,苔白腻或白滑,脉滑。

(2)分析:痰湿内盛,充斥肌肤则形盛体胖,内阻气机则胸膈痞满,痰涎壅盛,上蒙于头则头晕目眩;湿困脾阳,则身体重着,肢体困倦,神疲嗜卧;痰湿中阻,津不输布则口干而不欲饮;苔白腻或白滑,脉滑为痰湿内盛之象。

(三)脾虚不运

(1)证候:肥胖臃肿,神疲乏力,身体困重,胸腹胀闷,四肢轻度水肿,晨轻暮重,劳累后明显,饮食如常或减少,既往多有暴饮暴食史,小便不利,大便秘结或溏薄,舌淡胖,边有齿印,苔薄白或白腻,脉濡细。

(2)分析:脾气虚弱,运化失健,水湿流溢肌肤,则肥胖臃肿,四肢轻度水肿,晨轻暮重;气虚则神疲乏力,劳则耗气,则诸症劳累后明显;湿困中焦则身体困重,胸腹胀闷;津液不布则饮食偏少,便秘;水湿趋下则小便不利,便溏;舌淡胖,边有齿印,苔薄白或白腻,脉濡细为气虚湿盛之象。

(四)脾肾阳虚

(1)证候:形体肥胖,颜面水肿,神疲嗜卧,气短乏力,腹胀便溏,气喘自汗,动则更甚,形寒肢冷,下肢水肿,小便昼少夜频,舌淡胖,苔薄白,脉沉细。

(2)分析:脾肾阳虚,不能化气行水,水液泛溢肌肤则形体肥胖,颜面水肿,下肢水肿;阳气不足则神疲嗜卧,气短乏力;肾阳不能温煦脾阳,水谷不化则腹胀便溏;肾不纳气则自汗气喘,动则更甚;阳虚肢体失温则形寒肢冷;肾阳虚弱则小便昼少夜频;舌淡胖,苔薄白,脉沉细为阳虚之象。

五、治疗

肥胖具有本虚标实的特点,治疗当以补虚泻实为原则。补虚常用健脾益气;脾病及肾,结合益气补肾。泻实常用祛湿化痰,结合行气、利水、通腑、消导、化瘀等法,以祛除体内病理性痰浊、水湿、膏脂、瘀血等。其中祛湿化痰法是治疗肥胖的最常用的方法,贯穿于肥胖治疗过程的始终。

(一)中药治疗

1.胃热滞脾

(1)治法:清泻胃火,佐以消导。

(2)方药:小承气汤合保和丸加减。

前方通腑泄热,行气散结,用于胃肠积热,热邪伤津而见肠有燥屎者;后方重在消食导滞,用于食积于胃而见胃气不和者。两方合用,有清热泻火、消食导滞之功,使胃热除,脾湿化,水谷精微运化归于正化。

方中大黄泻热通腑;连翘、黄连清泻胃火;枳实、厚朴行气散结;山楂、神曲、莱菔子消食导滞;陈皮、半夏理气和胃化痰;茯苓健脾利湿。

若肝胃郁热,症见胸胁苦满,急躁易怒,口苦舌燥,腹胀纳呆,月经不调,脉弦,可加柴胡、黄芩、栀子;肝火旺致便秘者,加更衣丸;食积化热,形成湿热,内阻肠胃,而致脘腹胀满,大便秘结,或泄泻,小便短赤,苔黄腻,脉沉有力,可用枳实导滞丸或木香槟榔丸;湿热郁于肝胆,可用龙胆泻肝汤;风火积滞壅积肠胃,表里俱实者,可用防风通圣散。

2.痰湿内盛

(1)治法:燥湿化痰,理气消痞。

(2)方药:导痰汤加减。

方中半夏、制南星、生姜燥湿化痰和胃;枳实、橘红理气化痰;冬瓜皮、泽泻淡渗利湿;决明子润肠通便;莱菔子消食化痰;白术、茯苓健脾化湿;甘草调和诸药。

若湿邪偏盛者,可加苍术、薏苡仁、防己、赤小豆、车前子;痰湿化热,症见心烦少寐,食少便秘,舌红苔黄,脉滑数,可酌加竹茹、浙贝母、黄连、黄芩、瓜蒌仁等,并以胆南星易制南星;痰湿郁久,壅阻气机,以致痰瘀交阻,伴见舌暗或有瘀斑者,可酌加当归、赤芍、川芎、桃仁、红花、泽兰、丹参等。

3.脾虚不运

(1)治法:健脾益气,渗湿利水。

(2)方药:参苓白术散合防己黄芪汤加减。

前方健脾益气渗湿,适用于脾虚不运之肥胖;后方益气健脾利水,适用于气虚水停之肥胖。

两方相合,健脾益气作用加强,以助恢复脾的运化功能,杜生湿之源,同时应用渗湿利水之品,祛除水湿以减肥。

方中黄芪、党参、白术、茯苓、大枣健脾益气;桔梗性上浮,兼补益肺气;山药、扁豆、薏苡仁、莲子肉健脾渗湿;陈皮、砂仁理气化滞,醒脾和胃;防己、猪苓、泽泻、车前子利水渗湿。

若脾虚湿盛,肢体肿胀明显者,加大腹皮、桑白皮、木瓜,或加五皮饮;腹胀便溏者,加厚朴、陈皮、广木香以理气消胀;腹中畏寒者,加干姜、肉桂等以温中散寒。

4.脾肾阳虚

(1)治法:温补脾肾,利水化饮。

(2)方药:真武汤合苓桂术甘汤加减。

前方温肾助阳,化气行水,适用于肾阳虚衰,水气内停的肥胖;后方健脾利湿,温阳化饮,适用于脾虚湿聚饮停的肥胖。两方合用,共奏温补脾肾,利水化饮之功。

方中附子、桂枝温补脾肾之阳,助阳化气;茯苓、白术健脾利水化饮;白芍敛阴;甘草和中;生姜温阳散寒。

若气虚明显,伴见气短,自汗者,加人参、黄芪;水湿内停明显,症见尿少水肿,加五苓散,或泽泻、猪苓、大腹皮;若见形寒肢冷者,加补骨脂、仙茅、淫羊藿、益智仁,并重用肉桂、附子以温肾祛寒。

临床本型肥胖多兼见并发症,如胸痹、消渴、眩晕等,遣方用药时也可参照相关疾病辨证施治。

(二)针灸治疗

1.基本处方

中脘、曲池、天枢、上巨虚、大横、丰隆、阴陵泉、支沟、内庭。

中脘乃胃募、腑会,曲池为手阳明大肠经的合穴,天枢为大肠的募穴,上巨虚为大肠的下合穴,四穴合用可通利肠腑,降浊消脂;大横健脾助运;丰隆、阴陵泉分利水湿、蠲化痰浊;支沟疏调三焦;内庭清泻胃腑。

2.随症加减

(1)胃热滞脾证:加合谷、太白以清泻胃肠、运脾化滞。诸穴针用泻法。

(2)痰湿内盛证:加水分、下巨虚以利湿化痰。诸穴针用平补平泻法。

(3)脾虚不运证:加脾俞、足三里以健脾助运,针用补法,或加灸法。余穴针用平补平泻法。

(4)脾肾阳虚证:加肾俞、关元以益肾培元,针用补法,或加灸法。余穴针用平补平泻法。

(5)少气懒言:加太白、气海以补中益气。诸穴针用平补平泻法。

(6)心悸:加神门、心俞以宁心安神。诸穴针用平补平泻法。

(7)胸闷:加膻中、内关以宽胸理气。诸穴针用平补平泻法。

(8)嗜睡:加照海、申脉以调理阴阳。诸穴针用平补平泻法。

3.其他

(1)皮肤针疗法:按基本处方及加减选穴,或取肥胖局部穴位,用皮肤针叩刺。实证重力叩刺,以皮肤渗血为度;虚证中等力度刺激,以皮肤潮红为度。2 d 1次。

(2)耳针疗法:取口、胃、脾、肺、肾、三焦、饥点、内分泌、皮质下等穴。每次选3~5穴。毫针浅刺,中强刺激,留针30 min,每天或隔天1次;或用埋针法、药丸贴压法,留置和更换时间视季节而定,其间嘱患者餐前或有饥饿感时,自行按压穴位2~3 min,以增强刺激。

（3）电针疗法：按针灸主方及加减选穴，针刺得气后接电针治疗仪，用疏密波强刺激 25～35 min。2 d 1 次。

六、预防及护理

在药物治疗的同时，积极进行饮食调摄，饮食宜清淡，忌肥甘醇酒厚味，多食蔬菜、水果等富含纤维、维生素的食物，适当补充蛋白质，宜低糖、低脂、低盐，养成良好的饮食习惯，忌多食、暴饮暴食，忌食零食，必要时有针对性地配合药膳疗法。

适当参加体育锻炼或体力劳动，如根据情况可选择散步、快走、慢跑、骑车、爬楼、拳击等，也可做适当的家务等体力劳动。运动不可太过，以防难以耐受，贵在持之以恒，一般勿中途中断。

减肥须循序渐进，使体重逐渐减轻接近或达到正常体重，而不宜骤减，以免损伤正气，降低体力。

（刘清果）

第五节　高尿酸血症

一、辨证药效学研究

中医文献对无症状性高尿酸血症无明确记载，大量的临床研究认为高尿酸血症发病基础是由于先天禀赋不足，或人过中年，脏气日渐衰退，加之饮食不节，嗜食膏粱厚味或饮酒过度，食失调摄致脾失健运，肾失蒸腾气化，聚湿生痰，痰瘀互结，留于营血而成。中药用于高尿酸血症治疗的药物首先要分清虚实，再根据不同证型辨证用药。

高尿酸血症的中药药效学研究应以脾虚痰湿证型的治法为主，"辨病"与"辨证"相结合，治疗时充分发挥中药多途径、多靶点、整体调节的特点，分别从健脾、利湿、化瘀切入，发挥改善嘌呤代谢、促进尿酸排泄及减轻尿酸引起的脏器损害作用，起到综合防治高尿酸血症的药效。

下面略举高尿酸血症辨证用药的药效学研究方法。

（一）疏肝健脾、祛湿

高尿酸血症患者临床多因饮食不节，恣嗜肥甘厚味，湿浊内生，伤及后天；或郁怒伤肝，肝气横逆伤脾，健运失司，痰湿内聚，久而成瘀。治宜疏肝健脾、祛湿。临床应用疏肝解郁消骨汤（柴胡、红花、郁金、龙胆草、香附等），能够抑制尿酸生成，降低血尿酸水平。另有研究表明健脾利湿中药菊苣能够逆转模型动物脾虚痰湿的表现；能降低黄嘌呤氧化酶活性，抑制尿酸生成，并能够利尿、促进尿酸排泄，在生成和排泄两个环节共同起到降尿酸的效果。

（二）补肝肾

肝肾亏虚证主要见于高尿酸血症后期，伴有高尿酸性肾病或其他并发症。治宜补肝肾、健脾益肾。临床上应用寄生汤（桑寄生、杜仲、牛膝、茯苓等），可降低尿酸水平，减轻尿酸盐对肾脏及心、脑血管的打击。

（三）祛风除湿

高尿酸血症导致关节损伤常因风寒湿热之邪侵袭人体，闭阻经络，气血运行不畅所致，症见肌肉、筋骨、关节疼痛、麻木、重着、僵直甚或关节肿大、灼热。治宜祛风除湿。临床常用鸡血藤、秦艽、独活、续断等祛风湿药,该类药物能降低尿酸水平,尚有镇痛、抗炎作用,能缓解关节的疼痛。现代药理研究表明,威灵仙、秦皮中的有效成分有抑制尿酸生成与促进尿酸排泄的作用。

(四)活血化瘀

血瘀贯穿于高尿酸血症整个疾病的全过程。治宜活血化瘀,取其活血化瘀生新、行而不破的功效,抑制尿酸生成,加速尿酸排泄。研究发现血府逐瘀汤可修复肾单位,减轻肾小管及肾间质的损伤,抑制炎症的发展,并通过上调 OAT3 的表达,下调 URAT1 的表达,促进尿酸排泄,降低血尿酸水平。丹参的水溶性成分迷迭香酸对黄嘌呤氧化酶有抑制作用。

(五)利水渗湿

机体水湿运化功能障碍而致痰湿内生,湿邪留于营血为高尿酸血症。因此,湿邪也是高尿酸血症的重要病理基础。治宜利水渗湿。临床上运脾渗湿汤(白术、当归、生薏苡仁)能抑制尿酸生成,降低尿酸水平。土茯苓等利水渗湿药可增强肾脏血流量,促进尿酸排泄;泽泻具有利尿、抗肾炎活性,能够降低尿酸水平。有研究显示清风散(由萆薢、茯苓、忍冬藤、金钱草、牛膝、苍术等药组成)高、中、低剂量组大鼠 24 h 尿酸排泄量显著增加,通过促进尿酸排泄而降低血尿酸水平。

二、辨病药效学研究

血尿酸的平衡取决于嘌呤的吸收、尿酸生成与分解和排泄。体内的尿酸 20% 来源于富含嘌呤食物的摄取,80% 来源于体内嘌呤生物合成。在嘌呤代谢过程中,各环节都有酶参与调控,一旦酶的调控发生异常,可发生高尿酸血症。磷酸核糖焦磷酸合成酶(PRPS)、次黄嘌呤尿嘌呤磷酸核糖转移酶(HPRT)、腺嘌呤磷酸核糖转移酶(APRT)、腺苷酸脱氨酶(ADA)、黄嘌呤氧化酶(XOD)及鸟嘌呤脱氨酶(GuDa)等是尿酸生成途径的代谢酶;肾小管上皮细胞上的各种转运蛋白,如尿酸转运蛋白 1(URAT1)、尿酸转运子(SLC2A9)和 ABC 转运蛋白(ABCG2)是控制尿酸排泄量的主要因素。高尿酸血症药效学主要研究思路从抑制尿酸生成过多、促进尿酸排泄及阻止或减少嘌呤物质吸收这 3 个方面着手。其中,以尿酸生成关键酶和负责尿酸转运的各种转运蛋白作为药物作用的主要靶点。此外,从磷酸戊糖途径的旁路干扰、减少核酸摄取、抑制尿酸生成和促进尿酸排泄是治疗高尿酸血症的重要环节。

(一)抑制尿酸生成

尿酸生成过多是高尿酸血症的一个主要发病原因。尿酸生成途径相关代谢酶是防治高尿酸血症的重要靶点。尿酸代谢过程中酶活性升高会导致体内尿酸生成过多。研究采用增加尿酸前体物质建立动物模型,激活尿酸生成途径,使尿酸生成增多造成高尿酸血症。因此,抑制尿酸生成途径相关代谢酶的活性,减少尿酸生成,可治疗高尿酸血症。别嘌醇及健脾祛湿药白术、香附、茯苓、高良姜、葛花等能干预尿酸生成途径,对 XOD 显示出较强的抑制活性,阻止次黄嘌呤和黄嘌呤代谢为尿酸,从而减少尿酸生成,治疗高尿酸血症。复方丹参滴丸中丹参的有效成分丹参酮ⅡA 具有抑制 XOD 活性的作用,可减少尿酸生成。

(二)促进尿酸排泄

尿酸排泄减少是引发高尿酸血症的另一个重要原因。人体的尿酸排泄主要是通过肾小球滤过、肾小管重吸收和肾小管分泌来实现的。肾脏尿酸排泄相关转运蛋白也是防治高尿酸血症的重要靶点。负责尿酸在肾脏中转运的是肾小管上皮细胞刷状缘侧(管腔膜)和基底外侧膜上固定的尿酸转运蛋白。研究采用乙胺丁醇等抑制尿酸排泄药建立动物模型,抑制肾脏尿酸排泄,使体内尿酸蓄积造成高尿酸血症。从尿酸转运蛋白调节角度探讨药物防治高尿酸血症的作用机制，传统上促尿酸排泄药抑制尿酸重吸收主要是通过抑制肾脏近曲小管主要的转运蛋白（URAT1），而同时它们也抑制了转运蛋白 OAT4 和 GLUT9 而影响尿酸重吸收。萆薢总皂苷能够降低高尿酸血症大鼠肾脏 URAT1 的蛋白及基因表达，增加尿尿酸浓度和尿酸排泄量，降低尿酸水平。七君颗粒（由三七、茯苓、白术、薏苡仁、土茯苓等 10 味药组成）能够抑制肾小管腔的扩张与炎症细胞浸润，减少肾小管腔及间质部位尿酸盐结晶沉积，上调肾脏 OAT3 蛋白表达水平，促进尿酸盐的分泌，从而降低机体的尿酸水平。泄浊除痹方总黄酮能够通过下调小鼠肾脏尿酸转运蛋白 1（URAT1）的基因表达，抑制尿酸重吸收，起到降低尿酸水平的作用。清热泄浊化瘀方可上调人肾小管上皮细胞（HK-2 细胞）中的尿酸盐转运子（URAT1）mRNA 表达，降低血尿酸水平。

（三）阻止或减少嘌呤吸收

尿酸是腺嘌呤与鸟嘌呤在人体内进行分解代谢的最终产物。次黄嘌呤和黄嘌呤是尿酸的直接前体，在黄嘌呤氧化酶作用下，次黄嘌呤氧化为黄嘌呤，黄嘌呤氧化为尿酸。生成量方面，1/3 是由食物而来的外源性嘌呤，食物内 RNA 的 50%、DNA 的 25% 都要在尿中以尿酸形式排出体外。食物中嘌呤含量与尿酸水平成正比。腺苷衍生物 KGO-2142 及苯并吡唑衍生物 KGO-2173 可以抑制小肠富集型核苷转运蛋白，从而减少对食物所含嘌呤的吸收，使尿酸的前体物质减少，降低血尿酸水平。

中药可从抑制尿酸生成、促进尿酸排泄或抑制嘌呤物质吸收等途径防治高尿酸血症。

此外，建立高尿酸血症"病-证"结合模型，既有高尿酸血症病的表现，又有中医证候特征的观察与分型判断，使之更符合中药的防治。根据高尿酸血症模型动物的证候表型，使用对证中药进行治疗。可从尿酸生成途径代谢酶及促尿酸排泄相关转运蛋白的综合调节作用方面分析中药的作用机制。

（汪福林）

第六节　糖　尿　病

糖尿病的中药治疗报道从古至今记载于大量的医学文献中，由于历史的局限，中药最初对糖尿病的认识仅限于简单的临床症状描述及朴素的病因病机证候阐释，干预治疗也相对模糊，虽经数千年的不断实践检验、归纳、总结，积累了大量宝贵的经验，并逐渐形成了独特的学术体系，但仍有诸多不足之处需补充、规范与发展。随着医学界对糖尿病认识的不断深入，现代先进技术手段的引进与应用，为中药的研究开辟了广阔的领域。从 1978 年北京医院糖尿病研究小组进行了 50 种中药的单味药煎剂或成药降血糖作用研究，结果提示桑白皮、桑葚、天花粉、五倍子等 11 种有显著降糖作用开始，之后又相继出现了众多单味药研究的报道。尽管单味药降糖作用的研究十分必要，但一味地追求单味药的有效成分及作用机制的研究又不完全符合中医基础理论，容易误导临床辨证论治，故 20 世纪 80 年代以来主要开展对复方中药降糖作用的临床与动物实验研究，随着研究的不断深入和广泛，研究重点又逐渐转移为对并发症和糖尿病前期的防治，并对中药的作用机制进行了多途径、多角度、多靶点的综合探究，并补充完善了针灸按摩等治疗手段和方法，确立了中药防治糖尿病的优势和特色，取得了较大成果。

整体观念和辨证论治是中医学的两大特点,中医认为糖尿病的发生、进展、转归、预后都是整体内环境的失衡后所引发的局部表现,因此治疗上立足于辨证论治,注重整体调理,尽管降糖作用不如西药,但可以明显改善患者的自觉症状,而且毒副作用小,安全性高。此外,中药可以针对不同的个体,不同病程过程中的不同证候表现,把众多具有不同药性特点的调节血糖的中药灵活巧妙地组合在一起,充分体现个体化诊疗的优势,同时还具有辅助调节血脂、血压、改善血液流变学等作用,对并发症和糖尿病前期的防治也显露出巨大的潜力。如果中西药能合理的结合应用,取长补短,相信将会取得更满意的临床疗效,造福于广大糖尿病患者。

一、中药防治糖尿病及其并发症的优势与特色

众多临床文献古籍证实中药在糖尿病及其慢性并发症等各个阶段具有调节血糖,改善临床症状、体质因素和对慢性并发症的综合防治作用。中华中药学会糖尿病专业委员会的同仁们总结了近年来中药的研究现状,在第9次中华中药学会年会上明确指出了中药防治糖尿病及其并发症的优势与特色。

(一)中药防治糖尿病及其并发症的优势

1.调节血糖

目前西药是糖尿病的治疗主导,如何减少西药用量和种类,减少药物不良反应,增加控制血糖的效果,是中医临床医师面临的工作之一。临床常遇到一些患者,虽药物剂量和种类不断调整,血糖仍然不能控制,除了常见的药物因素(如继发性磺脲类药物失效等)、饮食因素(如饮食控制不严格或结构不合理等)、运动因素(如疾病等原因致运动量不足)以外,尚可找到一些严重干扰降糖的诱因,如失眠、便秘、情绪波动、月经不调、感染等。一旦找到,给予恰当的针对性治疗及处理,血糖往往能够下降,降糖药物剂量和种类也可随之减少。并且有些中药既可以使高血糖降下来,又可使低血糖恢复正常,没有造成低血糖的危险,中西医结合控制血糖,可增加血糖控制的效果。

2.改善临床症状和体质,提高生活质量

中医治病强调阴阳整体调节。在中医理论指导下使用中药,可以明显改善症状,并对人体内分泌代谢功能起到双向调节,维持内环境平衡的作用。运用具有中医特色的个体化治疗是提高临床疗效的一大法宝。采取不同的治法和方药,因人而异的治疗可以明显改善不同患者的不同症状。根据糖尿病患者的不同体质,如痰湿体质、痰浊体质、湿热体质、瘀血体质等,辨证施治,改善患者体质,从根本上改良糖尿病及其并发症发生的"土壤"。

3.防治糖尿病并发症

(1)中药治疗糖尿病肾病(DN):病机基本特点为本虚标实,本虚为气阴两虚,标实为湿热浊瘀。所及脏腑以肾、肝、脾为主,病程较长。本病发病初期,阴虚为本,涉及肝肾;病之日久,阴损耗气,以致肾气虚损;后期阴损及阳,脾肾阳虚,水湿潴留;病至晚期,肾阳衰败,浊毒内停,水湿泛滥。临床上多根据益气养阴,活血化瘀通络,健脾滋肝补肾等方法采用专方专药、成药、单味药等进行治疗。中药治疗各期DN不仅能改善临床症状,也在临床实验室指标上体现了其疗效。

(2)中药治疗糖尿病视网膜病变(DR):根据病机演变为气阴两虚-肝肾亏虚-阴阳两虚的转化特点及瘀、郁、痰3个重要致病因素,中医临床分期大体可分为早、中、晚三期。①早期(气阴两虚):视力稍减退或正常,目睛干涩,或眼前少许黑花飘舞,眼底见视网膜少许微血管瘤、散在出血和渗出,视网膜病变多为1~3级;可伴神疲乏力,气短懒言,口干咽燥,自汗,便干或稀溏,舌胖

嫩、紫暗或有瘀斑，脉沉细无力。②中期（肝肾亏虚）：视物模糊或变形，目睛干涩，眼底见视网膜广泛出血、渗出及棉绒斑，或见静脉串珠，或伴黄斑水肿，视网膜病变多为3～4级，可伴头晕耳鸣，腰膝酸软，肢体麻木，大便干结，舌暗红少苔，脉细涩。③晚期（阴阳两虚）：视物模糊或不见，或暴盲，眼底见新生血管、机化灶、增殖条带及牵拉性视网膜脱离，或玻璃体积血致眼底无法窥及，视网膜病变多为4～5级；可伴神疲乏力，五心烦热，失眠健忘，腰酸肢冷，手足凉麻，阳痿早泄，下肢水肿，大便溏结交替，舌淡胖少津或有瘀点，或唇舌紫暗，脉沉细无力。根据以上认识为基础指导的专方治疗取得了较好的疗效；中药治疗DR的疗效主要体现在提高DR视力，延缓DR的发生、发展，促进眼底出血、渗出、水肿的吸收等方面。

（3）中药治疗糖尿病周围神经病变（DPN）：病机有虚有实。虚有本与变之不同。虚之本在于阴津不足，虚之变在于气虚、阳损。虚之本与变，既可单独起作用，也可相互转化，互为因果；既可先本后变，也可同时存在。实为痰与瘀，既可单独致病，也可互结并见。临床上，患者既可纯虚为病，所谓"气不至则麻""血不荣则木""气血失充则痿"；又可虚实夹杂，但一般不存在纯实无虚之证。虚实夹杂者，在虚实之间，又多存在因果标本关系。常以虚为本，而阴虚为本中之本，气虚、阳损为本中之变，以实为标，痰浊瘀血阻滞经络。DPN以凉、麻、痛、痿四大主症为临床特点。其主要病机是以气虚、阴虚、阳虚失充为本，以瘀血、痰浊阻络为标，血瘀贯穿于DPN的始终。临证当首辨其虚实，虚当辨气虚、阴虚、阳虚之所在；实当辨瘀与痰之所别，但总以虚中夹实最为多见。治疗当在辨证施治、遣方择药前提下，酌情选加化瘀通络之品，取其"以通为补""以通为助"之义。本病除口服、注射等常规的方法外，灵活选用熏、洗、灸、针刺、推拿等外治法，内外同治，可提高疗效，缩短疗程。

（4）中药治疗糖尿病足：病机多认为先天不足，正气虚弱，寒湿之邪侵袭，瘀阻脉络，气血不畅，甚或痹阻不通而发。以初起肢冷麻木，后期趾节坏死脱落，黑腐溃烂，疮口经久不愈为主要表现。中医临床分期大体可分为早、中、晚3期。①初期：患肢麻木、沉重、怕冷、步履不便（间歇性跛行），即行走时小腿或足部抽掣疼痛，需休息片刻后才能继续行走。患足皮色苍白，皮温降低，趺阳脉（足背动脉）搏动减弱。相当于西医的局部缺血期。②中期：患肢疼痛加重，入夜尤甚，日夜抱膝而坐。患肢畏寒，常需厚盖、抚摩。剧烈静息痛往往是溃烂先兆。患足肤色暗红，下垂位明显，抬高立即变苍白，严重时可见瘀点及紫斑，足背动脉搏动消失。皮肤干燥无汗，趾甲增厚变形。舌质暗有瘀斑，苔薄白，脉沉涩。相当于西医的营养障碍期。③末期：患部皮色由暗红变为青紫，肉枯筋萎，呈干性坏疽。若遇邪毒入侵，则肿胀溃烂，流水污臭，并且向周围蔓延，五趾相传，或波及足背，痛若汤泼火燃，药物难解。伴有全身发热，口干纳呆，尿黄便结等症。经治疗后，若肿消痛减，坏死组织与正常皮肤分界清楚，流出薄脓，或腐肉死骨脱落，创面肉芽渐红，是为佳兆。反之，患部肿痛不减，坏疽向近端及深部组织浸润蔓延，分界不清，伴有发热寒战，烦躁不安。该病坏疽分为三级：一级坏疽局限于足趾或手指部位；二级坏疽局限于足跖部位；三级坏疽发展至足背、足跟、踝关节及其上方。此期相当于西医的坏死溃疡期。糖尿病足与湿、热、火毒、气血凝滞、阴虚、阳虚或气虚有关，为本虚标实之证。临证辨治分清标本，整体辨证与局部辨证相结合，内治与外治相结合，以扶正祛邪为基本治则，大大降低了糖尿病足的截肢率和致残率。

（二）中药防治糖尿病及其并发症的特色

中药治疗糖尿病的方法丰富，对糖尿病及其并发症的治疗提供了较多的选择余地，并且除中药外还有针灸、按摩、理疗、气功、心理疗法等治疗方法，因此治疗方法的多样性和个体化是中药防治糖尿病及其并发症的主要特色，具体体现在以下几个方面。

1.针灸治疗糖尿病及其并发症

采用毫针、针灸并用、针药结合、穴位注射、穴位贴敷、埋线等疗法治疗糖尿病本病及其并发症(如糖尿病周围神经病变),针灸刺激可影响下丘脑神经核团、改善胰岛素抵抗及胰岛功能等,从而有一定的降糖功效,而其对糖尿病周围神经病变的治疗则主要通过调节脂代谢,加快血液流速,改善微循环,从而改善了周围神经的供血供氧,促进受损神经的修复。针灸治疗糖尿病及其并发症取得的效果引起广泛关注,其整体调节,安全无害的优点越来越被广大糖尿病患所接受。

2.熏蒸外洗治疗糖尿病足

采用温经活血通络,清热解毒等作用的中药煎汤外洗、浸泡、熏蒸治疗糖尿病足及糖尿病周围神经病变,是中药治疗糖尿病的一大特色。

3.基于中药性理论的饮食治疗

中医认为基于药性理论的平衡观是糖尿病食疗的基础,采用辨证施食,根据"医食同源""药食同源",选择相应的药膳,取得较好的疗效。中药食疗可以改善机体的不良代谢状况,对肥胖2型糖尿病患者血糖及血脂有较好的调节作用。现代医学认为平衡膳食是糖尿病饮食疗法的基础,西医饮食疗法注重分析食物的营养成分,侧重于食物物质方面的"共性";而中医饮食疗法强调辨证论治,注重食物的功能"个性",选用不同的食物"以平为期"。

4.运用太极、气功、八段锦等养生运动疗法,心身同治

在糖尿病的防治上,隋代巢元方在《诸病源候论》提出糖尿病患者应"先行一百二十步,多者千步,然后食。"王焘云:"消渴患者不欲饱食而卧,终日久坐……人欲小劳,但不可强所不能堪耳。"适度的活动对防治糖尿病有积极的作用。在运动形式上,通常采用太极拳、太极剑、保健气功等传统健身法,这是根据中医的阴阳、五行和经络脏腑学说,以及相应的导引、行气、存思、内丹技术建立的"动中求静,静中求动"协调身心的演练功法。与强化生活方式干预相比,中医运动养生法在我国有广泛的群众基础,而且更简单易行,具有较强的适应性和推广价值。

因此,可以看到中药防治糖尿病具有整体调理,综合治疗,稳效低毒,注重个体化,辨证灵活,多靶点、多途径,并且能有效防治并发症,改善相关指标(血脂、血黏度、微循环、抗氧化等),有其独特的优势和广阔的应用前景。

二、中医病因病机的认识

糖尿病属中医"消渴"范畴,中医认为消渴病病因多与素体阴津亏乏、先天禀赋不足有关;此外,人至老年,脏腑器官功能随年龄的增加相继渐衰且脆弱之自然生理变化过程也是不可忽视的原因。外因诸如饮食起居不节,过食肥甘厚味,形体肥胖,精神紧张,情志不畅,嗜烟酒、房事过度,外感六淫——风、寒、暑、湿、燥、火,思虑劳倦等是引发"消渴"病必要的外部条件。这些观点一直有效地指导中医临床实践。

对病机的传统认识是以阴虚为本、燥热为标,并以"三消"分而论之,也曾取得一定的临床疗效。随着对糖尿病认识和临床研究的进一步深入,发现许多糖尿病患者临床无典型的"三多一少"症状,而常有疲乏无力、轻度口渴、尿频、多汗、皮肤瘙痒等非特异性症状,且起病隐匿、程度轻微,常被忽视,部分患者是因健康检查或其他血管并发症原因就诊而发现,加之现代医学的早期干预、西药合理使用、介入治疗的推广应用、宣传教育的普及和民众防范意识的逐步提高等,导致传统消渴病机模式发生了极大转变。因此许多学者结合自己多年临床经验和实践体会,指出糖尿病的主要病机绝非单纯用阴虚燥热和"三消"所能解释清楚的,传统的理论已不能全面满足

临床的需要,各地医家纷纷另辟新径,提出不同见解,概括为本虚标实,本虚包括脾虚、气阴两虚、阳虚,标实包括气滞、血瘀、痰浊、毒邪。刘铜华等总结如下。

(一)脾虚论

糖尿病的各种临床表现可归纳为代谢综合征及慢性病变。此二点与脾的运化及升清功能的降低有密切关系。糖尿病病理致变形式一是降出大于升入,二是升降无序,而脾气下脱是其病理改变的基本病机,并贯穿于整个病变过程,所以临床辨证以健脾为主制定方药,均有较好的疗效。

(二)气阴两虚兼血瘀论

高彦彬等对558例糖尿病患者病机特点进行分析,辨证以气阴两虚兼瘀最多见(占46.9%)。童家罗认为气阴两虚兼瘀是消渴的病机。封俊言等也认为糖尿病病机以气阴两虚兼瘀多见。大量临床报道证明,遵守气阴两虚兼瘀病机辨证用药每获良效。

(三)肝失疏泄论

张延群等的观察结果表明,糖尿病不仅与肺脾肾相关,而且与肝的病理变化密切相关。李小杵等认为糖尿病与肝脏功能失调密切相关,肝的消渴之亢,治也疏肝理气,清肝泄火,养护肝体。王钢柱等认为本病病机正如清代医家黄坤载言"消渴之病,独责肝木"。治疗消渴必以疏利为法,选用逍遥散加减,对245例治疗观察一年,疗效满意。

(四)瘀血论

祝谌予于1980年对30例糖尿病患者进行观察发现,几乎全部患者均有舌暗或瘀斑,故首先提出糖尿病夹瘀之说。林兰等观察数百例糖尿病患者,显示糖尿病患者都有不同程度的血管并发症,舌多暗有瘀斑,舌下静脉青紫或曲张,血液流变学观察,有瘀血存在,提出血瘀是糖尿病的一个重要病机,糖尿病微血管病变与瘀血证密切相关,有共同的病理基础,加用活血化瘀药能较好地改善患者糖、脂肪代谢和血液高黏状态及血管神经并发症症状。熊曼琪等经过多年临床实践,认为瘀热互结是2型糖尿病的病机特点。

(五)痰论

王志学等从临床实践中总结出目前消渴患者"三多"症状不典型,多形体肥胖,表现为肢体麻木疼痛,胸闷,头痛,半身不遂,女子月经块多,面色晦暗,舌体胖大,舌质紫暗或有瘀斑,苔滑腻等痰瘀互结症状,认为痰瘀互结是消渴病的主要病机之一,是糖尿病诸多并发症的主要原因。盛梅笑等对102例糖尿病患者进行观察,发现痰湿可见于该病的整个过程,随着慢性血管病变的出现兼痰湿证者也增多。

(六)毒邪论

糖尿病以热毒、湿毒、浊毒、瘀毒为主。在1型或2型糖尿病的病情加重期,多表现为多饮、多食、多尿、燥热、多汗、大便干、舌红少津等一系列热毒内盛之象,或是肝郁化火而致,或是阴虚火旺所成。总之,表现为一派热毒内盛之象,治宜清热解毒。还有一类患者,热象不明显,但血糖显著升高,舌苔厚腻,或黄或白,形体偏胖,属湿毒、浊毒。

(七)阳虚论

现代医家对阳虚之消做了初步探讨。王毅鄂研究发现,消渴也有因素体阳虚,初起即同时兼有气虚或阳虚者,并认为此时的上燥渴、下尿频之证乃腾水气所致。张弛在对糖尿病患者病因分析中发现,不但有素体阴虚,也有素体阳虚、阴阳两虚者,其中素体阴虚,素体阴阳两虚者多见于2型糖尿病,而素体阳虚者多见于1型糖尿病。

三、糖尿病的中医诊疗

为了进一步发挥中药治疗糖尿病的特色与优势,规范糖尿病的诊疗行为,促进糖尿病中药临床疗效提升,在2007年发布的《糖尿病中医防治指南》的基础上,中华中药学会糖尿病学会整合、优化以往中医糖尿病标准方面的研究成果,结合临床实际,制定了糖尿病的中医诊疗标准。确定了糖尿病中医名为"消渴",对糖尿病的中医定义、临床表现、处理原则、辨证施治、成药治疗、辅助疗法、病情监测等分别进行阐述。

(一)定义

消渴是由体质因素加以饮食失节、情志失调、年高劳倦、外感邪毒或药石所伤等多种病因所致。是以多饮、多食、多尿、形体消瘦、尿有甜味为典型症状的病证,相当于现代医学的糖尿病。

(二)临床表现

以多饮、多食、多尿及原因不明之消瘦等症状为主要临床表现。也有多饮、多食、多尿症状不明显,以肺痨、眩晕、胸痹心痛、水肿、卒中、眼疾、疮痈等病症,或因烦渴、烦躁、神昏等病就诊,或无症状,体检时发现本病者。

(三)中医治疗模式

见图9-1。

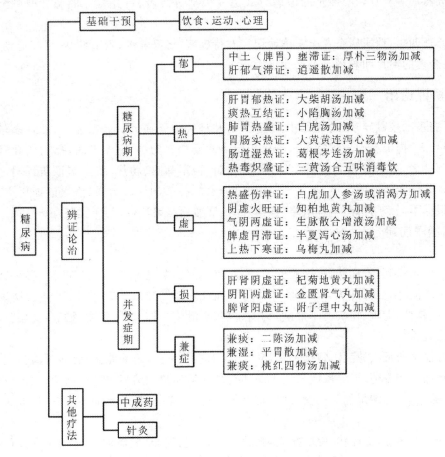

图 9-1 糖尿病中医治疗模式

（四）其他干预

（1）控制饮食：坚持做到控制总量、调整结构、吃序正确；素食为主、其他为辅、营养均衡；进餐时先喝汤、吃青菜，快饱时再吃些主食、肉类。在平衡膳食的基础上，根据患者体质的寒热虚实选择相应的食物。火热者选用清凉类食物，如苦瓜、蒲公英、苦菜、苦杏仁等；虚寒者选用温补类食物，如生姜、干姜、肉桂、花椒做调味品炖羊肉、牛肉等；阴虚者选用养阴类食物，如黄瓜、西葫芦、丝瓜、百合、生菜等；大便干结者选黑芝麻、菠菜、茄子、胡萝卜汁、白萝卜汁；胃脘满闷者选凉拌紫苏叶、荷叶、陈皮丝；小便频数者选核桃肉、山药、莲子；肥胖者采用低热量、粗纤维的减肥食谱，常吃粗粮杂粮等有利于减肥的食物。针对糖尿病不同并发症常需要不同的饮食调摄，如糖尿病神经源性膀胱患者晚餐后减少水分摄入量，睡前排空膀胱；合并皮肤瘙痒症、手足癣者应控制烟酒、浓茶、辛辣、海鲜发物等刺激性饮食；合并脂代谢紊乱者可用菊花、决明子、枸杞子、山楂等药物泡水代茶饮。糖尿病患者可根据自身情况选用相应饮食疗法及药膳进行自我保健。当出现并发症时，按并发症饮食原则进食。

（2）合理运动：坚持缓慢、适量的运动原则，应循序渐进、量力而行、动中有静、劳逸结合，将其纳入日常生活的规划中。青壮年患者或体质较好者可以选用比较剧烈的运动项目，中老年患者或体质较弱者可选用比较温和的运动项目，不适合户外锻炼者可练吐纳呼吸或打坐功；八段锦、太极拳、五禽戏等养身调心传统的锻炼方式适宜大部分患者；有并发症的患者原则上避免剧烈运动。

（3）心理调摄：糖尿病患者应正确认识和对待疾病，修身养性，陶冶性情，保持心情舒畅，配合医师进行合理的治疗和监测。

四、辨证论治

糖尿病多因禀赋异常、过食肥甘、多坐少动及精神因素而成。病因复杂，变证多端。辨证当明确郁、热、虚、损等不同病程特点。本病初始多六郁相兼为病，宜辛开苦降，行气化痰。郁久化热，肝胃郁热者，宜开郁清胃；热盛者宜苦酸制甜，根据肺热、肠热、胃热诸证辨证治之。燥热伤阴，壮火食气终致气血阴阳俱虚，则须益气养血，滋阴补阳润燥。脉损、络损诸证更宜及早、全程治络，应根据不同病情选用辛香疏络、辛润通络、活血通络诸法，有利于提高临床疗效。

（一）糖尿病期

1.郁

（1）脾胃壅滞证：①症状，腹型肥胖，脘腹胀满，嗳气、矢气频频，得嗳气、矢气后胀满缓解，大便量多，舌质淡红，舌体胖大，苔白厚，脉滑。②治法，行气导滞。③方药，厚朴三物汤（《金匮要略》）加减。厚朴、大黄、枳实。④加减，胸闷脘痞、痰涎量多加半夏、陈皮、橘红；腹胀甚、大便秘结加槟榔、二丑、莱菔子。

（2）肝郁气滞证：①症状，情绪抑郁，喜太息，遇事易紧张，胁肋胀满，舌淡苔薄白，脉弦。②治法，疏肝解郁。③方药，逍遥散（《太平惠民和剂局方》）加减。柴胡、当归、白芍、白术、茯苓、薄荷、生姜。④随症加减，纳呆加焦三仙；抑郁易怒加牡丹皮、赤芍；睡眠差加炒酸枣仁、五味子。

2.热

（1）肝胃郁热证：①症状，脘腹痞满，胸胁胀闷，面色红赤，形体偏胖，腹部胀大，心烦易怒，口干口苦，大便干，小便色黄，舌质红，苔黄，脉弦数。②治法，开郁清热。③方药，大柴胡汤（《伤寒论》）加减。柴胡、黄芩、半夏、枳实、白芍、大黄、生姜。④随症加减，舌苔厚腻加化橘红、陈皮、茯苓;舌苔黄腻、脘痞加五谷虫、红曲、生山楂;舌暗、舌底脉络瘀加水蛭粉、桃仁。

(2)痰热互结证:①症状,形体肥胖,腹部胀大,胸闷脘痞,口干口渴,喜冷饮,饮水量多,心烦口苦,大便干结,小便色黄,舌质红,舌体胖,苔黄腻,脉弦滑。②治法,清热化痰。③方药,小陷胸汤(《伤寒论》)加减。黄连、半夏、全瓜蒌、枳实。④随症加减,口渴喜饮加生牡蛎;腹部胀满加炒莱菔子、槟榔;不寐或少寐加竹茹、陈皮。

(3)肺胃热盛证:①症状,口大渴,喜冷饮,饮水量多,易饥多食,汗出多,小便多,面色红赤,舌红,苔薄黄,脉洪大。②治法,清热泻火。③方药,白虎汤(《伤寒论》)加减或桑白皮汤(《古今医统》)合玉女煎(《景岳全书》)加减。石膏、知母、生甘草、桑白皮、黄芩、天冬、麦冬、南沙参。④随症加减,心烦加黄连,大便干结加大黄,乏力、汗出多加西洋参、乌梅、桑叶。

(4)胃肠实热证:①症状,脘腹胀满,大便秘结难行,口干口苦,或有口臭,口渴喜冷饮,饮水量多,多食易饥,舌红,苔黄,脉数有力,右关明显。②治法,清泄实热。③方药,大黄黄连泻心汤(《伤寒论》)加减或小承气汤(《伤寒论》)加减。大黄、黄连、枳实、石膏、葛根、玄明粉。④随症加减,口渴甚加天花粉、生牡蛎;大便干结不行加枳壳、厚朴,并加大大黄、玄明粉用量;大便干结如球状加当归、首乌、生地黄;口舌生疮、心胸烦热,或齿、鼻出血,加黄芩、黄柏、栀子、蒲公英。

(5)肠道湿热证:①症状,脘腹痞满,大便黏腻不爽,或臭秽难闻,小便色黄,口干不渴,或有口臭,舌红,舌体胖大,或边有齿痕,苔黄腻,脉滑数。②治法,清利湿热。③方药,葛根芩连汤(《伤寒论》)加减。葛根、黄连、黄芩、炙甘草。④随症加减,苔厚腐腻去炙甘草,加苍术;纳食不香、脘腹胀闷、四肢沉重加苍术、藿香、佩兰、炒薏苡仁;小便不畅、尿急、尿痛加黄柏、桂枝、知母;湿热下注、肢体酸重加秦皮、威灵仙、防己;湿热伤阴加天花粉、生牡蛎。

(6)热毒炽盛证:①症状,口渴引饮,心胸烦热,体生疥疮、痈、疽或皮肤瘙痒,便干溲黄,舌红,苔黄。②治法,清热解毒。③方药,三黄汤(《千金翼》)合五味消毒饮(《医宗金鉴》)加减。黄连、黄芩、生大黄、金银花、紫花地丁、连翘、黄芩、栀子、鱼腥草。④随症加减,心中懊恼而烦、卧寐不安者加栀子;皮肤瘙痒甚加苦参、地肤子、白鲜皮;痈疽疮疖焮热红肿甚加牡丹皮、赤芍、蒲公英。

3.虚

(1)热盛伤津证:①症状,口大渴,喜冷饮,饮水量多,汗多,乏力,易饥多食,尿频量多,口苦,溲赤便秘,舌干红,苔黄燥,脉洪大而虚。②治法,清热益气生津。③方药,白虎加人参汤(《伤寒论》)或消渴方(《丹溪心法》)加减。石膏、知母、太子参、天花粉、生地黄、黄连、葛根、麦冬、藕汁。④随症加减,口干渴甚加生牡蛎;便秘加玄参、麦冬;热象重加黄连、黄芩,太子参易为西洋参;大汗出、乏力甚加浮小麦、乌梅、白芍。

(2)阴虚火旺证:①症状,五心烦热,急躁易怒,口干口渴,时时汗出;少寐多梦,小便短赤,大便干,舌红赤,少苔,脉虚细数。②治法,滋阴降火。③方药,知柏地黄丸(《景岳全书》)加减。知母、黄柏、生地黄、山茱萸、山药、牡丹皮。④随症加减,失眠甚加夜交藤、炒酸枣仁;火热重加黄连、乌梅;大便秘结加玄参、当归。

(3)气阴两虚证:①症状,消瘦,疲乏无力,易汗出,口干口苦,心悸失眠,舌红少津,苔薄白干或少苔,脉虚细数。②治法,益气养阴清热。③方药,生脉散(《医学启源》)合增液汤(《温病条辨》)加减。人参、生地黄、五味子、麦冬、玄参。④随症加减,口苦、大汗、舌红脉数等热象较著加黄连、黄柏;口干渴、舌干少苔等阴虚之象明显加石斛、天花粉、生牡蛎;乏力、自汗等气虚症状明显加黄芪。

(4)脾虚胃滞证:①症状,心下痞满,呕恶纳呆,水谷不消,便溏,或肠鸣下利,干呕呃逆,舌胖淡苔腻,舌下络瘀,脉弦滑无力。②治法,辛开苦降,运脾理滞。③方药,半夏泻心汤(《伤寒论》)加减。半夏、黄芩、黄连、党参、干姜、炙甘草。④随症加减,腹泻甚易干姜为生姜,呕吐加紫苏叶、苏梗、旋覆花等,便秘加槟榔、枳实、大黄,瘀血内阻加水蛭粉、生大黄。

(5)上热下寒证:①症状,心烦口苦,胃脘灼热,或呕吐,下利,手足及下肢冷甚,舌红,苔根部腐腻,舌下络脉瘀闭。②治法,清上温下。③方药,乌梅丸(《伤寒论》)加减。乌梅、黄连、黄柏、干姜、蜀椒、附子、当归、肉桂、党参。④随症加减,下寒甚重用肉桂;上热明显重用黄连、黄芩;虚象著加重用党参,加黄芪;瘀血内阻加水蛭粉、桃仁、生大黄。

(二)糖尿病并发症期

消渴日久可导致肝肾阴虚或肾阴阳两虚,出现各种慢性并发症,严重者发生死亡。

1.主证

(1)肝肾阴虚证:本证主要见于糖尿病合并视网膜病变。①症状:小便频数,浑浊如膏,视物模糊,腰膝酸软,眩晕耳鸣,五心烦热,低热颧红,口干咽燥,多梦遗精,皮肤干燥,雀目,或蚊蝇飞舞,或失明,皮肤瘙痒,舌红少苔,脉细数。②治法:滋补肝肾。③方药:杞菊地黄丸(《医级》)加减。枸杞子、菊花、熟地黄、山茱萸、山药、茯苓、牡丹皮、泽泻、女贞子、墨旱莲。④随症加减:视物模糊加茺蔚子、桑葚子,头晕加桑叶、天麻。

(2)脾肾阳虚证:本证主要见于糖尿病肾病。①症状:腰膝酸冷,夜尿频,畏寒身冷,小便清长或小便不利,大便稀溏,或见水肿,舌淡胖大,脉沉细。②治法:温补脾肾。③方药:附子理中丸(《伤寒论》)加减。制附子、干姜、人参、炒白术、炙甘草。④随症加减:偏于肾阳虚倍用肉桂;偏于肾阴虚重用知母,加生地黄;肾阳虚水肿甚加茯苓、泽泻利水消肿;兼心阳虚衰欲脱加山茱萸、肉桂,人参易为红参;水肿兼尿中大量泡沫加金樱子、芡实。

(3)阴阳两虚证:本证主要见于糖尿病肾病、糖尿病合并周围神经病变等的后期。①症状:小便频数,夜尿增多,浑浊如脂如膏,甚至饮一溲一,五心烦热,口干咽燥,神疲,耳轮干枯,面色黧黑,腰膝酸软无力,畏寒肢凉,四肢欠温,阳痿,下肢水肿,甚则全身皆肿,舌质淡,苔白而干,脉沉细无力。②治法:滋阴补阳。③方药:金匮肾气丸(《金匮要略》)加减。制附子、桂枝、熟地黄、山茱萸、山药、泽泻、茯苓、牡丹皮。④随症加减:偏肾阳虚选右归饮(《景岳全书》)加减,偏肾阴虚选左归饮(《景岳全书》)加减。

2.兼证

除以上证候外,痰、湿、浊、瘀是本病常见的兼证,兼痰主要见于肥胖糖尿病患者,兼湿主要见于糖尿病胃肠病变,兼浊主要见于糖尿病血脂、血尿酸较高的患者,兼瘀主要见于糖尿病血管病变。

(1)兼痰:①症状,嗜食肥甘,形体肥胖,呕恶眩晕,恶心口黏,头重嗜睡,食油腻则加重,舌体胖大,苔白厚腻,脉滑。②治法,行气化痰。③方药,二陈汤(《太平惠民和剂局方》)加减。半夏、陈皮、茯苓、炙甘草、生姜、大枣。

(2)兼湿:①症状,头重昏蒙,四肢沉重,遇阴雨天加重,倦怠嗜卧,脘腹胀满,食少纳呆,大便溏泄或黏滞不爽,小便不利,舌胖大,边齿痕,苔腻,脉弦滑。②治法,燥湿健脾。③方药,平胃散(《太平惠民和剂局方》)加减。苍术、厚朴、陈皮、甘草、茯苓。

(3)兼浊:①症状,腹部肥胖,实验室检查血脂或血尿酸升高,或伴脂肪肝,舌胖大,苔腐腻,脉滑。②治法,消膏降浊。③方药,红曲、五谷虫、生山楂、西红花、威灵仙。

(4)兼瘀:①症状,肢体麻木或疼痛,胸闷刺痛,或卒中偏瘫,语言謇涩,或眼底出血,或下肢紫暗,唇舌紫暗,舌有瘀斑或舌下青筋暴露,苔薄白,脉弦涩。②治法,活血化瘀。③方药,桃红四物汤(《医宗金鉴》)加减,以眼底或肾脏络脉病变为主者,宜抵当汤(《伤寒论》)加减。桃仁、红花、川芎、当归、生地黄、白芍、酒大黄、水蛭。

(三)其他疗法

1.中成药

中成药的选用必须在辨证的基础上,根据不同证型选择合适的中成药,切忌盲目使用。

2.针灸按摩

(1)体针:糖尿病患者进行针法治疗时器具要严格消毒。①上消(肺热津伤)处方:肺俞、脾俞、胰俞、尺泽、曲池、廉泉、承浆、足三里、三阴交;配穴:烦渴、口干加金津、玉液。②中消(胃热炽盛)处方:脾俞、胃俞、胰俞、足三里、三阴交、内庭、中脘、阴陵泉、曲池、合谷;配穴:大便秘结加天枢、支沟。③下消(肾阴亏虚)处方:肾俞、关元、三阴交、太溪;配穴:视物模糊加太冲、光明。④阴阳两虚处方:气海、关元、肾俞、命门、三阴交、太溪、复溜。

(2)耳针:耳针、耳穴贴压以内分泌、肾上腺等穴位为主。耳针疗法取穴胰、内分泌、肾上腺、缘中、三焦、肾、神门、心、肝,配穴:偏上消者加肺、渴点,偏中消者加脾、胃,偏下消者加膀胱。

(3)按摩:肥胖或超重糖尿病患者可腹部按摩中脘、水分、气海、关元、天枢、水道等。点穴减肥常取合谷、内关、足三里、三阴交。也可推拿面颈部、胸背部、臀部、四肢等部位用摩、揿、揉、按、捏、拿、合、分、轻拍等手法。

五、治疗糖尿病的中成药

截止到 2009 年 12 月,国家食品和药品监督管理局审批颁布的治疗糖尿病中药共计 35 个品种,若将成分和功能主治相同,而剂型不一的药物合并后,尚有 28 种。涉及丸剂、胶囊、口服液、颗粒剂、片剂、注射液 6 种剂型。其中仅 1 种是从中药材中提取的有效成分,2 种为中西药并用,其余均为中药复方。经药理研究和临床试验证明:这些中药均具有降低血糖和(或)改善脂质代谢等作用。临床用于轻、中度 2 型糖尿病,证属气阴两虚、气虚内热、气阴两虚挟瘀、脾气不足、肾阳亏虚等,其组方均较好体现了中医辨证论治之长处,并兼顾了益气、养阴、补肾、健脾、清热、活血化瘀等整体观念。详见表 9-1。

表 9-1 治疗糖尿病的中成药

药名	药物组成	功能主治
渴乐宁胶囊	黄芪、黄精(酒制)、地黄、太子参、天花粉	益气,养阴,生津。适用于气阴两虚型消渴病,症见:口渴多饮、五心烦热、乏力多汗、心慌气短等
渴乐宁颗粒	黄芪、黄精(酒制)、地黄、太子参、天花粉	益气,养阴,生津。用于气阴两虚型消渴病。症见:口渴多饮、五心烦热、乏力多汗、心慌气短等
六味地黄软胶囊	熟地黄、山茱萸(制)、牡丹皮、茯苓、山药、泽泻	滋阴补肾。用于肾阴亏损,头晕耳鸣,腰膝酸软,骨蒸潮热,盗汗遗精,消渴
六味地黄颗粒	熟地黄、山茱萸(制)、牡丹皮、茯苓、山药、泽泻	滋阴补肾。用于肾阴亏损,头晕耳鸣,腰膝酸软,骨蒸潮热,盗汗遗精,消渴
六味地黄丸	熟地黄、山茱萸(制)、牡丹皮、茯苓、山药、泽泻	滋阴补肾。用于肾阴亏损,头晕耳鸣,腰膝酸软,骨蒸潮热,盗汗遗精,消渴

续表

药名	药物组成	功能主治
六味地黄口服液	熟地黄、山茱萸（制）、牡丹皮、茯苓、山药、泽泻	滋阴补肾。用于肾阴亏损，头晕耳鸣，腰膝酸软，骨蒸潮热，盗汗遗精，消渴
桂附地黄胶囊	肉桂、熟地黄、附子（制）、山茱萸、牡丹皮、茯苓、山药、泽泻	温补肾阳。用于肾阳不足，腰膝酸冷，肢体水肿，小便不利或反多，痰饮喘咳，消渴
参芪降糖颗粒	人参茎叶皂苷、五味子、黄芪、山药、地黄、枸杞子等	益气养阴，滋脾补肾。主治消渴病，用于2型糖尿病
参芪降糖胶囊	人参茎叶皂苷、五味子、黄芪、山药、地黄、覆盆子、麦冬、茯苓、天花粉、泽泻、枸杞子	益气养阴，滋脾补肾。主治消渴症，用于2型糖尿病
芪蛭降糖胶囊	黄芪、生地黄、黄精、水蛭	益气养阴，活血化瘀。用于2型糖尿病，证属气阴两虚兼瘀者，症见口渴多饮，多尿易饥，体瘦乏力、自汗盗汗，面色晦暗，肢体麻木，舌暗有瘀斑等
益津降糖口服液	人参、白术、茯苓、仙人掌	健脾益气，生津止渴，适用于气阴两虚型消渴病，症见乏力自汗，口渴喜饮，多尿，多食善饥，舌苔花剥，少津，脉细少力，用于2型糖尿病
金芪降糖片	金银花、黄芪、黄连等	清热益气。主治气虚兼内热之消渴病，症见口渴喜饮，易饥多食，气短乏力等，用于轻、中度2型糖尿病
金芪降糖胶囊	金银花、黄芪、黄连等	清热益气。主治气虚兼内热之消渴病，症见口渴喜饮，易饥多食，气短乏力等，用于轻、中度2型糖尿病
人参糖肽注射液	人参糖肽	补气，生津，止渴。用于气阴两虚型轻、中度2型糖尿病，症见气短懒言、倦息乏力，自汗盗汗，口渴喜饮，五心烦热
金芪降糖颗粒	金银花、黄芪、黄连等	清热益气。主治气虚兼内热之消渴病，症见口渴喜饮，易饥多食，气短乏力等，用于轻、中度2型糖尿病
消渴安胶囊	黄芪、葛根、麦冬、水蛭	具有益气养阴化瘀，通络之功效
消渴丸	葛根、地黄、黄芪、天花粉、玉米须、五味子、山药、格列本脲	滋肾养阴，益气生津。用于多饮、多尿、多食、消瘦，体倦无力，眠差腰痛、尿糖及血糖升高之气阴两虚型消渴症
消糖灵胶囊（消渴平胶囊）	黄芪、天花粉、白芍、丹参、沙苑子、枸杞子、知母、杜仲、五味子、黄连、人参、格列本脲	益气养阴，清热泻火，益肾缩尿的功能。用于糖尿病
糖尿乐胶囊	地黄、当归、柏子仁（霜）、酸枣仁（炒）、天冬、麦冬、五味子、大枣、人参、茯苓、丹参、远志、玄参、甘草、桔梗、琥珀、龙骨	育阴养血，补心安神。用于心血不足、怔忡健忘，心悸失眠，虚烦不安
糖尿灵片	天花粉、葛根、生地黄、麦冬。五味子、甘草、糯米（炒黄）、南瓜粉	养阴滋肾，生津止沟、清热除烦、降低尿糖。用于轻中型糖尿病

续表

药名	药物组成	功能主治
糖脉康颗粒	黄芪、地黄等	养阴清热，活血化瘀，益气固肾。用于气阳两虚血瘀所致的口渴喜饮、倦怠乏力，气短懒言、自汗，盗汗。五心烦热、胸中闷痛、肢体麻木或刺痛。便秘、2型糖尿病及并发症见上述症状者
养刚降糖片	黄民、党参、葛根。枸杞子、玄参、玉竹、地黄、知母、牡丹皮、川芎、虎杖、五味子	养阴益气，清热活血。用于糖尿病
十味玉泉胶雀	麦冬、人参、天花粉、黄芪、地黄、五味子、甘草、乌梅、茯苓	益气养阴，清热生津。用于气阴两虚之消渴病。症见：气短乏力，口渴喜饮。易饥烦热。可作为2型糖尿病的辅助治疗药
玉泉丸	葛根、天花粉、地黄、麦冬、五味子、甘草	养阴生津。止渴除烦。益气和中。用于治疗因胰岛功能减退引起的物质代谢、碳水化合物代谢紊乱，血糖升高的糖尿病，肺胃肾阴亏损、热病后期
降糖甲片	黄芪、黄精（酒制）、地黄、太子参、天花粉	补气益气，养用生津。用于气阴两虚型消渴病（2型糖尿病）

六、中药的不良反应及其禁忌证

中药不是绝对安全的，也有不良反应，服用时应详细阅读说明书。应用中药制剂时需注意以下几种情况。

(1)中西药合用的药物如"消渴丸"，其中有西药格列本脲成分，约10粒消渴丸中就有1片(2.5 mg)格列本脲，若使用不当，可能会发生低血糖，老年患者和肾功能不全者应当慎用。

(2)有肝肾功能损害的患者应避免使用对肝肾功能有害的中成药。

(3)临床辨证错误可引发诸多不良反应。

(4)对个别中成药中的某种药物过敏者禁用，如虫类药物、天花粉类药物等。

(5)脾胃虚寒禁用苦寒类药物或以苦寒药为主的中成药。

(6)因某些中药具有堕胎、致畸作用妊娠期妇女不宜服用。

八、临床应用的注意事项

(1)凡药三分"毒"，此"毒"泛指药物的偏性，也就是寒热温凉之药性，所以不主张长期大量服用一种药物。

(2)复方中成药的选择是依据临床证候来定的，而证候又受到不同个体的体质、不同的病程阶段、不同的季节、不同的地域环境、不同的饮食习惯等影响，具有动态变化的特点，因此临床应用时要充分考虑以上不同，结合病情，合理对证地选择，不能一成不变，也不能随意更改。

(3)同病异治是中医治病的特色治则之一，某种药物他人用之有效，便拿来服用，若对证也有效，若不对证则无效，还可能产生诸多不良反应而加重病情，甚至脏器的毒性作用，造成严重后果，所以不能人云亦云，应在医师指导下使用。

(4)不要盲目购买和使用没有国家食品和药品监督局正式批准的保健品和药品，有正式批准文号的相关中药保健品或药品中,其降血糖的作用往往较弱,不能达到如西药般立竿见影的效果。但由于利益驱使,市场上经常有打着中药的幌子,出售所谓的纯中药保健品或药品,患者在不知情的情况下服用,极易造成严重低血糖而危及生命。

(5)有过敏体质的患者,尽量避免使用"保密处方"中成药,因其中成分不公开,可能会引发过敏或加重病情。

(6)不建议在出现酮症酸中毒、高渗性昏迷时使用中药降糖。

(7)当空腹血糖持续高于 11.1 mmol/L 时不建议单独服用纯中药制剂。

(张　辉)

第七节　糖尿病脑血管病

糖尿病脑血管病就是糖尿病患者出现的脑血管病。目前认为糖代谢异常对动脉粥样硬化的发生和发展影响十分明显,糖尿病时出现的代谢紊乱而导致大血管及微血管改变将不可避免地并发脑血管病。现已公认脑动脉硬化与糖尿病有密切的关系。病程在 5 年以下的糖尿病患者,脑动脉硬化的发生率为 31%,而 5 年以上者为 70%,并且动脉硬化的程度亦比较严重。40 岁以上的糖尿病患者合并脑动脉硬化为正常人的 1 倍。有国外学者研究指出,糖尿病患者动脉硬化发生年龄更早,分布更广,程度更重,致心、脑、肾及周围血管病变的发生均较高。糖尿病合并脑血管病变的比率是非糖尿病患者的 4～10 倍。因此认为糖尿病是脑血管的基础病,是脑血管病的独立危险因素。糖尿病脑血管病的发生率为 16%～19%,老年糖尿病中脑血管病的发生率可达 25%。

本病是糖尿病患者三大致死原因之一。其发病突然,来势凶猛,变化迅速,其发生缺血性卒中死亡者是非糖尿病患者的 2 倍。据报道病死率为 12%～26%。糖尿病脑血管病与非糖尿病脑血管病在临床类型上基本相同,但糖尿病脑血管病有以脑梗死为主,主要是脑血栓形成,而脑出血较少的特点,脑梗死是非糖尿病脑血管病患者的 2 倍以上;另一特点是以多发性中小梗死为多见。对于本病,早在《素问·通评虚实论》中就有记载:"消瘅仆击,偏枯……肥贵人则高粱之疾也。"中医学古代文献中虽然没有"糖尿病脑血管病"这一名称,但根据本病的临床特点,可归属于消渴"中风"病的范畴。目前认为对本病的中医病名可称之为"消渴病脑病",因其是消渴日久发生的脑系合并症,与现代医学糖尿病脑血管病病变基本一致。

一、病因病机

中医学认为本病的发生主要与年老气衰、劳累过度、饮食不节、五志过极等因素有关。明代医家戴元礼在其著作《证治要诀》中指出:"三消久之,精血既亏……或手足偏废如风疾。"已认识到本病因消渴而致虚生内风的本质。所以,本病的基本病机是气阴两虚,痰浊瘀血痹阻脉络,气血逆乱于脑所致。主要因消渴日久,阴津亏耗,气血俱虚而致风、火、痰、瘀为患。消渴日久,气血不充,经络空虚,气虚血行不畅,导致瘀血阻络;又因气虚失常,痰湿内生,痰瘀痹阻脉络而致半身不遂,口眼㖞斜;又因肝肾阴虚,肝阳上亢,阳化风动,气血上冲于脑,发为中风;若肝火夹痰上蒙清窍,或热郁气逆,气血上犯于脑,则发生猝然昏倒,不省人事。本病特征为久消积损,虚极生风,亦是本虚标实之证,初期以标实即痰、火、风、瘀为主,中经络者以痰瘀风多见,中脏腑者则多见痰火风;后期则以标本即气虚肾虚与血瘀为重。病位主要在脑,与心肝肾及经络、血脉关系密切。

现代医学认为本病发病主要是因高血糖、高胰岛素血症、蛋白非酶糖化及氧化应激等导致大脑动脉血管硬化病变,而在此基础上出现血液成分和血流动力学改变,大脑自主调节功能失调,脑局部血流量下降,脑血栓形成等多种因素相互作用的结果。其基本病理基础为动脉粥样硬化及微血管基底膜增厚,糖原沉积,脂肪样及透明变性。但其发病机制尚未阐明。

二、临床表现

糖尿病脑血管病有两大类:缺血性脑血管病和出血性脑血管病,但多以缺血性脑血管病为主。缺血性脑血管病主要以脑血栓形成较多,其次是腔隙性脑梗死,少数发生一过性脑缺血及脑栓塞等,而脑出血发生较少。本病临床发病趋势随年龄增长而增高,与糖尿病病情控制好坏关系不密切;糖尿病患者中脑动脉硬化的发生率较高,发病年龄较早,而以脑缺血为多,脑出血较少;发生在小脑、脑干和大脑中动脉支配的皮层和皮层下部位稍多,以血管中小梗死和多发性病灶较为多见。

(一)先兆表现

临床发现,约有70%的糖尿病患者发病前或多或少地出现近期先兆症状。这些先兆症状是多种多样的,较为典型的有头晕或头痛突然加重,或由间断性头痛变为持续性剧烈头痛,多为缺血性脑血管病的早期迹象;肢体麻木或半侧面部麻木;突然一侧肢体无力或活动失灵,且反复发生;突然性格改变或出现短暂的判断力或智力障碍;突然或暂时性讲话不灵,吐字不清;突然出现原因不明的跌跤或晕倒;出现昏昏沉沉嗜睡状态;突然出现一时性视物不清或自觉眼前黑矇,甚者一时性突然失明;恶心、呃逆或喷射性呕吐,或血压波动;鼻出血,尤其是频繁性鼻出血常常是高血压脑出血的近期先兆迹象。

(二)缺血性脑血管病

1.脑血栓形成

脑血栓形成一般可分为前驱期、急性发作期、恢复期和后遗症期。血栓形成前,可有长时间的头痛、头晕、记忆力减退等脑动脉硬化症状。前驱表现常有头昏、头晕、一过性肢体麻木、乏力、语言不利等短暂的脑供血不足症状。可持续几天或一周左右。但也有发病无前驱症状者。可在任何时间发病,但常常在夜间低血压状态,血流缓慢时或安静状态下发病较多,在晨起时才发现偏瘫等症状。起病缓慢,逐渐加重是本病重要的临床特点。发病时大多意识清楚。但脑梗死范围大,脑水肿严重或梗死波及脑干网状结构等有关部位时,亦可出现程度不同的意识障碍。由于血管闭塞部位和程度不同,以及发生速度的快慢,临床表现有较大差异。如属于颈内动脉系统血栓形成者,以对侧偏瘫、感觉障碍或失语为主要症状;如发生在椎-基底动脉系统的血栓形成者,以眩晕、复视、恶心、呕吐、交叉运动及感觉障碍、吞咽困难、饮水发呛等症状为主。脑血栓形成一般还可分为急性卒中型,短暂性脑供血不足型,慢性进展型3种类型。

2.腔隙性脑梗死

本病是脑梗死的一种特殊类型。其病灶位于脑深部,是微小动脉硬化或梗阻等所致微小的组织缺血、坏死和软化。白天、夜晚或晨起都可以发生,呈急性或亚急性发病,症状于12～72 h达高峰。约有1/3的患者没有明显症状,或仅有轻微注意力不集中、记忆力下降,或出现一过性脑缺血发作。一般无意识障碍。体征多以单纯运动性偏瘫或面、舌瘫、单纯感觉障碍或失语等为主要表现。起病缓慢，并逐渐加重。

3.短暂性脑缺血发作（TIA）

本病特点是起病急骤，发病突然，症状为时短暂，通常仅几分钟，少数可持续 1 h 以上，最长不超过24 h，即可自行缓解。临床表现为脑血管痉挛，如突然出现头晕、头痛、恶心、呕吐、烦躁等脑供血障碍的症状和体征。大多数无意识障碍。往往反复发作，间隙时间长短有别，但每次发作均涉及相同的某动脉供应的脑功能区。病情之预后存在个体差异，如有的多次频繁发作，但并不留下神经系统病征，有的则短期内几次发作便发展为完全性卒中。

（三）出血性脑血管病

糖尿病出血性脑血管病较少，国内有人报道仅为 6.3％～7.4％。本病常在过度紧张，过度劳累或情绪激动时发生。常无预感而突然发病，病情危急，变化迅速。绝大部分患者表现为头痛、呕吐、昏迷及偏瘫等症状，有时呼吸、血压等亦出现变化。但由于出血部位、范围，机体反应及全身情况等因素不同，其临床症状亦各异。其中以壳核-内囊出血为多见，有典型的"三偏"症状（偏瘫、偏身感觉障碍、偏盲同时出现）。此外，还有在脑桥，小脑，丘脑等部位出血，可表现为不同的神经功能缺失症状和体征。

三、诊断要点

（1）有糖尿病病史。

（2）一般多有先兆症状，常有头晕、头痛、肢体麻木等迹象。

（3）有脑血管病变的临床表现。

（4）脑脊液检查、颅脑 CT、磁共振（MRI）检查、脑电图等均有助于确诊。

四、治疗方法

（一）辨证论治

对于本病的治疗，中医传统的方法是以有无神志改变，实际上就是按病情轻重，将其分为中经络和中脏腑两大类，再分别辨证论治。所谓中经络，即以口眼㖞斜，肢体偏废，或肢体活动不利为主而无神志改变；所谓中脏腑，以猝然昏迷，不省人事等神志改变为主。本节根据临床实际，将本病按照中风先兆、中风病情轻重及后遗症进行辨证分型论治。

1.中风先兆

（1）阴虚阳亢，肝风内动。①证候：眩晕、耳鸣、眼睑或面部肌肉抽动，手颤或四肢跳动，或四肢麻木，活动失灵。舌暗苔薄白，脉细弦。②治法：育阴潜阳，平肝息风。③方药：镇肝息风汤加减。生龙骨、生牡蛎、代赭石、龟甲、生白芍、玄参、天冬、牛膝、川楝子、茵陈、麦芽等。方中生龙骨、生牡蛎、代赭石镇肝潜阳；白芍、玄参、天冬、滋养肝肾之阴；牛膝辅川楝子引气血下行；合茵陈、麦芽疏肝气。若头晕、头痛较甚，可加石决明、菊花、夏枯草。若腰酸、耳鸣甚者，可加灵磁石、桑寄生。

（2）风痰瘀血上扰。①证候：记忆力突然减退，语无伦次，健忘，神情呆滞或一过性意识缺失，短暂口眼㖞斜或半身不遂，舌紫暗苔腻，脉涩。②治法：息风化痰，活血通络。③方药：解语丹化裁。白附子、石菖蒲、远志、天麻、全蝎、羌活、胆南星、木香、甘草等。

2.中风急性期

(1)阴虚阳亢,风阳上扰。①证候:素为阴虚之体,头痛头晕,耳鸣眼花,心烦健忘,急躁易怒,肢体麻木,腰膝酸软。突发口眼㖞斜,手抖舌颤,语言謇涩,神志不清,舌红苔薄黄,脉弦数。②治法:育阴潜阳,息风通络。③方药:天麻钩藤饮合镇肝息风汤加减。天麻、钩藤、生石决明、川牛膝、杜仲、桑寄生、黄芩、茯神、夜交藤、益母草、龟甲、生白芍、玄参、天冬等。方中生白芍、玄参、天冬滋养肝肾之阴,生石决明、龟甲潜阳;天麻、钩藤平肝息风,牛膝引血下行,杜仲、桑寄生补肝肾,茯神、夜交藤养心安神。

(2)气虚痰盛,痰浊阻络。①证候:平素时有眩晕,肢体麻木不仁,突然口眼㖞斜,口角流涎,舌强语謇,手足拘挛,甚则半身不遂,意识尚清楚,舌淡苔白腻,脉弦滑。②治法:健脾燥湿,化痰通络。③方药:半夏白术天麻汤加减。半夏、白术、天麻、陈皮、茯苓、甘草、胆南星、香附、丹参。方中半夏、白术、茯苓、陈皮健脾燥湿,天麻、胆南星祛痰息风,丹参活血通络,香附行气助血。

(3)气血不足,脉络瘀阻。①证候:平素面色苍白,头晕目眩,气短懒言,健忘纳呆,肢体麻木,突然半身不遂,口眼㖞斜,语言謇涩,舌质暗淡或有瘀斑,苔薄白,脉濡细。②治法:益气活血,通经活络。③方药:补阳还五汤合六君子汤加减。黄芪、人参、白术、茯苓、半夏、陈皮、甘草、当归、赤芍、川芎、桃仁、红花、地龙、鸡血藤、川牛膝。方中黄芪、人参益气助血行,当归、赤芍、川芎、桃仁、红花、地龙、鸡血藤、川牛膝等较多活血养血药活血化瘀,通经活络,白术、茯苓、半夏、陈皮燥湿化痰。

以上三型均为较轻的中经络者,中医中药治疗可取得较好的疗效。而中脏腑者却以发病急、病情危重、变化快、骤然昏仆,不省人事等为临床特点。其中又可分为邪实内闭的闭证和阳气欲脱的脱证。闭证常表现为牙关紧闭,两手紧握,肢体强痉拘急,二便秘结的昏迷不醒。按有无热象又可分为阳闭和阴闭。脱证常表现为目合口开,手撒尿遗,肢体软瘫,汗多肢冷,鼻鼾息微的不省人事。因中脏腑病情危急,目前临床上多采用中西医结合抢救。

3.中风后遗症

中风后,多遗有半身不遂、口眼㖞斜及音暗等症状,需要较长时间的康复治疗。

(1)半身不遂:肝阳上亢,脉络瘀阻。①证候:头晕目眩,面赤耳鸣,肢体偏废,强硬拘急,舌红苔薄黄,脉弦有力。②治法:平肝息风,活血通络。③方药:天麻钩藤饮加减。天麻、钩藤、生石决明、牛膝、黄芩、生地黄、丹参、白芍、赤芍等。方中天麻、钩藤、生石决明平肝息风潜阳,生地黄、白芍养阴柔肝,牛膝引血下行,丹参、赤芍活血通络。若肢体强痉较重,可加鸡血藤、伸筋草舒筋活络;若肢体麻木不仁,可加陈皮、胆南星、茯苓化痰通络。

(2)气血两虚,瘀血阻络:①证候,面色萎黄,体倦神疲,患侧肢体缓纵不收,软弱无力,舌胖质紫暗苔薄白,脉虚细无力。②治法,益气养血,活血通络。③方药,补阳还五汤加味。黄芪、当归尾、赤芍、川芎、红花、桃仁、丹参、地龙、鸡血藤、牛膝等。方中重用黄芪,与众多的养血活血药配伍以益气养血,活血通络,是治疗气血两虚,瘀血阻络所致半身不遂的有效方剂。

(3)口眼㖞斜:①证候,言语謇涩,舌红苔薄,脉弦细。②治法,祛风、化痰、通络。③方药,牵正散加味。白附子、全蝎、僵蚕、制南星、川芎、白芷。方中白附子、制南星、全蝎、僵蚕息风化痰,川芎、白芷活血通络。

(4)音暗为失语或言语謇涩,多与半身不遂,口眼㖞斜并存。

(5)肾虚:①证候,音暗,伴心悸气短,下肢软弱,阳痿、遗精、早泄,腰酸耳鸣,夜尿频多,舌淡胖苔白,脉沉细。②治法,滋阴补肾,开音利窍。③方药,地黄饮子加减。熟地黄、巴戟天、山茱黄、五味子、肉苁蓉、远志、附子、肉桂、茯苓、麦冬、石菖蒲。方中以熟地黄、山茱萸补肾填精，又用巴戟天、肉苁蓉、附子、肉桂温养下元，摄纳浮阳，引火归元；又以麦冬、五味子滋阴壮水以济火，远志、石菖蒲、茯苓合用，化痰利窍开音。

(6)痰阻：①证候，舌强语謇，肢体麻木，或半身不遂，口角流涎，舌红苔黄，脉弦滑。②治法，祛风化痰，宣窍通络。③方药，解语丹化裁。白附子、石菖蒲、远志、天麻、全蝎、茯苓、胆南星、郁金、甘草等。方中以白附子、胆南星、天麻、全蝎祛风化痰，石菖蒲、郁金芳香开窍，远志交通心肾。

(二)其他疗法

针灸疗法对本病在恢复期和后遗症期的肢体功能、语言功能等方面的康复有较好的疗效。

1.体针

中经络者，治宜通经活络，祛风化痰，养阴清热，取手足阳明经穴为主，辅以太阳、少阳经穴，局部配穴。久病先针健侧，再刺灸患侧。

(1)随症取穴：①上肢瘫痪取肩髃、曲池、手三里、合谷、外关、阳溪等。②下肢瘫痪取环跳、阳陵泉、足三里、委中、承扶、风市、悬钟、解溪、昆仑等。③语言謇涩取哑门、廉泉、通里、照海。④口眼㖞斜取翳风、地仓、颊车、合谷、内庭、四白、牵正、攒竹、太冲、颧髎、人中、承浆等。

治疗时，每次选3～5穴，上下肢穴位强刺激，留针20～30 min，面部穴位用透刺法，哑门、廉泉强刺不留针。初病每天刺1次，恢复期隔天刺1次，15次为1个疗程。

(2)辨证取穴：①气滞血瘀型取百会、通天、天柱、中脘、足三里、三阴交、血海、肩髃、曲池、合谷、外关。②阴虚阳亢型取百会、天冲、曲池、合谷、外关、阳陵泉、复溜、太冲。③痰浊阻络型取百会、风池、曲池、支沟、阴陵泉、丰隆、足三里、三阴交。

每次选3～4穴，每天1次，健侧与患侧交替针刺，健侧用泻法，患侧用补法，10次为1个疗程，疗程间隔3 d。

2.头针

头部是调整全身气血的重要部位，头针疗法对脑梗死、脑血栓形成尤为适宜，疗效肯定，使用越早越好。

取穴选阳性体征对侧的运动区、足运感区、感觉区。进针后捻转3 min，可在施术后出现症状缓解。偏侧运动障碍，取对侧运动区：下肢瘫，取对侧运动区上1/5，对侧足运动区；上肢瘫，取对侧运动区中2/5；面部瘫、流涎、舌㖞斜、运动性失语，取对侧运动区下2/5。偏身感觉障碍，取对侧感觉区：下肢感觉障碍，取对侧感觉区上1/5，对侧足感区；上肢感觉障碍，取对侧感觉区中2/5；头部感觉障碍，取对侧感觉区下2/5。

3.灸法

取穴以足阳明经为主，辅以太阳、少阴经穴。语言謇涩者配哑门、廉泉、通里；口眼㖞斜者配翳风、地仓、颊车、下关、合谷、攒竹、太冲；下肢瘫痪者配环跳、大肠俞、阳陵泉、足三里、委中、承扶、风市、三阴交、悬钟；上肢瘫痪者配肩髃、曲池、手三里、合谷、外关。治疗时，每次选3～5穴，每穴灸1～3 min，初病每天灸1次，恢复期隔天灸1次，15次为1个疗程。

还可适时采用推拿按摩疗法、气功、水针穴位注射疗法等进行康复治疗。

（张　辉）

第八节　糖尿病心脏病

心血管病变是糖尿病最严重的并发症,有资料报道有 70%～80%的糖尿病患者死于心血管系并发症。糖尿病心脏病是指糖尿病患者并发或伴发的心脏病,是在糖尿病的基础上发生和发展的一种慢性并发症。1979 年,Leder 首先指出这特定概念,并称之为 diabetic cardiopathy(DC)。其中包括大血管病变如冠状动脉粥样硬化性心脏病(冠心病)、微血管病变如糖尿病性心肌病和自主神经功能紊乱所致的心律及心功能失常等;如有高血压者还包括高血压心脏病。其特点为:发病年龄轻、发展快,患病率与病死率高,极易发生心律失常、心力衰竭和猝死。中医学虽无糖尿病心脏病的名称,但有消渴并发心痛的记载。如在《诸病源候论》中有"消渴重,心中痛"的论述。糖尿病心脏病属于中医学消渴病心病,主要包括消渴病并发的心悸、怔忡、胸痹、心痛、心力衰竭等病症。其与非消渴病心病相比,在病因病机、发病率和病死率、临床表现及预后等均有不同特点,较复杂,有一定的特殊性,故应单独研究。

一、病因病机

中医认为本病的发生与七情郁结,过食伤脾,寒邪侵袭,禀赋薄弱,以及心、脾、肾亏损等因素有关。其基本病机:阴虚燥热,气阴两虚,痰浊瘀血痹阻心脉。其关键在于心脉不通,正如《素问·痹论》中所云:"心痹者脉不通。"本病为本虚标实之证,以瘀血、痰浊、气滞为标,脏腑虚损为本,是长期脏腑功能失调的结果。心气虚与心阴虚兼夹血瘀是糖尿病心脏病的病理基础。发病初期,以阴虚为本,燥热为标,心神不宁,故临床出现心悸、怔忡、五心烦热等症;在发病中期,其病机为气阴劳损,心气阳虚,瘀血痰浊内生导致心脉痹阻,临床可见胸闷、气短、心痛等症;在后期,因气血阴阳俱衰,以阳虚为主,水饮凌心犯肺,故出现水肿、尿少、四肢厥冷、脉微欲绝等危重证候。老年糖尿病患者多以虚致滞,不通而痛。

现代医学认为糖尿病心脏病的发生与糖尿病中代谢紊乱等病理生化有关,亦即与高血糖、高血压、高血脂、血液高黏、高凝等因素的相互作用有关,而胰岛素抵抗和高胰岛素血症被认为是独立危险因素。但发病机制尚未完全阐明。其病理变化主要有大血管和微血管病变及心脏自主神经功能紊乱。

二、临床表现

糖尿病心脏病主要包括糖尿病性冠心病和糖尿病性心肌病及心脏自主神经病变。其临床表现可能从无症状至严重心律不齐、心源性休克或伴急性心肌梗死等非常复杂的严重症群。因其病变错综复杂,在临床上常常不易被及时发现,部分患者还具有突发性,甚至危及生命。故应特别予以注意。典型临床特点有以下几点。

(一)休息时心动过速

由于糖尿病早期可累及迷走神经,以至交感神经处于相对兴奋状态,故心率增快。在休息状态下,心率超过 90 次/分钟,甚至可达 130 次/分钟。心率增快且不易受各种条件反射的影响,如患者深呼吸时的心率差异减少,从卧位快速起立时的心率加速反射也减弱,好似无神经的移植心脏。

(二)无痛性心肌梗死

糖尿病性冠心病与一般冠心病相比具有发病率高,进展快,缺乏典型的心绞痛,预后差的特点。糖尿病患者发生急性心肌梗死者多于非糖尿病者,男性约为 1.5 倍,女性约为 3.0 倍。其冠状动脉狭窄程度严重,心肌梗死面积大,进展快,病死率为 26%～58%。值得警惕的是症状不典型,约有 42%表现为无痛性心肌梗死,患者仅有恶心呕吐、充血性心力衰竭、心律不齐、心源性休克,或仅呈疲乏等,故易于漏诊、误诊。此种无痛性心肌梗死主要由于自主神经损害所致。并且糖尿病性心肌梗死即使缓解后复发率也较高,远期预后亦差。

(三)直立性低血压

当患者从卧位起立时,如收缩期血压下降＞4.0 kPa(30 mmHg),舒张压下降＞2.7 kPa(20 mmHg),称直立性低血压。其主要机制可能由于血压调节反射弧中传出神经损害所致,属于糖尿病神经病变的中晚期的表现。当直立性低血压发作时,患者感头晕、软弱、心悸、大汗、视力障碍,有时昏倒。要注意与低血糖鉴别。

(四)猝死

糖尿病心脏病患者偶因各种应激、感染、手术麻醉等均可导致猝死。临床上呈心律严重紊乱或心源性休克,起病突然,患者仅感短暂胸闷心悸,迅速发展至严重休克或昏迷状态。有时发生于某些感染时,则症状常被原发病所掩盖而不明显。

三、诊断要点

凡符合下列要求者,即可诊断为糖尿病心脏病。

(1)符合原发性糖尿病诊断标准。

(2)符合下列各项中一项或一项以上者:①符合冠心病诊断标准。②有明确的心脏增大。③符合心脏自主神经功能紊乱检查。④符合高血压诊断标准。

四、治疗方法

(一)辨证论治

本病治疗时,应时时抓住消渴病的虚损之本,虽然在发作期痰浊、瘀血、水饮、燥热等标实表现突出,但是要在益气养阴的基础上化痰、活血、逐饮、除燥。其中益气养阴活血为基本大法。在缓解期更是要以补虚为主,佐以祛邪。

1.胸痹(心绞痛)

(1)气滞血瘀:①证候,胸胁刺痛,引及肩背,常因劳累或情志不遂而诱发或加重。胸闷善太息,舌暗红紫黯、有瘀点、瘀斑,苔薄白或薄黄,脉弦或结代。②治法,疏肝理气,活血止痛。③方药,四逆散合丹参饮加减。柴胡、白芍、枳实、甘草、檀香、砂仁、郁金、丹参。方中以四逆散疏肝理气,郁金、丹参等活血化瘀止痛。若兼口苦咽干、眩晕、急躁易怒者,可加生地黄、牡丹皮、栀子、生石决明等清肝潜阳;若胸闷纳呆者,可加半夏、瓜蒌、薤白等宽胸理气,宣痹止痛。

(2)痰阻血瘀:①证候,心胸刺痛,痛有定处,胸闷气急,头晕倦息,时或心悸不宁,肢体重着,舌体胖、质暗淡,苔白腻,脉弦滑。②治法,宣化痰浊,活血止痛。③方药,温胆汤合血府逐瘀汤加减。半夏、陈皮、茯苓、枳实、竹茹、厚朴、当归、赤芍、川芎、桃仁、红花、柴胡、桔梗、牛膝。方中以温胆汤宣化痰浊,血府逐瘀汤活血止痛。若痰浊化热,可加黄连清热燥湿;痰浊壅盛,胸闷憋气,可加服冠心苏合香丸通阳化浊。

（3）寒凝血瘀：①证候，心胸疼痛，彻背掣肩，遇寒尤甚，四肢不温，面色苍白，伴气短喘促，唇舌紫暗，苔薄白，脉沉迟或结代。②治法，通阳宣痹，化瘀止痛。③方药，瓜蒌薤白桂枝汤加味。瓜蒌、薤白、桂枝、半夏、枳实、陈皮、丹参、郁金、红花。方中以瓜蒌薤白桂枝汤通阳宣痹，丹参、郁金、红花活血化瘀止痛。若形寒肢冷较甚，可合用麻黄附子细辛汤加强温阳散寒；若寒郁化热伤阴而出现舌嫩红、脉弱，可加用生脉散益气养阴。

2.心痛（糖尿病性心肌病）

（1）气虚血瘀：①证候，心胸隐痛，心悸，时发时止，劳累后尤甚，胸闷气短，倦怠乏力，舌胖大，色暗或见瘀点，苔薄白，脉细弱或涩。②治法，益气养心，活血化瘀。③方药，补阳还五汤加减。黄芪、党参、白术、当归、赤芍、川芎、丹参、桃仁、红花。方中重用黄芪、党参益气养心，用当归、赤芍、川芎、丹参等活血化瘀通络。若胸闷肢冷者，加薤白、桂枝等温阳宽胸理气；若心悸失眠者，加酸枣仁、五味子等养心安神。

（2）气阴两虚：①证候，病程日久，心胸闷痛，心悸气短，自汗乏力，口干少津，五心烦热，舌暗红少苔，边有瘀点，脉细弱或细数。②治法，益气养阴，活血通络。③方药，生脉饮、二至丸合失笑散加减。人参或党参、麦冬、五味子、女贞子、墨旱莲、蒲黄、五灵脂、丹参。方中以生脉饮、二至丸益气养阴，用蒲黄、五灵脂、丹参等活血通络。若心悸怔忡，心烦不寐，虚火较甚者，可加生地黄、知母、酸枣仁等养心阴，安心神；若自汗不止，倦怠乏力者，可加黄芪、防风、白术等益气固表。

3.心悸怔忡（糖尿病心脏自主神经病变）

（1）阴虚血瘀：①证候，心悸怔忡，心烦不寐，五心烦热，口干盗汗，舌红少津或有瘀点，苔剥，脉细数或结代。②治法，滋养心阴，活血通络。③方药，生脉饮合六味地黄汤加减。人参或党参、麦冬、五味子、地黄、山茱萸、山药、茯苓、牡丹皮、丹参、赤芍、墨旱莲。方中生脉饮合地黄、墨旱莲、山茱萸、山药等能益气滋阴，养心复脉，用牡丹皮、丹参、赤芍活血通络。若阴虚火旺，可加黄柏、知母。

（2）心脾两虚证：①证候，胸闷心悸，气短自汗，神疲心烦，倦怠乏力，失眠多梦，面色无华，舌淡体胖大，苔薄白，脉细或结代。②治法，益气补血，养心安神。③方药，归脾汤加减。酸枣仁、当归、黄芪、白术、龙眼肉、远志、甘草、木香、陈皮。心悸者，加五味子、柏子仁；舌质瘀滞者，加丹参、川芎。

（3）心阳亏虚证：①证候，心悸怔忡，胸闷气短，面色苍白，形寒肢冷，舌质淡，苔薄白，脉虚弱或沉细而数。②治法，温补心阳，定悸安神。③方药，桂枝甘草龙骨牡蛎汤加减。桂枝、炙甘草、龙骨、牡蛎。若胸闷喘甚者，可加葶苈子、大枣；汗出肢冷，面青唇紫者，可加人参、附子。

（4）中气不足证：①证候，心悸气短，头晕目眩，腰膝酸软，少气懒言，便溏，舌质淡，苔薄白，脉弱。②治法，健脾益气，升阳举陷。③方药，补中益气汤加减。黄芪、党参、炙甘草、白术、当归、陈皮、升麻、柴胡。形寒肢冷者，加续断、仙茅、淫羊藿。

4.胸痹、真心痛（心肌梗死）

（1）心脉瘀阻：①证候，心胸疼痛，持续加剧或骤然发作，心痛彻背，背痛彻心，痛有定处，难以缓解，伴胸闷憋气，心悸气短，汗出肢冷，舌唇紫暗，脉弦细或细弱。②治法，益气温阳，化瘀通脉。③方药，丹参饮合抗心梗合剂加减。丹参、郁金、檀香、红花、砂仁、黄芪、桂枝、薤白。方中用黄芪、桂枝、薤白益气温阳，用丹参、郁金、檀香、红花、砂仁等化瘀通脉。若大汗淋漓、四肢厥冷，应速用参附注射液急救。

（2）心肾阳虚，水饮凌心：①证候，胸闷憋气，心悸怔忡，气喘不得卧，动则喘甚，咳吐痰涎，畏寒肢冷，腰酸尿少，全身水肿，舌体胖大，紫暗或有瘀斑，苔白腻，脉沉细或结代。②治法，温阳利水，活血化瘀。③方药，真武汤合血府逐瘀汤加减。附子、生姜、茯苓、白术、白芍、人参、当归、赤芍、川芎、桃仁、红花、柴胡、桔梗、牛膝。方中以真武汤温阳利水，用血府逐瘀汤活血化瘀。若胸闷喘甚，可加葶苈子、大枣泻肺平喘；若心悸大汗不止，可加黄芪、煅龙骨、煅牡蛎等益气敛汗。

（3）心肾不足，阴阳两虚：①证候，心悸怔忡，胸闷气短，头晕目眩，心烦少寐，腰酸腿软，肢体水肿，形寒肢冷，口唇紫暗，舌体胖大，紫暗或有瘀斑，苔薄白，脉沉弱或结代。②治法，温阳益阴，化瘀通脉。③方药，炙甘草汤合生脉饮加减。炙甘草、人参、麦冬、五味子、生地黄、阿胶、桂枝、丹参、赤芍、红花、茯神。方中桂枝、炙甘草、人参、麦冬、五味子、生地黄、阿胶等温阳益气养阴，丹参、赤芍、红花化瘀通脉。

（4）心阳暴脱：①证候，心胸痛甚，甚则昏厥，神志淡漠，大汗淋漓，四肢厥冷，息短气微，面色青紫，恶寒恶热，口唇肢端紫暗，舌淡胖，有瘀斑，脉微欲绝。②治法，回阳救逆，益气固脱。③方药，速用参附注射液急救；或中西医结合急救。

（二）其他疗法

1.常用中成药与经验方

（1）生脉注射液：①组成，人参、麦冬、五味子。②功效，益气复脉，养阴生津（能加强心肌收缩，改善心肌供血，改善微循环，调节血压）。③主治，适用于糖尿病心脏病出现心肌梗死合并心源性休克的患者。

（2）冠心苏合丸：①组成，苏合香、乳香、青木香、檀香、冰片。②功效，理气宽胸，止痛。③主治，适用于糖尿病合并冠心病心绞痛患者。

（3）速效救心丸：①组成，川芎碱、冰片。②功效，增加冠脉血流量，缓解心绞痛。③主治，适用于糖尿病心脏病胸闷、憋气、心前区疼痛等。

（4）复方丹参片：①组成，丹参浸膏、三七、冰片。②功效，活血化瘀，理气止痛。③主治，适用于糖尿病心脏病证属气滞血瘀者。

（5）山海丹胶囊：①组成，三七、山羊血、海藻、灵芝、丹参、何首乌、葛根等。②功效，益气养血。③主治，适用于糖尿病心脏病证属气阴两虚、心脉瘀阻者。

（6）冠通汤（验方）：①组成，丹参、炒赤芍、桃仁、降香、生香附、郁金、全瓜蒌、延胡索、远志、炙甘草。②功效，活血化瘀，理气化痰。③主治，适用于糖尿病合并冠心病证属痰瘀互阻、气滞血瘀者。

（7）益气活血方（验方）：①组成，黄芪、党参、当归、赤芍、川芎、红花、丹参、葛根、麦冬、玄参、五味子。②功效，益气养心，活血化瘀。③主治，适用于糖尿病心脏病证属气虚血瘀者。

（8）解郁舒心汤（验方）：①组成，太子参、麦冬、五味子、桔梗、枳壳、香附、丹参、佛手、玫瑰花、娑罗子。②功效，益气养阴，理气活血。③主治，适用于糖尿病心脏病证属气阴两虚、气滞不畅者。

2.针灸治疗

（1）心悸的针灸疗法：①针刺脾俞、肾俞、心俞、内关、足三里、三阴交，平补平泻法。适用于气阴两虚型患者。②针刺膻中、内关、郄门、血海、丰隆、心俞，平补平泻法。适用于痰瘀痹阻心脉者。③针刺肺俞、胰俞、脾俞、肾俞、心俞、足三里、内关、太溪。适用于糖尿病心脏自主神经病变患者。④耳针取穴为心、神门、胸、肺、皮质下、肾、肝、胆。每次选穴2～3个，交替选用。采用毫针针刺或用王不留行贴压耳穴。

（2）心痛的针灸疗法：①针刺膻中、内关，留针 20～30 min，捻转 3～5 次，适用于糖尿病心脏病心前区痛者。②针刺膻中、内关、中脘、丰隆、脾俞、厥阴俞，平补平泻法，适用于痰浊痹阻心脉的心痛。③针刺膻中、内关、厥阴俞、郄门、血海、膈俞，用泻法，适用于瘀血闭阻心脉的心痛。④针刺膻中、厥阴俞、内关、足三里、三阴交、心俞、神门，用补法，适用于气阴两虚之心痛；兼气滞者加巨阙、阳陵泉、太冲、期门；兼痰浊者加丰隆；兼血瘀者加郄门、膈俞、血海。⑤针刺厥阴俞、巨阙、内关、足三里、关元、气海，厥阴俞用针刺，余穴用温针或灸，适用于心阳虚衰之心痛。⑥耳针主穴取心、神门、皮质下、肾、内分泌、肾上腺；配穴取枕、额、交感等。

（仇莉莉）

第九节　糖尿病足病

糖尿病足病是指发生于糖尿病患者，与局部神经异常和下肢远端血管病变相关的足部感染、溃疡和（或）深层组织破坏，它是糖尿病下肢神经病变和血管病变的结果。病变累及从皮肤到骨与关节的各层组织，严重者可发生局部或全足坏疽，需要截肢。国际糖尿病足工作组（IWGDF）将糖尿病足病定义为糖尿病累及的踝以下全层皮肤创面，而与这种创面的病程无关。糖尿病患者因足病而造成截肢者比非糖尿病者高 5～10 倍，糖尿病足病是引起糖尿病患者肢体残废的主要原因，严重地威胁着糖尿病患者的健康。

糖尿病属于中医"消渴"范畴，而糖尿病足则属于"脱疽"范畴。中国古代传统医学著作中对脱疽记载较多，最早记载本病临床症状的是《灵枢·痈疽》，其中说"发于足趾，名脱痈。其状赤黑，死不治；不赤黑，不死。不衰，急斩之，不则死矣。"已经认识到截肢或死亡的严重后果。至晋代皇甫谧在《针灸甲乙经》中将"脱痈"改为"脱疽"。隋代《诸病源候论·消渴候》曰："夫消渴者……其病变，多发痈疽。"《卫生宝鉴》云："消渴患者足膝发恶疽至死不救。"故中医学亦可称本病"消渴足"。

一、发病率和危险因素

（一）糖尿病足病发病率与病期、年龄、吸烟、高血压、冠心病、血脂异常相关

全国 14 所三甲医院协作，对糖尿病足病患者进行了调查，634 例糖尿病足病与周围血管病变患者中，男性占 58%，女性 42%；平均年龄（65.65±10.99）岁，70～80 岁的足病发生率最高，达 38%。这些患者大多有糖尿病并发症或者心血管病的危险因素，如吸烟率 37%、高血压 57%、冠心病 28% 和血脂异常 29%；脑血管病 26%；下肢动脉病 27%；肾病 40%；眼底病 42%；周围神经病 69%。386 例合并足溃疡，47% 为皮肤表面溃疡；35% 的溃疡累及肌肉；18% 的溃疡累及骨组织；70% 合并感染。平均住院（25.70±19.67）天。我国北方地区的糖尿病足病患者较南方地区更重，截肢率更高。最近报告的 17 家三甲医院联合调查了近年来住院的慢性足溃疡患者，结果发现住院慢性溃疡患者中糖尿病患者占到 33%，是之前医院调查住院慢性溃疡患者中糖尿病（4.9%）的 8 倍多。据国外调查，85% 的糖尿病截肢起因于足溃疡。糖尿病患者截肢的预后较差，有学者报告了截肢患者随访 5 年，其死亡率将近 40%。下肢血管病变、感染和营养不良是截肢的主要原因。

糖尿病足病及截肢的治疗和护理给个人、家庭和社会带来沉重的经济负担。美国糖尿病医疗费用高达 1 160 亿美元,其中糖尿病足溃疡的治疗费用占 33%。国内调查的糖尿病足与下肢血管病变患者的平均住院费用约 1.5 万元。未来 20 年中,发展中国家 T2DM 的发病率将急剧升高,糖尿病足病和截肢防治的任务繁重。

(二)神经病变、血管病变、足畸形、胼胝是糖尿病足病的高危因素

病史和临床体检发现有下列情况(危险因素)时,应特别加强足病的筛查和随访:①既往足溃疡史;②周围神经病变和自主神经病变(足部麻木、触觉或痛觉减退或消失、足部发热、皮肤无汗、肌肉萎缩、腹泻、便秘和心动过速)和(或)缺血性血管病(运动引起的腓肠肌疼痛或足部发凉);③周围血管病(足部发凉和足背动脉搏动消失);④足部畸形(如鹰爪足、压力点的皮肤增厚和 Charcot 关节病)和胼胝;⑤糖尿病的其他慢性并发症(严重肾脏病变,特别是肾衰竭及视力严重减退或失明);⑥鞋袜不合适;⑦个人因素(社会经济条件差、独居老年人、糖尿病知识缺乏者和不能进行有效足保护者)。其中,糖尿病足溃疡最重要的危险因素是神经病变、足部畸形和反复应力作用(创伤),糖尿病足部伤口不愈合的重要因素是伤口深度感染和缺血。

二、发病机制

发病机制未完全阐明,糖尿病足与下列因素有密切关系。

(一)感觉神经病是糖尿病足病的重要诱因

60%~70% 的糖尿病患者有神经病变,多呈袜套样分布的感觉异常、感觉减退或消失,不能对不合适因素进行调整,如袜子过紧、鞋子过小和水温过高等。自主神经病使皮肤出汗和温度调节异常,造成足畸形、皮肤干燥、足跟烫伤、坏疽和皲裂,皮肤裂口成为感染的入口,自主神经病变常与 Charcot 关节病相关。运动神经病变引起距骨和足尖变形,增加足底压力,还可使肌肉萎缩。当足底脂肪垫因变形异位时,足底局部的缓冲力降低,压力增大,指间关节弯曲变形,使鞋内压力增加导致足溃疡。

(二)下肢动脉闭塞引起足溃疡和坏疽

糖尿病患者外周血管动脉粥样硬化的发生率增加,血管疾病发生年龄早,病变较弥漫。下肢中、小动脉粥样硬化闭塞,血栓形成,微血管基底膜增厚,管腔狭窄,微循环障碍引起皮肤-神经营养障碍,加重神经功能损伤。足病合并血管病变者较单纯神经病变所致的足病预后差是由于缺血使已有溃疡的足病难以恢复。

(三)免疫功能障碍导致足感染

多核细胞的移动趋化功能降低,噬菌能力下降,感染使代谢紊乱加重,导致血糖增高,酮症又进一步损害免疫功能。80% 以上的足病患者至少合并 3 种糖尿病慢性并发症或心血管危险因素。一旦发生足的感染,往往难以控制,用药时间长,花费大而疗效差。有时仅仅是皮肤水疱就可并发局部感染,严重者需要截肢(趾)。

(四)生长因子调节紊乱和慢性缺氧参与发病过程

糖尿病足溃疡患者一氧化氮合酶及精氨酸酶活性增加,而转化生长因子-β(TGF-β)浓度降低,一氧化氮合酶的代谢增强损伤组织,精氨酸酶活性增强使基质沉积。有学者发现,IGF-2 在正常人、糖尿病和糖尿病患者有并发症 3 组患者的上皮细胞中均可见,在溃疡边缘最明显,而 IGF-1 在非糖尿病的上皮细胞可见,在糖尿病未损伤的皮肤颗粒层和棘层表达减少,而在溃疡的基底层缺乏,成纤维细胞缺乏 IGF-1。基底层和成纤维细胞缺乏 IGF-1 使溃疡延迟愈合。高血糖引起慢性缺氧,与大血管和微血管病变造成的慢性缺氧一起损害溃疡愈合,是糖尿病足溃疡经久不愈的原因之一。Catrina等将皮肤细胞和从糖尿病足溃疡及非糖尿病溃疡的活检标本置入不同糖浓度和不同氧张力条件下培养,发现高糖阻止了细胞对缺氧的感知与反应。这种机制可能也是糖尿病足溃疡持久不愈的重要解释。糖尿病足病的形成与转归,见图9-2。

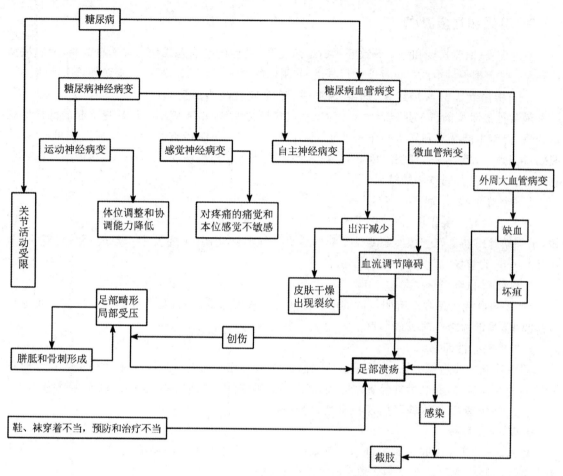

图 9-2 糖尿病足病发病机制与转归

(五)中医病因病机

糖尿病肢体血管病变临床多见于下肢,以闭塞性血管病为主。特别是糖尿病足坏疽。糖尿病肢本血管病变,临床以肢体发凉、麻木、疼痛、瘀斑,甚至红、肿、热痛、脓液恶臭、趾端坏疽、烦躁易怒等表现为主,属于中医"血痹""脱疽"范畴。其主要病理机制有以下几个方面。

(1)由于消渴日久,阴血亏耗,热灼营血,久则瘀血阻滞,加之常因情志刺激,气滞血瘀,瘀血阻络,不通则痛。

(2)肝肾阴虚,相火炽旺,淫火消烁肾精,更致肾精不足,阴虚更甚。阴虚生内热,热邪蕴久成毒,热毒聚结成疽。

(3)消渴耗气伤阴,营卫气血俱虚,外邪乘虚而入,邪入血分,久则血脉运行不畅,出现机体麻木不仁,血脉不和,不通则痛。

(4)饮食不节,多喜肥甘厚味,而致脾失健运,聚湿生痰,蕴久化热。湿痰阻滞经络,气血运行受阻,而致肢体麻木疼痛。

(5)消渴耗阴,阴阳互根,久则阴损及阳,阳虚则毒邪内陷,而成阴疽。

从以上可以看出,糖尿病肢体血管病变其本在肝肾阴虚,营卫不足,其标在血瘀、热毒、痰湿。即所谓"大脉空虚,发为脉痹",阳虚毒陷乃久病之变证。

三、分级和临床表现

神经病变、血管病变和感染导致糖尿病足溃疡和坏疽,根据病因或病变性质分为神经性、缺血性和混合性。根据病情的严重程度进行分级,使用标准方法分类以促进交流、随访和再次评估。

(一)根据病因分为神经性、神经-缺血性、单纯缺血性溃疡三类

最常见足溃疡的部位是前足底,常为反复机械压力所致,由于周围神经病变引起的保护性感觉缺失,患者不能感觉到异常的压力变化,没有采取相应的预防措施,发生溃疡后极易并发感染,溃疡难以愈合,最后发生坏疽。因此,足溃疡和坏疽往往是神经病变、压力改变、血液循环障碍和感染等多种因素共同作用的结果。

1.神经性溃疡

神经病变起主要作用,血液循环良好。足病通常是温暖的,但有麻木感,皮肤干燥,痛觉不明显,足部动脉搏动良好。神经病变性足病的后果是神经性溃疡(主要发生于足底)和神经性关节病(Charcot 关节病)。

2.神经-缺血性溃疡

神经-缺血性溃疡常伴有明显的周围神经病变和周围血管病变,足背动脉搏动消失。足凉而有静息痛,足部边缘有溃疡或坏疽。

3.单纯缺血性溃疡

单纯缺血性溃疡较少见,单纯缺血所致的足溃疡无神经病变。糖尿病足溃疡患者初诊时约50%为神经性溃疡,50%为神经-缺血性溃疡。国内糖尿病足溃疡主要是神经-缺血性溃疡。

(二)临床应用多种糖尿病足病分级/分期标准

1.Wagner 分级

Wagner 分级主要是依据解剖学为基础的分级,也是最常用的经典分级方法。Wagner 分级重点关注溃疡深度和是否存在骨髓炎或坏疽(图 9-3)。

(1)0 级:存在足溃疡的危险因素。常见的危险因素为周围神经和自主神经病变、周围血管病变、以往足溃疡史、足畸形(如鹰爪足和夏科关节足)、胼胝、失明或视力严重减退、合并肾脏病变特别是肾衰竭、独立生活的老年人、糖尿病知识缺乏者和不能进行有效的足保护者。目前无足溃疡的患者应定期随访,加强足保护教育,必要时请足病医师给予具体指导,以防止足溃疡的发生。

(2)1 级:足部皮肤表面溃疡而无感染。突出表现为神经性溃疡,好发于足的突出部位,即压力承受点(如足跟部、足或趾底部),溃疡多被胼胝包围。

(3)2 级:表现为较深的穿透性溃疡,常合并软组织感染,但无骨髓炎或深部脓肿,致病菌多为厌氧菌或产气菌。

(4)3 级:深部溃疡常波及骨组织,并有深部脓肿或骨髓炎。

(5)4 级:局限性坏疽(趾、足跟或前足背),其特征为缺血性溃疡伴坏疽,常合并神经病变(无严重疼痛的坏疽提示神经病变),坏死组织表面可有感染。

(6)5 级:全足坏疽,坏疽影响到整个足部,病变广泛而严重。

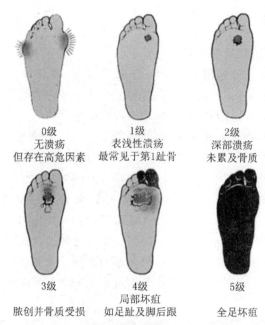

图 9-3 糖尿病足溃疡的 Wagner 分级

2.Texas 分级与分期

强调组织血液灌注和感染因素。德州大学分类是在解剖学分类的基础上加入了分期,无感染无缺血的溃疡(A 级)、感染溃疡(B 级)、缺血性非感染溃疡(C 级)、缺血性感染溃疡(D 级)。该分类分期方法评估了溃疡深度、感染和缺血程度,考虑了病因与程度两方面的因素。截肢率随溃疡深度和分期严重程度而增加,随访期间的非感染非缺血性溃疡无一截肢。溃疡深及骨组织者的截肢率高 11 倍。感染与缺血并存,截肢增加近 90 倍。从更好反映临床病情程度上考虑,推荐采用该分类方法,但在实际应用中,多数仍然采用 Wagner 分类。

3.Foster 分类

Foster 等提出一种简单易记的糖尿病足病分类方法。①1 级:正常足;②2 级:高危足;③3 级:溃疡足;④4 级:感染足;⑤5 级:坏死足。3～5 级还可进一步分为神经性和缺血性。1～2 级主要是预防,3～5 级需要积极治疗。3 级神经性溃疡患者需要支具和特制鞋;4 级患者需要静脉用抗生素,缺血患者需要血管重建;5 级患者需要应用抗生素和外科处理,缺血患者需要血管重建。

我国习惯上将糖尿病足坏疽分为湿性坏疽和干性坏疽,国外则不如此分类。湿性坏疽指的是感染渗出较多的坏疽,其供血良好;干性坏疽是缺血性坏疽,由于动脉供血差,而静脉回流良好,因此坏疽呈干性。处理上,前者相对容易,以抗感染为主;后者必须在改善血液供应基础上采取局部措施。

4.PEDIS 分类

国际糖尿病足工作组从 2007 年起推荐采用 PEDIS 分类。P 指的是血液灌注,E 是溃疡面积,D 是溃疡深度,I 是感染,S 是感觉。

该分类清楚地描述了足溃疡的程度和性质,特别适合用于临床科研。

四、辅助检查和诊断

(一)辅助检查协助糖尿病足病诊断

糖尿病足病的辅助检查主要包括足溃疡检查、影像检查、神经功能检查、动脉供血检查和足压力测定等。建立一种能够实际操作的、适合当地卫生医疗条件的筛查程序,登记每例糖尿病足病患者。筛查能及时发现有危险因素的患者,筛查项目既包括糖尿病相关的全身性检查如眼底、血压、尿蛋白、神经功能和心血管系统等,也包括足的重点局部检查等。筛查本身不需要复杂的技术,但应该由训练有素的人员完成,需要对患者下肢和足病做出精确诊断。

电生理测定和定量检测振动觉与温度觉阈值对于糖尿病足病的诊断有重要价值,但难以用于临床常规筛查。简单的音叉检查可用于诊断神经病变,缺血性糖尿病足病应接受多普勒超声和血管造影。认真查找所有足溃疡及其可能的病因,评价神经病变、缺血性病变和感染因素的相对重要性,这是由于不同类型的防治方法是不同的。需要强调的是,临床上常规的物理检查基本能够帮助做出正确诊断和判断预后。例如,如果患者的足背动脉和胫后动脉均搏动良好,皮肤温度正常,足的血供应无严重障碍。关键是要求患者脱鞋检查,而这点在繁忙的门诊往往难以做到。

合并感染时,需明确感染的程度、范围、窦道大小、深度以及有无骨髓炎。通常情况下,一般体格检查很难判定足溃疡是否合并感染以及感染的程度和范围。局部感染的征象包括红肿、疼痛和触痛。但这些体征可以不明显甚至缺乏;更可靠的感染表现是脓性分泌物渗出、捻发音(产气细菌所致)或深部窦道。应用探针探查感染性溃疡时,如发现窦道,探及骨组织,要考虑骨髓炎,并用探针取出溃疡深部的标本作细菌培养。新近的研究证实,探针触及骨组织基本上可以诊断为骨髓炎,具有很高的诊断敏感性和特异性。针吸取样具有特异性,但缺乏敏感性。皮肤表面溃疡培养的细菌常是污染菌,缺乏特异性。特殊检查的目的是确定有无深部感染及骨髓炎。X线片发现局部组织内气体说明有深部感染,X线片上见到骨组织被侵蚀,提示存在骨髓炎。判断困难时应行 MRI 检查。

(二)Charcot 关节病增加糖尿病足溃疡危险性

Charcot 关节病患者常有长期的糖尿病病史,且伴有周围神经病变和自主神经病变,如直立性低血压和麻痹性胃扩张。Charcot 关节病的病因未明,其起病与神经病变有关,诱因是创伤。创伤可较轻微,但可能伴有小骨折。Charcot 关节病好发于骨质疏松者。创伤后成骨细胞活性增加,骨组织破坏成小碎片,在修复过程中导致畸形,进而引起慢性关节病。反复损伤导致关节面与骨组织破坏,足溃疡危险性增加。急性 Charcot 关节病可与局部感染或炎症性关节病混淆。Charcot 关节病造成的畸形和功能丧失是可预防的,因此需要及早发现和早期治疗。在 X 线片上,可见到 Charcot 关节病的特征性改变,但病变早期很难识别。由于局部血流增加,骨扫描常显示早期骨摄入 ^{99m}Tc 增加;MRI 能早期发现应力性骨损伤。

(三)影像检查显示糖尿病足病的性质与程度

一般表现为动脉内膜粗糙,不光滑,管壁增厚。管腔不规则、狭窄伴节段性扩张,管径小,管腔内有大小不等的斑块或附壁血栓。血管迂曲狭窄处的血流变细,频谱增宽;严重狭窄处可见湍流及彩色镶嵌血流,血流波形异常。收缩期峰值流速增快,狭窄远端的血流减慢;静脉血流障碍。

X线检查和核素扫描显示局部骨质破坏、骨髓炎、骨关节病、软组织肿胀、脓肿和气性坏疽等病变。足骨骨髓炎可行 ^{99m}Tc-ciprofloxacin 闪烁扫描检查,以确定病变的程度与性质。

(四)神经系统检查评价足保护性感觉

较为简便的方法是采用 10 g 尼龙丝检查。取 1 根特制的 10 g 尼龙丝,一头接触于患者的大足趾、足跟和前足底外侧,用手按住尼龙丝的另一头,并轻轻施压,正好使尼龙丝弯曲,患者足底或足趾此时能感到足底尼龙丝,则为正常,否则为异常。异常者往往是糖尿病足溃疡的高危者,并有周围神经病变。准确使用 10 g 尼龙丝测定的方法为:在正式测试前,在检查者手掌上试验 2～3 次,尼龙丝不可过于僵硬;测试时尼龙丝应垂直于测试处的皮肤,施压使尼龙丝弯曲约 1 cm,去除对尼龙丝的压力;测定下一点前应暂停 2～3 s,测定时应避开胼胝,但应包括容易发生溃疡的部位;建议测试的部位是大足趾,跖骨头 1、2、3、5 处及足跟和足背。如测定 10 个点,患者仅感觉到 8 个点或不足 8 个点,则视为异常。另一种检查周围神经的方法是利用音叉或 Biothesiometer 测定振动觉。Biothesiometer 的功能类似于音叉,其探头接触于皮肤(通常为大足趾),然后调整电压,振动觉随电压增大而增强,由此可以定量测出振动觉。

神经电生理检查可了解神经传导速度和肌肉功能。甲襞微循环测定简便、无创,出结果快,但特异性不高,微循环障碍表现为:①管袢减少,动脉端变细、异形管袢及袢顶淤血(＞30％);②血流速度缓慢,呈颗粒样、流沙样或为串珠样断流;③管袢周边有出血和渗出。

目前有多种糖尿病足病分类和计分系统,多数已经得到临床验证,使用方便。简单的分类计分主要用于临床诊疗,而详细的分类和计分系统更适合于临床研究。

周围感觉定性测定很简单,如将音叉或一根细的不锈钢小棍置于温热水杯中,取出后测定患者不同部位的皮肤感觉,同时与正常人(检查者)的感觉进行比较。定量测定是利用皮肤温度测定仪如红外线皮肤温度测定仪,这种仪器体积小,测试快捷、方便,准确性和重复性均较好。

现已研制出多种测试系统测定足部不同部位的压力,如 MatScan 系统或 FootScan 系统等。这些系统测定足部压力的原理是让受试者站在有多点压力敏感器的平板上,或在平板上行走,通过扫描成像,传送给计算机,在屏幕上显示出颜色不同的脚印,如红色部分为主要受力区域,蓝色部分为非受力区域,以了解患者有无足部压力异常。该法还可用于步态分析,糖尿病足病的步态分析可为足部压力异常的矫正提供依据。

(五)血管检查确定缺血性足病的程度与范围

踝动脉-肱动脉血压比值(ABI)是非常有价值的反映下肢血压与血管状态的指标,正常值 0.9～1.3;＜0.9 为轻度缺血,0.5～0.7 为中度缺血,＜0.5 为重度缺血。重度缺血容易发生下肢(趾)坏疽。正常情况下,踝动脉收缩压稍高于或相等于肱动脉,如果踝动脉收缩压过高(高于 26.7 kPa(200 mmHg)或 ABI＞1.3),应高度怀疑下肢动脉粥样硬化性闭塞。此时,应测定足趾血压。足趾动脉较少发生钙化,测定踝动脉或足趾动脉需要多普勒超声听诊器或特殊仪器(仅能测定收缩压)。如果用多普勒超声仍不能测得足趾收缩压,则可采用激光测定。多功能血管病变诊断仪检查包括趾压指数(TBI,即趾动脉压/踝动脉压比值)和踝压指数(ABI,即踝动脉压/肱动脉压比值)。评判标准是:以 ABI 或 TBI 值为标准,＜0.9 为轻度供血不足;0.5～0.7 易出现间歇性跛行;0.3～0.5 可产生静息性足痛;＜0.3 提示肢端坏疽的可能性大。如果有足溃疡,这种溃疡在周围血供未得到改善之前不能愈合。

血管超声和造影检查均可用于了解下肢血管闭塞程度、部位和有无斑块,既可为决定截肢平面提供依据,又可为血管旁路手术做准备。糖尿病患者下肢动脉血管造影的特点是下肢动脉病变的患病率高和病变范围广。如果严重足坏疽患者行踝以下截肢手术后,创面持久不愈,应该采用血管减数造影,明确踝动脉以下血管是否完全闭塞。踝动脉以下血管闭塞者应从膝以下截肢。

有的患者长期夜间下肢剧痛,其最常见的病因是动脉闭塞。

踝部血管网(内踝血管网、外踝血管网和足底深支吻合)是否开通及其开通血管的数目影响足溃疡的预后。畅坚等发现,当3组踝部血管网均参与侧支形成时,足溃疡引起的截肢率明显降低;较少的踝部血管网参与侧支循环是与糖尿病足截肢率和大截肢率相关密切的危险因素。

经皮氧分压(transcutaneous oxygen tension,$TcPO_2$)的测定方法为采用热敏感探头置于足背皮肤。正常人足背皮肤氧张力>5.3 kPa(40 mmHg)。$TcPO_2$<4.0 kPa(30 mmHg)提示周围血液供应不足,足部易发生溃疡或已有的溃疡难以愈合。$TcPO_2$<2.7 kPa(20 mmHg)者的足溃疡无愈合可能,需要进行血管外科手术以改善周围血供。如吸入100%氧气后,$TcPO_2$提高1.3 kPa(10 mmHg),说明溃疡的预后较好。

五、预防

糖尿病足病的处理涉及糖尿病专科、骨科、血管外科、普通外科、放射科和感染科等多个专科,需要医师和护士的密切配合,在国外,还有专门的足病师。糖尿病足病患者的相关知识教育十分重要,可降低患病率,预防严重并发症,避免截肢。糖尿病足病防治中需要多学科合作、专业化处理和预防为主。糖尿病足部溃疡和截肢的预防开始于糖尿病确诊时,且应坚持始终。患者每年应检查1次,如有并发症,则应每季度检查1次。如有足部溃疡,应立即治疗使溃疡愈合。

(一)足部护理和定期检查是预防的关键措施

具体的足部保健措施有:①避免赤脚行走。②每天以温水洗脚和按摩,局部按摩不要用力揉搓。洗脚时,先用手试试水温,以免水温高而引起足的烫伤。洗脚后用毛巾将趾间擦干。足部用热水袋保暖时,切记用毛巾包好热水袋,不能使热水袋与患者皮肤直接接触。③修剪趾甲或厚茧、鸡眼时,避免剪切太深或涂擦腐蚀性强的膏药。④出现皮肤大疱和血疱时,不要用非无菌针头等随意刺破,应在无菌条件下处理。请专业人员修剪足底胼胝。⑤足部皮肤干燥时可涂擦少许油脂。⑥鞋跟不可过高,宜穿宽大(尤其是鞋头部)透气的软底鞋。有足病危险因素尤其是有足底压力异常者应着特制的糖尿病鞋,使足底压力分布科学合理,避免局部高压,降低足溃疡的发生。避免异物进入鞋内。

(二)矫正足压力异常和增加足底接触面积有良好预防效果

尽量减少局部受压点的压力和局部的机械应力,避免发生局部压力性溃疡。

六、西医治疗

糖尿病足溃疡不愈主要与神经血管病变和早期处理不当有关,患者的感染、截肢和死亡概率明显增加。糖尿病足病的治疗包括基础治疗和局部治疗。基础治疗包括控制血糖和血压、纠正血脂异常和营养不良及戒烟等。局部治疗包括抗感染、改善下肢供血、局部减压和促进创面愈合,严重足病需要进行外科手术治疗,甚至截肢。

(一)控制代谢紊乱是足病处理的基础治疗

糖尿病治疗的基本原则和方法与一般糖尿病相同,但是需要注意的是足部严重感染时,患者的能量消耗大,所以饮食治疗在一段时期内可以适当放宽。应用胰岛素使血糖控制在正常或接近正常范围内。由于患者往往合并有多种糖尿病慢性并发症,如自主神经病、肾病和心血管疾病,特别需要注意在血糖监测的基础上调整胰岛素剂量,注意教育和管理患者的饮食,避免低血糖症。营养不良如低蛋白血症、贫血和低脂血症常见于严重足病的患者,是足溃疡乃至截肢的重要因素,因此应加强支持治疗,必要时输注血浆、清蛋白或复方氨基酸液。营养不良和低蛋白血症所致水肿的治疗主要是纠正营养不良状态,必要时采用利尿剂治疗。

高血压和血脂异常的治疗原则与一般糖尿病相似。但是,严重足病患者往往因营养不良而合并有低脂血症。

(二)神经性溃疡处理的关键是减轻局部压力

90%的神经性溃疡可以通过保守治疗而愈合。处理的关键是减轻局部压力,如特殊的矫形鞋或全接触石膏托(TCC)。处理胼胝可以减轻局部压力和改善血液循环,是促使神经性溃疡愈合的有效手段。糖尿病患者的胼胝处理需要专业化,如果胼胝中间有溃疡,应该将溃疡周围的胼胝予以剔除,因为局部隆起的过度角化组织不利于溃疡愈合。

(三)多种措施改善下肢血液供应

一般用扩张血管、活血化瘀、抗血小板和抗凝等药物改善微循环功能:①口服 PGE_1 制剂的临床疗效确切。脂微球包裹的前列腺素 E_1(PGE_1)制剂:具有作用时间长和靶向性好的优势,可扩张血管,改善循环功能。一般以 $10\sim20$ μg 加入生理盐水 $250\sim500$ mL 中静脉滴注,每天 1 次,$2\sim4$ 周 1 个疗程。②西洛他唑和沙格雷酯:治疗轻中度的下肢动脉病变均有一定的疗效。③右旋糖酐-40:$250\sim500$ mL 静脉滴注,每天 1 次;④山莨菪碱(654-2):使小静脉舒张,减少毛细血管阻力,增强微血管自律运动,加快血流速度;减轻红细胞聚集,降低血液黏滞度,减少微小血栓的形成,同时还降低微血管的通透性,减少渗出。但该药可诱发尿潴留及青光眼,应用时应注意观察。由于新近已经有多种疗效较为确切和不良反应小的抗血小板和扩血管药物,山莨菪碱制剂临床上已经很少应用。

介入治疗已经广泛地应用于治疗下肢动脉闭塞症。膝以下的动脉闭塞一般可采用深部球囊扩张术。膝以上的局限性动脉狭窄可采用支架植入治疗。尽管部分患者在接受介入治疗后有发生再狭窄的可能,但不妨碍血管介入治疗糖尿病合并下肢动脉闭塞症,因为介入治疗后的血管开通和下肢循环的改善可促使足溃疡愈合和避免截肢。手术后患肢可形成侧支循环,从而避免下肢的再次截肢。但是,有 10%~15% 的患者治疗效果不理想,仍然需要截肢。截肢手术后要给予康复治疗,帮助患者尽快利用假肢恢复行走。由于一侧截肢后,另一侧发生溃疡或坏疽的可能性增加,因而必须对患者加强有关足保护的教育和预防。

一些研究认为,自体骨髓或外周血干细胞移植能促进缺血下肢的新生血管生成,适用于内科疗效不佳、下肢远端动脉流出道差而无法进行下肢搭桥的患者及年老体弱或伴发其他疾病不能接受手术的患者,这种方法操作简单,无明显不良反应,具有良好的应用前景。根据中华医学会糖尿病学分会的立场声明,干细胞移植治疗糖尿病等下肢动脉缺血性病变的安全性和有效性需要更有力的循证医学证据来验证和支持,目前尚未将干细胞移植治疗作为糖尿病下肢血管病变的常规治疗。

(四)根据病情处理糖尿病足溃疡

根据溃疡的深度、面积大小、渗出物多少及是否合并感染来决定换药的次数和局部用药。如神经-缺血性溃疡通常没有大量渗出物,因此不能选用吸收性很强的敷料;如合并感染而渗出较多时,敷料选择错误可以使创面泡软,病情恶化,引起严重后果。一般可以应用负压吸引治疗(VAC)清除渗液。或者应用具有强吸收力的藻酸盐敷料。为了保持伤口湿润,可选择水凝胶敷料处理干燥的伤口,逐步清创。尽量不要选择棉纱敷料,否则会引起伤口干燥和换药时疼痛。合并感染的伤口应该选择银离子敷料。

1.伤口床一般处理

在溃疡的治疗中起重要作用。治疗原则是将慢性伤口转变为急性伤口。利用刀和剪等手术器械清除坏死组织是正确治疗的第一步。缺血性溃疡和大面积溃疡需要逐步清除坏死组织。缺血性溃疡伤口干燥,需要用水凝胶湿润,蚕食清创。需要在充分的支持治疗下进行彻底清创。坏死的韧带和脂肪需要清除,骨髓炎时需要通过外科手术清除感染骨。无感染和肉芽组织生长良好的大面积溃疡可以进行皮瓣移植治疗。

当发生严重软组织感染,尤其是危及生命的感染时,清创、引流和控制感染是第一位的。在清除感染组织后应解决局部供血问题。如果清创面积大,而解决局部缺血不及时有力,有可能造成大面积组织坏死甚至坏疽,此时必须根据下肢血管造影结果尽早决定截肢平面。经典的足溃疡感染征象是局部红肿热痛、大量渗出、皮肤色泽变化和溃疡持久不愈合。糖尿病患者由于存在血管神经并发症,感染的临床表现可能不明显。

处理溃疡时,局部应用生理盐水清洁是正确的方法,避免用其他消毒药物,如雷氟诺尔等。厌氧菌感染可以局部使用过氧化氢溶液,然后用生理盐水清洗。局部庆大霉素等抗生素治疗和654-2治疗缺乏有效的循证医学根据。严重葡萄球菌感染时,可以局部短期用碘伏直至出现肉芽组织生长。

2.抗感染治疗

合并有严重感染、威胁肢体和生命的感染,即有骨髓炎和深部脓肿者,常需住院治疗。在血糖监测的基础上胰岛素强化治疗。可采用三联抗生素治疗,如静脉用第二、三代头孢菌素,喹诺酮类抗菌药和克林霉素等。待细菌培养结果出来后,再根据药物敏感试验选用合适的抗生素。表浅的感染可采取口服广谱抗生素,如头孢霉素加克林达霉素。不应单独使用头孢霉素或喹诺酮类药物,这是由于这些药物的抗菌谱并不包括厌氧菌和一些其他革兰阳性细菌。深部感染治疗应首先静脉给药,以后再口服维持用药数周(最长达12周)。深部感染可能需要外科引流,包括切除感染的骨组织和截肢。在治疗效果不满意时,需要重新评估溃疡情况,包括感染的深度、微生物的种类、药物敏感和下肢血液供应情况,以及时调整治疗措施。

国际糖尿病足工作组推荐的静脉联合应用抗生素治疗的方案为:①氨苄西林/头孢哌酮(舒巴坦);②替卡西林/克拉维酸;③阿莫西林/克拉维酸;④克林霉素加一种喹诺酮;⑤克林霉素和第二代或第三代头孢类抗生素;⑥甲硝唑加一种喹诺酮。多重耐药增加和耐甲氧西林的金黄色葡萄球菌(MRSA)的增加意味着需要选择新的抗生素。

3.辅助药物和其他措施

难以治愈的足溃疡可采用生物制剂或生长因子类物质治疗。Dermagraft 含有表皮生长因子、胰岛素样生长因子、角化细胞生长因子、血小板衍生生长因子、血管内皮生长因子、α-转运生长因子和 β-转运生长因子,以及基质蛋白如胶原1和胶原2,纤维连接素和其他皮肤成分,是一种人皮肤替代品,可用以治疗神经性足溃疡,促进溃疡愈合,改善患者的生活质量。愈合困难的足溃疡宜采用自体血提取的富含血小板凝胶治疗。这种凝胶不仅具有加速止血和封闭创面的特点,而且含有丰富的生长因子,能加速创面愈合。

2011年,国际糖尿病工作组公布新版糖尿病足溃疡感染诊治指南,专家小组复习了7 517篇文献,其中25篇属于随机对照研究,4篇为队列研究。专家组的结论是,已经报告的多种治疗方法如创面用抗生素、新型敷料、高压氧、负压吸引、创面用生物合成材料、包括血小板和干细胞在内的细胞材料及激光、电磁和微波等措施,只有负压吸引技术有足够的循证医学证据证明其有效性,高压氧治疗也有统计学意义的治疗效果。其他措施均缺乏循证依据。

高压氧治疗有利于改善缺氧状况,当下肢血管闭塞时,氧合作用指数下降,血乳酸升高,且代偿性血管舒张等加重水肿。此时若在 3 个绝对大气压下吸入 100％氧气可提高组织氧含量,降低血乳酸。高压氧适用于 Wagner 分级中 3、4 级或较严重、不易愈合的 2 级溃疡,但高压氧治疗的长期效果不明。对于非厌氧菌的严重感染患者,尤其是合并肺部感染者不宜用高压氧治疗。用带有真空装置的创面负压治疗有较好疗效,并对创面负压治疗的适应证、方法和评估做出了详细规定。

(五)严重糖尿病足病需要外科处理

1.严重足趾-跖趾关节感染

一般需要进行半掌或其他方式截肢。截肢前需要进行下肢血管造影检查,以了解血管病变水平。年轻患者的截肢位置尽可能低,尽可能保留肢体功能。而老年患者的重点是保存生命,保证截肢创面的一期愈合。截肢手术后要给予康复治疗。老年糖尿病足患者合并多种疾病,发生急性下肢动脉栓塞的风险高,需要及时给予溶栓治疗。

当糖尿病足感染或坏疽影响到足中部和后跟,必须在截肢或保守治疗中进行选择。Caravaggi 等报告,采取夏科关节手术(跗中切断术),经过 1 次或 2 次手术后取得了良好效果。该种手术可以避免足病变患者大截肢。如果患者的病变严重,应该行重建手术,如血管置换、血管成形或血管旁路术。但糖尿病患者下肢血管重建(特别是血管成形)术有争议。坏疽患者在休息时有疼痛及广泛的病变不能手术者要给予截肢。截肢前应行血管造影,以决定截肢水平。重建术包括受损关节的复位及融合术,但不能用于有坏疽或感染未控制者。术后约需 5 个月的时间达到固定,此期间患肢避免负重,术后加强一般治疗和支持治疗。全层皮肤缺损较大的溃疡可考虑皮肤移植,但要求伤口无坏死组织及感染,无暴露的肌腱、骨或关节,无不可清除的瘘或窦道。

2.难治性溃疡

难治性溃疡可以采用外科手术治疗。手术的目的是减少足部畸形,改善足的外观,减轻疼痛,改善血循环,减少溃疡形成,避免或减少截肢范围,尽量保留功能。手术方式和适应证:趾伸肌腱延长术主要适用于跖趾关节过伸畸形或背侧脱位者。屈肌腱移位术主要适用于可屈性锤状趾畸形矫正。趾间关节成形术主要适用于固定性锤状趾畸形伴趾背或趾尖胼胝形成的治疗。跖骨头截骨短缩跖趾关节成形术主要适用于固定性锤状趾畸形伴跖趾关节脱位、跖底胼胝或溃疡的治疗。但是,这种治疗有严重的局部并发症。有学者认为,如果足跟溃疡能被避免,肌腱延长手术是治疗糖尿病前足和第1足趾处神经性溃疡的可选择方法。坏疽患者在休息时有疼痛及广泛的病变不能手术者,要给予有效的截肢。

3.神经压迫

感觉运动性周围神经病变患者常合并有神经压迫,下肢神经手术减压可降低高危糖尿病足和深部窦道的发生率。

4.夏科关节病

夏科关节病主要是长期制动。患者可以用矫形器具,鞋子内用特殊的垫子。如足底反复发生溃疡,可以给予多种适用于神经性糖尿病足溃疡和夏科关节的关节石膏支具,以减轻局部压力,同时又可在支具上开窗,使溃疡面暴露易于换药。支具不但可以使病变关节制动,还可以改变和纠正神经病变所致的足部压力异常。外科手术治疗夏科关节病是治疗的重要手段。手术方式包括切除踝骨和踝关节的残余物、松弛软组织、足的重排列和固定。6 周后除去手术处理的固定物,再用石膏支具 6 周。3 个月后,以矫正器替代石膏支具并让患者穿特制的鞋。

5.血管严重缺血

血管严重缺血主要有经皮腔气囊血管成形术(PTA)和分流术(BGP)两种。前者是用带扩张球的导管逆行插入病变的血管以成形血管。当管腔完全闭塞或狭窄长度 >10 cm,严重肝肾功能障碍时禁用该方法。BGP 是用血管重建的方法恢复肢体灌注指数,多采用逆向隐静脉分流术,流入动脉多为周围动脉,流出动脉为足背动脉,适用于丧失行走能力的患者及不愈合的溃疡或坏疽。禁忌证为严重末端肢体缺血、器质性脑病长期卧床和膝部严重屈曲挛缩等。对于不稳定型心绞痛或充血性心力衰竭和急性肾功能不全的患者,应待病情稳定后再进行手术。总体上,糖尿病患者的下肢动脉闭塞性病变往往是多节段和远端病变更重,膝以下的动脉狭窄一般采取深部球囊扩张治疗。

6.钙化性小动脉病

钙化性小动脉病(calcific arteriolopathy,CAP)又称钙化性尿毒症性小动脉病(CUA),是动脉钙化的严重并发症。糖尿病是引起动脉钙化和 CAP 的常见原因,如果体格检查时发现局部组织缺血、淤血、血管扩张、小动脉钙化结节形成、四肢近端皮肤溃疡和组织坏死等,应想到 CAP 可能,并采用合适的影像检查予以证实。

七、中医治疗

(一)辨证论治

糖尿病下肢动脉硬化闭塞症(DLASO),多发生在糖尿病的中、晚期。消渴之病,阴虚为本,燥热为标,迁延日久阴损及阳,阳损及阴,可见气阴两虚,或阴阳俱损而致痰浊、瘀血、毒邪内盛,留注肌肉、筋骨之间,脉络闭阻,气血运行不畅而表现的一系列症状。临床治疗时抓住"痰、瘀、毒"三大病机特点,合理辨证论治,方可取得良效。

1.痰浊阻络证

(1)主症:患者肢冷发麻,足趾喜暖怕冷,肤色苍白冰凉,麻木疼痛,遇冷痛剧。步履不利,多走时疼痛加剧,小腿酸胀,稍歇则痛缓(间歇性跛行),舌苔白腻,脉沉细,趺阳脉减弱或消失。

(2)治则:化痰利湿,活血化瘀。

(3)方药:二陈汤合三仁汤加减。陈皮 12 g,半夏 10 g,白术 10 g,茯苓 15 g,薏苡仁 30 g,豆蔻 10 g,杏仁 10 g,滑石 15 g,厚朴 10 g,牛膝 15 g,木瓜 10 g,当归 10 g,赤芍 10 g,秦艽 10 g,竹叶 10 g。

2.血脉瘀阻证

(1)主症:肢体酸胀疼痛加重,步履沉重乏力,活动艰难。患趾肤色由苍白转为暗红,下垂时更甚,抬高则见苍白。小腿可有游走性红斑,结节或硬索,疼痛持续加重,彻夜不能入寐,舌质暗红或有瘀斑,苔白,脉弦或涩,趺阳脉消失。

(2)治则:活血化瘀,通络止痛。

(3)方药:桃红四物汤加减。桃仁 15 g,红花 15 g,丹参 30 g,赤芍 10 g,鸡血藤 15 g,川牛膝 15 g,川芎 15 g,远志 20 g,黄芪 10 g,川楝子 10 g,当归 10 g,甲片 15 g。

3.热毒瘀阻证

(1)主症:肢体剧痛,日轻夜重,喜凉怕热。局部皮色紫暗,肿胀,渐变紫黑,浸润蔓延,溃破腐烂,气秽,创面肉色不鲜,甚则五趾相传,波及足背,或伴有发热等症,舌红,苔黄腻,脉弦数。

(2)治则:清热解毒利湿,活血祛瘀止痛。

(3)方药:四妙活血汤加减。金银花 15 g,蒲公英 30 g,紫花地丁 15 g,玄参 15 g,当归 10 g,黄芪 15 g,生地黄 10 g,丹参 30 g,牛膝 15 g,连翘 10 g,红花 10 g,黄芩 10 g,黄柏 10 g,乳香 3 g,没药 3 g。

4.气血两虚证

(1)主症:面容憔悴,萎黄消瘦,神情倦怠。坏死组织脱落后疮面久不愈合,肉芽暗红或淡红不鲜,舌质淡胖,脉细无力。

(2)治则:调补气血。

(3)方药:八珍汤加减。党参 20 g,白术 10 g,茯苓 20 g,当归 10 g,川芎 12 g,赤白芍各 10 g,熟地黄 12 g,桃仁 10 g,红花 10 g,黄芪 15 g,川牛膝 12 g,鸡血藤 10 g,木瓜 12 g,砂仁 6 g。

(二)单方验方治疗

(1)当归 20 g,川芎、白芍、红花各 12 g,丹参、鸡血藤、黄芪各 24 g,党参、桂枝各 15 g,附子、干姜各 10 g,炙甘草 9 g,花椒、生姜各 30 g,葱白 3 根,加水煮沸熏洗患肢。

(2)取水蛭、地龙各 30 g,䗪虫、桃仁、苏木、红花、血竭、乳香、没药各 10 g,牛膝、附子、桂枝、甘草各 15 g,水煎取液,倒入木桶内浸洗,自小腿以下,都浸浴在温热的药液之中。

(3)川芎、草乌各 10 g,鸡血藤 15 g,苏木 1 g,红花 10 g,透骨草 15 g,水煎温泡洗。

(4)毛冬青根 90 g,加水 3 000 mL,煎至 2 000 mL 左右,凉后泡洗患肢。

（仇莉莉）

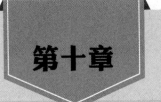

第十章　妇科疾病

第一节　闭　经

一、病因病机

中医认为闭经的病因有虚、实之分,虚者主要是经血匮乏致胞宫胞脉空虚,无血可下;实者多为胞宫胞脉壅塞致经血的运行受阻,或经隧不通,或气血郁滞。虚、实可单独为病,也可相兼为病。

(一)精血不足

1.肾气亏虚

禀赋不足、肾气未盛、精气未充,或多产、堕胎、房劳伤肾,或久病及肾,肾气亏虚,生精乏源,以致精血匮乏,冲任空虚。

2.肝肾阴虚

若素体肝肾阴虚,阴血不足,冲任血少,或多产房劳,肾精暗耗,肾阴虚损,肾水不足,肝木失养,肝肾阴虚,冲任血少,胞脉空虚。

3.气血虚弱

脾胃素弱,或饮食劳倦,或忧思过度,或谷食不足,或节食减重,以致气血化源不足;或吐血、下血、堕胎、小产失血,或哺乳过长过久,或患虫疾耗血,以致失血伤血而不足。

4.阴虚血燥

素体阴虚,或失血伤阴,或久病耗血伤阴,或过食辛燥伤阴,阴虚不足,虚热又生,热邪复伤阴,从而加重阴伤,营阴不足,阴血亏虚。

(二)冲任瘀阻

1.气滞血瘀

素性郁闷,或精神紧张,或七情内郁,或病久抑郁,肝郁不舒,气机郁滞,冲任气血瘀阻。

2.痰湿阻滞

素多痰湿,或嗜食肥甘厚味,酿生痰湿,或肥胖之人,多痰多湿,或脾虚失运,痰湿内生,下注冲任,冲任壅塞,气血运行受阻。

3.寒凝血瘀

素体阳虚,或过食生冷,或经产之时,血室正开,或冒雨涉水,寒邪外袭,或过用寒凉之品,或久病伤阳,寒从内生,血为寒凝,瘀滞冲任。

(三)脏虚血瘀

肾精匮乏,精不化血,血少气虚,血运不畅,冲任瘀滞;或肾阴虚亏,阴血不足,冲任涩滞;或肾阳素虚,寒从内生,虚寒滞血,冲任不畅;或肾气不足,行血无力,冲任瘀滞;或手术伤损冲任,不能传送脏腑化生气血,离经之血瘀滞冲任。冲任既虚且瘀,故经血不得泻。

从上可见,闭经的病因病机虚者多责之肾、肝、脾之虚损,精、气、血之不足,血海空虚,经血无源以泄;实者多责之气血、寒、痰之瘀滞,胞脉不通,经血无路可行;尚有虚实相兼为病的。本病虚多实少,虚实可并见或转换。

二、症状

(一)主要症状

主要症状为无月经或月经停闭。表现为女性年龄超过 14 岁,第二性征未发育;或者年龄超过 16 岁,第二性征已发育,月经还未来潮;女性正常月经周期建立后,月经停止 6 个月以上;或按自身原有月经周期停止 3 个周期以上。

(二)伴随症状

伴随症状常可见阴道干涩,带下量少,或有腰酸腿软,头晕耳鸣,畏寒肢冷,神疲乏力,汗多,睡眠差,心烦易怒,食欲缺乏,厌食,小腹胀痛或冷痛,大便溏薄或干结,小便黄或清长等全身症状。

(三)与病因有关的症状

(1)宫颈宫腔粘连综合征闭经可见周期性下腹疼痛。

(2)垂体肿瘤闭经可见溢乳,头痛。

(3)空泡蝶鞍综合征闭经可见头痛。

(4)席汉综合征闭经可见无力、嗜睡、脱发、黏液水肿、怕冷。

(5)丘脑及中枢神经系统病变所致闭经可见嗅觉丧失、体重下降。

(6)多囊卵巢综合征闭经可见痤疮、多毛。

(7)卵巢早衰闭经可见绝经综合征的症状。

三、体征

体质瘦弱或肥胖,第二性征发育不良,可有多毛、胡须、溢乳、皮肤干燥、毛发脱落、面目肢体浮肿等。

四、常见并发症

(1)宫颈粘连或宫腔不完全粘连可见宫腔积血,若合并感染可见宫腔积脓。

(2)卵巢早衰闭经可见性欲低下、不孕、绝经综合征、骨质疏松症、骨折、心血管疾病。

(3)多囊卵巢综合征闭经可见肥胖症。

五、实验室和其他辅助检查

(一)妇科检查

观察内、外生殖器发育情况及有无畸形;已婚妇女可通过检查阴道及宫颈黏液了解体内雌激素的水平。

(二)实验室检查

有性生活史的妇女出现闭经,必须首先排除妊娠。

1.雌激素水平评估

(1)孕激素试验:孕激素撤退后有出血者,说明体内有一定水平的内源性雌激素影响;停药后无撤退性出血者,则可能存在两种情况:内源性雌激素水平低下;子宫病变所致闭经。

(2)雌、孕激素试验:服用雌激素后再加用孕激素,停药后如有撤退性出血者可排除子宫性闭经;停药后无撤退性出血者可确定子宫性闭经。

2.激素水平测定

测定促卵泡激素(FSH)、促黄体素(LH)、催乳素(PRL)、促甲状腺激素(TSH)等激素水平。

(1)PRL 及 TSH 的测定:两次血 PRL＞25 μg/L 可判断为高催乳素血症;PRL、TSH 水平同时升高提示甲状腺功能减退引起的闭经。

(2)FSH、LH 的测定:FSH＞20 IU/L,提示卵巢功能减退;LH＜5IU/L 或者正常范围提示病变环节在下丘脑或者垂体,FSH＞40 IU/L,提示卵巢功能衰竭。

(3)其他激素的测定:临床上存在高雄激素血症体征时需测定胰岛素、雄激素、17-羟孕酮等,以确定是否存在胰岛素抵抗、高雄激素血症或先天性 21-羟化酶缺陷等疾病。

3.染色体检查

高促性腺激素性闭经及性分化异常者应进行染色体检查。

(三)影像学检查

头颅和(或)蝶鞍的 MRI 或 CT 检查以确定是否存在颅内肿瘤及空蝶鞍综合征等;有明显男性化体征者,还应进行卵巢和肾上腺超声或 MRI 检查,以排除肿瘤。

(四)其他辅助检查

其他辅助检查包括超声检查、基础体温测定、诊断性刮宫、宫腔镜检查等。

六、治疗

闭经的治疗目的是建立或恢复正常连续自主有排卵的月经,或有周期规律的月经。对于育龄期妇女,尤其是有生育要求者,需中医或中西医结合方法促卵泡发育及促排卵,以达到根本治疗目的,对暂时无生育要求的育龄妇女,在治疗过程中要注意避孕。

(一)内治法

1.辨证治疗

闭经的辨证,首先根据局部及全身症状,结合闭经的病史、病程及诱因进行虚实辨证,在此基础上,再进行脏腑气血辨证。闭经的治疗原则,是根据病证的虚实寒热,虚者补而通之,或补益肝肾,或调养气血;实者泻而通之,或活血化瘀,或理气行滞,或化痰调经,如有实证,亦不可一味峻补,反而留邪,而阻滞精血。辨证要点如下。①辨虚证:特点为年逾16周岁尚未行经,或已行经而月经渐少、经色淡;或先有经期延后,继而停闭,伴或不伴全身其他症状;病程长者也多属虚;因骤伤精血、冲任损伤而月经突然停闭者也属虚(如刮宫太过、内膜基底层受损等)。属虚者多有先天不足或后天亏损或失血、房劳多产、多次人工流产刮宫病史,多见形体偏瘦,面色少华,伴见头晕失眠、疲倦乏力、纳食不佳、带下量少、阴道干涩、潮热汗出、烦躁等症,舌淡或红,脉细或弱,或细数。②辨实证:多为平素月经正常,骤然停闭,或伴有其他实象。属实者,有感寒饮冷、涉水、郁怒等诱因,尤出现在经前或行经之初,多见于形体壮实或丰腴,或伴胸胁胀满、腰腹疼痛或脘闷痰多等症,脉多有力。

闭经的辨证治疗,重点在于引经与调经的辨证治疗。

(1)肾气不足。

证候特点:年逾16周岁尚未行经,或初潮偏晚而常有停闭,或月经已潮而又后期量少至停闭,或体质纤弱,第二性征发育不良,或腰膝酸软,头晕耳鸣,或夜尿频多,或四肢不温,倦怠乏力,性欲淡漠,面色晦黯,眼眶黯黑,舌淡红,苔薄白,脉多沉弱。

治法:补肾益气,养血调经。

推荐方剂:加减苁蓉菟丝子丸加淫羊藿,紫河车。

基本处方:肉苁蓉12 g,菟丝子15 g,覆盆子12 g,淫羊藿12 g,桑寄生12 g,枸杞子12 g,当归12 g,熟地黄12 g,焦艾叶6 g,紫河车粉3 g(冲服)。每天1剂,水煎服。

加减法:失眠多梦,加煅牡蛎15 g、夜交藤30 g以安神;带下清冷、量多,加金樱子12 g、芡实15 g、巴戟天12 g以补肾固涩;四肢不温,加桂枝6 g、肉桂6 g(焗服)以补肾助阳。

(2)肝肾阴虚。

证候特点:经量减少,色鲜红,质黏稠,既往月经正常,由于堕胎、小产、分娩后,或大病久病后,或月经骤然停闭,或月经逐渐减少,延后以至停闭。或腰酸腿软,或足跟痛,或带下量少,或阴道干涩,或手足心热,心烦少寐,或形体瘦削,头晕耳鸣,两目干涩,面色少华,毛发脱落,神疲倦怠,舌黯淡,苔薄白或薄黄,脉弦细而数或沉细无力。

治法:补益肝肾,养血通经。

推荐方剂:育阴汤。

基本处方:熟地黄12 g,山药12 g,川续断12 g,桑寄生12 g,杜仲12 g,菟丝子12 g,龟甲10 g(先煎),怀牛膝12 g,山茱萸12 g,海螵蛸10 g,白芍12 g,牡蛎12 g。每天1剂,水煎服。

加减法:若有产时大出血或人流、诊断性刮宫过度,内膜基底层受损,加紫河车粉3 g(冲服)、肉苁蓉12 g、鹿角片10 g、鹿茸6 g以滋肾助阳。

(3)阴虚血燥。

证候特点:月经周期延后,经量少,经色红、质稠,渐至停闭,潮热或五心烦热,颧红唇干,咽干舌燥,甚则盗汗骨蒸,形体消瘦,干咳或咳嗽咯血,大便燥结,舌红,苔少,脉细数。

治法:滋阴益血,养血调经。

推荐方剂:加减一阴煎加丹参,黄精,女贞子,制香附。

基本处方:生地黄12 g,熟地黄12 g,白芍12 g,知母10 g,麦冬12 g,地骨皮12 g,枸杞子12 g,菟丝子12 g,女贞子20 g,丹参12 g,黄精15 g,制香附10 g,甘草4 g。每天1剂,水煎服。

加减法:阴虚肺燥咳嗽,加川贝母12 g以润肺止咳;咳血者,加阿胶10 g(烊服)、白茅根30 g、百合12 g、白及12 g以滋肺养阴;痨虫所致者,须结合抗结核治疗;阴虚肝旺,症见头痛、失眠、易怒者,加龟甲12 g(先煎)、牡蛎10 g(先煎)、五味子10 g、夜交藤30 g以益阴潜阳;阴中干涩灼热者,可用上方多煎一两次的药液外洗,或用大黄30 g、甘草10 g、青蒿10 g等药外洗。

(4)气血虚弱。

证候特点:月经周期逐渐延长,月经量逐渐减少,经色淡而质薄,继而经闭。或有头晕眼花,心悸气短,食少,面色萎黄或苍白,神疲体倦,眠差多梦,毛发不泽或早见白发,舌淡,苔少或白薄,脉沉缓或细弱。

治法:益气养血,调补冲任。

推荐方剂:滋血汤加紫河车粉。

基本处方:人参 12 g,怀山药 20 g,黄芪 20 g,茯苓 12 g,川芎 9 g,当归 12 g,白芍 12 g,熟地黄 12 g,紫河车粉 3 g(冲服)。每天 1 剂,水煎服。

加减法:若眠差多梦者,加五味子 15 g、夜交藤 20 g 以养心安神。

(5)气滞血瘀

证候特点:既往月经正常,突然停闭不行,伴情志抑郁或烦躁易怒,胁痛及乳房胀满或小腹胀痛拒按,嗳气叹息,舌质正常或黯或有瘀斑,苔正常或薄黄,脉沉弦。

治法:理气活血,祛瘀通经。

推荐方剂:膈下逐瘀汤加川牛膝。

基本处方:当归 12 g,川芎 9 g,赤芍 12 g,桃仁 12 g,红花 8 g,枳壳 12 g,延胡索 12 g,五灵脂 12 g,牡丹皮 10 g,乌药 12 g,制香附 12 g,川牛膝 15 g,甘草 4 g。每天 1 剂,水煎服。

加减法:烦躁胁痛,加柴胡 9 g、郁金 12 g、栀子 9 g 以疏肝泄热;热而口干,大便干结,加黄柏 9 g、知母 12 g 滋阴泻火。

(6)痰湿阻滞。

证候特点:月经量少、延后渐至停闭,色淡,质黏稠,形体日渐肥胖,或面部生痤疮,或面浮肢肿,或带下量多色白质稠,或胸胁满闷,或呕恶痰多,或神疲倦怠,心悸短气,舌淡胖嫩,苔白腻多津,脉滑或沉。

治法:健脾燥湿化痰,活血调经。

推荐方剂:苍附导痰丸加皂角刺,菟丝子。

基本处方:苍术 9 g,香附 12 g,茯苓 12 g,法半夏 12 g,陈皮 9 g,甘草 4 g,胆南星 10 g,枳壳 12 g,生姜 3 片,神曲 12 g,皂角刺 10 g,菟丝子 15 g。每天 1 剂,水煎服。

加减法:若呕恶胸胁满闷者,去菟丝子、神曲,加厚朴 12 g、竹茹 12 g、葶苈子 10 g 以行气化痰;痰湿化热,苔黄腻者,加黄连 10 g、黄芩 12 g 以清热祛湿;痰郁化热,加黄芩 12 g、鱼腥草 20 g、夏枯草 20 g 以清热化痰;顽痰加昆布 12 g、皂角刺 10 g、浙贝母 20 g、山慈菇 20 g 以祛痰;肾虚者,加枸杞子 10 g、山茱萸 12 g、淫羊藿 12 g、肉苁蓉 12 g 补肾利水。

(7)寒凝血瘀。

证候特点:月经停闭半年以上,胞宫感寒,小腹冷痛拒按,得热则痛缓,形寒肢冷,面色青白,小便清长,舌紫黯,苔白,脉沉紧。

治法:温经散寒,活血调经。

推荐方剂:温经汤(《妇人大全良方》)。

基本处方:人参 12 g,当归 12 g,川芎 9 g,白芍 12 g,肉桂 10 g(焗服),莪术 10 g,牡丹皮 12 g,牛膝 12 g,甘草 4 g。每天 1 剂,水煎服。

加减法:若面色黯黄,小腹冷痛较剧,舌紫黯,加艾叶 10 g、熟附片 10 g(先煎)、淫羊藿 12 g 以温经助阳。

(8)肾虚血瘀。

证候特点:月经初潮较迟,或月经后期量少渐至闭经,或有多次流产史,或无全身症状,或伴腰酸腿软、头晕耳鸣、性欲淡漠、带下量少或无、阴道干涩疼痛,舌淡黯,苔白或少苔,脉沉细。

治法:补肾化瘀。

推荐方剂:左归丸去鹿角胶、龟甲胶,加丹参、红花、生山楂。

基本处方:熟地黄 9 g,山药 12 g,山茱萸 12 g,枸杞子 10 g,川牛膝 15 g,菟丝子 12 g,丹参 12 g,红花 5 g,生山楂 12 g。每天 1 剂,水煎服。

加减法:若见潮热汗出,加牡丹皮 12 g、黄柏 12 g 以清热凉血化瘀。

经上述治疗后有首次月经来潮者,当根据患者出现的证候继续辨证调经治疗(参见辨证治疗),或施以周期治疗,以经后期滋补肾精、补养气血,经间期补肾活血、疏肝理气,经前期温补肾阳、健脾疏肝,经期行气活血、化瘀通经为法。

2.常用中成药治疗

(1)少腹逐瘀丸:温经活血,散寒止痛。用于寒凝血瘀型闭经。口服,每次 1 丸,每天 2 次。

(2)血府逐瘀丸:活血祛瘀,行气止痛。用于气滞血瘀型闭经。口服,每次 1 丸,每天 2 次。空腹用红糖水送服。

(3)坤灵丸:调经养血,逐瘀生新。用于月经不调,或多或少,行经腹痛,子宫寒冷,久不受孕,习惯性流产,赤白带下,病久气虚,肾亏腰痛。口服,每次 15 丸,每天 2 次。

(4)八珍益母丸:益气养血,活血调经。用于气血两虚兼有血瘀证所致月经不调。每次 1 丸,每天 3 次。

(5)八宝坤顺丸:益气养血调经。用于气血虚弱所致的月经不调、痛经。口服,每次 1 丸,每天 2 次。

(6)妇科金丸:调经活血。用于体虚血少,月经不调,腰酸背痛等症。每次 1 丸,每天 2 次。

(7)乌鸡白凤丸:补气养血,调经止带。用于月经不调,疲乏无力,心慌气短,腰腿酸软,白带量多。口服,每次 1 丸,每天 2 次。

(8)艾附暖宫丸:理血补气,暖宫调经。用于子宫虚寒,月经量少,后错,经期腹痛,腰酸带下等。每次 1 丸,每天 2 次。

(二)外治法

1.针灸治疗

(1)气血虚弱:选取关元、足三里、归来、气海、脾俞、胃俞穴。操作:手法宜轻柔。足三里直刺 0.5~1 寸,提插或捻转,补法,至局部酸胀感。关元、气海、归来直刺 0.5 寸,轻轻提插或徐徐捻转,至小腹部胀重感。脾俞、胃俞均斜刺 0.5~1 寸,捻转补法,至局部酸胀感。留针 20 min,隔天治疗一次。

(2)肝肾不足:选取关元、足三里、归来、肾俞、肝俞穴。操作:关元、归来直刺 0.5~1 寸,提插捻转补法,至小腹胀重感。足三里直刺 0.5~1 寸,提插或捻转,补法,至局部酸胀感。肾俞直刺 1.5~2 寸,提插捻转运针,至局部酸胀感。肝俞斜刺 1 寸,捻转补法,至局部胀感。留针 20 min,隔天治疗一次。

(3)阴虚血燥:选取关元、足三里、归来、太溪穴。操作:关元、归来直刺 0.5~1 寸,提插捻转补法,至小腹胀重感。足三里直刺 0.5~1 寸,提插或捻转,补法,至局部酸胀感。太溪直刺 0.5~1 寸,捻转补法,至局部胀感。留针 20 min,隔天治疗一次。

（4）气滞血瘀：选取中极、三阴交、归来、合谷、血海、太冲穴。操作：中极、归来直刺1寸，提插平补平泻法，至小腹部胀麻感。三阴交向上斜刺1～1.5寸，提插泻法，使针感沿小腿内侧向上放散。合谷直刺0.5～1寸，提插泻法，至局部胀重感或向指端放散。血海直刺1寸，提插或捻转泻法。太冲直刺0.5～1寸，提插泻法，至局部胀感向趾端放散。留针20 min，间歇行针。

（5）痰湿阻滞：选取中极、三阴交、归来、阴陵泉、丰隆穴。操作：中极、归来直刺1寸，提插平补平泻法，至小腹部胀麻感。三阴交向上斜刺1～1.5寸，提插泻法，使针感沿小腿内侧向上放散。丰隆直刺1～1.5寸，提插泻法，使针感向足部放散。留针20 min间歇行针。

2.按摩治疗

全身推运，腰骶部加擦法，以透热为度；少腹部则振颤，摩腹，揉腹。取内关、合谷、肾俞、关元、中极、足三里、三阴交等穴。按摩垂体、甲状腺、肾上腺、生殖腺、子宫、腹腔神经丛等反射区。以上每天1次，15次为1个疗程。

3.穴位埋线治疗

选取主穴：天枢、带脉、子宫、脾俞、胃俞、肾俞、足三里穴均为双侧，关元、中极、中脘穴。操作：取消毒的弯盘、剪刀、镊子、纱布、3-0医用羊肠线、7号注射针头、35 mm×40 mm针灸针。将羊肠线分别剪成长约1 cm的一小段放在95.0%的乙醇中，埋线时取出放在纱布上。局部皮肤消毒后，将针灸针穿入注射针头内，稍向后退少许，将羊肠线用镊子夹起，放进注射针头前端，羊肠线不要露出针头，然后倾斜地持注射针头及针灸针，快速将注射针头刺入皮内，针尖达患者肌肉层后，将注射针头稍向上提，同时将针灸针向下刺入，将羊肠线推入肌肉内，当针灸针针下有松动感时，说明羊肠线已进入肌肉内，即可将注射针头及针灸针一起拔出，再用棉签按压针孔片刻至血止。1个月治疗1次，6个月为1个疗程。

（徐　嵘）

第二节　盆腔炎性疾病

盆腔炎性疾病是女性常见病，指女性上生殖道及其周围结缔组织的炎症，多发生于产后、流产后和妇科手术后。炎症可局限于一个部位，也可同时累及几个部位。按感染部位可分为子宫内膜炎、子宫肌炎、输卵管炎、输卵管卵巢脓肿、盆腔结缔组织炎、盆腔腹膜炎及盆腔脓肿等。按临床发病过程分为盆腔炎性疾病和盆腔炎性疾病后遗症，相当于既往的急性盆腔炎和慢性盆腔炎。

盆腔炎性疾病属于中医学的"带下病""妇人腹痛""热入血室""产后发热""癥瘕"等范畴。

一、病因病机

中医学认为盆腔炎性疾病的发生一般都有明显的诱发因素，如分娩、流产、宫腔手术操作、经行房事等，此时妇人胞宫、胞脉空虚，血室正开，气血耗伤而余血未尽，若调摄失当，或手术消毒不严，湿、热、毒邪乘虚而入，与气血相搏结，蕴积胞宫、胞脉、胞络，冲任损伤，正邪交争而成。至于盆腔炎性疾病后遗症，中医学认为与以下因素有关。

（一）湿热瘀结

宿有湿热内蕴，流注下焦，阻滞气血，瘀积冲任；或经期产后，余血未尽，感受湿热之邪，湿热与血相搏结，瘀阻冲任，胞脉血行不畅而发病。

（二）气滞血瘀

素性抑郁，或忿怒过度，肝失条达，气机不利，气滞而血瘀，冲任阻滞，胞脉血行不畅而发病。

（三）寒湿凝滞

经行产后，余血未尽，冒雨涉水，感寒饮冷；或久居寒湿之地，寒湿伤及胞脉，血为寒湿所凝，冲任阻滞，血行不畅而发病。

（四）脾虚湿瘀互结

素体脾虚，或饮食、劳倦、思虑伤脾，脾虚运化失司，湿浊内生，注于下焦，与瘀血相搏结，湿瘀互结，冲任损伤而发病。

（五）肾阳虚

素秉肾气不足，或房事过度，命门火衰；或经期摄生不慎，感受风寒，寒邪入里，损伤肾阳，冲任失于温煦，胞脉虚寒而发病。

二、症状

盆腔炎性疾病常见症状为下腹痛、发热、阴道分泌物增多，若病情严重可有寒战、高热、头痛、食欲缺乏。若有腹膜炎，则出现消化系统症状如恶心、呕吐、腹胀、腹泻等。若有脓肿形成，可有下腹包块及局部压迫刺激症状：排尿困难、尿频、尿痛或腹泻、里急后重感和排便困难。若有输卵管炎的症状和体征并同时有右上腹疼痛者，应怀疑有肝周围炎。月经期发病可出现经量增多、经期延长。

盆腔炎性疾病后遗症的症状中全身症状不典型，有时可有低热、乏力。病程较长时可有神经衰弱症状；抵抗力下降时可有急性及亚急性发作；腹部症状包括下腹部坠胀、疼痛及腰骶部酸痛，常在性交后、经期前后及劳累后发作；月经失调、不孕等。

三、体征

盆腔炎性疾病常有体温升高，心率加快，腹胀，下腹部有压痛、反跳痛及肌紧张，肠鸣音减弱或消失，严重患者呈急性病容。盆腔检查：阴道可见脓性分泌物，穹隆有明显触痛；宫颈充血、水肿，可见脓性分泌物从宫颈口外流，举痛明显；宫体稍大，有压痛，活动受限；子宫两侧压痛明显，若为单纯输卵管炎，可触及增粗的输卵管，有明显压痛；若为输卵管积脓或输卵管卵巢脓肿，则可触及包块且压痛明显；宫旁结缔组织炎时，可扪到宫旁一侧或两侧有片状增厚，或两侧宫骶韧带增粗，压痛明显；若有脓肿形成且位置较低时，可扪及后穹隆或侧穹隆有肿块且有波动感，三合诊常能协助进一步了解盆腔情况。

盆腔炎性疾病后遗症：常有子宫呈后位，活动受限或粘连固定；若有输卵管炎，可扪及一侧或两侧增粗的输卵管，成条索状，并有轻度压痛；若有输卵管积水或囊肿，在附件区有片状增厚或扪及边界不清的包块，可有压痛。

四、常见并发症

盆腔炎性疾病的常见并发症主要有败血症、脓毒血症、肠梗阻、月经不调、不孕症、异位妊娠等。

(一)败血症、脓毒血症

当病原体毒性强,数量多,患者抵抗力降低时,常发生败血症,甚至脓毒血症。多见于严重的产褥感染、感染流产。

(二)肠梗阻

当盆腔内器官发生严重感染,引起弥散性腹膜炎时,可引起麻痹性肠梗阻。

(三)月经不调

子宫内膜炎或输卵管卵巢炎可引起月经不调,表现为月经过多或经期延长或不规则阴道出血。

(四)不孕症、异位妊娠

输卵管炎性阻塞和盆腔粘连,可引起不孕症和异位妊娠。

五、实验室和其他辅助检查

(一)实验室检查

(1)盆腔炎性疾病血液检查提示白细胞计数明显升高,中性粒细胞计数明显升高,红细胞沉降率加快,C反应蛋白水平升高。

(2)阴道分泌物和宫颈分泌物检测、培养可找到致病的病原体,败血症、脓毒血症时,血培养可找到病原体。

(二)B型超声检查

B型超声检查提示盆腔内有炎性渗出,或有炎性包块。

(三)其他辅助检查

1.后穹隆穿刺

子宫直肠窝积脓时,后穹隆穿刺可抽出脓液,经培养可找到病原体。

2.腹腔镜检查

腹腔镜检查为侵入性检查,不推荐常规应用,通常诊断不明确或治疗48~72 h无效后可采用,对本病的诊断特异性高,可采集标本进行病原学检查。

六、治疗

盆腔炎性疾病如起病急骤,临床上以实证为主,治疗上以清热解毒,利湿化瘀为要,因病情急重,应中西医结合治疗,与抗生素合用,必要时手术治疗。盆腔炎性疾病后遗症病情缠绵,多有瘀血内阻,正气受损,临床上常见寒热错综、虚实夹杂之证,治疗上宜根据不同证型辨证施治,除内服药外,还应结合中药保留灌肠、中药外敷腹部、理疗等综合疗法,以提高临床疗效。

(一)内治法

1.辨证治疗

盆腔炎性疾病中医辨证多属热毒壅盛或湿热瘀结,盆腔炎性疾病后遗症中医辨证以气滞血瘀、湿热瘀结、寒湿凝滞、脾虚湿瘀互结、肾阳虚为主要证型,治疗上宜根据不同阶段、不同证型辨证治疗。

(1)热毒壅盛。

证候特点:高热寒战,下腹疼痛拒按,带下量多,色黄脓样,质稠秽臭,口干口苦,恶心纳呆,小便黄短,大便干结,舌质红,苔黄干或黄厚腻,脉滑数。

治法:清热解毒利湿。

推荐方剂:五味消毒饮合小承气汤加减。

基本处方:金银花15 g,蒲公英20 g,黄柏12 g,大黄10 g(后下),厚朴15 g,枳实15 g,败酱草30 g,白花蛇舌草30 g,赤芍15 g,牡丹皮15 g。每天1~2剂,水煎服。

加减法:热盛加黄芩12 g、连翘15 g以清热解毒;夹湿加薏苡仁30 g、川萆薢15 g、车前子15 g以利湿;下腹痛甚加香附12 g、木香9 g(后下)、延胡索12 g以理气止痛。

(2)湿热瘀结。

证候特点:下腹疼痛,腰骶酸痛,带下量多,色黄白,质稠,可伴低热,口干口苦,胸闷纳呆,小便黄短,大便干结,舌质黯红,有瘀点瘀斑,苔黄腻,脉弦数或濡数。

治法:清热利湿,活血化瘀。

推荐方剂:止带方加减。

基本处方:赤芍15 g,牡丹皮15 g,丹参15 g,车前子15 g,泽泻15 g,川萆薢15 g,败酱草20 g,银花藤20 g,毛冬青30 g,土茯苓15 g。每天1剂,水煎服。

加减法:热盛加黄芩12 g、黄柏12 g以清热;下腹痛甚加香附12 g、延胡索12 g以理气止痛;妇科检查有炎症包块加三棱10 g、莪术10 g以活血消癥。

(3)气滞血瘀。

证候特点:下腹坠胀疼痛,腰骶酸痛,带下量多,色黄或白,情志抑郁,嗳气叹息,经前乳房胀痛,舌质黯红,有瘀点瘀斑,苔薄白,脉弦涩。

治法:活血化瘀,理气止痛。

推荐方剂:盆炎方加减。

基本处方:当归12 g,赤芍15 g,牡丹皮12 g,丹参20 g,香附12 g,木香9 g(后下),枳壳12 g,车前子15 g,败酱草15 g,毛冬青30 g。每天1剂,水煎服。

加减法:下腹痛较甚加延胡索12 g、乌药12 g以理气止痛;寒瘀小腹冷痛者加桂枝10 g、小茴香6 g以温经散寒;湿盛带下量多者加川萆薢15 g、薏苡仁30 g、土茯苓15 g以利水渗湿。

(4)寒湿凝滞。

证候特点:小腹冷痛,痛处不移,得温痛减,腰骶酸痛,带下量多,色白质稀,形寒肢冷,面色青白,舌质淡黯,苔白腻,脉沉紧。

治法:散寒除湿,活血化瘀。

推荐方剂:少腹逐瘀汤加减。

基本处方:桂枝10 g,小茴香6 g,当归15 g,川芎10 g,赤芍12 g,丹参15 g,茯苓20 g,白术15 g,台乌药12 g,延胡索12 g。每天1剂,水煎服。

加减法:湿重带下量多加川萆薢15 g、薏苡仁20 g以利湿;兼脾虚见神疲乏力加党参15 g、黄芪15 g以健脾益气;兼肾虚见腰骶酸痛加川续断15 g、桑寄生15 g以温补肾气;下腹痛甚加香附10 g、毛冬青20 g以行气活血,化瘀止痛。

(5)脾虚湿瘀互结。

证候特点:下腹隐痛,坠胀,腰骶酸痛,劳累后加重,带下量稍多,色白,质稀,无臭气,神疲乏力,纳呆便溏,舌质淡黯,有瘀点瘀斑,苔白或腻,脉缓弱。

治法:健脾化湿,活血化瘀。

推荐方剂:完带汤合盆炎方加减。

基本处方:丹参15 g,赤芍12 g,当归12 g,茯苓20 g,白术15 g,党参15 g,郁金15 g,香附12 g,车前子15 g,苍术10 g,炙甘草6 g。每天1剂,水煎服。

加减法:体虚较明显加黄芪15 g以加强补气健脾;下腹痛较甚加延胡索12 g、毛冬青30 g以理气化瘀止痛;湿盛加薏苡仁30 g、川萆薢15 g以加强利湿。

(6)肾阳虚。

证候特点:带下量多,质稀如水,畏寒肢冷,头晕耳鸣,腰酸如折,小腹冷感,少腹坠痛,小便频数清长,夜尿多,大便溏薄,舌质淡,苔薄白,脉沉迟。

治法:温肾培元,固涩止带。

推荐方剂:内补丸加减。

基本处方:熟附子9 g(先煎),肉桂1.5 g(焗服),补骨脂15 g,淫羊藿12 g,菟丝子15 g,黄芪20 g,白术15 g,茯苓20 g,当归15 g,桑螵蛸9 g。每天1剂,水煎服。

加减法:夹瘀少腹痛较甚加赤芍15 g、丹参20 g、当归15 g以活血化瘀止痛;兼脾虚加党参15 g、炒扁豆20 g以健脾;夹湿加薏苡仁30 g、苍术10 g以燥湿。

2.常用中成药治疗

(1)妇炎康片:活血化瘀,清热解毒,除湿止痛。用于盆腔炎性疾病各证。每次6片,每天3次。

(2)花红片:清热解毒,燥湿止带,祛瘀止痛。用于湿热瘀滞所致带下病、月经不调、慢性盆腔炎、附件炎。每次4～5片,每天3次。

(3)妇科千金片:清热除湿,益气化瘀。用于湿热瘀阻所致的带下病、腹痛。每次6片,每天3次。

(4)金刚藤胶囊:清热解毒,消肿散结。用于附件炎和附件炎包块。每次4粒,每天3次。

(5)少腹逐瘀丸:活血通经,散寒止痛。用于盆腔炎性疾病后遗症寒湿凝滞证。每次1丸,每天2次。

(二)外治法

1.中药灌肠治疗

(1)复方毛冬青灌肠液:含毛冬青、大黄、黄芪、莪术等,制成药液100 mL保留灌肠,每天1次,可连续应用,月经期暂停。用于盆腔炎各证型。

(2)康宁汤:含紫花地丁、蒲公英、败酱草、白花蛇舌草、苦参等,浓煎100 mL保留灌肠,每天1次,可连续应用,月经期暂停。用于盆腔炎属实证各证型。

2.中药外敷治疗

(1)四黄水蜜:用四黄散(含大黄、黄芩、黄柏、黄连)适量,加温开水拌匀搅成饼状,表面涂以蜜糖,用布包好外敷下腹部,每天1～2次,10次为1个疗程,可连续应用,月经期暂停。用于盆腔炎属实证各证型。

(2)双柏水蜜:用双柏散(含侧柏叶、大黄、黄柏、泽兰、薄荷)适量加温开水拌匀搅成饼状,表面涂以蜜糖,用布包好外敷下腹部,每天1～2次,10次为1个疗程,可连续应用,月经期暂停。用于盆腔炎属实证各证型。

(3)妇炎散:药用大黄、姜黄、败酱草、丹参、赤芍、乳香、延胡索、姜活、独活、千年健、透骨草,切细末温水加酒调成糊状敷下腹,每天1～2次,10次为1个疗程,可连续应用,月经期暂停。用于盆腔炎各证型。

3.针灸治疗

(1)毫针:用于治疗盆腔炎性疾病后遗症。取中极、天枢、归来、三阴交、阴陵泉、关元俞等穴，若小腹部有包块者加阿是穴。均取平补平泻法。

(2)耳针:用于治疗盆腔炎性疾病后遗症。取腹部、内生殖区、内分泌、三焦、肾上腺、肝等穴，埋针或埋豆，每周2~3次。

(3)水针:用于治疗盆腔炎性疾病后遗症。取中极、阿是穴、三阴交等穴，选用当归注射液、丹参注射液、维生素 B_{12} 等药物，每穴注入1~2 mL，隔天1次。

(4)电针:用于治疗盆腔炎性疾病后遗症。取穴天枢、血海或中极、三阴交，接电针仪，选择疏密波，中等强度，通电 20 min，每天或隔天1次。

（徐 嵘）

第三节 阴 道 炎

阴道炎是指阴道黏膜及黏膜下结缔组织的炎症，是妇科常见疾病，各年龄组均可发病。正常健康妇女由于解剖及生理生化特点，阴道对病原体的侵入有自然防御功能。当阴道的自然防御功能遭到破坏，则病原体易于侵入，导致阴道炎症。外阴阴道与尿道、肛门毗邻，局部潮湿，易受污染；生育年龄妇女性活动较频繁，且外阴阴道是分娩、宫腔操作的必经之道，容易受到损伤及外界病原体的感染；绝经后妇女及婴幼儿雌激素水平低下，局部抵抗力下降，也易发生感染。

阴道炎临床常见的有滴虫阴道炎（trichomonal vaginitis，TV）、外阴阴道假丝酵母菌病（vulvo vaginal candidiasis，VVC）、细菌性阴道病（bacterial vaginosis，BV）、老年性阴道炎（senile vaginitis）。阴道炎属于中医学的"带下病""阴痒"等病范畴。

一、病因病机

（一）滴虫阴道炎
本病多因湿邪为病，湿热蕴结，虫蚀阴中所致。

1.湿热下注

湿热之邪有内外之分。如久居湿地等致湿邪外侵，郁而化热，或经期、产后，湿热邪毒乘虚而入，此为外感湿热。若素体脾气虚弱，或肝气郁结，木旺乘脾土，脾失健运，水湿内留，停注下焦，蕴而化热，则为内生湿热。湿热蕴结，任带不固，则带下增多、色黄。下焦湿热，膀胱失约则并发淋证。

2.肾虚湿盛

湿邪浸淫日久成毒，素体不足或久病、房劳多产致肾气亏虚，气化失常，水湿内停，而致湿邪蕴积下焦，湿腐生虫，或摄生不慎，虫邪直犯阴器，虫蚀阴中则阴痒。

（二）外阴阴道假丝酵母菌病
本病多因湿浊蕴结，感染邪毒所致。

1.湿浊蕴结

郁怒伤肝,或忧思不解,损伤脾气,运化失常,水谷之精微聚而成湿,流注下焦;或因久居湿地,感受湿邪,湿浊蕴结,流溢下焦,则带下黏着,犯及阴部,湿腐生虫而阴痒;或摄生不慎,忽视卫生,虫体邪毒直犯阴器致阴痒。

2.肝肾阴虚

房劳产众,久病或孕后阴血亏虚,肝肾不足,不能濡养窍道,湿邪乘虚而入,湿浊下注,湿腐生虫而致带下、阴痒之症。故临床上消渴及妊娠者易屡患此疾。

(三)细菌性阴道病

本病的发生,中医多责之于肝、脾、肾三脏及风、寒、湿、热之邪。

1.肝肾阴虚

外阴、阴道为经络丛集之处,宗筋聚集之所。肝藏血,主筋;肾藏精,主前后二阴。若素体肝肾不足,或房劳过度,或育产频多,精血耗伤;或七七之年,肾阴亏虚,天癸竭绝,阴精耗伤,阴血不足,不能濡养阴户,而致阴痒。张三锡《医学准神六要·前阴诸病》云:"瘦人燥痒,属阴虚坎离为主。"

2.肝经郁热

足厥阴肝经绕阴器,若内伤七情,肝郁气滞,郁久化热,热灼经络。肝郁克脾,脾虚湿盛,湿热蕴结,注于下焦,直犯阴部,而生阴痒、带下等症。《校注妇人良方·妇人阴痒方论》薛己按:"妇人阴内痒痛,内热倦怠,饮食少思,此肝脾郁怒,元气亏损,湿热所致。"

2.湿热下注

湿热为病,有内生和外感之分。内生者多与脾虚肝郁或恣食膏粱厚味有关。外感者,常因经行产后胞室空虚,湿热之邪乘虚而入。

(四)老年性阴道炎

本病主要发病机制为肝肾阴虚,湿热下注。

1.肾阴亏虚

年老体衰或手术切除卵巢后,精血不足,肝肾亏虚,冲任虚衰,带脉失约,津液渗漏于下则带下量多。阴虚火旺,灼伤脉络,迫血外出,则带下夹血,阴中灼热而痛。阴血不足,阴窍失养,生风化燥则阴痒。

2.湿热下注

年老精血亏虚,阴窍失养,湿邪乘虚而入,或脾虚湿阻,与体内虚火相胶结,湿热下注而致带下、阴痒、淋证等诸病。

二、症状

(一)滴虫阴道炎

潜伏期一般为4~28 d,有25.0%~50.0%的患者患病初期可无任何症状。

1.症状

症状主要是稀薄脓性、黄绿色、泡沫状白带增多及外阴瘙痒,可伴有灼烧感、疼痛和性交痛,如伴尿道感染时,有尿频、尿急、尿痛或血尿。

2.体征

检查可见阴道与宫颈黏膜充血水肿,常有散在的红色斑点,或草莓状突起,阴道内有大量白带,呈黄白色、灰黄色稀薄泡沫样液体或为黄绿色脓性分泌物。

3.常见并发症

该病可引起继发性细菌感染,往往与其他阴道炎并存。阴道毛滴虫能吞噬精子,并能阻碍乳酸生成,影响精子在阴道内存活,因此可并发不孕症。

(二)外阴阴道假丝酵母菌病

1.症状

外阴瘙痒,有较多的白色豆渣样白带是该病的主要症状。可伴有外阴瘙痒、灼烧感,尿急、尿痛和性交痛。症状严重时坐卧不宁,痛苦异常。

2.体征

检查见外阴肿胀,表皮可剥脱,可有抓痕。小阴唇内侧及阴道黏膜附有白色膜状物,擦除后可见阴道黏膜红肿或糜烂面及浅表溃疡。严重者小阴唇肿胀粘连。典型的白带为白色豆渣样,可呈凝乳状,略带臭味。

(三)细菌性阴道病

1.症状

有10.0%～40.0%的临床患者临床无症状,多数患者外阴和阴道黏膜无充血及红斑等炎症表现。有症状者主要表现为阴道分泌物增多,呈稀薄均质状或稀糊状,为灰白色或灰黄色,有鱼腥臭味。性交后加重,可伴有轻度外阴瘙痒或灼烧感。

2.体征

检查见阴道黏膜无充血等炎症改变,阴道分泌物可增多,分泌物呈灰白色,均匀一致,稀薄,常黏附于阴道壁,但黏度很低,容易将分泌物从阴道壁拭去。

3.常见并发症

该病常与妇科宫颈炎、盆腔炎同时发生,也常与滴虫阴道炎同时发生,有报道滴虫培养阳性妇女中有86.0%的妇女合并本病。此外在妊娠期细菌性阴道病常可引起围产期不良结局如绒毛膜羊膜炎、羊水感染、胎膜早破、早产及剖宫产后或阴道分娩后子宫内膜感染等。

(四)老年性阴道炎

1.症状

该病主要症状为外阴灼热不适、瘙痒及阴道分泌物增多,稀薄,呈淡黄色,严重者呈脓血性白带,可伴有性交痛。

2.体征

检查可见阴道黏膜呈萎缩性改变,皱襞消失,上皮菲薄并变平滑,阴道黏膜充血,有散在小出血点或点状出血斑,有时见浅表溃疡。溃疡面可与对侧粘连,严重时造成阴道狭窄甚至闭锁,炎性分泌物引流不畅形成阴道积脓或宫腔积脓。

五、实验室和其他辅助检查

(一)滴虫阴道炎

1.悬滴法

检查滴虫最简便的方法是悬滴法。在玻璃片上加一滴温生理盐水,于后穹隆处取少许阴道分泌物,混于玻璃片上的盐水中,即刻在低倍显微镜下寻找滴虫。若有滴虫,可见其呈波状运动而移动位置,亦可见到周围白细胞等被推移。冬天检查必须保温,否则滴虫活动力减弱而辨认困难。对于有症状的患者,悬滴法的阳性率可达 80.0％～90.0％。

2.培养法

培养法阳性率高。若临床症状可疑而悬滴法检查阴性时,可作培养,检出率达 98％左右。

(二)外阴阴道假丝酵母菌病

1.悬滴法

取阴道分泌物置玻片上,加一小滴 10.0％氢氧化钾溶液或 0.9％氯化钠溶液,显微镜下找假丝酵母菌的芽孢及菌丝。由于 10.0％氢氧化钾溶液可溶解其他细胞成分,检出率高于 0.9％氯化钠溶液。

2.涂片染色法

分泌物作涂片固定后,革兰染色,置油镜下观察,可见革兰染色阳性的孢子及菌丝。

3.培养法

若有症状而多次涂片检查为阴性,或为顽固病例,为确诊是否为非白假丝酵母菌感染,可采用培养法,并可行药敏试验。

(三)细菌性阴道病

1.寻找线索细胞

在湿的生理盐水涂片上见成熟的阴道上皮细胞,表面由于加德纳杆菌的黏附,呈点状或颗粒状细胞,边缘呈锯齿形。

2.阴道分泌物酸碱度检查

pH＞4.5,多为 5～5.5。

3.阴道分泌物细菌培养

用血-琼脂混合特殊培养基培养。

4.阴道分泌物胺试验

分泌物加 10.0％氢氧化钾后释放鱼腥样氨味,即为胺试验阳性。

5.胺试纸法

取 3 支洁净试管,标明实验管、阳性、阴性对照管。实验管加入被检子宫颈分泌物生理盐水液 0.5 mL,阳性管加入 0.5 mL 氯化铵标准液,阴性管加 0.5 mL 无氨生理盐水。然后各瓶加入 10.0％氢氧化钾液一滴,摇匀,用胺试纸一片盖在管口上,以玻片压住,在 25 ℃～35 ℃,10 min 后看结果,因加德纳杆菌产氨,使管口上胺试纸出现圆形均匀紫色为阳性,不变色为阴性。

6.革兰染色法

棉拭子直接涂片标本,常规革兰染色,观察革兰阳性菌(乳酸杆菌)和革兰阴性菌的比例,细菌性阴道病显微镜下的特点是乳酸杆菌缺乏,而被革兰阴性杆菌所替代。

(四)老年性阴道炎

阴道细胞学检查可见阴道涂片中缺乏成熟细胞,大多为中层及旁基底细胞,甚至底层细胞,根据涂片中不同细胞的比例,可以了解内源性雌激素缺乏的程度。因任何阴道炎都可引起白带增多与黏膜充血,故阴道分泌物中的滴虫、真菌检查都是必要的。

六、治疗

阴道炎是一种常见病、多发病,随着我国对外开放的深入发展,本病发病率呈直线上升趋势。由于涉及人群广泛,近几年对本病的治疗研究也在向纵深发展。临床主要表现为白带增多及阴部瘙痒,其发病机制有很多共同之处,西药抗生素治疗是其常用手段,但其不良反应较大,使用时间长,易致细菌耐药而无效或导致二重感染,且有高复发性特点。中医临证时须结合全身症状,审因论治,做出正确的辨证论治。中医治疗着重调理肝、肾、脾的功能,并注意"治外必本诸内"的原则,根据患者不同的证候和体质,整体与局部相结合进行辨证,采用内服与外治中医特色方法进行治疗。中医治疗虽见效较慢,但疗效较稳定,复发率低,不良反应小。采用中西医结合治疗,能发挥中医、西医各自的优势,避免长期不良反应,提高疗效。

(一)内治法

1.辨证治疗

(1)滴虫阴道炎:本病每与湿热蕴蒸,腐蚀生虫有关,治疗以清热祛湿杀虫为主,湿热为病,常缠绵难愈,而致虚实夹杂,此时应注意扶正祛邪,勿犯虚虚实实之戒。内服药的同时每配合中药外洗,以期取得更佳效果。根据证型治疗方式如下。①湿热下注。证候特点:带下量多,色黄,质稠或如泡沫状,其气腥臭,阴部灼热瘙痒,尿黄,大便溏而不爽,口腻而臭,舌质偏红,苔黄厚腻,脉滑数;治法:清热利湿,杀虫止痒;推荐方剂:龙胆泻肝汤加减;基本处方:龙胆草10 g,黄芩10 g,栀子10 g,车前子15 g(布包),生地15 g,泽泻15 g,柴胡10 g,当归5 g,甘草5 g。每天1剂,水煎服;加减法:痒甚者,加苦参15 g、百部10 g、苍术10 g以燥湿杀虫;伴见尿黄、尿痛、排尿淋漓不尽者,可加萆薢、瞿麦各15 g以利湿清淋;便结者,加大黄10 g(后下)以泄热通腑。②肾虚湿盛。证候特点:带下量多,色白质稀,泡沫状,外阴瘙痒,腰酸,尿频,神疲乏力,舌质淡红,苔薄腻,脉细;治法:补肾清热利湿;推荐方剂:肾气丸合萆薢渗湿汤加减;基本处方:萆薢15 g,薏苡仁15 g,黄柏10 g,赤茯苓10 g,牡丹皮10 g,泽泻15 g,滑石10 g,山茱萸15 g,桂枝5 g,车前子15 g。每天1剂,水煎服;加减法:腰痛如折,加杜仲15 g、覆盆子15 g以加强补肾;小腹胀痛加延胡索10 g、香附10 g以理气止痛。

(2)外阴阴道假丝酵母菌病:本病多因湿浊蕴结,感染邪毒所致,治宜除湿杀虫为主。本病轻症者可单用外治法即能收效,待经净后宜巩固治疗,治疗期间应注意换洗内裤,防止反复感染。怀孕期间应注意固护胎元,治病与安胎并举。根据证型治疗方式如下。①湿浊蕴结。证候特点:阴痒,坐卧不安,心烦失眠,带下量多,质稠如豆渣样,色白或淡黄,脘腹胀满,舌质正常,苔薄白腻,脉濡缓;治法:利湿,杀虫止痒;推荐方剂:萆薢分清饮加减;基本处方:萆薢20 g,石菖蒲10 g,黄柏6 g,茯苓15 g,白术10 g,丹参15 g,车前子15 g,鹤虱10 g,白鲜皮10 g,贯众5 g。每天1剂,水煎服;加减法:若兼神疲乏力,气短懒言,舌淡胖等脾虚之证者,加山药15 g、太子参10 g以健脾。②肝肾阴虚。证候特点:带下量或多或少,豆渣样或水样,或夹有血丝,阴痒或灼痛,反复发作,伴五心烦热,夜寐不安,口干不欲饮,尿赤涩频数,舌红,少苔,脉细数;治法:滋阴清热,杀虫除湿;推荐方剂:六味地黄汤加减;基本处方:生地黄15 g,山药15 g,山茱萸15 g,牡丹皮10 g,丹参10 g,蛇床子10 g,泽泻10 g,茯苓15 g,白花蛇舌草15 g。每天1剂,水煎服;加减法:若带下色赤,可加大小蓟各10 g以凉血止血;五心烦热者,可加淡竹叶10 g以清心火。

(3)细菌性阴道病:临证时应"标本兼顾",阴痒者应兼以止痒,带下多者应酌加止带。同时酌情结合熏洗、纳药等外治之法,则效果更佳。根据证型治疗方式如下。①肝肾阴虚。证候特点:阴道干涩灼热或疼痛,潮红,带下量少或量多,色黄或淡红或赤白相间,质稀如水或黏稠,伴心烦少寐,手足心热,咽干口燥,腰酸耳鸣,或头晕眼花,烘热汗出,小便黄少或短赤涩痛,舌红少苔而干,脉细数;治法:滋阴清热;推荐方剂:知柏地黄汤加减;基本处方:生地黄15 g,山药15 g,山茱萸15 g,茯苓10 g,牡丹皮10 g,泽泻10 g,盐知母10 g,盐黄柏10 g。每天1剂,水煎服;加减法:

若头晕耳鸣、心烦,宜加鳖甲20 g(先煎)、龟甲胶15 g(烊化)以滋阴潜阳;若神疲、食欲缺乏、便溏,宜加党参10 g,白术10 g以健脾益气。②肝经郁热。证候特点:阴部胀痛或灼热,甚者痛连少腹、乳房;带下量多、色黄、质稠或有臭气,伴烦躁易怒,胸闷太息,口苦,食欲缺乏,舌红,苔薄白腻或黄腻,脉弦滑数;治法:疏肝清热,健脾除湿;推荐方剂:丹栀逍遥散加减;基本处方:牡丹皮15 g,栀子12 g,柴胡10 g,白术10 g,当归9 g,白芍12 g,薄荷5 g(后下),甘草5 g,车前子10 g,茵陈蒿15 g。每天1剂,水煎服;加减法:若伴大便溏薄,可加益智仁15 g、怀山药15 g以健脾止泻;带下黄稠味臭者,可加黄柏10 g、金银花15 g、连翘10 g以燥湿清热解毒;胸闷纳呆者,加豆蔻6 g(后下)、砂仁6 g(后下)以醒脾化湿。③湿热下注。证候特点:带下量多,色黄,质黏稠,有臭气,阴道肿痛、潮红或有溃疡,尿黄或尿频、涩痛,口腻,纳呆,舌红,苔黄腻,脉滑数;治法:清热利湿;推荐方剂:龙胆泻肝汤加减;基本处方:龙胆草10 g,栀子10 g,柴胡10 g,茯苓10 g,车前子10 g,泽泻10 g,生地黄15 g,当归10 g,甘草5 g。每天1剂,水煎服;加减法:热盛伤阴出现口干、便结等症状者,去燥热之柴胡,加白茅根15 g、芦根15 g以清热养阴生津;湿热蕴毒,阴道肿痛,带下腥臭者,可加金银花15 g、连翘10 g、野菊花10 g等以清热解毒。

(4)老年性阴道炎:本病主要因肝肾不足,任带不固,外阴失养所致。亦有因湿热下注,任带失约者。但后者亦每有肝肾不足,虚中夹实者多见。治以滋养肝肾,清热止带为主。夹湿热者,佐以利湿。若湿热较盛,则急者治其标,待热清湿祛后,缓以补其肝肾。根据证型治疗方式如下。①肾阴亏虚。证候特点:带下色黄或赤,清稀如水或稠,量常不多,阴中灼热、疼痛、瘙痒、干涩,头晕,耳鸣,心烦易怒,腰膝酸软,咽干,舌红,少苔,脉细数;治法:滋补肝肾,清热止带;推荐方剂:知柏地黄汤加减;基本处方:熟地黄15 g,山药15 g,山茱萸15 g,茯苓10 g,牡丹皮10 g,泽泻10 g,黄柏10 g,知母10 g。每天1剂,水煎服;加减法:若烘热汗出形寒,为阴阳两虚,加仙茅10 g、淫羊藿10 g以温补肾阳,阴阳并治;若心悸失眠烦躁,为心肾不交,加柏子仁10 g、五味子10 g以宁心安神;若带下量多不止者,加煅牡蛎30 g(先煎)、芡实15 g、莲须10 g以固涩止带。②湿热下注。证候特点:带下量或多或少,色黄或黄赤,有臭味,有时为脓带,阴痒灼热,口苦口干,尿黄,苔黄腻,脉细滑或细弦;治法:清热利湿止带;推荐方剂:止带方加减;基本处方:猪苓15 g,车前子10 g,泽泻15 g,茵陈蒿10 g,赤芍10 g,黄柏10 g,栀子10 g,薏苡仁15 g。每天1剂,水煎服;加减法:若湿毒壅盛,阴道或宫腔积脓,身热者,宜加野菊花15 g、蒲公英15 g、紫花地丁10 g、龙葵10 g、败酱草15 g以加强清热解毒之功。

2.常用中成药治疗

(1)龙胆泻肝丸:清肝胆,利湿热。用于肝胆湿热,头晕目赤,耳鸣耳聋,胁痛口苦,尿赤,湿热带下。每次6～9 g,每天2次。

(2)妇科止带片:清热燥湿,收敛止带。用于湿热证。每次5片,每天3次。

(3)金刚藤胶囊:清热解毒,化湿消肿。用于湿热下注证。每次4片,每天3次。

(4)知柏地黄丸:滋阴清热,用于肝肾不足证。每次1～2丸,每天2次。

(5)白带丸:清热,除湿,止带。用于湿热下注证。每次1丸,每天2次。

(6)加味逍遥丸:疏肝清热,健脾养血。用于肝郁脾虚证。每次6～9 g,每天2次。

(二)外治法

1.中药外治法

(1)坐浴法:苦参30 g,蛇床子30 g,白鲜皮20 g,狼牙草20 g。煎水坐浴,每天1次。可用于滴虫阴道炎、外阴阴道假丝酵母菌病。

（2）阴道塞药法：紫金锭片（山慈菇、红大戟、雄黄、朱砂、千金子霜、五倍子、麝香等），每次5片，研为细末，用窥阴器扩开阴道上药，每天1次，5 d为1个疗程，治疗滴虫阴道炎。

（3）熏洗法：黄柏、苦参、白鲜皮、川椒各150 g。将上药适量水煎煮2次，合并两次煎煮液过滤，药物浓缩至1∶1备用，用时稀释。熏洗阴部，每天2次。主治外阴阴道假丝酵母菌病。

（4）敷脐法：醋炙白鸡冠花3 g，酒炒红花3 g，荷叶3 g，白术3 g，茯苓3 g，净黄土30 g，车前子15 g，白酒适量。先将黄土入锅内，继之将诸药研成粉末并倒入黄土同炒片刻，旋以白酒适量注入烹之，待半干时取出，做成一个药饼，取药饼烘热，湿敷患者脐窝内，外用纱布覆盖，胶布固定，每天换药1次，通常敷脐5～7 d可痊愈。适用于脾虚夹实证。

2.针灸治疗

（1）滴虫性阴道炎。

毫针：取气海、归来、复溜、太溪、阴陵泉等穴。阴痒重者，加风市、阳陵泉；分泌物为脓血味腥臭者，加大敦。均采取泻法。

耳针：取内分泌、外生殖器、肾上腺、肾、三焦、脾等耳穴。毫针中等刺激，每天1次。埋豆法，每周3次。

（2）外阴阴道念珠菌病。

毫针：取气海、曲骨、归来、风市、太冲、阴陵泉等穴。奇痒难忍者，加神门、三阴交。毫针中等刺激，每次选4～5个穴，每天1次。

耳针：取神门、内分泌、肝、胆、皮质下、外生殖器、三焦等耳穴。耳穴埋针法，每次选3～4个穴，隔天1次。

（3）细菌性阴道病。

毫针：取穴：中极、曲骨、横骨、地机。身热者，加合谷、大椎；阴道分泌物为脓血性者，加大敦；小腹坠胀明显者，加气海、关元俞。均采取泻法。

耳针：取穴：外生殖器、肝、肾、肾上腺、三焦、耳背静脉。急性期宜用毫针中等刺激，耳背静脉放血，每天1次。慢性期者，可用埋豆法，每周2～3次。

穴位注射治疗：取曲骨、横骨、三阴交、地机穴。选用红花注射液、鱼腥草注射液等。每次取腹部及下肢各1穴，每穴注入1～2 mL，隔天1次。

（4）老年性阴道炎。

毫针：取气海、曲骨、归来、风市、太冲、阴陵泉。配穴：奇痒难忍者，加神门、三阴交，均采取平补泻法。

耳针：取神门、内分泌、肝胆、皮质下、外生殖器、三焦。毫针中等刺激，每次选4～5个穴，每天1次。耳穴埋针法，每次选3～4个穴，隔天1次。

（徐　嵘）

第四节　子宫内膜异位症

子宫内膜异位症（endometriosis，EMT），是指有生长功能的子宫内膜组织出现在子宫腔被覆黏膜以外的身体其他部位，这些异位的子宫内膜组织在卵巢激素的变化影响下发生周期性出血,伴有周围纤维组织增生和粘连形成。绝大多数子宫内膜异位发生在盆腔内生殖器官和其邻近器官的腹膜面,临床上常称之为盆腔子宫内膜异位症;子宫内膜出现于子宫肌层时,则称为子宫腺肌病,即既往所称的内在性子宫内膜异位症。现多认为二者在病因、流行病学特征和症状方面均有区别,已将子宫腺肌病划分为一种独立的子宫疾病。

子宫内膜异位症是常见的妇科疾病,影响 10.0%～15.0% 的育龄妇女,临床表现为痛经、月经失调、不孕、性交痛等,且诸症呈进行性加剧趋势。由于各种医疗诊断技术的广泛开展,以及目前宫腔手术操作增多等因素,近年本病的发生率有明显增加的趋势,已成为妇科常见病、多发病,越来越受到临床重视。

中医学无"子宫内膜异位症"的概念。但据本病的临床表现,属中医"痛经""癥瘕""无子""月经不调"等范畴。

一、病因病机

中医学认为,子宫内膜异位症是异位的内膜有周期性的出血,蓄积于局部,并引起其周围组织纤维化,此为"离经之血",称蓄血或瘀血。可以认为其病机为"瘀血阻滞胞宫、冲任",其病位在下焦,胞宫、胞络。而瘀血的形成又与脏腑功能失常、气血失调及感受外邪有关。

(一)气滞血瘀

素性抑郁,或恚怒伤肝,木失条达,气机不畅,血行迟滞,瘀血内阻胞宫、冲任,发为子宫内膜异位症。

(二)寒凝血瘀

经期、产后胞脉空虚,摄生不慎或感受寒邪或冒雨涉水或久居阴冷湿地或为生冷所伤,寒凝血瘀,阻滞胞宫、冲任为病。

(三)气虚血瘀

素体脾虚或因饮食劳倦、忧愁思虑所伤,或大病久病耗气失血,气虚运化无力,血行迟滞致瘀,瘀阻胞宫、冲任;或脾虚失运,水湿内生,湿聚成痰,痰湿与瘀血相结,蕴积胞宫、冲任,发而为病。

(四)瘀热互结

阳盛之躯,或肝郁化热,或外感热邪,或因过食辛辣椒姜或过服温热药物而生热,热灼营血,质稠致瘀,瘀阻胞宫、冲任,发而为病。

(五)肾虚血瘀

禀赋不足或因房劳多产或为人流手术所伤,肾气亏损,阳气不足,温煦失职,血行迟滞,瘀血阻滞胞宫、冲任而致本病。

二、症状

子宫内膜异位症临床病理类型包括腹膜型、卵巢型、深部浸润型、其他部位子宫内膜异位症。症状因人而异,因病变部位不同而出现不同症状,约 25.0% 患者无明显不适。

(一)疼痛

70.0%～80.0% 的子宫内膜异位症患者均有不同程度的盆腔疼痛,与病变程度不完全平行,包括痛经、非经期腹痛等;卵巢子宫内膜异位囊肿破裂可引起急性腹痛。

（二）不孕

约 50.0％的子宫内膜异位症患者合并不孕。

（三）月经异常

15.0％～30.0％的子宫内膜异位症患者表现为经量增多或经期延长,少数表现为经前点滴出血。

（四）特殊部位的子宫内膜异位症

特殊部位的子宫内膜异位症表现为各种症状并常伴有周期性变化,也可合并盆腔子宫内膜异位症的临床表现。

1.消化道子宫内膜异位症

大便次数增多或便秘、便血、排便痛等。

2.泌尿道子宫内膜异位症

尿频、尿痛、血尿及腰痛,甚至造成泌尿系统梗阻及肾功能障碍。

3.呼吸道子宫内膜异位症

经期咯血及气胸。

4.瘢痕子宫内膜异位症

剖宫产等手术后腹壁切口瘢痕处结节,经期增大,疼痛加重;会阴切口或切口瘢痕结节,经期增大,疼痛加重。

三、体征

除巨大的卵巢子宫内膜异位囊肿可在腹部扪及囊块和囊肿破裂时可出现腹膜刺激征外,一般腹部检查均无明显异常。典型的盆腔子宫内膜异位症在盆腔检查时,可发现子宫多后倾固定,直肠子宫陷凹、宫骶韧带或子宫后壁下段等部位扪及触痛性结节。在子宫的一侧或双侧附件处扪到与子宫相连的囊性偏实不活动包块,往往有轻压痛。若病变累及直肠阴道隔,可在阴道后穹隆部扪及甚至可看到隆起的紫蓝色斑点、小结节或包块。

四、常见并发症

常见并发症主要为卵巢子宫内膜异位囊肿破裂。当卵巢子宫内膜异位囊肿破裂时,囊内液流入盆腹腔刺激腹膜,可引起突发性剧烈腹痛,伴恶心、呕吐和肛门坠胀。疼痛多发生于经期前后或经期及性交后。

五、实验室和其他辅助检查

（一）影像学检查

阴道或腹部 B 型超声检查是鉴别卵巢子宫内膜异位囊肿和阴道直肠隔子宫内膜异位囊肿的重要方法,可确定异位囊肿位置、大小和形状,其诊断敏感性和特异性均在 96％以上。囊肿呈圆形或椭圆形,与周围特别是与子宫粘连,囊壁厚而粗糙,囊内有细小的絮状光点。因囊肿回声图像无特异性,不能单纯依靠 B 型超声图像确诊。盆腔 CT 及 MRI 对盆腔子宫内膜异位症有诊断价值,但费用较昂贵。

（二）糖类抗原 CA125 值检查

糖类抗原 CA125 浓度可能增高,重症高于Ⅰ、Ⅱ期患者,但其变化范围很大,临床上多用于重度子宫内膜异位症和疑有深部异位病灶者。在诊断早期子宫内膜异位症时,腹腔液 CA125 值较血清值更有意义。糖类抗原 CA125 水平用于监测异位内膜病变活动情况,即监测疗效和复发较诊断更有临床价值,治疗有效时 CA125 降低,复发时又增高。

(三)抗子宫内膜抗体检查

此抗体是子宫内膜异位症的标志抗体,其靶抗原是内膜腺体细胞中一种孕激素依赖性糖蛋白,特异性 90.0%～100.0%。患者血中检测出该抗体,表明体内有异位内膜刺激及免疫内环境改变。但测定方法较繁琐,敏感性不高。

(四)腹腔镜检查

腹腔镜检查是目前诊断子宫内膜异位症的最佳方法,在腹腔镜下见到大体病理所述典型病灶或对可疑病变进行活组织检查即可确诊。下列情况应首选腹腔镜检查:疑为子宫内膜异位症的不孕症患者;妇科检查及 B 型超声检查无阳性发现的慢性腹痛及痛经进行性加重者;有症状特别是糖类抗原 CA125 浓度升高者。只有在腹腔镜检查或剖腹探查直视下才能确定子宫内膜异位症临床分期。

六、治疗

子宫内膜异位症治疗的目的是减灭和消除病灶、缓解并解除疼痛、改善和促进生育、减少和避免复发。

(一)内治法

1.辨证治疗

子宫内膜异位症诸多症状表现与"血瘀"相关,而"血瘀"又有寒热虚实之区别。临床治疗在立足于基本病机的基础之上,又应当辨其虚实夹杂,特别是针对其临床主要的症状表现,结合适当的辨病与辨证相结合,或补肾、活血化瘀以调经,或补肾活血促排卵助孕,或活血化瘀散结消癥。

(1)气滞血瘀。

证候特点:渐进性痛经,经前或经期小腹呈胀痛,痛处固定,经来不畅,淋漓不尽,或经来量多,血色紫黯有块,块下则痛减,胸胁、乳房作胀,或腹中有块,固定不移,经期肿块胀痛明显,舌质紫黯,舌边或有瘀点,脉弦涩或弦缓。

治法:理气活血,逐瘀止痛。

推荐方剂:膈下逐瘀汤。

基本处方:枳壳 12 g,乌药 12 g,香附 15 g,当归 12 g,川芎 6 g,赤芍 15 g,桃仁 12 g,红花 10 g,牡丹皮 12 g,延胡索 15 g,五灵脂 10 g(包煎),甘草 6 g。每天 1 剂,水煎服。

加减法:经量多伴血块,去桃仁 10 g、红花 10 g,加蒲黄 10 g(包煎)、三七 10 g,益母草 15 g 以加强化瘀止血;兼口干苦、心烦易怒、舌红、苔黄者,为肝郁化热之象,当佐以清泄肝热,上方加栀子 10 g、夏枯草 10 g;若痛甚而伴作呕,可加法半夏 10 g、白芍 10 g 以柔肝和胃止痛。

(2)寒凝血瘀。

证候特点:经前或经期小腹冷痛,或经期绞痛,喜温,得热则舒,经行不畅,淋漓不尽,或经行量少,经色黯有块,面色苍白,肢冷,畏寒,舌淡,苔薄白或白腻,脉沉紧。

治法:温经散寒,活血祛瘀止痛。

推荐方剂:少腹逐瘀汤。

基本处方:当归 12 g,川芎 9 g,赤芍 15 g,五灵脂 9 g(包煎),蒲黄 9 g(包煎),延胡索 15 g,没药 9 g,肉桂 1.5 g(焗服),小茴香 6 g,干姜 6 g。每天 1 剂,水煎服。

加减法:痛甚而恶心呕吐,加吴茱萸 10 g、艾叶 10 g 以温经散寒止痛。对于属寒凝血滞者,平时之调理可选用温经汤(《妇人大全良方》方):人参 15 g,当归 10 g,川芎 10 g,肉桂 1.5 g(焗服),莪术 10 g,川牛膝 10 g,牡丹皮 10 g,白芍 10 g,甘草 5 g。温经行滞,行血活血。

(3)气虚血瘀。

证候特点:常有多产或堕胎、人流史,月经先期、量多、色淡,月经延长,或崩漏伴小瘀块,小腹坠痛,会阴及肛门坠感,经来二便意频,或便溏,舌淡胖有齿印,脉细缓。

治法:益气活血,去瘀止痛。

推荐方剂:举元煎合失笑散加三七。

基本处方:党参 15 g,黄芪 15 g,白术 12 g,甘草 6 g,蒲黄 9 g(包煎),五灵脂 9 g,三七末 3 g(冲服)。每天 1 剂,水煎服。

加减法:兼肾虚,证见腰腿酸软者,加续断 10 g、桑寄生 10 g,以补肝肾,强筋骨。

(4)瘀热互结。

证候特点:经前或经行发热,小腹灼热疼痛拒按;月经提前、量多、色红质稠有块或淋漓不净;烦躁易怒,溲黄便结;盆腔结节包块触痛明显;或不孕,舌红有瘀点,苔黄,脉弦数。

治法:清热凉血,活血化瘀。

推荐方剂:小柴胡汤合桃核承气汤加牡丹皮、红藤、败酱草。

基本处方:柴胡 24 g,黄芩 9 g,人参 6 g,清半夏 9 g,桃仁 12 g,大黄 12 g,桂枝 6 g,芒硝 6 g(冲服),牡丹皮 9 g,红藤 9 g,败酱草 9 g,甘草 6 g。每天 1 剂,水煎服。

加减法:经来质稠量多夹血块,加贯众 6 g、生蒲黄 9 g(包煎)以清热化瘀止血;下腹疼痛、灼热感、带下黄稠属湿热盛者,加黄柏 10 g、茵陈蒿 10 g 以清热泻火除湿。

(5)肾虚血瘀。

证候特点:婚久不孕,月经推后或量少、淋漓不尽,色黯淡,有血块,经期、经后小腹、腰骶、少腹坠胀作痛,平素头晕耳鸣、腰膝酸软,眠少多梦,纳呆便溏,舌质紫黯,或舌边尖有瘀斑、瘀点,脉沉细弦。

治法:补肾养血,活血化瘀。

推荐方剂:补肾活血方。

基本处方:桑寄生 18 g,菟丝子 18 g,当归 6 g,香附 9 g,女贞子 18 g,白芍 15 g,山茱萸 12 g,续断 15 g,白术 12 g。每天 1 剂,水煎服。

加减法:月经后期可加益母草 15 g、红花 10 g 以活血行瘀,经行淋漓不尽可加茜草 10 g、乌贼骨 10 g、蒲黄炭 10 g,眠少多梦可加远志 10 g、酸枣仁 15 g 以养肝宁心安神。

2.常用中成药治疗

(1)散结镇痛胶囊:功效软坚散结,化瘀定痛。用于子宫内膜异位症(痰瘀互结兼气滞证)所致的继发性痛经、月经不调、盆腔包块、不孕等。口服,每次 4 粒,每天 3 次。于月经来潮第一天开始服药,连服 3 个月经周期为 1 个疗程。

(2)桂枝茯苓丸:功能活血化瘀、化痰散结、清热解毒、疏肝止痛。用于瘀血阻滞证所引起的子宫肌瘤、卵巢囊肿、子宫内膜异位症、慢性盆腔炎、子宫腺肌病等症。口服,每次 6 克,每天 3 次,连服 3 个月经周期为 1 个疗程。

(二)外治法

1.中药保留灌肠

药物组成:三棱 10 g,莪术 10 g,丹参 20 g。

用法:以上三药浓煎至 100 mL,保留灌肠,每天 1 次,非经期使用,10～14 d 为 1 个疗程。

功效:活血化瘀,消癥散结。

另外,亦可选用丹参、赤芍、牡丹皮、三棱、莪术、紫草根、延胡索、川楝子、红藤、败酱草、白芷等浓煎至 100 mL,保留灌肠,每天 1 次。对卵巢子宫内膜异位囊肿、盆腔粘连患者效果更佳。

2.中药外敷治疗

药物组成:大黄 1 000 g,薄荷、黄柏、泽兰各 500 g,侧柏叶 1 000 g,共研细末。

用法:取以上细末 200 g,用开水、蜜糖调成膏,外敷下腹部,每天 1 次,10～14 d 为 1 个疗程。

功效:祛瘀止痛,清热解毒。

此方本为瘀热郁结肢体诸痛之外用方。故方中以侧柏叶清热凉血止血,黄柏清热解毒,共为主药,辅以大黄清泄瘀热,凉血解毒,泽兰活血祛瘀,薄荷疏风消肿,使瘀祛热清,红肿疼痛可除。现妇科临床适用于盆腔炎、盆腔子宫内膜异位症及其有盆腔包块形成者。

3.针灸治疗

(1)体针:针刺行间、中极、气海、次髎、地机、血海穴。每天 1 次或隔天 1 次,15 次为 1 个疗程。可调气活血,行瘀止痛;针刺气海、关元、中极、脾俞、肾俞穴,加灸关元穴。疗程同上。功能温经化瘀;针刺肾俞、命门、关元、大赫、足三里穴,加灸中脘穴。疗程同上。功能补气益血;针刺中极、关元、三阴交、气海穴。每周 1 次,提插平补平泻,进针 10 min 行运针提插,留针 20 min。用于子宫内膜异位症痛经;针刺三阴交、归来、天枢、血海穴,平补平泻,留针 30 min。用于子宫内膜异位症痛经。

(2)腹针:取穴引气归元(中脘、下脘、气海、关元穴),中极,外陵,双侧下风湿点。外陵中刺,余穴均针刺至地部,留针 30 min。用于子宫内膜异位症痛经。

(3)灸法:隔姜灸神阙、关元、三阴交,中等艾炷 5～7 壮。隔天 1 次。用于寒凝血瘀者。

4.穴位注射治疗

复方丹参注射液 4 mL 与生理盐水 6 mL 混合后,注入双侧次髎穴各 5 mL,隔天 1 次,20 d 为 1 个疗程。适用于子宫内膜异位症气滞血瘀型。

(徐　嵘)

第五节　卵巢早衰

卵巢早衰(premature ovarian failure,POF),是指妇女在 40 岁以前因某种原因出现持续性闭经,伴有低雌激素、高促性腺激素水平的一种疾病。

据有关报道,卵巢早衰占妇女总人群的 1.0%～3.8%,原发性闭经占 10.0%～28.0%,继发性闭经占 4.0%～18.0%。卵巢早衰在 40 岁之前的发病率为 1/100,30 岁之前为 1/1 000,20 岁之前为 1/10 000 且发病率呈逐年上升的趋势。卵巢早衰病因复杂,治疗上相当棘手,严重影响了患者的身心健康。

中医学无卵巢早衰之名,与古籍记载的"月水先闭""经水早断"最为相似。气、天癸、冲任、胞宫的生理功能的协调,故卵巢早衰闭经多责之于肾气、天癸、冲任、胞宫的失衡。先天不足、后天失养是本病的病因;肾精匮乏、冲任虚衰是本病发病的基本病机;脾失健运、肝郁不疏是本病发病的促动因素。本病属虚实夹杂之证,虚为本,实为标,虚多实少。中医认为本病的发生与肾虚密切相关,累及肝、心、脾多脏。月经的形成有赖于肾。

一、病因病机

本病的病因病机不外乎虚实两端,属虚者责之于肾、肝、脾之虚损,精、气、血之不足,血海空虚,经血无源以泻;属实者多责之于气、血、寒、痰之瘀滞,胞脉不通,经血无路可行。

(一)肝肾阴虚

《傅青主女科·经水先后无定期第十七》中曰"经水出诸肾""经水早断,似乎肾水衰涸"、"肾气本虚,何能盈满而化经水外泄"。若先天禀赋不足,肾气未盛、久病及肾,或房事过度,或多产、坠胎、小产等耗竭精血,损伤及肾。肝肾同源,肾主藏精,肝藏血,若肝肾阴虚,导致冲任不能充养,不能化为经血,乃至经水渐少直至闭经。

(二)肾虚肝郁

《万氏妇人科》云:"忧愁思虑,恼怒怨恨,气郁血滞,而经不行"。若精神刺激、长期工作生活压力较大,七情内伤、情志抑郁或其他脏腑病证长期不愈,影响了肝的疏泄功能,或肾的藏精功能,而致肝气郁滞,血行不畅,肾虚胞宫失养致经闭不行。

(三)脾肾阳虚

脾肾阳虚多由感受寒邪较重,或久病耗气损伤脾肾之阳气,或其他脏腑的亏虚,累及脾肾两脏等引起。脾虚阳气不足,冲任气血不充,血海不能满溢,遂致月经停闭。

(四)心肾不交

思虑过度,或者心情抑郁,心火亢盛,向下损耗肾水,肾失阴液濡养,或者过劳伤肾,引起心肾不交,肾精亏损,血海不能满溢,遂致月经停闭。

(五)肾虚血瘀

患者久病脏腑功能低下,精气血不能互化,冲任气血不足,虚瘀互结;或手术伤损经络经脉,不能传送脏腑化生之气血;或离经之血瘀滞冲任,损伤肾气,致肾虚血瘀,经血当至未至,胞宫新血不生,血海不能满溢,遂致月经停闭。

(六)气血两虚

《本草衍义·衍义总叙》曰:"夫人之生以气血为本……思虑过当,多致劳损……女则月水先闭。"平素思虑过度,损伤心脾,或大病久病耗伤气血,冲任气血衰少而致闭经。

二、症状

(一)月经改变

闭经是卵巢早衰的主要临床表现,有染色体缺陷的卵巢早衰患者多有先天性卵巢发育不全,可表现为原发性闭经、无第二性征发育。发生在青春期后表现为继发闭经,患者可有正常生育史,然后无诱因而突然出现闭经,或在月经周期改变后一段时间后出现长期闭经。少数患者在月经初潮后有1~2次月经即出现闭经。

（二）雌激素缺乏表现

由于卵巢功能衰退，卵巢早衰患者常出现雌激素低落的症状：潮热、出汗、抑郁、焦虑、情绪低落、失眠、记忆力减退及阴道干涩、外阴瘙痒、性交痛、排尿困难、骨质疏松等绝经相关症状。

（三）不孕

有部分患者因要求生育而就诊。

（四）伴发自身免疫性疾病表现

一些卵巢早衰患者可同时存在自身免疫性、内分泌疾病，如艾迪生病、桥本氏甲状腺炎、甲状腺功能亢进或减退、红斑狼疮、类风湿关节炎、重症肌无力等，并伴随这些疾病的临床表现。

三、体征

卵巢早衰患者多数智力正常，全身发育正常。先天性卵巢发育不全患者可有身材矮小、智力低下表现，此外还有颈蹼、桶状胸、肘外翻、贯通手、乳头间距宽、内眦赘皮、眼裂下斜、耳壳大而低、后发际低和第四、五掌骨及跖骨短、条索状卵巢。

染色体异常引起原发性闭经的卵巢早衰患者可有第二性征发育不全，如乳房发育不全，内生殖器未发育，阴毛、腋毛稀少甚至缺如等表现。

盆腔检查可发现外阴萎缩、阴道萎缩、阴道黏膜变薄、点状充血出血等萎缩性阴道炎、子宫萎缩、卵巢萎缩，极少数有淋巴细胞性甲状腺炎患者可触及增大的卵巢。

此外，还应注意有无各种病因病变的体征。如原发性慢性肾上腺皮质功能减退症患者有疲乏、无力、手皮肤皱褶及牙龈色素沉着、体重减轻、血压下降等。甲状腺功能亢进患者可有突眼、甲状腺肿大、心率加快。甲状腺功能减退患者可有眼睑浮肿、舌大、毛发稀疏干燥、眉毛外 1/3 脱落等特殊面容，以及声音嘶哑，皮肤干燥，心率缓慢等。类风湿关节炎患者可有指关节肿胀如梭形，甚至畸形。红斑狼疮患者具有特殊面容，出现面颊和鼻梁处的蝶形红斑等。

四、实验室和其他辅助检查

（一）妇科检查

患者外阴、阴道、子宫可有不同程度的萎缩，阴道分泌物减少。

（二）B超检查

有阴道不规则出血的妇女，应进行 B 超检查，以排除生殖系统器质性病变。卵巢早衰患者超声可见子宫和双侧卵巢萎缩，卵巢皮质减少，基质增加，缺乏卵泡声像，约 1/3 以上染色体核型正常的患者提示尚有卵泡存在。

（三）阴道细胞学涂片检查

通过该检查了解体内雌激素水平，阴道脱落细胞以底、中层细胞为主。

（四）其他辅助检查

1.基础性激素水平测定

间隔一个月持续两次月经第 2～5 天的血清 FSH≥40 IU/L，且 E2≤73.2pmol/L。

2.抑制素 B 水平测定

抑制素 B 水平多次测量≤20 ng/mL。

3.遗传学检查

检测染色体数目和结构异常。对于有不良孕产史的妇女应进行 X 染色体的脆性基因检查。

4.卵巢活检

卵巢活检仅用于组织学和病因学的研究,可在腹腔镜下或剖腹手术时进行。

5.骨密度测定

卵巢早衰患者可有低骨量和骨质疏松症表现,其原因是低峰值骨量和骨丢失率增加。年轻妇女如果在骨峰值形成以前出现卵巢早衰,其雌激素缺乏状态要比正常绝经妇女长得多且雌激素过早缺乏引起骨吸收速度加快,骨丢失增加,因此更容易引起骨质疏松症。

五、治疗

卵巢早衰临床表现复杂多样,身体及心理可同时出现多种变化。西医目前主要是采用激素替代疗法(HRT)治疗,可缓解症状。中医药治疗卵巢早衰对缓解临床症状、防治远期并发症方面确有疗效,并具有调整神经、内分泌、循环系统的综合作用。中医治疗方面多以肾虚为主,治疗总的原则重在补肾,治疗中贯穿始终,切勿破血行气以通经见血为快,应补中有通,通中有养。补肾兼顾养血、疏肝、健脾、清心之法。

(一)内治法

1.辨证治疗

卵巢早衰以肾虚为本,常影响到心、肝、脾等脏腑,辨证注意有无水湿、痰浊、瘀血之类兼夹证。

(1)肝肾阴虚。

证候特点:月经周期延后,量少,色红,质稠,或闭经;五心烦热,烘热汗出,失眠多梦,阴户干涩、灼热痛,头晕耳鸣,腰膝酸软,两目干涩,视物昏花,舌红,少苔,脉弦细数或脉细数。

治法:滋养肝肾,养血调经。

推荐方剂:左归丸。

基本处方:熟地黄 24 g,山药 12 g,山茱萸 12 g,菟丝子 12 g,鹿角胶 12 g,龟甲胶(烊服)12 g,枸杞子 12 g,川牛膝 9 g。每天 1 剂,水煎服。

加减法:如阳气偏亢而见头痛剧烈,夜睡不寐,加石决明 12 g 以平肝潜阳。

(2)肾虚肝郁。

证候特点:月经周期延后,量少,色黯,夹有血块或闭经;腰膝酸软,烘热汗出,精神抑郁,胸闷叹息,烦躁易怒;舌质淡黯,苔薄黄,脉弦细尺脉无力。

治法:补肾疏肝,理气调经。

推荐方剂:二仙汤合并柴胡疏肝散加减。

基本处方:淫羊藿 15 g,仙茅 10 g,巴戟天 15 g,当归 10 g,菟丝子 30 g,柴胡 10 g,枳壳 15 g,香附 15 g,白芍 15 g,川芎 10 g,陈皮 10 g。每天 1 剂,水煎服。

加减法:潮热盗汗加糯稻根 20 g、浮小麦 20 g 以止汗、益气、除热;心悸明显加煅龙骨 20 g(先煎)、煅牡蛎 20 g(先煎)以重镇降逆;失眠多梦加夜交藤 20 g、百合 12 g 以养心安神;腰痛甚者加川续断 12 g、杜仲 12 g 以补肝肾,强筋骨。

(3)脾肾阳虚。

证候特点:月经周期延后,量少,色淡,质稀或闭经;腹中冷痛,面浮肢肿,畏寒肢冷,腰膝酸软,带下清冷,性欲淡漠,久泻久痢或五更泻;舌淡胖,边有齿印,苔白滑,脉沉迟无力或脉沉迟弱。

治法:温肾健脾,养血调经。

推荐方剂:四逆汤合并当归补血汤加减。

基本处方:熟附子 15 g(先煎),干姜 10 g,甘草 10 g,黄芪 30 g,当归 6 g,党参 20 g,茯苓 15 g,白术 15 g。每天 1 剂,水煎服。

加减法:如肾虚而见腰酸,加淫羊藿 12 g、川续断 12 g 以温补肾阳;寒滞者加桂枝 10 g、细辛 3 g 以辛温香窜,通阳祛瘀,温经通络。子宫发育不良者,加紫石英 10 g、紫河车粉 10 g 以养肾气,益精血。

(4)心肾不交。

证候特点:月经周期延后,量少,色红,质稠或闭经;心烦不寐,心悸怔忡,失眠健忘,头晕耳鸣,腰酸膝软,口燥咽干,五心烦热;舌尖红,苔薄白,脉细数或尺脉无力。

治法:清心降火,补肾调经。

推荐方剂:黄连阿胶汤。

基本处方:黄连 3 g,阿胶 10 g(烊),黄芩 10 g,白芍 15 g,鸡子黄一枚。每天 1 剂,水煎服。

加减法:若潮热盗汗,情志异常,悲伤欲哭,加百合 15 g、浮小麦 20 g、甘草 10 g、大枣 15 g 以养阴安神;若严重失眠,坐卧不宁者,加龙骨 20 g(先煎)、牡蛎 20 g(先煎)以安神定志;若心火过亢而见口舌糜烂,心烦不寐,加淡竹叶 15 g、黄柏 10 g、知母 10 g 以清降心火。

(5)肾虚血瘀。

证候特点:月经周期延后,量少,色黯,质稠或闭经;头晕耳鸣,腰膝酸软,口干不欲饮,胸闷胁痛,口唇紫黯;舌质紫黯,边有瘀点或瘀斑,苔薄白,脉沉涩无力。

治法:补肾益气,活血调经。

推荐方剂:归肾丸合桃红四物汤。

基本处方:熟地黄 24 g,枸杞子 12 g,山茱萸 12 g,菟丝子 12 g,茯苓 12 g,当归 12 g,怀山药 12 g(炒),杜仲 12 g(盐炒),川芎 10 g,白芍 10 g,桃仁 10 g,红花 10 g。每天 1 剂,水煎服。

加减法:肾气不足者可选加淫羊藿 12 g、巴戟天 12 g 以温补肾阳;血瘀较甚者,加泽兰 10 g、刘寄奴 10 g、川牛膝 12 g 以活血化瘀通经;兼肝郁气滞者加柴胡 6 g、香附 9 g 以疏肝解郁。

(6)气血虚弱。

证候特点:月经周期延后,量少,色淡,质稀,或闭经;神疲肢倦,头晕眼花,心悸气短,面色萎黄,舌淡,苔薄白,脉细弱或沉缓。

治法:补气养血,和营调经。

推荐方剂:人参养荣汤。

基本处方:党参 15 g,黄芪 15 g,白术 15 g,茯苓 20 g,陈皮 10 g,甘草 10 g,熟地黄 15 g,当归 5 g,白芍 15 g,五味子 10 g,远志 10 g,肉桂 1.5 g(焗服)。每天 1 剂,水煎服。

加减法:腰酸者加杜仲 12 g、川续断 12 g、菟丝子 15 g 以补肾;失眠者加酸枣仁 15 g、柏子仁 15 g 以养心安神。

2.常用中成药治疗

(1)六味地黄丸:滋阴补肾,适用于肾阴亏损所致的头晕耳鸣,腰膝酸软,骨蒸潮热,盗汗遗精。蜜丸,每次 9 g,每天 2 次,早晚分服。

(2)妇科调经片:养血柔肝,理气调经。用于肝郁血虚所致的月经不调、经期前后不定、行经腹痛。口服,每次 4 片,每天 3 次。

(3)参茸白凤丸:益气补血,调经。用于气血不足,月经不调,经期腹痛。口服,水蜜丸每次

6 g,大蜜丸每次 1 丸,每天 1 次。

(4)天王补心丸:滋阴养血,补心安神。用于心阴不足,心悸健忘,失眠多梦,大便干燥。每次1 丸,每天 2 次。

(5)定坤丸:补气养血,舒郁调经。用于冲任虚损,气血两亏,身体瘦弱,月经不调,经期紊乱,行经腹痛,崩漏不止,腰酸腿软。每次 1 丸,每天 2 次。

(6)归脾丸:益气健脾,养血安神。用于心脾两虚,气短心悸,失眠多梦,头昏头晕,肢倦乏力,食欲缺乏。用温开水或生姜汤送服,每次 6 g,每天 3 次。

(二)外治法

1.针灸治疗

(1)体针:第一组取关元、归来、子宫、中极、三阴交、足三里、血海、太冲、太溪穴;第二组取膈俞、肝俞、脾俞、肾俞、关元俞、次髎穴。两组穴位交替使用。方法:关元、三阴交、太溪、肾俞、关元俞用补法,其余平补平泻法,得气后留针 30 min,每隔 10 min 行针 1 次。隔天 1 次,3 个月为 1 个疗程,2 个疗程为限,每疗程之间休息 1 周。加减:阳虚者加以温针灸,烦躁易怒、失眠不寐配内关、神门以镇静安神;外阴干涩、瘙痒配会阴以养阴止痒;体倦乏力、食少纳呆、食后腹胀配脾俞、关元以补脾益气。

(2)腹针:中脘、下脘、气海、关元,中极、气穴(双)。患者平卧位,暴露腹部,先在腹部从上至下触诊明确无阳性体征,取穴并做好标记,对穴位的皮肤进行常规消毒,采用"薄氏腹针专用针"一次性管针,避开毛孔及血管把管针弹入穴位,针尖抵达预计的深度后,留针 20 min,无需行针。开始每天治疗 1 次,连续 3 d,以后隔 3 d 治疗 l 次,共治疗 4 周。

(3)耳穴压豆:将王不留行置 0.5 cm² 胶布上并贴压神门、卵巢、脑点、肝、脾、肾、内分泌等耳穴,胶布固定,同时用指尖间断按压耳穴,每次间隔 0.5 s,以患者略感胀、沉重、刺痛为度,每穴每次点压 20 下,每天 3 次,每次一侧耳,两耳交替,每周 3 次,治疗 3 个月。

2.穴位埋线治疗

选取肝俞、脾俞、肾俞、胆俞、三阴交、阳陵泉(均双侧)。将穴位分为 2 组,左侧背俞穴配右侧下肢穴为一组,右侧背俞穴配左侧下肢穴为一组。2 组穴位轮流埋线。操作:先将 3-0 号外科医用羊肠线剪成 1.0 cm 装入消毒液中浸泡备用。施治时,在穴位处皮肤常规消毒,选用 8 号注射针头,28 号毫针(1.5 寸长)作针芯。先将针芯向外拔出约 2 cm,镊取一段约 1 cm 已消毒的羊肠线从针头斜口植入,左手拇指、食指绷紧或捏起进针部位皮肤,右手持针快速刺入穴内,并上下提插,得气后,向内推针芯,同时缓慢将注射针头退出,将羊肠线植入穴位深处,检查羊肠线断端无外露,无出血,按压针孔片刻,敷以创可贴。埋线区当天不得触水,以防感染,指导患者埋线 2 d后,每天睡前自行按压穴位 10～20 min。疗程:埋线治疗期(15 d 埋线 1 次,4 次为 1 个疗程),埋线巩固期(1 个月埋线 1 次,4 次为 1 个疗程)。

(徐 嵘)

第六节 异 位 妊 娠

正常妊娠时,受精卵着床于子宫体腔内。当受精卵于子宫体腔以外着床,称异位妊娠

(ectopic pre gnancy)，习称宫外孕(extrauterine pre gnancy)。异位妊娠与宫外孕的含义稍有差别。异位妊娠根据受精卵在子宫体腔外种植部位而分为：输卵管妊娠、卵巢妊娠、腹腔妊娠、阔韧带妊娠、子宫残角妊娠、宫颈妊娠及子宫瘢痕妊娠等；宫外孕则仅指子宫以外的妊娠，不包括宫颈妊娠和子宫残角妊娠。因此异位妊娠的范围更广。

异位妊娠是妇产科常见的急腹症之一，发病率约1.0%，若不及时诊断和积极抢救，可危及生命。随着性传播疾病、盆腔手术、妇科显微手术的增多及超促排卵技术的应用，异位妊娠发病率明显升高。过去20年，在美国增加了6倍，英国增加了4倍。输卵管妊娠最常见，占异位妊娠的95.0%左右，其中壶腹部妊娠最多见，约占78.0%，其次为峡部、伞部，间质部妊娠较少见，输卵管妊娠破裂多发生于峡部，输卵管妊娠流产多发生于壶腹部。偶尔有流产或破裂后的胚胎存活，继续在腹腔内生长发育，成为继发性腹腔妊娠。若输卵管妊娠病程较长，胚胎死亡，血块机化与周围组织粘连包裹，可形成陈旧性异位妊娠。

中医学古籍文献中无此病名，按其临床表现，在"妊娠腹痛""少腹瘀血""癥瘕"等病证中有类似症状的描述。

一、病因病机

异位妊娠的病机与少腹宿有瘀滞，冲任不畅，孕卵未能移行子宫；或先天肾气不足或气虚运送无力，孕卵不能及时运达子宫等因素有关。在输卵管妊娠未破损期，病机以胎元阻滞胞宫两歧之脉络为主。当病情进展，瘀滞之脉络破损时，则阴血内溢于少腹，此为已破损期，可导致少腹血瘀、气血两亏、甚则亡血厥脱。若瘀阻少腹日久，亦可结而成癥。总之，少腹血瘀是本病发生的最基本的病机；而胎瘀阻滞、气血亏脱、气虚血瘀和瘀结成癥是本病不同发展阶段的病理机转。

(一)胎元阻络

素性抑郁，或忿怒过度，气滞而致血瘀，或经期产后，余血未尽，不节房事，或感染邪毒，以致邪与血相搏结，瘀血阻滞冲任，两歧脉络不畅；或先天肾气不足或气虚运送无力，使孕后胎元停于脉络，不能运达子宫，而成为输卵管妊娠未破损期的早期。

(二)胎瘀阻滞

胎元停于脉络，不能运达子宫，继而胎元自殒，胎元与余血互结成瘀，滞于脉络，但脉络未破损，而成为输卵管妊娠未破损期的晚期。

(三)气血亏脱

胎元停于脉络，胎元渐长，以致损破脉络，阴血内溢于少腹，气血暴脱。

(四)气虚血瘀

胎元在脉络中自殒，并溢出少腹，脉络损破，阴血内溢但量较少，气随血泄，离经之血积聚少腹，以致气虚血瘀。

(五)瘀结成癥

胎元停于脉络，自殒日久，占据脉络而成癥；或脉络破损，胎元已殒，离经之血与胎物互结成瘀，久积少腹而成癥。

二、症状

异位妊娠的临床表现，与受精卵着床部位、有无流产或破裂、出血量多少与久暂等有关。

(一)停经

除输卵管间质部妊娠停经时间较长,输卵管壶腹部和峡部妊娠一般停经 6~8 周。20.0%~30.0%患者无明显停经史。

(二)腹痛

腹痛是输卵管妊娠患者的主要症状。输卵管妊娠发生流产或破裂前,由于胚胎在输卵管内逐渐增大,输卵管膨胀而常表现为一侧下腹部隐痛或酸胀感。当发生输卵管妊娠流产或破裂时,患者突感一侧下腹部撕裂样疼痛,常伴有恶心、呕吐。若血液局限于病变区,主要表现为下腹部疼痛,当血液积聚于直肠子宫陷凹处时,出现肛门坠胀感。随着血液由下腹部流向全腹,疼痛可由下腹部向全腹部扩散,血液刺激膈肌时,可引起肩胛部放射性疼痛。

(三)阴道流血

胚胎受损或死亡后,HCG 下降,卵巢黄体分泌的激素下降,蜕膜发生剥脱而见不规则阴道流血,色深褐,量少,一般不超过月经量,少数患者阴道流血量较多,类似月经。流血可伴有蜕膜管型或蜕膜碎片排出。阴道流血系子宫蜕膜剥离所致,阴道流血一般常在病灶去除后方能停止。

(四)晕厥与休克

部分患者由于腹腔内急性出血及剧烈腹痛,轻者出现昏厥,严重者出现失血性休克。出血越多越快,症状出现也越迅速越严重,但与阴道流血量不成比例。

(五)腹部包块

当输卵管妊娠流产或破裂所形成的血肿时间较久者,因血液凝固与周围组织或器官(如子宫、输卵管、卵巢、肠管或大网膜等)发生粘连形成包块。

三、体征

一般情况下,腹腔内出血较多时,呈贫血貌。可出现面色苍白、脉数而细弱,血压下降等休克表现。体温一般正常,休克时体温略低,腹腔内血液吸收时体温略升高,但不超过 38 ℃。腹部检查时,腹肌轻度紧张,下腹有明显压痛及反跳痛,尤以患侧为甚,出血较多时,叩诊有移动性浊音。有些患者下腹部可触及包块,若反复出血并积聚,包块可不断增大变硬。盆腔检查时,阴道内常有少量血液,来自宫腔。输卵管妊娠未发生流产或破裂者,除子宫略大较软外,仔细检查可能触及胀大的输卵管及轻度压痛。输卵管妊娠流产或破裂者,阴道后穹隆饱满,有触痛。宫颈举痛或摇摆痛明显,是输卵管妊娠的主要特征之一,是因加重对腹膜刺激所致。内出血多时,检查子宫有漂浮感。子宫一侧或其后方可触及肿块,其大小、形状、质地常有变化,边界多不清楚,触痛明显。病变持续较久时,包块机化变硬,边界亦渐清楚。输卵管间质部妊娠时,子宫大小与停经月份基本符合,但子宫不对称。一侧角部突出,破裂所致的征象与子宫破裂相似。

四、常见并发症

(一)贫血

输卵管妊娠流产或破裂出血量多,可引起继发性贫血,表现为头晕,乏力,面色苍白,唇甲淡白,90 g/L<HGB<120 g/L 为轻度贫血,60 g/L<HGB≤90 g/L 为中度贫血,HGB≤60 g/L为重度贫血,必要时考虑输血治疗。

(二)失血性休克

重度失血性休克可表现为意识障碍,面色苍白,四肢冷,皮肤湿冷,口唇青紫,脉搏细数,血压低或测不到,需行抢救处理。

五、实验室和其他辅助检查

(一)实验室检查

1.血 HCG 测定

正常妊娠在排卵后 7～10 d 开始能测到 HCG,最初 3 周内 HCG 分泌量增加较快,约 1.7 d 增加 1 倍;第 4～10 周约 3 d 增加 1 倍,孕 5 周时血 HCG 达 1 000 mIu/mL 以上,孕 8～10 周达高峰。动态观察血 HCG 水平,48 h 至少应增加 66.0% 以上。异位妊娠血 HCG 水平低、倍增时间延长为 3～8 d,平均为 7 d。但 HCG 水平较低或倍增时间延长还见于先兆流产或难免流产。

2.血孕酮测定

孕酮于孕 5～10 周相对稳定,异位妊娠孕酮水平偏低,且与血 HCG 水平无相关性。近年来,国内外许多学者认为血孕酮测定对诊断包括异位妊娠在内的异常妊娠有重要价值,其价值仅次于血 HCG。若血孕酮＞25 ng/mL,则宫内孕、异位妊娠和自然流产的敏感性分别为 73.3%、2.6% 和 44.9%;若血孕酮＜5 ng/mL,则三者的敏感性分别为 0.1%、44.9% 和 59.5%。如孕 8 周时孕酮＜45 nmol/L(15 ng/mL)提示异位妊娠,敏感性达 95.0%。此外,血清孕酮的半衰期仅10 min,因此,测得的血孕酮水平的高低基本上反映的是取血时的妊娠黄体的功能状态,对诊断异常妊娠或指导治疗均有明显的价值。现在,在一些发达国家,孕酮测定已列为监测包括异位妊娠在内异常妊娠的常规检查。

(二)影像学检查

阴道 B 超检查较腹部 B 超检查准确性高。超声诊断异位妊娠的准确性可达 70.0%～92.3%,其最大的特点在于可以发现或排除宫内孕。若发现有宫内孕,则患者再有异位妊娠的可能性很小,因为宫内宫外复合妊娠的发生率仅 1∶30 000,相当罕见。60.0%～90.0% 异位妊娠超声表现为子宫旁混合性小包块,其内可有圆形或椭圆形囊区,子宫直肠陷凹有游离液体,子宫内无妊娠囊。对诊断输卵管妊娠有决定性意义的是"输卵管环",超声图像为位于卵巢外的直径1～3 cm 的环形结构,壁厚为 2～4mm,由绒毛组织及输卵管壁组成,反射高于正常卵巢或妊娠黄体,中心为囊性无回声区(孕囊)。输卵管环诊断未破裂型输卵管妊娠的特异性达 99.5%～100.0%。10.0%～20.0% 的异位妊娠由于子宫内膜有蜕膜变化,宫腔内有积血,超声显象图上亦可见椭圆形的液性暗区,称为假孕囊。假孕囊一定位于宫腔中央,若宫腔内有小血块,还可能误认为是胚芽。但若仔细检查,假孕囊和早期宫内妊娠的双环征是有区别的。5.0%～20.0% 的异位妊娠在子宫外可见到孕囊、胚芽或胎心搏动。

(三)子宫内膜病理检查

子宫内膜病理检查因简单易行,在异位妊娠的诊断中仍起重要作用。诊断性刮宫的主要目的在于发现宫内孕,尤其是滋养叶细胞发育较差、HCG 分泌较少,以及超声检查未发现明显孕囊的先兆流产或稽留流产。对可疑患者可行刮宫术,刮出物肉眼检查后送病理检查,若找到绒毛组织,即可确定为宫内妊娠,无须再处理。若刮出物未见绒毛组织,刮宫术次日测定血 HCG 水平无明显下降或继续上升则诊断为异位妊娠。

(四)腹腔或后穹隆穿刺

后穹隆穿刺是诊断有无盆腹腔内出血的技术,穿刺得到不凝血液,异位妊娠的可能性很大,但可能有 5.0%～10.0% 是黄体破裂,误诊率约为 10.0%。对早期未破裂型异位妊娠腹腔出血不多,后穹隆穿刺协助诊断意义不大,甚至宫内孕有时也会出现阳性结果。在发达国家,因超声检查已很普遍,该项检查倾向于淘汰。在我国一些医院因超声检查不够普及,仍常利用后穹隆或腹腔穿刺来协助诊断异位妊娠腹腔内出血。当有血肿形成或粘连时,抽不出血液也不能否定异位妊娠的存在。当出血多,移动性浊音阳性时,可直接经下腹壁一侧穿刺。

(五)腹腔镜诊断

腹腔镜诊断是异位妊娠诊断的金标准,诊断准确性可达99.0%。腹腔镜手术兼诊断与治疗为一体,近年来,其应用在国内有明显增多趋势。但腹腔镜诊断毕竟是一种有创性检查,费用也较贵,不宜作为诊断异位妊娠的首选方案,而且对极早期异位妊娠,由于腹腔镜诊断过于积极,胚胎较小,如果着床部位输卵管尚未膨大时可能导致漏诊。

六、治疗

异位妊娠的治疗方法有期待疗法、药物疗法和手术治疗,治疗方法取决于异位妊娠的类型、病情严重程度及患者的生育要求。如病情稳定,症状较轻,血HCG<1 000 U/L且持续下降,输卵管妊娠包块直径<3 cm,无明显腹腔内出血,随诊可靠,可考虑选用纯中医疗法,治疗过程应当密切观察病情变化。如早期输卵管妊娠、要求保留生育能力的年轻患者,无药物治疗的禁忌证,输卵管妊娠未发生流产或破裂,血HCG<2 000 U/L,输卵管妊娠包块直径≤4 cm,无明显腹腔内出血,可采用中西医结合药物保守治疗,但必须在有输血、输液及手术准备的条件下进行。如异位妊娠破裂或流产,出现腹腔内大出血、甚至休克,应快速吸氧、建立静脉通道、备血必要时输血,补充血容量,立即手术治疗。

异位妊娠中医治疗主要是根据疾病发展过程的不同阶段进行辨证论治,总的治疗原则为活血化瘀,消癥杀胚。辨证要点是分辨异位之胎元已殒或未殒,脉络破损与否,以及正气之存亡,气血之虚实。本病治疗的重点是要注意随着病情的发展,进行动态观察,根据病情的变化,及时采取适当的处理,并要在有输血、输液及手术准备的条件下才能进行药物治疗。

(一)内治法

1.辨证治疗

(1)未破损期胎元阻络。

证候特点:可有停经史或早孕反应,或有一侧下腹痛,或不规则阴道流血;妇科检查一侧附件或可扪及囊性包块,轻压痛。β-HCG阳性。或经B超证实为异位妊娠,但未破损。舌质黯,脉弦滑。

治法:活血化瘀杀胚。

推荐方剂:宫外孕Ⅰ号方(山西医学院第一附属医院)加蜈蚣、天花粉、紫草。

基本处方:丹参15 g,赤芍15 g,桃仁15 g,蜈蚣3条,天花粉30 g,没药10 g。每天1剂,水煎服。

加减法:兼神疲乏力、心悸气短等气虚症状者加黄芪20 g、党参15 g以益气健脾;若兼见腹胀腹痛者为气机阻滞,可加枳壳10 g、川楝子15 g以行气止痛。

(2)未破损期胎瘀阻滞。

证候特点:停经,有不规则阴道流血,下腹坠胀不适,少腹或有局限性包块。β-HCG阳性。舌质黯,脉弦细涩。

治法:化瘀消癥。

推荐方剂:宫外孕Ⅱ号方(山西医学院第一附属医院)加三七、九香虫、水蛭。

基本处方:丹参15 g,赤芍15 g,桃仁15 g,三棱10 g,莪术10 g,九香虫10 g,水蛭10 g,枳壳15 g。每天1剂,水煎服。

加减法:兼神疲乏力,心悸气短等气虚症状者加黄芪20 g,党参20 g以益气健脾;若兼见腹胀腹痛者为气机阻滞,可加枳壳10 g、川楝子15 g以行气止痛。

(3)已破损期气血亏脱。

证候特点:停经,有不规则阴道流血,突发下腹剧痛,面色苍白,冷汗淋漓,四肢厥冷,烦躁不安,甚或昏厥,血压下降。后穹隆穿刺或B超提示有腹腔内出血。舌淡苔白,脉芤或细微。

治法:止血固脱。因亡血为内出血所致,应及时手术止血治疗。术后辅以中医益气养血,活血化瘀治疗。

推荐方剂:四物汤(《太平惠民和剂局方》)加黄芪、党参。

基本处方:当归10 g,熟地黄15 g,川芎10 g,白芍10 g,黄芪20 g,党参15 g。每天1剂,水煎服。

加减:如术后腑气不通,腹胀、食欲缺乏,加莱菔子15 g、枳实15 g以行气通腑,木香6 g、春砂仁6 g以芳香醒脾助运。

(4)已破损期气虚血瘀。

证候特点:输卵管妊娠破损后不久,仍腹痛拒按,不规则阴道流血,下腹可切及包块,头晕神疲。舌质黯,脉细弦。

治法:益气养血,化瘀杀胚。

推荐方剂:宫外孕Ⅰ号方(山西医学院第一附属医院)加紫草、蜈蚣、党参、黄芪、鸡血藤。

基本处方:丹参15 g,赤芍15 g,桃仁10 g,紫草10 g,蜈蚣2条,党参15 g,黄芪20 g,白术15 g。每天1剂,水煎服。

加减法:有腹胀、便秘者为脾气虚弱,可酌加茯苓12 g、白术12 g等益气健脾;头晕神疲、心悸多梦为气血虚弱,加何首乌15 g、熟地黄15 g以滋补阴血;若发热、腹痛,为感受湿热之邪,可加败酱草15 g、紫花地丁15 g、蒲公英15 g以清热利湿止痛。

(5)已破损期瘀结成癥。

证候特点:输卵管妊娠破损日久,腹痛减轻或消失,小腹或有坠胀不适,下腹切诊有局限性包块。β-HCG阴性或可疑阳性。舌质黯,脉弦细涩。

治法:破瘀消癥。

推荐方剂:宫外孕Ⅱ号方(山西医学院第一附属医院)加水蛭、九香虫、乳香、没药。

基本处方:丹参15 g,赤芍15 g,桃仁10 g,三棱10 g,莪术10 g。每天1剂,水煎服。

加减法:若短气乏力、神疲纳呆,加黄芪20 g、党参15 g以健脾益气扶正;腹胀甚者,加枳壳10 g、川楝子15 g以理气行滞。

2.常用中成药治疗

(1)大黄䗪虫丸:活血破瘀,消癥散结。适用于异位妊娠未破损期及已破损期瘀结成癥型。大蜜丸:每丸重3 g,口服,一次1～2丸;小蜜丸:每次3～6 g;水蜜丸:每次3 g;每天均1～2次。

(2)散结镇痛胶囊:软坚散结,化瘀定痛。用于异位妊娠未破损期及已破损期瘀结成癥型。口服,每次4粒,每天3次。于月经来潮第1天开始服药,连服3个月经周期为1个疗程,或遵医嘱用药。

(3)桂枝茯苓胶囊:活血、化瘀。用于异位妊娠未破损期及已破损期瘀结成癥型。蜜丸,每粒6 g,每次 1 粒,每天 1～2 次;浓缩丸,每粒 0.22 g,每次 6 粒,每天 2 次。

(二)外治法

异位妊娠的外治法主要以外敷、灌肠配合中药为主,此外,亦有针灸、理疗、中药离子导入等其他外治法。

1.中药外敷治疗

(1)消癥散(验方):千年健 60 g,川续断 120 g,追地风、花椒各 60 g,五加皮、白芷、桑寄生各120 g,艾叶 500 g,透骨草 250 g,羌活、独活各 60 g,赤芍、当归尾各 120 g,血竭、乳香、没药各60 g。上药共为末,每 250 g 为一份,纱布包,蒸 15 min,温敷患侧,每天 1～2 次,每次 30 min,10 d 为 1 个疗程,具有活血化瘀、消癥散结之效,适用于陈旧性异位妊娠。

(2)双柏散:侧柏叶 60 g,大黄 30 g,黄柏 30 g,薄荷 30 g,泽兰 30 g。上药共为末,每 250 g为一份,冷敷患侧,每天 1～2 次,每次 120 min,10 d 为 1 个疗程,具有活血化瘀、消癥散结之效,用于未破损型异位妊娠。

(3)血竭散:樟脂 6 g,血竭 9 g,松香 9 g,银珠 9 g,麝香 0.06 g,将前四药研细加热成糊状,涂于布上,然后将麝香撒布于药面,趁热贴于腹部疼痛处。用于陈旧性异位妊娠。

(4)四黄水蜜:用四黄散(含大黄、黄芩、黄柏、黄连)125 g,加温水、蜂蜜拌匀成糊状,置透明塑料纸(20 cm×15 cm)上摊成饼状,厚度约 2 cm,放凉后冷敷患侧,适用于未破损期异位妊娠,热敷适用于陈旧性异位妊娠。

2.中药保留灌肠治疗

桃仁 15 g,丹参 20 g,赤芍 15 g,三棱 10 g,莪术 10 g,蒲公英 15 g,赤芍 15 g,透骨散 15 g。上药共浓煎 100 mL,保留灌肠,每晚 1 次。具有活血化瘀、消癥散结之效,适用于陈旧性异位妊娠。

3.穴位敷贴治疗

当归 5 g,厚朴 5 g,五灵脂 5 g,桃仁 5 g,红花 5 g,白芍 5 g,甘草 5 g。穴位取神阙、中脘、足三里(双侧)。将以上药末用热醋调和成糊状,敷于所取穴位,外用 1 cm×1 cm 止血贴贴敷,6 h后取下。适用于异位妊娠保守治疗术后并发腹胀、腹痛患者。

4.针灸治疗

主穴取关元、归来、足三里、水道、三阴交、蠡沟穴,配穴如下:腰酸加肾俞、次髎、委中穴;白带多加地机、阴陵泉穴;月经不调加照海、行间穴;腹胀加带脉、气海穴;有炎性肿块加府舍。先嘱患者排空小便,以 1.5～2 寸毫针刺入穴区得气后采用中等刺激 1～2 min,然后针柄上套一长为2～3 cm 的艾段点燃,待艾段燃尽,针冷后出针。温针灸每天 1 次,10 次为 1 个疗程,疗程间隔 7 d。经期不治疗。适用于陈旧性异位妊娠。

(徐　嵘)

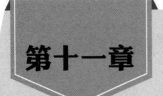

第十一章　骨科疾病

第一节　颈肌痉挛

一、概述

颈肌痉挛俗称落枕,是急性单纯性颈项强痛、肌肉僵硬、颈部转动受限的一种病症,是颈部软组织常见的损伤之一,多见于青壮年,男多于女,冬春季发病率较高。轻者4～5 d可自愈,重者疼痛严重并向头部及上肢部放射,迁延数周不愈,且易反复发作。该病针推疗效确切、迅速。颈肌风湿,颈肌劳损,颈椎病变等,均可引起颈肌疼痛与痉挛,落枕为单纯的肌肉痉挛,成年人若经常发作,常系颈椎病的前驱症状。

二、病因病机

本病多因颈部肌肉过度疲劳,或感受风寒,或夜间睡眠姿势不当,或枕头高低不适,使颈部肌肉遭受较长时间的牵拉而发生痉挛,部分由于颈部扭挫伤所致。而老年患者多与颈椎骨质增生或椎间盘变性有关。由于感受风寒,或筋脉挫伤,或夜卧过于熟睡,姿势不当,致使气血运行不畅,筋脉拘挛而成本病。

三、临床表现和体征

(一)症状
(1)颈项相对固定在某一体位,某些患者用一手扶持颈项部,以减少颈部活动,可缓解症状。
(2)颈部疼痛,动则痛甚。
(3)颈部活动明显受限,如左右旋转、左右侧弯、前屈与后伸等活动。

(二)体征
(1)颈项活动受限,颈部呈僵硬态,活动受限往往限于某个方位上,强行使之活动,则症状加重。
(2)肌痉挛伴压痛,胸锁乳突肌痉挛者,在胸锁乳突肌处有肌张力增高感和压痛;斜方肌痉挛者,在锁骨外1/3处,或肩井穴处,或肩胛骨内侧缘,有肌紧张感和压痛;肩胛提肌痉挛者,在上四个颈椎棘突旁和肩胛骨内上角处,有肌紧张感和压痛。

四、鉴别诊断

落枕是一种急性发作的症状,多在睡眠后出现一侧颈项部疼痛,局部僵硬并有明显压痛,头颈活动受限。临床上常需与下列疾病加以区别。

(1)颈椎半脱位:往往有外伤史和肩部负重史,临床表现为颈项疼痛,颈椎旋转活动明显受限。可摄颈椎张口位片证实,常见有寰枢关节半脱位。

(2)颈椎病:反复落枕,起病缓慢,病程长。因颈椎关节不稳而引起,常伴有椎间隙狭窄,骨质增生,需摄颈椎双斜位片或正位片证实。

(3)颈椎结核:有结核病史和全身体征,如低热、消瘦、盗汗及疲乏无力等,多发于儿童及青壮年,需摄颈椎正侧位片证实。

五、针灸治疗

(1)治则:疏风散寒,活络止痛,以督脉及手足三阳经为主。

(2)主穴:天柱、后溪。配穴,外感风寒,配大椎、风池、外关,用泻法;筋脉损伤,配阿是穴,或相应夹脊穴。

(3)方义:颈项部为手足三阳经之所过,显露于体外,又是头部转动之枢机,极易为风寒所侵袭,或因姿势不当而伤筋。古人认为,太阳为开而主表,故以手足太阳经的天柱、后溪为主穴,以疏解在表的外邪,配合督脉经要穴大椎、手足少阳经的风池、外关,可以疏散风寒,使邪从表解;若因筋脉受损,使局部气血受阻,不通则痛,当按"以痛为俞"的原则,选取阿是穴或相应夹脊穴,可以通络止痛,使气血流畅,筋脉得舒。

六、推拿治疗

(1)治则:舒筋活血,温经通络,理顺肌筋。

(2)主要手法:一指禅推法、㨰法、按法、揉法、拿法、拔伸法、擦法等。

(3)常用穴位及部位:风池、风府、风门、肩井、天宗、肩外俞等。

(4)操作:①患者取坐位,医师立于其后,用轻柔的㨰法、一指禅推法,在患侧颈项及肩部施术,3～5 min。②用拿法提拿颈椎旁开 2.5 寸处的软组织,以患侧为重点部位,并弹拨紧张的肌肉,使之逐渐放松。③嘱患者自然放松颈项部肌肉,医师左手持续托起下颌,右手扶持后枕部,使颈略前屈,下颌内收,双手同时用力向上提拉,并缓慢左右旋转患者头部 10～15 次,以活动颈椎小关节。摇动旋转之后,在颈部微前屈的状态下,迅速向患侧加大旋转幅度,手法要稳而快,手法的力度和旋转的角度必须掌握在患者可以耐受的限度内。④医师按揉风池、风府、风门、肩井、天宗、肩外俞等穴,每穴 30～60 s,手法由轻到重;然后再轻拿颈椎棘突两侧肌肉,最后可在患部加用擦法治疗。

七、其他疗法

刺络拔罐:先在颈项部轻叩梅花针,使局部皮肤发红、充血,再拔火罐 3～5 个,每天 1～2 次。

(刘清果)

第二节 颈 椎 病

颈椎病又称颈椎综合征,是指因损伤或颈椎及其软组织退行性改变引起的颈脊髓或颈神经根以及颈血管的压迫和刺激,从而产生的颈、肩、臂、头及胸疼痛,甚至出现肢体功能失常等一系列症状。中老年人多见,男性发病略多于女性。临床上根据病变部位、范围以及受压组织不同而出现的不同症状,将其分为神经根型、脊髓型、椎动脉型、交感神经型和混合型 5 种类型。其中神经根型最常见,占颈椎病的60%～70%,交感神经型最为少见。

一、病因病理

各种急、慢性外伤可造成椎间盘、韧带、后关节囊等组织不同程度的损伤,从而使脊柱稳定性下降,促使颈椎发生代偿性增生,增生物直接或间接压迫神经、血管,即产生症状。颈椎间盘承受重量过大或活动频繁,可遭受过多的微小创伤,劳损而变性。早期表现为髓核的水分减少,逐渐失去弹性韧性,椎间关节松动不稳。椎小关节可紊乱、错位,椎间孔变小,椎间盘可膨出或脱出,椎体可发生微小滑动,颈椎后部附件骨质增生,黄韧带、项韧带可发生钙化或骨化。晚期形成明显的骨赘,椎间盘变性、膨出、脱出,周围软组织、前纵、后纵韧带及椎体边缘骨膜附着处可被掀起,出血、血肿机化,在张力性应力的刺激下,逐渐形成较大的骨刺。退变的颈椎间盘和骨刺向后突出,可产生脊髓受压症状;向后外侧突出、钩椎关节骨刺向后突出均可影响椎间孔,使之变小狭窄,神经根受到压迫刺激,缺氧、缺血,出现神经根型病变症状;椎间盘和骨刺向侧方突出,可使椎动脉受到挤压导致供血不足,出现以头晕为主的椎动脉受压症状;颈椎的不稳,常可刺激小关节和关节囊,影响交感神经,而产生一系列交感神经受刺激症状。

二、临床表现

患者自觉肩颈疼痛,可向头部、枕部及上肢放射,一侧面部发热,出汗异常;少数患者可出现头痛、眩晕、猝倒,甚则双下肢痉挛,举步艰难,瘫痪。根据受压组织的不同,其临床表现各不相同。具体可分为 5 型。

(一)神经根型

神经根型是椎管单侧或双侧的神经根受压迫或受刺激引起的症状,表现有颈肩痛,颈项强直,不能做点头、仰头及转头活动,疼痛沿神经根支配区放射至上臂、前臂、手及手指,伴有上肢麻木、活动不灵活,X 线片可显示椎间隙狭窄、椎间孔变窄、后缘骨质增生、钩椎关节骨赘形成。

(二)脊髓型

脊髓型是脊髓受压迫或受刺激所致,多发生于 40～60 岁的中年人,早期表现为单侧或双侧下肢发紫发麻,行走困难,继而一侧或双侧上肢发麻,持物不稳,严重时可发生四肢瘫痪,小便潴留,卧床不起。X 线检查可显示颈椎间盘狭窄和骨赘形成。

(三)椎动脉型

椎动脉型是因上行的椎动脉被压迫、扭曲,造成颅内一过性缺血所致。表现为肩颈痛或颈枕痛,头晕、恶心、呕吐、位置性眩晕、猝倒、持物落地、耳鸣耳聋、视物不清等临床症状,并常因头部转动或侧弯到某一位置而诱发或加重。X 线检查见正位片钩椎关节模糊、骨质硬化并有骨赘形成。

(四)交感型

交感型是颈椎旁的交感神经节后纤维被压迫或刺激所致。常见头痛、头晕、心悸、胸闷、四肢不温或是手足心热、四肢酸重等症状,一般无上肢放射痛或麻木感,可出现听、视觉异常。

(五)混合型

临床上常见同时存在两型或两型以上的各种症状,为混合型。

三、诊断要点

(一)神经根型

(1)颈、肩部疼痛,可沿受压的神经分布区放射,手指呈神经根性分布的麻木及疼痛,握力减弱。

(2)颈部僵直,活动受限,颈棘突旁常有压痛。颈神经牵拉实验阳性,压头试验可能阳性。

(3)受累神经支配区皮肤痛觉迟钝或消失,某些上肢肌力减弱,肌肉萎缩,肌腱反射减弱或消失。

(4)X 线片见生理曲度消失,椎间隙狭窄,椎间孔变形,后缘骨质增生,钩椎关节骨赘形成。断层扫描(CT)和椎管磁共振(MRI)更有助于诊断。

(二)脊体型

(1)颈肩痛伴四肢麻木,疼痛僵硬,发抖无力,步态不稳,似踩棉花状,步态笨拙。

(2)痛觉减弱或消失,严重者四肢瘫痪,小便潴留或失禁。手部肌肉萎缩,四肢肌张力增高,腱反射亢进。

(3)常可引出病理反射,如霍夫曼征、巴宾斯基征阳性,踝阵挛和髌阵挛阳性。

(4)具有典型的 X 线征象,即在椎间隙部位呈"L"或"U"状梗阻,侧位片可见相应部位的充盈缺损。

(三)椎动脉型

(1)症状的出现常与头、颈的转动有关,表现为头晕、恶心、呕吐、四肢麻木等。

(2)颈椎棘突部常有压痛,压头试验阳性,仰头或转头试验阳性。

(3)脑血流图检查可见左右椎动脉不对称,尤其在转头时患侧波幅明显下降。

(4)X 线检查显示钩椎关节骨质增生,向侧方隆突,椎间孔变小。

(四)交感型

(1)患者常有头痛,枕部痛,头晕,头胀,视物模糊,手麻木发凉,心律不齐,心动过速等交感神经功能紊乱的临床表现。

(2)本型常不单独出现,而与其他型合并存在。

(五)混合型

根据以上 4 型表现而诊断。

四、针灸治疗

(一)毫针法

(1)处方一:风池、肩井、天柱、肩髃、外关、曲池、颈夹脊。

操作:患者正坐,上肢曲肘置于桌上。穴位常规消毒后,用 1.5 寸 30 号毫针进针。施以泻法,得气留针 20 min。针刺颈郎穴位时,在上肢施揉、拿、搓等手法;针刺上肢穴位时,在颈部施滚、拿、揉、按等手法。

(2)处方二:颈夹脊、养老。

操作:根据症状判定受累神经根的节段选穴,一般取颈 5、颈 6 夹脊。患者正坐,微低头,医师以 30 号 1.5～2 寸毫针,以 75°角刺入,或旁开夹脊穴 0.5 寸处以 45°角刺入。有抵触感后,针尖向外退出 0.3 寸,有沉紧感后进行调气,施平补平泻法,使针感向项、肩、臂传导。针养老时,令患者手向胸,针向内关方向刺入,得气后使针感向腕与肩肘方向扩散。留针 20 min,每天 1 次,10 次为 1 个疗程。

(3)处方三:中平穴(足三里穴下 1 寸,偏于腓侧)。

操作:患者取坐位,用 28 号 3 寸毫针行直刺法,左肩针刺右下肢中平穴,右肩针刺左下肢中平穴,双肩针双下肢中平穴。进针得气后,施以泻法。每次留针 30 min,5～10 min 行针 1 次。每天 1 次,10 次为 1 疗程。

(4)处方四:①阿是穴。②太溪、太冲、复溜。

操作:实证取第一组穴,进针后提插捻转 2 min,施以泻法,不留针;虚证取第二组穴位,施以补法,留针 20 min,每 5 min 行针 1 次。本法适用于椎动脉型颈椎病。

(二)电针法

(1)处方一:天柱、曲垣,头痛者加风池,手臂发麻者加扶突。

操作:天柱取 2 寸毫针,针尖沿颈椎系列斜向下方分刺,使针感传至肩部。曲垣用 1.5 寸毫针,针尖向肩胛冈侧端斜刺,使针感向周围扩散。进针得气后,将 2 穴接通电针治疗仪,用连续波,留针 20 min。针风池时,针尖斜向内上方,使针感传至前额,留针 20 min。刺扶突时,针尖向臂丛方向,当针感传至手指之后,轻轻雀啄 3～5 次,随即出针。隔天治疗 1 次,本法除对脊髓型颈椎病无效外,对其他各型有良好效果。

(2)处方二:双侧颈夹脊 5～7,神经根型配外关、曲池;颈动脉型配风池、风府。

操作:进针后,施以提插捻转手法,得气后接电针治疗仪,采用连续波,刺激强度以患者耐受为度。留针 20 min,隔天 1 次,5 次为 1 个疗程。

(三)温针法

处方:主穴:①天柱、百劳、大杼;②相应颈椎夹脊穴、大椎。配穴:合并肩周炎者加肩三针、肩井;头晕、头痛者加风池、四神聪;放射性上肢麻痛、握物无力者加天宗、曲池、三阳络;久病不愈者加百会、膈俞;腰痛者加肝俞、肾俞。

操作:用 2 寸毫针针刺各穴,得气后在针尾置上 1.5 cm 艾条,用火点燃,施灸。四神聪、百会只针不灸。隔天治疗 1 次,6 次为 1 个疗程。

(四)穴位注射法

(1)处方一:肩中俞、颈部夹脊。头痛、头昏者配风池、百会、太阳;恶心、呕吐者配风池、内关、丰隆;肩胛、上臂、肘臂疼痛者配肩外俞、天宗、肩贞、臑俞、曲池;上肢及手指麻木者配肩贞、曲池、外关、合谷、后溪;下肢麻木、行走困难者加环跳、阳陵泉、委中、昆仑。

操作:用注射器抽取当归注射液、骨宁注射液、麝香注射液各等量,注入所选穴位,每穴注入 1 mL,隔天注射 1 次。

(2)处方二:颈夹脊、风池、大椎、天宗、臂臑、风池、内关、阿是穴。

操作:常规消毒后,用注射器吸入醋酸泼尼松混悬液 25 mg,维生素 B$_1$ 100 mg,维生素 B$_{12}$ 250 μg,1%普鲁卡因溶液 10 mL,654-2 注射液 10 mg 混合均匀,然后注入所选穴位,每穴位入 1.5～2.0 mL,每周1次,5 次为 1 个疗程。

(3)处方三:颈 6～颈 7 棘突间、颈 7～胸 1 棘突间。

操作:吸取醋酸泼尼松 4.0 mL 与 2%普鲁卡因 4.5 mL 混合,在上述部位做封闭。7 d 封闭 1 次,3 次为 1 个疗程。本法适用于各型颈椎病的治疗。

(五)头针法

处方:主穴取顶中线由前向后刺。颈肩部疼痛者配以络却向百会透刺;颈源性眩晕者配额中线由上往下刺;四肢运动或感觉障碍者配病位对侧顶颞前斜线或顶颞后斜线。

操作:选用 30 号 30 mm 特制平柄毫针,与头面成 15°～30°角快速进针,针尖达到腱膜下层后,将针体平卧,缓插 25 mm 左右,然后用力向外速提,提时针身不弯曲,行针 2～3 min,留针时间随病情而定,可稍长,但不宜超过 24 h。

(六)穴位挑刺法

处方:颈、背部的"党参花样"皮损变部位。

操作:先用 2%的普鲁卡因 0.2 mL 注射在花斑中央成一皮丘,然后常规消毒后挑破表皮,用特制挑刺针挑断浅表皮肤纤维丝。挑纤维丝时,针尖横贴皮肤平刺,先平行向前滑动,再将针轻轻上抬,把纤维丝挑起拨断,并把这个点的纤维丝挑净。每次选挑 3～4 个花斑。其中 1 个须选择在颈椎体上。每隔 5 d 挑治 1 次。

(七)穴位埋线法

处方:双侧夹脊 C$_5$ 和夹脊 C$_7$。

操作:患者取俯伏坐位,局部常规消毒后,进行局部麻醉。选用 0 号络刺羊肠线 3 cm,穿入 9 号腰椎穿刺管中,快速垂直进针,针尖达皮下组织及斜方肌之间时,立即将针以 15°角向枕部透刺,产生较强针感后按常规将羊肠线埋入。出针后用于棉球压迫针孔片刻。埋 1 次即为 1 个疗程。15 d 后再行第二次埋线。

(八)耳压法

处方:脑、颈椎、枕、颈、神门、肝、肾。肩背酸困者加锁骨、肩关节;手指麻木者加腕、指。

操作:用王不留行,以小块胶布贴于上述耳穴,每穴按压 1 min,每天按压 3～4 次,3 d 贴 1 次,连贴 1 个月。

(九)火针法

处方:大椎、阿是穴,相应夹脊穴。肩周及上臂疼痛加肩髃、曲池;前臂痛或手指麻木加手三里、外关、合谷。

操作:将所选穴位做好标记,消毒后,将 6～9 号缝衣针用止血钳夹持,于酒精灯上将针尾部分烧红,然后快速点刺,出针后即用消毒棉球压迫针孔,阿是穴可每处刺 2～4 针,针距 0.2 寸,深度以 0.2～0.5 寸为宜,每次点刺不宜超过 12 针。本法适用于治疗神经根型颈椎病。

(十)磁圆针法

处方:①素髎沿督脉至命门;②攒竹向后沿膀胱经第 1 侧线至肾俞,再从攒竹处膀胱经第 2 侧线至志室;③瞳子髎沿头部胆经路线至肩井;④伴有手臂麻木、疼痛者,肩臂部诸经由上向下叩击。

操作:以磁圆针循经叩打,头部轻叩,颈、手臂、肩背重叩。每条线路叩击 5～7 遍,最后重叩颈部双侧臂丛2下,叩击时手臂就出现麻感。

五、推拿治疗

(一)提阳旋转法

操作:患者取坐位,医师立其背后,先用拇指和其余四指拿肩井数次,并用手指和掌根部按揉肩中俞数次,再令患者颈部前屈15°~20°,医师双手分别置于患者枕骨两侧,将头部逐渐向上抬起,轻轻左右旋转,幅度不超过45°,左右各3次。然后医师双手食中指分别置于患者颈部两侧,搓揉两侧项肌、前斜角肌、斜方肌和横肩胛肌等,先自上而下,后自下而上,后复10~20次,压痛点处适当加重力量。最后,医师立于患者前面,以双手拇指点揉双侧合谷、缺盆及天宗穴,伴头晕者加按风池、风府。以上手法连续3遍,每周2次,4周为1个疗程。治疗同时,可采用DYC自动牵引装置进行间歇性牵引。

(二)提伸法

操作:患者取坐位,医师施手法松解患者颈项部肌肉,并嘱患者放松,令其以双手抱住其后枕部,挺胸,然后医师双手从患者腋下穿过往上扶在患者双腕背部,患者头略向后仰,医师用力上提颈椎,一般可听到一串小关节响声。有些患者也可辅以传统斜扳手法,即以一手托住患者下颌,一手托住后枕部,头略后仰,下颌部向一侧略上旋,当医师觉得颈椎小关节已锁住,再轻轻用力向同侧旋转10°,一般可听到小关节响声。左右两侧各做1次。最后用拿法放松颈部肌肉,搓肩关节,做梳头、擦汗动作,并按压其臂臑、曲池、手三里、内关、合谷穴。

(三)间歇牵引法

操作:患者取卧位,以颏枕吊带连接微电脑程控牵引床,牵引力线与垂线成15°~30°夹角前屈,并输出牵引程序:牵引时间:20~30 min;牵引重量:9~14 kg;松弛重量:5~7 kg;牵引时间:15~20 s;松弛时间:10 s。每天治疗1次,10次为1个疗程,3个疗程后休息2~3周,进行肌力锻炼。

(四)按肩搬头法

操作:患者取坐位,两上肢反抱于背后。医师立于后侧,左手按其右肩,右手置于其头顶,用力将颈部向左侧手搬运。然后用同样手法,右手按其左肩,左手置其头顶将颈部向右侧搬运。两侧交替进行。每次搬8~12次,7 d为1个疗程。本法适用于椎动脉型。

(五)颈型捏揉扳转法

操作:让患者端坐于治疗凳上,医师先用一手按扶于患者头顶固定,用另一手与其余四指相对着力,反复捏揉颈部两侧肌肉,对其风池穴,天柱穴进行重点捏揉,反复3~5遍。再用拇指端着力,反复点揉风府穴、哑门穴及大椎穴等。再用双手着力,反复捏揉两侧颈肩部,并拿揉两肩井穴。再用一手按于头顶,另一手托住下颌,双手协同用力,反复旋摇头颈部数次后,再用寸劲扳转颈椎;然后,双手交换位置,再以同样方法向对侧扳转。扳转手法应慎重,不可用力过猛,更不能勉强用力扳拧,以免发生意外。最后,再用放松手法捏揉颈肩部。

(六)根型点揉镇痛法

操作:让患者端坐于治疗凳上,医师站其身旁,先用手捏揉颈项两侧肌肉,促使其放松,反复3~5遍。再用拇指端着力,反复点揉风府、风池、天柱、大杼、肩中俞、大椎等穴;再点揉天宗、曲垣、风门、肺俞等穴;再点揉缺盆、肩井、云门、肩髎等穴。再用中指着力,抠拨腋窝中极泉穴及青灵穴;再用拇指着力,抠拨曲池、曲泽等穴,同时用中指着力,抠拨少海穴等。再用拇指与中指相对着力,反复捏揉内外关穴,再掐合谷穴等。再反复捏揉颈肩及上肢部肌肉 3～5 遍,促使肌肉放松。再用双手合抱于患者颊部,用力向上端提牵拉颈椎,同时进行前屈,后仰,左右侧屈,和反复左右旋转摇动颈部。最后,用拍子拍打颈肩及上肢部,反复 3～5 遍,如无拍子也可用半握拳或虚拳进行拍打。

(七)提项旋转法

操作:先施准备手法,使患者局部放松,以一手托住患者下颌,一手托住患者后枕部,让患者头部呈自然位。先轻轻左右摇晃,然后托提头部向上并逐渐加大转动范围,先向一侧旋转,接近限度寸以适当力度继续旋转 5°～10°,一般可闻及小关节弹响之声,患者多有一种解除绞锁的轻松感。施手法时,应尽量使患者肌肉放松,旋转速度不宜过快,并且在上提力量的基础上做颈项旋转。

(八)提端摇晃法

操作:患者正坐,医师立其背后,双手分开,拇指顶住枕部和风池穴,其余四指托下颌部,双手向上提端。同时手腕立起,使前臂用力下压患者肩部,而端提颈部双手腕做回旋运动 6～7 次,在持续端提下做颈前屈、后伸各 1 次,将患者头部在屈曲时旋转至左(右)侧。

(吕梁川)

第三节　颈椎管狭窄症

构成颈椎椎管各解剖结构因发育性及退行性变因素引起一个或多个平面的管腔造成骨性或纤维性狭窄,导致脊髓血液循环障碍、脊髓及神经根压迫症者称为颈椎管狭窄症。颈椎管狭窄症是以发育性颈椎椎管狭窄为发病基础,颈椎间盘退行性病变及相邻椎体后缘和小关节骨赘形成侧是造成临床症状的诱发因素,从而导致颈椎管径变窄,有效容积减小,产生以脊髓及神经压迫症为临床表现的颈椎疾病。

颈椎骨折脱位、颈椎病、颈椎间盘突出、特发性弥漫性骨质增生、颈椎畸形、颈椎肿瘤、颈椎结核等均可引起颈椎管狭窄,但均已被列为各自独立性疾病,不再统称为颈椎管狭窄症。

一、病因病机

造成颈椎椎管狭窄的因素,主要有发育性、退变性及动力性,其实动力性也多是由于退变失稳所致。分述如下。

(一)发育性因素

发育性颈椎椎管狭窄是由于椎弓根、关节突及椎板的发育异常所致。发育性颈椎管狭窄是先天性与发育因素同时存在。由于椎管狭窄,使脊髓周围缓冲间隙减小,在正常的伸屈运动中或轻度退变、轻微的外伤情况下,即可产生对脊髓的反复压迫,出现症状。

(二)退变性因素

在 20 岁即有骨赘发生,但在 50 岁时,颈椎退变加快,骨赘的发生也加快,颈椎骨赘的发生多在椎体的后缘,在骨赘较大时,即可对脊髓构成危害。由于退变,颈椎不稳,从而导致黄韧带肥厚,在椎间盘-黄韧带所构成的轴线上,即可使局部椎管容积明显减小,从而造成对脊髓的压迫。

(三)动力性因素

颈椎管狭窄症,不论任何一型,均可对脊髓造成压迫,而在运动时,所有椎管矢状径可进一步减小,同时,黄韧带前凸被嵌压,均可促使脊髓受到机械性压迫,致使脊髓血管血流改变,出现症状。

中医学对本病的认识,大多归属于"痹证""痿证"等范畴。肾精不足、肝肾亏损是其主要病因,但多数是由于年老体衰,筋骨失于濡养,颈椎退变,加之风寒湿邪外侵,或跌打闪挫等诱因而发作为本病。

二、临床表现与诊断

颈椎管狭窄症发病隐渐,病程多持续较久。多数为慢性发病,症状常是在不知不觉中出现;急性发病多有一定诱因,最常见是颈椎过伸性损伤。

首发症状以双上肢或四肢麻木、无力居多,颈部疼痛者少。多数患者可有双上肢无力,双手麻木,握力差,僵硬不灵活,有持物坠落史;或同时伴有双下肢麻木、无力,走路有"踩棉花感",可有"束腰"或"束胸"感,较重者站立及步态不稳,严重者可出现四肢瘫痪,呼吸困难。

颈椎管狭窄症主要是产生颈脊髓压迫症状和体征,颈部多无压痛,颈椎活动受限不明显。四肢及躯干感觉减退,肌力减弱,肌肉萎缩,肌张力增加,步态不稳,行走缓慢,多数患者呈痉挛步态,四肢反射亢进,腹壁反射减弱或消失,病理征以上肢的 Hoffmann 征阳性率最高,严重者可出现髌阵挛、踝阵挛及巴宾斯基征等阳性病理征。

X 线检查:颈椎发育性椎管狭窄主要表现为颈椎管矢状径减小。退行性颈椎管狭窄一般表现为颈椎生理曲度减小或消失,甚至出现曲度反张。椎间盘退变引起的椎间隙变窄,椎体后缘骨质局限或广泛性增生,椎弓根变厚及内聚等。若合并后纵韧带骨化则表现为椎体后缘的骨化影。在侧位片上表现为椎间孔区的骨赘,自上关节面伸向前下方,或自下关节面伸向前上方。

在 X 线片上分别测量椎体和椎管矢状径,对判断是否存在椎管狭窄具有重要价值。颈椎椎体矢状径是自椎体前缘中点至椎体后缘的距离,椎管中矢状径是自椎体后缘中点至椎板连线之最短的距离。正常成人颈椎管中矢状径:C_1 为 20～34 mm,C_2 为 18～21 mm,$C_{3～4}$ 为 12～14.5 mm,$C_{6～7}$ 为 11～13.5 mm。有学者认为矢状径小于 13 mm 称为椎管相对狭窄,小于 10 mm 则属绝对狭窄。

CT:退变性颈椎管狭窄,CT 显示椎体后缘有不规则致密的骨赘,并突入椎管,黄韧带肥厚、内褶或钙化。脊髓萎缩则表现为脊髓缩小而蛛网膜下腔相对增宽。

MRI:主要表现为 T_1 加权像显示脊髓的压迫移位,还可直接显示脊髓有无变性萎缩及囊性变。T_2 加权像能较好地显示硬膜囊的受压状况。

三、治疗

对轻型患者采用非手术治疗可取得满意的临床疗效,只有脊髓损害发展较快、症状较重者需手术治疗。非手术治疗方法有多种,如手法治疗、颈椎牵引、中西药物、针灸、功能锻炼等方法均可选用,其中手法是治疗本病的主要方法,可较快地缓解症状,再配合颈椎牵引、药物等综合治疗,可进一步提高临床疗效。

非手术治疗可在一定程度上减轻压迫、缓解水肿、减轻神经根刺激、缓解肌肉痉挛、减轻症状或使其消失,但不能从根本上解决椎管矢状径狭窄的问题。非手术治疗的指征:相对狭窄的颈椎椎管狭窄,即椎管的矢状径在 10 mm 以上,13 mm 以下。在有不太明显的退变存在的情况下,可以进行手法较为轻柔的按摩、理疗,并配合中药及一定的解热镇痛药物。牵引对那些有黄韧带增厚的患者可以暂时缓解压迫,能起到一定的作用。支架通过稳定颈椎而改善患者的症状,可用于早期的颈椎管狭窄症的患者,但其疗效是不持久的。脱水、激素药物及神经营养药物对有急性发作的颈椎管狭窄症的患者及轻型患者有效。常用方法:20%甘露醇 250 mL 地塞米松5 mg静脉滴注,每天 2 次,4~6 d。也可同时应用维生素 B_1、维生素 B_{12}、胞磷胆碱 500 mg 等神经营养药物,加入液体内静脉滴注,每天 1 次。

(一)手法治疗

1.准备手法

准备手法的目的是放松紧张痉挛的颈肩部肌肉,促进局部血液循环,达到舒筋活血,解痉镇痛的目的。患者坐位,医师站在患者身后,在两侧颈项肩背部行点按、扣捏、揉捻、拿散、弹拨、持顺、按摩、推拿、劈叩、震颤等手法,手法要柔和稳重,力量均匀深入,重点是痛点和纤维结节及条索状物。

2.治疗手法

治疗手法的目的是加宽椎间隙,扩大椎间孔,整复小关节的错缝,改变颈椎病变和神经根、脊髓、血管等之间的相对关系,促进颈椎生理曲度的恢复,解除局部软组织粘连,以缓解神经根、脊髓、血管等之间的相对关系,减轻刺激和压迫常用的几种手法如下。

(1)提端摇晃法:患者正坐,医师站在患者背后,双后分别以拇指托住枕部,其余四指托住下颌部,双侧前臂分别压于患者双肩,双手向上托拔颈椎,再将头颈屈曲 15°下缓缓地正反方向回旋颈部各 5 次。保持拔伸状态下分别将颈部过屈和过伸各 3 次。最后将颈椎分别左右旋至最大限度(45°),再加力过旋各 1 次。

(2)侧头摇正法:患者坐位,医师一手拇指按压在错位关节棘突的患侧,另一手扶患者头部,将头向患侧侧屈和向健侧旋转,双手同时用力,压推配合。用于钩椎关节错位或增生。

(3)摇晃转捻法:以右侧为例,先行提端摇晃手法,再用左手托住下颌,将右手抽出,医师左颞顶部顶住患者头部,左肩部顶住患者左额,在牵引状态下用右手拇指沿右侧颈项肌肉自上而下揉捻,同时将患者头部向右后方旋转。

(4)坐位旋转复位法:患者坐位,医师站在患者身后,以右侧为例;医师右肘窝托住患者下颌,左手托住枕部,使颈部前屈 15°,在拔伸状态下将颈部顺时针旋转 5 次,感觉患者肌肉已经放松,将患者头颈右旋至最大限度 45°左右,同时再加力过旋,即可听到弹响声,复原将颈部肌肉稍事放松手法。再行左旋复位一次。注意本手法要点在于手法整个过程是在颈部前屈 15°保持拔伸状态下进行的,要求稳准,旋转适度,不可粗暴,否则有危险。

(5)仰卧旋转法:患者仰卧,肩后用枕垫高,医师坐于床头,一手托住枕部,一手托住下颌,将患者头部向枕上拉起,使颌与床面呈 45°角,牵引 2 min,然后将头向左右旋转和前后摆动数次,最后分别在左右旋转至最大角度时再加力过旋,可听到弹响声。

(6)快速旋转法:患者坐位,医师站于侧方,一手托枕部,一手托下颌,轻轻摇晃头颈数次,然后快速地扶枕手前推,托颌手回拉并迅速撒手,可听到弹响声,左右各 1 次。

(7)扳肩展胸法:患者坐位,医师站在患者身后,左腿屈膝屈髋抬高,以膝抵在 T_2、T_3 棘突部,双手分别抱住患者肩部向后上方扳拉,同时左膝前用力,可听到弹响声。

3.放松手法

颈部放松手法同准备手法,根据不同证型,不同部位施以放松手法,以缓解肌肉痉挛,加强肌肉血运,增强关节的灵活性;最后行头部手法,擦额,叩抓头部,揉按头部诸穴:印堂、攒竹、太阳、百会、头维、角孙、风池、风府等,推督脉和手足三阳经等手法。手法隔天1次,10次为1个疗程。

(二)中药治疗

1.虚寒证

颈肩上肢放射性疼痛。麻木,起病缓慢,多为隐痛、酸痛,畏风畏寒,遇寒加重,得温则减,舌淡、苔薄白,脉弦浮。治宜祛风散寒、除湿通络。方用蠲痹汤、桂枝加附子汤、独活寄生汤等加减。

2.瘀滞证

患者多有颈部损伤史,颈肩上肢疼痛如刺或刀割样,痛有定处,颈部活动受限,或伴肿胀,舌暗有瘀斑,苔薄白,脉弦涩。治宜活血化瘀、理气止痛。方用血府逐瘀汤加减。

3.痉挛证

颈肩部疼痛僵硬,痉挛步态,走路不稳,活动不灵,下肢沉重,二便障碍,舌淡、苔白,脉细弱。治宜滋阴养血、益气通络。方用阿胶鸡子黄汤加减。

4.痿软证

椎管狭窄症后期,肢体广泛萎缩,软弱无力,活动困难,舌体胖有齿痕;苔少,脉沉细而弱。治宜滋补肝肾,强壮筋骨。方用补阳还五汤加减。

(三)针灸治疗

取大椎、风池、风府,夹脊穴、列缺、合谷、肾俞、京门等结合痛区取穴,如上肢的曲池、手三里、阳溪、阳谷、少海、缺盆、极泉等;下肢的环跳、承扶、委中、承山、阳陵泉、阴陵泉、足三里、三阴交、悬钟等;头部的百会、头维、角孙、太阳;通天、睛明、承泣、丝竹空、耳门、听宫等穴,可灵活选用。实证用泻法,虚证用补法,留针20 min、隔天1次,10次为1个疗程。

(吕梁川)

第四节　颈椎间盘突出症

一、概述

椎间盘由髓核、纤维环和软骨板构成,它的前部较后部高,使脊柱呈生理性前凸。颈椎间盘突出症多由于急性或反复和轻微的外伤而引起。

颈椎的下部负重较大,活动较多,又与相对固定的胸椎相连,故容易劳损而发生退行性改变。纤维环发生退变之后,纤维肿胀变粗,继而发生玻璃样变性。由于纤维环变性而弹性减退,难以承受椎间盘内的张力,产生断裂。当椎间盘受到头部屈伸活动时重力作用、肌肉的牵拉及外伤等影响时,椎间盘则向外膨出破裂,髓核也可经破裂的纤维环裂隙向后突出。

由于椎间盘向椎管突出的位置不同,则产生不同的表现,常见的突出位置有以下3种类型。

(一)侧方突出型

突出的位置在后纵韧带外侧、钩椎关节内侧。该处是颈神经根通过的部位,突出的椎间盘压迫脊神经根而产生根性症状。

(二)旁中央突出型

突出的部位偏于一侧,介于脊神经和脊髓之间。突出的椎间盘可压迫脊神经根和脊髓,产生单侧脊髓和神经根压迫症。

(三)中央突出型

突出部位在椎管中央,脊髓的前方,突出的椎间盘压迫脊髓腹面的两侧,产生脊髓受压的双侧症状。

二、诊断要点

(1)多见于30岁以上的中壮年,无外伤使者,起病多缓慢;有外伤史者,起病较急。

(2)颈后疼痛,卧床休息症状好转,活动、或咳嗽后症状加重,疼痛向一侧或两侧肩、臂和手部放射。

(3)本病多发生于C_6、C_7或C_5、C_6椎间盘,颈椎CT和MRI检查可以帮助确诊。由于椎间盘突出的部位不同,压迫的组织不同,临床表现各不相同。①椎间盘侧方突出:主要症状为颈部受累神经根的上肢支配区疼痛与麻木。疼痛放射到一侧肩部和上肢;颈部僵硬,颈后肌痉挛,活动受限;在突出部位的棘突间有压痛;颈神经根牵拉试验和椎间孔加压试验阳性;受累神经节段支配区有感觉、运动及反射改变,以及肌力减退、肌肉萎缩等体征。②椎间盘旁中央突出:患者有椎间盘侧方突出的症状、体征;患者有单侧脊髓受压症状和体征,患侧下肢软无力、肌肉张力增强、腱反射亢进、巴宾斯基征阳性。③椎间盘中央突出:主要表现为脊髓受压症状和体征。下肢无力,平衡障碍,严重时可见下肢瘫痪;肌肉张力增高、腱反射亢进、踝阵挛、髌阵挛、巴宾斯基征阳性。

三、病因病机

本病主要位于督脉、手足太阳经、足少阴经。

(一)风寒阻滞

颈项劳损或年老体弱,卫外不固,风寒邪气趁虚入侵颈项,经络闭阻,气血运行不畅而发病。

(二)血瘀气滞

外力损伤头颈部,血溢脉外,瘀血停滞,阻碍经络气血运行而发病。

(三)肝肾亏损

肾主骨藏精生髓,肾虚则精亏,精亏则骨失其养,发为骨痿。肝主筋而藏血,筋附于骨,肝虚则筋失血养而萎软拘紧。

四、辨证与治疗

(一)风寒阻滞

1.主症

颈项疼痛,连及肩背和上肢,手臂麻木,项背喜热恶寒,疼痛与气候变化有关。舌苔薄白,脉紧。

2.治则

散风祛寒,温经通络。

(二)血瘀气滞

1.主症

患者有明显的损伤史,发病急,颈项部疼痛,痛连肩臂,强迫体位,头项活动受限。舌质暗,脉弦。

2.治则

活血化瘀,通经止痛。

(三)肝肾亏损

1.主症

发病缓慢,反复发作的颈项酸痛,上肢麻痛,劳累后加重,下肢无力、瘫痪、拘紧,腰部酸软,耳鸣,耳聋。舌质淡,脉沉细。

2.治则

调补肝肾,益精柔筋。

(四)治法

1.处方

天柱、阿是穴(颈夹脊穴)、后溪、列缺。

(1)风寒痹阻者:加大椎、外关。

(2)瘀血阻滞者:加膈俞、合谷、太冲。

(3)肝肾亏损者:加肝俞、肾俞、太溪。

(4)上肢疼痛者:加曲池、外关。

(5)上肢及手指麻木者:加外关、少商、商阳、关冲、少泽。

(6)下肢瘫痪、肢体拘禁者:加阳陵泉、悬钟、三阴交、照海。

2.操作法

天柱、阿是穴、后溪、大椎、外关、合谷、太冲、曲池针刺捻转泻法。列缺针刺得气后先用捻转泻法,之后用捻转补法。膈俞刺络拔罐法,用梅花针叩刺出血,再拔火罐。根据麻木的手指选取井穴,然后用三棱针点刺出血。肝俞、肾俞、太溪等穴针刺补法。

3.方义

本病除跌打损伤引起者之外,基本上属于本虚标实的病证,本虚或因于劳伤气血,卫气不固;或由于肝肾亏损,筋骨失养。表实多因于风寒痹阻或瘀血阻滞。本病治疗处方即基于此标本兼顾,颈夹脊穴是一组穴位,多选取压痛的部位(C₅、C₆、C₇),属于局部取穴,具有疏通经络、通经止痛的功效,对颈椎病变有良好效果。天柱属于足太阳经,又位于颈部,是疏通头项部经络、祛风散寒的主要穴位,正如《百症赋》所说,"项强多恶风,束骨相连与天柱。"后溪是手太阳经的腧穴,"俞主体重节痛";后溪又通于督脉,可通阳祛邪,疏通项背经气,所以后溪是治疗颈项疼痛和项背疼痛的主穴;列缺是手太阴经络穴,通于手阳明经,针刺泻之,具有宣肺祛邪、疏通经络的作用,多用于头项疼痛的治疗,正如《四总穴歌》曰"头项寻列缺";列缺又通于任脉,任脉下入于肾,足少阴经筋"循脊内挟膂上至项,结于枕骨,与太阳之筋合",故补列缺可助金生水,濡养筋骨,缓解颈项部筋肉的僵硬、疼痛,为治本之法。列缺配后溪,一个调任脉益阴潜阳,濡养筋骨;一个调督脉,通阳祛邪,使任督脉经气畅达,阴阳调和,百病可治。

手指麻木者,病因虽多,但病机总归于气血不调,治疗宗通经接气法,取井穴点刺出血,可获得良好效果。井穴是阴阳经的交会穴,有调达阴阳的作用;阴经属于阴而主血,阳经属于阳而主气;故井穴有调理气血的作用;阴经井穴配五行属于木,应于肝,肝藏血,主疏泄;阳经井穴配五行属于金,应于肺,肺主气,主治节,故井穴可调节气机和气血的运行。井穴点刺出血能行气活血化瘀,是治疗肢体麻木的有效穴位。

阳陵泉是筋之会穴,悬钟是髓之会穴,三阴交是足三阴经交会穴,补之养血益精,濡养筋骨,治疗肢体的拘紧和僵硬。照海是阴跷脉的交会穴,主治肢体的运动,"阴跷为病,阳缓而阴急",善于治疗肢体的僵硬、拘挛。

(吕梁川)

第五节　肩关节周围炎

肩关节周围炎是指肩关节的周围肌肉、肌腱、韧带、关节囊等软组织的无菌性炎症,以肩关节疼痛和功能障碍为主要特征,简称肩周炎。因好发于中老年人,尤以 50 岁左右年龄人发病率最高,又称五十肩、老年肩;晚期肩部功能障碍又称冻结肩、肩凝症等。

一、病因病理

中医学认为本病多由于年老体弱,肝肾亏损,气血不足,筋肉失养,受外伤或感受风寒湿邪,导致肩部经络不通,气血凝滞,不通则痛。西医学认为外伤或劳损及内分泌紊乱等原因引起局部软组织发生充血、水肿、渗出、增厚等炎性改变,若得不到有效治疗,久之则肩关节软组织粘连形成,甚至肌腱钙化导致肩关节活动功能严重障碍。

二、诊断要点

(一)主要病史
患者常有肩部外伤、劳损或着凉史。

(二)临床表现
(1)好发于中老年人,尤其是 50 岁左右者,女性多见。

(2)多数为慢性起病,患者先感到肩部、上臂部轻微钝痛或酸痛。

(3)肩部酸痛逐渐加重甚至夜间痛醒,部分呈刀割样痛,可放射到上臂和手。

(4)肩部疼痛早期为阵发性,后期为持续性,甚至穿衣梳头受限。

(5)晨起肩部僵硬,轻微活动后疼痛减轻。疼痛可因劳累或气候变化而诱发或加重。

(6)若身体营养状态不良,单侧起病后可出现双侧性病变,或病痛治愈后又复发。

(三)体征检查
(1)肩部广泛压痛,压痛点位于肩峰下滑囊、肱骨大、小结节、结节间沟,肩后部和喙突等处。

(2)肩关节各方向活动均受限,但以外展、外旋、后伸最明显。粘连者肩关节外展时,出现明显的耸肩(扛肩)现象。

(3)病程长者可见肩部周围肌肉萎缩,以三角肌最为明显。

(四)辅助检查
X 线检查一般无异常。后期可出现骨质疏松,冈上肌钙化,肱骨大结节处有密度增高的阴影,关节间隙变窄或增宽等。

三、鉴别诊断

(一)神经根型颈椎病

主症为颈项部疼痛伴上肢放射性疼痛麻木,肩部无明显压痛点,肩关节活动无异常,椎间孔挤压试验、分离试验、臂丛神经牵拉试验阳性,颈椎 X 线片多有阳性改变。

(二)风湿性关节炎

风湿性关节炎多见于青少年,疼痛呈游走性,常波及其他多个关节,且具有对称性特点。肩关节活动多不受限,活动期血沉、抗链"O"升高,严重者局部可有红肿、结节,抗风湿治疗效果明显。

(三)冈上肌肌腱炎

肩部外侧疼痛,压痛点局限于肱骨大结节(冈上肌止点)处,当患侧上臂外展至60°~120°范围时出现明显疼痛,超过此范围则无疼痛。

(四)项背筋膜炎

项背筋膜炎主症为项背酸痛,肌肉僵硬发板,有沉重感,疼痛常与天气变化有明显关系,但肩关节活动无障碍,压痛点多在肩胛骨的内侧缘。

四、治疗

本病多能自愈,但时间较长,患者痛苦。其治疗应贯彻动静结合的原则,早期患者以疼痛为主,应减少肩关节活动;中后期以活动障碍为主,以手法治疗为主,配合药物、理疗及练功等方法。

(一)手法治疗

治则为消除疼痛,松解粘连,恢复肩关节活动功能。

(1)按法:点按肩髃、肩井、天宗、缺盆、曲池、外关、合谷等穴。

(2)推法:医师一手抬起患肢前臂,另一手掌指部着力从前臂外侧经肩部向背部推数次。再从前臂内侧向腋下推数次。

(3)揉法:医师一手扶住患肢上臂部,另一手拇指着力按揉上臂和肩部,重点揉肩部。

(4)拨法:医师用拇、示、中指对握患侧三角肌,做垂直于肌纤维走行方向拨动数遍;然后医师一手按拨肩关节痛点,另一手将患肢做前屈、后伸及环转活动。

(5)摇肩法:医师一手扶住患肩,另一手握住前臂远端作环转摇动拔伸。

(6)提拉法:医师立于患者背后,一手扶住健侧肩部,另一手握住患肢前臂远端,从背后向健肩牵拉上提,逐渐用力,以患者能忍受为度。

(7)搓抖法:嘱患者患侧上肢放松,医师双手紧握患侧腕部,稍用力拔伸,做上下波浪状起伏抖动数次,再由肩部到前臂反复搓动数遍,从而结束手法治疗。

(二)中药治疗

1.风寒型

肩部疼痛,关节活动轻度受限,感受风寒后疼痛加重,得温痛减,舌质淡,苔薄白,脉浮紧或弦。治宜祛风散寒,舒筋通络。可用三痹汤或桂枝加附子汤加减。

2.瘀滞型

肩部疼痛或肿胀,入夜尤甚,肩关节活动功能受限,舌有瘀点,苔薄白或薄黄,脉弦或细涩。

治宜活血化瘀、行气止痛。可用身痛逐瘀汤加减。

3.气血亏虚型

肩部酸痛,劳累后痛剧;关节活动受限,部分患者伴有肩部肌肉萎缩,舌质淡,苔薄白,脉细弱或脉沉。偏气虚者症见少气懒言、四肢无力,治宜益气舒筋、通络止痛,可用黄芪桂枝五物汤加减。偏血虚者症见头晕眼花、心悸耳鸣等,治宜养血舒筋、通络止痛,可用当归鸡血藤汤加减。外用药常用海桐皮汤熏洗,外贴狗皮膏或奇正消痛贴等。

(三)其他疗法

(1)练功疗法:早期疼痛较重,要适当减少活动。中后期要加强肩关节各个方向的运动,如手指爬墙法、环绕练习法、手拉滑车法等。

(2)针灸疗法:取阿是穴、肩井、肩髃、肩髎、臂臑、条口等穴用温针灸,也可使用热敏灸,疗效较佳。

(3)封闭疗法:醋酸泼尼松龙 25 mg 加 1% 利多卡因 5 mL 行痛点封闭,每周 1 次,3～5 次为 1 个疗程。

(4)穴位注射疗法:在肩部取阿是穴、秉风、天宗、肩髃、肩髎等穴,使用祖师麻、夏天无等注射液注入。每天或隔天 1 次,7～10 次为 1 个疗程,每疗程结束后休息 3～5 d。

(5)物理疗法:可酌情应用各种热疗,中药离子导入治疗等。

(6)小针刀疗法:在肩周痛点行切开剥离法或通透剥离法。

五、预防调护

(1)急性期以疼痛为主,肩关节被动活动尚有较大范围,应减轻持重,减少肩关节活动;慢性期关节粘连要加强肩部功能锻炼。

(2)平时注意保暖防寒,并经常进行肩关节的自我锻炼活动。

(刘清果)

第六节 肱骨外上髁炎

肱骨外上髁炎又称肱骨外上髁症候群、肱桡关节外侧滑囊炎、网球肘等,是肘关节外上髁局限性疼痛,并影响伸腕和前臂旋转功能的慢性劳损性疾病。本病属中医学"肘痹""肘劳"范畴。

一、病因病理

本病的发生和职业工种有密切的关系,多见于木工、钳工、泥瓦工和网球运动员。当某种职业需要经常用力屈伸肘关节,使前臂反复旋前、旋后的人们,可由于劳损引起肌腱附着点的牵拉、撕裂伤,使局部出现出血、水肿等损伤性炎症反应,进而在损伤肌腱附近发生粘连,以致纤维变性。局部病理改变可表现为桡骨头环状韧带的退行性变性、肱骨外上髁骨膜炎、前臂伸肌总腱深面滑囊炎、滑膜皱襞的过度增生等。中医学认为,此系损伤后淤血留滞,气血循行不畅,或陈伤淤血未去,经络不通所致,但气血虚亏,血不养筋常为其内因。

二、临床表现

一般起病缓慢，初起时在劳累后偶感肘外侧疼痛，延久则有加重。疼痛呈持续性酸痛，可放射至前臂、腕部或上臂，在屈肘手部拿重物时疼痛更加严重，但在伸直肘关节提重物时疼痛不明显，疼痛常在肘部受凉时加重。发病后肱骨外上髁部多不红肿，较重时局部有微热，压痛明显，病程长者偶有肌萎缩。

三、诊断要点

(1)本病好于前臂劳动强度较大的工种，多为中年人，右侧多见。

(2)肘部外侧疼痛，疼痛呈持续渐进性发展。在某些方面动作时疼痛加重，如拧衣服、扫地、端壶倒水等活动时。

(3)常因疼痛而使肘腕部活动受限，前臂无力，握力减弱，甚至持物落地。

(4)Mill征阳性，即前臂稍弯曲，手半握拳，腕尽量屈曲，前臂旋前，再将肘伸直，此时肱骨外上髁处明显疼痛。

(5)X线片多为阳性，偶有外上髁部钙化斑及轻度骨膜反应。

四、针灸治疗

(一)毫针法

(1)处方一：肩外陵(位于腋外线中点)。

操作：患者坐位，以28号3寸毫针呈45°角向内斜刺，用泻法。每周治疗3次，每次30 min，10 min行针1次。5次为1个疗程。

(2)处方二：同侧膝阳关，配穴为犊鼻、阳陵泉、足三里。

操作：针刺上述穴位1.5~2寸，得气后行提插捻转泻法，留针20 min。每天1次，10次1个疗程。

(3)处方三：曲池穴外0.5寸(即肱骨外上髁内缘)为第一主穴，其上、下0.5寸处各配1穴。

操作：用28号1.5寸毫针直刺，施提插捻转手法，得气为止。每10 min行针1次，留针40 min。每天治疗1次，7次为1个疗程。

(4)处方四：阿是穴、合谷。

操作：用单手进针法，刺入患侧合谷穴，左右捻转，得气留针。然后将另一支针用提捏进针法慢慢刺入痛点中心处，左右捻转数圈，接着略提针，针身呈斜形，针尖转变方向，向前、后、左、右各提插数次，出针。针刺时针尖要深入骨膜进行提插，隔天治疗1次。

(二)穴位注射法

处方：合谷、曲池、阿是穴。

操作：用醋酸泼尼松25 mg加2%普鲁卡因2 mL做局部痛点和上述穴位注射，6 d 1次。

(三)穴位埋线法

处方：肱骨外上髁压痛处。

操作：先在肱骨外上髁压痛最明显处做一标记，然后手持无菌血管钳夹住皮内针圆形针身，顺皮肤分布方向快速进针，小角度刺入后，与皮面平行推进，直至针体全部进入皮内，随后用胶布固定，3 d更换1次。

(四)头针法

处方:顶颞前斜线中 1/3 节段。

操作:在施术部位向悬厘穴方向进针约 1 寸,再向顶颞后斜线方向透刺 1 针,进针 1 寸。用提插泻法,反复紧提慢按,直至患部疼痛消失或减轻,留针 1 h 以上,时间越长越好,每隔 10～30 min 行针 1 次。

(五)穴位激光法

处方:局部痛点。

操作:用氦-氖激光器进行照射,波长 632.8 cm,可见红光,输出电流 15 mA,输出功率 30 MW,照射距离 50 cm,光斑直径 1 cm,照射 20 min,每天 1 次。

(六)灸法

处方:阿是穴。

操作:用隔药灸,将生川乌、生草乌、生半夏、川椒、乳香、没药、麻黄、生南星、樟脑等用白酒浸泡药酒,施灸前,取生姜切成厚约 0.3 cm,用药酒浸泡待用。在疼痛部位最明显处,根据痛处面积的大小,将药姜片 1～2 块平放于穴处,上置艾炷点燃,每穴连灸 3 壮,2 d 1 次。

五、推拿治疗

(一)按压弹拨法

操作:医师一手托患肘,拇指压于外上髁部,余指在内下做对抗握持。另一手握患腕,逐渐屈肘,拇指用力按压外上髁前方,然后再伸肘,同时拇指向后下按压,弹拨伸腕肌起点 1 次,如此反复 4 次。

(二)理筋活络法

操作:在肘外侧部做侧拨,痛点部做指疗及揉捻法,使局部有发热感。然后用指按法点按曲池、外关等穴位,使之"得气",以达到行气活血、舒通经络的作用,医师与患者相对,一助手拿患者上臂,医师一手拿其患侧腕关节(右手拿患者右腕或左手拿患者左腕),另一手拿住肘部痛点,用屈肘摇法旋前及旋后摇晃肘关节 5～7 次,然后在拔伸下使肘关节屈曲,在旋后位使肘关节突然伸直,以撕破局部粘连。最后在局部用摩法、搓擦法理伤做结束手法。隔天 1 次,10 次为 1 疗程。

(三)揉拨舒筋法

操作:让患者坐于治疗凳上,医师用一手握住患肢腕部持定,用另一手反复捏揉肘部及上肢肌肉,理气活血,舒筋通络。再用拇指点揉抠拨曲池、曲泽、尺泽、肘髎、手三里等穴,并刮动肱骨外上髁和桡骨小头附近的压痛点,手法由轻逐渐加大用力。再用一手握住肘部,另一手握住腕部,反复做伸屈旋摇活动肘关节,各十多次。最后,用拍打法,反复拍打肘及上肢肌肉。

(孙黎明)

第七节　肱骨内上髁炎

肱骨内上髁炎又称高尔夫球肘,与肱骨外上髁炎相对应,位于尺侧。本病不及网球肘那样常见。是一种前臂屈肌起到反复牵拉积累性损伤,主要表现为内上髁处疼痛和压痛。

本病多为慢性损伤引起,患者以从事前臂旋外、屈腕运动为主者,如纺织工、泥瓦工、揉面工等,由于前臂屈肘时反复、紧张地收缩,肱骨内上踝处的屈肌总腱反复受牵拉而发生疲劳性损伤。急性扭伤、挫伤亦可引发本病。

本病属中医学的"伤筋""筋痹"范畴。以感受风寒湿邪、或气血虚损不足有关。

一、诊断要点

(1)急性发作者有急性肘关节内侧牵拉伤史,疼痛较重,并向前臂尺侧放射。

(2)慢性者肘关节内侧疼痛,呈酸痛性质,当前臂旋前并主动屈腕时疼痛加重,可沿尺侧腕屈肌向下放射,屈腕无力,提重物、拧衣服等活动困难。

(3)压痛点,位于肱骨内上踝屈腕肌起点,慢性者可触及条索状阳性反应物。

(4)前臂屈肌群抗阻力试验阳性。

二、病因病机

(一)瘀血阻滞

由于在跌打损伤时,腕关节处于背伸位,前臂处于外展旋前姿势时,可引起肱骨内上踝肌肉起点的撕裂,出血、血肿,导致瘀血阻滞,不通则痛。

(二)劳伤气血

肱骨内上踝是前臂屈肌腱的起点,由于长期劳累,腕屈肌起点处受到反复牵拉,产生积累性劳损,耗伤气血,筋肉失养而挛急,久而久之而成筋结,经脉闭阻而疼痛。

(三)风寒闭阻

由于劳伤气血,筋肉失养,卫外不固,风寒邪气乘虚入侵经脉,气血闭阻,发为肘痹。

三、辨证治疗

(一)瘀血阻滞

1.主症

肘关节内侧疼痛,并向前臂尺侧和上臂部放射,肱骨内上踝有明显的压痛,前臂屈肌紧张试验阳性,有外伤史。舌苔薄白,脉弦。

2.治则

活血化瘀,通经止痛。

3 处方

少海、曲泽、小海、阿是穴、郄门、少泽、少冲。

4.操作法

取曲泽处暴露的血脉用三棱针点刺出血,出血量以出血颜色由黯红变鲜红为度。少泽、少冲用三棱针点刺出血,每穴出血3~5滴。阿是穴刺络拔罐法,即先用梅花针叩刺出血,或用较粗的毫针点刺出血,然后拔罐。少海、郄门、小海针刺捻转泻法,针少海时针尖斜刺至阿是穴。

5.方义

本病的病变位置在手少阴经和手太阳经,遵照"经脉所过,主治所及"的原则,故取二经穴位为主进行治疗。本证是由于外伤导致瘀血阻滞经脉,故曲泽、阿是穴点刺出血,以排除局部瘀血的闭阻,取少冲、少泽点刺出血进一步祛除经脉中的瘀血,因为手少阴经根于少冲,手太阳经根于少泽,有较强的调节经络气血的作用。郄门是手厥阴经的郄穴,功善治疗血分性疼痛。

(二)劳伤气血,筋脉失荣

1.主症

肘部酸痛,时重时轻,提物乏力,按之酸楚,可触及阳性结节喜按喜揉。舌质淡,苔薄白,脉沉细。

2.治宜

益气补血,养血荣筋。

3.处方

少海、小海、支正、神门、腕骨、百劳、心俞。

4.操作法

针少海时针尖斜向肱骨内上髁,针小海直刺并有麻感向周围和手指部扩散,行龙虎交战手法。针百劳时针尖斜向椎间孔,进针1寸左右,并使针感传向患肢。其余诸穴均用捻转补法。

5.方义

本病位于肱骨内上髁,属于手太阳、少阴经,因为手太阳经"循臂骨下廉,出肘内侧两筋之间",手太阳经筋"结于肘内锐骨之后";手少阴经"行手太阴、心主之后,下肘中",手少阴经筋"结于肘内廉"。根据"经脉所过,主治所及"的治疗原则,故选取手少阴经、手太阳经经穴为主。本证虚中夹实,故在病变部位行龙虎交战手法补泻兼施,祛邪通络,并且有很好的止痛效果。补心俞养血柔筋,补手少阴经原穴神门、太阳经原穴腕骨益元气养筋骨。支正是手太阳经的络穴,与神门原络配合,加强手少阴经与手太阳经的调理和疏通作用。百劳通调督脉,扶正祛邪。诸穴配合共达补益气血、荣养筋骨、疏解筋结的作用。

(三)风寒阻络

1.主症

肘部酸痛麻木,屈伸不利,遇寒加重,得温痛缓,舌苔薄白或白滑,脉弦紧或浮紧。

2.治则

祛风散寒,温经通络。

3.处方

大椎、少海、小海、阿是穴、后溪、灵道。

4.操作法

针大椎直刺0.8寸左右,使针感向患肢传导。阿是穴的针刺方法同肱骨外上髁炎,针刺后加用灸法。少海刺向肱骨内上髁,得气后行龙虎交战手法。小海直刺,并有麻感扩散。后溪、灵道直刺,行龙虎交战法。

5.方义

本症是由于劳伤气血,卫外不固,风寒邪气趁虚入侵经脉,气血闭阻所致,故取大椎祛邪通经;取后溪散风祛寒通经止痛,这是因为后溪是手太阳经的"输穴",配五行属于木,功在散风祛邪,通经止痛。灵道穴处有尺侧腕屈肌,旋前方肌和尺神经通过,又是手少阴经的"经"穴,配五行属于金,功在散风祛寒,通经止痛,正如《肘后歌》说:"骨寒髓冷火来烧,灵道妙穴分明记。"以上诸穴再配以少海、小海局部穴位,可达祛风散寒温经通络的作用。

(四)同经相应取穴法

1.取穴

病变侧少泽、少冲,健侧相应穴(半腱肌肌腱外侧,平阴谷穴,腘横纹上)。

2.操作法

在患侧的少泽、少冲用三棱针或较粗的毫针点刺出血,出血5～7滴。然后在健侧的相应穴用0.30 mm×25 mm的毫针刺入0.5～10 mm(0.2～0.5寸),行雀啄术,与此同时令患者活动患肢。通常3 min后,疼痛会迅速缓解。留针30 min,留针期间,每隔5 min行针1次。

(孙黎明)

第八节 尺骨鹰嘴滑囊炎

尺骨鹰嘴滑囊炎是指肱三头肌腱附着于鹰嘴突处的两个滑液囊,因外伤、劳损而引起充血、水肿、渗出、囊内积液为特征肘。

本病位于肘后,是手太阳经、少阳经循行和分布的范围,手太阳经"循臂骨下廉,出肘内侧两筋之间,上循臑后廉",手太阳经筋"上循臂内廉,结于肘内锐骨之后,弹之营销手指之上";手少阳经"上贯肘,循臑外上肩",手少阳经筋"上循臂,结于肘,上绕臑外廉"。所以本病的病位在手少阳经与手太阳经。

本病属中医的"肘部伤筋""筋痹"的范畴。

一、诊断要点

(1)肘后外伤史或劳损史。

(2)肘关节后方可触及囊样肿物,边界清楚,质软,有移动感、波动感,直径多在2～4 cm,并有轻度压痛。

(3)穿刺可抽出无色透明的黏液或血性液体。

二、病因病机

尺骨鹰嘴为肱三头肌附着处,其周围有两个滑囊,一个位于肱三头肌腱与肘后韧带及鹰嘴之间,一个位于肱三头肌腱鹰嘴附着部与皮肤之间,起润滑及防止摩擦作用。当受到各种急慢性损伤均可引起充血、水肿和渗出,囊内积液是主要特点。

(一)外伤血脉,瘀血阻滞

尺骨鹰嘴滑囊的急性损伤,多为肘尖部受撞击而发生经脉损伤,血溢脉外,滑膜囊出现充血、肿胀、疼痛、渗出液增多,滑囊内多为血性液体。

(二)劳伤气血,痰瘀闭阻

该病多因肘部长期摩擦或碰撞,耗伤气血,瘀血停滞;或因急性创伤未彻底痊愈,瘀血滞留,而引起两个滑液囊渗液等变化,瘀血与痰浊互结,导致肿胀、疼痛。

三、辨证治疗

(一)气滞血瘀证

1.主症

肘部外伤,血溢脉外,导致肘关节外后方及尺骨鹰嘴上方出现囊性肿物,质软,边界清楚,有波动感,肘关节被动活动疼痛。脉弦数,舌质偏红,舌苔薄白。

2.治则

活血化瘀,通经止痛。

3.处方

阿是穴、天井、小海、三阳络、后溪、少泽、关冲。

4.操作法

阿是穴用刺络拔罐法,少泽、关冲用三棱针或较粗的毫针点刺出血,天井、小海、三阳络及后溪用捻转补泻法。

5.方义

肘部外伤,血溢脉外,形成囊肿,遵照《素问·阴阳应象大论》"血实宜决之"的治疗原则,故取阿是穴刺络拔罐,取手太阳、少阳经的井穴点刺出血,清除瘀血消除囊肿。选天井、小海属于局部取穴,除瘀消肿。三阳络为手三阳经络脉交会沟通之处,可通达手三阳经,活血消肿。配后溪助以上诸穴通经消肿。

(二)痰瘀互结

1.主症

病程较久,肘关节外后方及尺骨鹰嘴上方有肿胀,质稍硬,无波动,肘关节屈伸运动障碍及疼痛。脉弦细,舌质淡,苔薄白。

2.治则

益气活血,化痰通络。

3.处方

臑会、天井、阿是穴、支沟、后溪、中渚、足三里。

4.操作法

针阿是穴用扬刺法,起针时用拇指按压肿大的囊肿,使痰及瘀血疏散,之后加用艾条灸法。足三里针刺补法,其他穴位用针刺平补平泻法。

5.方义

阿是穴属于局部取穴,采用扬刺法、灸法和局部按压法,可加快局部瘀血、痰浊的消散。肘后囊肿是痰瘀互结滞留肘后所致,臑俞、天井具有行气活血、祛痰化浊的功效,善治瘿瘤瘰疬,《医宗金鉴》天井"主治瘰疬、隐疹。"《外台秘要》臑会"主项瘿、气瘤,臂痛。"瘰疬、瘿瘤皆因于痰浊气滞,所以天井、臑会是治疗肘后滑囊肿的重要穴位。支沟行气化痰,后溪、中渚散风化浊、通经化浊,足三里调理后天,补益气血,清化痰浊。诸穴配合,可达益气活血,化痰通络的作用。

(孙黎明)

第九节　肱二头肌长头腱鞘炎

肱二头肌长头腱鞘炎是因肩臂急、慢性损伤、退变及感受风寒湿邪等，致局部发生炎症、粘连、增厚等病理改变，引起局部疼痛和功能障碍的一种病症，称肱二头肌长头腱鞘炎。

一、病因病理

肱二头肌长头腱起于肩胛盂上结节，向下越过肱骨头，穿过肱骨横韧带和肱二头肌腱鞘的伸展部，藏于结节间沟的骨纤维管内。沟的内侧为肩胛下肌，外侧的上部为冈上肌和喙肱韧带，下部为胸大肌覆盖。关节囊伸入结节间沟，肌腱受滑膜包围。横跨结节间沟的韧带，称肱骨横韧带。肱骨横韧带为肱骨的固有韧带。该韧带有一部分与关节囊愈合。结节间沟与肱骨横韧带围成一纵行管道，管道内有肱二头肌长头腱。肱二头肌长头腱较长，可分为3部分。上部分称关节内部分，由肩胛骨盂上结节至结节间沟上界之间。中间部分称管内部分，走行于结节间沟内，外包裹滑膜鞘。下部分称关节外部分，由结节间沟下界至腱与肌腹的移行部。肱二头肌长头腱的关节内部分和管内部分表面均覆有一层滑膜层，滑膜层在肱二头肌长头腱盂上结节附着处附近与关节囊滑膜层移行。肱骨横韧带对固定肱二头肌长头腱和其他滑膜鞘起着重要的作用。

肩关节的直接外伤或肱二头肌的用力不当，可造成局部充血、水肿。如肩关节脱位或肱骨外髁颈骨折，均可导致该肌腱因牵拉，扭转而发生急性损伤。长期从事肩部体力劳动或过度运动，均可引起肱二头肌长头腱的慢性劳损。或由急性损伤失治转变而成慢性劳损。肱二头肌长头腱和腱鞘受结节间沟狭窄粗糙面的机械刺激，加剧了肌腱与腱鞘的摩擦，使局部气血瘀滞，充血、水肿，使肌腱与鞘膜增厚，纤维管腔变窄，肌腱在管腔内滑动困难而产生症状。甚至局部发生粘连，影响关节的活动功能，从而继发肩关节周围炎。本病的病理变化是肌腱与腱鞘的损伤性炎症，表现为腱鞘充血、水肿、增厚、肌腱变黄，失去光泽，粗糙与纤维化。在肌腱与腱鞘之间，有时发生粘连形成。精血亏损：由于中年以后，肾气不足，精血亏损，筋脉失其濡养，则拘急挛缩。临床可见结节间沟粗糙或变窄，肩袖的退行性变等而导致本病。外感风寒湿邪："风寒湿三气侵入经络，在骨则重而不举，在脉则血凝不流，在筋则屈而不伸……逢寒则急。"（《三因极一病证方论分》）机体感受风寒湿邪后，局部肌肉痉挛，缺血缺氧，筋脉挛急，从而导致本病的发生。

二、临床表现

肩部疼痛，活动时加剧。尤以外展外旋上肢，或伸肩时疼痛更甚。疼痛部位及压痛点，均在肱骨结节间沟处（肩髃穴），休息后症状缓解。本病好发于中年人，急性期主要表现为三角肌保护性痉挛，局部肿胀疼痛，常将上肢内收旋抱于胸前。检查局部可摸到捻发音，本病也可与肩关节周围炎等肩周病并存。

三、诊断要点

（1）病史：有急、慢性损伤和劳损病史，多数呈慢性发病过程。

（2）疼痛：开始表现为肩部疼痛，以后逐渐加重，最终出现肩前或整个肩部疼痛，受凉或劳累后加重,休息或局部热敷后痛减,肩部乏力。

(3)肿胀:在疾病初期,除局部疼痛外,可伴有轻度肿胀。主要为急、慢性损伤性炎症引起的局部充血和水肿所致。

(4)活动受限:肩关节活动受限,尤以上臂外展向后背伸和用力屈肘时明显,有时向三角肌放射。

(5)压痛:肱骨结节间沟处压痛明显,少数患者可触及条索状物。

(6)肩关节内旋试验及抗阻力试验阳性。

(7)X线检查:一般无病理体征。退行性变者,可发现骨刺、骨疣等,有助于对本病的诊断。

四、针灸治疗

(一)毫针法

处方:肩髃、肩髎、臂臑、曲泽、合谷。

操作:穴位常规消毒,毫针刺。中等强度刺激,平补平泻,留针 30 min(留针期间也可用特定电磁波局部照射),每天 1 次,10 d 为 1 个疗程。

(二)穴位注射法

处方:结节间沟处。

操作:用 5 mL 注射器,7 号针头,取 1%普鲁卡因 3～4 mL,加醋酸泼尼松 1 mL,确定结节间沟,进针时针头向远侧倾斜与肩前约成 45°角,针尖斜面向下。针头经皮内、皮下及三角肌后在刺穿腱鞘时有韧性突破感,即达鞘内。如果注射时阻力很大,一般为刺入肌腱内。此时用手固定针头与注射器连接处,边注射边缓慢向外退出针头,当阻力突然消失,即为注射入鞘内。注射完毕拔出针头后,纱布覆盖针口,拇指沿肌腱纵向深部按摩及横向弹拨 10 min。若症状改善不明显,间隔 7 d 再手法及注射 1 次,3 次为 1 个疗程,避免短时间内多次重复注射,治疗后在日常生活中避免肩关节过度活动。

五、推拿治疗

(一)捏揉点拨舒筋法

操作:让患者坐在治疗凳上,医师站其伤侧。先用一手握住伤肢腕部提起持定,用另一手着力,反复捏揉肩部及上肢肌肉穴位,在肩井、肩髃、肩贞、肩髎、臂臑、臑会等穴处进行重点捏揉。再用拇指着力,反复点揉抠拨肩髃穴,手法由轻逐渐加大用力。再用一手着力,反复拿揉患侧肩及上肢肌肉、再用摇肩法,反复旋转摇动肩关节,旋转摇动的幅度逐渐加大。最后,用拍打法,反复拍打肩部及上肢四面肌肉 3～5 遍。用以舒筋通络,理气活血而止痛。

(二)按摩舒筋法

(1)擦法:患者取坐位,医师站其后外侧,一手托握住患侧上臂并命名其旋外,一手用掌擦法于肿胀处,以温热且有深透感为佳,随后在局部给予热敷。

(2)揉法:患者取坐位,患肢自然下垂,医师站其患侧,一足踩踏在患者所坐的凳上,用膝部顶托患臂的腋下,并使患臂架托在医师大腿的前侧,此时患臂已处于旋外部位。随后,医师一手用掌揉法施于肩前缘、肩髃、天府、天泽、曲泽、肱二头肌长腱附着处,另一手托握患者臂肘部做肩关节的旋外活动。

(3)拨法:用拇指指腹在压疼点处拨动,使用拨法时,应垂直于肌腱方向拨动,使该腱如同被动的琴弦一般。

(4)按法：患者坐位，医师站其前外侧，分别按揉天府、曲池、肩髃、肩髎肱二头肌长头腱的附着处。

(5)搓法：患者取坐位，患肢自然放松下垂，医师站于外侧，用搓法从肩向前臂方向移动，反复3～5次。

(6)抖法：医师双手握住患侧腕关节，做幅度小而频率快的抖法，抖动幅度以传至肩部为佳。

(三)揉按点穴法

(1)患者正坐，医师站于患侧，一脚踏在凳上，使患肢外展位放于医师大腿无端，医师一手固定患肢，另一手在患肩部施轻柔缓和的手法 4 min。

(2)患者承上势，医师用拇指细心地触摸到结节间沟和增粗变硬的长头肌腱，并沿其纤维方向做深沉缓和的顺理筋手法 3 min。

(3)患者承上势，医师一手置于肩前，另一手放于肩后，双手掌根同时相对用力，揉按肩部3 min。

(4)取肩贞、肩髎、天宗、曲池穴位，每穴点按 1 min 以酸胀、重、麻得气为度。

(5)绷紧患肩前皮肤后贴消炎止痛膏，用三角巾悬吊制动休息。本法适用于治疗急性期肱二头肌长头腱鞘炎。

(四)搓揉舒筋法

(1)急性期：即有肿胀，疼痛剧烈者，应让患者暴露患侧肩关节。医师一手握住上臂下端并使之外旋，另一手在肿胀处施用擦法，擦法毕，局部给予热敷。

(2)慢性发作或急性期后，患者取坐位，患肢自然下垂，医师站在患侧，用搽或掌揉法于肩前缘，另一手握住腕关节，配合肩关节的外展和外旋。然后，医师托住患肢的肘部，并使肩关节处于外展位，另一手用拇指(或示、中)指指腹在压痛点，做按揉法和拨法。接上势，患肢自然放松下垂，医师立其外侧，从肩向前臂方向做患肢的搓法，继上势，医师双手握住患侧的腕关节做上肢抖法，抖动感直至肩部。

(五)拔伸抖拉法

(1)患者坐位，医师站其患侧，拿合谷、阳池、阳谷、阴池、小海各 30 s；以中指指端点按天鼎、缺盆、中府等穴。

(2)医师一手握住患者肘部，使其肩关节外展约 40°，前屈 90°；另一手拇指按在肱二头肌肌腱部，其余四指放在肩后，拿揉患者肱二头肌腱处 3～5 min。

(3)医师以拇指与示、中指，捏拿肱二头肌腱，并向上提位。

(4)医师一手拇指放于患者患侧之肱骨头后部，四指放其肩顶，另一手握其患侧腕部。先屈曲其肘，然后突然伸直拔伸，向前、后外侧 45°方向各拔伸 3 次，拔伸的同时，拇指向前推送肱骨颈的后侧。

(5)用搽法自肩前部至上臂、前臂反复操作 2～3 min。

(6)环转摇动肩关节前、后各 3 周。

(7)用双掌搓揉患侧肩部至肘，腕关节，然后抖拉上肢结束治疗。本法适宜于治疗多种原因导致的肱二头肌长头肌腱腱鞘炎。

(孙黎明)

第十节 肱二头肌短头腱鞘炎

肱二头肌短头腱鞘炎是指肱二头短头附着点无菌性炎症及继发的肌纤维化和粘连,导致肩关节疼痛和活动障碍。肱二头肌短头起自肩胛骨喙突,与长头肌移行为肌腹。肱二头肌的主要功能是屈曲肘关节,并使上臂前伸及内收内旋。肱二头短头肌缺乏腱鞘、韧带的保护,较肱二头长头肌更容易受伤,在上臂后伸外展时更容易拉伤,为临床常见病,针灸治疗有很好的效果。

一、诊断要点

(一)肩部疼痛

疼痛位于肩前喙突处,疼痛严重时可连及肱骨中部(喙肱肌下附着点)。

(二)压痛点

压痛点位于喙突处,急性期压痛明显、拒按,并有肿胀感;慢性期,可触及结节状阳性反应物。

(三)功能活动受限

当上肢高举后伸外展外旋时疼痛加重(如投掷状),或上肢后伸内收内旋时疼痛加重(如背手状)。

二、病因病机

本病多由于外伤引起,有急性和慢性的不同。

(一)急性损伤

上肢高举后伸肘关节屈曲时,过度的外展外旋;或肘关节屈曲位时,过度的内收内旋,导致肱二头肌键损伤,瘀血阻滞经脉,引起局部充血、水肿,造成疼痛。

(二)慢性损伤

急性损伤未及时治疗,瘀血滞留,经络气血流通不畅,抗御低下,复感风寒邪气,瘀血与邪气互结,则疼痛日久不愈。

三、辨证与治疗

(一)病因病机辨证治疗法

1.瘀血阻滞

(1)主症:肩内侧疼痛急性发作,连及肱骨内侧,肩关节活动受限,喙突有明显的压痛,并有肿胀感,有肩部拉伤史。舌苔薄白,脉弦。

(2)治则:活血化瘀,通经止痛。

(3)处方:阿是穴、肩前、尺泽、天府、曲池、合谷。

(4)操作法:阿是穴先施以刺络拔罐法,起罐后再施以关刺法,行龙虎交战泻法,即在阿是穴的中心和其左右各刺1针,针刺得气后,拇指向后捻转6次,至捻转不动为止,然后拇指向前捻转,至捻转不动为止,再向上下提插5~9次,反复进行。余穴针刺捻转泻法。也可采用电针法,取阿是穴与尺泽穴,连接电针治疗仪的导线,采用疏密波,刺激量的大小以局部出现肌纤维颤动或患者能忍受为宜。每次通电治疗 20～30 min,每周 2～3 次。

(5)方义:本证的病因病机是瘀血阻滞经脉,故先用刺络拔火罐发祛瘀通络,因病变的部位在筋,故用关刺法以治病变在筋,因本病属于瘀血闭阻的实证,故采用改进的龙虎交战泻法,通络止痛。本病的部位属于手太阴肺经分布区域,根据"经脉所过,主治所及"的原理故选取手太阴经经穴尺泽、天府为主穴,疏通经络气血以止痛。手阳明经与手太阴经相表里,阳明经气血隆盛,用较强的疏通经络气血的作用,故配以曲池、合谷加强尺泽、天府通经止痛的效果。

2.寒瘀互结

(1)主症:肩内侧疼痛,局部恶寒,得热痛减,喙突处压痛,有结节和条索感。舌苔薄白,舌质黯红,脉弦紧。

(2)治则:温经散寒,活血通络。

(3)处方:阿是穴、肩前、肩髃、天府、尺泽、合谷。

(4)操作法:先在阿是穴拔火罐,然后施以关刺法,行改进龙虎交战补法,具体方法同上,再施以灸法。余穴均施以捻转平补平泻法。

(5)方义:本病是瘀血与寒邪胶滞凝聚于喙突,故局部疼痛并伴有结节,拔火罐法功在祛寒活血散瘀,施以灸法可加强散寒之力和活血祛瘀的功效。关刺法是专门治疗筋痹的方法。其余穴位主要是疏通手阳明经和手太阴经的气血。诸穴相配,可疏通肩部经络祛瘀止痛的功效。

(二)巨刺法

1.主穴

健侧的阴陵泉。

2.操作法

选取 0.30 mm×75 mm 的毫针,用透针法向阳陵泉方向直刺,缓慢的捻转进针,得气后,令患者活动患肢,一边捻针一边活动患肢,直至疼痛缓解。留针 30 min,留针期间,每 5 min 捻针 1 次,并活动患肢。

3.适应证

病变初期,疼痛剧烈者,并有明显的活动障碍。

(三)温针灸法

1.主穴

阿是穴。

2.操作法

选取 0.30 mm×40 mm 毫针,在阿是穴的中心直刺 30 mm 左右,捻转得气后,取常规艾条,剪成10 cm长,在其中心穿洞,然后插入整个针炳,从其下端点燃,缓慢灸之,使热力直达病所。当患者感到灼热时,在穴位处垫小纸片,以防烧伤。每次灸 1～3 壮。

3.适应证

病变初期及寒瘀互结证。

(孙黎明)

第十一节 肋胸骨痛

肋胸骨痛是指肋软骨与胸骨连接处发生的自发性疼痛。本病多由于外伤、病毒感染、受寒冷刺激等原因,引起胸大肌附着处的肌纤维组织炎。

一、诊断要点

(1)胸部自发性疼痛,可连及胁肋部。

(2)疼痛的性质为锐痛或切割样、撕裂样疼痛。

(3)疼痛好发于第2～5肋骨软骨与胸骨的接合处。

(4)检查:胸骨外侧缘有明显压痛;加压两侧胸壁时,病变处出现疼痛。

在临床上本病常与肋软骨炎相混淆,应注意鉴别。本病的压痛点在胸骨的外侧缘与肋软骨交界处。

二、病因病机

(一)瘀血阻滞

外伤筋骨,损及血脉,血溢脉外,阻滞脉络,经气不通,不通而痛。

(二)寒瘀凝滞

胸肩部及上肢过度活动,耗伤气血,卫外不固,风寒湿邪趁虚入侵,寒主凝而血瘀,经络气血痹阻,发为疼痛。

三、辨证与治疗

(一)瘀血阻滞

1.主症

胸部疼痛,痛如针刺,部位固定,胸骨外侧缘按之疼痛。舌质紫黯或有瘀点,脉弦或沉涩。

2.治则

活血化瘀,通络止痛。

3.处方

阿是穴、膻中、心俞、膈俞、内关、合谷、太冲。

4.操作法

阿是穴、心俞、膈俞刺络拔火罐,其余诸穴均直刺捻转泻法。

5.方义

本证是由于瘀血痹阻经脉所致,处方选穴与肋软骨炎相同,方解也无差异。

(二)寒瘀凝滞

1.主症

胸部疼痛,痛则剧作,遇寒加重,得热痛减,触之作痛。舌质淡红,苔薄白,脉弦紧。

2.治则

温经祛邪,通经止痛。

3.处方

阿是穴、膻中、大椎、列缺、足三里、隐白。

4.操作法

刺阿是穴用 0.25 mm×25 mm 的毫针,沿着肋骨的上下缘向胸骨平刺,有酸痛感或胀痛感沿肋骨传导,捻转泻法,术后加用灸法。膻中针尖向下平刺,捻转补法。针大椎时患者坐位,微低头,针尖朝向胸骨柄,进针 25 mm(1 寸)左右,得气后捻转平补平泻法,术后加用灸法。列缺针尖向上斜刺,得气后行捻转补法。足三里直刺,捻转补法。隐白艾炷灸 7～9 壮。

5.方义

本证是由于寒瘀凝滞,经络痹阻所致,治疗时重用灸法,温经散寒,疏通经络。阿是穴是寒邪瘀血凝结的部位,属于局部取穴,针刺泻法并灸,针刺泻法可通经祛邪,艾灸可温经散寒,行血通脉。大椎属于督脉,又为诸阳之会,针灸并用,助阳祛邪,行气血通脉。气会膻中与列缺、足三里配合,培补宗气,贯通心脉,温阳除邪。隐白是治疗本病的经验穴,临床用之有明显效果。

(孙黎明)

第十二节　胸椎小关节紊乱症

一、概述

胸椎小关节紊乱症是指胸椎后关节在劳损、退变或外伤等因素作用下,导致胸椎小关节发生急、慢性损伤或解剖移位以及椎旁软组织发生无菌性炎症反应,刺激、牵拉或压迫其周围的肋间神经、交感神经,引起神经支配区域疼痛、不舒适或胸腹腔脏器功能紊乱等一系列症状,称之为胸椎小关节紊乱症。由于胸腹腔脏腑功能紊乱的症状一般不是与胸椎小关节损伤同时出现,往往较晚一段时间出现,因此医师与患者均难于将胸腹腔脏腑功能紊乱症状与胸椎小关节损伤联系起来,导致临床上常常误诊,遗忘了疾病的根源是胸椎病变。

二、诊断要点

(1)患者有背部外伤或长期姿势不良史,如长期低头、伏案工作等。

(2)胸背部酸胀疼痛或沉重乏力,时轻时重,一般活动后减轻,劳累或受寒后加重。

(3)胸胁部疼痛,疼痛的具体部位因胸椎损伤的部位而异,如:胸椎 $T_{2\sim5}$ 损伤,可表现为乳房以上胸胁部位的疼痛、心前区痛;胸椎 $T_{5\sim12}$ 的损伤,可表现为乳房以下区域疼痛、胸痛、胁肋痛、胃区痛、肝区痛、腹部痛等。

(4)自主神经紊乱症状:①汗液排泄障碍表现为多汗或无汗(局部或半身、全身)。②胸腔脏器功能紊乱症可见心烦胸闷、胸部压迫感、心律失常、血压异常、咳嗽哮喘等心血管和呼吸系统症状,多见于胸椎 $T_{1\sim4}$ 小关节损伤。③腹腔脏器紊乱症状可见胃脘胀痛、食滞纳呆、嗳气吞酸、腹胀便秘或腹泻等消化功能紊乱症。

（5）检查：①触诊胸椎棘突、棘突间、椎旁有叩痛、压痛、棘突偏歪或有后凸，或有凹陷。棘突上、棘突间及椎旁的韧带有条索样改变或结节。②X线检查可见胸椎有损伤性改变或退行改变、韧带钙化、胸椎侧弯或后凸畸形。可除外结核、肿瘤、类风湿、骨折等。③理化检查可除外脏腑肿瘤、结石以及损伤程度。

三、病因病机

（一）外邪侵袭

人体在疲劳、虚弱的情况下，复感风寒湿邪，导致筋脉痹阻，血行不畅，经脉不通，不通则痛，以致筋肉痉挛，进而引起胸椎小关节功能活动障碍，日久可致筋膜变性、增厚、粘连，从而影响脊神经和自主神经的功能，产生脊背疼痛和脏腑功能紊乱的症状。

（二）瘀血阻滞

外力打击背部，损伤筋肉、脉络，血溢脉外，瘀血阻滞，筋肉肿胀，挛缩作痛，搏击脊神经和交感神经而发病。

（三）劳伤气血

由于劳力过度或长久伏案用脑过度，劳伤气血，气血亏损。气血虚弱，筋骨失养，筋肉挛缩，胸椎及其小关节失稳，触及交感神经，而发病；气血虚弱，心脾两虚，则胸痛胸闷，心悸烦乱，胃脘疼痛，腹胀便溏等症。

四、辨证与治疗

（一）外邪侵袭

1.主症

背部疼痛，伴有沉重感、紧感、冷感，遇寒加重，得热痛减，疼痛可连及胸胁部。舌苔薄白，脉浮紧。

2.治则

散风祛寒，温经通络。

3.处方

胸椎夹脊阿是穴、大椎、后溪、合谷、外关。

4.操作法

夹脊阿是穴有两种：一是压痛点；二是结节、条索。针刺的方法是采用 0.30 mm×40 mm 的毫针，刺入 20 mm 左右，得气后用捻转泻法；术后加用艾条灸法。针大椎时患者微低头，直刺捻转泻法，术后加用灸法。后溪、合谷、外关均直刺泻法。

5.方义

本证是由于感受风寒湿邪而引起，病变部位属于督脉、太阳经以及阳明经筋。针刺并温灸诸阳之会大椎，祛除邪气通经止痛。阿是穴处是邪气痹阻之处，针刺泻法祛邪，艾灸温通除邪。后溪、合谷属于手太阳经和手阳明经，其经筋分布背部，结聚于脊柱，又有良好的行气祛邪，通经止痛的功效。外关属于手少阳经，少阳经循行于胸胁部，是治疗胸胁痛的主要穴位之一；外关又通于阳维脉，阳维脉维系诸阳经而主表，故又有祛除邪气从表而解的功能。诸穴配合可达祛除邪气通经止痛的效果。

（二）瘀血阻滞

1.主症

背部疼痛，疼痛部位固定，呈刺痛性质，肩臂活动则疼痛加重，背部按之作痛。舌质紫黯，脉涩。

2.治则

活血化瘀，通经止痛。

3.处方

胸椎夹脊阿是穴、手三里、后溪、委中。疼痛连及胸胁部加：内关。

4.操作法

胸椎夹脊穴的刺法见上，术后刺络拔火罐，委中用三棱针点刺出血，手三里、后溪直刺捻转泻法。内关直刺，捻转泻法。

5.方义

本证是由于瘀血阻滞所致，故取阿是穴刺络拔火罐，取委中放血，祛瘀活血，消肿止痛。手三里、后溪分别属于手阳明经和太阳经，其经筋分布在背部并附着于脊柱，是治疗脊背疼痛的重要穴位。内关属于手厥阴心包经，其经脉、经筋分布在胸胁部，心主血脉，所以内关既可治疗胸胁部的疼痛，又有活血祛瘀的作用。疼痛剧烈时可内关透外关，可有较强的活血化瘀、行气化瘀、通经止痛的功效。

（三）劳伤气血

1.主症

背部酸痛，劳累后加重，胸闷胸痛，心悸不宁，胃脘疼痛，时发时止，纳呆腹胀，便溏乏力。舌质胖淡，脉沉细。

2.治则

健脾宁心，补益气血。

3.处方

胸椎夹脊阿是穴、膻中、神门、中脘、足三里、三阴交。

4.操作法

胸椎阿是穴的刺法同前，术后加用灸法。膻中针尖向下平刺补法。其余诸穴均用直刺捻转补法。

5.方义

本证是由于气血亏损筋骨失养所致，阿是穴是病变症结的反应点，或为压痛点，或为结节、条索状物，针刺阿是穴可缓解经筋、肌肉的挛缩，消除结节和条索，使经脉通畅，有利于气血对筋骨的濡养。膻中位于胸部正中，是心包的募穴；神门是心经的原穴，二穴配合，可宁心安神，养血通脉。中脘、足三里、三阴交调补脾胃，既可治疗胃脘部和腹部的病证，又可补益气血，乃治本之法。

（孙黎明）

第十三节　骶髂关节扭伤

骶髂关节扭伤使骶髂关节周围韧带被牵拉而引起的损伤,临床较多见,常造成腰痛,甚至坐骨神经痛,多见于中年以上患者。本病属于中医腰腿痛范畴。

一、诊断要点

(1)有急慢性腰腿痛史或外伤史,或慢性下腰部劳损史。

(2)骶髂关节疼痛,疼痛可放射到臀部、股外侧,甚至放射到小腿外侧。

(3)患侧下肢不敢负重,或不能支持体重,走路跛行,并用手扶撑患侧骶髂部,上下阶梯时需健侧下肢先行。

(4)站立时弯腰疼痛加剧,坐位时弯腰不甚疼痛,平卧时腰骶部有不适感,翻身困难。

(5)检查:①腰椎向健侧侧弯,髂后上、下棘之间有明显压痛。②旋腰试验:患者坐位,两手扶在项部,检查者站在患者背后,双手扶其两肩做左右旋转,使患者的腰部左右旋转,若患者骶髂部有明显疼痛者为阳性。③骨盆分离试验:患者仰卧位,检查着双手按在左右髂前上棘,并向后用力挤压,若患者骶髂关节疼痛加剧者为阳性。④屈髋屈膝试验:患者仰卧位,健侧下肢伸直,将患侧下肢髋、膝关节屈曲,使骶髂关节韧带紧张,患侧疼痛加剧者为阳性。⑤"4"字试验阳性、床边试验阳性。⑥X线检查:急性骶髂关节扭伤X线常无特殊改变;慢性扭伤或劳损,可有骨性关节炎改变,关节边缘骨质密度增加。

二、病因病机

骶髂关节是一个极稳定的关节。骶结节韧带、骶棘韧带和骶髂前韧带,能稳定骶椎,限制骶椎向骨盆内移动,因而骶髂关节只有极小量的有限活动。但当弯腰拿取重物时,下肢腘绳肌紧张,牵拉坐骨向下向前,髂骨被旋向后,易引起骶髂关节损伤。女性在妊娠期间,由于内分泌的改变,骶髂关节附近的肌腱和韧带变得松弛,体重和腰椎前凸增加,容易导致骶髂关节的慢性损伤。解剖结构的变异,如L_5横突骶化,特别在单侧横突骶化的情况下,常因用力不平衡而使一侧骶髂关节发生急性损伤或慢性劳损。

(一)瘀血阻滞

《灵枢·百病始生》说:"用力过度,则络脉伤。阳络伤则血外溢……阴络伤则血内溢。"跌打损伤、猛然搬动过重物体、或姿势不当骤然用力,损伤筋肉、脉络,血脉破损血溢脉外,瘀血凝滞,脉络阻塞,则产生瘀血性痛、活动受限等症。

(二)气血虚弱

劳力过度或长久弯腰工作,耗伤气血,筋骨失于气血的温煦、濡养,即因虚而不荣,因不荣而不通,因不通而生痛。

(三)肝肾亏虚

先天不足,或房劳过度,或久行伤筋,久坐伤骨,导致精血亏损,筋骨失养发为腰骶部疼痛。

三、辨证与治疗

（一）瘀血阻滞

1.主症

扭伤之后，腰骶部骤然疼痛，疼痛激烈，呈刺痛或胀痛性质，痛有定处，日轻夜重，俯仰受限，转侧步履困难。舌紫黯，脉弦细。

2.治则

活血化瘀，通经止痛。

3.处方

十七椎、关元俞、次髎、阿是穴、委中、殷门、阳陵泉。

4.操作法

阿是穴、委中、殷门寻找血脉明显处用三棱针点刺出血，病在出血后加拔火罐。其余诸穴均直刺捻转泻法。

5.方义

本证属于瘀血阻滞引起的腰骶部疼痛，位于足太阳经，治疗当活血化瘀，以太阳经穴为主。《素问·针解》："菀陈则除之者，出恶血也。"所以取瘀血结聚处阿是穴、血之郄穴委中和衡络殷门点刺出其恶血，通络止痛。殷门位于腘横纹上8寸，主治腰骶部疼痛，《针灸大成》殷门"主腰脊不可俯仰举重，恶血泄注，外股肿。"殷门穴位于股后浮郄穴之上，衡络处，《素问·刺腰痛论》："衡络之脉，令人腰痛，不可以俯仰，仰即恐仆，得之举重伤腰，衡络绝，恶血归之，刺之在郄阳筋之间，上郄属寸，衡居为二痏出血。"所以衡络应属于股后殷门附近横行的脉络，点刺出血可治疗扭伤性腰骶部疼痛。十七椎穴、关元俞位于腰骶连接处，可疏通此关节的瘀血阻滞。阳陵泉属于足少阳经，其经筋"结于尻"，可治疗腰骶部的疼痛，尤其善于治疗腰骶部左右转侧困难的证候。

（二）气血虚弱

1.主症

腰骶部酸痛，连及臀部和下肢，痛而隐隐，遇劳则甚，体倦乏力，面色无华。舌质淡，脉沉细。

2.治则

补益气血，养筋通脉。

3.处方

膈俞、肝俞、脾俞、肾俞、关元俞、次髎、秩边、三阴交。

4.操作法

膈俞、肝俞、脾俞、肾俞均浅刺补法，关元俞、次髎、秩边均采用龙虎交战手法，三阴交直刺捻转补法。

5.方义

膈俞为血之会，肝俞补肝益肝，二穴配合，调理营血濡养筋骨。脾俞、肾俞、三阴交调后天补先天，益气血生化之源，温煦筋骨。关元俞、次髎、秩边补泻兼施，补法可调气血濡筋养骨，泻法可通经止痛。以上诸穴相配，可达补益气血，濡养筋骨，通脉止痛的功效。

（三）肝肾亏虚

1.主症

腰骶部酸软疼痛，腰背乏力，遇劳则甚，卧则减轻，喜按喜揉。舌质淡，脉沉细。

2.治则

补益肝肾,濡养筋骨。

3.处方

肾俞、肝俞、关元俞、关元、次髎、阳陵泉、悬钟、太溪。

4.操作法

次髎直刺采用平补平泻手法,其余诸穴均用捻转补法,并在肾俞、关元俞、次髎加用灸法,每穴艾灸 3~5 min。

5.方义

肾俞是肾的背俞穴,肝俞是肝的背俞穴,太溪是足少阴肾经的原穴,旨在补肝肾益精血。关元是任脉与足三阴经的交会穴,有补益元气的作用,关元俞是元气输注的部位,二穴前后配合,补元气益精血,善于治疗虚性腰痛,《针灸大成》关元俞:"主风劳腰痛"。阳陵泉乃筋之会穴,悬钟乃髓之会穴,补之可柔筋养骨而止痛。

(孙黎明)

第十四节 棘上韧带和棘间韧带损伤

棘上韧带和棘间韧带损伤是临床上常见病,通常归属于腰痛范畴,但在针灸治疗上有其特殊性,故单列一节以引起人们的注意和提高治疗效果。

棘上韧带是跨越各棘突点纵贯脊柱全长的索状纤维组织,自上而下,比较坚韧,但在腰部此韧带比较薄弱。棘间韧带处于相邻的棘突之间,其腹侧与黄韧带相连,其背侧与背长肌的筋膜和棘上韧带融合在一起,棘间韧带的纤维较短,较棘上韧带力弱。

一、诊断要点

(1)有明显的受伤史,受伤时患者常感觉到腰部有一突然响声,随即腰部似有折断样失去支撑感,并出现腰部疼痛。

(2)急性损伤者疼痛剧烈可为断裂样、针刺样或刀割样,慢性损伤者多表现为局部酸痛、不适,不耐久站久立,脊柱前屈时疼痛加重。

(3)检查:①身体屈曲时腰部疼痛。②棘突及棘突间有压痛,棘突上可触及韧带剥离感。棘间韧带损伤压痛点多位于 L_5 和 S_1 之间。

二、病因病机

多因脊椎突然猛烈前屈,使棘上韧带或棘间韧带过度牵拉而造成;或患者在负重时腰肌突然失力,骤然腰部前屈;或长期弯腰工作,使棘上及棘间韧带持续地处于紧张状态等原因,导致韧带撕裂、出血、肿胀,瘀血痹阻,经络气血不通,发为疼痛。

三、辨证与治疗

(一)急性损伤

1.主症

受伤之后,腰骶部剧烈疼痛,活动受限,弯腰时疼痛加重,棘突上、棘突间有明显压痛。舌质黯红,脉弦或涩。

2.治则

活血祛瘀,通络止痛。

3.处方

阿是穴、后溪、水沟、委中。

4.操作法

先刺后溪,用0.30 mm×25 mm的毫针,直刺进针,得气后用捻转泻法,在行针的同时令患者活动腰部。针水沟用上述毫针向鼻中隔斜刺,得气后施以捻转泻法。阿是穴用梅花针叩刺出血,再拔火罐,委中用三棱针点刺出血,出血由黯红变鲜红为止。

5.方义

本病位于督脉,是由于瘀血阻滞所致。后溪是手太阳经中的"输穴""俞主体重节痛",功于通经止痛;后溪又通于督脉,善于治疗位于督脉的急性疼痛。水沟属于督脉,又是手、足阳明经的交会穴,阳明经多气多血,所以水沟有行气行血的作用,是治疗急性腰的经验效穴。阿是穴、委中刺络出血,活血祛瘀,通经止痛。

(二)慢性损伤

1.主症

有急性损伤史,但没有彻底治疗,或长期弯腰工作史,腰部或下腰部酸痛、不适,遇劳则加重,遇寒则发。舌质紫黯,脉沉涩。

2.治则

益气养血,活血祛瘀。

3.处方

肾俞、阿是穴、三阴交。

4.操作法

肾俞、三阴交针刺补法,阿是穴刺络拔火罐,术后加用灸法。

5.方义

《景岳全书》:"腰痛证,凡悠悠戚戚,屡发不已者,肾之虚也。"故取肾俞补肾气益精血,配三阴交培补脾肾,益气养血,濡养筋骨。阿是穴是瘀血闭阻的部位,刺络拔火罐,可祛除瘀血,加用艾灸法,促进血液运行,进一步消除瘀阻,加快病愈过程。

(孙黎明)

第十五节 腰背部肌筋膜炎

腰背部肌筋膜炎是一种常见的腰背部慢性疼痛性疾病,主要是由于感受风寒湿邪或损伤引起的腰背部肌筋膜及肌组织发生水肿、渗出及纤维性变,而出现的一系列临床症状。本病又称腰背筋膜纤维变性。

一、诊断要点

(1)多见于中老年人,可有感受风寒湿或劳损病史。

(2)腰部疼痛,多为隐痛、酸痛或胀痛。疼痛时轻时重,一般晨起痛重,日间减轻,傍晚复重,即轻活动后减轻,劳累后加重。

(3)腰痛多位于脊柱两侧的腰肌及髂嵴的上方。

(4)在弥漫的疼痛区有特定的痛点,按压时可产生剧烈的疼痛,并可向周围、臀部及大腿后部传导,但不过膝部。

(5)检查:①激痛点,仔细检查,可触及激痛点。②可触摸到阳性反应物,筋结或索状物。

二、病因病机

根据本病的疼痛部位,主要涉及足太阳经及其经筋,足少阳经及其经筋,足少阴经及其经筋。

(一)外受风寒湿邪

劳力汗出之后,衣着寒湿;或冒雨涉水;或久居寒冷湿地,风寒湿邪侵袭经脉,经络受阻,气血运行不畅,发为腰痛。

(二)瘀血阻滞

闪挫跌仆,损伤经脉;或劳力过度,伤及脉络;或长期姿势不当,气血阻滞等,导致瘀血停滞,经络闭阻,发为腰痛。

(三)肾精亏损

《素问·脉要精微论》"腰者,肾之府,转摇不能,肾将惫矣",是说肾虚是造成腰痛的重要原因,素体禀赋不足,或年老精血亏衰;或房劳不节;或大病久病之后,导致肾脏精血亏损,经脉经筋失于濡养,发为腰痛。

三、辨证与治疗

(一)寒湿腰痛

1.主症

腰部冷痛重着,腰部僵硬,活动转侧不利,得热痛缓,遇阴雨天疼痛加重。舌苔白腻,脉迟缓。

2.治则

散寒祛湿,温经通络。

3.处方

肾俞、关元俞、阿是穴、阳陵泉、委中。

4.操作法

肾俞平补平泻法,术后加用灸法;关元俞平补平泻法;阿是穴处有结节或条索时,用齐刺法,针刺泻法,术后加用灸法;委中、阳陵泉针刺泻法。

5.方义

《诸病源候论·腰背痛诸候》认为腰痛多是在肾虚的基础上,复感外邪所得,故云"劳损于肾,动伤经络,又为风冷所侵,血气搏击,故腰痛也。"故取肾俞针刺并灸,扶正祛邪,温经散寒;阿是穴是寒湿邪气凝聚之处,针刺泻法可祛邪通经,艾灸可散寒化湿;本病位于足太阳经、足少阳经,故取足太阳经的关元俞、委中以及足少阳经的阳陵泉,属于循经取穴的方法,正如《灵枢·始终》说"病在腰者取之腘",此局部与远端相配合,祛邪通经,且阳陵泉为筋之会穴,腰部筋肉拘禁者用之尤为合适。

(二)瘀血腰痛

1.主症

腰痛如刺,痛有定处,昼轻夜重,轻则俯仰不便,重则剧痛不能转侧,痛处拒按。舌质紫黯或有瘀斑,脉涩。

2.治则

活血化瘀,通经和络。

3.处方

膈俞、大肠俞、阿是穴、委中、阳陵泉。

4.操作法

膈俞、阿是穴用刺络拔火罐法,委中是在腘窝部位寻找暴怒的静脉或显露明显的瘀点用三棱针点刺出血,出血量掌握在血的颜色由黯红变鲜红而止。大肠俞、阳陵泉捻转泻法。

5.方义

本证是由于瘀血痹阻经脉,以致气血运行不畅发生的腰痛。膈俞是血之会穴,委中是血之郄穴,二穴又同属于足太阳经,阿是穴是瘀血凝聚的部位,宗《素问·针解》"菀陈则除之者,出恶血也",用放血的方法,以祛除恶血;《素问·刺腰痛论》"解脉会令人腰痛如引带,常如折腰状,善恐。刺解脉在郄中结络如黍米,刺之血射,以黑见赤血而已",解脉即委中穴处的络脉,可见在委中穴处络脉放血是治疗瘀血性腰痛重要的有效的方法,同时也指出放血量应掌握在血色由黑变赤为止。大肠俞属于局部取穴,可疏通腰部经络气血。阳陵泉疏解少阳经气,并对腰部转侧不利有良好效果。

(三)肾虚腰痛

1.主症

腰痛酸软,隐隐作痛,膝软无力,反复发作,遇劳则甚,卧息则减。阳虚者伴有腰部发冷,手足不温,少腹拘紧,舌质淡,脉沉迟;阴虚者伴有五心烦热,咽干口燥,舌质红,脉细数。

2.治则

补肾益精,濡养筋骨。

3.处方

肾俞、关元俞、阿是穴、关元、飞扬、太溪。

4.操作法

阿是穴用齐刺法和灸法,其余诸穴用捻转补法,阳虚者在肾俞、关元俞、关元加用灸法。

5.方义

本证是肾精亏损，腰府失养，引起的腰痛，故补肾俞、关元以补肾益精，濡养肾府。本病位于足太阳经及其经筋，故补足少阴经穴原穴太溪和足太阳经络穴飞扬，原络配合，补肾益精，濡养经筋，再配以阿是穴，可加强解痉止痛的效应。关元俞内应关元穴，是人体元气输注的部位，与关元穴配合培补元气，主治肾虚腰痛，正如《针灸大成》所说：关元俞"主风劳腰痛。"

（孙黎明）

第十六节　项背肌筋膜炎

一、概述

项背肌筋膜炎是指项背部的肌肉、筋膜由于急慢性损伤或感受风寒湿邪等原因发生无菌性炎症，引起项、背、肩等处疼痛、麻木的疾病。本病又称纤维织炎、软组织劳损、肌肉风湿病等。

本病相当于中医学中的"背痛""肩背痛"的范畴，是针灸治疗的主要适应证之一。

二、诊断要点

（1）项背部疼痛、酸痛或伴有上肢或枕部、头顶部的放射痛，遇阴雨天、寒冷、潮湿等气候症状加重。

（2）背部有沉重感、紧束感，背如石压，或兼见头痛、头晕、视物模糊、胸闷、胸痛、心悸等。

（3）背部肌肉紧张、僵硬、压痛，并可触摸到结节或条索状阳性反应物，常见于肩胛骨内上角附分穴处（病位于肩胛提肌）、肩胛骨内侧缘附分、魄户、膏肓、神堂、等穴位处（病位于菱形肌）、肩井穴位处（病位于斜方肌上部）、肩中俞穴位处（病位于斜方肌中部）、膈关穴位处（病位于背阔肌）、脊旁夹脊穴（病位于竖脊肌）、棘突上（病位于棘上韧带）、两棘突间（病位于棘突间韧带）。

（4）颈背部有扭挫伤史，如慢性劳损史（如长期低头伏案、高枕睡眠等）。

（5）理化检查，排除风湿及类风湿脊柱炎。

三、病因病机

（一）风寒湿邪侵袭

本病位于肩背部，是诸阳经脉分布的区域，最易感受风寒湿邪。或汗出当风，或夜卧受寒，或久居寒湿之处，感受风寒湿邪，稽留于肌肤筋肉之间，致经络气血凝滞不通，发为经肩背痛。正如《灵枢·周痹》云："风寒湿气，客于外分肉之间，迫切而为沫，沫得寒则聚，聚则排分肉而分裂也，分裂则痛。"

（二）瘀血阻滞

因劳力、扭挫或跌打损伤，久痛入络，致瘀血阻滞，脉络不通，不通则痛。

（三）气机逆乱，气血失调

《素问·阴阳别论》："二阳一阴发病，主惊骇背痛，善噫善欠，名曰风厥。"久坐伏案或长久低头工作，劳伤气血，气血不足则筋肉失养，筋肉拘挛，发为疼痛。久坐伤肉损伤脾胃，阻碍气血生化之源。长久伏案,思虑过度,劳伤心脾,耗气伤血,致使气血虚弱,在外则筋肉失养,在内则脏腑功能失调,气机逆乱,肝阳趁机上逆,发为风厥。

(四)辨证与治疗

1.风寒湿邪痹阻

(1)主症:肩背疼痛,遇寒加重,得热痛减,按之作痛和筋结。舌淡红,苔薄白,脉浮紧。

(2)治则:疏风散寒,祛湿通络。

(3)处方:天池、大椎、风门、天宗、阿是穴、后溪、三间。

(4)操作法:针刺泻法,留针 30 min,间歇运针,同时艾灸大椎、风门、阿是穴,出针后再拔火罐。

(5)方义:本证是由于风寒湿邪侵袭经络,气血凝滞,阻塞不通所致。太阳、阳维主表,故取足少阳、阳维之会穴风池、足太阳经穴风门及诸阳之会穴大椎,针而灸之,疏风散寒,通经祛邪。复取手太阳经穴天宗,再配以局部阿是穴,针灸同用,并拔火罐,以温通局部经气。后溪、三间是手太阳经和手阳明经的"输"穴,功善祛风止痛,因为二穴配五行属于风,"俞主体重节痛",且手阳明经筋"绕肩胛,夹脊",手太阳经筋"上绕肩胛,循颈",故二穴是可治疗项背疼痛。《标幽赋》"阳跷阳维并督脉,主肩背腰腿在表之病";《席弘赋》"更有三间、肾俞妙,善除肩背浮风劳",都表明后溪、三间是治疗肩背痛、项背痛的有效穴位。诸穴合用,可达疏风散寒,祛湿通络的功效。

2.瘀血阻滞

(1)主症:项背部或肩背部疼痛,痛如针刺,部位固定,痛连肩臂,甚或麻木不仁,活动受限,遇寒或劳累则加重。舌质黯有瘀点,苔薄白,脉弦细。

(2)治则:行气活血,通络止痛。

(3)处方:天柱、曲垣、秉风、阿是穴、膈俞、合谷、曲池。

(4)操作法:针刺泻法,间歇行针,留针 30 min。并于阿是穴、膈俞刺络拔罐出血,再加用艾条灸,每穴灸 3 min。

(5)方义:本证是由于外伤或久痛入络,瘀血阻滞所致,膈俞为血之会穴,阿是穴是瘀血凝聚的部位,刺血拔罐,可活血化瘀,加用灸法可增强活血化瘀的作用。曲池、合谷均属于手阳明经,阳明经多气多血,其经筋分布于肩胛部,曲池善于疏通经络气血,合谷善于行气活血化瘀,二穴同用可疏通肩胛部经络瘀血的痹阻。其余诸穴属于局部取穴,如此局部与远端相配合,可达活血化瘀,疏通经络气血的作用。

3.气血逆乱,肝阳上亢

(1)主症:肩背部酸痛、沉重,头痛头晕,视物模糊,胸闷胸痛,心悸不宁,脘腹胀痛。舌质胖大,脉弦细。

(2)治则:调补气血,平肝潜阳。

(3)处方:风池、心俞、阿是穴、中脘、手三里、足三里、三阴交、太冲。

(4)操作法:风池平补平泻法,阿是穴针刺泻法,并灸法,中脘平补平泻法,手足三里、三阴交针刺补法,太冲针刺泻法。

(5)方义:本证是由于升降失调,气血逆乱,肝阳上亢所致。针刺风池、太冲泻上亢的肝阳,治头痛头晕;心俞、手足三里、三阴交,补脾胃生心血,补益气血生化之源,荣心养目;中脘与足三里配合,既可调补脾胃,又可斡旋气机的升降,使气血调达,升降适度,诸症可解;阿是穴除局部经筋之痉挛,疏通局部经络的痹阻;手足阳明经筋均绕肩胛附属于脊背,故手足三里可补气血荣养肩背部的经筋,缓痉挛以止痛。如此,上下之配合,局部与远端相配合,气血调达,诸症可除。

(孙黎明)

第十七节　急性腰肌扭伤

急性腰肌扭伤为腰部的肌肉、韧带、筋膜等软组织在活动时因用力不当而突然损伤,可伴有椎间小关节的错位及其关节囊嵌顿,致使腰部疼痛并活动受限。本病中医称之为"闪腰岔气",多发于青壮年体力劳动者,临床上多见于搬运、建筑或长期从事弯腰工作、平时缺乏体力锻炼的人。损伤多发生于腰骶,骶髂关节或椎间关节两侧骶棘肌等部位。主要因外部暴力,以致筋脉损伤,瘀血阻滞,气机不通而痛。

一、病因病理

本病多为遭受间接外力所致,如搬运重物用力不当或体位不正而引起腰部筋膜部筋膜肌肉的损伤。急性扭伤多发生于腰骶、骶髂关节、椎间关节或两侧骶棘肌等部位。腰骶关节是脊柱的枢纽,骶髂关节是躯干与下肢的桥梁,体重的压力和外来冲击力多集中在这些部位,故受伤机会较多。当脊柱屈曲时,两旁的伸脊肌(特别是骶棘肌)收缩,以抵抗体重和维持躯干的位置,这时如负重过大,易使肌纤维撕裂;当脊柱完全屈曲时,主要靠韧带(尤其是棘上、棘间、后纵、髂腰等韧带)来维持躯干的位置,这时如负重过大,易造成韧带损伤。轻者可致骶棘肌和腰背筋膜不同程度的自起点撕裂,较重者可致棘上、棘间韧带的撕裂。腰部活动范围过大,椎间小关节受过度牵拉或扭伤,可致骨节错缝或滑膜嵌顿。另外,直接受暴力的冲击、压砸可造成腰部软组织的挫伤。

二、临床表现

本病多有外伤史,受伤时部分患者可感到腰部有"咯咯"响声,伤后立即出现一侧或两侧剧痛。腰痛不能挺直、俯仰屈伸,严重者转侧起坐甚至翻身时均感腰部疼痛异常。疼痛为持续性,活动时加重,休息后也不能缓解,咳嗽、喷嚏、大声说话或腹部用力等均可使疼痛加重。患者站立时腰部僵硬,常以两手撑腰,行走时多挺直腰部、步态缓慢,卧位时常以手撑腰才能翻身转动。绝大多数患者有明显的局部压痛点,且由于疼痛可致不同程度的功能受限。本病多无下肢痛,但有可能出现反射性坐骨神经痛。直腿抬高试验可为阳性。

三、诊断要点

(1)多发于青壮年体力劳动者,有明显的外伤史。

(2)有明显的损伤部位,腰肌紧张,腰骶部有压痛、撕裂痛。

(3)腰部各方向的活动均受限。

(4)X线摄片检查多无明显异常,或可发现平腰、后突或侧弯变形,或两侧小关节突不对称,腰椎后突和侧弯,椎间隙左右宽窄不等。

四、针灸治疗

(一)毫针法

(1)处方一:水沟。

操作:患者仰卧位或坐位,先用三棱针将患者上唇系带之粟粒大小的硬结刺破。穴位局部常规消毒后,再将上唇捏起,用缓慢捻进法或快速捻进法进针,针尖向上斜刺0.2寸,当局部出现麻胀或痛胀感觉时,继续捻针0.2~0.3寸,并嘱患者同时向左右前后活动腰部。留针15~30 min,行针1~2次,6次为1疗程。

(2)处方二:后溪。

操作:患者坐位,手半握拳。穴位常规消毒后,用1.5~2寸毫针刺入1.5寸左右,针尖向劳宫。留针15 min,其间行针3次。同时令患者随意缓慢活动腰部,幅度逐渐加大。每天针刺1次。

(3)处方三:外关。

操作:患者立位,穴位常规消毒后,用28号2.5寸毫针,垂直快速刺入,行提插、捻转手法,强刺激。得气后留针20 min,每隔5 min行针1次。留针期间让患者做俯仰、转侧、踢腿、下蹲等动作。

(4)处方四:上都。

操作:患者取立位,手握空拳,掌心向下。局部常规消毒后,选用28号2寸毫针,针刺上部穴(在第2、3指掌关节间),向掌心方向刺入1~1.5寸,行捻转补泻手法、得气后留针20 min,让患者做俯仰、转侧、踢腿、下蹲等动作,以患者出汗为度。

(5)处方五:飞扬。

操作:患者坐位,取健侧飞扬常规消毒,用28号2.5寸毫针直刺2寸,中等刺激。边捻针边嘱患者活动腰部,留针20~30 min,其间行针3次,每次运针1 min,每天1次。

(6)处方六:龈交。

操作:取龈交穴(上唇系带与齿龈交接处,腰扭伤者多在此处出现一米粒大白色小结),碘伏消毒,取30号1寸毫针在小结后侧沿口唇方向水平进针,行快速捻转强刺激。嘱患者活动腰部,幅度逐渐加大。

(7)处方七:水沟、养老、腰痛点。

操作:穴位常规消毒后快速进针,得气后边行针,边令患者活动腰部,如前后屈伸、左右侧弯等动作,运动幅度由小到大。留针15 min,其间行针2~3次,用捻转提插泻法针感以患者耐受为度。若针刺疗效欠佳,可在患部加拔火罐10 min。

(二)刺络拔罐法

处方:阿是穴、委中。

操作:患者俯卧,消毒局部皮肤后,医师持三棱针在痛点散刺(豹纹刺),在委中穴点刺出血数滴,然后在痛点行拔罐术(用大号罐),每次留罐10~15 min,每天1次,5次为1个疗程。散刺须做到浅而快,点刺委中穴出血不宜过多。

(三)手针法

(1)处方一:扭伤1、扭伤2。

操作:取穴(扭伤1在示指与中指掌骨间隙;扭伤2在中指与无名指掌骨间隙)后常规消毒,

用 30 号2.5 寸毫针沿掌骨间隙平刺 1.5～2.5 寸,提插捻转使酸胀感传至腕部,留针 20 min,间隔 5 min 捻转1 次,并嘱其活动腰部,幅度由小到大。

(2)处方二:第二掌骨侧腰穴。

操作:常规消毒后,沿着压痛最明显处的第 2 掌骨桡侧边缘垂直刺入。进针后,轻轻捻转,立即产生局部较强的胀、麻、酸、困感,并向发病部位传导。经 2～5 min 患者即感患部轻松舒适,留针 15～30 min(令患者活动腰部)。每天 1 次,5 次为 1 个疗程。

(四)电针法

(1)处方一:条口透承山。

操作:用 5 寸毫针,分别取双下肢的条口刺向承山,使针感传至足后跟,接上 G-6850 型治疗仪,电流强度以患者耐受为度,脉冲率与心率大致相同,并让患者弯腰,做前后左右旋转摇动,治疗 20～30 min。

(2)处方二:夹脊穴。

操作:根据部位的不同,取患侧或双侧相应部位的夹脊穴,用 28 号 3 寸毫针稍偏向内侧进针 2～3 寸,局部酸胀感或有麻电感向下肢放散。如治疗棘间韧带扭伤,可向棘间韧带方向进针 1～1.5 寸,局部酸胀向四周放散。接 G-6805 型治疗仪通电。主穴接负极,配穴接正极,选断续波,频率为 200～250 次/分,通电 20～30 min。

(五)头针法

处方:双足运感区,或配上 1/5 感觉区。

操作:患者取坐位。医师消毒穴位后,用 26 号 2～3 寸毫针,沿头皮斜刺一定深度后,以每分钟 150～200 次的频率持续捻转 2～3 min,嘱患者顺势活动,间隔 10 min,按上法反复运针3 次,留针 30～40 min。

(六)耳针法

(1)处方一:神门。

操作:患者取坐位,医师用 0.5 寸毫针,消毒穴位后,在神门附近的痛点进针,行中等强度刺激 3～5 min。如疼痛减轻不明显,留针 10 min,并间歇加强刺激。

(2)处方二:阿是穴。

操作:患者取坐位,医师在两耳的耳轮正中间,与耳轮脚成一水平线处找痛点,如痛点不明显即在对耳轮正中间消毒后针刺。采用强刺激,进针后频频捻针,以患者能耐受为度,并嘱患者活动腰部,留针 20 min。

(七)耳压法

处方:腰、骶、腰椎、肾、神门。

操作:将耳部常规消毒后,在上述穴位附近探查敏感点,将王不留行贴附在小方块胶布中央,贴敷于耳穴上。嘱患者每天自行按压数次,3～5 d 复诊后更换穴位或酌情增减。

(八)眼针法

处方:中焦区、下焦区、肾区、膀胱区以及球结膜毛细血管形状变化的相应区域。

操作:患者仰卧位,穴位常规消毒后,医师用 30 号或 32 号 0.5 寸长毫针,左手按压眼球保护,右手持针横刺,循眼针分区顺序方向刺入,不施补泻手法,起针时用棉球压按片刻。

(九)鼻针法

处方:腰三点(鼻下缘中央一点,鼻翼上方左右各一点)。

操作:穴位消毒后,用毫针垂直依次刺入鼻各穴,进针深度以不穿透鼻骨为度,运用中等强度刺激,得气后留针 15～30 min,每 5 min 行针 1 次。留针期间令患者活动腰部。

(十)穴位注射法

(1)处方一:腰阳关、命门、腰眼。

操作:穴位常规消毒后,用注射器在消毒的空盐水瓶内抽取空气,每穴各注入空气 2～10 mL,隔天治疗 1 次。

(2)处方二:气海俞。

操作:用 20 mL 注射器接 7 号针头,抽取 5% 葡萄糖氯化钠 15 mL,于患侧气海俞快速进针,针尖向内下,直达肌肉深层,回抽无血即快速注射,患者身觉有电麻感,并向周围和臀部放射。每天 1 次,7 次为 1 疗程。

(十一)火针法

处方:腰阳关、承山。

操作:穴位严格消毒后,用自控弹簧火针,针体直径为 1.5 mm,把针体在酒精灯上烧灼待针尖红而发亮时,准确刺入腧穴,疾刺快出,针刺深度为 2～3 mm。需要时隔天再针 1 次。

(十二)足针法

处方:22 号穴(行间与太冲之间)。

操作:取两足背 22 号穴附近压痛最明显的部位。常规消毒后,用 0.5 寸毫针捻入,并轻轻捻转,同时嘱患者活动腰部,每次 2～3 min。

(十三)灸法

处方:肾俞、大肠俞、命门、阿是穴。

操作:将生姜 50 g 捣如泥,樟脑粉 10 g,纱布 10 cm×10 cm 备用。治疗时先用温水浸湿纱布,拧干拉平,置于所取穴位上,将生姜泥铺于纱布上,厚约 1 cm,压平。将樟脑粉分为 5 份,每份 2 g 左右。每次取 1 份均匀地撒在生姜泥上,点燃樟脑燃灸。灸完 1 次,接着再放 1 份,直至灸完 5 次为止。

五、推拿治疗

(一)旋转复位法

操作:先揉搓双侧腰部肌群,使痉挛缓解,减轻复位的阻力,根据棘突偏移方向作逆向旋转复位。当听到清脆的"咯"的一声轻响即说明已复位,最后做同样的检查核实复位情况并做揉搓手法松解双侧肌群以收功。

(二)三搬三压法

操作:患者取俯卧位。先用搬肩压腰法:医师一手以掌根按压患者 $L_{4\sim5}$ 棘突,另一手将对侧肩部搬起,双手同时交错用力,左右各做 1 次。用搬腿腰法:医师以一手掌根按压患者第三、四腰椎棘突,另一手托住患者膝关节部,使关节后伸至一定程度,双手同时相对交错用力,恰当时可听到弹响声,左右各做 1 次。最后用双髋引伸压腰法:医师一手以掌根按压患者第三、四腰椎棘突,另一手与前臂同时将双腿抬起,先左右摇摆数圈,然后上抬双腿,下压腰部,双手交错用力。

(三)揉按拿捏法

操作:让患者俯卧于治疗床上,医师先用双手掌着力,反复揉按脊柱两侧肌肉,在腰椎扭伤之处及其周围做重点揉按。再用双手拇指着力,反复点揉脊柱两侧肌肉及华佗夹脊穴,并在腰部扭伤之处及其周围进行重点点揉,用以理气活血,舒筋通络,放松肌肉。用斜扳法和侧扳法,活动腰部各大小关节,再用双手拿揉法,反复拿揉腰椎两侧肌肉,并重点拿揉扭伤之处。用拇指点揉委中、承山等穴。最后,用拍打法,拍打腰背及下肢后侧肌肉。

(四)理筋止痛法

操作:患者正坐,医师坐其背后,以双手拇指触摸棘突,找到棘上韧带剥离处,嘱患者稍向前弯腰,医师一手拇指按在剥离的棘上韧带上端,向上推按牵引;另一手拇指左右拨动已剥离韧带,找到剥离面,然后顺脊柱纵横方向由上而下顺滑按压使其贴妥。术后避免腰部旋转活动,暂不做身体屈曲运动。

(吕梁川)

第十八节 腰肌劳损

腰肌劳损是指腰部积累性的肌肉组织的慢性损伤,是引起慢性腰痛的常见疾病之一。病变主要在腰部深层肌肉纤维及筋膜组织,好发于腰背部、骶髂部及髂嵴部,多见于青壮年。发病原因多因损伤、受寒冷刺激、风湿病、脊椎病或慢性感染而引起。

一、病因病理

引起腰肌劳损的原因较多,若劳逸不当、气血筋骨活动不调,或长期腰部姿势不良、长期从事腰部持力及弯腰活动,或长期在潮湿、寒冷的环境下生活、工作等,可引起腰背肌筋膜损伤,产生慢性疼痛。部分患者由于急性腰肌劳损缺乏充分的治疗或治疗不及时,使肌肉,筋膜因损伤而出血、渗液,产生纤维性变,导致肌肉、筋膜粘连,造成腰背痛。另外,先天性脊柱畸形、老年性驼背、脊椎骨折畸形愈合力线不正、肌肉韧带牵拉力不协调、脊椎稳定性减弱,或下肢功能性缺陷,如小儿麻痹症、股骨头无菌性坏死、髋关节结核等,走路姿势不平衡,致腰肌劳损,出现腰痛。

二、临床表现

部分患者有腰急性扭伤史,腰背部酸痛或胀痛、隐痛、重坠痛是本病主要症状,时轻时重。经常反复发作,休息后减轻,常感弯腰动作困难,怕做弯腰动作,弯腰稍久疼痛即加速,有时用拳叩击腰部可使疼痛减轻。与天气变化和居住环境有关,每遇阴雨寒冷天气,环境潮湿或受风寒湿侵害侵袭时疼痛加剧。

三、诊断要点

(1)腰部隐隐作痛,时轻时重,反复发作。

(2)慢性腰痛,休息后减轻,劳累后加重,适当活动或变换体位时减轻。

(3)弯腰工作困难,若勉强弯腰则疼痛加剧。

(4)常喜双手捶腰,以减轻疼痛。

(5)可出现臀部及大腿后侧上部胀痛。

(6)检查时脊柱外观多属正常,俯仰活动多无障碍,一侧或两侧骶棘肌处、髂骨嵴后部或骶骨后面腰背肌止点处有压痛。

(7)X线检查可显示腰椎侧弯、平腰,或见 L_5 骶化、第一骶椎腰化、隐性脊柱裂等先天变异,或见腰椎有骨质增生等。

四、针灸治疗

(一)毫针法

处方一:肾俞、气海俞、大肠俞、志室、命门、腰眼、腰阳关及相应的夹脊穴。

操作:穴位常规消毒后,用1寸毫针向脊椎方向针刺,用中强刺激,留针 20 min;每天 1 次,6 次为 1 疗程。

处方二:天柱。

操作:患者端坐微垂首,在双侧天柱穴稍做点按后,用 30 号 1 寸毫针迅速进针 0.5~0.8 寸,针尖向椎间孔方向。进针后不做任何提插捻转等手法。边留针边嘱患者站立,活动腰部,范围由小到大。留针20 min,每天 1 次,8 次为 1 个疗程。

处方三:手三里与曲池连线之中点。

操作:患者取立位,手半握拳端平,针刺深约 1.5 寸,针感酸、麻、胀、重。针后同时加腰部活动,主要向疼痛方向。留针 20 min,注意右侧腰痛取左侧穴位,左侧腰痛取右侧穴位,中间腰痛取左侧穴位。取针后患者腰腹前方,用一手按扶在肩前部,另一手按扶在髂骨后外侧部,双手对称地施以反旋转动,使腰部旋转,直至最大限度。

(二)穴位注射法

处方:阿是穴。

操作:用10%葡萄糖注射液10~20 mL 或加维生素 B_1 100 mg,在肌肉痉挛压痛处按一针多向透刺原则,分别向几个方向注入药液,将50%葡萄糖注射液 5 mL 加妥拉苏林 5 mg 或 5%当归注射液 2~4 mL,注入压痛最明显处。3~4 d 1 次,10 次为 1 个疗程。

(三)刺络拔罐法

处方:肾俞、腰阳关、次髎。

操作:患者俯卧,皮肤严格消毒后,医师持三棱针在痛点散刺(豹纹刺),刺出血数滴,然后在痛点行拔罐术(用大号罐)。每次留罐 10~15 min,每天 1 次,5 次为 1 个疗程。

(四)灸法

处方:阿是穴、命门、肾俞。

操作:将当归、白芍、红花、续断、狗脊、公丁香、桑白皮、升麻、川芎、木香各 10 g,没药、乳香各 6 g,全蝎 3 g 共研细末,同时以 75%酒精调制成厚约为 3 cm 的药饼,并用细针在药饼上戳数孔,置于命门、肾俞及阿是穴,再放上艾炷点燃隔药施灸,每穴 5~7 壮。每天 1 次,10 次为 1 个疗程。

(五)针挑法

处方:阿是穴。

操作:患者取两腿跨骑坐位,俯伏椅背上,皮肤常规消毒后,用 0.5%~1%普鲁卡因在穴位上注一皮丘。左手持消毒棉签,右手持特制钢针挑开皮肤,挑起皮下丝状纤维样物,拉出剪掉,一般只挑皮下纤维样物,也可深达筋膜层。术毕以 1 片生姜盖上,再贴上跌打风湿膏药。4~7 d 1 次,8 次为 1 个疗程。每次挑 2~4 穴为宜。

(六)耳针法

处方:腰椎区、腰痛点、神门、皮质下、肾上腺。

操作:严格消毒耳郭,快速进针,捻转片刻后留针 15～20 min。每天 1 次,无效时可埋针1～7 d。

(七)耳压法

处方:腰、肾、肛、神门。

操作:将王不留行按压在腰、肾、肛、神门等穴位上。3 d 1 次,1 个月为 1 个疗程。

五、推拿治疗

(一)舒筋理筋法

操作:患者取俯卧位,先使用点穴、㨰法、揉按等手法,舒筋活络。先从胸椎至骶部两侧,自上而下点按毕佗夹脊诸穴及委中穴,再在局部由轻渐重地施以㨰法。最后在疼痛处用掌根进行揉法。揉时配合拨络法,然后以双手相叠沿脊柱及其两侧自上而下施按法。

(二)揉拍止痛法

操作:让患者俯卧于治疗床上,医师先用双手掌着力,反复揉按脊柱两侧肌肉,边揉边向下移动,直达骶部,反复 3～5 遍。再用双手拇指着力,反复点揉脊柱两侧肌肉及华佗夹脊穴,并重点点揉腰椎两侧肌肉穴位。再用双拳㨰压法,反复㨰压脊柱两侧肌肉及其经络穴位,反复 3～5 遍,并重点㨰压腰椎两侧肌肉穴位。再用双手拿揉法,反复拿揉腰椎两侧肌肉及其穴位,对其疼痛之处进行重点拿揉。再用拇指点揉环跳、承扶、委中、承山等穴。最后,拍打腰背及下肢后侧肌肉。

(三)弹经活络法

操作:患者俯卧,医师立于患者足下,弹左足用右示指,弹右足用左示指放在昆仑穴上,向下用力压,然后向外踝方向滑动,医师感觉指下有一根筋在滚动,患者感觉麻、痛或触电感向足心放散,左右昆仑各弹拨 3 次。

(四)㨰按揉推法

操作:患者俯卧,先沿双侧骶棘肌自上而下施行㨰法,再在腰部终痛处及其周围施行按㨰法或一指推法,配合按压肾俞、大肠俞、阿是穴。根据具体情况,适当配合相应的被动运动。

(吕梁川)

第十九节　腰椎管狭窄症

任何原因引起的椎管、神经根管、椎间孔的变形或狭窄,使神经根或马尾神经受压迫,引起的一系列临床表现者,统称为腰椎管狭窄症。本病是一个综合征,所以又称腰椎管综合征。神经受压迫可能是局限性的,也可能是节段性的或广泛性的;压迫物可能是骨性的,也可能是软组织。腰椎间盘突出引起的椎管狭窄,因有其独特性,不列入腰椎管狭窄症内,但腰椎管狭窄症可合并有椎间盘突出。

腰椎管狭窄症的主要症状是腰腿痛,所以属于中医腰腿痛的范畴。

一、诊断要点

本病发展缓慢,病程较长,病情为进行性加重。

(1)主症:腰痛、腿痛和间歇性跛行。

(2)腰腿痛的特征:腰痛位于下腰部和骶部,疼痛在站立或走路过久时发作,躺下或下蹲位或骑自行车时,疼痛多能缓解或自行消失。腰腿痛多在腰后伸、站立或行走而加重,卧床休息后减轻或缓解。

(3)间歇性跛行是本病的重要特征:在站立或行走时,出现腰痛腿痛、下肢麻木无力,若继续行走可有下肢发软或迈步不稳。当停止行走或蹲下休息后,疼痛则随之减轻或缓解,若再行走时症状又会重新出现。

(4)病情严重者,可引起尿急或排尿困难,下肢不全瘫痪,马鞍区麻木,下肢感觉减退。

(5)检查:主诉症状多,阳性体征少是本病的特点。①腰部后伸受限,脊柱可有侧弯、生理前凸减小。②X线检查:常在 $L_{4\sim5}$、L_5 和 S_1 之间见椎间隙狭窄、椎体骨质增生、椎体滑脱、腰骶角增大、小关节突肥大等改变,及椎间孔狭小等。

CT 及 MRI 扫描具有诊断价值。

二、病因病机

腰椎管狭窄症可分为先天性狭窄和继发性狭窄,导致椎管前后、左右内径缩小或断面形态异常。先天型椎管狭窄多由于椎管发育狭窄、软骨发育不良或骶椎裂等所致;后天性椎管狭窄主要是腰椎骨质增生、黄韧带及椎板肥厚、小关节肥大、陈旧性腰椎间盘突出、脊柱滑脱、腰椎骨折恢复不良和脊椎手术后等。先天性椎管狭窄症多见于青年患者,后天性椎管狭窄症多见于中年以上的患者。

中医认为本病发生的主要原因是:先天肾气不足,肾气衰退,以及劳伤肾气,耗伤气血为其发病的内在因素;反复遭受外伤、慢性劳损以及风寒湿邪的侵袭为其外因。其主要病机是肾气不足,气血虚弱,以及风寒湿邪痹阻,瘀血阻滞,经络气血不通,筋骨失养,发为腰腿疼痛。

三、辨证与治疗

(一)肾气虚弱

1.主症

腰部酸痛,腿细无力,遇劳加重,卧床休息后减轻,形羸气短,面色无华。舌质淡,苔薄白,脉沉细。

2.治则

调补肾气,壮骨益筋。

3.处方

肾俞、腰阳关、$L_{4,5}$夹脊穴、关元俞、阳陵泉、飞扬、太溪、三阴交。

4.操作法

$L_{4,5}$夹脊穴用龙虎交战手法,其余诸穴均采用捻转补法,并于肾俞、关元俞、腰阳关加用灸法。

5.方义

本证是由于肾气虚弱而引起,主症是腰腿痛,病位于督脉、足太阳、足少阴经。腰为肾之府,肾虚则腰府失养,故治取肾的背俞穴补益肾气,濡养腰府及经脉而止痛;关元俞内应关元,是人体元气输注之处,补之可益元气,益精血濡筋骨,善于治疗肾虚腰痛,如《针灸大成》曰关元俞"主风劳腰痛"。太溪配飞扬属于原络配穴,旨在补益肾气调理太阳、少阴经脉以止痛。在飞扬穴处又有小络脉分出,名曰飞扬脉,主治腰痛,《素问·刺腰痛论》:"飞扬之脉,令人腰痛,痛上怫怫然,甚则悲以恐,刺飞阳之脉,……少阴之前与阴维之会。"故飞扬是治疗肾虚以及肝虚引起的腰痛。三阴交补益气血,濡养筋骨。阳陵泉乃筋之会穴,可缓筋急以止痛。诸穴协同相助,补益肾气,养筋壮骨以止痛。

(二)寒湿痹阻

1.主症

腰腿疼痛重着,自觉拘紧,时轻时重,遇冷加重,得热症减。舌质淡,太白滑,脉沉紧。

2.治则

祛寒利湿,温通经络。

3.处方

肾俞、关元俞、$L_{4,5}$夹脊穴、腰阳关、委中、阴陵泉、三阴交。

4.操作法

肾俞、关元俞、腰阳关均采用龙虎交战手法,并加用灸法。腰部夹脊穴、委中、阴陵泉针刺泻法。三阴交平补平泻法。

5.方义

本证属于寒湿痹阻,但病之本是肾虚,治疗当用补泻兼施的方法。肾俞、关元俞,补肾气助元气;腰阳关温督脉,通脊骨;采用龙虎交战手法,补泻兼施,扶正祛邪,加用灸法可加强其温补肾气,散寒化湿的作用。腰夹脊穴是病变的症结处,针刺泻法祛除邪气之痹阻,可达痛经止痛的作用。委中通经祛邪,是治疗腰腿痛重要的有效的穴位。阴陵泉除湿利小便,通经止痛,是治疗湿邪痹阻性腰痛的有效穴位,正如《针灸甲乙经》所说:"肾腰痛不可俯仰,阴陵泉主之。"三阴交是足三阴经的交会穴,可健脾利湿,可补肝肾壮筋骨,与肾俞、关元俞配合,既可加强补肝肾的作用,又可利肾腰部的湿邪,加快腰腿痛的缓解。

(三)气虚血瘀

1.主症

腰痛绵绵,部位固定,不耐久坐、久立、久行,下肢麻木,面色少华,神疲乏力。舌质黯或有瘀斑,脉细涩。

2.治则

益气养血,活血化瘀。

3.处方

膈俞、肝俞、脾俞、肾俞、关元俞、腰阳关、腰夹脊穴、足三里、三阴交。

4.操作法

膈俞、腰夹脊穴针刺泻法,并刺络拔火罐法。其余诸穴用捻转补法,病在肾俞、关元俞、腰阳关加用灸法。

5.方义

本证是在肾虚的基础上,复加劳损经脉,瘀血阻滞,以及劳作日久耗伤气血,筋脉失养所致。选取血之会穴膈俞及病变之症结夹脊穴,刺络拔火罐,铲除瘀血之阻滞,以利气血的通行及筋脉濡养。取肾俞、关元俞、肝俞补肝肾益筋骨。腰阳关温通督脉,通畅脊骨。脾俞、足三里、三阴交温补脾胃,益气血生化之源。诸穴相配,补后天益先天,除瘀血阻滞,可达益气养血,活血化瘀的功效。

(吕梁川)

第二十节　腰椎间盘突出症

腰椎间盘突出症又称腰椎间盘纤维环破裂髓核突出症。它是腰椎间盘退行性变之后,在外力的作用下,纤维环破裂髓核突出刺激或压迫神经根造成腰痛,并伴有坐骨神经放射性疼痛等症状为特征的一种病变。腰椎间盘突出症是临床常见的腰腿痛疾病之一,好发于 20～45 岁的青壮年,男性比女性多见,其好发部位多见于 $L_{4\sim5}$ 和 L_5S_1 之间。

根据本病的疼痛性质应属于中医痛痹范畴,根据本病的疼痛部位应归属于督脉、足太阳经及经筋和足少阳经及经筋的病变。

一、诊断要点

(1)有急、慢性腰部疼痛史。

(2)下腰部疼痛,疼痛沿着坐骨神经向下肢放射,当行走、站立、咳嗽、打喷嚏、用力大便、负重或劳累时疼痛加重,屈髋、屈膝卧床休息后疼痛缓解。

(3)坐骨神经痛常为单侧,也有双侧者,常交替出现,疼痛沿患肢大腿后面向下放射至小腿外侧、足跟部或足背外侧。

(4)检查:①腰部僵硬,脊柱侧弯,腰椎前凸减小或消失。②压痛点:腰椎间隙旁有深度压痛,并引起或加剧下肢放射痛(即腰椎间盘突出的部位);环跳、委中、承山、昆仑等部位压痛。③皮肤感觉异常:小腿外侧及足背部感觉减退或麻木表明第 5 神经根受压;外踝后侧、足底外侧和小趾皮肤感觉减退或麻木,表明 S_1 神经根受压。④直腿抬高试验阳性、屈颈试验阳性、颈静脉压迫试验阳性、踇趾背屈力减弱(L_5 神经根受压)或踇趾跖屈试验性(S_1 神经根受压)、腱反射减弱或消失(膝腱反射减弱或消失表示 L_4 神经根受压,跟腱反射或消失表示骶神经根受压)。⑤X 线检查:X 线片可见脊柱侧弯或生理前屈消失,椎间隙前后等宽,或前宽后窄,或椎间隙左右不等宽等。⑥CT、MRI 检查:可见腰椎间盘突的部位、大小及与椎管的关系。

二、病因病机

椎间盘是一种富有弹性的软骨组织,位于两个椎体之间。每个椎间盘有髓核、纤维环和软骨板组成。

椎间盘的主要功能是承担与传达压力;吸收脊髓的震荡;维持脊柱的稳定性和弹性。其中髓核是椎间盘的功能基础,纤维环和软骨板均有保护髓核的作用,而软骨板的膜具有渗透作用,可与椎体进行水分交换,以维持随和正常的含水量,保持髓核的半液体状态。

腰椎间盘容易突出有其生理和解剖的原因,后纵韧带具有保护椎间盘的作用,但下达腰部时逐渐变窄,而腰段椎管比颈段胸段粗大,所以腰部椎间盘的纤维环缺乏有力的保护;椎间盘中的髓核位置偏后外侧,而且纤维环前厚后薄,后面缺乏有力的保护;脊柱腰段是承受压力最大的部位,又是活动量最大的部分,所以椎间盘受到牵拉、挤压的力量较大,而保护的力量较小,所以容易突出。

(一)椎间盘退化变性是产生本病的病理基础

随着年龄的增长,以及不断的遭受挤压、牵拉和扭转等外力作用,使椎间盘发生退化变性,髓核含水量逐渐减少而失去弹性,继而使椎间隙变窄、周围韧带松弛或产生纤维环裂隙,形成腰椎间盘突出症的内因。在外力的作用下,髓核可向裂隙出移动或自裂隙处向外突出,刺激或压迫邻近的软组织(脊神经)而引起症状。中医认为"五八肾气衰",或由于劳伤过度,肝肾亏损,筋骨失养,不在隆盛,易被外力所伤,易受外邪侵袭而发病。

(二)外力是引起本病的主要原因

腰在负重的情况下突然旋转,或向前外方的弯腰用力,使腰椎前屈,腹部压力增大,合力向后,推动髓核后移,靠近纤维环后缘。此时,如果向后的合力超过了脊柱后方韧带、肌肉的抵抗力,髓核可突破纤维环的薄弱处而凸出。此种情况多见于从事体力劳动的年轻人。中医认为扭挫闪伤筋脉,血溢脉外,瘀血闭阻,压迫阻滞经络气血的运行,不通而痛,发为本病。

(三)腰背肌劳损是引起本病的辅助条件

脊椎的后方主要有后纵韧带、棘上韧带和棘间韧带,以及骶棘肌的保护,限制脊柱过度前屈,防止椎间盘后移。长期持续的弯腰工作,容易造成脊柱后侧肌肉韧带劳损和静力拉伤,使肌肉、韧带乏力,保护作用下降。再加上弯腰时髓核后移,长期挤压纤维环后壁而出现裂隙。在某种不大力的作用下,也可导致髓核从纤维环的裂隙处凸出。这种情况多见于40岁后的非体力劳动者,中医认为"五八肾气衰",腰府失养,易受外力所伤,或劳累过度,耗伤气血,腠理空疏,易受外邪而发病。

(四)受寒是本病的主要诱因

寒冷刺激导致局部血液循环变慢,容易引起肌肉的不协调收缩,使椎间盘压力增大,为本整的发生提供了条件。中医认为感受风寒湿邪,痹阻经脉,气血不通而发病,如《素问·举痛论》曰:"寒气入经而稽迟泣而不行……客于脉中则气不通,故卒然而痛"。

三、辨证与治疗

(一)辨经络治疗

1.主症

疼痛沿足太阳经放射或足少阳经放射。

2.治则

疏通经络,行气止痛。

3.处方

(1)足太阳经证:$L_{2\sim5}$夹脊穴、阿是穴、秩边、环跳、殷门、阳陵泉、委中、承山、昆仑。

(2)足少阳经证:$L_{2\sim5}$夹脊穴、阿是穴、环跳、风市、阳陵泉、悬钟、丘墟。

操作法:针刺夹脊穴时,针尖略向脊柱斜刺,深度在40 mm左右,捻转手法,有针感向下肢传导效果较好。针秩边、环跳进针 60 mm 左右,行提插捻转手法,得气时,有针感沿足太阳经或足少阳经传导为佳。其余诸穴均直刺捻转平补平泻手法或泻法。

4.方义

本方是根据疼痛的部位辨经论治,循经取穴,旨在疏通经气,达到通则不痛的目的。夹脊穴邻近病变部位,阿是穴是病变的部位,二穴是治疗本病的主穴。秩边、环跳是治疗腰腿痛的主要穴位,《针灸甲乙经》"腰痛骶寒,俯仰急难……秩边主之"。环跳是足少阳、太阳二脉之会,更是治疗腰腿疼痛、麻木、瘫痪的主要穴位,正如《肘后歌》云:"腰腿疼痛十年春,应针环跳便惺惺"。阳陵泉也是治疗本病不可缺少的穴位,因为本穴属足少阳经,为筋之会穴,主治腰腿痛,如《针灸甲乙经》说"髀痹引膝,股外廉痛,不仁,筋急,阳陵泉主之。"且阳陵泉处又有坐骨神经的重要分支腓总神经,本病在此处多有压痛,故阳陵泉是治疗本病的重要穴。其余诸穴均属于循经取穴,疏导经气,通经止痛。

(二)病因辨证治疗

1.瘀血阻滞

(1)主症:多有腰部外伤史,或腰腿痛经久不愈,疼痛如针刺、刀割,连及腰骶和下肢,难以俛仰,转侧不利,入夜疼痛加剧。舌质紫黯或有瘀点,脉涩。

(2)治则:活血化瘀,通络止痛。

(3)处方:腰椎阿是穴、环跳、阳陵泉、膈俞、委中。

(4)操作法:针阿是穴时,先在其正中刺 1 针,针尖略斜向脊柱,得气后行捻转泻法,然后在其上下各刺 1 针,针尖朝向第 1 针,得气后两针同时捻转,使针感向下肢传导。膈俞用刺络拔火罐法,委中用三棱针点刺出血,所出之血,由黯红变鲜红为止。环跳、阳陵泉直刺捻转泻法。阿是穴与阳陵泉连接电疗机,选择疏密波,强度以患者能忍受为度,持续 30 min。

(5)方义:阿是穴位于病变部位,属于局部取穴。膈俞是血之会穴,委中又称"穴郄",对于瘀血阻滞者有活血祛瘀,通络止痛的作用,正如《素问·刺腰痛论》:"解脉会令人腰痛如引带,常如折腰状,善恐。刺解脉在郄中结络如黍米,刺之血射,以黑见赤血而已。"

2.寒湿痹阻

(1)主症:腰腿疼痛剧烈,屈伸不利,喜暖畏寒,遇阴雨寒冷天气疼痛加重,腰腿沉重、麻木、僵硬。舌苔白腻,脉沉迟。

(2)治则:温经散寒,祛湿通络。

(3)处方:腰部阿是穴、肾俞、环跳、次髎、阳陵泉、阴陵泉、跗阳。

(4)操作法:阿是穴的刺法同上,加用灸法或温针灸法。肾俞直刺平补平泻手法,加用灸法。其他诸穴均用捻转泻法。

(5)方义:本证是由于寒湿邪气痹阻经脉所致,治当温经散寒,阿是穴的部位是病变的部位,也是寒湿凝结的部位,故温针灸阿是穴除寒湿之凝结。灸肾俞温肾阳祛寒湿。次髎通经利湿,并治腰腿疼,《针灸甲乙经》曰"腰痛快快不可以俛仰,腰以下至足不仁,入脊腰背寒,次髎主之。"阴陵泉除湿利尿,疏通腰腿部经脉,足太阴经筋结于髀,著于脊,多用于治疗湿性腰腿痛的治疗,《针灸甲乙经》"肾腰痛不可俯仰,阴泉主之"。跗阳位于昆仑直上 3 寸,主治腰腿疼痛,《针灸甲乙经》跗阳主"腰痛不能久立,坐不能起,痹枢骨衍痛",本病在跗阳穴处常有压痛、硬结或条索,针灸此穴对缓解腰腿痛有较好的效果。用此穴治疗腰腿痛在《黄帝内经》中即有记载,称之为"肉里脉",《素问·刺腰痛论》"肉里之脉令人腰痛,不可以咳,咳则筋缩急。刺肉里之脉,为二痏,在太阳之外少阳绝骨之后。"

3.肝肾亏损

(1)主症:腰腿疼痛,酸重乏力,缠绵日久,时轻时重,劳累后加重,卧床休息后减轻。偏阳虚者手足不温,腰腿发凉,或有阳痿早泄,妇女有带下清稀,舌质淡,脉沉迟;偏阴虚者面色潮红,心烦失眠,下肢灼热,或有遗精,妇女可有带下色黄,舌红少苔,脉弦细。

(2)治则:补益肝肾,柔筋止痛。

(3)处方:腰部阿是穴、肾俞、肝俞、关元俞、环跳、阳陵泉、悬钟、飞扬、太溪。

(4)操作法:阿是穴针刺平补平泻法,并用灸法;肾俞、关元俞针刺补法并用灸法;环跳平补平泻法;其余诸穴均用捻转补法。偏阴虚者不用灸法。

(5)方义:腰为肾之府,肾精亏损,腰府失养而作痛;肝藏血而主筋,肝血不足,筋失血养而作痛。治取肾俞、肝俞、关元俞补益肝肾濡养筋骨而止痛。太溪配飞扬属于原络配穴,旨在补益肾精调理太阳、少阳经脉以止痛。在飞扬穴处又有小络脉分出,名曰飞扬脉,主治腰痛,《素问·刺腰痛论》"飞扬之脉,令人腰痛,痛上怫怫然,甚则悲以恐,刺飞阳之脉,……少阴之前与阴维之会。"所以说飞扬是治疗肾虚以及肝虚引起腰痛的重要穴位。环跳是足少阳、太阳经的交会穴,位于下肢的枢纽,悬钟乃髓之会穴,阳陵泉乃筋之会穴,三穴同经配合,协同相助,补益精髓濡养筋骨以止痛。

(吕梁川)

第二十一节 膝关节侧副韧带损伤

膝关节侧副韧带损伤是指由于膝关节遭受暴力打击、过度内翻或外翻引起膝内侧或外侧副韧带损伤,临床以膝关节内侧或外侧疼痛、肿胀、关节活动受限、小腿外展或内收时疼痛加重为主要特征的一种病证。膝关节侧副韧带损伤可分为内侧副韧带损伤和外侧副韧带损伤,临床以内侧副韧带损伤多见。可发生于任何年龄,以运动损伤居多。

一、病因病理

(一)内侧副韧带损伤

膝关节生理上呈轻度外翻。当膝关节微屈(130°～150°)时,膝关节的稳定性相对较差,此时,如果遇外力作用使小腿骤然外翻、外旋,牵拉内侧副韧带造成损伤;或足部固定不动,大腿突然强力内收、内旋;或膝关节伸直位时,膝或腿部外侧受到暴力打击或重物挤压,促使膝关节过度外翻,即可造成内侧副韧带损伤。若损伤作用机制进一步加大,则造成韧带部分撕裂或完全断裂,严重时可合并半月板或交叉韧带的损伤。

(二)外侧副韧带损伤

由于膝关节呈生理性外翻,又有髂胫束共同限制膝关节内翻和胫骨旋转的功能,所以外侧副韧带的损伤较少见。但在小腿突然内翻、内旋;或大腿过度强力外翻、外旋;或来自膝外侧的暴力作用或小腿内翻位倒地捱伤,使膝关节过度内翻,导致膝外侧副韧带牵拉损伤。损伤多见于腓骨小头抵止部撕裂。严重者可伴有外侧关节囊、腘肌腱撕裂,腓总神经损伤或受压,可合并有腓骨小头撕脱骨折。

韧带损伤后引起局部出血、肿胀、疼痛,日久血肿机化、局部组织粘连,进一步导致膝关节活动受限。

本病属中医伤科"筋伤"范畴。中医认为膝为诸筋之会,内为足三阴经筋所结之处,外为足少阳经筋、足阳明经筋所络,急、慢性劳伤,损伤筋脉,气血瘀滞,致筋肌拘挛,牵掣筋络,屈伸不利,伤处为肿为痛。

二、诊断

(一)症状

(1)有明显的膝关节外翻或内翻损伤史。

(2)伤后膝内侧或外侧当即疼痛、肿胀,部分患者有皮下瘀血。

(3)膝关节屈伸活动受限,跛行或不能行走。

(二)体征

1.肿胀

伤处肿胀,多数为血肿。血肿初起为紫色,后逐渐转为紫黄相兼。

2.压痛

膝关节内侧或外侧伤处有明显压痛。内侧副韧带损伤压痛点局限于内侧副韧带的起止部;外侧副韧带损伤时,压痛点常位于股骨外侧髁,或腓骨小头处。

3.放散

痛内侧副韧带损伤,疼痛常放散到大腿内侧、小腿内侧肌群,伴有肌肉紧张或有痉挛;外侧副韧带损伤,疼痛可向髂胫束、股二头肌和小腿外侧放散,伴有肌肉紧张或有痉挛。

4.侧向运动试验

膝内侧或外侧疼痛加剧,提示该侧副韧带损伤。

5.韧带断裂

侧副韧带完全断裂时,可触及该断裂处有凹陷感,做侧向运动试验时,内侧或外侧关节间隙有被"拉开"或"合拢"的感觉。

6.合并损伤

合并半月板损伤时麦氏征阳性;合并交叉韧带损伤时抽屉试验阳性;合并腓总神经损伤时,小腿外侧足背部有麻木感,甚者可有足下垂。

(三)辅助检查

X线检查:内侧副韧带完全断裂时,做膝关节外翻位应力下摄片,可见内侧关节间隙增宽;外侧副韧带完全断裂者做膝关节内翻位应力下摄片,可见外侧关节间隙增宽;合并有撕脱骨折时,在撕脱部位可见条状或小片状游离骨片。

三、治疗

(一)治疗原则

活血祛瘀,消肿止痛,理筋通络。

(二)手法

滚法、按法、揉法、屈伸法、弹拨法、搓法、擦法等。

（三）取穴与部位

1.内侧副韧带损伤

血海、曲泉、阴陵泉、内膝眼等穴及膝关节内侧部。

2.外侧副韧带损伤

膝阳关、阳陵泉、犊鼻、梁丘等穴及膝关节外侧部。

（四）操作

1.内侧副韧带损伤

（1）患者仰卧位,患肢外旋伸膝。医师在其膝关节内侧用㨰法治疗,先在损伤部位周围操作,后转到损伤部位操作。然后沿股骨内侧髁至胫骨内侧髁施按揉法,上下往返治疗。手法宜轻柔,切忌粗暴。时间为 5～8 min。

（2）继上势,医师用拇指按揉血海、曲泉、阴陵泉、内膝眼等穴,每穴约 1 min。

（3）继上势,医师做与韧带纤维垂直方向施轻柔快速的弹拨理筋手法,掌根揉损伤处,配合做膝关节的拔伸和被动屈伸运动,手法宜轻柔,以患者能忍受为限。时间为 3～5 min。

（4）继上势,医师在膝关节内侧做与韧带纤维平行方向的擦法,以透热为度。搓、揉膝部,轻轻摇动膝关节数次结束治疗。时间为 2～3 min。

2.外侧副韧带损伤

（1）患者取健侧卧位,患肢微屈。医师在其大腿外侧至小腿前外侧用㨰法治疗,重点在膝关节外侧部。然后自股骨外侧髁至腓骨小头处施按揉法,上下往返治疗。手法宜轻柔,切忌粗暴。时间为 5～8 min。

（2）继上势,医师用拇指按揉膝阳关、阳陵泉、犊鼻、梁丘等穴,每穴约 1 min。

（3）继上势,医师在与韧带纤维垂直方向施轻柔快速的弹拨理筋手法,掌根揉损伤处,配合做膝关节的拔伸和被动屈伸运动,手法宜轻柔,以患者能忍受为限。时间为 3～5 min。

（4）患者俯卧位,医师沿大腿后外侧至小腿后外侧施㨰法治疗。然后转健侧卧位,在膝关节外侧与韧带纤维平行方向施擦法,以透热为度。搓、揉膝部,轻轻摇膝关节数次结束治疗。时间为 3～5 min。

四、注意事项

（1）急性损伤有内出血者,视出血程度在伤后 24～48 h 才能推拿治疗。

（2）损伤严重者,应做 X 线检查,在排除骨折的情况下才能推拿。若损伤为韧带完全断裂或膝关节损伤三联征者宜建议早期手术治疗。

（3）后期应加强股四头肌功能锻炼,防止肌萎缩。

五、功能锻炼

损伤早期,嘱患者做股四头肌等长收缩练习,每次 5～6 min,并逐渐增加锻炼次数,以防肌肉萎缩,然后练习直腿抬举,后期做膝关节屈伸活动练习。

六、疗效评定

（一）治愈

肿胀疼痛消失,膝关节功能完全或基本恢复。

(二)好转

关节疼痛减轻,功能改善,关节有轻度不稳。

(三)未愈

膝关节疼痛无减轻,关节不稳,功能障碍。

(孙黎明)

第二十二节　膝关节创伤性滑膜炎

膝关节创伤性滑膜炎主要是指膝关节遭受扭挫等外伤或劳损,导致关节囊滑膜层损伤,发生充血、渗出,关节腔内大量积液积血,临床以关节肿胀、疼痛、活动困难为主要特征的一种疾病。本病又称急性损伤性膝关节滑膜炎,可发生于任何年龄。

一、病因病理

膝关节的关节囊分纤维层和滑膜层,滑膜层包裹胫、股、髌关节。正常情况下,滑膜层分泌少量滑液,有利于关节活动和保持软骨面的润滑。当膝关节由于跌仆损伤、扭伤、挫伤、遭受撞击等急性损伤,或过度跑、跳、起蹲等活动及慢性劳损、关节内游离体等因素,使滑膜与关节面过度摩擦,挤压损伤滑膜,导致创伤性滑膜炎的发生。其病理表现为滑膜充血、水肿、渗出液增多并大量积液,囊内压力增高,影响组织的新陈代谢,形成恶性循环。若滑液积聚日久得不到及时吸收,则刺激关节滑膜,使滑膜增厚,纤维素沉积或机化,引起关节粘连,软骨萎缩,从而影响膝关节正常活动。久之可导致股四头肌萎缩,使关节不稳。

本病属中医伤科"节伤""节粘证"范畴。膝为诸筋之会,多气多血之枢,机关之室。凡磕仆闪挫,伤及节窍;或过劳虚寒,窍隙受累,气血疲滞,瘀阻于窍则节肿,筋络受损则痛,拘挛则屈而不能伸,伸而不能屈,久之则节粘不能用。

二、诊断

(一)症状

(1)膝关节有明显的外伤史或慢性劳损史。

(2)膝关节呈弥漫性肿胀、疼痛或胀痛,活动后症状加重。

(3)膝软乏力、屈伸受限、下蹲困难。

(4)急性损伤者,常在伤后 5～6 h 出现髌上囊处饱满膨隆。

(二)体征

(1)膝关节肿大,屈膝时两侧膝眼饱胀。

(2)局部皮温增高,关节间隙广泛压痛。

(3)膝关节屈伸受限,尤以膝关节过伸、过屈时明显。抗阻力伸膝时疼痛加重。

(4)浮髌试验阳性。

（三）辅助检查

1.膝关节穿刺

膝关节穿刺可抽出淡黄色或淡红色液体。

2.膝关节X线检查

膝关节X线检查一般无明显异常，但可排除关节内骨折及骨性病变。

三、治疗

（一）治疗原则

活血化瘀，消肿止痛。

（二）手法

摇法、按法、揉法、㨰法、拿法、摩法及擦法等。

（三）取穴与部位

伏兔、梁丘、血海、双膝眼、鹤顶、委中、阳陵泉、阴陵泉等穴及患侧膝关节周围。

（四）操作

（1）患者仰卧位、伸膝位。医师立于患侧，以㨰法或掌按揉法在膝关节周围治疗，先治疗肿胀周围，然后治疗肿胀部位，并配合揉拿股四头肌。手法先轻，后适当加重，以患者能忍受为度。时间5～8 min。

（2）继上势，医师用拇指依次点按伏兔、梁丘、血海、双膝眼、鹤顶、委中、阳陵泉、阴陵泉等穴，每穴0.5～1.0 min。

（3）继上势，医师以手掌按于患膝部施摩法，以关节内透热为宜。

（4）继上势，医师将患肢屈髋屈膝呈90°，以一手扶膝部，另一手握踝上，左右各摇晃膝关节6～7次，然后做膝关节被动屈伸运动6～7次。动作要求轻柔缓和，以免再次损伤滑膜组织。

（5）继上势，在髌骨周围及膝关节两侧用擦法，以透热为度。再用两手掌搓揉膝关节两侧。局部可加用湿热敷。

四、注意事项

（1）急性期膝关节不宜过度活动。可内服活血化瘀的中药，外敷消瘀止痛膏。

（2）对严重积液者，可用关节穿刺法将积液或积血抽出，并注入1％盐酸普鲁卡因3～5 mL及泼尼松12.5～25.0 mg，再用加压包扎处理。此法可重复2～3次。

（3）患膝注意保暖，避免受风寒湿邪侵袭。

（4）慢性期应加强股四头肌功能锻炼，防止肌萎缩。

五、功能锻炼

急性期过后，做股四头肌等长收缩练习，每次5～6 min，并逐渐增加练习次数，以防肌肉萎缩。慢性期做膝关节屈伸活动，防止或解除关节粘连。

六、疗效评定

（一）治愈

疼痛肿胀消失，关节活动正常。浮髌试验阴性，无复发者。

(二)好转

膝关节肿痛减轻,关节活动功能改善。

(三)未愈

症状无改善,并见肌肉萎缩或关节强硬。

(孙黎明)

第二十三节　膝关节骨性关节炎

膝关节骨性关节炎早期多为单侧性发病,通常由于创伤或术后关节长期不适当的外固定所致。如因撕裂的半月板滑动或交锁所引起。双侧发病者多为年龄较大的男性,妇女多在停经期,因骨的退行性改变而致本病,该病的发生率随年龄的增大而增高,是一种常见的老年人关节病,通过初步的流行病学检查,我国人群中膝关节的骨性关节炎患病率为9.56%,60岁以上者达78.5%,本病属中医学"骨痹"范畴。

一、病因病理

由于创伤、肥胖等因素导致膝关节软骨、软骨下皮质、关节周围肌肉承受过度的压力;或由于老年性退行性变、骨质疏松等因素,导致膝关节软骨、软骨下皮质、关节周围肌肉发生异常,从而使膝关节软骨发生变性。软骨基质内糖蛋白丢失使关节表层的软骨软化,在承受压力的部位出现断裂,使软骨表面呈细丝绒状物。以后软骨逐渐片状脱落而使软骨层变薄甚至消失。软骨下的骨质出现微小的骨折、坏死,关节面及周围的骨质增生构成X线片上的骨硬化和骨赘及骨囊性变。关节滑膜可因软骨和骨质破坏,代谢物脱落入关节腔而呈现轻度增生性改变,包括滑膜细胞的增生和淋巴细胞的浸润,其程度不如类风湿关节炎明显。严重的骨性关节炎的关节囊壁有纤维化,周围肌腱亦受损。

二、临床表现

本病起病缓慢,症状多出现在50岁以后,随年龄增长而发病者增多。膝关节疼痛,并伴有压痛、骨性肥大、骨性摩擦音、少数患者有畸形。关节的疼痛与活动有关,在休息后疼痛可缓解;在关节静止久后再活动,局部出现短暂的僵硬感,持续时间不超过30 min,活动后消失;病情严重者即使休息时都有关节痛和活动受限。

三、诊断要点

(1)膝关节疼痛,受累关节僵硬时间小于30 min。

(2)多发生在50岁以后的老年人。

(3)有骨摩擦音,伴有压痛。

(4)X线检查,关节间隙变狭窄,软骨下骨质硬化,关节缘有骨赘形成,软骨下骨质出现囊性变,股骨头呈扁平样改变和关节半脱位。

四、针灸治疗

(一)毫针法

处方:膝眼、梁丘、膝阳关、阳陵泉、足三里、阿是穴。

操作:局部皮肤常规消毒,针刺得气后,施行提插捻转强刺激;操作后留针15~20 min。每天或隔天1次,10次为1个疗程。

(二)灸法

处方:足三里、膝眼、阴陵泉、阿是穴。

操作:在患肢找准上述诸穴,将燃着的艾条对准穴位,距离为2~5 cm,进行回旋灸或雀啄灸,以患者能忍受、局部皮肤潮红为度。每次15~20 min,每天1次,10次为1个疗程。

(三)温针法

处方:阳陵泉、阴陵泉、梁丘、阿是穴。

操作:局部皮肤常规消毒后,用30号2寸毫针,阳陵泉直刺1.2寸,阴陵泉直对阳陵泉刺入1.5寸,梁丘直刺1.2寸,阿是穴直刺1~1.2寸,施以平补平泻手法,得气后在针柄上插艾条段温灸,留针20~30 min,隔天1次,10次为1个疗程。

(四)穴位注射法

处方:膝眼、阳陵泉、足三里、梁丘、阿是穴。

操作:将患肢上述诸穴严格消毒,采用当归或威灵仙注射液,进行穴位注射,针刺得气回抽无血后,推注药液,每穴0.5~1 mL,隔天1次,10次为1个疗程。

(五)耳针法

处方:交感、膝、神门、阿是穴。

操作:在耳郭上找准以上诸穴,严格消毒耳郭,快速捻入进针,得气后,行捻转强刺激,留针10~15 min。每天或隔天1次,10次为1个疗程。

(六)耳压法

处方:神门、膝、踝、交感、阿是穴。

操作:在耳郭上选准上述诸穴,用莱菔子或王不留行按压穴位,每穴按压2~5 min,然后用胶布固定于穴区上。每周贴压2次,10次为1个疗程。

五、推拿治疗

(一)点按法

操作:先用拇指、示指或中指分别卡握在髌骨关节内外侧间隙处,两力相挤持续1~2 min,然后点按内外膝眼、髌骨下极、鹤顶穴、血海、梁丘及风市穴,对痛点明显者可持续点按2 min,每次20~30 min,每天2次,20次为1个疗程。

(二)锤击法

操作:双手握空拳在髌骨周围快速捶击50次,速度由慢到快,再由快到慢,要有反弹感。可促进关节积液的吸收。每天操作1次,每次5~10 min,10次为1个疗程。

(三)拇指推揉法

操作:患者仰卧或坐位,医师立于患膝外侧,一手扶按患肢固定,一手拇指压推揉患处,沿膝前关节囊、髌韧带、双侧副韧带、腘后关节囊等部位行指压推揉治疗,指力由轻到重,以局部酸胀为度,每次5～10 min,每天 1 次,10 次为 1 个疗程。

(四)弹拨肌筋法

操作:患者仰卧或坐位,医师右手拇指与其余 4 指相对分置于膝外内侧,先把拇指自外向内弹拨捏提膝外侧肌筋数次,再用其余 4 指由内向外强拨膝内侧肌筋数次,最后医师将右手置于膝后,弹拨腘后肌筋数次。每天 1 次,每次 30～60 min,10 次为 1 个疗程。

(五)松筋解凝法

操作:患者仰卧于诊断床上,先行拿揉、擦等手法放松患肢肌肉,一助手握患者股骨下端。医师握患足进行对抗牵引,然后在持续牵引下进行患膝屈、伸、内、外旋活动,并重复 1～2 次,最后以拿揉及叩拍法放松患肢,结束手法治疗。隔天 1 次,10 次为 1 个疗程。

(六)捏推髌骨法

操作:患者取坐位,医师双手拇示指相对捏握髌骨,先横向推运,再纵向推运,最后环转推运髌骨,反复数次。每天 1 次,每次 20～30 min,10 次为 1 个疗程。

(七)关节扳屈法

操作:患者取俯卧位,医师一手扶按患侧腘窝部,另一手握患踝,向后扳屈小腿,逐渐加大膝关节屈曲度,以患者能忍受为限。每次 15～20 min,每天 1 次,10 次为 1 个疗程。

(八)屈伸法

操作:患者仰卧法,医师一手握住患侧大腿下端向下按压,另一手握住足踝部向上提拉,使膝关节过伸,到最大限度时停留数秒或同时轻微震颤数次,放松后再重复 1～2 次;患者俯卧位,医师一手放在大腿右侧,另一手握患踝部尽量屈膝关节到最大限度时停留数秒,放松后再重复 1～2 次。行上述手法每周2～3 次,每次 10 min、15 min,10 次为 1 个疗程,疗程间隔 7 d。

(九)牵引法

操作:患者俯卧,患肢上踝套,牵引装置的滑轮架安放在床头侧,行屈膝牵引,床头侧摇高,以体重对抗牵引力量。牵引时医师扶按患膝紧贴床面固定,随屈膝度增大,小腿前侧垫枕,以稳定牵引。牵引重量为 10～15 kg,牵引时间为 20～30 min,每天 1 次,15 次为 1 个疗程。

(十)弹拨法

操作:患者俯卧位,患侧大腿下段前方垫枕,使膝前悬空。医师立于患侧,先用拇、中指按压环跳、承扶、殷门、委中、承山、三阴交等穴,然后弹拨腘绳肌和腓肠肌,其中腘绳肌肌腱重点弹拨。每周行手法弹拨 2 次。每次每膝 10～15 min,10 次为 1 个疗程。

(孙黎明)

第二十四节　肘部扭挫伤

外力作用于肘关节并引起关节囊、关节周围韧带及筋膜等组织损伤,出现局部肿胀、疼痛及功能障碍的病证,称为肘部扭挫伤,中医称为"肘部伤筋"。

直接暴力的打击可造成肘关节挫伤,也可见于间接暴力的损伤,如跌仆、由高坠下、失足滑倒、手掌着地、肘关节处于过度扭转,即可导致肘关节扭伤。此外,在日常生活和工作中做前臂过度扭转动作,以及做投掷运动时姿势不正确,均可造成肘关节扭伤。

临床上以关节囊、侧副韧带和肌腱损伤较多见。受伤后可引起局部充血、水肿,严重者关节内出血、渗出,影响肘关节的功能。一般以桡侧副韧带损伤最为常见,尺侧次之。

一、诊断要点

(一)外伤病史
肘部疼痛、乏力,活动时疼痛明显加重。

(二)肘关节呈半屈曲位
伤侧肿胀明显,皮下瘀斑,甚至有波动感。

(三)活动受限
肘关节可以活动,但活动时常引起剧痛而影响活动。受伤部位可触及明显的压痛点。

(四)X 线检查
X 线检查可排除肘部骨折及肘关节脱位。

二、病因病机

(1)筋主束骨而利关节,若外力过大,使筋肉的活动超出正常范围,即可造成筋肉撕裂,血溢脉外。离经之血阻滞经络,经气不通,不通则痛;筋伤、筋裂则致关节不利。

(2)直接暴力作用于肘部造成肘关节软组织损伤,如跌仆滑倒,手掌撑地,传导暴力使肘关节过度外展、伸直或扭转,均可造成筋肉撕裂,瘀血闭阻。

(3)骨折或关节脱位纠正后,肘关节挫伤、瘀血阻络则成为突出的病证。

总之,肘关节扭挫伤的主要病机是血溢脉外,离经之血瘀阻经络,气血不通,发为疼痛、肿胀、关节活动不利等症。

三、辨证与治疗

肘关节扭挫伤的主症:肘部疼痛,弥漫性肿胀,可见瘀斑,局部压痛,肘关节活动受限。舌质紫暗,或有瘀斑,脉弦或弦紧。

肘关节扭挫伤的病机主要是由血瘀阻滞所致,故治疗的总原则是散瘀消肿,活血止痛。但由于挫伤的部位不同,损伤的经络不同,治疗选用的穴位也不尽相同。

(一)经络辨证治疗
1.桡侧副韧带损伤

(1)主症:肘关节疼痛、肿胀、活动障碍,肘部外侧有明显的压痛点,侧扳检查阳性。

(2)治则:取手阳明、少阳经穴为主,针刺泻法,活血祛瘀。

(3)处方:曲池、天井、手三里、阿是穴、尺泽、合谷、商阳、关冲。

(4)操作法:先用三棱针点刺尺泽出血,出血量以血色由黯红变鲜红为度。再于商阳、关冲点刺出血,每穴出血 3～5 滴。其余诸穴均采用针刺泻法。也可在天井与手三里或曲池与合谷采用电针,选用疏密波。留针 20～30 min。每天或隔天治疗 1 次。

(5)方义:本病的病变部位主要在肘关节的桡侧,桡侧分布有手阳明和少阳经,根据"经脉所过,主治所及"的原则,故取二经穴位为主进行治疗。点刺尺泽出血,宗"菀陈则除之",以排除局部的瘀血。点刺商阳、关冲出血,清除经络中的瘀血。其余穴位为疏通气血,通经止痛。

2.尺侧副韧带损伤

(1)主症:肘关节疼痛、肿胀、活动障碍,肘部尺侧面有明显的压痛点,侧扳检查阳性。

(2)治则:取手太阳、少阴经穴为主,针刺泻法,活血祛瘀疏通经络。

(3)处方:少海、曲泽、小海、天井、阴郄、后溪、少冲、少泽。

(4)操作法:先用三棱针点刺曲泽出血,出血量以血色由黯红变鲜红为度。同时在少泽、少冲点刺出血,每穴出血 3～5 滴。其余穴位均用针刺泻法。也可在少海、天井之间加用电针,采用疏密波。

(5)方义:本症的病变部位在肘关节的尺侧,尺侧分布有手少阴、太阳经,故取二经穴位为主进行治疗。点刺曲泽出血,以铲除局部的恶血,少冲、少泽点刺出血,意在排出经络中的瘀血,通经止痛。少海、小海、天井属于局部取穴法。阴郄是手少阴经的郄穴,气血深聚之处,善于治疗急性疼痛。后溪是手太阳经的"输穴",是治疗太阳经络疼痛症的重要穴位。

3.肱二头肌腱损伤

(1)主症:肘关节疼痛、肿胀、功能障碍,肱二头肌腱及其附着处有明显的压痛点。

(2)治则:取手太阴、厥阴经穴位为主,针刺泻法,活血祛瘀,通经止痛。

(3)处方:曲池、尺泽、曲泽、阿是穴、孔最、郄门、内关、少商、中冲。

(4)操作法:先取尺泽或曲泽用三棱针点刺出血,出血的血色从黯红变鲜红为止。刺少商、中冲出血,每穴 3～5 滴。其余诸穴均用泻法。也可在曲泽、孔最之间加用电针,采用疏密波。

(5)方义:孔最是手太阴经郄穴,郄门是手厥阴经郄穴。郄穴是气血深聚的部位,有良好的调气调血的作用,功善通经止痛。点刺尺泽、曲泽出血,可排除局部的瘀血,点刺少商、中冲出血,可消除经脉外的瘀血,瘀血消散,经络通畅,疼痛可止。曲池、阿是穴、内关针刺泻法,助其他穴位通经止痛。

(二)其他方法

1.巨刺法

(1)主穴:外侧副韧带损伤取健侧阳陵泉或足三里;内侧副韧带损伤取健侧阴陵泉;肱二头肌腱损伤取健侧膝关。

(2)操作法:用 3 寸的毫针,从阳陵泉透向阴陵泉,或足三里透向合阳;刺阴陵泉透向阳陵泉;刺膝关透向阳陵泉。用捻转手法,在捻转的同时令患者活动患肢,一边捻转针柄一边活动患肢。留针 30 min,每 10 min 捻针 1 次,并活动患肢。

2.同经相应法

(1)主穴:桡侧副韧带损伤:商阳、关冲(患侧),足三里、阳陵泉(健侧)。

(2)尺侧副韧带损伤:少泽、少冲(患侧),内委中、阴谷(健侧)。

(3)肱二头肌腱损伤:少商、中冲(患侧),阴陵泉、曲泉(健侧)。

(4)操作法:先在患侧的井穴用三棱针点刺出血,每穴出血 5～7 滴,然后取健侧的经穴行浅刺雀啄术法,同时令患者活动患肢。留针 30 min,每隔 10 min 行针 1 次。

(孙黎明)

第二十五节　半月板损伤

半月板损伤是膝关节中最常见的损伤。多发生于青年人。

半月板位于膝关节间隙,有内侧半月板和外侧半月板。内侧半月板为"C"形,其后半部连于胫侧副韧带,故前半部松弛,后半部固定,扭转外力易造成交界处损伤。外半月板近似环形"O"。其前角附着于胫骨髁间隆起的后方,在内侧半月板后角附着点的前方。前后二角的附着点比较接近,且其外侧不与外侧副韧带相连,因而外侧半月板活动度较大;而正常膝关节有轻度外翻,所以外侧半月板受的压力亦大,故股骨外髁做前后滑动及旋转活动时,易发生损伤。

半月板随膝关节活动而发生移动,膝关节伸直时,半月板向前移动;屈曲时,半月板向后滑动;旋转时,半月板一个向前,一个向后。膝关节屈伸时,半月板紧贴胫骨平台关节面上,股骨内外髁关节面在半月板上面做前后运动。膝关节旋转时,半月板与股骨内外髁关节面紧紧相贴,胫骨平台在半月板下面做旋转活动,容易造成损伤。

一、诊断要点

(1)患者多有膝关节急性损伤史。受伤当时,膝关节有响声与撕裂感,随后立即疼痛。

(2)患肢肿胀、疼痛,不能主动伸直。

(3)患者行走时,膝软,乏力,自感关节稳定性差,在上、下楼或在高低不平的道路上行走时,多有险些摔倒的现象。

(4)部分患者有关节交锁现象,即行走时突然感觉有异物卡在关节内,不能屈曲与行走,需自己慢慢活动膝关节或由他人按摩解锁后,才能继续行走。

(5)在关节间隙平面内侧或外侧有压痛点。慢性患者膝关节屈伸时,有弹响声。

(6)慢性期有肌肉萎缩,以股四头肌萎缩最为突出。

(7)检查。①急性期膝关节肿大,慢性期股四头肌萎缩,以股内侧肌最明显。②关节间隙有固定压痛:当压痛发生在主诉疼痛部位与半月板解剖部位相符时,具有较大的诊断意义。③麦克茂来氏试验(半月板弹性试验)阳性:检查者一手掌放患膝前面,另一手握足跟,外旋足部内收小腿,做屈伸膝关节活动,膝内侧有弹响与疼痛者,为内侧半月板破裂;反之,内旋足部,外展小腿,屈伸膝关节活动,膝外侧有弹响和疼痛者,为外侧半月板损伤。膝关节在全屈位弹响和疼痛,为后角损伤;屈膝90°弹响和疼痛,为全部破裂。④指压试验:这是检查半月板前角和边缘撕裂的较好办法。检查者给患者做膝关节的屈伸、旋转活动,拇指尖给半月板一定的压力,压痛点即为半月板损伤部。膝眼压痛为前角损伤;膝关节内、外侧间隙压痛,应考虑半月板边缘撕裂。

二、病因病机

在足部固定的情况下,膝关节在半屈曲位时,做内收、外展,或内外旋转,这时半月板卡在股骨髁和胫骨平台之间,若突然伸直或屈曲膝关节,半月板受到股骨和胫骨的夹挤、研磨,造成损伤。

半月板损伤的主要病因病机是扭伤筋肉,损伤血脉,血溢脉外痹阻经络发为疼痛、肿胀和功能障碍。或因瘀血阻滞脉络,卫外不固,湿浊入侵,蕴结成痰,痰瘀互结,病变日久不愈。或素体肝肾亏损,复加瘀血阻滞,筋骨失养,日久不愈。根据半月板病变的部位,外侧半月板损伤应属于足阳明经病证,内侧半月板损伤应属于足太阴经病证。

三、辨证与治疗

(一)瘀血阻滞

1.主症

膝关节肿痛,关节交锁,局部明显压痛,按之痛甚,屈伸受限,舌质黯红,脉弦。

2.治则

活血祛瘀,疏通经络。

3.处方

鹤顶、膝眼、足三里、阳陵泉。

加减:外侧半月板损伤加梁丘、厉兑;内侧半月板损伤加血海、三阴交、隐白。

4.操作法

屈膝120°,针鹤顶用40 mm(1.5寸)毫针,向髌骨下斜刺25 mm(1.0寸)左右,有针感向膝关节内传到,捻转泻法。针膝眼时应使针尖直达病变部位,捻转泻法。足三里、阳陵泉、梁丘、血海、三阴交直刺泻法。厉兑、隐白用三棱针点刺出血。

5.方义

本证是由于扭伤筋脉、瘀血阻滞所致,所以治疗的关键是活血祛瘀,取厉兑、隐白用三棱针点刺出血,意在破血祛瘀疏通经脉。厉兑配五行属于金,内应于肺,宗气藏于胸中以贯心脉,行血通脉,行血可祛瘀,通脉可除瘀血之痹阻。隐白配五行属于木,内应于肝,肝藏血,肝主疏泄,有疏通、调理全身气机的作用,进而促进气血的运行,气行则血行,故隐白有活血祛瘀的作用。外侧半月板损伤者病在阳明经,故治取阳明经穴为主;内侧半月板损伤者,病在足太阴经,故治取太阴经穴为主。其他穴位均属于局部取穴范畴。

(二)痰瘀互结

1.主症

损伤日久不愈,或手术之后,症见膝关节肿胀,酸痛乏力,屈伸受限,肌肉萎缩,舌质胖大色黯,舌苔白腻,脉滑。

2.治则

温化痰浊,祛瘀通络。

3.处方

鹤顶、血海、膝眼、足三里、阳陵泉、气海、丰隆、三阴交、太白。

4.操作法

鹤顶、膝眼、足三里、阳陵泉的操作法见瘀血痹阻证。血海直刺泻法并加刺络拔罐。气海直刺捻转补法,丰隆捻转泻法,三阴交、太白平补平泻法。膝眼加用灸法。

5.方义

本方的宗旨是活血祛瘀、健脾化痰、通经止痛。血海刺络拔罐破血祛瘀,三阴交活血化瘀,气海、足三里、太白益气健脾利湿化痰,丰隆功专豁痰通络。

(三)肝肾亏损

1.主症

损伤日久,肌肉萎缩,膝关节有轻度肿痛,静止时疼痛较明显,腰膝酸软乏力,舌质淡红,脉沉细。

2.治则

补益肝肾,濡养筋骨。

3.处方

鹤顶、膝眼、足三里、阳陵泉、关元、肾俞、太溪。

4.操作法

诸穴均针刺补法,并于关元、膝眼、足三里加用灸法。

5.方义

鹤顶、膝眼、足三里、阳陵泉属于局部取穴范畴。"膝乃筋之府",膝关节关系到肝脾肾的功能,本证取用肾俞、太溪属于背俞穴与原穴组合配穴法,补肾壮骨;关元是任脉和足三阴交的交会穴,针刺补法并灸,可健脾益气,培补肝肾,补筋肉壮筋骨。

(孙黎明)

第二十六节 踝关节扭挫伤

踝关节扭挫伤主要是指踝关节内侧副韧带、外侧副韧带和下胫腓韧带的损伤。一般是骑车、上下楼突然跌倒或道路不平时由于踝关节不稳定而使其过度向内和向外翻转所致。临床分为内翻型和外翻型2种,以前者多见。本病可发生于任何年龄,以青壮年常见。运动员在进行田径、球类和体操等身体训练时,易发生此病。此外,踏空、高坠等均可导致踝关节扭伤。本病属中医学"筋伤"的范畴,是由于经筋损伤,脉络受阻所致。

一、病因病理

踝关节扭伤的主要病因是前外侧的胫腓前韧带、内侧的三角韧带、内外侧副韧带等的损伤。多发生在行走过程中因道路不平或阻碍物不慎跌倒,或空中落地、站立不稳,下楼或下坡时失脚踏空,体育运动中撞跌摔地时,足部突然受到内翻和外翻的暴力所引起。踝关节的扭伤可引起软组织的急性损伤,当其处于跖屈位时,距腓前韧带与胫骨之纵轴走行一致,而且处于紧张状态,故在跖屈位受到内翻暴力时,会先发生距腓前韧带损伤;当踝关节于0°受到内翻暴力时,可单纯发生跟腓韧带损伤,也可以是继发于距腓前韧带损伤之后,由外力继续作用所导致。距腓后韧带在外踝3组韧带中较为坚强,损伤极少发生,仅于踝关节极度背屈位而又受到内翻暴力时,才会损伤。外翻断裂时则合并有多踝或腓骨下端骨折,并可同时有下胫腓韧带损伤。

二、临床表现

踝关节扭伤之后踝部立即出现肿胀疼痛,不能走路或可勉强行走。伤后2～3 d局部即可出现紫瘀血斑。内翻扭伤时,多在外踝前下方肿胀,压痛明显。若将足做内翻动作时,则外踝前下方发生剧痛。外翻扭伤时，在内踝前下方肿胀，压痛明显。若将足做外翻动作时，则内踝前下方发生剧痛。轻者韧带受到过度的牵引而引起损伤反应；重者则引起完全或不完全的韧带断裂及关节脱位，若不及时处理或处理不当，局部渗出液与瘀血积聚，造成损伤组织愈合不良或结缔组织过度增生，以上因素均可导致局部的粘连，关节不稳和其他继发性病理变化。

三、诊断要点

(1)有明显的受伤史即踝关节扭伤史。受伤之后有局部肿胀、骤然疼痛和紫瘀血斑，且行路时疼痛加剧。

(2)受伤后行走不利，伤足不敢用力着地，踝关节活动时损伤部位疼痛而致关节活动受限，患者跛行甚至完全不能行走。

(3)局部有明显压痛点。

(4)做与受伤姿势相同的内翻或外翻位 X 线检查，一侧韧带撕裂显示患侧关节间隙增宽；下胫腓韧带断裂，则显示内、外踝间距增宽。

四、针灸治疗

(一)毫针法

(1)处方一：丘墟透照海。

操作：患者侧卧位进针处常规消毒，毫针从丘墟刺入，针尖指向照海，缓慢提插进针，以患者有强烈的酸麻胀痛感为度。当在照海处可隐约摸到针尖，但针尖仍处于皮下时，即停止进针。于针柄处置艾条施温针灸法，换灸 2 次，每天或隔天 1 次。治疗 10 次左右即可。

(2)处方二：健侧外关。

操作：以 1.5 寸毫针，快速刺入皮下，进针至 0.5～1 寸，患者得气后行平补平泻手法，强度以患者能耐受为度。留针过程中行针 2～3 次，并让患者自行做旋转踝关节的动作。每天或隔天治疗。

(3)处方三：中渚、阳池。

操作：取患侧中渚穴与阳池穴，予常规消毒后快速进针直达皮下，待患者产生酸胀感后留针 20 min，留针期间辅以自行揉按，活动患部的动作。

(4)处方四：大陵、内庭、侠溪、阿是穴。

操作：取健侧大陵、内庭、侠溪及疼痛局部，以 1.5 寸毫针快速刺入皮下，至 0.5～1 寸停针，有酸麻胀重等针感时即行平补平泻法，以患者能耐受为度，留针 20～30 min，行针期间嘱咐患者以踝关节旋转运动相配合。

(5)处方五：第二掌骨桡侧末端"足端踝穴"。

操作：患者取坐位，将与病足同侧的手握空拳，放松肌肉，将虎口朝上，取足踝穴常规消毒后，垂直刺入 0.6～0.8 寸，并同时活动踝关节。

(6)处方六：神门、阳谷、阿是穴。

操作：仰掌取神门，屈腕取阳谷，均取患处对侧穴位。常规消毒，以 1 寸毫针快速刺入穴位。针神门时，以神门透大陵，针尖指向大陵；针阳谷时，以阳谷透阳池，针尖向阳池方向斜刺。阿是穴采取平补平泻手法。提插捻针，得气后留针，并令患者做跳跃动作，以增强疗效。

(7)处方七：阳池、阿是穴。

操作:取同侧阳池穴及局部阿是穴,常规消毒后快速进针,得气后留针,患者可配合自我按摩,使扭伤局部血液循环改善,瘀血消散,则疼痛自除。

(8)处方八:冲阳、足三里、八风穴、阿是穴。

操作:取患侧八风穴,配合冲阳,得气后留针 30 min,阿是穴行平补平泻法。

(9)处方九:同侧腕关节对应点。

操作:常规消毒后,斜刺进针,得气后反复刮针柄,并活动受伤关节。

(二)耳针法

处方:耳穴踝、膝、神门、皮质下、肾上腺。

操作:外踝扭伤加健侧腕骨,内踝扭伤加患侧阳溪透太渊。瘀血肿痛者加耳尖穴,筋伤重者配肝,内伤者配脾。消毒后,以速刺法垂直刺入皮下 0.2~0.3 寸,以局部产生胀感、耳郭渐有热感为度,同时令患者活动扭伤的踝部,并逐步增大活动幅度。出针后,可由耳尖放血数滴,以增强治疗效果。

五、推拿治疗

(一)摇按捋顺理筋法

操作:踝关节扭伤时,令患者侧卧,使伤踝在上,助手以双手握住患者伤侧小腿下端,固定伤膝。医师双手相对,拇指在上握住足部,做踝关节摇法,然后徐徐使足跖屈内翻,在牵引下将足背屈,外翻,同时双手拇指向下按压,最后以手拇指在韧带损伤处做捋顺法。亦可使患者取端坐位,医师以一手握住患足背部,在踝关节轻度内翻姿势下,进行持续性牵引,同时以另一手的拇指和示指顺肌腱走向进行按摩,并喷白酒于伤侧足部。停止按摩后,在继续牵引下,将踝关节内翻,尽力跖屈。施行此理筋手法时,对单纯韧带扭伤或韧带部分撕裂者可进行手法理筋,瘀肿严重者,手法宜轻。

(二)理筋顺筋止痛法

操作:患者仰卧于治疗床上,医师用一手握住患者足前部固定,另一手着力,反复捏揉按摩踝部损伤之处及其周围软组织,用以活血理气顺筋通络,手法宜轻柔而不可用力过猛,以免增加出血和渗出。并向四周散其气血,理筋顺筋。若属外踝损伤,则应反复点揉外踝损伤之处及其周围软组织。若属内踝损伤,则应反复点揉内踝损伤之处及其周围软组织。用一手握住踝上部,另一手握住足前部,双手协同用力,反复做踝关节的跖屈背伸活动,反复做踝关节的向内旋转摇踝活动和向外旋转摇踝活动,各 10 余次。以促使其恢复活动功能。

(三)推揉疏筋法

操作:原则是以解除肌肉的紧张痉挛,消散瘀血,去除粘连,活动关节为主。以拇指行推法,对小腿各肌群逐一施行推拿。在有明显压痛和瘀血聚结的地方,用拇指指尖轻推,行指揉及拨络法,以患者有痛感为度。在受伤部位行揉、搽手法的同时,另一手握住患足前部并摇动关节,通过疏理经筋的方法而使其断离的软组织得以复位。

六、中药治疗

(1)早期:治宜活血祛瘀,消肿止痛,内服舒筋丸,每次 6 g,每天 3 次。外敷五黄散或三色敷药或一号新伤药。

(2)后期:治宜舒筋活络,温经止痛,内服小活络丹,每次 6 g,每天 3 次。外用海桐皮汤或四肢损伤洗方熏洗。

（王国栋）

第二十七节　跟腱周围炎

跟腱由腓肠肌与比目鱼肌肌腱组成,是人体最强有力的肌腱之一,止于跟骨结节,能使踝关节做跖屈运动,承受负重步行、跳跃、奔跑等的强烈牵拉力量而不易被拉伤。小腿腓肠肌起自股骨内、外踝,两头于小腿后面的中、上部结合在一起,并向下移行成腱,再与其深层的比目鱼肌肌腱相合组成跟腱。

跟腱应隶属于足太阳经筋与足少阴经筋,因为足太阳之筋"结于踵,上循跟,结于腘",足少阴经筋"起于小指之下,并足太阴之筋,走内踝之下,结于踵,与太阳之筋合,而上结于内辅之下,并太阴之筋。"

一、诊断要点

(1)有急性扭伤史。
(2)踝部明显肿胀疼痛,不能着地,伤处有明显压痛、局部皮下瘀血。
(3)足跖屈抗阻力试验疼痛加重。
(4)慢性病者,跟腱周围变硬,踝关节屈伸疼痛减轻,屈伸活动受限,上下楼梯时不方便。

二、病因病机

本病多因急性拉伤引起,如准备活动不充分即做猛力踏跳或急速起跑动作,往往因肌肉急剧收缩而拉伤腱围组织。也可因反复做超过本人活动能力的跑、跳运动,逐渐劳损而发病。或慢性劳损,跟腱周围组织变性,导致腱围组织与跟腱之间产生粘连。

中医认为急性发作者多由于挫伤筋脉瘀血阻滞所致;慢性发作者,多由于劳伤气血经筋失养,或由于局部瘀血长期阻滞,气血通行不利,经筋失于濡养所致。

三、辨证与治疗

(一)瘀血阻滞

1.主症
跟腱周围肿胀、疼痛,不能着地走路,局部皮下瘀斑,有明显压痛。舌质黯,脉弦。

2.治则
活血祛瘀,消肿止痛。

3.处方
委中、委阳、承山、昆仑、太溪、阿是穴、至阴。

4.操作法
委中、至阴用三棱针点刺放血,其余诸穴用捻转泻法。阿是穴采用关刺法,直刺跟腱的两旁,每侧各刺 2～3 针。

5.方义

本病位于足太阳、少阴经,故治疗以二经穴位为主。所取诸穴采用针刺泻法,活血祛瘀;点刺委中、至阴放血,旨在破血祛瘀,消肿止痛;本病属于经筋病证,故对阿是穴用关刺法,关刺法乃针刺筋病之法。

(二)经筋失养

1.主症

病情日久不愈,跟腱酸楚僵硬,踝关节屈伸不利,触之跟腱变硬。舌质黯,脉弦细。

2.治则

养血柔筋,活血祛瘀。

3.处方

承山、昆仑、三阴交、太溪、大钟、阿是穴。

4.操作法

承山、昆仑针刺用龙虎交战手法,三阴交、大钟、太溪针刺捻转补法,阿是穴采用关刺法。

5.方义

本病位于足太阳经筋与足少阴经筋,故选取二经穴位为主。承山、昆仑采用龙虎交战手法,补泻兼施,泻可去实,活血祛瘀,疏通经脉瘀血阻滞,又可调补气血养筋柔筋,解经筋之僵硬。针补三阴交、大钟、太溪补气血、益肾精以养筋柔筋,缓解经筋的挛急。

（王国栋）

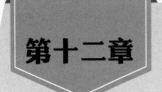

第十二章　肿瘤科疾病

第一节　胸膜肿瘤

一、概述

胸膜肿瘤是指发生于胸膜上的肿瘤,可分为原发性和转移性两大类。原发性胸膜肿瘤较少见,大多为起源于胸膜间皮细胞或胸膜下结缔组织,此称为胸膜间皮瘤。按其生长方式分为局限性和弥漫性,前者多为良性,但也有潜在恶性或低度恶性,弥漫性胸膜间皮瘤几乎均是恶性。

在中医古籍文献中,并无胸膜间皮瘤之名称,但有类似胸膜间皮瘤临床表现的记载,见诸"咳嗽""息贲""悬饮"疾病中。如《杂病源流犀烛》云:"邪积胸中,阻塞气道,气不得通,为痰……为血。皆邪正相搏。邪既胜,正不得制之。遂结成形而有块。"说明在正气虚损以后,邪气乘虚袭肺,郁结胸中,肺气抑郁,宣降失司,积聚成痰,痰凝气滞,瘀阻脉络,久而成块。《灵枢》曰:"大骨枯槁,大肉陷下,胸中气满,喘息不便,内痛引肩项,身热。"从病因及症状上类似于局限型胸膜间皮瘤。《金匮要略·痰饮咳嗽病》曰:"饮后水流在胁下,咳唾引痛,谓之悬饮。"从症状上与弥漫型胸膜间皮瘤相类似。

二、病因病理

(一)中医

中医认为该病是由于阳气素虚,肺脾肾三脏的气化功能失调,无力推动和气化水津。如肺之通调涩滞;脾之转输无权;肾之蒸化失职,导致水液停积为水。此外如肝的疏泄功能失调,又可进一步加重气滞血瘀,导致痰瘀互阻,从而互结为瘤,停于胸膜腔内。

(二)西医

1.病因

一般认为与接触石棉密切相关,在接触石棉粉尘的工人中间有较高的发病率,石棉致癌的因素可能与石棉纤维中所含的金属成分(镍、铬、钴、放射性物质等)为致癌物质,或变态反应有关。长期吸进石棉后,主要病变是肺部广泛纤维化及胸膜增厚或癌变,使呼吸功能严重受损。

2.病理

胸膜间皮瘤按细胞形态可分为 3 类。

(1)梭形细胞型或纤维型。

(2)间皮细胞和梭形细胞混合型。

(3)间皮或上皮细胞型。

前两类多为良性,后一类为恶性。

三、诊断与鉴别诊断

(一)临床表现

1.症状

(1)胸痛:为弥漫型胸膜间皮瘤的主要症状。胸痛剧烈,呈持续性钝痛、胀痛或刺痛,常因疼痛而影响睡眠和饮食,一般镇痛剂难以缓解。若病变位于纵隔胸膜,则有胸骨后闷痛;若病变位于膈胸膜,则有同侧肩胛区或上腹部疼痛。

(2)进行性气急:胸膜间皮瘤病变广泛伴有大量胸腔积液时,患者可出现呼吸急促,频率增加,呈进行性加重,甚则出现呼吸困难。

此外随病情发展,尚可出现咳嗽、乏力、消瘦、厌食、贫血、低血糖与骨关节病等。

2.体征

局限性良性间皮瘤可无明显症状与体征,恶性间皮瘤体检时约有80%的患者发现胸腔积液,患侧胸廓活动受限,叩诊呈浊音,听诊呼吸音减弱或消失;此外尚可发现体表淋巴结肿大,腹部触诊可触及肝大、杵状指等胸外体征;肿瘤持续增大,胸液吸收,患侧胸廓可凹陷。

(二)影像学检查

1.X线检查

(1)胸膜增厚:为局限性胸膜增厚,若伴有邻近肋骨破坏,诊断意义更大。

(2)肿块:单发肿块呈类圆形,密度均匀,边缘光滑整齐,可略呈分叶状,无空洞和钙化,肿块大小不等。多发肿块可发生于单侧胸腔或双侧胸腔。形态和单发肿块相似,有时相互融合成团块,亦可伴有肋骨破坏或胸腔积液。

(3)胸腔积液:有些患者以胸腔积液为主要表现,穿刺抽液后见肿块影,液体增长迅速是临床特点之一。另一些患者胸腔积液量不太多,肿块明显,这样的患者在抽液后肿块很容易显示。胸腔积液可以发生在一侧,也可双侧胸腔均有积液。此外尚有气胸,肺纤维变、心影扩大和肺性骨关节病变的X线表现。纵隔胸膜受累及时,可见结节状病变位于纵隔边缘,气管和食管无明显受压和移位。当纵隔明显受侵时,纵隔固定呈冰冻状,一侧胸腔积液再多也不能移动纵隔位置。良性胸膜间皮瘤常表现为周围型,边缘清晰,与胸壁成钝角的肿块。恶性间皮瘤主要表现为胸膜明显增厚及胸腔积液。

2.CT扫描

CT扫描能较早的发现胸膜异常。少量的胸腔积液和以胸膜为基底的小的肿瘤结节易于在CT上显示。根据密度差异,包裹性积液通常能和侵犯胸膜的肿瘤鉴别,还能提供有关恶性胸膜间皮瘤病变范围的资料及了解有关肺内原发灶及纵隔淋巴结转移情况,也有助于明确诊断并制定治疗方案。

3.B超检查

B超检查可以显示胸壁软组织肿块影,可以发现胸膜,特别是壁层胸膜的结节状病灶,而且可以引导穿刺活检,对明确病变性质有重要意义。有助于判断胸腔积液,有利于区分均匀性胸膜包块与包裹性胸腔积液。

(三)病理学检查

经皮胸腔穿刺或胸膜活检,进行细胞学或组织学检查,以获得病理学证实。

(四)生化检查

恶性间皮瘤患者血清透明质酸含量明显高于正常人,分别为$(287 \pm 282)\mu g/L$ 和$(54 \pm 28)\mu g/L$。而且病情变化与透明质酸的含量也呈相应改变,有预示病情的作用。胸部其他恶性肿瘤和良性瘤,血清透明质酸含量明显低于恶性间皮瘤,有一定鉴别诊断意义。

(五)鉴别诊断

1.肺癌

临床表现有咳嗽,胸痛。当肺癌在大支气管部生长时,阻塞可出现气急,胸闷,晚期肿瘤在肺内广泛播散,侵犯胸膜腔时出现胸腔积液。而且局限型胸膜间皮瘤,在一般 X 线片上,有时呈圆形块状阴影,易与肺癌相混淆,这时应做 X 线摄片,以初步判定肿瘤是否与壁层胸膜相连,再考虑做胸膜活组织检查。

2.结核性胸膜炎

弥漫型间皮瘤不伴发胸腔积液者,应与一般胸膜增厚相鉴别。在胸片上,前者呈凹凸不平的结节影或驼峰样阴影,后者沿胸壁有较平的密度增高阴影。弥漫型间皮瘤伴大量胸腔积液者,往往积液为血性,增长迅速,胸痛剧烈,不发热;结核性胸膜炎常为浆液性,增长慢,胸痛不明显,抗结核药物治疗和抽液后胸腔积液常迅速吸收。

3.转移性胸膜肿瘤

恶性间皮瘤组织结构复杂多样,易与转移性胸膜肿瘤,尤其是腺癌相混淆:通过特殊染色,免疫组化新技术及电脑检查,可做出较正确的诊断。经淀粉酶消化后 PAS 及黏液卡红染色,间皮瘤阴性而腺瘤阳性;奥辛蓝及 Hales 胶体铁染色,间皮瘤呈阳性。角蛋白,波纹蛋白,上皮细胞膜抗原(EMA),间皮单克隆抗体(EM),酸性钙结合蛋白(S-100)存在,而癌胚抗原(CEA)及卵泡细胞抗原缺乏有助于间皮瘤诊断。

四、治疗

(一)中医治疗

1.辨证论治

(1)肺气壅滞型。

主症:咳嗽气短,胸闷咳痰或伴胸痛不适,苔薄或薄黄,脉细弦。

治法:宣肺降逆,软坚化痰。

方药:导痰汤加减。

生牡蛎(先煎)、生薏苡仁、重楼各 20 g,瓜蒌壳 15 g,姜半夏、陈皮、茯苓、制南星、枳实、玄参、浙贝母、桃仁、五灵脂各 10 g。方中瓜蒌壳、陈皮、枳实理气化痰,牡蛎、浙贝母软坚散结,薏苡仁、半夏、茯苓、南星燥湿化痰,桃仁、五灵脂活血祛瘀,重楼解毒散结。合之共奏理气化痰,软坚散结之功效。气急者,加桑白皮 15 g,葶苈子 12 g,苏子 10 g;食欲缺乏者,加山楂、麦芽各 15 g。

(2)气滞血瘀型。

主症:胸闷胸痛,胁肋胀痛或刺痛,咳嗽不畅,痰中带血,喘促气急,舌质紫暗或有瘀斑,苔薄腻,脉弦。

治法:通络止痛,活血散结。

方药:血府逐瘀汤加减。

重楼、白花蛇舌草各30 g,夏枯草20 g,当归、生地黄、赤芍、鱼腥草、茯苓各15 g,郁金12 g,桃仁、川芎、枳壳、桔梗、生蒲黄(布包)各10 g,生甘草3 g。方中当归、桃仁、川芎、赤芍、蒲黄活血化瘀,通络止痛;枳壳、郁金理气宽胸;生地黄养阴清热;重楼、白花蛇舌草、鱼腥草、夏枯草、生甘草清热散结;桔梗引药上行。合之共奏通络止痛,清热散结之功效。若发热,加生石膏(先煎)30 g,黄芩15 g;胸痛甚者,加延胡索15 g,三七粉(冲服)3 g;食欲缺乏者,加麦芽、鸡内金各15 g,砂仁6 g。

(3)饮停胸胁型。

主症:胁痛,咳唾则更甚,转侧呼吸均牵引而痛,肋间饱满,气短息促,有时只能偏卧于一侧,舌苔薄白,脉沉弦。

治法:健脾益气,泻肺行水。

方药:四君子汤合葶苈大枣泻肺汤加减。

薏苡仁、半边莲、陈葫芦各30 g,党参、茯苓、大枣各15 g,白术、葶苈子各12 g,陈皮10 g,甘草5 g。方中党参、白术、茯苓、甘草、陈皮健脾益气,理气燥湿;薏苡仁、半边莲、陈葫芦、葶苈子泻肺利水;大枣益脾和中。合之共奏健脾益气,泻肺行水之功效。胸部满闷,舌苔浊腻者,加薤白、杏仁各10 g;体弱食少者,加麦芽15 g,砂仁6 g;喘咳咳吐黄痰者,加桑白皮、瓜蒌各20 g,黄芩15 g,苏子6 g。

(4)肺脾两虚型。

主症:咳嗽痰多,胸闷气促,四肢倦怠,纳呆腹胀,大便溏薄,舌质淡胖,舌苔白腻,脉濡滑或濡缓。

治法:益气健脾,宣肺化痰。

方药:六君子汤合导痰汤加减。

党参、生牡蛎(先煎)、薏苡仁、龙葵各30 g,白术、茯苓各15 g,法半夏、陈皮、制南星、枳壳、佩兰各10 g,甘草6 g。方中党参、白术、茯苓、法半夏、制南星、薏苡仁、佩兰健脾益气,燥湿化痰;陈皮、枳壳理气宽胸;牡蛎软坚散结;龙葵解毒抗癌;甘草调和诸药。合之共奏益气健脾,宣肺化痰之功效。咳嗽气促,难以平卧者,加枳壳15～30 g,人参(蒸兑)、麦冬各10 g,五味子6 g;咳痰黄稠者,加鱼腥草30 g,瓜蒌15 g。

(5)气血两虚型。

主症:气促咳嗽,咳痰黏稠,动则自汗,头晕目眩,神疲乏力,食食欲缺乏,小便短少不利,面色无华,舌质淡,苔少,脉细弱无力。

治法:益气养血,补肾纳气。

方药:十全大补汤加减。

黄芪30 g,党参、重楼各20 g,白术、茯苓、淫羊藿各15 g,当归、川芎、白芍、熟地黄、陈皮、海浮石、胡桃肉各10 g,熟附子6 g。方中黄芪、党参、白术、茯苓健脾益气,当归、川芎、白芍、熟地养血生血,熟附子、胡桃肉、淫羊藿补肾生精,海浮石祛痰止咳,重楼解毒抗癌。合之共奏益气养血,补肾纳气之功效。心动悸,脉结代者,加炙甘草、人参(蒸兑)、麦冬、五味子各10 g;肢冷畏寒,便溏者,加桂枝10 g,干姜6 g。

2.中成药

(1)升白冲剂:本冲剂含丹参、玄参、鸡血藤、女贞子、当归、党参、补骨脂等10味中药,具有益气养血、补肾填精作用。适用于胸膜肿瘤放化疗者。

(2)蓼参丹:该药由棉毛酸膜叶蓼、何首乌、茜草、青龙衣、山慈菇、夏枯草及人参等组成,具有扶正抗癌作用,适用于胸膜肿瘤。

3.单方验方

(1)手术后治疗方:半枝莲、白花蛇舌草各30 g,白英20 g,黄芪、太子参、香附、郁金、补骨脂、麦芽、龙葵各15 g,白术、茯苓各12 g,陈皮、红花各10 g。水煎服,每天1剂。具有健脾行气,清热解毒的功效,适用于胸膜肿瘤术后气虚食欲缺乏患者。阴虚者,加天花粉30 g,石斛12 g;血瘀者,加丹参30 g,三七粉(冲服)3 g;发热、咳嗽、吐黄痰者,加黄芩、瓜蒌各20 g,天竺黄10 g。

(2)放疗后治疗方:天花粉30 g,石斛20 g,北沙参、麦冬、鸡血藤、女贞子、黄芪、谷芽、麦芽各15 g,五味子、陈皮、竹茹各10 g,生甘草6 g。水煎服,每天1剂。具有养阴益气的功效,适用于放疗后阴虚血亏患者。气短者,加人参(蒸兑)10 g;咳嗽痰多者,加瓜蒌20 g;咯血者,加仙鹤草30 g,云南白药(冲服)2 g;胸痛者,加延胡索15 g,桃仁10 g;恶心呕吐者,加法半夏15 g,砂仁6 g。

(3)化疗后治疗方:黄芪20 g,白术、茯苓各12 g,红参(蒸兑)、姜半夏、枳实、陈皮、砂仁、生姜、甘草各10 g。水煎服,每天1剂。具有健脾益气,化痰和胃的功效,适用于化疗后脾胃虚弱,饮食不佳患者。食欲缺乏者,加山楂、麦芽各15 g,神曲10 g;气虚多汗者,加煅牡蛎(先煎)30 g,五味子10 g;反酸,吐苦水者,加乌贼骨6 g,黄连5 g。

(4)椒目瓜蒌汤:葶苈子、重楼、臭牡丹各30 g,桑白皮20 g,瓜蒌皮、茯苓皮各15 g,川椒目、苏子、半夏、白芥子、陈皮各10 g,生姜皮5 g。水煎服,每天1剂,分2次服。胸痛甚者加赤芍、桃仁各12 g,红花5 g;口干咽燥,潮热盗汗加牡丹皮、地骨皮、麦冬各15 g;咳嗽甚加川贝、杏仁各10 g。该方具有泻肺行水,理气化痰作用,适用于恶性胸腔积液患者。

(5)补肾利水汤:鱼腥草、白毛藤、白花蛇舌草、黄芪、芙蓉叶、南沙参、北沙参各30 g,肉苁蓉、菟丝子、白术、山茱萸、西洋参、知母、葶苈子各12 g,干蟾酥皮、甘草、淫羊藿各9 g。水煎服,每天1剂,分2次服。本方具有益气补肾,利水养阴的作用,适用于恶性胸腔积液患者。

(6)葶苈大枣泻肺汤加减:仙鹤草20 g,葶苈、太子参各15 g,桑白皮、黄芪各12 g,黑丑、白丑、白术各10 g,大枣6~10枚,田三七3 g。水煎服,每天1剂,分2次服。本方具有健脾益气、泻肺行水作用,适用于恶性胸腔积液患者。

4.其他治法

(1)针灸。①气滞血瘀者:穴位可选期门、支沟、阳陵泉、足三里、太冲、肺俞。手法为毫针刺,泻法,不灸,每天1次。②肺脾两虚者:穴位可选肺俞、太渊、章门、太门、丰隆。手法为毫针刺,平补平泻法,或加灸,每天1次。③气血亏虚者:穴位可选大椎、足三里、血海、关元。手法为毫针刺,补法,每天1~2次。

(2)外治。①蟾酥散:蟾酥粉1份,凡士林10份。先将凡士林稍加热后,加入蟾酥粉搅匀。将药涂抹到痛处或肿块周围即可。②松香乳没散:松香、乳香、没药、血竭各15 g,冰片3 g或加蟾酥0.5 g。上药共研细末,酒泡或醋调备用。每天4~6次,涂抹痛处皮肤。③蛤蟆散:癞蛤蟆(干品)6 g,雄黄3 g,姜黄0.6 g。上药共研细末,加酒调如泥,敷贴痛处。④五倍子散:五倍子1.5 g,朱砂0.6 g。上药共研细末,以水调成糊状,外敷脐上,每晚1次,连用3 d。适用于胸膜肿瘤汗多,夜间尤甚者。⑤甘遂散:甘遂、砂仁各9g。上药共研细末,取大蒜头捣烂,和药末,水调成糊。用时将药糊敷于脐上,适用于胸膜恶性肿瘤并胸腔积液者。

(二)西医治疗

1.放疗

放疗一般皆用于术后的辅助治疗。单纯的放疗可用高能量 X 线全胸外照射,采用前后二野,肿瘤量 40~60 Gy,4~7 周。外照射可控制胸腔积液的再生速度,对疼痛有一定疗效。快中子治疗对低氧抗放射线的瘤细胞有效。大形肿瘤的中心部位,此种对放射线有抗性的瘤细胞很多,可能是复发的根源。对于对放射线有抗性的软组织肉瘤,中子治疗有效,对分化良好的肉瘤 CR 率为 82%,分化差者为 75%。对其他抗放射线肿瘤,如腺癌、黑色素瘤和恶性唾液腺肿瘤,CR 为 70%,另外组织间植入治疗常配合姑息切除或外照射,能使剧痛消失,一般情况好转。胸腔内用放射性核素治疗,仅适用于早期病例。

2.化疗

单一药物化疗的有效率为 10%~20%,有效的药物有 ADM、卡铂、顺铂、5-FU 和 MTX 等,较高有效率的药物尚有 detorubicin(有效率为 43%)、异环磷酰胺(有效率 24%)和 MMC(有效率 21%),但其有效率需进一步肯定。

五、名家经验

有学者主张辨证与辨病结合,分为瘤阻胸胁型治以行气活血,化瘀止痛,方用柴枳半夏汤加减;饮停胸胁型治以逐水祛饮,化瘀止痛,方用椒目瓜蒌汤加味;气阴两虚型治以益气补血,养阴清热,方用知柏地黄丸合四君子汤加减。

(姚　伊)

第二节　食　管　癌

食管癌是发生于食管上皮的恶性肿瘤,食管癌是常见的肿瘤之一,占消化道肿瘤的第二位,也是严重威胁人民健康与生命的疾病之一。我国每年约有 20.9 万人死于食管癌。我国食管癌的发病有明显的区域性,以河南林县以及河北山西交界地区发病率较高。其中鳞状细胞癌最多,腺癌次之,未分化癌少见。发病最多在 40 岁以上,60~70 岁者最多,男性多于女性。本病早期无明显症状,少数患者只有胸骨后痛。进食偶有哽咽感,易被患者和医务人员疏忽。当有明显吞咽困难,呛吐黏液,进行性消瘦时已属于中晚期阶段,疗效与预后均很差。

食管癌与中医的"噎膈"病症状相似,故历来多按噎膈病辨证论治。

一、病因病理

食管癌的发生常因于情志变化,忧思伤脾。脾伤则津液不得输布,遂聚而为痰,肝郁气滞,气结生痰,气滞痰凝而成瘀血,以致痰、气、瘀互结食管。还有脾虚造成津液失充,而阴虚,气郁化火,痰阻郁热,阴虚火旺则内热日盛,津液日耗。食管无津液上乘濡养,此为膈证之内因。《黄帝内经》所说的"三阳结,谓之膈"即是此意。过于辛辣热饮或饮酒过度,痰热内生,损伤食管,壅塞气机。最终痰、气、瘀内阻积而成瘤。阻塞食管而成噎膈。现代研究认为亚硝胺类化合物是公认的强致癌物,从膳食中摄入亚硝胺的量与食管癌的发病率成正比。而酸菜、腌制和发霉食物均含有亚硝胺类化合物和真菌毒素,如喜欢吃酸菜、腌制食物的河北、河南、山西部分地区,食管癌尤其高发。由于长期嗜食过于辛辣、偏硬、过热和制作粗糙的食物,进食过快,饮烈酒,吃大量胡椒,咀嚼槟榔或烟丝,这些对食管黏膜的慢性刺激,在不断地损伤-修复过程中,也容易引起癌变。

二、诊断

对年龄 40 岁以上,有吞咽不适和(或)异物感,尤其是进行性吞咽困难者,应想到本病之可能性,必须做进一步的检查。

(一)临床表现

1.食管癌的早期表现

食管癌的早期表现常被忽略。对早期诊断具有意义的表现:进食时胸骨后痛、心窝部烧灼或针刺状不适感。食管内异物感,进食时食管内停滞感,呃逆及吞咽疼痛等均应该考虑有食管癌的可能,应进一步检查。

2.中期症状

其表现为持续性、进行性吞咽困难,开始吃干食受阻,以后出现半流食,或流食下咽困难。可伴体重下降、消瘦等。

3.晚期表现

病情严重,患者进行性消瘦,呈恶病质,同时可有发热、胸痛、呕血或便血等表现,并可触及锁骨上肿大淋巴结。

(二)X 线钡餐造影

X 线钡餐造影目前仍为食管癌重要诊断方法之一。早期表现为食管黏膜的细微改变,小的溃疡龛影,以及不太明显而恒定存在的充盈缺损。晚期患者 X 线片所见明确,包括软组织影、黏膜破坏、溃疡、龛影、充盈缺损、食管通道扭曲狭窄、管壁僵硬、下段食管癌可侵及胃底大小弯。

(三)食管脱落细胞学检查

食管脱落细胞学检查方法简便,受检者痛苦小,假阳性率低,实践证明是在高发区进行大面积普查的最切实可行的方法,总的阳性检出率可达 90% 左右。脱落细胞学检查在晚期患者中阳性率反而有所下降。这是由于狭窄重,网套通不过肿瘤生长段而致。值得注意的是,脱落细胞学检查的禁忌证为高血压、食管静脉曲张、严重的心脏以及肺部疾病。

(四)纤维食管镜检

纤维食管镜检是食管癌诊断中最重要的手段之一,对于食管癌的定性定位,以及手术方案的选择有重要的作用。可以看到肿瘤的位置、大小、性状,可以取肿瘤组织进行病理分析。食管癌内镜下表现为局部黏膜增粗、增厚、表面糜烂,组织脆弱易出血,或有溃疡。

(五)胸部 CT 及 PET-CT 检查

胸部 CT 及 PET-CT 在诊治食管癌中对分期和预后的估计均有帮助,能判断食管周围淋巴结转移状况。

(六)内镜超声检查

近年来食管内镜超声检查(EUS)逐渐应用于临床。内镜超声其发生系统通过充水囊而工作,正常情况下第一层黏膜是回声发生的,第二层黏膜肌层是暗区,第三层黏膜下有回声。

三、鉴别诊断

(一)食管良性狭窄

食管良性狭窄可由误吞腐蚀剂、食管灼伤、异物损伤、慢性溃疡等引起的瘢痕所致。病程较长,咽下困难,发展至一定程度即不再加重。经详细询问病史和 X 线钡餐检查或胃镜检查可以鉴别。

(二)食管良性肿瘤

食管良性肿瘤主要为少见的平滑肌瘤,病程较长,咽下困难多间歇性。X 线钡餐检查可显示食管有圆形、卵圆形或分叶状的充盈缺损,边缘整齐,周围黏膜正常。

(三)癔症

癔症多见于青年女性,时有咽部异物感,进食时消失,常由精神因素诱发。本症并无器质性的食管病变,不难与食管癌鉴别。

(四)缺铁性假膜性食管炎

缺铁性假膜性食管炎多为女性,除咽下困难外,尚可有小细胞低色素性贫血、舌炎、胃酸缺乏和反甲等表现。

(五)食管周围器官病变

食管周围器官病变如纵隔的肿瘤、主动脉瘤、甲状腺肿大、心脏增大等。除纵隔肿瘤侵入食管外,X 线钡餐检查可显示食管有外压迹,黏膜光滑正常。

(六)功能性吞咽困难

患者常有异物感、梗塞感和吞咽困难。但是通过 X 线钡透及食管镜检查,未发现器质性病灶。

四、并发症

食管癌的并发症多见于晚期患者。

(一)恶病质

晚期患者由于咽下困难与日俱增,造成长期饥饿导致负氮平衡和体重减轻,对食管癌切除术后的并发症的发生率和手术死亡率有直接影响。实际上每一例有梗阻症状的晚期食管癌患者因其经口进食发生困难,都有程度不同的脱水和体液总量减少。患者出现恶病质和明显失水,表现为高度消瘦、无力、皮肤松弛而干燥,呈衰竭状态。

(二)出血或呕血

一部分食管癌患者有呕吐症状,个别食管癌患者因肿瘤侵袭大血管有呕血症状,偶有大出血。呕血一般为晚期食管癌患者的临床症状。

(三)器官转移

若有肺、肝、脑等重要脏器转移,可能出现呼吸困难、黄疸、腹水、昏迷等相应脏器的特有症状。食管癌患者若发生食管气管瘘、锁骨上淋巴结转移及其他脏器的转移、喉返神经麻痹以及恶病质者,都属于晚期食管癌。

(四)交感神经节受压

癌肿压迫交感神经节,则产生交感神经麻痹症(Horner 综合征)。

(五)水、电解质紊乱

因下咽困难,这类患者有发生严重的低钾血症与肌无力的倾向。正常人每天分泌唾液 $1\sim$ 2 L,其中的无机物包括钠、钾、钙及氯等。唾液中钾的浓度高于任何其他胃肠道分泌物中的钾浓度,一般为20 mmol/L。因此,食管癌患者因下咽困难而不能吞咽唾液时,可以出现显著的低钾血症。有些鳞状细胞癌可以影响甲状旁腺激素而引起高血钙症,即使患者在无骨转移的情况下同样可以有高钙血症。术前无骨转移的食管癌患者有高血钙症,往往是提示预后不良的一种征象。

(六)吸入性肺炎

由于食管梗阻引起的吸入性肺炎,患者可有发热与全身性中毒症状。

(七)癌转移所引起的并发症

如癌细胞侵犯喉返神经造成声带麻痹和声音嘶哑;肿瘤压迫和侵犯气管、支气管引起的气急和刺激性干咳;侵犯膈神经,引起膈肌麻痹;侵犯迷走神经,使心率加快;侵犯臂丛神经,引起臂酸、疼痛、感觉异常;压迫上腔静脉,引起上腔静脉压迫综合征;肝、肺、脑等重要脏器癌转移,可引起黄疸、腹水、肝功能衰竭、呼吸困难、昏迷等并发症。

(八)食管穿孔

晚期食管癌,尤其是溃疡型食管癌,因肿瘤局部侵蚀和严重溃烂而引起穿孔。因穿孔部位和邻近器官不同而出现不同的症状。穿通气管引起食管气管瘘,出现饮食时呛咳,尤其在进流质饮食时症状明显;穿入纵隔可引起纵隔炎,发生胸闷、胸痛、咳嗽、发热、心率加快和白细胞升高等;穿入肺引起肺脓疡,出现高热、咳嗽、咯脓痰等;穿通主动脉,引起食管主动脉瘘,可引起大出血而导致死亡。

(九)其他

据文献报道,有的食管鳞状细胞癌患者有肥大性骨关节病,有的隐性食管癌患者合并有皮肌炎,还有个别食管腔有梗阻的患者发生"吞咽晕厥",可能是一种迷走神经-介质反应。

五、中医治疗

(一)中医证治枢要

气机郁滞、痰湿内阻、瘀血停留是本病实证阶段的主要病机。三者交阻为患,故疏肝解郁、理气化痰、活血祛瘀为攻实邪的基本法则;而阴虚内耗、气血亏损则是虚证阶段的常见病机,故养阴生津、补益气血、扶助正气为治疗原则。大凡治法,体质较好,病程较短者,以攻邪为主,佐以扶正。病程已久,体质虚弱者,以扶正为主。兼顾攻邪;介乎两者之间,虚实之证并现者,原则上是攻补兼施,但所用药物如何调配组合及其主辅关系,应该视具体证情灵活掌握。

抑癌消瘤是治疗食管癌的最终目标,尽管难度很大,但须勇于探索,根据有关资料,着眼局部,重视整体不失为具有可行性的基本路子。既要看到癌性病灶吞噬食管这一症结所在,又要注意气血津液、肝肾脾胃等在本病发生发展过程中所起的重要作用。因此治疗一定要着力寻觅抑制癌瘤生长、铲除病灶的有效方药。同时也要采取积极有效的措施充分调动机体的抗病能力。有学者认为在辨证论治的原则指导下,注意养胃生津、调肝通络、化痰软坚等法的选择使用,是值得深入研究探讨的思路。

(二)辨证施治

1.痰气互阻

主症:时感咽部不适,嗳气不舒,食入不畅,吞咽不顺,胸胁苦闷,两肋窜痛,或胸骨后郁闷疼痛,头晕目眩。舌质淡红,苔薄白,脉弦细。

治法:开郁降气,化痰散结。

处方:用启膈散合旋覆代赭汤加减。

沙参30 g,茯苓15 g,代赭石30~60 g,浙贝母10~15 g,法半夏10 g,青陈皮各6 g,郁金10 g,荷叶蒂6 g,全瓜蒌30~50 g,杵头糠30 g,砂仁6 g。

阐述:本证型由于痰气交结,阻于食管,使传递食物功能失常,据证而使用启膈散。方中以郁金、旋覆花、砂仁壳顺气降逆开郁;沙参滋养阴津,此药虽属阴药但不碍气机;瓜蒌、贝母、青陈皮化痰开膈。从辨证而论,川楝子、杏仁、白蔻仁、枳壳、苏梗、薏仁等皆可选用。以痰病而言,则白花蛇舌草、半枝莲、石见穿亦理当入方。

2.痰瘀互结

主症:吞咽困难,水饮难下,食入易吐,黏涎甚多,胸背固定疼痛,或如锥刺感,可有吐下如赤豆汁。舌有瘀点瘀斑,舌苔厚腻或中黄,脉多滑数或细涩。

治法:化痰软坚,活血散瘀。

处方:血府逐瘀汤加减。

炒柴胡6 g,桃仁10 g,红花10 g,当归尾10 g,川芎10 g,赤芍10 g,枳壳10 g,乳香没药各10 g,蜣螂虫30 g,枳实10 g,陈胆星10 g,法半夏10 g,海浮石15 g,桔梗10 g。

阐述:病情到此证已较重,为有形之痰与内停之瘀血混杂,阻于食管,不仅食管失去传送之权,而且已损伤胃腑之通降功能,故用血府逐瘀汤为主以活血行瘀。乳香、没药、蜣螂虫增其祛瘀通络之力。加胆星、半夏、海浮石是为祛痰软坚之需。失笑散也可配入其中,有人主张选服玉枢丹,或用烟斗盛药点燃吸入以开膈降逆,随后再服煎药。

3.热毒伤阴,久则成瘀

主症:口干唇燥,咽痛烦躁,梗阻较甚,胸背灼痛,午后低热,或有盗汗,大便干结,或发音嘶哑。舌苔黄,质红少津,脉细弦数。

治法:滋阴解毒,涤痰化瘀。

处方:麦味地黄汤合血府逐瘀汤加减。

生地黄30 g,麦冬15 g,天花粉15 g,知母15 g,玄参20 g,炒柴胡6 g,桃仁10 g,红花10 g,当归尾10 g,川芎10 g,赤芍10 g,枳壳10 g,乳香10 g,没药10 g,蜣螂虫30 g,桔梗10 g,陈胆星10 g,浮石15 g。

阐述:此证病情较重,有阴虚血槁,痰瘀毒互结,阻于食管。阻于食管,不仅食管失传送之权,而且亦损及胃腑通降之功,故用血府逐瘀汤为主以活血行瘀,协乳香没药蜣螂虫增其祛瘀通络之力,加胆星、半夏、海浮石是为祛痰软坚之需。失笑散亦可配用其中,有人主张选服玉枢丹,或用烟斗盛药点燃吸入,以开膈降逆,随后再服煎药。

4.气血两亏

主症:噎膈日重,食水难下,面色萎黄无华,消瘦无力,大骨枯槁,形寒肢冷,面浮足肿。舌质淡,苔薄,脉弦细或沉细。

治法:益气养血,佐以祛邪。

处方:生脉饮加参苓白术散。

人参 5 g,麦冬 15 g,五味子 10 g,生黄芪 30 g,白术 10 g,茯苓 10 g,山药 15 g,扁豆 10 g,砂仁 3 g,石斛 15 g,天花粉 30 g,陈皮 10 g,鸡内金 10 g。

阐述:此证多见于食管癌晚期,特别是晚期食管癌加用化疗的患者,或放疗的患者。多属于气阴两伤,脾胃亏虚。由于晚期,攻瘤消癌已非中药所能。改善症状,减轻痛苦,延长生命,已尽医之职责。生脉饮养阴津,以救欲涸之液。参苓白术散健脾胃,有助纳运之功。加生黄芪则补气力专。谷麦芽、焦山楂、鸡内金等助运之品均可选用。饮食难入者可服五汁饮(芦根汁、生姜汁、韭菜汁、竹沥汁、沉香汁),不拘多少,频频呷服。呕吐痰者可加橘红、杏仁、法半夏等化痰药物。

(三)特色经验探要

1.关于食管癌放疗时的中医中药治疗

食管上段、中段癌以及手术困难者,目前常用放疗,中医认为放疗时射线易伤人体阴液,放疗可出现放射性食管炎,表现为局部疼痛吞咽时加重,中药治疗常以养阴清热,理气止痛法。常用药物有沙参、麦冬、石斛、天花粉、郁金、瓜蒌、草河车、芦根等。由于放疗还可能引起骨髓抑制,出现白细胞或血小板减少,中药可采用益气健脾、滋补肝肾、补气养血等治疗法则,在放疗的同时配合活血化瘀中药如丹参、川芎、红花、三七等,有改善微循环,提高肿瘤对放射线的敏感性,提高放疗的效果。

2.关于食管癌化疗时的中医中药治疗

食管癌以鳞状上皮癌为主,对化疗不敏感,疗效较差,化疗常用于无法手术、放疗及术后复发的病例。食管癌化疗时的中药治疗以减轻化疗的毒副作用为主要目的。常采用补益气血、健脾和胃、滋补肝肾等法。如八珍汤、益气养荣汤、六味地黄汤、参芪注射液等药物。可根据临床实际情况选用。但食管癌化疗方案中常用博来霉素或平阳霉素,有引起肺纤维化的可能。另外,联合化疗中常用的顺铂,有损伤肾功能的不良反应,除按要求大量输液以外,中药可加渗湿利尿之品,如猪苓、茯苓、车前子、车前草、泽泻等以减轻毒副作用。

3.关于晚期食管癌的通道启膈

食管癌晚期,由于肿瘤较大,使整个食管堵塞,临床上出现滴水难下的证候,此时当以开通起关为主。硇砂制剂有一定的疗效,可以改善梗阻症状。某些治疗食管癌配方中亦以硇砂为主要药物。如经验方醋熬硇砂(紫硇砂 15 g,醋 500 mL,熬成糊状,做成 30 粒小丸,每服 1 丸,每天 3 次。服后患者涌出大量的痰液,然后可进稀的饮食。

但是应该注意硇砂制剂有腐蚀作用,过量可造成食管穿孔,特别是对溃疡性食管癌需慎用。缓解噎塞症状除上述腐蚀法外,尚有一些方药有通道启膈作用。如守宫酒。用活守宫即壁虎 5～6 条,浸入白酒 500 mL 中,7 d 后可用,每次 10 mL,每天 2 次,试用有效。有学者还自制急灵仙方(急性子 10 g、木鳖子 10 g、威灵仙 30 g、半夏 10 g、瓜蒌 30 g、郁金 10 g、老刀豆 15 g、山豆根 8 g,水煎分服)用于食管癌梗塞症状,有化痰解毒,降逆,消噎之功,方中急性子和威灵仙有扩张食管之力;如哽噎明显配合通道散,改善症状效果更好一些。

六、西医治疗

(一)手术治疗

我国食管癌的手术治疗效果较好,手术切除率为 56％～80％,5 年生存率为 30％左右;早期食管癌切除率达 100％,5 年生存率为 90％。病变越早,切除率越高;髓质型及覃伞型切除率较缩窄型及溃疡型高;下段食管癌切除率高,中段次之,上段较低;病变周围,有软组织块影较无软组织块影切除率低;食管轴有改变者较无改变者低。这些因素综合分析,对术前肿瘤切除可能性判断有较大帮助。

食管癌手术分为开胸手术和非开胸手术。开胸手术主要有:①左胸后外侧切1:3,适用于中、下段食管癌。②右胸前外侧切口,适用于中、上段食管癌,肿瘤切除后,经腹将胃经管裂孔提至右胸与食管吻合,食管切除长度至少应距肿瘤边缘5～7 cm。③若病变部位偏高,食管足够切除长度,可行颈部切口,胃送至颈部与食管吻合,即右胸、上腹及颈部三切口,目前对中段以上的食管癌多主张采用三切口的方法。应同时行淋巴结清扫。

非开胸食管切除术包括以下2种。①食管内翻拔脱术,主要适用于下咽及颈段食管癌。②食管钝性分离切除术,可用于胸内各段食管癌,肿瘤无明显外侵的病例;食管缺损后应用内脏代食管的选择:经过20余年的临床经验,应用内脏代食道有3个选择:胃、结肠或空肠。

对于食管全部梗阻,滴水难入,可行胃造瘘术,现在已经开展很少。目前开展比较多的是行内镜下食管内支架植入,解决患者不能进食的问题,延长生命。

(二)放疗

食管癌放疗包括根治性和姑息性两大类。照射方法包括外放射和腔内放射、术前放射和术后放射。

治疗方案的选择,需根据病变部位、范围、食管梗阻程度和患者的全身状况而定。颈段和上胸段食管癌手术的创伤大,并发症发生率高,而放疗损伤小,疗效优于手术,应以放疗为首选。凡患者全身状况尚可、能进半流质或顺利进流质饮食、胸段食管癌而无锁骨上淋巴结转移及远处转移、无气管侵犯、无食管穿孔和出血征象、病灶长度<8 cm而无内科禁忌证者,均可行根治性放疗。其他患者则可进行旨在缓解食管梗阻、改善进食困难、减轻疼痛、提高患者生存质量和延长患者生存期的姑息性放疗。近来研究的三维适形放疗已用于临床。

(三)化学药物治疗

化疗对食管癌疗效差,近20年无明显突破。常用药物有博莱霉素(BLMO)、平阳霉素(PYM)、顺铂、草酸铂(L-OHP)、5-氟尿嘧啶(5-FU)、替加氟(FT207)、优福啶(UFT)、多柔比星(ADM)、丝裂霉素(MMC)、长春地辛(VDS)、依托泊苷(VP-16),最高有效率不超过20%。临床上多采用联合化疗。下面介绍几种化疗方案供参考。

1.PF 方案

顺铂70 mg/m² 第1、22 天静脉滴注,注意水化利尿。5-氟尿嘧啶 400 mg/m² 静脉滴注第1～5天、22～26 天。4 周重复,总有效率64.4%。

2.PBV 方案

顺铂每次 20 mg,静脉冲入,每天1次,连用5 d,3～4周重复。VCR(长春新碱)每次0.5 mg,静脉冲入,每周3次,连用7周。平阳霉素每次 10 mg,肌内注射,每周3次,连用7周。总有效率46.8%。

3.CFP 方案

CTX(环磷酰胺)500 mg/m²,一次静脉冲入,每周两次。5-氟尿嘧啶 300 mg/m²,静脉滴注,每周两次。平阳霉素6 mg/m²,肌内注射,每周两次。连用6周。

(四)晚期食管癌的支持治疗及对症处理

1.补液

食管癌晚期,表现为滴水不入,患者摄入量严重不足,需要静脉补液及补充营养。其中包括血液制品、氨基酸、脂肪乳、葡萄糖、维生素、电解质等。对于滴水难入的患者每天补充 3 000～4 000 mL 的液体量,才能满足患者的需要。对于根本不能进食、尚无重要脏器转移的患者可考虑胃肠外营养的补给。

2.止痛

部分患者可有胸骨后痛、背痛,食管癌骨转移肝转移亦可产生剧烈疼痛,可用曲马朵、氨酚待因、布桂嗪、吗啡等药物。

3.抗感染

食管癌由于肿瘤分泌物,以及食管堵塞致吞咽困难,患者可出现呛吐黏液,合并吸入性肺炎,引起发热、咳嗽等症状,可适当选用抗生素治疗。

4.免疫治疗

免疫治疗目前尚无确切的疗效,对于术后、放疗后,无明显肿瘤存在的情况下,可以适当用一些免疫制剂;如胸腺素、免疫核糖核酸等。最近临床上有用肿瘤疫苗,及生物免疫治疗,均在探讨之中。

七、中西医优化选择

食管癌目前治疗仍不满意,平均病程为 9.5 个月,早期食管癌手术切除率高,5 年生存率可达90％以上。中、晚期多失去根治的机会。为提高食管癌的治疗效果,应采用中西医结合的综合治疗措施。中西医结合治疗,扶正祛邪紧密结合,发挥中西医两法的优势。具体原则如下:早期食管癌应考虑手术治疗,术后不必化疗,可适当采用中医中药治疗。中期以手术为主,还要行术前、术后、放疗,不宜手术的患者应行放疗。在放疗中、放疗后常用中药治疗,法则是清热解毒、活血化瘀、益气养阴等以减轻放疗的不良反应,提高疗效。

中医中药治疗食管癌的优势在于对食管癌术后、放疗后的患者长期调理;调理免疫功能,调理内脏功能,调理气血运行,可以提高5年生存率。化疗时中药常采用理气和胃、健脾养血的治疗方法,以减轻化疗的毒副作用,保护患者的胃肠功能、免疫功能、骨髓造血功能。对于晚期食管癌患者能耐受化疗的可考虑行联合化疗。对于既不能手术,又不能耐受化疗和放疗的患者可单用中医中药治疗,能在一定程度上改善患者的症状,延长生存期,提高生活质量。

(孙国强)

第三节　胆囊癌与胆管癌

一、概述

胆囊癌在消化系统恶性肿瘤中居胃癌、食管癌、肝癌、大肠癌和胰腺癌之后,占第 6 位,有报道占全部胃肠道腺瘤的 20％,占胆囊手术的 2％。应重视胆囊癌的早期诊断,一旦出现明显症状,则多属于中晚期预后不良。

　　胆管癌主要指发生于肝总管至胆总管下端的原发性恶性肿瘤,也称肝外胆管癌。胆管癌不包括乏特壶腹部肿瘤,后者包括壶腹癌,胰头癌,十二指肠乳头癌,统称为壶腹周围癌。其发病率较胆囊癌为低,男性略大于女性,男、女性之比为(1~2):1,发病年龄大多在50~70岁。

　　本病属于中医"黄疸""胁痛""积聚""脾之积""痞气""痞块"等范畴。

二、流行病学

　　国外报道胆囊癌发病率为2.2/10万~2.7/10万,国内未见确切报道,其病理机制不清楚,可能与胆囊结石、慢性炎症、息肉、腺肌瘤或长期接触橡胶,进食富含亚硝酸盐、甜食及年龄、性别、种族或地理环境等因素有关。本病多发于老年(大于50岁),女性多于男性,男女之比1:(2~4)。近年胆管癌有增加趋势,这一方面是由于广泛应用新的影像学技术和胆管造影技术的结果,使胆管癌患者在术前能获得正确诊断例数有所提高,但在手术方面的进展仍然有限,这主要是由于肿瘤部位不易达到的缘故。约有56%的胆管癌发生于肝外胆道的上1/3处,该处胆管癌的切除率相对较低,约为32%。

三、病因病机

(一)西医认识

1.病因

　　本病病因不清,可能与下列因素的结合作用有关。

　　(1)胆结石:文献报道胆囊癌同时伴有胆结石者有25%~30%,国外报道更高。而在胆结石基础上发生癌变者为6%~10%,因而推测胆囊结石可能为致癌因子,胆石症病史越长,则发生胆囊癌的危险越大。国内报道胆管癌患者有16.9%合并有胆结石,而且1/3为多个结石,认为胆石症可能与胆管癌的发生有关,胆结石的存在可引起胆汁淤积,并使胆汁成分,如胆汁酸转化为致癌物质等有关。

　　(2)慢性胆囊炎:有报道胆囊癌在慢性胆囊炎的基础上可发生黏膜化生、增生或息肉样变、不典型增生,而有发展为原位癌的可能。

　　(3)腺瘤恶变:胆囊良性腺瘤有诱发恶变的可能,特别是直径>1.5 cm者,恶变率1%~2%。

　　(4)寄生虫感染:在肝吸虫,华支睾吸虫流行区胆管癌的发病率明显增高,可能由于寄生虫对胆管的刺激作用,引起胆管上皮的不典型增生或恶变。

　　(5)先天性胆管囊性病:如胆总管囊肿,先天性肝纤维囊性扩张,多囊肝等并发胆管癌的机会增多,可能与胆汁淤滞有关。

　　(6)其他:胆汁代谢紊乱、胆汁内致癌因子、遗传因素、放射线照射、药物、细菌感染等因素可能也参与胆囊癌的发生有关。

2.病理

　　胆囊癌好发于胆囊的顶或底部,因常迅速扩散而不好判断其原发部位,大多数发现时已累及整个胆囊。约有18%累及胆总管的中上段,致使手术切除困难。胆管癌的好发部位,据国内1 098例统计,以上段胆管癌居多,占58%,其次为中段23%,下段为19%;而据美国的1 500例资料中,40%位于胆总管的下端,30%位于胆总管与胆囊管连接处,25%在肝管,胆囊管最少5%。

（1）病理组织分型。①腺癌：占大多数的 80%～95%。其中以分化较好的乳头状腺癌为多见（60%～70%），呈菜花样向胆囊腔内突出，但向胆囊壁内侵犯较慢。黏液腺癌，4%～7%，生长迅速，容易有早期转移。其他为低分化或未分化腺癌。②鳞状上皮细胞癌：胆囊癌占 6%～10%，其在胆管癌中所占比例＜10%。③腺鳞癌：更为罕见，胆囊癌 1%～2%。

（2）转移：胆囊癌的转移途径主要是淋巴转移和直接扩散。淋巴转移范围以胆总管上、中段周围的淋巴结为主（69%），其他如肝门、肠系膜、大网膜和小网膜的淋巴结转移。直接扩散的常见部位是肝脏和胆管，肝转移发生率为 70%，多为右叶肝转移，胆管受侵者占 18%，另外可直接扩散累及胰腺、十二指肠和腹壁等部位。血液转移少见。胆管癌可直接扩散到邻近器官，如肝转移，有报道胆管癌肝转移占 17%。淋巴转移是常见的转移途径，转移率为 32%～44%，首先是胆总管周围的淋巴结，而后向腹腔或肠系膜淋巴结转移，以中段胆管癌最易发生淋巴转移。晚期可经血行转移至远处器官，如肺、肾、骨骼等处。

（二）中医认识

本病多因七情所伤，肝气郁结，郁而化火，灼津为痰而成；或湿热遏阻中焦，清阳不升，疏泄失权致脾失健运所致；或肝气郁结，疏泄不利，脾气虚弱，水湿不化，致痰湿互结，湿热交蒸，瘀毒内阻，日久而形成。

四、诊断

（一）辨病

1.临床表现

（1）腹痛：腹痛为最常见的症状。表现为上腹或右上腹部隐痛或钝痛，开始可能为间歇性，后逐渐变为持续性，可放射至右背、右肩部，有时呈胆绞痛类似胆石症表现，一些患者因胆石症而手术，术中发现为胆囊癌。

（2）黄疸：胆囊癌多于中晚期出现，系由于癌瘤侵犯肝脏或胆管所致胆道梗阻引起，黄疸呈进行性加重。胆管癌多数患者以黄疸作为首要症状，黄疸呈进行性，或早期有波动而逐渐变为进行性，开始为浅黄色，到中后期变为深黄色，黄绿色，同时尿色深黄，排白陶土样粪便。黄疸重时皮肤出现瘙痒。

（3）消化道症状：由于胆道不同程度的梗阻，出现上腹或右上腹部疼痛，可向背部放射，恶心呕吐，食欲缺乏，腹泻，进行性消瘦。如癌肿侵犯血管可出现胆道出血。并发胆道炎症时有寒战高热。

（4）恶病质：晚期出现食欲缺乏、消瘦、恶心呕吐等表现，可有贫血和发热。

（5）体征：胆囊癌早期无阳性体征。随病情发展可出现肝大，表面光滑或有结节，有的可触及右上腹包块，胆囊肿大，质硬，有压痛。腹水的出现提示门脉梗阻或已属晚期。胆管癌约1/4患者有肝大，但表面光滑，低位胆管癌时可触及肿大的胆囊，称 Vosie 征。脾大见于癌瘤侵犯门静脉时。晚期有腹水形成。

2.实验室及其他检查

患者早期不易诊断。一旦出现阻塞性黄疸，结合 B 超、CT、胆管造影等检查，诊断本病并不困难，但已处于中晚期，失去根治机会，故应提高早期诊断率。

（1）B 超和 CT 检查：①B 超已用作首选和高危人群的普查。胆囊癌早期表现为胆囊壁不规则增厚，胆囊增大，有雾状回声，以后可探及实质性肿物，其不随体位的改变而移动，胆囊后方有声衰减或不伴声影。②CT检查结果与B型超声相似,但其早期诊断正确率要高于B型超声。对胆道梗阻的部位和程度,胆管扩张情况有较好的诊断率,已作为首选检查手段或用于筛选。但对早期病变阳性率不高,另外对判断病因和侵及范围存在一定困难。

(2)胆囊及胆管造影:单纯胆囊造影的胆囊癌的诊断并不理想,近年来应用在B型超声或CT引导下的胆囊穿刺直接造影技术,则对诊断有着重要的价值,不仅可以得到清楚的影像资料,还可以对所怀疑病变进行活体组织检查得以确诊,其成功率有报道在85%~95%。

胆管造影检查对于胆管癌早期诊断有重要价值,能清楚地显示胆管系统全貌,以确定梗阻部位和进行鉴别诊断。影像学表现有胆管壁僵硬增厚,管腔狭窄,充盈缺损或有突然中断现象,还可通过活体组织检查以获取病理学证据,诊断准确率可达90%。常用的方法为经皮经肝胆管造影(PTC),逆行性胰胆管造影(ERCP)和术中胆道造影。缺点是有一定创伤性,需要一定的技术设备,对胆管外肿瘤的范围,以及淋巴结情况应结合B超等检查。

PTC、ERCP有助于进一步了解病变范围和转移程度。血管造影可发现早期癌灶,并能确定门静脉是否受侵。

(3)磁共振胰胆成像(MRCP):其敏感性为92%,准确性为82%,适用于病情较重的梗阻性黄疸患者。缺点是价格昂贵,而且不易明确梗阻性黄疸的病因。目前,MRCP还不能取代ERCP或PTC在诊断胆系疾病中的应用。

(4)血管造影:在非侵袭技术不能确诊时,选择血管造影技术有助于胆管癌的诊断。数字减影血管造影(DSA)技术对胆管癌有特殊的诊断价值,其动脉相和静脉相显示出血管形态,变异,癌栓及通畅与否,获得ERCP,PTC等胆管造影所不能提供的资料,有助于正确治疗方案的选择和预后的判定。

(5)血清学检查:对诊断有辅助作用。近年来所应用的一些肿瘤血清标志物检查,如CEA、CA19-9、CA242、AEP等缺乏特异性。有报道应用胆囊癌单克隆体(mAb)测定,对胆囊癌的诊断敏感性和特异性都达90%以上,并对术后复发的监测也有一定价值。

3.临床分期

国内常用Nevin分期法如下。

Ⅰ期:肿瘤局限于黏膜层。

Ⅱ期:侵及肌层。

Ⅲ期:侵及胆囊壁全层。

Ⅳ期:侵及胆囊壁全层合并周围淋巴结转移。

Ⅴ期:直接侵及肝脏或转移至其他脏器。

4.鉴别诊断

本病早期多无症状,即使出现腹痛也无特异性,容易与胆囊炎、胆石症相混淆,早期术前诊断正确率仅为8%~10%,B超、CT等影像检查可助鉴别。

(二)辨证

1.辨证要点

本病以进行性黄疸为其特征,伴上腹部疼痛,消瘦,胆囊肿大等临床表现,B超、CT等检查可排除壶腹部癌、胰腺癌等。

2.辨证分型

(1)湿热蕴结型。

证候：身目发黄如橘色，胁下痞块，胁肋痛或腹痛，轻度腹胀，头身困重，厌油，纳呆，口干口苦，尿赤，便结，舌质红，苔黄白或腻，脉弦。

分析：湿热蕴结于肝胆，胆汁不循常道而外溢，则身目发黄如橘色；肝络失和，则胁下痞块，胁肋痛或腹痛，轻度腹胀；湿热中阻，胃失和降，则口干口苦，厌油，纳呆；舌苔黄腻，舌质红，苔黄白或腻，脉弦为湿热蕴结肝胆之象。

（2）肝郁脾虚型。

证候：身目发黄而无光泽，胃腹痞满，纳呆食少，食则胀甚，胸胁发闷，善太息，神情默默，兼有肢体懈怠，气短无力，舌淡，苔白，脉沉或细。

分析：肝气郁结，失于条达，胆汁不循常道而外溢，则身目发黄而无光泽，肝失条达，横逆犯脾，脾失健运则胃腹痞满，纳呆食少，食则胀甚；肝失疏泄则胸胁发闷，善太息，神情默默；脾虚气滞，饮食不化则肢体懈怠，气短无力；舌、脉为肝郁脾虚之象。

（3）脾肾阳虚型。

证候：身目晦暗，黄中带白，消瘦浮肿，纳呆，腹胀便溏，腹水，肢冷，甚至昏迷，出血等危候，舌胖边紫，苔腻，脉沉。

分析：肾阳虚衰，不能温养脾胃，运化失常，故身目晦暗，黄中带白，消瘦浮肿，纳呆，腹胀便溏，腹水，肢冷；舌脉为脾肾阳虚之象。

（4）痰瘀互结型。

证候：身目萎黄，胁下痞块，痞块坚硬不移，胁肋刺痛或胀痛，腹胀，痞闷，食欲缺乏，便溏，舌质暗，苔白腻，脉弦细或涩。

分析：瘀血阻滞肝脉，则身目萎黄，胁下痞块，痞块坚硬不移，胁肋刺痛或胀痛，腹胀；舌质暗，苔白腻，脉弦细或涩为痰瘀互结之象。

五、治疗

（一）治疗原则
本病治疗的关键在于早期诊断，治疗手段应采取以手术切除为主的综合治疗。

（二）西医治疗
1.手术治疗

本病的主要治疗方法是手术切除，据报道由于患者早期诊断困难，胆管癌的手术切除率仅为18％～25％。胆管癌位置越高，则切除越困难。癌瘤是否侵及门静脉和肝动脉，为是否能够手术切除的重要标志，如果有血管受侵，多无法切除，而只能行姑息手术。胆囊癌治疗的关键在于早期诊断，只有做到早期诊断，早期手术才能有效提高生存期，据报道早期手术，术后5年生存率可达30％～64％。在肿瘤早期，癌细胞未侵及胆囊浆膜，也无淋巴结转移时，可行单纯胆囊切除术。如肿瘤已累及胆囊浆膜，则行扩大的胆囊切除术，同时切除胆囊区、胃肝网膜的淋巴结。对侵及一叶肝脏，则同时行部分肝叶切除术。若肿瘤侵犯胆管及邻近几个器官或多处肝转移时，则只能做姑息性手术，切开胆总管放置引流管行内引流术，以减轻黄疸，延长生命。

2.非手术胆管引流术

非手术胆管引流术目的在于缓解黄疸症状，尽量减少干预，而最大限度保证患者生活质量，包括经内镜胆道置管内引流术（ESIBD）和经皮经肝胆道置管内引流术（PSIBD）两种方法，前者经十二指肠镜从十二指肠乳头开口插管内引流以解除胆管梗阻，也可采用可扩张金属网状支架引流,后者是 PTC 技术的延伸,PTC 后插入导丝通过梗阻部位,再以导丝为轴心插入内引流管。非手术胆管引流术适用于以下 3 种情况:①出现肝或肝门转移,有肾功能不全或营养不良者,预计生存期不长的患者;②手术高危患者(>70 岁,全身状态很差);③术后黄疸复发的患者。

3.辅助治疗

放疗和化疗对不能切除的胆管癌作用较小。传统的腹腔内放疗,通常是通过铱导丝来进行的,具有较为明显的局部治疗效果,但并不能有效地延长生存期。近来有人报道经导管肝动脉灌注化疗加栓塞治疗,能达到 75% 的有效率(含主观症状改善)从而达到抑制癌瘤生长,减缓症状和可望手术切除的效果。基因治疗是有希望的治疗措施,正在进一步开发和研究中。

(三)中医治疗

中医药对本病的治疗在以清热利湿、消痰化饮、消瘀散结、消癥化积、益气养阴、养阴柔肝、健脾和胃等多法联用。

1.辨证分型治疗

(1)湿热蕴结型。

治法:清热利湿,疏肝化浊。

方药:茵陈五苓散合龙胆泻肝汤加减(茵陈、大黄、栀子、猪苓、茯苓、泽泻、白术、龙胆草、柴胡)。

(2)肝郁脾虚型。

治法:疏肝健脾,活血化瘀。

方药:柴胡疏肝散合四君子汤加减(柴胡、芍药、陈皮、党参、茯苓、白术、甘草、栀子等)。

(3)脾肾阳虚型。

治法:健脾补肾,活血利水。

方药:附子理中汤合五苓散加减(附子、干姜、人参、白术、甘草、茯苓、泽泻、猪苓等)。

(4)痰瘀互结型。

治法:健脾化瘀,疏肝活血。

方药:桃红四物汤合温胆汤加减(桃仁、红花、当归、熟地黄、白芍、川芎、半夏、茯苓、白术等)。

2.单方验方治疗

(1)茵陈 15 g,芦根 20 g,玉米须 25 g,加水浓煎,代茶频饮。适用于胆管癌伴黄疸结石者。

(2)大黄粉 5 g,田七粉 3 g,白及粉 5 g,开水冲服。适用于胆管癌伴胆道出血者。

(3)花生米 20 g,小红枣 15 枚,粳米 100 g 煮成稀粥后,加西红柿 60 g 再煮片刻,趁热服食。适用于胆囊癌术后。

3.药膳疗法

(1)薤白 10 g,大米 50 g,加水适量,文火久熬成粥食用,适用于胆囊癌腹胀呕吐者。

(2)先将薏苡仁 50 g 煮成半熟后,放入杏仁(去皮心)10 g 和大米 20 g,熬成粥后加白糖适量即可食用。适用于胆囊癌脾虚者。

(3)先将赤小豆 60 g 水煮久熬至半熟后,加入百合 10 g 和杏仁 6 g 同煮,文火熬成粥后加入适量白糖食用。适用于胆囊癌热盛伤阴、湿热未尽者。

六、调护

(1)加强情志护理,尤其对精神抑郁、急躁易怒、悲观失望等不良情绪的患者,要进行思想开导,以免使病情加重。

(2)饮食清淡,忌辛辣、油腻及刺激性食物。

(3)密切观察病情变化,如出现腹痛、黄疸等症状,立即报告医师,以及时进行处理。

七、中西医结合研究进展

加强对胆囊癌患者相关危险因素的分子生物学研究,必然会加深对胆囊癌黏膜上皮细胞癌变本质的认识,有助于从分子水平上对胆囊癌进行早期诊断和治疗。已阐明人体癌肿的发生是基于癌基因-生长因子与其受体的变化及抑制基因的灭活或丢失等结果。

(一)癌基因的研究

与胆囊癌有关的癌基因主要有以下几种:①ras 基因家族,包括 3 个结构相关的基因(N-ras,K-ras,H-ras)。实验证明,30%的人体肿瘤有 ras 基因的异常表达且发生于癌变前期,是肿瘤发生的早期事件。胆囊癌基因突变常位于第 13 密码子,其突变率为 50%~83%。②C-erbB-2 基因:即 Nell 和 HER-2 基因,具有生长因子受体功能,与受体因子受体具有同源性。已有大量文献报道在多中肿瘤组织中存在 C-erbB-2 基因突变,尤其在腺癌中。③C-myc 基因:对细胞的生长和分化起重要作用,p62 在细胞内堆积可使细胞获得永生性,当和其他活化基因如 ras 基因协同作用时则导致细胞恶性转化。C-myc 基因突变发生于胆囊癌的早期,但与组织分化的程度无明显相关。

(二)抑癌基因的研究

与胆囊上皮细胞癌变早期过程相关的抑癌基因主要有 p53 抑癌基因,p53 有转录因子的特征,控制细胞的代谢,DNA 的修复和合成及编排细胞的死亡。p53 基因结构和表达异常是迄今人类肿瘤中最常见的基因突变之一。近年研究表明,胆囊癌细胞 p53 突变阳性率为 47%~92%,且分化越差,p53 突变率就越强。Yanagisawa 等对胆石症、胆囊癌患者胆囊黏膜的 p53 蛋白免疫组化的研究结果表明,胆结石所致部分胆囊黏膜的不典型增生或肠上皮化生中,存在 p53 蛋白过度表达,从分子生物学角度证明了结石的机械性刺激和胆囊慢性炎症可以使黏膜上皮发生反复损伤再生修复上皮异型化,以致癌变。

总之,如果在胆囊癌前各种良性病变中进行某种基因结构和功能改变的监测,将有助于从分子水平上筛选出胆囊癌的高危患者,在细胞学病变之前,提出其发病的可能性,甚至针对高危患者,通过正义或反义技术封闭胆囊癌前病变相关基因的表达,阻断或逆转癌前病变向胆囊癌的发展,真正达到从分子水平对胆囊癌进行早期防治。

(孙国强)

第四节　恶性淋巴瘤

恶性淋巴瘤是发生于淋巴结和淋巴结外淋巴网状组织的恶性肿瘤。发病率占小儿恶性实体瘤的第一位,多发于 5~12 岁儿童。病因至今未明,病毒感染、免疫缺陷及遗传因素异常是发病的重要因素。接受肾移植并用免疫抑制可诱发,或可因淋巴结长期反复发作非特异性反应性增生而激发。临床以浅表淋巴结无痛性进行性肿大或伴发热、消瘦及肝大、脾大为特征。根据瘤组织细胞特点可分为霍奇金病(HD)和非霍奇金病(NHD)两大类。

根据淋巴瘤的表现,相当于中医"痰核""恶核""石荣""石疽""瘰疬"的范畴。

一、病因病理

淋巴瘤的病机中医认为,寒湿之邪内侵,久郁化火,灼津为痰,痰火交织结为肿块。或肝郁气滞,脾虚生湿,日久化热,湿热焦灼成痰,停留经络血脉之中,故临床上见瘰疬成串。病情发展毒陷阴分侵入脏腑,在不同的脏腑久而出现不同的症状;侵及肠胃表现为食少便溏,腹部疼痛多表现为隐痛,严重可有便血。侵及肺脏可出现咳嗽或痰血。侵及肾脏有尿血,甚至水肿。侵及脑部表现神志异常,甚至昏迷。本病耗伤气血津液可出现发热、贫血、多汗、皮肤瘙痒。本病初期在表多见实证,日久侵及阴及内多为虚证。

二、诊断

(一)详细询问病史

询问内容主要包括首发症状、淋巴结肿大出现的时间与以后的增大速度、有无全身症状,如发热、盗汗、皮肤瘙痒、消瘦等,非霍奇金淋巴瘤患者应询问其有无消化道症状等。

(二)症状

症状以发热、消瘦(体重减轻 10%以上)、盗汗等较为常见,其次有食欲减退、易疲劳、瘙痒等。全身症状和发病年龄、肿瘤范围、机体免疫力等有关。老年患者免疫功能差或多灶性起病者,全身症状显著。在病变相应处可呈现多样化的临床症状;如纵隔淋巴瘤出现上腔静脉压迫综合征,胸膜浸润,可出现胸腔积液,患者胸闷、憋气。发生在咽喉部位的淋巴瘤可出现咽痛、吞咽困难。发生在鼻腔,可有鼻出血、鼻塞、头痛、耳鸣等症状。发生在胃肠道的淋巴瘤可出现腹痛、腹胀、胃脘部疼痛不适、恶心、呕吐、出血、便秘或梗阻症状。

(三)体征

1.淋巴结肿大

由于病变部位及范围的不同,淋巴瘤的体征表现变化多端。原发病变可见于淋巴结也可见于淋巴结以外的器官,如扁桃体、鼻咽部、胃肠部、脾、骨骼及皮肤等处结外病变,尤多发于非霍奇金淋巴瘤。淋巴结肿大为本病特征,浅表淋巴结的无痛性、进行性肿大常是首发表现,尤以颈部淋巴结为多见,其次为腋下,首发于腹股沟或滑车上的较少。淋巴瘤有的表现为深部淋巴结肿大,如纵隔、腹膜后及腹腔淋巴结肿大。

2.肝大、脾大

肝大、脾大多见于霍奇金病,其他淋巴瘤晚期亦可见肝大、脾大。

(四)实验室检查

1.外周血常规

贫血见于晚期或合并溶血性贫血者。白细胞除骨髓受累之外一般正常,嗜酸性粒细胞增多,以霍奇金病常见。约有 1/3 霍奇金病患者淋巴细胞绝对值减少。浆细胞和 Reed Sternberg 细胞偶可见于周围血。血小板下降提示有骨髓受累,或继发于脾功能亢进。有部分淋巴瘤合并白血病,有急性淋巴细胞白血病样血常规,外周血白细胞计数和分类计数、血 LDH、血 β_2 微球蛋白升高有一定的相关性。

2.骨髓常规检查

淋巴瘤患者进行骨髓细胞学检查对其临床分期和预后判断有重要意义。淋巴瘤骨髓常规增生活跃,粒细胞与巨核细胞增生,嗜酸性粒细胞有轻度增生,浆细胞增生显著,3%患者可见特征性的 Reed Sternberg 细胞。如果并发白血病,有急性淋巴细胞白血病样骨髓常规。

(五)CT 及 PET-CT 检查

CT 能精确小肠淋巴瘤,肠壁浸润及与邻近结构的关系;肠壁增厚伴有肠腔的动脉瘤样扩张是淋巴瘤的主要特征性表现,可作为定性或高度提示淋巴瘤的指标;准确辨认淋巴瘤的 CT 表现,不仅有助于病变的定位、定性及鉴别诊断,而且在临床术前分期、疗效判断等方面有着重要的作用,CT 是一种有价值的检查方法。如肠系膜、腹膜后、胰周、肝门、腹主动脉等处的淋巴结。CT 还能发现脏器等病变,特别是肾实质病变,更易发现直接的结外侵犯。胸部 CT,有时对膈脚、纵隔病变以及气管旁、肺门和主动脉窗旁等淋巴结肿大的诊断也有裨益。PET-CT 能看出病灶的具体位置及病变性质。

(六)X 线检查

通过 X 检查可以发现肺门、纵隔及肺内有无病变,骨骼有无受损及破坏。消化道造影及肾盂造影可了解消化道及泌尿系统的病变。现在临床上以 CT 检查为多。

(七)B 超检查

B 超检查可检查浅表淋巴结如颈部、腋窝、腹股沟淋巴结,查有无融合、血流状况。了解腹腔淋巴结的大小、肝脏及脾脏大小、有无浸润性病变。

(八)病理检查

病理检查是明确诊断的唯一方法,可以取浅表淋巴结活检或淋巴结穿刺获得活组织进行病理检查。也可通过破腹探查取得活组织进行病理检查。

三、鉴别诊断

(一)恶性淋巴瘤与淋巴反应性增生的鉴别

淋巴结组织良性反应性增生(RH)与恶性淋巴瘤(ML)的组织学鉴别诊断一直是临床病理诊断中的难题。误诊率高达 10%～30%,尤其是在基层医院病理工作者更为严重。免疫组化有助于鉴别。

(二)与淋巴结核、淋巴结转移癌、传染性单核细胞增多症相鉴别

恶性淋巴瘤出现淋巴结肿大应与淋巴结核、淋巴结转移癌、传染性单核细胞增多症相鉴别。主要靠病理检查明确诊断。

(三)淋巴瘤与慢性淋巴结炎相鉴别

慢性淋巴结炎多有明显的感染灶,且常为局灶性淋巴结肿大,有疼痛及压痛,一般不超过 3 cm,抗感染治疗后可缩小。临床上易误诊为恶性淋巴瘤的是有些儿童反复扁桃体炎发作,因菌血症而致全身浅表淋巴结肿大,用手触诊时,扁桃体常较恶性淋巴瘤侵犯的扁桃体质地略软,有时可挤出脓栓。这些儿童的淋巴结常因发热而肿大,热退后又有缩小,可存在多年而不发展。但这些都不能看作绝对的,某些恶性淋巴瘤特别是霍奇金病,也可有周期性发热和淋巴结增大、缩小的历史,所以应当全面考虑。

(四)其他

小肠淋巴瘤发热应与肠伤寒相鉴别。淋巴瘤出现高烧应与败血症相鉴别。

胃肠道淋巴瘤应与胃肠癌相鉴别。

四、并发症

(一)胃肠穿孔

胃肠穿孔见于胃及小肠淋巴瘤患者,因化疗后肿瘤组织坏死引起穿孔。出现急腹症,造成休克甚至死亡。

(二)感染

由于肿瘤广泛转移或多次化疗粒细胞减少,免疫功能下降,患者易反复感染发高烧,引起败血症而危及生命。

(三)出血

肿瘤晚期侵及骨髓、脾,加上脾功能亢进,出现血小板减少可发生全身多处出血,如皮下出血、黏膜出血、鼻血、便血等,恶性淋巴瘤晚期常合并弥散性血管内凝血(DIC)。

(四)巨脾症

淋巴瘤晚期的患者,出现巨脾症、造成脾破裂大出血而危及生命。

(五)其他并发症

其他并发症有皮肤非特异性损害,常见的有皮肤瘙痒症及痒疹。瘙痒症在霍奇金病较为多见(占85%)。儿童非霍奇金淋巴瘤常有中枢神经系统合并症。少数合并有胸腹水。

五、中医治疗

(一)中医证治枢要

痰毒内结是恶性淋巴瘤的基本病理特性,其病机转变是外窜筋经,内伤脏腑。所以中医治疗原则每以软坚散结,化痰解毒为基本大法。化痰有温阳化痰或疏化皮里膜外之痰,或清化热痰。

淋巴瘤为全身广泛性疾病,且病情复杂多变,痰毒内结后极易化热伤阴,耗气伤血,病程日久必致脏腑功能损伤,累及肝肾或心包。所以本病的中医治疗,要善于动态了解病情变化。随机采用不同的治疗法则,包括化痰散结、清热解毒、养血润燥、滋补肝肾等,以策两全。

(二)辨证施治

1.痰湿凝聚

主症:颈项部及腋下硬结,不痛不痒,皮色不变,难消难溃,神疲乏力,面色少华,小便清长,大便溏。舌质略淡,苔白腻,脉沉细。

治法:化痰散结,化湿解毒。

处方:阳和汤加减。

熟地黄 15 g,肉桂 5 g,白芥子 15 g,党参、鹿角片、炮姜各 5 g,贝母 10 g,夏枯草 10 g,海藻 10 g,牡蛎30 g,鹿角胶 10 g,天南星 6 g。

阐述:本证为淋巴瘤的早、中期患者,治疗以化痰散结为主,其痰多为寒湿所为,当此之时非麻黄不能开其腠理,非肉桂、炮姜,不能解其寒凝。腠理一开,寒凝一解,气血乃行,毒随之见消。化痰浊非白芥子、皂角刺、天南星等不能驱逐消散。更用夏枯草以增消肿散结之功。鹿角胶、熟地黄养精血以助温化之力。如肿物较大可加用土贝母、土茯苓、穿山甲以加重化痰解毒,散结消肿之作用。如气虚明显可加生黄芪、党参、白术、茯苓益气健脾之品。

2.气郁痰结

主症:胸闷不舒,两胁作胀,脘腹结块,颈、腋下、腹股沟等处痰核累累,皮下硬结,形体消瘦。舌质淡红,苔薄白,脉沉弦或弦滑。

治法:疏肝解郁,化痰散结。

处方:舒肝溃坚汤加减。

夏枯草10 g,浙贝母10 g,香附10 g,石决明15 g,当归10 g,白芍15 g,青皮10 g,柴胡10 g,川芎10 g,姜黄10 g,穿山甲15 g,僵蚕10 g。

阐述:此证为肝郁气滞,夹痰阻滞之象,多见于Ⅲ期淋巴瘤,常伴有肝大、脾大。方中香附、柴胡、青皮等疏肝解郁,当归、芍药、川芎、红花、姜黄养血柔肝,活血通络。若欲加强化痰软坚之力,可加黄药子、山慈菇、生半夏、海藻、猫爪草等。

3.痰瘀互结

主症:胸闷胸痛,或局部有固定性疼痛,心悸气短,面浮唇青,脘腹结痛,颈腋及腹股沟等处结块累累。舌有瘀斑,苔薄黄,脉弦滑。

治法:活血祛瘀,化痰散结。

处方:血府逐瘀汤加减。

夏枯草30 g,浙贝母10 g,连翘10 g,生地黄9 g,当归9 g,桃仁12 g,红花9 g,枳壳6 g,牛膝9 g,川芎5 g,赤芍6 g,甘草3 g,桔梗5 g。

阐述:方中桃仁、红花、川芎、赤芍、当归活血祛瘀;当归又补血,使祛瘀不伤好血;柴胡、枳壳、桔梗、牛膝升降并用,调畅气机,使气行则血行,活血祛瘀,桔梗不仅开宣肺气,还可载药上行至胸中;夏枯草、浙贝母化痰散结。胸痛较重加延胡索、生蒲黄、五灵脂;气短加生黄芪、太子参;心悸加柏子仁。

4.血燥风热

主症:咽痛,口干舌燥,尿黄,大便干结,皮下红斑硬结,皮肤瘙痒。舌红,苔黄,脉沉细数或弦数。

治法:养血润燥,疏风解毒。

处方:清肝芦荟丸加减。

生地黄15 g,当归10 g,杭白芍15 g,川芎10 g,青皮10 g,海蛤粉15 g,昆布10 g,牙皂10 g,芦荟10 g,天花粉30 g,沙参30 g,女贞子15 g,牡丹皮10 g,牛蒡子10 g,刺蒺藜15 g。

阐述:此证多见于皮肤的T细胞淋巴瘤,但其他类型的淋巴瘤所表现的皮肤症状亦可见到此证,主要表现为血虚内燥,风热瘀毒。方中生地黄、当归、白芍、川芎养血补血;沙参、天花粉、女贞子生津润燥;蛤粉、昆布、牙皂化痰散结;方中芦荟、牡丹皮凉血解毒,恰到好处;牛蒡、刺蒺藜清热祛风。如血热皮痒较重可适当加白鲜皮、地肤子、紫草、赤芍等凉血解毒,祛风止痒。

5.肝肾阴虚

主症:潮热盗汗,五心烦热,腰酸腿软,纳呆乏力,形体消瘦,面色无华,全身多处淋巴结肿大,质硬。舌质淡红,苔薄白,脉细数无力。

治法:补养气血,健脾补身。

处方:和荣散坚丸加减。

人参10 g,白术10 g,茯苓10 g,甘草10 g,当归10 g,白芍15 g,熟地黄15 g,红枣10 g,黄芪20 g,女贞子15 g,菟丝子15 g,山茱萸15 g,补骨脂15 g,生山药15 g,海蛤粉30 g,浙贝母10 g。

阐述:本证为晚期淋巴瘤的常见证候,治疗不宜过于攻伐,以免伤正。方中当归、白芍养血;生黄芪、人参、白术、茯苓、山药益气健脾;女贞子、菟丝子、补骨脂、熟地黄、山茱萸滋补肝肾;海蛤粉、浙贝母化痰散结。补法也应根据患者所表现的不同证候,本着辨证的原则灵活应用。气血亏虚加八珍汤;阴虚盗汗用六味地黄丸加煅龙骨、煅牡蛎、浮小麦、五倍子等;阴虚内热加青蒿、鳖甲、地骨皮;血虚加鹿角胶、紫河车、阿胶、何首乌、鸡血藤等。

(三)特色经验探要

1.关于消肿散结

恶性淋巴瘤的硬核既是症状特征也是病理产物。从病因病机来看,总责于痰湿凝滞,因此消核多从痰湿入手,选用药物随病程而有不同的配伍。初用温阳开结,化痰降浊之药,如白芥子、天南星、半夏、商陆之类以温化寒痰。随症情的发展,肿瘤渐大,质地趋坚硬,治疗宜选用软坚散结之品,如夏枯草、猫爪草、昆布、海藻、穿山甲、土贝母、土茯苓。病程日久,痰毒化热,此时在化痰软坚的基础上加清热解毒之剂,如重楼、白花蛇舌草、半枝莲、石上柏、羊蹄根、芦荟、狗舌草等。若热毒伤阴,阴津亏乏可加用天花粉、天冬、石斛、生地黄等。此等系列用药,既辨证又辨病,用之确切,每可获效。

2.关于化疗时的中药治疗

恶性淋巴瘤是对化疗敏感的肿瘤,首次化疗疗效最佳。但是在化疗的同时也影响正常细胞和组织,首先是消化道的反应,因此在化疗的同时依靠中药保护胃肠功能,随着化疗的疗程增加,还会引起血细胞的减少、乏力、内脏功能损伤,所以中药治疗以扶正为主,在辨证的基础上保护胃肠功能、维持血常规、保护免疫功能;健脾和胃,滋补肝肾为中医治疗的主要法则。

3.关于放疗的中药治疗

恶性淋巴瘤对放疗也同样非常敏感,而且放射范围大,剂量也大。所以不良反应也比较大。

放疗,中医认为是毒热之气,易伤人的阴液,耗损脾气。中医治疗宜益气养阴,健脾和胃。常用药物:生黄芪、沙参、玄参、麦冬、石斛、天花粉、女贞子、墨旱莲、陈皮、竹茹、姜半夏等。

关于放疗,如果出现放射性肺炎,表现咳嗽少痰、发热、气短、胸闷等症状,中医宜用养阴清肺,润肺止咳,常用药物:沙参、麦冬、天冬、石斛、杏仁、桔梗、百部、百合、枇杷叶、金银花、连翘、黄芩、贝母、锦灯笼等。

六、西医治疗

(一)手术治疗

局限在体表结外病变,可以考虑手术。原发性胃肠道恶性淋巴瘤应强调手术治疗,可明确病变部位、切除病变组织和制订治疗计划,淋巴瘤的切除率较癌肿要高;胃淋巴瘤可行胃部次全切术,全胃切除应慎用。肠道淋巴瘤则可切除局部病灶肠管及相应系膜。对于切除不尽的瘤体,可于术中加银夹固定,以便术后放疗。原发于肾脏、膀胱、睾丸、卵巢和子宫等器官的恶性淋巴瘤均宜早期手术切除,脾恶性淋巴瘤应手术治疗。手术后再考虑化疗或放疗。

(二)放疗

Ⅰ、Ⅱ期霍奇金病单纯放疗时可行斗篷野,预后好的临床Ⅰ、Ⅱ期霍奇金病则应考虑次全淋巴结照射。如行综合治疗应在2~4周期联合化疗后仅行受累野或斗篷野照射,预后好。Ⅲ、Ⅳ期大多采用化疗。若治疗前病灶大于7 cm或化疗后病灶不能全消的患者,可以加用局部放疗,预后不良。用ABVD化疗后对局部或残留病灶放疗。

儿童的霍奇金病Ⅱ、Ⅲ、Ⅳ期化疗后有残留病灶应加放疗。

(三)化学药物治疗

化疗对淋巴瘤患者是非常重要且有效的治疗方法。常用的化疗药物有环磷酰胺(CTX)、氮芥和苯丁酸氮芥、甲氨蝶呤(MTX)、阿糖胞苷、依托泊苷(VP-16)、长春新碱(VCR)和长春碱、多柔比星(ADM)、表柔比星、博来霉素(BLM)、顺铂、丙卡巴肼、盐酸米托蒽醌、泼尼松(Pred)、甲泼尼龙、地塞米松等。

常用联合化疗方案

1.霍奇金病的化疗方案

目前常用方案有 CHOP、ABVD 等。

(1)CHOP 方案:环磷酰胺,750 mg/m²,静脉注射,第 1 天。多柔比星,50 mg/m²,静脉注射,第 1 天。长春新碱,1.4 mg/m²,静脉注射,第 1 天。泼尼松,60 mg/m²,口服,第 1～5 天。每 21 天为一周期,连用 6 个周期。

(2)ABVD 方案:多柔比星,25 mg/m²,静脉注射,第 1 天。博来霉素,10 mg/m²,静脉滴注,第 1、15 天。长春新碱,6 mg/m²,静脉注射,第 1 天。达卡巴嗪(DTIC),150 mg/m²,静脉滴注,第 1～5 天。每 4 周为一周期,连用 6 个周期,CR 率高于 MOPP 方案。

2.非霍奇金病的化疗方案

(1)低-中度恶性 CHOP 方案:环磷酰胺,750 mg/m²,静脉注射,第 1 天。多柔比星,50 mg/m²,静脉注射,第 1 天。长春新碱,2 mg,静脉注射,第 1 天。泼尼松,100 mg,口服,第 1～5 天。间歇 21 d 再进行下 1 个疗程。

(2)高度恶性。①B-CHOP:博来霉素,10 mg,静脉注射,第 1 天。环磷酰胺,750 mg,静脉注射,第 1 天。多柔比星,50 mg/m²,静脉注射,第 1 天。长春新碱,2 mg,静脉注射,第 1 天。泼尼松,100 mg,口服,第 1～5 天。间歇 21 d 进行下一周期。②Pro MACE/MOPP 方案:泼尼松,60 mg/m²,口服,第 1～5 天。甲氨蝶呤,1～1.5 g,静脉滴注,第 14 天。四氢叶酸(CF),12 mg/m²,于 MTX 后 24 h 开始,每 6 h 1 次,共5次。多柔比星,25 mg/m²,静脉注射,第 1、8 天。环磷酰胺,650 mg/m²,静脉注射,第 1、8 天。依托泊苷,100 mg,静脉注射,第 1、8 天。间歇 14 d 后再给下 1 个周期,直至肿瘤显著缩小后可换用 MOPP 方案,疗程数与 Pro MACE 方案相同,其中加入中等剂量 MTX,目的是防治中枢神经淋巴瘤。

七、中西医优化选择

淋巴瘤是放化疗敏感的肿瘤,本病一旦明确诊断,首先应该考虑放化疗,在放化疗期间及以后均应该用中药治疗,目的是增加放化疗的疗效,减轻放化疗的毒副作用,预防复发和转移。具体原则如下。

(一)霍奇金病

(1)初治患者 ⅠA、ⅡA 期以放疗为主,如有大的纵隔肿块,应采用化疗与放疗综合;病理为淋巴细胞消减型,应用全淋巴结放射。ⅡB 期一般采用全淋巴结放射,也可单用联合化疗。Ⅲ1A 期单纯放疗。Ⅲ2A 期放射与化疗综合治疗。ⅢB 期单用化疗或化疗加放疗。Ⅳ期单用化疗,效果好的,残留病灶可考虑局部放疗。在各种治疗同时合并中医中药治疗,主要以扶正为主,以减轻化疗放疗的毒副作用,提高疗效。

(2)复发病例所有各期,更换化疗方案,加中药扶正治疗,在化疗结束以后中药扶正与祛邪相结合治疗。

（二）非霍奇金病

低度恶性：Ⅰ、Ⅱ期大多采用放疗，放疗后应用化疗不能解决数年后仍复发的问题。Ⅲ、Ⅳ期大多采用化疗。

中度恶性：Ⅰ期患者可单用放疗。Ⅱ期以上采用以多柔比星为主的化疗方案。

高度恶性：淋巴母细胞型淋巴瘤，采用同样治疗方案。所有证型配合中药治疗，主要是维护患者的后天之本，治则以益气健脾，滋补肝肾为主。在结束化疗以后仍用中药扶正与祛邪相结合。

（三）中药配合手术治疗恶性淋巴瘤

恶性淋巴瘤的手术适应证很局限，适用于原发于胃肠道的淋巴瘤、脾淋巴瘤、肾淋巴瘤或膀胱淋巴瘤、卵巢淋巴瘤，宜早期手术切除，术后应该考虑化疗。同时用中药扶正治疗，尽快恢复患者的胃肠功能，保护骨髓造血功能，保护免疫功能。

（孙国强）

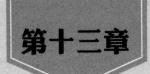

第十三章　常见疾病经方的应用

第一节　高　热

　　口腔温度超过 39℃ 以上者，称为高热。高热为临床急症之一，有内伤、外感两类，需予以分别。外感高热，发病急，病程短，热势重，常呈持续性，可见恶寒、身痛、头痛、脉浮等表证，或见有烦躁、口渴、谵语、抽搐、昏迷，多由六淫之邪或瘟疫、热毒所致，呈实热证者为多，属中医热病范畴。内伤高热，发病慢，病程长，热势缓，常呈间歇性发作，一般无表证，可见头晕、神倦、乏力、潮热、心烦，以及相关脏腑兼证，多由阴阳气血虚弱或因瘀血、湿热等所致，呈虚热证者为多，亦有虚实夹杂者。尽管内伤高热体温较高，但其临床分证与低热无异，故在此不再复述。以下仅介绍外感高热。

一、辨证要点

(一)审因论治

　　外感高热可分为风寒、温热、疫疠、疟邪瘴毒 4 类。一般而言，风寒之邪由表入里，受于皮毛，可见恶寒身痛、高热无汗等。温热之邪常由口鼻传受，常见烦渴、汗出、咽痛，或可急剧逆传而呈昏迷谵语等。疫疠病邪每呈流行扩散，最易传染。疟邪瘴毒，寒战壮热，休作有时，临床容易鉴别。

(二)辨别病期

　　如温热病有卫分、气分、营分、血分 4 个病期证候表现。卫分证，恶寒高热汗出，咽痛口渴，头痛，咳嗽；气分证，高热大汗，烦渴，喘促，可见谵语、神昏；营血分证，高热神昏谵语，皮肤斑疹，抽搐痉厥，舌红绛。

(三)辨别热型

　　高热不退，汗出烦渴，为温热病气分证；高热伴烦躁神昏、谵语、斑疹，为温热病气营两燔。寒热往来，寒时不热，热时不寒，一天数次，发无定时，见于少阳病证；寒战高热，休作有时，骨节疼痛，为疟邪瘴毒引起高热。日晡潮热，热势至夜加重，腹胀痛拒按，大便不通，见于阳明腑实。新感高热体温虽高，而热势表浅平缓；伏气高热体温不甚高而热势深重，来势急骤。

二、证治方药

(一)风寒所致高热

1.风寒束表

(1)临床表现:恶寒,高热,无汗,头痛,肢体疼痛,鼻塞流涕,咳嗽。脉浮,舌苔薄白。

(2)病因病机:风寒束表,肌腠闭遏,正邪相争,营卫不和,故恶寒高热而无汗。

(3)治法:祛风散寒,解表发汗。

(4)方剂:麻黄汤(《伤寒论》)合荆防败毒散(《摄生众妙方》)。

药物:麻黄9 g,桂枝6 g,杏仁6 g,羌活10~15 g,荆芥10 g,防风10 g,前胡10 g,桔梗5~10 g,甘草5~10 g。

方义:麻黄开腠发汗,桂枝温通经脉,杏仁降利肺气;羌活、荆芥、防风疏风散寒;桔梗、前胡宣肺止咳;甘草和中。

加减:咳嗽胸闷加杏仁、枳壳、半夏、茯苓,宣肺止咳化痰;身痛重者加独活、桑枝,祛风通络;夹湿见头重、脘痞、纳呆、苔腻,加苍术、厚朴燥湿;头痛甚者,加川芎、白芷祛风止痛。

(5)变通法:如风寒束表,恶寒无汗甚可用葱豉汤(《肘后备急方》)辛温解表;风寒湿邪侵袭肌表,则用羌活胜湿汤(《内外伤辨惑论》)加大豆黄卷、苍术,祛风胜湿。

2.风寒未解传化为热

(1)临床表现:高热,恶寒,无汗,头痛,身痛,目痛,鼻干,口渴烦躁,咽痛。舌苔薄白而干,脉数。

(2)病因病机:风寒表证未解,入里化热传于三阳,三阳(太阳、阳明、少阳)合病。

(3)治法:疏风、散寒、清热。

(4)方剂:柴葛解肌汤(《伤寒六书》)加减。

药物:柴胡10~15 g,葛根10~15 g,羌活10~15 g,生石膏(先煎)30 g,黄芩10~15 g,白芍10 g,桔梗10 g,甘草5~10 g。

方义:羌活、葛根、柴胡疏风散寒解表,分解太阳、阳明、少阳之热;黄芩、石膏清热治里,寓表里双解之义;桔梗、甘草利咽止痛,芍药、甘草缓急止痛。

加减:咳嗽有痰,加杏仁、前胡、半夏、枳壳宣肺止咳化痰;头痛、身痛甚者,加白芷、川芎祛风止痛;高热烦渴者,加知母清热除烦,即合白虎汤(《伤寒论》)用。

(5)变通法:如见外有风寒无汗身痛,内有热盛烦渴便闭,亦可用防风通圣散(《宣明论方》)。用麻黄、防风、荆芥疏风解表,大黄、芒硝、石膏、滑石、栀子清热治里,为表里双解之剂。与上方相比较,本方偏于治里,通里泄热之功为甚,而解表透泄之力较上方为逊。

3.邪传少阳

(1)临床表现:寒热往来,一天数次,发无定时,胸胁苦满,咽干口苦,心烦喜呕,不欲饮食。舌苔薄白而干,脉弦。

(2)病因病机:少阳居半表半里,邪传少阳,外与阳争为寒,内与阴争为热。

(3)治法:和解少阳,达邪清热。

(4)方剂:小柴胡汤(《伤寒论》)加减。

药物:柴胡10~15 g,黄芩10~15 g,半夏10 g,党参10~15 g,甘草6~10 g,大枣5个,生姜5片。

方义:柴胡和解少阳;黄芩清泄里热;半夏、生姜和胃止呕;党参、甘草健脾和中;姜、枣调和营卫。

加减:高热烦渴者,去党参,加石膏、知母,合白虎汤(《伤寒论》)用,清热作用加强;腹满便秘,去党参,加芍药、大黄、枳实通里攻下,即大柴胡汤(《伤寒论》);恶寒、汗出、头痛、身痛,表证显著者,加桂枝、白芍解表,去党参,即柴胡桂枝汤(《伤寒论》)。

(二)温热所致高热

1.邪热在卫

(1)临床表现:高热,微恶风寒,汗出,口渴,头痛,咽喉痛,咳嗽。舌边尖红,苔薄黄,脉浮数。

(2)病因病机:温热上受,袭肺侵卫,营卫不和而高热,微恶风寒而汗出,肺气不宣则咽喉痛、咳嗽。

(3)治法:辛凉解表,疏风清热。

(4)方剂:桑菊饮(《温病条辨》)合银翘散(《温病条辨》)加减。

药物:金银花10～15 g,连翘10～15 g,薄荷(后下)5～10 g,大豆黄卷10～12 g,牛蒡子6～10 g,芦根15～30 g,桑叶10 g,菊花10 g,杏仁10 g,桔梗10 g,生甘草5 g。

方义:金银花、连翘清热;大豆黄卷透表;桑叶、菊花疏风;牛蒡子、桔梗、甘草利咽;杏仁宣肺止咳;芦根清热生津。

加减:咳嗽痰多,加浙贝母、前胡、瓜蒌皮宣肺止咳;口渴者加天花粉生津,小便短赤者加竹叶;呕逆者加竹茹和胃;无汗者加荆芥,有汗者去薄荷;鼻衄去大豆黄卷,加茅根、炒栀子、侧柏炭止血;项肿、咽痛,加马勃、玄参,或加板蓝根、黄芩清热;胸闷加藿香、郁金理气。

(5)变通法:二、三日病犹在肺,热渐入里,伤津耗液者,加生地黄、麦冬保津液;再不退,加知母、黄芩、栀子苦寒之品,与麦冬、生地黄甘寒之品,合化阴气,而治热淫所胜。此乃《温病条辨》成法。

2.热盛气分

(1)临床表现:高热,汗出,烦渴欲饮,面红气粗。舌红苔黄,脉洪大而数。

(2)病因病机:热邪入里,阳明气分热盛。

(3)治法:清气泄热。

(4)方剂:白虎汤(《伤寒论》)加减。

药物:生石膏(先煎)30～60 g,知母15～30 g,甘草10 g,粳米15～30 g。

方义:石膏清气泄热,达热出表;知母清热养阴除烦;甘草、粳米和胃。

加减:汗出过多,舌红而干,脉洪大而按之无力者,加参须,甚而加人参益气生津,即白虎加人参汤(《伤寒论》)加减;若高热烦渴汗多,兼见脘痞身重,苔黄而滑,为暑热夹湿,白虎汤加苍术燥湿;若小便短赤,加木通、碧玉散清利;口渴甚加天花粉、麦冬生津;热毒重加金银花、连翘、大青叶、板蓝根清热解毒。

(5)变通法:高热烦渴,胸脘痞闷,烦躁欲呕,小便短赤,舌苔滑,微黄,为暑温弥漫三焦。用三石汤(《温病条辨》)清气泄热,通利三焦。药如生石膏、滑石、寒水石、金银花、杏仁、竹茹、通草。若高热烦渴,咳嗽气喘,胸闷疼痛,痰黄黏稠或咳痰不畅,舌红苔黄,脉数,用麻杏石甘汤(《伤寒论》)清热宣肺,药如麻黄、石膏、杏仁、甘草;若上证兼便秘脉实,则用宣白承气汤(《温病条辨》),用石膏、大黄、瓜蒌、杏仁清热通里,达肺与大肠之邪。

3.热结肠胃

(1)临床表现:日晡潮热,热势较盛,手足汗出,脘腹痞闷,脐腹胀痛,大便秘结不通,甚而神昏谵语。舌苔干黄起刺,脉沉实而数。

(2)病因病机:热结肠胃,阳明腑实。日晡为阳明盛时,故有定时潮热;肠胃热结,故脐腹胀痛,大便秘结不通。

(3)治法:通腑泻热。

(4)方剂:大承气汤(《伤寒论》)加减。

药物:生大黄(后下)10~15 g,玄明粉(冲服)10 g,厚朴 10 g,枳实 6~10 g。

方义:大黄攻里泻热、荡涤肠胃;玄明粉软坚润燥;枳实、厚朴破结除满,理气止痛。

加减:热邪较重者,加黄芩、黄连,即合三黄泻心汤(《金匮要略》)用;若高热便秘,小便淋沥涩痛,用导赤承气汤(《温病条辨》)泻热通腑利水,药如大黄、玄明粉、黄柏、生地黄、赤芍;如神昏谵语者,安宫牛黄丸 1 粒化服,生大黄 10~15 g 水煎,清热开窍,即牛黄承气汤(《温病条辨》)。

(5)变通法:若高热持续,胸膈灼热,口渴烦躁,大便秘结,小便短赤,苔黄,脉数者,阳明热结,热灼心胸,为上中二焦病,用凉膈散(《太平惠民和剂局方》),药如大黄、芒硝、栀子、黄芩、竹叶等,清热泻火,以下为清。

4.湿热交阻

(1)临床表现:身热不扬,午后转盛,头重,胸闷,泛恶,汗出不彻,渴不欲饮,肢体倦怠,小便短赤,大便溏薄。舌苔黄腻,脉濡数。

(2)病因病机:湿遏热伏,三焦气机不畅。湿遏故头重,胸闷,泛恶,汗出不彻;热伏而身热不扬,午后转盛。

(3)治法:宣气化湿,清热达邪。

(4)方剂:三仁汤(《温病条辨》)合薏苡仁竹叶散(《温病条辨》)。

药物:大豆黄卷 10~15 g,白蔻仁 3~6 g,杏仁 10 g,薏苡仁 10~15 g,滑石 15~30 g,竹叶 10~15 g,连翘 10~15 g,茯苓 10~30 g。

方义:大豆黄卷、连翘宣透泄热;蔻仁理气燥湿和中;杏仁宣肺通气开上;薏苡仁渗湿健脾导下;竹叶、滑石、茯苓清利湿热。

加减:胸闷泛恶,纳呆苔腻,加藿香、佩兰宣化透表;脘痞、腹胀,加半夏、厚朴理气;热盛烦躁,加青蒿、黄芩清热。

(5)变通法:若湿温初起,邪在气分,无汗或有汗,咽痛颊肿,疟痢,黄疸,时疫,小便赤,大便秘,或泻而不畅,苔腻色黄白,可用甘露消毒丹(《温热经纬》)清热化浊、解毒利湿。药如藿香、蔻仁、连翘、黄芩、贝母、射干、薄荷、茵陈、滑石、菖蒲。

5.热灼营阴

(1)临床表现:高热烦躁,神昏谵语,渴不多饮,斑疹隐隐。舌质红绛,脉数。

(2)病因病机:热入营分,扰及心神。热扰心神而烦躁,神昏谵语;热入营分而斑疹隐隐,舌质红绛。

(3)治法:清营解毒,泄热护心。

(4)方剂:清营汤(《温病条辨》)加减。

药物:水牛角代(先煎)30 g,鲜生地黄 15~30 g,玄参 10~15 g,麦冬 15~30 g,金银花 15~30 g,连翘 10~15 g,竹叶 10~15 g。

方义:水牛角代清营解毒,生地黄、玄参、麦冬养阴增液;金银花、连翘、竹叶清热宣透,"入营犹可透热转气"(《温热论》)。

加减:高热烦躁加生石膏、知母,气营两清,且可化斑;若皮肤红疹,加牡丹皮、赤芍,凉血清热透疹;神昏谵语,加服安宫牛黄丸或紫雪丹,开窍醒脑。

(5)变通法:若热灼营血,高热口渴,神昏谵语,衄血、咯血、大便下血,皮肤斑疹紫色,舌质深绛者,用犀角地黄汤(《备急千金要方》)合紫雪丹(《太平惠民和剂局方》),清营凉血,镇痉开窍;若高热神昏痉厥,四肢抽搐,则上方加羚羊角、钩藤息风止痉,即合羚羊角钩藤汤(《通俗伤寒论》)。

(三)温疫疠气所致高热

1.湿热疫毒

(1)临床表现:初起先憎寒后发热,而后但高热持续而无憎寒,日晡益甚,头痛如劈,身痛如被杖,或项痛连及腰背,或胁痛、口苦、呕恶、耳聋,或眉棱目眶疼痛、鼻干。舌苔白如积粉,脉数。

(2)病因病机:疫毒秽浊,湿遏热伏,达于膜原,表里阻隔。

(3)治法:达原清热,化湿清热。

(4)方剂:达原饮(《温疫论》)加减。

药物:槟榔10 g,厚朴6~10 g,草果6~10 g,白芍10~15 g,黄芩10~15 g,知母10~15 g,甘草6~10 g。

方义:槟榔、厚朴、草果辟秽化湿,攻邪达原;白芍、知母、黄芩清热敛阴;甘草和中。

加减:项痛连及腰背,邪热溢于太阳,加羌活;目痛、眉棱骨痛、鼻干,邪热溢于阳明,加葛根;胁痛、耳聋、口苦、呕恶,邪热溢于少阳,加柴胡;若见寒热往来,加柴胡、半夏,即合小柴胡汤(《伤寒论》)用。

(5)变通法:服药后,如病邪不从汗解,舌根先黄,渐至中部,用达原饮合三阳引经药,再加大黄。如高热烦渴,汗多,脉洪数,可用白虎汤(《伤寒论》)。

2.温热疫毒

(1)临床表现:高热,来热急暴,头痛如劈,身痛如被杖,面红目赤,口大渴,心中闷乱,甚则昏迷不知人事,躁狂谵语,吐衄发斑。舌质红绛,舌苔黄,脉洪数。

(2)病因病机:热毒火疫之邪充斥,内外气血两燔。

(3)治法:清瘟败毒,凉血护阴。

(4)方剂:清瘟败毒饮(《疫疹一得》)。

药物:生石膏(先煎)60 g,生地黄15~30 g,水牛角代(磨汁兑服)10 g,黄连10 g,栀子10 g,黄芩15~30 g,知母10~15 g,赤芍15~30 g,玄参10~15 g,连翘10~15 g,牡丹皮10~15 g,桔梗10 g,竹叶10 g,甘草10 g。

方义:石膏、知母清气分热;水牛角代、地黄、玄参、牡丹皮、赤芍清营凉血;黄芩、黄连、栀子、连翘解毒清热;竹叶除烦清心;桔梗载药上行;甘草调中。

加减:生石膏尤需重用,大剂可用200~300 g,中剂可用100~150 g,小剂亦需用60 g。若大便秘结则加生大黄泻热通下,昏迷谵妄加服安宫牛黄丸或紫雪丹醒脑开窍;四肢抽搐者加羚羊角、钩藤息风解痉。

(四)疟邪瘴毒所致高热

1.临床表现

寒战高热,休作有时,骨节疼痛,时有呕吐,甚则烦躁闷乱,神昏谵语。舌红苔腻,脉弦数。

2.病因病机

疟邪夹痰或瘴毒内舍膜原之间,入而与阴争则寒战,出而与阳争则高热。

3.治法

截疟化痰,驱瘴解毒。

4.方剂

截疟七宝饮(《杨氏家藏方》)加减。

药物:常山6～10 g,草果6～10 g,槟榔10 g,厚朴6～10 g,法半夏10～15 g,青皮6 g,陈皮6 g,甘草6～10 g。

方义:常山、槟榔、草果截疟驱瘴;厚朴、半夏、青陈皮燥湿化痰;甘草和中。

加减:寒多热少为牝疟,加柴胡、桂枝、干姜,即合柴胡桂枝干姜汤(《伤寒论》)用;瘴疟热多寒少,去厚朴,加桂枝、生石膏、知母,即合白虎桂枝汤(《伤寒论》)用;苔腻湿重,易呕恶者,加苍术、藿香,即合平胃散(《太平惠民和剂局方》)用,可缓解常山、草果的不良反应;神昏谵语加紫雪丹3 g,分2次调服。

5.变通法

可用截疟常山饮(《丹溪心法》)代之,即上方去半夏、厚朴、青陈皮,加山甲、知母、乌梅,其理气燥湿作用不足,而清热作用较好。

(宋　玮)

第二节　畏　寒

畏寒又称形寒,是患者自觉全身怕冷,但加衣近火取暖可以缓解的一种症状。

本症在古代文献中有时与恶寒混称,不加区分。近代学者明确将其分开,将虽加衣被取暖不能缓解者称为恶寒,多属外感;将其取暖后能缓解者称为畏寒,多为内伤阳气不足所致。

一、辨证要点

分清其邪正虚实,如畏寒伴有面色苍白,蜷卧,少气乏力,病程久,体虚弱,脉迟而弱,舌质淡等症,即为正气不足之里虚寒证。如伴有脘腹或其他局部冷痛较剧,痛而拒按,得温则减者,为兼有邪气入里之实寒证。

二、证治方药

(一)心阳虚

1.临床表现

畏寒肢冷,面色晦暗,精神不振,心悸气短,心胸憋闷或疼痛。舌质紫暗而胖嫩,脉细弱或结代。

2.病因病机

心阳不足而畏寒肢冷,心悸气短;血脉痹阻故面色晦暗,心胸憋闷或疼痛。

3.治法

温阳通脉。

4.方剂

桂枝加附子汤(《伤寒论》)加减。

药物:桂枝 10～15 g,白芍 10～15 g,制附子 10 g,甘草 10 g,生姜 6 g,大枣 5 枚。

方义:附子、桂枝温通心阳;白芍、甘草缓急复脉;生姜、大枣和胃调中。

加减:心胸憋闷、疼痛加红花、丹参、葛根活血。

5.变通法

如兼见阴血虚者,可用炙甘草汤(《伤寒论》)加减,有温阳复脉、滋阴养血功能,药用桂枝、地黄、麦冬、党参、阿胶、甘草、生姜、大枣等;心阳不足甚者见有下肢水肿,可用真武汤(《伤寒论》)加减,药用白芍、附子、甘草、茯苓、白术、生姜等,温阳利水。

(二)脾阳虚

1.临床表现

畏寒肢冷,面色㿠白,精神不振,纳减腹胀,口淡不渴,脘腹冷痛,喜温喜按,大便稀溏甚至完谷不化。舌淡苔白,脉沉细。

2.病因病机

中阳虚寒,阳气不足以温而畏寒肢冷,面色㿠白;脾运无权故大便稀溏,甚至完谷不化。

3.治法

温运脾阳。

4.方剂

理中汤(《伤寒论》)加减。

药物:党参 15 g,白术 15 g,干姜 6～10 g,甘草 6～10 g。

方义:党参、白术补益脾气;干姜温中散寒,甘草和胃调中。

加减:畏寒肢冷甚者加附子,脘腹冷痛者加肉桂、吴茱萸;纳减腹胀者加砂蔻仁。

5.变通法

若脘腹局部冷痛剧烈者,可用大建中汤(《金匮要略》)加减,药用川椒、干姜、党参、饴糖等,温中止痛为主。如脘腹胀闷,口腻纳呆,泛恶欲吐,口淡不渴,腹痛便溏,身重困重,舌质淡胖,苔白腻,脉濡缓,寒湿甚者上方合平胃散(《太平惠民和剂局方》)加减,药用苍术、厚朴、陈皮等,温运脾阳,燥湿除满。

(三)肾阳虚

1.临床表现

畏寒肢冷,面色苍白或黧黑,精神萎靡,腰膝酸冷,小便清长频数,耳鸣目眩,男子阳痿滑精、早泄,女子白带清稀或胎动易滑、宫寒不孕等。舌淡,两尺脉沉细弱。

2.病因病机

肾阳不振,阳气不足以温而畏寒肢冷,面色苍白;下元亏损故腰膝酸冷,小便清长频数。

3.治法

温补肾阳

4.方剂

右归丸(《景岳全书》)加减。

药物:熟地黄 10～15 g,附子 6～10 g,肉桂 3～6 g,鹿角片 10 g,山茱萸 10～15 g,枸杞子 10～15 g,山药 10～15 g,杜仲 10～15 g,菟丝子 10～15 g,当归 10～15 g。

　　方义:附子、肉桂温阳;熟地黄、山药、山茱萸补肾;鹿角片通督;当归、枸杞子补肝;杜仲、菟丝子壮阳。

　　加减:腰膝酸冷加桑寄生、川续断。

　　5.变通法

　　可用肾气丸(《金匮要略》)加减。

(宋　玮)

第三节　盗　汗

　　盗汗是以入睡后汗出异常,醒后汗出即止为特征的症状。在《素问·六元正纪大论》中,盗汗称为"寝汗"。临证所见,来诊之盗汗患者较自汗为多。可有一睡即盗汗出,或入睡至半夜后盗汗出,或刚闭目不久即盗汗出,其轻重程度不同。反复的夜间盗汗易影响患者情绪,加重忧郁、惊恐、心悸、失眠等症,又可进一步促使盗汗症状加重。

　　盗汗可作为主症或兼症,见于虚劳、劳瘵、失血、崩漏、房劳及某些慢性消耗病过程中,治疗要注意分清其主次病因,采取多种治疗措施和心理疗法,力求尽快使出汗减少。在临床上,盗汗以阴虚、血虚为主要证候。《丹溪心法》:"盗汗属血虚、阴虚。"明·虞抟《医学正传·汗证》:"盗汗者,寐中而通身如浴,觉来方知,属阴虚,营血之所主也……盗汗宜补阴降火。"在临床上盗汗亦各有阴阳之证,不得谓盗汗必属阴虚,应当据兼症而辨治。

一、辨证要点

(一)盗汗有虚实

　　盗汗频作,手足心热,两颧潮红,心烦失眠,舌红脉细数为阴虚。汗液黏滞,汗出不爽,以上半身为多,头重脘闷纳呆,舌苔腻,见于暑湿阴雨时节者为湿热。顽固而久治无效,心胸闷满或疼痛,夜寐多梦鬼怪为瘀血。

(二)虚证盗汗有轻重

　　盗汗以阴虚为主要证候。轻度盗汗仅及于血,为血虚;中度盗汗而无火热者,则为阴虚;重度盗汗则常伴低热、烘热、五心潮热,为阴虚火旺。除根据汗液量及发作程度之外,还应结合舌脉、病因及兼症进行综合分析。

二、证治方药

(一)血虚

1.临床表现

　　夜间盗汗,汗量一般不多。可无明显失血症状,或仅有一般慢性失血症状,而热象不重。偶有口咽干燥,或有心悸失眠,气短神疲,面色无华。舌淡,脉虚细。

2.病因病机

阴血不足,夜则营阴不能随卫气归阴,汗液外泄。

3.治法

养血安神敛汗。

4.方剂

四物汤(《太平惠民和剂局方》)合甘麦大枣汤(《金匮要略》)。

药物:当归10～12 g,白芍10～15 g,川芎5～9 g,熟地黄(或生地黄)15～20 g,炙甘草6～12 g,淮小麦15 g,浮小麦15～30 g,大枣5～10枚。

方义:药用当归、白芍、川芎、熟地黄养血,甘草、淮小麦、大枣安神缓急。方内用浮小麦,合大枣、白芍、甘草有敛汗作用。

加减:血虚有热,舌红脉数者,加白薇、地骨皮清退虚热;兼有气虚乏力者,加黄芪、党参益气;心神不安、失眠心悸者,加酸枣仁、柏子仁安神;汗出多者,加龙骨、牡蛎敛汗。

5.变通法

气血两虚者可用归脾汤(《济生方》)加减。

(二)阴虚

1.临床表现

盗汗频作,汗量较多;可入睡后不久即出汗,或醒后即汗止;亦可在入睡出汗、醒后汗止以后,再次入睡出汗,多次反复,以致影响睡眠。有明显烘热感,热作汗出,口干咽燥,心烦失眠。舌质红,脉细弦或带数。

2.病因病机

阴血津液耗伤,营血不主于内,卫气不固于外,汗液外泄。

3.治法

养阴敛汗。

4.方剂

白芍汤(《杂病源流犀烛》)合百合地黄汤(《金匮要略》)。

药物:白芍15～30 g,枣仁12 g,乌梅5～10 g,百合10～15 g,生地黄10～15 g。

方义:白芍、酸枣仁、乌梅酸甘化阴而敛汗,百合、地黄养心安神而清心。

加减:汗出量多加龙骨、牡蛎、淮小麦、浮小麦敛汗;肝肾阴虚,头晕目眩者,加制首乌、山茱萸补养肝肾;兼有明显烘热者,加白薇、地骨皮清退虚热。

5.变通法

汗出量多者,可用五味子汤(《证治准绳》),药用五味子、五倍子、龙骨、牡蛎、山茱萸、制首乌、炙远志、地骨皮等,补肝肾、宁心神、益阴血、敛汗液。热病后期致阴虚盗汗者,用三甲复脉汤(《温病条辨》)加减,药用生牡蛎、生鳖甲、炙龟甲、白芍、生地黄、麦冬、阿胶、麻仁、甘草等,育阴敛阳。

(三)阴虚火旺

1.临床表现

盗汗夜发,汗量多,在睡眠过程中多次发作,汗湿衣衫,汗味偏咸,每伴有皮肤灼热,头晕烘热,心烦,手足心热,两颧潮红,口干舌燥。舌干红少津,脉细数。

2.病因病机

阴虚生内热,热甚则逼汗外泄。

3.治法

养阴清热敛汗。

4.方剂

当归六黄汤(《兰室秘藏》)加减。

药物:生黄芪 15～30 g,生熟地黄各 10～15 g,当归 10 g,黄芩 10 g,黄连 5 g,黄芪 10～12 g,黄柏 5 g。

方义:黄芪益气固表敛汗,黄芩、黄连、黄柏清泻三焦之火热;生熟地黄、当归养阴血而清内热,共取敛汗养阴作用。

加减:虚热甚者加玄参、石斛、麦冬、山茱萸养阴清热;上焦火盛,鼻衄、咯血、痰黄,加重黄芩用量,清上焦热;中焦火盛,口渴喜饮,口疮口臭,心烦者,加重黄连用量,清中焦热;下焦火盛,尿黄、尿赤、尿痛,便秘,加重黄柏用量,清下焦热;三焦火盛加用栀子清三焦热,或加用当归龙荟丸吞服。

5.变通法

若见口渴善饮,汗多,脉洪大,烦躁甚,具有阳明热证者,可投白虎加人参汤(《伤寒论》)数剂后,再用当归六黄汤调理;若见口干渴,大便秘结,小便黄,具有三焦实火证者,用当归龙荟丸(《宣明论方》)数剂后,再用当归六黄汤善后。

(四)虚劳

1.临床表现

(1)大病后,无故遍身出汗,兼有阴虚、阳虚、血虚、气虚(诸症见血虚盗汗、阴虚盗汗、气虚自汗、阳虚自汗)之证。

(2)遗精、梦交或房劳后,盗汗淋漓,症状增剧,兼有目眩昏花,心烦烘热,腰胯小腹隐痛。舌尖红,苔薄干,脉细弱或虚弦。

2.病因病机

气血阴阳虚弱,五脏功能失调,阳不外固,阴失内密,汗液外泄。

3.治法

据阴、阳、气、血虚亏之证,分别以滋阴、扶阳、益气、养血治法。大病后虚汗者,宜补气为主,益阴、摄阳为辅。房劳后虚汗者,宜补肾清心敛汗为主。

4.方剂

(1)摄阳汤(《辨证录》)合敛汗汤(《辨证录》)。

药物:党参 15～20 g(或用白参 10 g),黄芪 15～30 g,白芍 12 g,麦冬 12 g,五味子 10 g,山茱萸 15～24 g,熟地黄 15～30 g,桑叶 10 g。

方义:黄芪、党参益气助阳,健脾扶正;白芍、熟地黄、山茱萸滋阴补肾,养血和肝;人参、麦冬、五味子益气养阴敛肝。原敛汗汤中用黄芪、麦冬、五味子、桑叶,其中桑叶一味止汗作用较佳,用于诸补益药中有清热凉血的反佐作用。

加减:若阳气不足者用红参代党参补益阳气,阴血不足者加沙参、玄参、丹参补益阴血。

(2)四参汤(《辨证录》)加减。

药物:玄参 12 g,麦冬 12 g,生地黄 12 g,天冬 12 g,党参 12 g,沙参 12 g,丹参 10 g,五味子 6～10 g,茯苓 12～30 g,黄连 5 g。

方义:用人参(党参)益气,沙参清心,丹参养心,玄参养阴,合天冬、麦冬、五味子、茯苓、黄连则清热敛汗、养心安神作用尤佳。该方补气血阴阳而无壅塞之弊,宁心补肾而无伤胃之虞。不仅可用于房劳后虚汗,且可用于心脏病有虚热盗汗者。

加减:失眠而心肾不交者加肉桂、枣仁交通心肾;肾虚证甚者加熟地黄、山茱萸补肾。

5.变通法

(1)用大剂生脉散(《内外伤辨惑论》)合六味地黄汤(《小儿药证直诀》)加参、芪代之。

(2)用生脉散合天王补心丹(《摄生秘剖》)加味代之。

(五)湿热郁阻

1.临床表现

夜间盗汗,汗液黏滞,汗出不爽,以上半身为多,或时有午后潮热;伴口腻、口苦,肢倦乏力,头重如裹,脘闷纳呆,胸腹痞满,或见小便少、口苦。舌苔腻或白或黄,脉濡缓或带数。

2.病因病机

本症常见于暑湿阴雨连绵时,或环境潮湿,或饮食厚味、嗜食生冷烟酒者。湿热蕴蒸,逼汗外泄。

3.治法

化湿清热,通利三焦。

4.方剂

三仁汤(《温病条辨》)合平胃散(《太平惠民和剂局方》)。

药物:杏仁 10 g,蔻仁 3～5 g,薏苡仁 15～30 g,竹叶 10 g,通草 10 g,法半夏 10 g,厚朴 6 g,滑石 10～15 g,苍术 10～15 g。

方义:杏仁、蔻仁、薏苡仁分别宣通三焦气机;竹叶、滑石、通草利水清热;半夏、厚朴苦温除湿;苍术、厚朴除湿和中。

加减:口腻口淡加藿香、佩兰芳化湿浊;口苦加黄芩、黄连清热;小便少者加猪苓、茯苓淡渗;脾虚者加白术、甘草健脾。

5.变通法

亦可用藿朴夏苓汤(《医原》)及甘露消毒丹(《温热经纬》)代之。

(六)瘀血痹阻

1.临床表现

盗汗或自汗,有烘热感,可全身汗出,亦可心胸、头面局部汗出。皮肤干涩,或肌肤甲错,面色晦暗无泽,或有黄、黑斑块,两目下暗。舌暗淡有瘀点(斑),脉弦细或细涩。

2.病因病机

血瘀阻络,气血不通,汗液疏泄失司。

3.治法

活血化瘀通络。

4.方剂

血府逐瘀汤(《医林改错》)加减。

药物:柴胡 10 g,枳壳 10 g,白芍 10 g,当归 10 g,生地黄 10 g,川芎 5 g,桃仁 10 g,红花 5 g,牛膝 10 g,桔梗 5 g,甘草 5 g。

方义:方中用柴胡、枳壳疏肝理气;桃仁、红花、当归、川芎、赤芍、生地黄活血化瘀;牛膝、桔梗引药上下升降,甘草和中。

加减：有热者加牡丹皮、丹参凉血；兼寒者加桂枝、吴茱萸温散。

5.变通法

若以头面、颈项汗出为主者，可用通窍活血汤(《医林改错》)；以少腹、外阴汗出为主者，用少腹逐瘀汤(《医林改错》)。

（宋　玮）

第四节　失　　眠

失眠又称不寐、不得眠、目不瞑，以经常不能获得正常睡眠为临床表现，有不易入睡、睡而易醒、早醒不再能睡，甚而彻夜不眠等轻重不同程度的情况发生。患者一般从上床就寝起至开始入睡的时间超过 30 min，一夜之间总的睡眠时间与总的就寝时间之比低于 85.0%。睡眠后白天身心疲惫，精神不振，从而影响正常生活、学习、工作及身心健康。临床所见之失眠有：入睡不能；睡眠时间短，醒即不能再睡；时睡时醒，极易觉醒；似睡非睡，乱梦纷纭等四种情况，其轻重程度有所不同。

《灵枢·邪客》认为"卫气行于阳，不得入于阴，阳气盛、阴气虚而目不瞑。"《景岳全书》将不寐概括为有邪、无邪两类。"神安则寐，神不安则不寐。其所以不安者，一由邪气之扰，一由营气不足耳。有邪者多实证，无邪者多虚证"(《景岳全书·卷十八·不寐》)。因而，失眠之症多由阴阳失调、阳不交阴所致，可分为正虚、邪实两类。现代医学认为失眠之症多属大脑皮层功能障碍的结果，患失眠之症多为脑力劳动者，此其明证。至于治法，调阴阳，理气血，治脏腑，和营卫，治病求本，要在辨证论治，不用安眠类药物，而取得长期稳定的疗效。

一、辨证要点

虚证可涉及心、肝、脾、肾、胆、胃等，实证则以痰浊、火热、瘀血为因。如兼见神疲乏力，食少纳呆，腹胀便溏为脾胃病变；心情急躁，心悸怔忡，五心烦热为心火旺而心阴虚者。伴健忘耳鸣，腰膝酸软为肾虚。心情抑郁，恐惧不安，易于惊醒为心胆虚怯。情绪抑郁，虚烦难解为肝郁。心胸懊侬，烦闷躁扰为火；苔水滑或白腻，脉滑为痰；如久病不愈，舌暗青紫可从瘀血论治。

二、证治方药

(一)心脾两虚

1.临床表现

患者不易入睡，多梦易醒，或乍寐乍醒。心悸怔忡，神疲乏力，食少纳呆，腹胀便溏，头晕目眩，面色萎黄。舌淡嫩，脉沉细，虚弱。

2.病因病机

脾气不足，气血无生化之源，心血失养，神气失归附之舍。心神不安，故而失眠。

3.治法

补益心脾，宁心安神。

4.方剂

归脾汤(《济生方》)加减。

药物：炙黄芪 10～15 g,党参 10～15 g,炒白术 10 g,龙眼肉 10 g,炒枣仁 15 g,当归 10 g,炙远志 10 g,木香 6 g,炙甘草 6～10 g,茯神 15 g。

方义：黄芪、党参、白术、甘草健脾益气；龙眼肉、枣仁、当归养血安神；远志、茯神宁心定志；木香理气醒脾,使诸药不致呆腻。

加减：食少纳呆加陈皮、砂仁、蔻仁和胃醒脾；腹胀便溏加山药、薏苡仁、扁豆健脾利湿。失眠甚者加重枣仁剂量,或用 15～30 g 研末装胶囊吞服,每天 2～3 次；或加五味子、合欢皮、柏子仁养心安神；或加龙齿、牡蛎、琥珀末镇静安神。兼见肾虚者加熟地黄、山药补肾；兼见痰湿者重用白术,加半夏、菖蒲、陈皮、苍术等化痰湿。

5.变通法

亦可用养心汤(《证治准绳》)加减,药如黄芪、党参、肉桂、五味子、半夏、柏子仁、枣仁、远志、当归、川芎等,益气养血、宁心安神。若脾虚便溏者,可用寿脾煎(《景岳全书》)加减,药用党参、干姜、山药、白术、枣仁、远志、莲子肉、甘草等,健脾益气,养心安神；若气血虚亏,面色无华,大便溏者,亦可用茯神散(《证治准绳》),以四物汤养血和血,党参、茯苓、红枣健脾益气,茯神、远志安神,桔梗调和气机。

(二)心阴亏虚

1.临床表现

患者不易入睡,多梦易醒,或乍寐乍醒。心情急躁,心悸怔忡,口干咽燥,或口舌生疮,夜寐盗汗,五心烦热,小便黄。舌红少苔,脉细数。

2.病因病机

心阴不足,心火上炎,心神失养,火热扰动,致成失眠。

3.治法

养心清热,安神宁心。

4.方剂

天王补心丹(《摄生秘剖》)加减。

药物：生地黄 10～15 g,玄参 10～15 g,麦冬 10～15 g,天冬 10 g,茯神 15 g,丹参 10～15 g,远志 6 g,党参 10 g,五味子 10 g,枣仁 15 g,柏子仁 10～15 g,桔梗 6 g,甘草 6 g。

方义：生地黄、麦冬、玄参养阴清热；五味子、枣仁、远志、柏子仁、丹参、茯神宁心安神；党参、天冬、生地黄益气养阴；桔梗引药上行；甘草和中。

加减：心火偏旺,五心烦热等,加黄连、竹叶清心除烦；若心烦懊侬不安,加栀子、豆豉清解虚烦。

5.变通法

心火偏旺者可用二阴煎(《景岳全书》)加减,药如生地黄、麦冬、玄参、枣仁、黄连、灯心草、茯苓、甘草,亦清心降火之剂。

(三)心肾不交

1.临床表现

失眠不易入睡,寐而多梦,甚而彻夜不眠。心烦口苦,头晕目眩,五心烦热,健忘耳鸣,烘热盗汗,腰膝酸软,男子遗精,妇女月经不调。舌红少苔,脉细数。

2.病因病机

肾水亏虚于下,心火亢炎于上,心肾不得交通,阴阳失调而致失眠。

3.治法

滋肾清心,交通心肾。

4.方剂

黄连阿胶鸡子黄汤(《伤寒论》)合交泰丸(《韩氏医通》)加减。

药物:黄连 6～10 g,黄芩 10～15 g,白芍 10～15 g,生地黄 15 g,肉桂(后下)3～5 g,阿胶(烊冲)10 g,鸡子黄(冲)1～2 枚。

方义:黄连、黄芩清心降火;生地黄、白芍、阿胶养阴补血;鸡子黄调和阴阳;黄连、肉桂交通心肾。

加减:若心烦烘热盗汗,甚而彻夜不寐者,加朱砂(研末另吞)0.6 g,炒枣仁 30 g,加强安神镇静作用。

5.变通法

若以肾阴不足为主者,可用六味地黄汤(《小儿药证直诀》)合交泰丸,补肾阴为法。若以心火偏旺为主者,则可用上方,或用天王补心丹、朱砂安神丸(《内外伤辨惑论》)合方,养心阴,除心火,安心神。如人心惊而夜不眠者,阳不入阴为心肾不交,惊恐为肾气不入于心,不眠为心气不归于肾,用陈士铎《石室秘录》治心方,补心益肾,药用人参、茯苓、茯神、远志、生枣仁、熟地黄、山茱萸、当归、菖蒲、黄连、肉桂、白芥子、麦冬、砂仁。如肾水虚寒、元阳上浮,烦躁失眠,畏寒怵惕或盗汗,用二加龙牡汤(《外台秘要》),药用白芍、附子、龙骨、牡蛎、甘草等调整阴阳。

(四)心胆虚怯

1.临床表现

恐惧不安,不能独自睡眠,入睡困难,睡而不实,易于惊醒,醒后心悸怔忡。心中憺憺不安,如人将捕之,善叹息,心情抑郁,头重身倦,神疲乏力,气短自汗。舌淡,苔水滑或白腻,脉沉弦或沉滑。

2.病因病机

心气不足,神气失守,胆虚无主,决断不能。故神魂不安,致成失眠。

3.治法

益气养心,温胆安神。

4.方剂

十味温胆汤(经验方)加减。

药物:党参 10 g,炙远志 6 g,法半夏 10～15 g,陈皮 6～15 g,五味子 10 g,枣仁 15 g,麦冬 10 g,茯神 15～30 g,石菖蒲 10 g,枳实 10 g,龙骨(先煎)10～15 g,甘草 6 g。

方义:法半夏、陈皮、枳实和胃理气、温胆化痰;五味子、枣仁、茯神、远志安神宁心;党参、麦冬益气养阴;龙骨重镇安神;甘草调中;石菖蒲化痰通窍。

加减:若心中憺憺不安,恐惧不能自主者,加珍珠母、牡蛎、磁石等,加强重镇安神药力;若胸闷泛恶,口中黏腻,舌苔白腻,见痰湿之证,加竹茹、生姜和胃化痰。

5.变通法

热重,口苦烦躁,舌苔薄黄腻,脉滑数者,用黄连温胆汤(《六因条辨》)加减。若彻夜不眠,病情重者,用高枕无忧散(《杂病广要》)加减,药用竹茹、半夏、陈皮、茯苓、枳实、党参、石膏、麦冬、龙眼肉、枣仁、甘草,清心除烦,温胆安神。

(五)肝郁血虚

1.临床表现

难以入睡,入睡多梦易惊。心中虚烦难解,情绪抑郁不舒,或烦躁易怒,胸闷胁胀,叹息不已。舌苔薄,脉弦或带数。

2.病因病机

郁怒伤肝,肝气郁结,肝血不藏,魂不守舍,心火不降,虚烦难解,致成失眠。

3.治法

疏肝养血安神。

4.方剂

酸枣仁汤(《金匮要略》)合逍遥散(《太平惠民和剂局方》)加减。

药物:酸枣仁15~30 g,知母10 g,川芎10 g,茯神15~30 g,炙甘草6~10 g,柴胡6~10 g,当归10 g,白芍10 g,白术10 g,薄荷(后下)6 g。

方义:枣仁养肝血、安神魂;知母清热除烦;川芎、当归、白芍养血补肝;柴胡、薄荷疏肝条达;茯神安神;白术、甘草健脾和中。

加减:心中虚烦、懊恼不已者,加栀子、豆豉、枳实清热除烦;肝郁夹痰者,加半夏、夏枯草,化痰疏肝并用。或在酸枣仁汤中加防风,以条达肝气。

5.变通法

肝郁化火,口苦烦躁失眠,左关脉弦数,用丹栀逍遥散(《内科摘要》)加减,药用牡丹皮、栀子、白芍、柴胡、枣仁、柏子仁、当归、茯神、丹参等,清肝泄热,养血安神。

(六)胃气不和

1.临床表现

睡卧不安,辗转反侧,胸脘痞满,不思饮食,嗳腐吞酸,泛恶呕吐,腹胀,大便异臭或便秘。舌苔厚腻,脉滑。

2.病因病机

饮食不节,宿食停滞,胃失和降,浊气上逆,胃不和则卧不安。

3.治法

和胃化滞,安神宁心。

4.方剂

平胃散(《太平惠民和剂局方》)、保和丸(《丹溪心法》)合半夏秫米汤(《素问》)加减。

药物:苍术10 g,厚朴6 g,茯苓10~15 g,陈皮6 g,法半夏10~15 g,枳实6 g,神曲10 g,莱菔子10 g,山楂10 g。

方义:神曲、莱菔子、山楂消导化滞,苍术、厚朴化湿;半夏、陈皮和胃、枳实理气降浊;茯苓宁心安神。

加减:若心烦口苦者,可加黄连、栀子清热除烦。

5.变通法

食积较轻或症情已缓时,可用二陈汤、平胃散(均为《太平惠民和剂局方》方)加减,和胃燥湿。

(七)火热上扰

1.临床表现

外感热病后,坐卧不安,难以入睡,心胸懊恼,烦闷躁扰,嘈杂似饥,口干苦。舌红苔黄,脉数。

2.病因病机

热邪已退,余热未清,扰于胸膈,心神不安,致生失眠。

3.治法

清热泻火,除烦安神。

4.方剂

栀子豉汤(《伤寒论》)合竹叶石膏汤(《伤寒论》)加减。

药物:栀子 10 g,淡豆豉 10 g,竹叶 10～15 g,生石膏(先煎)15～30 g,麦冬 10～15 g,法半夏 10～15 g,党参 10 g,甘草 6～10 g,粳米一撮。

方义:栀子、豆豉清心除烦、散郁宣透;竹叶、石膏清胃泻火;麦冬、党参益气养阴;半夏和胃降逆;甘草、粳米和中。

加减:胸闷憋气者加枳实理气;大便秘结加大黄通下;口苦心烦加黄连清心。

5.变通法

若心火偏旺者,可用黄连阿胶鸡子黄汤(《伤寒论》)加减,清心火、安心神。

(八)瘀血阻滞

1.临床表现

夜不能寐,将卧又起,彻夜不宁,胸中窒闷,心悸,烦躁不安。舌暗,青紫或有瘀点(斑),脉沉、涩。

2.病因病机

瘀血阻滞,络脉不通,心血瘀阻,心神不安。

3.治法

活血化瘀。

4.方剂

血府逐瘀汤(《医林改错》)加减。

药物:柴胡 10 g,枳实 10 g,赤芍 10～15 g,当归 10～15 g,生地黄 10～15 g,川芎 6～10 g,桃仁 10 g,红花 6～10 g,牛膝 10 g,桔梗 6 g,甘草 6～10 g。

方义:柴胡、枳实、赤芍、甘草疏肝理气;桃仁、红花、生地黄、川芎、赤芍、当归活血化瘀;牛膝、桔梗一升一降,调和气机。

加减:失眠夜不能寐者,加枣仁、茯神安神。

5.变通法

痰瘀互结者,可用温胆汤(《备急千金要方》)合桃红四物汤(《医宗金鉴》)化痰活血。

(宋 玮)

第五节 血 尿

血尿指排出的尿液中含有红细胞。血尿有出血多少的不同,尿液呈血红色或洗肉水样,甚则有血块者,称为肉眼血尿;尿色外观无明显变化,仅显微镜下发现红细胞,称为镜下血尿。这只是出血多少不同,与病变程度不完全一致。血尿有远近之别,全程血尿来自膀胱颈以上,终末血尿示出血来自膀胱颈部,初始血尿来自尿道。新鲜血尿表示下尿路出血,陈旧血尿提示上尿路出血。

血尿在中医文献中称为溺血、溲血、尿血,基本上是肉眼血尿。并根据伴发疼痛与否,将之分为两种,即《丹溪心法·溺血》中的"痛者为淋,不痛者为溺血。"

一、辨证要点

(一)辨别有无尿痛
无痛性血尿为尿血,有痛性血尿、小便滴沥涩痛为血淋。

(二)辨别虚实
实证主要为湿热蕴结,尿血色深红,伴小便赤涩热痛;气滞血瘀引起的,尿血色紫暗有血块,伴少腹胀痛。虚证多为脾虚不摄,肾虚不固所致,且常见阴虚火旺者,则尿血迁延不愈,时作时止,血色淡红或鲜红而量不多等。

二、证治方药

(一)湿热蕴结
1.临床表现

小便赤涩热痛,甚或尿血,血色深红,或夹有血块,或癃闭不通,少腹拘急胀痛。口燥咽干,口渴欲饮,腰酸困楚,纳呆食少。舌红苔黄腻,脉滑数。

2.病因病机

湿热蕴结膀胱,热甚迫血溢妄行而致。

3.治法

清利湿热,凉血止血。

4.方剂

八正散(《太平惠民和剂局方》)合小蓟饮子(《济生方》)加减。

药物:瞿麦 10 g,萹蓄 10 g,车前子(包)10 g,生地黄 15 g,泽泻 10 g,小蓟 30 g,生蒲黄(包)10 g,制大黄 10 g,牡丹皮 10 g,赤芍 15 g,六一散(包)10 g,白茅根 30 g。

方义:瞿麦、萹蓄清利湿热;小蓟、生蒲黄、制大黄、白茅根凉血止血;车前子、六一散、泽泻利湿通淋;生地黄、牡丹皮、赤芍清热凉血。

加减:热盛发热者,加金银花、蒲公英、连翘、黄柏清热;血尿较重兼见血块者加三七、侧柏叶化瘀止血;脓尿加薏苡仁、败酱草排脓;尿道剧痛,加琥珀粉(冲)、海金沙通窍;癃闭不通加牛膝、虎杖活血利水;大便干结,用生大黄后下泻下清热。

5.变通法

可用龙胆泻肝汤(《医宗金鉴》)加减。

(二)心火亢盛

1.临床表现

小便涩热疼痛,甚或尿血,血色鲜红。伴心烦口渴,面红口干,口舌生疮,夜寐不安。舌尖红,苔薄黄,脉滑或数。

2.病因病机

心火亢盛,移热于小肠,热甚迫血溢妄行而致。

3.治法

清心利尿,凉血止血。

4.方剂

导赤散(《小儿药证直诀》)合小蓟饮子(《济生方》)加减。

药物:生地黄 30 g,淡竹叶 10 g,藕节 10 g,生蒲黄(包)10 g,六一散(包)10 g,栀子 10 g,麦冬 10 g,赤茯苓 10 g,小蓟 30 g,制大黄 6 g,生甘草 6 g。

方义:栀子、生地黄、麦冬、淡竹叶清心利尿;小蓟、生蒲黄、藕节、制大黄凉血止血;车前子、六一散、赤茯苓利湿通淋。

加减:心烦口渴,口舌生疮加黄连清心;小便涩热加黄柏泻火;血多痛甚加参三七粉、琥珀粉吞服,化瘀止血通窍;大便干燥,改制大黄为生大黄,通下泻火。

5.变通法

如心肝火旺,可用龙胆泻肝汤(《医宗金鉴》)合导赤散(《小儿药证直诀》)加减。

(三)气滞血瘀

1.临床表现

尿血色紫暗,有小血块,小便涩滞不畅。伴少腹、会阴部坠胀不适或硬满、拘急、胀痛,便秘烦躁。舌紫暗或有瘀点(斑),脉细或涩。或伴见发热、烦躁、便结、舌红,脉数。

2.病因病机

瘀阻尿道,络脉不通,血不循经而尿血。如外感热邪,血热互结,蓄于下焦,尿血伴见发热、烦躁。

3.治法

活血化瘀,通窍利尿。

4.方剂

代抵当汤(《证治准绳》)加减。

药物:当归 10 g,生地黄 15 g,桃仁 10 g,肉桂 6 g,生大黄 6 g,琥珀粉(分冲)2 g,生蒲黄(包)10 g,川楝子 10 g,猪苓 15 g,泽泻 10 g,白芍 10 g。

方义:生大黄、桃仁、生蒲黄、化瘀通窍;生地黄、当归、白芍和血通络;肉桂、琥珀通窍利尿;川楝子理气;猪苓、泽泻利水通淋。

加减:兼气虚加黄芪、党参补气,兼血虚加阿胶、墨旱莲养血;兼气血虚弱者,为瘀久不散、新血不生或久病失血所致,应适当减少破瘀之品如山甲、桃仁等;若为血热互结者,上方去肉桂、川楝子、猪苓、白芍,加赤芍、牡丹皮、蒲公英、茜草、紫花地丁清热凉血。

5.变通法

如外感热邪，血热互结，蓄于下焦，尿血伴见发热、烦躁者，可用桃仁承气汤(《伤寒论》)加减。

(四)阴虚火旺

1.临床表现

小便频数灼热，短赤尿血，血色淡红或鲜红而量不多，或伴尿痛涩滞但不显著，时作时止，房劳则发作或加重，有时伴血精，会阴坠胀不适。腰酸腿软，头晕耳鸣，神疲倦怠，五心烦热，颧红潮热，少寐多梦。舌红少苔，脉细数。

2.病因病机

肾阴亏损，虚火上炎，热甚迫血溢妄行，致成尿血。

3.治法

滋阴降火，凉血止血。

4.方剂

猪苓汤(《伤寒论》)合知柏地黄丸(《医宗金鉴》)加减。

药物：生地黄15 g，山茱萸10 g，山药10 g，泽泻10 g，猪苓15 g，牡丹皮10 g，黄柏10 g，知母10 g，阿胶(烊化，另冲)10 g，墨旱莲15 g，仙鹤草20 g，生蒲黄(包)10 g。

方义：生地黄、山茱萸、山药滋肾阴；牡丹皮、黄柏、知母降虚火；阿胶、墨旱莲、仙鹤草、蒲黄凉血止血；泽泻、猪苓利水通淋。

加减：腰膝酸困，房劳后血尿加重者，加狗脊、益智仁补肾；颧红潮热，烘热汗出，五心烦热者，加鳖甲、银柴胡清虚热；膀胱湿热未尽，口干喜饮，小便赤涩热痛，苔黄者，去山药、山萸、阿胶，加蒲公英、车前子、白茅根清热通淋。

5.变通法

如湿热下注，阴虚火旺者，用大补阴丸(《丹溪心法》)合八正散(《太平惠民和剂局方》)加减，滋阴清热，利湿凉血。

(五)脾虚不摄

1.临床表现

尿血迁延不愈，时轻时重，反复发作，血色淡红。面色萎黄少华，倦怠乏力，纳呆食少，头晕耳鸣，气短声低，精神困惫。舌淡苔薄，脉细弱。

2.病因病机

脾虚不能统血，血不循经而致尿血，迁延不愈。

3.治法

补气健脾，养血固摄。

4.方剂

举元煎(《景岳全书》)合猪苓汤(《伤寒论》)加减。

药物：黄芪30 g，党参15 g，白术15 g，黑升麻6 g，猪苓15 g，茯苓15 g，阿胶(烊化，另冲)10 g，当归10 g，陈皮10 g，黑荆芥10 g，五味子10 g，炙甘草6 g。

方义：黄芪、党参、白术补气健脾；阿胶、当归养血；黑升麻、黑荆芥升阳摄血；猪苓、茯苓渗利；五味子收敛；陈皮和胃；甘草调中。

加减：兼腰膝酸软加山药、杜仲、菟丝子补肾；久病兼瘀，夹有小血块者加蒲黄、刘寄奴化瘀止血。

5.变通法

心脾两虚者,可用归脾汤(《济生方》)加减。

(六)肾虚不固

1.临床表现

久病尿血,延迟不愈,血色淡红。腰脊酸痛,精神困惫,头晕耳鸣,面白少华。舌淡苔白,脉沉弱。

2.病因病机

久病不愈,肾气虚亏,下元不固,封藏无能,血不循经而致尿血。

3.治法

补肾益精,固摄下元。

4.方剂

无比山药丸(《太平惠民和剂局方》)加减。

药物:山药15 g,熟地黄15 g,山茱萸15 g,菟丝子10 g,鹿角霜10 g,当归10 g,黄芪15 g,五味子10 g,杜仲15 g,茯苓10 g,龟甲(先下)15 g,补骨脂10 g,炙甘草6 g。

方义:鹿角霜、龟甲通调任督;山药、熟地黄、山茱萸补肾;菟丝子、五味子、杜仲、补骨脂固摄下元;黄芪益气;茯苓渗利;炙甘草调中。

加减:脾阳虚寒加制白术、炮姜炭温中;血尿较重时加三七粉、阿胶止血;失眠多梦、梦遗滑精加酸枣仁、莲子肉固摄。

5.变通法

右归丸(《景岳全书》)合五子衍宗丸(《证治准绳》)加减。

(宋 玮)

第六节 痔 疮

痔是直肠末端黏膜下和肛管皮下静脉丛曲张而形成的静脉团。痔好发于20岁以上的成年人,儿童很少发生。肛门生痔,多因嗜食辛辣肥腻,燥热内生而下迫大肠;经常便秘努责,久坐久蹲,行走负重,妇女生育过多,致血行不畅,络脉瘀阻。内治法主要针对便血、肛门疼痛和痔核脱出,药物外治还有清热消肿作用。目前提倡用各种药物注射、枯痔、结扎等,进行根除。

一、辨证要点

(一)辨别内痔分期

Ⅰ期痔核小不脱出,以便血为主。Ⅱ期痔核较大,大便时可脱出,便后可回纳,便血或多或少。Ⅲ期痔核更大,大便时脱出肛外,甚而行走、咳嗽等也可脱出,不能自行回纳,便血不多或不出血。

(二)辨别发生部位

痔疮有内痔、外痔和混合痔(内外痔)3种。内痔生于肛门齿线以上,其特点是便血、痔核脱出,肛门不适感。外痔生于肛门齿线以下,其特点是肛门坠胀、疼痛,有异物感。混合痔具有内痔、外痔双重症状,指同一方位的内外痔静脉丛曲张,相互沟通吻合,形成一整体者,好发于截石位 3、7、11 点处,以 11 点最为多见。

二、证治方药

(一)气滞血瘀

1.临床表现

肛门坠胀疼痛,内痔痔核脱垂,嵌顿不能复位,肛管紧缩,严重时肛缘水肿,皮下血栓、触痛明显,影响排便。外痔肛缘肿物突起,排便时可增大,而有异物感,局部可触及皮下有硬性结节,便干。舌暗红,苔黄,脉弦、涩。

2.病因病法

气滞血瘀,血络痹阻而肛门生痔,肛门坠胀疼痛。

3.治法

祛瘀活血。

4.方剂

止痛如神汤(《医宗金鉴》)加减。

药物:桃仁 15 g,红花 10 g,赤芍 15 g,当归 15 g,制大黄 10 g,皂角 10 g,槟榔 10 g,火麻仁(打)10 g,苍术 10 g,黄柏 10 g,秦艽 10 g。

方义:桃仁、红花、赤芍、当归活血祛瘀;大黄、火麻仁、槟榔、皂角润肠通便、理气止痛;秦艽祛风胜湿;苍术、黄柏清热燥湿。

加减:大便秘结可用生大黄、全瓜蒌通便。

5.变通法

应配以外治法。

(二)血热肠燥

1.临床表现

内痔便血,大便带血、滴血或喷射样出血,色鲜红,便秘或有肛门瘙痒,心烦口苦。舌红苔黄,脉数。

2.病因病机

内蕴血热,又嗜肥甘,燥火内结,热迫血溢,形成便血。

3.治法

凉血清热,润肠通便。

4.方剂

凉血地黄汤(《医宗金鉴》)加减。

药物:生地黄 10～15 g,当归 10 g,赤芍 10～15 g,地榆 10～15 g,槐花 10 g,炒黑荆芥 10 g,黄芩 10 g,黄连 10 g,炒黑升麻 6 g。

方义:生地黄、赤芍、当归凉血;黄芩、黄连清热;地榆、槐花凉血止血;炒黑荆芥、炒黑升麻入血分止血,且有升提祛风作用。

加减:便秘可加生大黄清热泻火通便。

5.变通法

可用槐花散(《本事方》)合脏连丸(《证治准绳》)加减,药用槐花、地榆、侧柏叶、荆芥穗、黄连、大黄、生地黄等,凉血止血。

(三)脾虚气陷

1.临床表现

肛门坠胀,似有便意。内痔脱出需手法复位,外痔肛缘肿物隆起,行走时加重。面色无华,神疲乏力,纳少腹胀。舌淡,脉虚。

2.病因病机

脾虚无以生化气血,气虚无以升提摄纳,致使痔核脱垂。

3.治法

补中益气,升阳举陷。

4.方剂

补中益气汤(《脾胃论》)加减。

药物:生黄芪 15 g,党参 10～15 g,白术 10 g,当归 10 g,升麻 6 g,柴胡 6 g,枳壳 15 g,甘草 6 g。

方义:黄芪、白术、党参、甘草益气补中;升麻、柴胡、枳壳升阳举陷;当归养血。

加减:便血加侧柏叶、地榆、槐花;血虚加白芍、墨旱莲、女贞子。

5.变通法

可用举元煎(《景岳全书》)加防风、枳壳,补中益气升阳。

三、易简效验方

(一)痔灵丸

刺猬皮、赤芍、白芷、当归、防风、牡丹皮、丹参、五倍子各 2 份,生地黄、黑槐花、黑地榆各 3 份,大黄 1 份。当归、芍药、牡丹皮、生地黄 4 味水煎浓缩后,拌和余药细末,加蜜适量制成丸剂,每次 10 g,每天 3 次,饭后服,15 d 为 1 个疗程。痔灵丸用于初、中期内痔出血。

(二)石梅膏

制石灰粉 6 g(将鲜石灰块水飞发透,过 160 目筛,取筛后石灰 120 g,净盐 30 g 混合,加开水 500 mL 搅匀,静置后去上层清液,于温箱内烘干研细备用),乌梅肉炭 3 g,青黛 1 g,朱砂 1 g,浓茶籽壳液(干茶籽壳 25 kg,烧灰至尽,加开水 5 000 mL 浸泡 12 h,过滤,浓缩至 500 mL 即成)20 mL。混匀备用。

用前嘱患者排便坐浴,取细葱头 4 个捣烂,调反肛散(刺猬皮 9 g,蜈蚣 3 条,生草乌 9 g,炮甲片 9 g,枯矾 9 g,研末和匀)6 g 待用。患者取蹲位,将反肛散药放入肛门齿线上 0.5 cm 处,10 min 左右嘱患者排便样努挣,使痔核脱出,在痔核周围涂凡士林保护正常组织。然后敷上石梅膏,过 20～30 min,视痔核根部变黑,将石梅膏洗掉,让其暴露于肛外。用大叶桉树叶或九里明藤煎水加适量盐坐浴。每天 3～5 次,连续 5～7 d。

石梅膏去黑痣息肉,蚀恶肉,消炎解毒。主治各种类型痔核,尤宜于嵌顿炎症坏死期。

3.消痔汤

乌梅 10 g,五倍子 10 g,苦参 15 g,射干 10 g,炮甲片 10 g,煅牡蛎 30 g,火麻仁 10 g,每天 1 剂,水煎服。便血甚者加地榆炭、侧柏叶;炎症甚者加黄柏、黄连;大便秘结者加番泻叶;疼痛甚者加乳香、延胡索;肛门坠胀者加木香、枳壳;脾虚下陷者加黄芪、葛根、升麻。消痔汤主治内痔出血、肿痛、脱垂。

4.荆防马钱洗剂

荆芥9 g,防风9 g,使君子9 g,制马钱子6 g,土茯苓9 g,皮硝120 g。用法:将上药置于沙锅内加水煮沸,然后将药汁倒入盆中,先熏局部,待温外洗患处,每晚1次。荆防马钱洗剂清热解毒,消肿止痛。主治外痔肿痛。

5.荆防熏洗方

荆芥30 g,防风30 g,金银花30 g,连翘30 g,虾蟆草30 g,苦参30 g,透骨草45 g,苏木45 g,生川乌12 g,生草乌12 g,威灵仙12 g,槐角12 g,当归12 g,生甘草12 g,上药加水,煎至2 000 mL,每天熏洗患处2～3次,每次0.5～1 h。荆防熏洗方活血消肿,清热止痛。主治血栓性外痔。

(宋 玮)

第七节 月经异常

月经的主要成分是血,而血的生成、统摄和运行,有赖于气的生化与调节。气血来源于脏腑,是以五脏安和,气血通畅,则血海按时满盈,经事如期。在五脏六腑及诸经脉中,肾、肝、脾、胃和冲、任两脉功能与月经正常尤有关联。肾与肝为母子,肾主藏精,肝主藏血,精血为月经生成之本;脾与胃为表里,胃主受纳水谷,脾主运化精微,又为生精化血之源;肝肾、脾胃交互资生,则精充血足,汇于冲任,下达胞宫,满而后溢,经以时下。因此,脏腑经脉气血的作用协调,才能使月经正常,反之就会成为疾病。

一、月经先期

月经周期提前7 d以上,15 d以下,连续3个周期者,称为月经先期。月经先期常伴有经量、色、质的异常,与月经过多、经期延长同病。本症主要由血热和气虚所致,也可因肝郁化火或肾虚火旺引起。

(一)辨证要点

1.辨别月经的量、色、质

一般以量多、色紫、质稠为实热;量少、色红、质黏为虚热;量多、色淡、质稀为气虚;量或多或少,色或红或紫,兼胸胁、乳房胀痛者为肝郁化火。

2.辨别本症与经间期出血

经间期出血为排卵期出血,量少,一般1～3 d即净,于基础体温上升至37 ℃即止,可予鉴别。

(二)证治方药

1.血热

(1)临床表现:月经先期,量多或正常,色鲜红或紫红,质稠,流出时有热感。心烦不安,口渴饮冷,口唇面赤,小便黄。舌红,脉滑数。

(2)病因病机:青春期阳盛之体为多,血热内盛,迫血下行而致月经提前。亦可有过食辛辣食物、温补药之诱因。

(3)治法:清热凉血调经。

(4)方剂:清经汤(《傅青主女科》)加减。

药物:牡丹皮 10 g,地骨皮 15 g,白芍 10 g,生地黄 10 g,青蒿 6 g,茯苓 6 g,黄柏(盐水炒)3 g。

方义:牡丹皮、青蒿、黄柏清热泻火凉血;地骨皮、生地黄(原方为熟地黄)清热养阴;白芍和血敛阴;茯苓宁心滋水。该方是针对"火热而水有余"(《傅青主女科》)者,治以清泻火热而不伤肾水之方。

加减:口渴甚,加知母、玄参清热凉血;经量多而数天不减者,加黄连、黄芩清热,或地榆炭、侧柏炭止血。

(5)变通法:芩连四物汤(《医宗金鉴》)加地骨皮、牡丹皮,归、芎用量宜少。

2.肝郁化火

(1)临床表现:月经先期,经色红或紫,量或多或少,质黏稠或夹血块,排出不畅。乳房、胸胁、小腹有胀痛感,烦躁易怒,口苦咽干。舌红苔薄黄,脉弦数。

(2)病因病机:肝气郁结,久郁化火,迫冲脉血海之经血下泄,而月经提前。

(3)治法:疏肝解郁,清热泻火。

(4)方剂:丹栀逍遥散(《内科摘要》)加减。

药物:牡丹皮 10 g,炒栀子 6 g,当归 6～10 g,白芍 10～15 g,柴胡 10 g,白术 10 g,茯苓 10～15 g,甘草 5～10 g。

方义:柴胡疏肝;白芍、当归和肝养血;白术、茯苓健脾;牡丹皮、栀子清热泻火;甘草调中。

加减:头晕耳鸣者重用白芍养血;胸闷嗳气者去白术,加香附、苏梗理气;经量少而有血块者,加泽兰、益母草化瘀;经量多者,加生蒲黄、地榆止血;痛经者,加川楝子、香附、乌药理气止痛。

(5)变通法:芩连四物汤(《医宗金鉴》)加牡丹皮、栀子、柴胡。

3.气虚

(1)临床表现:月经先期,量或多或少,色淡,质清稀。神倦乏力,气短懒言,心悸怔忡,小腹有空坠感。舌质淡红,脉细弱或虚大。

(2)病因病机:常见于体虚久病者,气虚统摄无权,冲任不固,故月经先期。

(3)治法:益气养血,佐以固摄升提。

(4)方剂:归脾汤(《济生方》)加减。

药物:党参 10 g,黄芪 10～15 g,当归 6～10 g,白术 10～15 g,茯神 10～15 g,龙眼肉 10 g,炙远志 5 g,酸枣仁 10 g,甘草 5 g,木香 3 g。

方义:黄芪、党参、白术、甘草益气健脾,当归、龙眼肉、枣仁养血,远志、茯神安神,木香理气而佐诸补药而不致过于呆滞。

加减:木香可改为荆芥穗,酌加升麻,以助升提摄血药力;经多不止加血余炭、陈棕炭、莲房炭收敛止血。

(5)变通法:若月经量多、经期延长不止,属气虚不能摄血者,用举元煎(《景岳全书》)加味。

4.阴虚火旺

(1)临床表现:月经先期,量少或正常,色鲜红,质稠。面部烘热,手足心热,头晕心烦,腰酸。舌红,脉细数。

(2)病因病机:素体阴虚,阴虚生内热,火热盛而阴水不足,经血先期而下。

(3)治法:养阴清热。

(4)方剂:两地汤(《傅青主女科》)加减。

药物：生地黄 30 g，玄参 30 g，麦冬 15 g，白芍 10～15 g，阿胶(另烊冲)10 g，地骨皮 10 g。

方义：生地黄、玄参、麦冬养阴清热，地骨皮凉血，白芍和肝，阿胶养血止血。

加减：心烦、手足热，盗汗者加青蒿、黄柏清虚热；经量多者，加侧柏炭、莲房炭收敛止血。

(5)变通法：地骨皮饮(《医宗金鉴》)，即四物汤加牡丹皮、地骨皮。

二、痛经

凡在经期前后或正值经期，发生于小腹部及腰骶部的疼痛，严重时伴有面色苍白、汗出、恶心呕吐、四肢厥冷甚而晕厥，以致影响工作和生活，并随月经周期而发作者，称为经来腹痛或痛经。大多妇女在经前或经期有不同程度的小腹不适，为生理现象，一般不作本症。

中医认为痛经的发生，主要由胞宫气血运行不畅所致。月经以血为本，以气为用，冲任血盈，溢于胞宫，出于阴道，是为经水。经血的运行与聚散，均赖于气。若气血充沛，气顺血和，则经行通畅无阻，自无疼痛之苦。如气虚血少则血海亏虚，气滞血瘀则经行不畅，便可引起痛经。痛经分为虚证和实证两大类。实证主要有气滞、瘀血、寒凝、郁热四种证候，各证间又互有兼夹。虚证可分为气血虚弱、肝肾亏损、冲任虚寒。诚然，若能结合痛经发生的原因及疾病诊断，指导选方用药，则可提高临床治疗效果。

(一)辨证要点

痛经的辨证，应当根据疼痛发生的时间、性质、部位，疼痛的程度，结合月经的经期、经量、经色、经质等来识别痛经的证候类型。

1.辨别虚实寒热

如经前或经期腹痛均为实证，经后始痛为虚证。按之痛甚者为实，按之痛减为虚；得热痛甚为热，得热痛减为寒。隐痛、坠痛、空痛，喜按喜温者属虚。灼热痛为热痛。

2.辨别气血

胀甚于痛，时作时止为气滞。绞痛，刺痛，持续不已，血块排出后痛减，或少顷又痛者为血瘀。冷痛、酸痛、抽痛、刀割样痛、针刺样痛为寒凝血滞。小腹正中痛多为气滞血瘀，寒凝或郁热；小腹两侧或一侧疼痛，时引胸胁，为气滞或瘀血。

(二)证治方药

1.气滞

(1)临床表现：经前 3～5 d 即开始小腹胀坠而痛，经量多少不定，经色暗红或紫，有血块，经行不畅，经行时胀痛自减。伴胸胁不舒，乳房胀痛，情绪不安，烦躁易怒。舌质正常，舌苔薄，脉弦。

(2)病因病机：经血欲行而气机郁滞，肝木失于条达而疏泄失职，故见小腹胀痛，经行不畅之症。

(3)治法：行气和血，通经止痛。

(4)方剂：柴胡疏肝散(《景岳全书》)合青囊丸(《韩氏医通》)。

药物：柴胡 10 g，川芎 5～10 g，制香附 10 g，乌药 5～10 g，青陈皮各 5 g，白芍 10 g，枳壳 5 g，甘草 5～10 g。

方义：柴胡、白芍、枳壳、甘草即四逆散，加青皮、陈皮可用以疏肝理气；川芎、香附、白芍、乌药为行气和血的两组对药，可用于各类痛经之中。

加减：小腹痛甚加川楝子、延胡索理气；经量多去川芎、香附，加茜草、益母草调经；血块多有瘀者,加蒲黄、赤芍凉血化瘀。兼热者,加牡丹皮、栀子清热;兼寒者,加茴香、吴茱萸温散。

(5)变通法:逍遥散(《太平惠民和剂局方》)用于肝郁脾虚者;加味乌药汤(《医宗金鉴》)用于气滞腹痛,即香附、乌药、砂仁、木香、延胡索、槟榔。

2.瘀血

(1)临床表现:经行1~2 h,或第2~3 d,小腹剧痛难忍,呈痉挛性疼痛,或阵发性加剧,拒按。痛甚可伴呕吐,四肢冷,面色苍白。月经色暗红或褐色,有血块或膜样组织,血块下后痛可有所缓解。舌暗或有瘀点,脉涩。

(2)病因病机:产后恶血排泄不净,或经行瘀血残留,或素有瘀血病证,累及胞宫。瘀血阻滞胞宫,经行涩滞不通而致本症。

(3)治法:活血化瘀,行气止痛。

(4)方剂:桃红四物汤(《医宗金鉴》)合失笑散(《太平惠民和剂局方》)加减。

药物:桃仁10 g,红花10 g,生蒲黄(包)5~10 g,五灵脂10 g,当归10~15 g,赤芍10~15 g,川芎5~10 g,牛膝10~15 g,茺蔚子10 g,泽兰10~15 g。

方义:桃仁、红花、茺蔚子、泽兰、蒲黄、五灵脂活血化瘀,当归、川芎、赤芍和血调经,牛膝引经血下行。

加减:小腹冷痛者,加吴茱萸、肉桂、小茴香温寒;血块紫红有瘀热者,加牡丹皮、丹参清热化瘀;兼气滞者,加香附、乌药理气。

(5)变通法:瘀血兼寒者用少腹逐瘀汤(《医林改错》),瘀血兼热者,用膈下逐瘀汤。亦可用活络效灵丹(《医学衷中参西录》)加减出入。

3.寒凝血滞

(1)临床表现:经前数天及经期小腹冷痛,甚而绞痛、刺痛,按之痛甚,喜热熨而痛稍有缓解。甚则冷汗,四肢冷。月经后期,量少,涩滞不畅,色暗褐或如黑豆汁,有血块。可有少腹癥块。舌暗紫有瘀点(斑),苔白润或滑腻,脉沉弦或沉紧。

(2)病因病机:久居湿地或经期感寒,饮食生冷,致寒湿内侵胞宫,血海经血下泄不畅,致成本症。

(3)治法:温经散寒,通络止痛。

(4)方剂:当归四逆加吴茱萸生姜汤(《伤寒论》)加减。

药物:当归10~15 g,桂枝10~12 g,白芍10~15 g,细辛3~5 g,吴茱萸3~5 g,生姜5~10 g,甘草5~10 g。

方义:当归、吴茱萸、桂枝、细辛、生姜温经散寒,白芍、甘草缓急止痛,合而为温经通络之剂。

加减:少腹冷痛,四肢冷者,加淡附子、干姜、肉桂温寒;腹痛拒按,经暗有血块者,加蒲黄、五灵脂化瘀;经色如黑豆汁,加艾叶、香附调经;兼形寒畏冷,头痛身痛者,加羌活、防风、藁本祛寒。

(5)变通法:亦可用吴茱萸汤(《证治准绳》),即吴茱萸、当归、芍药、川芎、生姜、细辛、桂枝、甘草、荆芥、防风。或用温经汤(《金匮要略》)加减,即当归、芍药、桂枝、吴茱萸、川芎、人参、半夏、麦冬、牡丹皮、阿胶、姜、草。前方有表证者可用,有解表散寒、温经和血作用;后者可兼气血不足之象,方以温经通络,益气和血。

4.热郁血滞

(1)临床表现:经前或经期小腹痛,有灼热感,以胀痛为主。经行不畅,经色紫黑,时有血块,经量多少不定,经前乳房胀痛,心烦易怒,口苦口渴,胸胁不舒,喜叹息。小便黄,大便偏干。舌红,苔薄黄,脉弦带数。

(2)病因病机:肝郁久而化热,热郁久而化火,阻滞血海,经行不畅而生痛经。

(3)治法:清热凉血,宣郁通经。

(4)方剂:宣郁通经汤(《傅青主女科》)加减。

药物:牡丹皮 10～15 g,栀子 10 g,当归 15 g,赤芍 15 g,柴胡 5～10 g,郁金 10 g,白芥子 3～5 g,香附 5 g,黄芩 3～5 g,甘草 3 g。

方义:牡丹皮、栀子、黄芩清热凉血,当归、赤芍和血通经,郁金、柴胡、香附、白芥子理气宣郁,甘草和中。乃"补肝之血而解肝之郁,利肝之气而降肝之火"的有效方剂。

加减:经行不畅者,加牛膝、丹参、益母草化瘀调经,乳房胀痛加川楝子、橘叶、麦芽理气。

(5)变通法:丹栀逍遥散(《傅青主女科》)加减。

5.湿热蕴结

(1)临床表现:经前及经期小腹疼痛(两侧或正中),胀痛或刺痛,或有灼热感,且拒按,可引及腰部。月经先期或先后不定期,经量增多,色紫红质黏稠,味腥秽,时夹血块。平时白黄带下秽臭,质黏稠;时有发热,小便黄,大便干或不爽。一般有少腹癥积(慢性盆腔附件炎症)史。舌暗红,苔黄腻,脉滑数。

(2)病因病机:经产或人流时胞宫空虚,湿热内侵,客于胞宫,瘀滞蕴结不化,经行气血不畅,致腹痛加剧。

(3)治法:清热利湿,化瘀止痛。

(4)方剂:龙胆泻肝汤(《医宗金鉴》)合活络效灵丹(《医学衷中参西录》)。

药物:龙胆草 6～10 g,车前子(包)10 g,生地黄 10 g,赤芍 10～15 g,当归 10 g,牡丹皮 10 g,丹参 15 g,制川军 3～5 g,薏苡仁 15 g,败酱草 15～30 g,炙乳香 3 g,炙没药 3 g,川楝子 10 g。

方义:牡丹皮、丹参、赤芍、生地黄、当归凉血化瘀,龙胆草、制川军、败酱草、车前子、薏苡仁清热除湿,丹参、乳香、没药、川楝子理气活血止痛。

加减:腹痛甚者加延胡索、五灵脂化瘀,尿黄尿痛者加瞿麦、萹蓄清热除湿,带下多者加苍术、黄柏、椿根皮止带,热毒重者加蒲公英、红藤、金银花、连翘清热解毒。

(5)变通法:可用八正散(《太平惠民和剂局方》)合芩连四物汤(《医宗金鉴》);或四妙丸合大黄牡牡丹皮汤等,总以清利下焦湿热与凉血化瘀合法同用。

6.气血虚弱

(1)临床表现:经期或经后小腹隐痛,喜温喜按,或有小腹坠胀感。月经量少,色淡红,质清稀。面色无华,神疲乏力,头晕目眩,心悸怔忡。脉虚细,舌质淡红。

(2)病因病机:素体血虚或久病体弱,气血不足,气虚不足以行血,血虚不足以盈经,气血不畅致生痛经。

(3)治法:益气养血,调补冲任。

(4)方剂:圣愈汤(《兰室秘藏》)加阿胶、艾叶。

药物:生黄芪 10～15 g,党参 10～15 g,当归 10 g,川芎 5 g,白芍 10～15 g,熟地黄 10 g,阿胶(另烊冲)10 g,艾叶 10 g。

方义:黄芪、党参益气生血;当归、熟地黄、白芍、阿胶养血和血;川芎活血调经;艾叶温宫通经。

加减:小腹坠胀者,加升麻、柴胡升提;畏寒肢冷者,加桂枝温寒;头晕目眩者,加首乌、女贞子、墨旱莲养血。心悸怔忡者,加龙眼肉、枣仁养心。兼气滞胃纳不和,加陈皮　　二和胃,去阿胶、熟地黄;兼血瘀而有血块者,去熟地黄、阿胶,加丹参、茜草活血。

(5)变通法:八珍汤(《证治准绳》)加减。

7.肝肾亏损

(1)临床表现:经行之后小腹空痛,喜按。月经后期,经量减少,色淡或暗。腰膝酸软,头晕目眩,心悸,耳鸣。舌淡红,脉细弱。

(2)病因病机:禀赋不足,经产过多,精血内耗,肝肾损伤,血海不盈,胞脉失养。

(3)治法:调补肝肾,充养血海。

(4)方剂:调肝汤(《傅青主女科》)加减。

药物:山药 15 g,阿胶(另烊冲)10 g,当归 10 g,白芍 10 g,山茱萸 10 g,巴戟天 10 g,甘草 3～5 g。

方义:山药、阿胶滋阴补肾;当归、白芍和血养肝;山茱萸补肝肾而益精气;巴戟天温肾气而益冲任。

加减:头晕目眩者,加女贞子、墨旱莲、潼蒺藜养血;腰酸者,加川续断、桑寄生补肾;小腹两侧痛,加茴香、橘核理气。

(5)变通法:归肾丸(《景岳全书》)加减,即熟地黄、山茱萸、山药、茯苓、当归、枸杞子、杜仲、菟丝子。

8.冲任虚寒

(1)临床表现:经期或经后小腹痛,遇寒加剧,喜温喜按。月经后期,量少色淡,质稀。时亦有经前脐下痛者,经色如黑豆汁者。腰背冷痛,四肢不温,形寒畏冷,面色苍白。舌质淡,苔白润,脉沉弱。

(2)病因病机:肾阳不足,冲任虚亏,寒湿搏击,胞宫失养,血海不充。

(3)治法:温补冲任,调经止痛。

(4)方剂:温脐化湿汤(《傅青主女科》)加减。

药物:白术 30 g,巴戟天 15 g,山药 15 g,茯苓 10 g,扁豆 10 g,莲子肉 10 g,白果(打)10 枚。

方义:白术利腰脐之气;巴戟天、白果通任脉;扁豆、山药、莲子肉养冲脉;茯苓、白术健脾利湿。

加减:痛甚者,加肉桂、炮姜、川芎、艾叶;四肢不温、形寒怯冷者,加淡附子、干姜。

(5)变通法:温经汤(《金匮要略》)加减。

三、崩漏

在非行经期阴道大量出血,或持续出血、淋漓不止的,称为崩漏。属月经周期、经期、经量异常的一类病证。一般而言,阴道大量出血,来势急者谓崩,又称崩中、血崩;少量出血,来势缓,但持续时间长者,则称漏,又称漏下、经漏。两者之间虽有出血量的不同,但没有明显界限。久崩不止必致成漏,久漏不止亦将成崩,往往可以转化。

崩漏的主要机理是冲任失调,不能固摄经血。临床可有肾虚、脾虚、血热、血瘀等证候表现。一般而言,本症以虚证为多,而实证为少;热者为多,而寒者为少。出血期多见标证或虚实错杂证,血止后常显本证或虚证。故益气、固肾、清热、化瘀为本症主要治法。武之望《济阴纲目》说:"初用止血以塞其流,中用清热凉血以澄其源,末用补血以复其旧。"后世均以此为治疗法则。

(一)辨证要点

1.出血期

量多或淋漓难尽,色淡质稀多属虚证。量多或淋漓不止,色深红或鲜红,质稠者多属热证。量多或淋漓日久,色紫暗有块,或伴腹痛者,多属血瘀。久崩久漏,血色淡暗质稀多属寒证。

2.非出血期

青春期患者多属先天肾气不足,育龄期多属肝郁血热,绝经期多因肝肾亏损或脾气虚弱。还要结合其全身情况辨证。

(二)证治方药

1.血热

(1)临床表现:阴道骤然大量出血,或淋漓不止,血色深红、鲜红,质稠或有血块。口渴喜冷饮,烦热不安。小便黄,大便干。舌质红,舌苔黄,脉数。

(2)病因病机:热盛于内,损伤冲任,迫血妄行。

(3)治法:清热凉血,固经止血。

(4)方剂:清经散(《傅青主女科》)加减。

药物:生地黄 30 g,牡丹皮 10 g,地骨皮 15 g,白芍 15 g,黄柏 5 g,黄芩 15 g。

方义:原方有熟地黄、青蒿、茯苓,去之。用生地黄、地骨皮、牡丹皮、白芍凉血清热,黄芩、黄柏清热泻火。

加减:出血多日久不止,加地榆炭、炒蒲黄、制大黄凉血止血,亦可用炒槐花、藕节、大小蓟,亦可加入荆芥炭、棕榈炭、血余炭等。

(5)变通法:可用清热固经汤(《简明中医妇科学》)加减,药用黄芩、栀子、生地黄、地骨皮、地榆炭、藕节、棕榈炭、阿胶、龟甲等,凉血止血药较上方多。若见胸胁胀痛,心烦易怒,情绪激动,乳房胀痛,由肝郁化火所致者,疏肝清热,用丹栀逍遥散(《内科摘要》)去姜、薄荷加生地黄、茜草、蒲黄、地榆炭等,或用平肝开郁止血汤(《傅青主女科》)。

2.阴虚

(1)临床表现:月经周期紊乱,阴道出血量多,或淋漓不止,血色鲜红质稠,偶有小血块。面红潮热,五心烦热,头晕腰酸,口舌干燥。舌红,脉细数。

(2)病因病机:素体阴虚,或失血伤阴,或经产损伤,久而伤及肝肾。肝不藏血,肾阴不足。内热损伤冲任血海,而致崩漏。

(3)治法:养阴清热,滋肾固冲。

(4)方剂:两地汤(《傅青主女科》)合二至丸(《证治准绳》)加减。

药物:生地黄(酒炒)30 g,白芍 15 g,玄参 30 g,麦冬 10 g,地骨皮 10 g,阿胶(另烊冲)10 g,墨旱莲 15 g,女贞子 10 g。

方义:生地黄、玄参养阴清热、滋肾固冲;地骨皮凉血止血;白芍和血;阿胶养血止血;麦冬清心补阴;二至丸之墨旱莲、女贞子,有滋肾养血功效。

加减:血出量多者加侧柏叶、地榆炭、生蒲黄、生槐花止血。

(5)变通法:可用保阴煎(《景岳全书》)加减,用生熟地黄、白芍、山药、川续断、黄芩、黄柏、五味子、麦冬、沙参、甘草等,亦补肾滋阴之剂。上下相资汤(《石室秘录》)也为治虚热崩漏之佳方,用人参、麦冬、五味子、沙参、玄参、熟地黄、山茱萸、玉竹、车前子等,治血崩亡血而无以生精,精枯口舌燥裂者。

3.血瘀

(1)临床表现:阴道出血,淋漓不止,量或多或少,经色紫暗有血块,少腹痛而拒按,血块下痛可减轻。舌紫暗有瘀点(斑),脉沉弦、沉涩。

(2)病因病机:瘀血阻滞,新血不守,冲任失固而成。

(3)治法:活血化瘀,固经止血。

(4)方剂:逐瘀止血汤(《傅青主女科》)加减。

药物:生地黄(酒炒)30 g,制大黄10 g,赤芍10 g,牡丹皮3 g,当归15 g,枳壳10 g,龟甲(醋炙)10 g,桃仁3 g。

方义:生地黄酒炒有化瘀作用,合制大黄导下通滞、凉血止血,是《全生指迷方》地黄煎法,既可治经闭,又可止崩漏。赤芍、当归、牡丹皮凉血活血,桃仁化瘀,枳壳行气,龟甲固经。

加减:腹痛甚者加蒲黄炭、五灵脂活血化瘀;出血量多者,加三七粉、大小蓟、炒槐花止血。

(5)变通法:逐瘀止崩汤(《安徽中医经验方选集》),即丹参、牡丹皮、当归、川芎、三七、没药、五灵脂、炒艾叶、阿胶、龙骨、牡蛎、乌贼骨活血化瘀、固冲止崩并举。

4.气虚

(1)临床表现:阴道出血而量多,或淋漓不止,血色淡、质稀,或月经频发,经量过多。面色萎黄无华,神疲乏力,气短懒言,小腹下坠感。舌质淡,脉虚大或细弱。

(2)病因病机:脾气虚弱,中气下陷,气不摄血,脾不统血。冲任失守,血海不固。

(3)治法:补气摄血固经。

(4)方剂:举元煎(《景岳全书》)加减。

药物:黄芪30 g,党参15 g,白术10 g,炮姜炭5 g,升麻炭5 g,甘草5 g。

方义:黄芪、党参、白术、甘草益气固冲,升麻炭升阳固摄,炮姜引血归经。

加减:血出量多,骤下不止者,加山茱萸、生龙骨、生牡蛎,即《医学衷中参西录》固冲汤。或加熟地黄、炮姜、生龙牡,即《傅青主女科》固本止崩汤法。均是益气理冲固脱之方。

(5)变通法:若汗出肢冷,昏仆不知人,脉微细欲竭之气随血脱,必用独参汤(《景岳全书》)益气固脱。

5.阳虚

(1)临床表现:月经周期紊乱,常呈延后甚而二、三月一行。阴道出血量多,或淋漓不止,色淡红,质稀薄,无血块。面色苍白或晦暗,头晕气短,乏力肢软,四肢不温。舌淡,脉沉细或虚弱。

(2)病因病机:肾失封藏,脾不统血,阳虚不守,阴血下泄。

(3)治法:补肾健脾,温阳止血。

(4)方剂:黄土汤(《金匮要略》)加减。

药物:灶心土(先煎)60 g,生熟地黄各15 g,白术10～15 g,炮姜10 g,阿胶(另烊冲)10 g,淡附片6～10 g,炙甘草10 g。

方义:灶心土又名伏龙肝,有温阳摄血作用,可治便血、崩漏不止。附子、白术、甘草、炮姜即附子理中汤,温阳健脾,对阳虚寒证之出血有效。生熟地黄、阿胶滋养阴血,固摄冲任,合而为温补脾肾之方。

加减:可加杜仲、川续断,以助温阳之力。兼气虚者,加生黄芪、党参益气;出血多加山茱萸、龙骨、牡蛎以固脱摄血。

(5)变通法:可用右归饮(《景岳全书》)加减,补肾温阳。

(宋　玮)

第八节　带　下　病

生理情况下,带下是由阴道黏膜渗出物、宫颈腺体及部分来自子宫内膜的分泌物混合而成的,是用以润泽阴户的一种无色、质黏、无臭的液体。妇女生理发育成熟,经期前后或妊娠前期,阴道可排出少量白带。白带的量和性状与雌激素水平高低、生殖器官是否充血有关,有阴道自净等作用。

病理性带下,指带下量明显增多,色、质、气味异常,并伴有全身或局部症状者。《素问·骨空论》:"任脉为病,男子内结七疝,女子带下瘕聚。"任脉不能担任,带脉不能约束,致成带下症状。根据带下的颜色,《诸病源候论》即有青、黑、赤、白、黄五色带下记载,但在临床上以白带、黄带、赤白带为多见,青带、黑带和纯血性的赤带较为少见。

带下病证的发生,主要由脾虚、肝郁、肾亏等内脏功能失调引起,并以湿、热、寒、毒诸邪蕴结胞宫阴户为病因。

一、辨证要点

带下量多、色白、质清、无臭为虚;带下量多、色质异常、有臭为实。炎症性带下多为实证,由湿热毒邪蕴结引起。非炎症性带下多为虚证,由内脏功能失调引起。再结合全身和局部症状加以分析。如黄带有臭味,质黏稠,外阴、阴道瘙痒为湿热。赤带有臭味,心烦易怒为血热;白带如涕无臭味,纳少便溏为脾虚。

二、证治方药

(一)脾虚白带

1.临床表现

带下色白或淡黄,量多,质黏稠,如涕如唾,绵绵不断,无臭味。面色无华,四肢不温,神疲乏力,纳少便溏,或两足浮肿,或腰如绳束。舌质正常或淡,苔白润或薄白腻,脉缓、濡。

2.病因病机

脾虚不能化水谷而输精微,水湿浊阴之邪下陷而为带。

3.治法

健脾除湿。

4.方剂

完带汤(《傅青主女科》)加减。

药物:白术 30 g,山药 30 g,党参 6～10 g,白芍 15 g,车前子(包)10 g,苍术 10 g,甘草 6 g,陈皮 6 g,炒黑荆芥穗 3 g,柴胡 3～6 g。

方义:白术、苍术健脾燥湿,白芍、柴胡疏肝解郁;山药健脾补肾,且固摄任带脉气;党参、甘草、陈皮健脾和胃,车前子利水渗湿,荆芥穗祛风胜湿。此方脾、胃、肝三经同治,寓补于散,寄消于升。本方以山药、白术、白芍为主,用量大;辅以党参、苍术、车前子,用量中等;陈皮、甘草、柴胡、荆芥为佐使。

加减:小腹坠痛而有气虚下陷表现者,加生黄芪益气升阳;腹部冷痛者,加艾叶、香附温宫散寒;肾虚腰痛者加杜仲、菟丝子补肾;滑脱不固者,加乌贼骨、龙骨、牡蛎固涩;纳少便溏者,加薏苡仁、扁豆健脾利湿。

5.变通法

脾虚中气下陷,小腹下坠,气短乏力,白带清稀如水者,用补中益气汤(《脾胃论》)加山药、白果、芡实、苍术。或用升阳益胃汤(《脾胃论》),即用六君子汤健脾和胃,羌活、独活、柴胡、防风祛风除湿升阳,黄芪益气举陷,白芍疏肝和血,黄连清热,泽泻、渗湿,是健脾益气以升阳,疏肝泄肝而木郁条达之剂。若以湿盛为主,仅见白带量多,舌苔白腻,而无脾虚表现者,也可用胃苓汤(《证治准绳》)去桂枝,加椿根皮、黄柏。

(二)湿热黄带

1.临床表现

带下量多,色黄或黄白相兼,有臭味,质黏稠;或清稀如水,呈黄水状;或黄绿如脓,或如豆渣样,味臭秽。外阴、阴道瘙痒,小腹胀痛,小便短黄,口苦口干,心烦。舌红苔黄腻,脉滑数或弦数。

2.病因病机

湿热蕴结,下注成带,热甚者则色黄或黄白相兼,或如脓状,质黏稠有臭味;湿甚者清稀如水,呈黄水状。

3.治法

清热燥湿。

4.方剂:

龙胆泻肝汤(《兰室秘藏》)合侧柏椿皮丸(《医学入门》)加减。

药物:龙胆草5~10 g,炒栀子6~10 g,车前子(包)10 g,木通10 g,白芍10 g,生地黄10 g,白术15~20 g,黄柏6~10 g,椿根皮15~30 g,侧柏叶10~15 g。

方义:龙胆草、栀子、黄柏、椿根皮清热;苍术、白术、车前子、木通燥湿渗湿;当归、生地黄、白芍、侧柏叶和血凉血。

加减:若带下夹有血液者,加牡丹皮、赤芍凉血,去当归;若小腹胀痛者,加川楝子、延胡索、柴胡理气;若带下如脓,量多臭味,兼发热、腹痛者,合五味消毒饮(《医宗金鉴》)清热解毒。若大便秘结,小腹痛,黄带量多者,加制大黄、牡丹皮、桃仁、赤芍、薏苡仁,凉血化瘀,即合大黄牡牡丹皮汤(《金匮要略》);阴痒者,加白鲜皮、苦参、蛇床子,清热利湿止痒。

5.变通法

若湿盛而热毒不甚者,可用萆解渗湿汤(《疡科心得集》)加减,药用萆解、黄柏、牡丹皮、赤芍、泽泻、滑石、薏苡仁、红藤、蒲公英、败酱草等清热利湿。若仅见黄带量多,有纳呆便溏、腰酸乏力等脾肾不足而兼湿热不甚者,可用易黄汤(《傅青主女科》),药用山药、芡实、黄柏、车前子、白果、椿根皮、茵陈蒿、苍白术、薏苡仁,以清热利湿、健脾固肾并举。

(三)血热赤带

1.临床表现

带下色赤,或赤白相兼,似血非血,其气臭味,淋漓不断,多发生于经净后。心烦易怒,手足心热,胸胁不舒,口苦咽干,面红,时有烘热汗出,小便黄,大便干。舌红,脉细数或滑数。

2.病因病机

忧思郁怒,五志化火,心肝火旺,血热内盛,下注成赤带。

3.治法

凉血清热。

4.方剂

清肝止淋汤(《傅青主女科》)加减。

药物:白芍 30 g,当归 30 g,生地黄 15 g,阿胶(另烊冲)10 g,牡丹皮 10 g,黄柏 6 g,牛膝 10 g,黑豆 30 g,红枣 10 枚,香附 6～10 g。

方义:生地黄、白芍、牡丹皮、黄柏凉血清热,阿胶养血止血,当归和血,香附理气,牛膝补肝肾、固带脉,黑豆、红枣补养心肾。

加减:若心烦、小便黄而短少者,加竹叶、木通、甘草,即合导赤散(《小儿药证直诀》)以清心;烘热汗出,月经先期而量多者,加地骨皮、青蒿,即合清经散(《傅青主女科》)用以凉血;赤白带量多时,可加侧柏叶、椿根皮,清热凉血。

5.变通法

可用清白散(《医宗金鉴》),即四物汤加黄柏、椿根皮,用时可加牡丹皮、栀子,或用丹栀逍遥散(《内科摘要》)加减。

(四)寒湿白带

1.临床表现

带下色白或淡黄,质清稀如水,或如糊状。神疲乏力,四肢不温,小腹隐痛或冷痛,腰骶酸痛,劳累、性交、排便前及月经前后加剧。月经后期、量少,小腹有包块(附件炎),时有不孕。舌淡、苔白润,脉沉弦。

2.病因病机

寒湿内凝,胞宫经脉受阻,湿邪下注,任脉不固而为带下。

3.治法

温经散寒。

4.方剂

温经汤(《金匮要略》)加减。

药物:吴茱萸 5～10 g,白芍 10～15 g,肉桂 3～6 g,党参 10 g,当归 10 g,川芎 6～10 g,阿胶(另烊冲)10 g,法半夏 10 g,牡丹皮 3 g,麦冬 6～10 g,甘草 6 g,生姜 10 g。

方义:吴茱萸、肉桂、生姜温经散寒,当归、川芎、白芍、阿胶和血养血,党参健脾益气,半夏和胃,甘草调中,牡丹皮、麦冬清热而佐温药有清热作用。

加减:小腹痛剧者,加茴香、干姜、延胡索,去牡丹皮、麦冬,散寒止痛;小腹包块者,加五灵脂、没药,化瘀散瘀;月经后期量少、腰骶痛、不孕者,见肾虚证,加鹿角霜、菟丝子、川续断、山药补肾,去牡丹皮、麦冬。

5.变通法

若体质强壮,小腹冷痛而白带如水样,有经期受寒史者,属实寒证。可用吴茱萸汤(《备急千金要方》),药用吴茱萸、肉桂、防风、藁本、干姜、木香、当归、牡丹皮、麦冬、半夏、茯苓、甘草,较上方加强祛风散寒之力,而益气养血作用较逊。

(五)肾阳虚衰

1.临床表现

带下清冷,量多质稀,淋漓不断,滑脱不禁。面色晦暗,腰部冷痛,小腹冷,四肢不温,夜尿频多,神疲乏力,性功能减退,月经量少、后期或闭经。舌质淡润,苔白,脉沉迟或虚细。

2.病因病机

素体肾虚,下元亏损,或经产损伤,或房事不节,或久病及肾,肾气不固,阳虚生寒,任脉不固,带脉失约而成。

3.治法

温肾固精止涩。

4.方剂

固精丸(《绛雪园古方选注》)合玄菟丹(《太平惠民和剂局方》)加减。

药物:山药 30 g,莲子肉 15 g,茯苓 15 g,五味子 10 g,菟丝子 10 g,龙骨 15 g,牡蛎 15 g,韭子(炒)6 g,桑螵蛸 10 g,赤石脂 15 g,鹿角霜 10 g,巴戟天 10 g,龟甲 30 g,肉苁蓉 10 g。

方义:鹿角霜、巴戟天、肉苁蓉、菟丝子、韭子温肾壮阳,桑螵蛸、龙骨、牡蛎、五味子、赤石脂固精止带,山药补脾肾而护任脉,莲子肉、茯苓补心脾又能约束带脉。

加减:小腹冷、四肢温者,加肉桂、淡附子温宫;性功能减退者,加蛇床子、女贞子、川续断助阳。

5.变通法

肾阳虚衰者,亦可用内补丸(《女科切要》),药用黄芪、鹿茸、肉桂、附子、白蒺藜、紫菀茸、菟丝子、桑螵蛸、沙蒺藜、肉苁蓉,温补功用较上方为强,而固涩之力较逊。若白带滑脱不禁,称为白淫者,可用叶天士温柔涩摄法,药用桑螵蛸、莲子肉、芡实、茯苓、茯神、金樱子、覆盆子、远志肉(《沈氏女科辑要笺正》),作丸巩固疗效。

(六)肾阴虚热

1.临床表现

带下量不多,色赤白相兼,外阴干涩灼热,痒痛难忍。头晕目眩,面部烘热,腰酸腿软,心悸虚烦,口干舌燥。舌质红苔少,脉细数。

2.病因病机

多见于中老年妇女,肾阴不足,阴血亏损,内热扰动冲任,而为赤白带下。

3.治法

滋阴清热凉血。

4.方剂

知柏地黄汤(《医宗金鉴》)加减。

药物:知母 10 g,黄柏 6～10 g,生地黄 15 g,熟地黄 10 g,山茱萸 10 g,山药 15～30 g,牡丹皮 6～10 g,茯苓 10～15 g,泽泻 10 g。

方义:知母、黄柏、牡丹皮、生地黄清热凉血,熟地黄、山茱萸、山药补肾,泽泻、茯苓利水渗湿。

加减:带下夹有血液者,加侧柏叶、椿根皮、茜草,凉血清热;外阴干涩痒痛者,加白蒺藜、白鲜皮、制首乌,止痒祛风;带下不止者,加芡实、金樱子、五味子,固涩止带。

5.变通法

可用大补阴丸(《丹溪心法》)加减。

（徐 嵘）

第九节 不 孕

妇女婚后有正常性生活 2 年,配偶健康,未避孕而从未受孕者,称为原发性不孕;妇女婚后曾有妊娠,但因流产、早产或死产未能获得活婴,又隔 2 年未再受孕者,称为继发性不孕。中医文献将不孕症称为无子、断绪或全不产。不孕症涉及原因相当复杂,在排除男方配偶因素和女方全身性病变及先天性生理缺陷原因之外,主要有排卵功能障碍、输卵管障碍和免疫性不孕等。

在临床上,不孕症一般可分为肾虚、肝郁、血亏、瘀阻、痰湿等症,各证又常相互兼夹,且有寒、热转化之不同。值得提出的是,不孕症大多可见月经不调,因此不孕症治疗应以调经为先。

一、辨证要点

(一)辨别病位

月经后期量少色淡,腰膝酸软,四肢不温为肾阳虚。月经先期,量少色红,形体消瘦,腰膝酸软,五心烦热为肾阴虚。情绪抑郁,时而烦躁易怒属肝郁。

(二)辨别病因

形体肥胖,带下量多质黏稠,胸闷泛恶为痰湿。经行腹痛,月经量少而暗,甚而闭经,舌暗紫为血瘀。

二、证治方药

(一)肾阳虚衰

1.临床表现

久婚不孕,月经后期,量少色淡,或经闭不行,性欲淡漠,带下清稀。腰膝酸软,小腹脊背冷,四肢不温,小便清长。舌质淡胖,脉沉细。

2.病因病机

肾气不足,精衰血少,命火衰微,无以温煦胞宫,充盈血海,故不能摄精受孕。

3.治法

温肾助阳,调补冲任。

4.方剂

毓麟珠(《景岳全书》)加减。

药物:鹿角片(先煎)10 g,菟丝子 10 g,淫羊藿 10 g,熟地黄 10 g,当归 15 g,川芎 6 g,白芍 10 g,党参 10 g,白术 10 g,炙甘草 6 g,川续断 15 g,淡附子 6 g,石菖蒲 6 g。

方义:鹿角片温督补阳;淫羊藿、菟丝子、川续断温润补肾;附子温散助阳。熟地黄、当归、川芎、白芍、党参、白术、甘草益气养血,以调冲任、充血海。石菖蒲通窍而助诸补药。

加减:精血不足者加河车粉或坎炁粉 6 g 吞服,补精养血。肾阳虚寒、腰痛形寒者加巴戟天、补骨脂、杜仲,温润补阳。小腹冷痛者加艾叶、吴茱萸、肉桂、紫石英,温宫散寒。

5.变通法

若经期延长,小腹冷,时作痛,属宫寒者,用艾附暖宫丸(《沈氏尊生书》)加减,温经暖宫,药用艾叶、香附、续断、肉桂、吴茱萸、川芎、白芍、熟地黄、黄芪等,先以调经,后予种子。

(二)肝肾阴虚

1.临床表现

婚久不孕,月经先期,量少色红,或闭经。形体消瘦,腰膝酸软,头晕耳鸣,心悸失眠,五心烦热。舌红少苔,脉细数。

2.病因病机

肝血不足,肾阴亏虚,冲任血海无以充盈,故无以受精妊娠。

3.治法

养肝滋肾,调补冲任。

4.方剂

养精种玉汤(《傅青主女科》)合左归丸(《景岳全书》)加减。

药物:当归12 g,白芍12 g,生熟地黄各10～15 g,山茱萸10 g,枸杞子10 g,菟丝子10 g,黄精10～15 g,炙龟甲(先煎)15 g。

方义:当归、白芍、熟地黄养肝血,生熟地黄、山茱萸补肾阴,黄精益气生精,龟甲通任滋阴,枸杞子、菟丝子以补阴温阳,调和阴阳而不腻不燥。

加减:心悸失眠者加枣仁、茯神安神养心,五心烦热加地骨皮、青蒿退虚热。

5.变通法

若见阴虚火旺,胞热而月经先期,口苦咽干,腰膝酸软,舌红,可用清热养阴汤(《妇科临床手册》)清热养阴,药如生地黄、牡丹皮、白芍、黄柏、玄参、女贞子、墨旱莲等,先予凉血热、养阴液,再用上方长期调补。

(三)肝郁化火

1.临床表现

婚久不孕,经期先后不定,或有月经量少延后,经色暗红。经前乳房胀痛,胸闷胁胀,少腹胀痛,时而情绪抑郁,时而烦躁易怒,大便偏干。舌暗红,苔白,脉沉弦或弦数。

2.病因病机

情志不舒,肝失条达,久郁化火,冲任不调,故不能受孕种子。

3.治法

疏肝解郁,佐以泻火。

4.方剂

开郁种玉汤(《傅青主女科》)合越鞠丸(《丹溪心法》)加减。

药物:白芍30 g,当归15 g,白术15 g,茯苓10 g,牡丹皮10 g,香附10～15 g,川芎6 g,栀子6 g,神曲10 g,天花粉10 g,柴胡6 g。

方义:当归、白芍、川芎养血和血,白术、茯苓健脾益气,牡丹皮、栀子清肝泻火,柴胡、香附疏肝解郁,天花粉清热生津,神曲和胃消导。

加减:经前乳胀、少腹胀痛者加青皮、川楝子理气,情绪波动者加菖蒲、远志安神。输卵管阻塞加山甲、路路通、王不留行活血通络。

5.变通法

肝郁火旺者可用丹栀逍遥散(《内科摘要》)加减。

(四)气血亏虚

1.临床表现

久婚不孕,月经不调,经行量少,经色淡而质稀,甚而闭经。面色无华,神疲乏力,头晕心悸,纳呆面浮,带多清稀。舌质淡,脉虚细。

2.病因病机

脾胃虚弱,气血无生化之源,血海无以充盈,故不能受孕种子。

3.治法

益气养血。

4.方剂

八珍汤(《正体类要》)加减。

药物:生黄芪 15 g,党参 10 g,白术 10 g,茯苓 10 g,当归 15 g,白芍 15 g,川芎 6 g,熟地黄 15 g,砂仁(后下,打)6 g,陈皮 6 g,甘草 6 g。

方义:黄芪、党参、白术、茯苓、甘草益气健脾,当归、白芍、熟地黄、川芎养血和血,砂仁、陈皮理气,以免诸补药呆滞碍胃。

加减:心血不足者可加枣仁、龙眼肉、枸杞子、女贞子补血养心。

5.变通法

心脾两虚者,可用归脾汤(《济生方》)加减健脾养心。

(五)痰凝湿阻

1.临床表现

婚久不孕,形体肥胖,月经后期,量少色淡质稀,甚而闭经,带下量多而如涕如唾。毛发较浓,痰多质黏,胸闷泛恶,嗜卧懒言,头晕身重。舌苔白腻,质淡胖,脉沉滑或弦滑。

2.病因病机

痰湿壅阻胞宫,清浊相干,浊阴久居,无以摄精受孕。

3.治法

燥湿化痰,解郁启宫。

4.方剂

苍附导痰汤(《叶天士女科证治秘》)合星芎丸(《丹溪心法》)加减。

药物:制南星 10 g,川芎 6~10 g,苍术 10 g,香附 10 g,陈皮 6 g,茯苓 15 g,法半夏 10 g,枳壳 6 g,白术 10 g。

方义:南星、半夏、陈皮、茯苓化痰;苍术、白术燥湿;香附、枳壳理气;苍术、香附、川芎解郁,是越鞠丸组成之一半。

加减:经闭不行加茺蔚子、女贞子通经;腹冷畏寒加鹿角霜、紫石英温宫;肾阳不足加淫羊藿、巴戟天补肾。有多囊卵巢者加益母草、红花、王不留行通络化瘀。

5.变通法

本证常伴肾阳虚,可合金匮肾气丸(《金匮要略》),用以温补肾阳。

(六)气滞血瘀

1.临床表现

婚久不孕,下腹疼痛,月经不调,后期量少而暗,或夹有瘀块,甚而闭经。乳房胀痛,精神抑郁,心烦易怒。舌暗红、紫红或有瘀点(斑),脉弦、涩。检查多有附件炎、盆腔炎、输卵管不通。

2.病因病机

气滞日久,瘀阻胞宫,闭塞络脉,两精无以相搏而受孕。

3.治法

理气活血,化瘀通络。

4.方剂

少腹逐瘀汤(《医林改错》)加减。

药物:当归15 g,川芎10 g,赤芍15 g,蒲黄10 g,五灵脂10 g,延胡索10 g,小茴香6 g,青皮6 g,路路通10 g。

方义:当归、川芎、赤芍、蒲黄、五灵脂、延胡索活血化瘀;小茴香、青皮、路路通理气通络。

加减:寒凝而小腹冷痛者,加炮姜、肉桂、吴茱萸、艾叶温宫散寒。热结而口苦便秘、尿黄、带黄,加牡丹皮、生地黄、丹参、败酱草、薏苡仁清热凉血。痰凝瘀阻者,则加苍术、半夏、白术、香附、茯苓化痰解郁。

5.变通法

若以肝气郁结、血瘀胞宫为主者,可用血府逐瘀汤(《医林改错》)加紫石英、鹿角霜、菟丝子等,疏肝气、化瘀血、通冲任。

(宋 玮)

参 考 文 献

[1] 冯崇廉,朱广文,陈波,等.实用中医诊疗学[M].济南:山东大学出版社,2023.

[2] 庞国明.当代中医专科专病诊疗大系头痛诊疗全书[M].北京:中国医药科技出版社,2024.

[3] 姜伟洲.呼吸系统疾病诊疗与中医辨证[M].上海:上海交通大学出版社,2024.

[4] 张则彦.实用临床中医针灸诊疗精要[M].哈尔滨:黑龙江科学技术出版社,2023.

[5] 张琳琪.当代中医专科专病诊疗大系肾脏病诊疗全书[M].北京:中国医药科技出版社,2024.

[6] 庞国明.当代中医专科专病诊疗大系心血管疾病诊疗全书[M].北京:中国医药科技出版社,2024.

[7] 王栋先.现代中医脑病辨证诊疗[M].上海:上海交通大学出版社,2023.

[8] 黄亚娟.临床常见疾病中医及中西医结合诊疗[M].天津:天津科学技术出版社,2023.

[9] 唐先平,冯昌国.名中医治疗肿瘤医案精选[M].北京:中国纺织出版社,2023.

[10] 邢春艳.中医针灸临床精要[M].上海:上海科学技术文献出版社,2023.

[11] 陈波,杨惠然,沈爱明.中医骨伤科学[M].上海:上海科学技术文献出版社,2023.

[12] 周尊奎.中医临床诊治与康复[M].上海:上海科学普及出版社,2023.

[13] 秦世云,秦中文,杨侠.中医内科实践录[M].北京:中医古籍出版社,2023.

[14] 吴红彦,万贤明.常见病中医特色治疗手册[M].北京:清华大学出版社,2023.

[15] 张艳,卢秉久.中医心病临证求真[M].北京:中国中医药出版社,2024.

[16] 王洋.肺系病临证经验集[M].北京:人民卫生出版社,2023.

[17] 赵进喜.中医内科学临床思维与实训[M].北京:科学出版社,2024.

[18] 童培建,林燕萍.中西医结合骨伤科学[M].北京:科学出版社,2023.

[19] 丁治国.中西医结合甲状腺病学[M].北京:科学出版社,2024.

[20] 李成君.中医临床诊疗辑要[M].武汉:湖北科学技术出版社,2022.

[21] 刘万里.胃食管反流病中西医诊疗[M].北京:中国中医药出版社,2023.

[22] 冯伟鹏.现代中医临床诊疗[M].武汉:湖北科学技术出版社,2022.

[23] 滕晶.脉学心悟名中医辨脉证治经验集[M].济南:山东科学技术出版社,2023.

[24] 胡晓梅,吴德沛.中西医结合血液病学[M].北京:人民卫生出版社,2023.

[25] 黄明霞,谢宝林,邱智兴.临床常见疾病中医诊疗[M].广州:世界图书出版公司,2022.

[26] 成词松,诸毅晖.中医病证诊疗导论[M].北京:科学出版社,2022.

[27] 郭岳峰,郭歌.妇科病中西医诊治实战速查[M].北京:中国医药科技出版社,2023.

[28] 卢立顺.实用临床中医诊疗方法与研究[M].长春:吉林科学技术出版社,2022.

[29] 庞国明,倪青,谢春光,等.内分泌疾病中医临床诊疗专家共识[M].北京:科学出版社,2022.

[30] 周超凡,于智敏,闫民川,等.中医治则学[M].北京:中国科学技术出版社,2023.

[31] 曹会波.临床中医学诊疗精粹[M].武汉:湖北科学技术出版社,2022.

[32] 李莉,郭翠萍.急痛症针灸诊疗精要[M].昆明:云南科技出版社,2022.

[33] 马红霞.中医妇科特色疗法[M].北京:中国中医药出版社,2022.

[34] 王宁,王培华.中医临证处方思维[M].南京:江苏凤凰科学技术出版社,2022.

[35] 蔡承新.中医临床高效专病专方精选[M].南京:东南大学出版社,2022.

[36] 安云霞,蒋涛,崔艳菊.皮内针联合子午流注五音疗法用于心脾两虚型不寐临床观察[J].中国中医药现代远程教育,2024,22(7):91-94.

[37] 陈颖妍,杨小林,孙健.基于数据挖掘技术探讨中医外治法治疗中枢性呃逆的选穴规律[J].中西医结合心脑血管病杂志,2024,22(1):38-45.

[38] 任月乔,王炳权,冯奕钧,等.基于《血证论》中"水火气血"理论探讨多囊卵巢综合征的辨治[J].中国民间疗法,2023,31(18):9-12.

[39] 李楠楠,孙晶.基于"中土五行"思想探讨节食后功能性下丘脑性闭经的防治[J].中医临床研究,2023,15(1):39-42.

[40] 陈旭.《金匮要略》9 首大黄经方的现代应用[J].中国中医药现代远程教育,2024,22(9):43-47.